**Hefte zur Unfallheilkunde**
Beihefte zur Zeitschrift „Unfallheilkunde/
Traumatology"
Herausgegeben von J. Rehn und L. Schweiberer

# 126

# 2. Deutsch-Österreichisch-Schweizerische Unfalltagung in Berlin

20. bis 22. November 1975

39. Jahrestagung
der Deutschen Gesellschaft für Unfallheilkunde e.V.

11. Jahrestagung der Österreichischen Gesellschaft
für Unfallchirurgie

61. Jahresversammlung der Schweizerischen Gesellschaft
für Unfallmedizin und Berufskrankheiten

Kongreßbericht zusammengestellt von

J. Probst, E. Jonasch und E. Baur

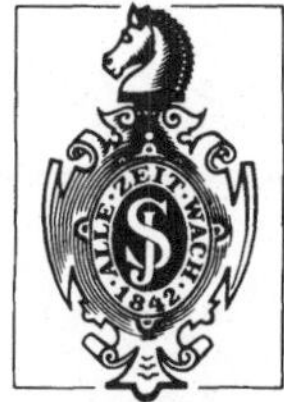

Springer-Verlag
Berlin · Heidelberg · New York 1976

Reihenherausgeber:

Prof. Dr. Jörg Rehn, Chirurgische Klinik und Poliklinik der Berufsgenossenschaftlichen Krankenanstalten „Bergmannsheil“, Hunscheidtstraße 1, 4630 Bochum

Prof. Dr. Leonhard Schweiberer, Direktor der Abteilung für Unfallchirurgie der Chirurgischen Universitätsklinik, 6650 Homburg/Saar

*Deutsche Gesellschaft für Unfallheilkunde e.V.*
Präsident: Prof. Dr. med. W. Faubel, D-2051 Dassendorf
1. Schriftführer: Priv.-Doz. Dr. med. J. Probst, Asamallee 10, D-8110 Murnau

*Österreichische Gesellschaft für Unfallchirurgie*
Präsident: Medizinal-Rat Dr. med. Wolfgang Krösl, Flemminggasse 3, A-1190 Wien
Sekretär: Dr. med. Erich Jonasch, Hernalser Hauptstraße 43, A-1170 Wien

*Schweizerische Gesellschaft für Unfallmedizin und Berufskrankheiten*
Präsident: Prof. Dr. med. P. Ricklin, Kreisspital, CH-8708 Männedorf
Sekretär: Prof. Dr. med. E. Baur, Dreilindenstr. 46, CH-6000 Luzern

*Mit 268 Abbildungen*

ISBN-13: 978-3-540-07892-0 e-ISBN-13: 978-3-642-95288-3
DOI: 10.1007/978-3-642-95288-3

Library of Congress Catalog Card Number: 53-26914

# *Vorwort*

Der vorliegende Kongreßband enthält den Bericht über die 2. Gemeinsame Unfalltagung der Deutschen Gesellschaft für Unfallheilkunde, der Österreichischen Gesellschaft für Unfallchirurgie und der Schweizerischen Gesellschaft für Unfallmedizin und Berufskrankheiten.

Diese deutschsprachigen Gesellschaften mit weitgehend gleichen wissenschaftlichen Aufgabenstellungen und Zielen hatten schon 1972 ihre Jahrestagungen zur ersten gemeinsamen Unfalltagung zusammengelegt. Das lebhafte Echo bewies das tatsächlich gegebene Bedürfnis nach einer gemeinsamen Veranstaltung.

Die 2. Gemeinsame Tagung behandelte ebenfalls Themen, die für alle drei Gesellschaften gleichermaßen von hohem Interesse sind.
Zum Teil kamen Sachverhalte zur Sprache, deren innere Problematik durch den Vergleich unterschiedlicher Lösungen in den beteiligten Ländern besonders beleuchtet wird.

Priv.-Doz. Dr. J. PROBST
Dr. E. JONASCH
Prof. Dr. E. BAUR

# *Inhaltsverzeichnis*

## *III. Freie Vorträge 329*

## V. Sektion Berufskrankheiten 511

### Asbest und Asbestose 511

## *VI. Sektion Berufskrankheiten (Dermatologie)*
## *Unfälle und Berufskrankheiten im Bereich der Dermatologie 627*



## *VII. Schlußansprachen der Präsidenten 685*



## *VIII. Sachverzeichnis 693*

# *Referentenverzeichnis*

Ahlers, J., Dr.; Wissenschaftlicher Assistent, Unfallchirurgische Klinik der Universität Mainz, Langenbeckstraße 1, D-6500 Mainz

Allemann, Dr.; Kantonspital Liestal – Chirurg. Abteilung CH-4410 Liestal

Allgöwer, D., Dr.; Kantonspital Liestal – Chirurg. Abteilung CH-4410 Liestal

Anna, O., Prof., Dr.; Biomedizinische Technik und Krankenhaustechnik Medizinische Hochschule Hannover, Postfach 180, D-3000 Hannover-Kleefeld

Arct, W., Doz. Dr.; Leiter der Orthopädisch-Traumatologischen Abteilung des Vojewodschafts-Krankenhaus Opole, Zajaczka 20–2, Polen

Arens, W., Dr.; Ärztlicher Direktor der BG-Unfallklinik Ludwigshafen, Pfennigsweg 13, D-6700 Ludwigshafen

Asanger, R., Dr. iur.; Direktor der Tiefbau-Berufsgenossenschaft und des Landesverbandes Bayern der gewerblichen Berufsgenossenschaften, Am Knie 6, D-8000 München 60

Baltensweiler, J., Dr.; Kantonspital Zürich – Chirurg. Universitätsklinik B, Rämistraße 100, CH Zürich

Bandi, W., Prof. Dr.; Bezirksspital Interlaken – Chirurg. Abteilung, Bernastraße 7, CH-3800 Interlaken

Barac, M., Dr.; Unfallkrankenhaus – Chirurg. Klinik der medizinischen Fakultät in Zagreb, Draškovićeva 19, YU-41000 Zagreb

Barjau, R., Dr.; Ciudad Sanitaria „Principes de Espana“, Barcelona Traumatologia y Ortopedia Pasaje de la Concepcion 13, Barcelona – 8, Spanien

Bauer, J., Prim. MUDr.; Abteilung für Unfallchirurgie des Fakultätskrankenhauses in Košice Rastislavova 53, CSSR

Baur, E., Prof., Dr.; Dreilindenstraße 46, CH-6006 Luzern

Beck, Prof., Dr.; Hygiene-Institut der Universität D-6300 Gießen

Beck, E., Prim., Dr.; Landes-Unfallkrankenhaus – Abteilung Unfallchirurgie A-6807 Feldkirch

Becker, W., Dr.; Orthop. Klinik und Poliklinik der Universität Heidelberg, Schlierbacher Landstraße 200a, D-6900 Heidelberg-Schlierbach

Becklage, Margaret R., Prof.; Department of Experimental Medicine, and Epidemiology & Health McGill University, 3775 University Street, Montreal/Quebec – Canada H3A 2B4

Behrens, S., Dr.; Medizinische Hochschule Hannover – Unfallchirurgische Klinik, Postfach 180, D-3000 Hannover-Kleefeld

Beltran, J.E., Dr.; Ciudad Sanitaria „Principes de España“, Barcelona Traumatologia y Ortopedia, Passaje de la Concepción 13, Barcelona-8, Spanien

BELZER, W., Dr.; Orthopädische Klinik, D-6200 Wiesbaden

BENINI, A., Dr.; Orthop. Klinik Kantonspital St. Gallen, CH-9006 St. Gallen

BERGK, K.H., Dr.; Univ.-Klinikum Essen, Orthop. Klinik und Poliklinik, Hufelandstraße 55, D-4300 Essen 1

BILL, ARTHUR; Eidgenössisches Department, Rainmattstraße 5, CH-3003 Bern

BIRKNER, H., Med.-Dir. Dr.; Krankenanstalten – 2. Chirurg. Klinik D-8500 Nürnberg 5 – Abholfach

BLIEMEL, K., Dr.; Harlachingerstraße 51, D-8000 München

BLÖMER, J., Dr.; Medizinische Hochschule Hannover – Unfallchirurgische Klinik, Postfach 180, D-3000 Hannover-Kleefeld

BLÜMEL, Dr.; Orthopädische Klinik und Orthop. Poliklinik der Universität München, Harlachinger Straße 51, D-8000 München 90

BÖHLER, J., Prof. Dr.; Primarius des Lorenz-Böhler-Krankenhauses, Donaueschingenstraße 13, A-1200 Wien XX

BOHLIG, H., Dr.; Chefarzt der Strahlenabteilung des Städt. Krankenhauses, D-5880 Lüdenscheid

BORELLI, S., Prof., Dr., Dr.; Direktor der Dermatologischen Klinik und Poliklinik der Technischen Universität, Biedersteiner Straße 21–29, D-8000 München 40, Leitender Arzt der Klinik für Dermatologie und Allergie (des Hochgebirgssanatorium Valbella) CH-7260 Davos

BRENDEL, W., Prof., Dr.; Direktor des Instituts für chirurgische Forschung der Universität, Nußbaumstraße 20, D-8000 München 2

BRUCH, J., Dr.; Medizinisches Institut für Lufthygiene und Silikoseforschung, Gurlittstraße 53, D-4000 Düsseldorf

BRUNNER, U., Dr.; Univ.-Klinik B (Chirurgie), CH-8000 Zürich

BUCHINGER, W., Dr.; Unfallkrankenhaus, A-1120 Wien – Meidling

BÜHLER, G., Dr.; Chirurg. Univ.-Klinik Heidelberg, D-6900 Heidelberg

BURI, P., Priv.-Doz., Dr.; Inselspital Bern, CH-3008 Bern

BURRI, C., Prof., Dr.; Department für Chirurgie der Universität Ulm, Steinhövelstraße 9, D-7900 Ulm

CHLEBAROV, ST., Dr.; Oberarzt an der Dermatologischen Klinik und Poliklinik der Technischen Universität München, Biedersteiner Straße 21–29, D-8000 München 40

CHMIELEWSKI, W., Dr.; Unfallchirurgische Klinik der Universität Mainz, Langenbeckstraße 1, D-6500 Mainz

CHRIST, M., Dr.; Med. Hochschule, Unfallchirurg. Klinik, D-3000 Hannover

CONTZEN, H., Prof., Dr.; Ärztlicher Direktor der BG-Unfallklinik Frankfurt a.M., Friedberger Landstraße 430, D-6000 Frankfurt a. M. 60

DAVIS, J.M.G., Dr.; Institute of Occupational Medicine Dept. of Pathology, Roxenburgh Place, Edinburgh EH8 8SU/England

DEXEL, M., Dr.; Orthop. Univ.-Klinik Balgrist, Forchstraße 340, CH Zürich

DIETSCHI, C., Dr.; Orthop. Univ.-Klinik Balgrist, Forchstraße 340, CH-8008 Zürich

DOBRY, E., Dr.; Kantonspital Liestal – Chirurg. Abteilung, CH-4410 Liestal

MCDONALD, C., M. D., Prof.; Department of Epidemiology an Health – McGill University, 3775 University Street – Montreal/Quebec, Canada H3A 2B4

DÖLLE, Dr.; Abteilung für Unfallchirurgie der Chirurgischen Universitätsklinik Hamburg, Martinistraße 52, D-2000 Hamburg 20

DOTZAUER, G., Prof., Dr.; Direktor des Instituts für gerichtliche Medizin der Universität Köln, Melatengürtel 60–62, D-5000 Köln

DÜNGEMANN, H., Priv.-Doz., Dr.; Leitender Oberarzt der Dermatologischen Klinik und Poliklinik der Technischen Universität, Biedersteiner Straße 21–29, D-8000 München 40

DÜRR, W., Prof., Dr.; Krankenhaus Evang. Stift, St. Martin, Joh.-Müller-Straße 7, D-5400 Koblenz

DUSTMANN, H.O., Dr.; Orthop. Klinik und Poliklinik der Universität Heidelberg, Schlierbacher Landstraße 200a, D-6900 Heidelberg-Schlierbach

EBERLE, H., Prof., Dr.; Klinik B, Kantonspital Zürich, CH-8032 Zürich

ECHTERMEYER, V., Dr.; Chirurg. Klinik der Medizinischen Hochschule im Krankenhaus Oststadt, Podbielskistraße 380, D-3000 Hannover

EHLERS, G., Prof., Dr.; Leitender Oberarzt der Dermatologischen Klinik und Poliklinik der Technischen Universität, Biedersteiner Straße 21–29, D-8000 München 40

ENES-GAIAO, F., Dr.; Abteilung für Unfall- und Wiederherstellungschirurgie im Klinikum Steglitz der Freien Universität Berlin, Hindenburgdamm 30, D-1000 Berlin 45

ENDER, H.G., Dr.; Ferstelgasse 6, A-1090 Wien 9

ENDER, J., Prim., Dr.; Allgemeines öffentliches Krankenhaus Steyr, Sierningerstraße 170, A-4400 Steyr

ENGELOCH, F., Dr.; Orthopädische Universitätsklinik Balgrist, Forchstraße 340, CH-8032 Zürich

ENGLER, I., Dr.; Rehab.-Zentrum, A-6323 Bad Häring

ERDMANN, H., Priv.-Doz., Dr.; BG-Unfallklinik Frankfurt a.M., Friedberger Landstraße 430, D-6000 Frankfurt a.M. 60

ERLACHER, G., Dr.; Arbeitsunfallkrankenhaus Linz, Blumauerplatz 1, A-4021 Linz

ESCHBERGER, J., Dr.; Lehrkanzel für Unfallchirurgie II, Spitalgasse 23, A-1097 Wien

FASOL, Dr.; Lehrkanzel für Unfallchirurgie II, Spitalgasse 23, A-1097 Wien

FAUBEL, W., Prof., Dr.; Ärztlicher Direktor des BG-Unfallkrankenhauses Hamburg, Bergedorfer Straße 10, D-2050 Hamburg 80

FELDKAMP, G., Dr.; Chirurgische Universitätsklinik Heidelberg, D-6900 Heidelberg

FELDMEIER, CH., Dr.; Chirurgische Universitätsklinik, Nußbaumstraße 20, D-8000 München 2

FINK, D., Dr.; Arbeitsunfallkrankenhaus Salzburg, Dr.-Franz-Rehrl-Platz 5, A-5020 Salzburg

FREULER, F., Dr.; Klinik für Orthopädie u. Chirurgie des Bewegungsapparates, CH-9006 St. Gallen

FRIEDEBOLD, G., Prof., Dr.; Direktor der Orthop. Klinik und Poliklinik der Freien Universität Berlin im Oskar-Helene-Heim, Clayallee 229, D-1000 Berlin 33

FRITSCHI, D., Dr.; Clinique d'orthopédie, CH Genève

FURCHE, A., Dr.; BG-Unfallklinik, 7400 Tübingen

FÜGER, G., Doz., Dr.; Allgemeine Unfallversicherungsanstalt Rehabilitationszentrum Tobelbad, A-8144 Tobelbad bei Graz – Steiermark

GALLE, P., Doz., Dr.; Lehrkanzel für Unfallchirurgie II, Spitalgasse 23, A-1097 Wien

GANZ, R., OA., Dr.; Universität Bern – Klinik und Poliklinik für Orthopädie und Chirurgie des Bewegungsapparates, Inselspital, CH-3010 Bern

GEDULDIG, D., Dr.; Orthopäd. Universitätsklinik und Poliklinik Friedrichsheim, D-6000 Frankfurt a. M., Niederrad

GLINZ, W., Dr.; Klinik B, CH-8032 Zürich

GOLDSTEIN, B., Dr.; National Research Institute for Occupational Diseases of the South African Medical Research Council (MRC), Joubert Street Ext. P.O. Box 4788, Johannesburg 2001

GOTZEN, L., Dr.; Medizinische Hochschule Hannover – Unfallchirurgische Klinik, Postfach 180, D-3000 Hannover-Kleefeld

GRABHERR, H., Dr.; Arbeitsunfallkrankenhaus Salzburg, Dr.-Franz-Rehrl-Platz 5, A-5020 Salzburg

GRONERT, H.-J., Dr.; Oskar-Helene-Heim, Clayallee 229, D-1000 Berlin 33

GRÜNERT, A., Dr. Dr.; Physiologisch-Chemisches Institut der Universität, Langenbeckstraße 1, D 6500 Main

HAASTERS, J., Dr.; Universitätsklinikum Essen, Orthop. Klinik und Poliklinik, Hufelandstraße 55, D-4300 Essen 1

HACKENBROCH, Dr.; Orthop. Klinik und Orthopäd. Poliklinik der Universität München, Harlachinger Straße 51, D-8000 München 90

HAID, D., Dr.; Arbeitsunfallkrankenhaus Salzburg, Dr.-Franz-Rehrl-Platz 5, A-5020 Salzburg

HAIDER, M., Prof., Dr.; Institut für Umwelthygiene der Universität Wien, Kinderspitalgasse 15, A-1095 Wien

HAIN, E., Priv.-Doz., Dr.; Chefarzt der Lungenabteilung der Allg. Krankenhauses Harburg, Eißendorfer Pferdeweg 52, D-2100 Hamburg 90

HANČEVIĆ, J., Dr.; Unfallkrankenhaus, Chirurgische Klinik der medizinischen Fakultät in Zagreb, Draškovićeva 19, YU-41000 Zagreb

HANY, A., Priv.-Doz., Dr.; Chefarzt der Medizinischen Klinik am Kantonspital, CH-8401 Winterthur

HARNACH, Z., Dr.; Výzkumný Ustav Traumatologický, Ponavka 6, CSSR Brno

HARRISON, W.O., Dr.; National Research Institute for Occupational Diseases of the South African Medical Research Council (MRC), Joubert Street Ext. P.O. Box 4788, Johannesburg 2001

HEIDERMANNS, G., Dr.; Staubforschungsinstitut der BG, Langwartweg 103, D-5300 Bonn

HEIMANN, D., Dr.; Leitender Arzt der Chirurg. Abteilung der Ostseeklinik Damp, D-2335 Damp

HENTSCHEL, Dr.; Flottenarzt, Marinefliegerhorst, D-2300 Kiel 16

HESSE, I., Dr.; Medizinische Hochschule Hannover, Postfach 180, D-3000 Hannover-Kleefeld,

HESSE, W., Dr.; Medizinische Hochschule Hannover, Postfach 180, D-3000 Hannover-Kleefeld

HIEBLER, W., OA., Dr.; Allgemeine Unfallversicherungsanstalt Rehabilitationszentrum Tobelbad, A-8144 Tobelbad bei Graz – Steiermark

HIERHOLZER, G., Priv.-Doz., Dr.; Ärztlicher Direktor der BG-Unfallklinik Duisburg-Buchholz, Grossenbaumer Allee 250, D-4100 Duisburg

HILSCHER, W., Prof., Dr.; Medizinisches Institut für Lufthygiene und Silikoseforschung, Gurlittstraße 53, D-4000 Düsseldorf

Holland, C., Prof., Dr.; Willibrordstraße 9, 4240 Emmerich

Hranaliović, B., Dr.; Unfallkrankenhaus, Chirurg. Klinik der medizinischen Fakultät Zagrab, Draškovićeva 19, YU-41000 Zagreb

Hupfauer, W., Priv.-Doz., Dr.; Universitätsklinikum Essen, Orthop. Klinik und Poliklinik, Hufelandstraße 55, D-4300 Essen 1

Jahna, H., Prim., Dr.; Arbeitsunfallkrankenhaus Wien, Kundrathstraße 37, A-1120 Wien 12

Jeannet, E., Priv.-Doz., Dr.; Av. de Rumine 35, CH-1000 Lausanne

Jekić, M., Prim., Dr., Dr.; Chirurgischer Dienst Klinisches Krankenhaus Zemun-Beograd, YU Zemun-Beograd- Sonje Marinković

Jenny, E., Dr.; Chirurg. Univ.-Klinik, A-6020 Innsbruck

Jimeno-Urban, F., Dr.; Ciudad Sanitaria „Principes de España", Barcelona, Traumatologia Y Ortopedia, Pasaje de la Concepcion 13, Barcelona – 8, Spanien

Jungbluth, K.H., Prof., Dr.; Abteilung für Unfallchirurgie der Chirurgischen Universitätsklinik Hamburg, Martinistraße 52, D-2000 Hamburg 20

Junghanns, K., Priv.-Doz., Dr.; Chirurg. Univ.-Klinik Heidelberg, D-6900 Heidelberg

Kecskes, S., OA., Dr.; Chefarzt der Chirurg. Abteilung des Städt. Krankenhauses Moabit, Turmstraße, D-1000 Berlin 21

Kehr, H., Dr.; BG-Unfallklinik Duisburg, Grossenbaumer Allee 250, D-4100 Duisburg

Keller, Dr.; Oberpolizeidirektor der Landespolizeidirektion Oberbayern, Winzererstraße 9, D-8000 München 40

Kirschner, R., Dr.; Výzkumný Ustav Traumatologický, Brno, CSSR Ponavka 6

Kleining, R., Dr.; BG-Unfallklinik Duisburg-Buchholz, Großenbaumer Allee 250, D-4100 Duisburg 28

Klems, H., Dr.; Orthopädische Klinik und Poliklinik der Freien Universität Berlin im Oskar-Helene-Heim, Clayallee 229, D-1000 Berlin 33

Klima, M., Dr.; Abt. für Unfallchirurgie des Fakultätskrankenhauses in Košice, Rastislavova 53/CSSR

Kobienia, G., Dr.; I. Chirurg. Abteilung des Krankenhauses der Stadt Wien-Lainz, Eckmüllnergasse 1/2/7, A-1160 Wien

Kolb, Dr.; Präsident des Bundesamtes für Zivilschutz, Deutschherrenstraße 93/95, D-5300 Bonn-Bad Godesberg 1

Kolbow, H., Dr.; Medizinische Hochschule Hannover – Unfallchirurgische Klinik, Postfach 180, D-3000 Hannover-Kleefeld

Koob, E., Priv.-Doz., Dr.; Wissenschaftlicher Rat, Universitätsklinikum Essen, Orthop. Klinik und Poliklinik, Hufelandstraße 55, D-4300 Essen 1

Kramer, G., Dr.; Direktor der Unfall- und Chirurgischen Klinik, Münsterstraße 240, D-4600 Dortmund

Kraumann, H., Prim., Dr.; Vorstand der Chirurg. Abteilung des Bezirkskrankenhauses, CSSR Mladá Boleslav

Krebs, H., Prof., Dr.; Wissenschaftlicher Rat – Chirurgische Universitätsklinik Heidelberg – Unfallchirurgische Abteilung, D-6900 Heidelberg

Krezel, T., Doz., Dr. hab.; Chirurg.-Traumatolog.-Ortopeda, Ul. Warszawska 16/7, 31–155 Kraków, K 521 Polen

Krieg, H., Dr.; Wissenschaftlicher Assistent – Unfallchirurgische Klinik der Universität, Langenbeckstraße 1, D-6500 Mainz

Krösl, W., Med.-Rat., Dr.; Ärztlicher Direktor der Arbeitsunfallversicherungsanstalt, Webergasse 2, A-1190 Wien

Krotscheck, H., Dr., Arbeitsunfallkrankenhaus Kalwang, D-8775 Kalwang

Kummer, B., Prof., Dr., Anatomisches Institut der Universität Köln, D-5000 Köln-Lindenburg

Kunitsch, G., Dr.; Medizinische Hochschule Hannover – Unfallchirurgische Klinik, Postfach 180, D-3000 Hannover-Kleefeld

Kurock, W., Dr.; Unfallchirurgische Klinik der Universität Mainz, Langenbeckstraße 1, D-6500 Mainz

Lang, H.D., Dr.; Krankenhaus Evang. Stift, St. Martin, Joh.-Müller-Straße 7, D-5400 Koblenz

Lanz, R., Priv.-Doz., Dr.; Chefarzt am Bezirksspital CH-9100 Herisau

Lecher, W., Dr.; Leitender Oberarzt – Unfallklinik des Friedrikenstiftes, Marienstraße 37, D-3000 Hannover

Legal, H., Dr.; Orthop. Universitätsklinik und Poliklinik im Waldkrankenhaus St. Marien, Rathsberger Straße 57, D-8520 Erlangen

Lehmann, Dr.; Universität Bern – Klinik und Poliklinik für Orthopädie und Chirurgie des Bewegungsapprates, Inselspital, 3010 Bern

Letic, St., Prim., Dr.; Chefarzt der traumatologischen Abteilung der Universitätsklinik Novi Sad, YU Novi Sad

Lob, G., Dr.; Chirurgische Universitätsklinik München, Nußbaumstraße 20, D-8000 München 2

Lüdde, L., Dr.; 2854 Loxstedt

Luska, G., Dr.; Medizinische Hochschule Hannover – Unfallchirurgische Klinik, Postfach 180, D-3000 Hannover-Kleefeld

Lusser, G.M., Dr.; Kantonspital Liestal – Chirurg. Abteilung, CH-4410 Liestal

Mäder, G., Dr.; Universität Bern – Klinik und Poliklinik für Orthopädie und Chirurgie des Bewegungsapparates, Inselspital, CH-3010 Bern

Magerl, F., Dr.; Leitender Arzt der Orthop. Klinik – Chirurgie des Bewegungsapparates – Kantonspital St. Gallen, CH-9006 St. Gallen

Martinek, H., Dr.; Lehrkanzel für Unfallchirurgie II, Spitalgasse 23, A-1090 Wien

May, E., Prof., Dr.; Chefarzt der Krankenanstalten des Kreises Lippe – Krankenhaus Detmold – Chirurg. Abteilung, Röntgenstraße 18, D-4930 Detmold 1

Mayenburg, J. v., Dr.; Dermatologische Klinik und Poliklinik der Technischen Universität, Biedersteiner Straße 21 – 29, D-8000 München 40

Meier, F., Dr.; Chirurgische Klinik der Medizinischen Hochschule im Krankenhaus Oststadt, Podbielskistraße 380, D-3000 Hannover

Meissner, K., Dr.; I. Chirurg. Abteilung des Landeskrankenhauses Salzburg, Müllner Hauptstraße 48, A-5020 Salzburg

Menschik, A., Dr.; Lorenz-Böhler-Krankenhaus, Donaueschinger Straße 13, A-1200 Wien XX

Mijares Grau, A., Dr.; Balmes 343, Barcelona 6, Spanien

Mittelmeier, H., Prof., Dr.; Direktor der Orthop. Universitätsklinik und Poliklinik Homburg, D-6650 Homburg

Mlčoch, R., MUDr.; 3. chirurgická klinika, Ponávka 6, CSSR Brno

MOCKWITZ, J., Dr.; Oberarzt der BG-Unfallklinik Frankfurt, Friedberger Landstraße 430, D-6000 Frankfurt a. M. 60

MOLLOWITZ, G., Prof., Dr.; Krankenhaus Bethanien – Chefarzt der Chirurg. Abteilung, D-4130 Moers

MOMMSEN, U., Dr.; Unfallchir. Abt. des Univ.-Krankenhauses Eppendorf, Martinistr. 52, D-2000 Hamburg 20

MUNK, P., Dr.; Lehrkanzel für Unfallchirurgie II, Spitalgasse 23, A-1097 Wien

MÜLLER, H.J., Dr.; Chefarzt der Orthop. Abteilung BG-Unfallklinik, 811 Murnau

MÜLLER, J., Dr.; Kantonspital Liestal – Chirurg. Abteilung, CH-4410 Liestal

MÜLLER, W., Dr.; Unfallchirurgische Klinik der Universität Mainz, Langenbeckstraße 1, D-6500 Mainz

MUGGLER, E., Dr.; Department für Chirurgie der Universität Ulm, Steinhövelstraße 9, D-7900 Ulm

MUHR, G., Dr.; Medizinische Hochschule Hannover – Unfallchirurgische Klinik, Postfach 180, D-3000 Hannover-Kleefeld

NARAKAS, A., Priv.-Doz., Dr.; Oberarzt der Chirurg. Poliklinik „Le Longerai", CH Lausanne

NASTADIČ, S., Dr.; Traumatolog. Abt., Univ.-Klinik, Novi Sad/Jugoslawien

NEUBERGER, M., Dr.; Institut für Umwelthygiene der Universität Wien, Kinderspitalgasse 15, A-1095 Wien

NEWHOUSE, M.L., M. D., F. R. C. P.; London School of Hygiene and Tropical Medicine, Keppel Street (Gower Street), London WC1E 7 HT

NIETHARD, F., Dr.; Städt. Krankenanstalten Mannheim, Postfach 23, D-6800 Mannheim

NIKOLIĆ, V., Dr.; Unfallkrankenhaus, Klinik der Med. Fakultät, Draškovićeva 19, YU-4100 Zagreb

NOESBERGER, B., Dr.; Universität Bern – Klinik und Poliklinik für Orthopädie und Chirurgie des Bewegungsapparates, Inselspital, CH-3010 Bern

NONNEMANN, H.C., Priv.-Doz., Dr.; Hohenzollerndamm 82, D-1000 Berlin 33

NYGA, W., Dr.; Orthop. Univ.-Klinik und Poliklinik Friedrichsheim, D-6000 Frankfurt a. M., Dr.

OEHLSCHLAEGEL, G., Priv.-Doz., Dr.; Akad. Direktor der Dermatologischen Klinik und Poliklinik der Technischen Universität, Biedersteiner Straße 21–29, D-8000 München 40

OESTERN, H.-J., Dr.; Medizinische Hochschule Hannover – Unfallchirurgische Klinik, Postfach 180, D-3000 Hannover-Kleefeld

OSTENDORP, U., OA., Dr.; BG-Unfallklinik Duisburg-Buchholz, Großenbaumer Allee 250, D-4100 Duisburg 28

OTT, W., Dr.; Am Seebuck, D-7821 Feldberg 3

OTTO, H., Prof., Dr.; Direktor des Pathologischen Instituts der Städt. Kliniken, Beurhausstraße 40, D-4600 Dortmund

PAESLACK, V., Prof., Dr.; Orthop. Klinik und Poliklinik der Universität Heidelberg, Schlierbacher Landstraße 200a, D-6900 Heidelberg-Schlierbach

PARSCH, K., Dr.; Orthop. Klinik und Poliklinik der Universität Heidelberg, Schlierbacher Landstraße 200a, D-6900 Heidelberg-Schlierbach

PASSL, R., Dr.; Lehrkanzel für Unfallchirurgie II, Spitalgasse 23, A-1090 Wien

PATZELT, E., Dr.; Chirurg. Univ-Klinik, Nußbaumstraße 20, D-8000 München 2

Pellet, A., Prim., Dr.; Abteilung für Unfall- und orthopädische Chirurgie, Bezirkskrankenhaus, H-4043 Debrecen

Perret, W., Dr.; Königinstraße 61, D-8000 München 2

Persch, F., Dr.; Krankenanstalten – 2. Chirurg. Klinik, Abholfach, D-8500 Nürnberg 5

Petracic, B., Dr.; Krankenhaus Evang. Stift, St. Martin, Joh.-Müller-Straße 7, D-5400 Koblenz

Planteydt, H.T., Dr.; Pathologist – Streeklaboratorium „Zeeland", Noordpoortplein 2, NL Middelburg

Plaue, R., Priv.-Doz., Dr.; Leiter der Unfallchirurg. Abteilung der Städt. Krankenanstalten Mannheim, Postfach 23, D-6800 Mannheim

Pogglitsch, Prim., Dr.; D-8775 Kalwang

Poigenfürst, J., Doz., Dr.; Lehrkanzel für Unfallchirurgie, Spitalgasse 23, A-1097 Wien

Pott, F.; 4000 Düsseldorf

Prall, W.-D., Dr.; Chirurg. Univ.-Klinik Heidelberg, D-6900 Heidelberg

Prat-Dalfo, J., Dr.; Balmes 343, Barcelona-6, Spanien

Probst, J., Priv.-Doz., Dr.; Ärztlicher Direktor der BG-Unfallklinik Murnau, D-8110 Murnau

Puhl, W., Dr.; Orthop. Klinik und Poliklinik der Universität Heidelberg, Schlierbacher Landstraße 200a, D-6900 Heidelberg-Schlierbach

Raber, A., Dr.; Institut für Umwelthygiene, Kinderspitalgasse 15, A-1095 Wien

Rahmanzadeh, R., Prof., Dr.; Unfall- und Wiederherstellungschirurgie im Klinikum Steglitz der Freien Universität Berlin, Hindenburgdamm 30, D-1000 Berlin 45

Rakoski, J., Dr.; Wissenschaftlicher Assistent an der Dermatologischen Klinik und Poliklinik der Technischen Universität, Biedersteiner Straße 21–29, D-8000 München 40

Rauterberg, K., Dr.; Orthop. Klinik und Poliklinik der Universität Heidelberg, Schlierbacher Landstraße 200a, D-6900 Heidelberg-Schlierbach

Raven, v., M., Dr.; Orthopädische Universitätsklinik Balgrist, Forchstraße 340, CH Zürich

Razavi, R., Dr.; Orthopäd. Univ.-Klinik Balgrist, Forchstraße 340, CH-8008 Zürich

Refior, H.-J., Priv.-Doz., Dr.; Oberarzt der Orthop. Klinik und Orthop. Poliklinik der Universität München, Harlachinger Straße 51, D-8000 München 90

Rehn, J., Prof., Dr.; Chefarzt der Chirurg. Klinik der BG-Krankenanstalten „Bergmannsheil", Hunscheidtstraße 1, D-4630 Bochum

Reichardt, Fr., Dr.; Wissenschaftlicher Assistent an der Dermatologischen Klinik und Poliklinik der Technischen Universität, Biedersteiner Straße 21–29, D-8000 München 40

Reicke, W., Dr.; Medizinische Hochschule Hannover – Unfallchirurgische Klinik, Postfach 180, D-3000 Hannover-Kleefeld

Reiner, E., Dr.; Rehab.-Zentrum, A-6323 Bad Häring

Reschauer, R., Dr.; Medizinische Hochschule Hannover – Unfallchirurgische Klinik, Postfach 180, D-3000 Hannover-Kleefeld

Rettenbacher, J., Dr.; Arbeitsunfallkrankenhaus Salzburg, Dr.-Franz-Rehrl-Platz 5, A-5020 Salzburg

Ricklin, P., Prof., Dr.; Kreisspital, CH-8708 Männedorf

Riediger, G., Dr.; Staubforschungsinstitut der BG, Langwartweg 103, D-5300 Bonn

Ring, J., Dr.; Chirurg. Univ.-Klinik, Nußbaumstraße 20, D-8000 München 2

Risse, F., Dr.; Unfallkrankenhaus Wien, A-1120 Wien – Meidling

Ritter, G., Prof., Dr.; Oberarzt – Unfallchirurgische Klinik der Universität Mainz, Langenbeckstraße 1, D-6500 Mainz

Robock, K., Priv.-Doz., Dr., Wirtschaftsverband Asbestzement e. V., Kölner Straße 102–104, D-4040 Neuß

Rosetti, M., Prof., Dr.; Chefarzt der chirurgischen Klinik des Kantonspitals, CH-4410 Liestal

Roth, B., Dr.; Kantonspital Liestal – Chirurg. Abteilung, CH-4410 Liestal

Rudolph, H., Dr.; Abteilung für Unfallchirurgie der Chirurgischen Universitätsklinik Hamburg-Eppendorf, Martinistraße 52, D-2000 Hamburg 20

Rüedi, T., Priv.-Doz., Dr.; Chir.-Univ.-Klinik Bürgerspital, CH-4000 Basel

Rüttner, J. R., Prof., Dr.; Institut für pathologische Anatomie der Universität, Kantonspital Zürich, Schmerzbergstraße 12, CH-8006 Zürich

Rüsse, F., Dr.; Allgemeine Unfallversicherungsanstalt – Arbeitsunfallkrankenhaus, Kundratstraße 37, A-1120 Wien XII

Russe, O., Prof., Dr.; Unfallabteilung der Chirurg. Univ.-Klinik, A-6020 Innsbruck

Sandbach, G., Dr.; Lehrkanzel für Unfallchirurgie II, Spitalgasse 23, A-1097 Wien

Sarvestani, M., Dr.; Unfallchirurgische Klinik der Universität, Langenbeckstraße 1, D-6500 Mainz

Sauer, G., Dr.; Lehrkanzel für Unfallchirurgie II, Spitalgasse 23, A-1097 Wien

Seidat, K. H., Dr.; BG-Unfallklinik Duisburg-Buchholz, Großenbaumer Allee 250, D-4100 Duisburg 28

Seifert, J., Priv.-Doz., Dr.; Institut für chirurgische Forschung der Universität, Nußbaumstraße 20, D-8000 München 2

Selikoff, J., M. D., Prof.; Mount Sinai School of Medicine of the City University of New York, Department on Community Medicine, Fifth Avenue and 100th Street, New York, N. Y. 10029

Siegesmund, H., Dr.; Chirurgische Klinik der Medizinischen Hochschule im Krankenhaus Oststadt, Podbielskistraße 380, D-3000 Hannover

Skutella, E., Dr.; Kantonspital Liestal – Chir. Abteilung, CH-4410 Liestal

Sorantin, Univ.-Doz., Dipl.-Ing.; Leiter des österreichischen Instituts für Strahlenschutz, Lenaugasse 10, A-1082 Wien

Spängler, H., Prof., Dr.; Lehrkanzel für Unfallchirurgie II, Spitalgasse 23, A-1097 Wien

Spieler, U., Dr.; Klinik B, CH-8008 Zürich

Spier, W., Priv.-Doz., Dr.; Department für Chirurgie der Universität Ulm, Steinhövelstraße 9, D-7900 Ulm

Spring, R., Dr.; Klinik für Orthopädie und Chirurgie des Bewegungsapparates, CH-9006 St. Gallen

Stricker, M., Dr.; Lehrkanzel für Unfallchirurgie II, Spitalgasse 23, A-1097 Wien

Sydow, K., Dr.; Medizinische Hochschule – Unfallchirurgische Klinik, Postfach 180, D-3000 Hannover-Kleefeld

SZYSZKOWITZ, R., Dr.; Medizinische Hochschule Hannover – Unfallchirurgische Klinik, Postfach 180, D-3000 Hannover-Kleefeld

SCHAUWECKER, F., Priv.-Doz., Dr.; BG-Unfallklinik Tübingen, Rosenauer Weg 95, D-7400 Tübingen

SCHELLMANN, W.D., Dr.; Oberarzt der BG-Unfallklinik Frankfurt, Friedberger Landstraße 430, D-6000 Frankfurt a. M. 60

SCHLEGEL, H., Dr.; Kantonspital, CH-8401 Winterthur

SCHLEGEL, K.F., Prof., Dr.; Universitätsklinikum Essen – Orthop. Klinik und Poliklinik, Hufelandstraße 55, D-4300 Essen 1

SCHMELZEISEN, H., Dr.; Oberarzt der BG-Unfallklinik Tübingen, Rosenauer Weg 95, D-7400 Tübingen

SCHMID, L., Dr.; Lehrkanzel für Unfallchirurgie II, Spitalgasse 23, A-1097 Wien

SCHNEIDER, Dr.; Kalwang

SCHÖTTLE, Dr.; Abteilung für Unfallchirurgie der Chirurgischen Universitätsklinik Hamburg-Eppendorf, Martinistraße 52, D-2000 Hamburg 20

SCHOLZ, R., OA., Dr.; Universitätsklinik für Chirurgie, Auenbruggerplatz, A-8036 Graz

SCHREIBER, A., Prof., Dr.; Orthopädische Universitätsklinik Balgrist, Forchstraße 340, CH-8008 Zürich

SCHÜTZ, A., Dr. rer nat.; Staubforschungsinstitut des Hauptverbandes der gewerblichen Berufsgenossenschaften e. V., Langwartweg 103, D-5300 Bonn 1

SCHUH, R., Dr.; Universitätsklinikum Essen – Orthop. Klinik und Poliklinik, Hufelandstraße 55, D-4300 Essen 1

SCHULITZ, K.P., Dr.; Orthop. Klinik und Poliklinik der Universität Heidelberg, Schlierbacher Landstraße 200a, D-6900 Heidelberg-Schlierbach

SCHUMACHER, J., Dr.; Krankenhaus Evang. Stift, St. Martin, Joh.-Müller-Straße 7, D-5400 Koblenz

SCHWEHKE, K., Dr.; Oberarzt der Chirurg. Abteilung des Allg. Krankenhauses Wandsbek, Jüthornstraße 75, D-2000 Hamburg 70

STAUDTE, H.W., Dr.; Unfallchirurgische Klinik der Universität Mainz, Langenbeckstraße 1, D-6500 Mainz

STAUDACHER, M., Dr.; Lehrkanzel für Unfallchirurgie II, Spitalgasse 23, A-1090 Wien

STIPICIC, J., Prim., Dr.; Allgemeine Unfallversicherungsanstalt Rehabilitationszentrum Häring, A-6323 Bad Häring/Tirol

STRELI, R., Dr.; Arbeitsunfallkrankenhaus Linz, Blumauerplatz 1, A-4021 Linz

SZALAY, S., Dr.; Lehrkanzel für Unfallchirurgie II, Spitalgasse 23, A-1097 Wien

TALENT, J., Dr.; National Research Institute for Occupational Diseases of the South African Medical Research Council (MRC), Joubert Street Ext. P.O. BOX 4788, Johannesburg 2001

TALKE, M., Dr.; Poliklinik der Freien Universität Berlin im Oskar-Helene-Heim, Clayallee 229, D-1000 Berlin 33

TERBRÜGGEN, D., Dr.; Kantonspital Liestal – Chirurg. Abteilung, CH-4410 Liestal

THELEN, E., Dr.; Hunscheidtstraße 1, D-4630 Bochum

THIELE, K., Dr.; Bahnhofstraße 1, D-3340 Wolfenbüttel

THÜMLER, P., Dr.; Wissenschaftlicher Assistent – Unfallchirurgische Klinik der Universität Mainz, Langenbeckstraße 1, D-6500 Mainz

TITZE, A., Prim., Prof., Dr.; Arbeitsunfallkrankenhaus, Theodor-Körner-Straße 65, A-8011 Graz

TRENTZ, O., Dr.; Medizinische Hochschule Hannover – Unfallchirurgische Klinik, Postfach 180, D-3000 Hannover-Kleefeld

TROJAN, E., Prof., Dr.; Lehrkanzel für Unfallchirurgie, Spitalgasse 23, A-1097 Wien

TSCHERNE, H., Prof., Dr.; Medizinische Hochschule Hannover – Unfallchirurgische Klinik, Postfach 180, D-3000 Hannover-Kleefeld

ULMER, W., Prof., Dr.; Med. Abt. d. Silicose-Forschungsinstitutes, Hunscheidtstraße 12, D-4630 Bochum

VANICKÝ, D., Dr.; Abt. für Unfallchirurgie des Fakultätskrankenhauses in Košice, Rastislavova 53/CSSR

VAUBEL, E., Prof., Dr.; Abteilung für Unfall- und Wiederherstellungschirurgie im Klinikum Steglitz der Freien Universität Berlin, Hindenburgdamm 30, D-1000 Berlin 45

VERSEN, P., Dr. jur.; Hauptgeschäftsführer der Berufsgenossenschaft der Chemischen Industrie, Gaisbergstraße 11, D-6900 Heidelberg

VIDAL, J., Prof., Dr.; Universität Montpellier, Landgrafenstraße 117, D-6520 Worms

VIKIĆ, S., Dr.; Unfallkrankenhaus, Klinik der Med. Fakultät, Draškovićeva 19, YU-4100 Zagreb

VLASICH, E., Dr.; Arbeitsunfallkrankenhaus, Kundrathstr. 37, A-1120 Wien

VOGEL, K., Dr.; Krankenhaus Ev. Stift, St. Martin, Joh.-Müller-Straße 7, D-5400 Koblenz

VOGT, H., Dr.; Akad. Oberrat der Dermatologischen Klinik und Poliklinik der Technischen Universität, Biedersteiner Straße 21 – 29, D-8000 München 40

VOORHOEVE, A., Dr.; Berufsgenossenschaftliche Unfallklinik Duisburg-Buchholz, Großenbaumer Allee 250, D-4100 Duisburg 28

WALCHER, K., Priv.-Doz., Dr.; Chefarzt des St. Joseph-Krankenhauses, Chirurg.-Abteilung II, Bäumerplan 24, D-1000 Berlin 42

WALDE, H.J., Dr.; Unfallchirurgische Klinik der Universität Mainz, Langenbeckstraße 1, D-6500 Mainz

WANNSKE, M., Dr.; Medizinische Hochschule Hannover – Unfallchirurgische Klinik, Postfach 180, D-3000 Hannover-Kleefeld

WEBER, A., Dr.; Orthopäd. Univ.-Klinik Balgrist, Forchstraße 340, CH-8008 Zürich

WEBER, B.G., Prof., Dr.; Chefarzt der Orthop.-Traumat.-Abteilung des Kantonspitals, CH-9000 St. Gallen

WEBER, J., Dr.; Oberarzt der Strahlendiagnostischen Abteilung im Allg. Krankenhaus Altona, Paul-Ehrlich-Straße 1, D-2000 Hamburg 50

WEBER, M., Dr.; Orthop. Klinik und Poliklinik der Universität Heidelberg, Schlierbacher Landstraße 200a, D-6900 Heidelberg-Schlierbach

WEBSTER, J., Dr.; Direktor of the National Research Institute for Occupational Diseases of the South African Medical Research Council (MRC), Joubert Street Ext. P.O. Box 4788, Johannesburg 2001

WEICHEL, K., Dr.; Abteilung für Unfallchirurgie der Chirurgischen Universitätsklinik Hamburg-Eppendorf, Martinistraße 52, D-2000 Hamburg 20

WEIGAND, H., Dr.; Institut für klinische Strahlenkunde der Universität Mainz, Langenbeckstraße 1, D-6500 Mainz

WEIGERT, M., Prof., Dr.; Chefarzt der Orthop.-Traumatolog. Abteilung am Städtischen Krankenhaus Am Urban, Dieffenbachstraße 1, D-1000 Berlin 61

WEISS, Dr.; Medizinische Hochschule Hannover – Unfallchirurgische Klinik, Postfach 180, D-3000 Hannover-Kleefeld

WELLER, S., Prof., Dr.; Ärztlicher Direktor der BG-Unfallklinik Tübingen, Rosenauer Weg 95, D-7400 Tübingen

WENDT, O., Dr.; Krankenhaus Evang.-Stift, St. Martin, Joh.-Müller-Straße 7, D-5400 Koblenz

WESSINGHAGE, D., Dr.; Assistent der Chirurg. Univ.-Klinik Mainz, Hermann-Hesse-Straße 44, D-6500 Mainz 31

WILHELM, K., Priv.-Doz., Dr.; Chirurg.-Univ.-Klinik, Nußbaumstraße 20, D-8000 München 2

WITT, A. N., Prof., Dr.; Direktor der Orthopädischen Klinik und Orthop. Poliklinik der Universität München, Harlachinger Straße 12, D-8000 München 90

WITT, U. N., Dr.; Chirurgische Klinik der Universität, Nußbaumstraße 20, D-8000 München 2

WOITOWITZ, H. J., Prof., Dr.; Direktor des Institutes für Arbeitsmedizin der Justus-Liebig Universität, Aulweg 129, D-6300 Gießen

WRICKE, H., Dr.; Klinikum der Justus-Liebig-Universität – Orthop. Klinik, Freiligrathstraße 2, D-6300 Gießen

WRUHS, O., Prim., Univ.-Doz., Dr.; Westbahnstraße 33/I, A-1070 Wien VII

ZAJIĆ, Z., Prim., Dr.; I Klinik für Chirurgie, Višegradska 26, YU-1000 Beograd

ZENKER, H., Dr.; Orthopädische Klinik und Orthopäd. Poliklinik der Universität München, Harlachinger Straße 51, D-8000 München 90

ZIEGLER, G., Dr.; Spezialarzt für Hautkrankheiten FMH, Gewerbearzt der Schweizerischen Unfallversicherungsanstalt, CH-6002 Luzern

ZIFKO, B., Dr.; Hofstattgasse 5, A-1180 Wien

ZIMMER, W., Dr.; Ltd. Arzt der Chirurgischen Abteilung des BG-Unfallkrankenhauses Hamburg, Bergedorfer Straße 10, D-2050 Hamburg 80

ZIVORAD, YU-Belgrad

ZRUBECKY, G., Prof., Dr.; Allgemeine Unfallversicherungsanstalt Rehabilitationszentrum Tobelbad, A-8144 Tobelbad/Graz

# *Wissenschaftliches Programm*

## Eröffnungsansprachen

W. Faubel

Präsident der Deutschen Gesellschaft für Unfallheilkunde

Herr Senator, meine sehr verehrten Damen, meine Herren!

Im Namen der 3 an der Gestaltung unserer Gemeinschaftstagung beteiligten Gesellschaften, der "Schweizerischen Gesellschaft für Unfallmedizin und Berufskrankheiten" als der ältesten, der "Österreichischen Gesellschaft für Unfallchirurgie" als der jüngsten und der "Deutschen Gesellschaft für Unfallheilkunde" eröffne ich diesen 2. gemeinsamen Kongreß und darf alle Teilnehmer und Gäste herzlich begrüßen.

Mein besonderer Gruß gilt dem Vertreter des Senats von Berlin, dem Senator für Gesundheit und Umweltschutz, Herrn PÄTZOLD,

dem Schweizerischen Generalkonsul in Berlin, Herrn MAX MEIER, dem Vertreter der Österreichischen Delegation in Berlin, Herrn Konsul JOKSCH,

dem Vizepräsidenten der Freien Universität Berlin Herrn Prof. Dr. JORGE ZERVÔS-NAVARRO, dem Vorstandmitglied der Ärztekammer Berlin, Herrn Dr. BENIRSCHKA,

dem Vorstandsmitglied der Kassenärztlichen Vereinigung Berlin, Herrn Dr. JURGEIT,

sowie den Vertretern der wissenschaftlichen Gesellschaften, der Berufsgenossenschaften und der Versicherungsgesellschaften, die durch ihr Erscheinen ihr Interesse an unseren Veranstaltungen bekunden.

Besonders zahlreich sind erfreulicherweise bei diesem Kongreß außer den Mitgliedern der österreichischen und schweizerischen Gesellschaften Teilnehmer aus weiteren europäischen und auch aus außereuropäischen Ländern, so den Niederlanden, Belgien, Frankreich, Großbritannien, Italien, Spanien, Norwegen, Polen, der CSSR, Ungarn, Jugoslawien, USA, Canada, der Südafrikanischen Union und Marokko. Sie alle begrüße ich mit besonderer Herzlichkeit und wünsche Ihnen, wie allen anderen, einen schönen Aufenthalt in dieser zweigeteilten Stadt, deren Bewohnern aus dem anderen Teil und auch denen aus dem anderen Deutschland die Teilnahme an unseren Sitzungen immer noch nicht möglich ist.

Der Bundesminister für Jugend, Familie und Gesundheit Frau Dr. Katharina FOCKE, die zu ihrem Bedauern zum heutigen Tage nicht in die Kongreßhalle kommen kann, hat mich gebeten, allen Tagungsteilnehmern ihre Grüße zu übermitteln.

Last not least begrüße ich alle hier anwesenden korrespondierenden und Ehrenmitglieder unserer Gesellschaften und darf Grüße ausrichten von denen, die heute nicht unter uns sein können, an ihrer Spitze Prof. Dr.K.H. BAUER, der vor wenigen Wochen sein 85. Lebensjahr in alter, ungebrochener geistiger Frische vollenden konnte.

Meine Damen und Herren, ein Blick in den Tagungsführer gibt Ihnen ein fast verwirrendes Bild von Themen, die in 2 1/2 Tagen behandelt werden sollen. Konzentrieren wollen wir die Thematik auf die konservative und operative Versorgung der Schulterverletzungen, die seit längerer Zeit auf unseren Kongressen kaum behandelt worden sind und auf Verletzungen des Schienbeinkopfes, die vor allem durch die Entwicklung der Versorgung mit alloplastischem Material neue Aspekte erwarten lassen und nicht selten auch zur Kritik herausfordern.

Von den Parallelveranstaltungen sei besonders auf die Probleme des Rettungsdienstes und der Katastrophenhilfe verwiesen, deren bedauerliche und permanente Aktualität uns immer wieder bewußt gemacht wird, vor allem auf dem Gebiet des Verkehrs zu Lande und in der Luft, sowie bei meist naturbedingten Katastrophen im Gebirge. Gerade hier hoffen wir von unseren österreichischen und schweizerischen Freunden manches Wenigbekannte und auch Neue zu erfahren.

Herr Prof. ULMER hat es unternommen, eine auffällig international bestückte Vortragsreihe zu organisieren, die sich mit den Problemen der Schädigung des Menschen durch den Asbeststaub, der Asbestose, befaßt, ebenfalls ein Thema immerwährender und bedrohlicher Aktualität.

Daß dieser Kongreß in der alten deutschen Hauptstadt Berlin stattfindet, in der ich den größten Teil meiner Studentenjahre und meine Lehr- und Gesellenjahre als Orthopäde unter den Meistern ihres Faches, den Professoren HERMANN GOCHT, LOTHAR KREUZ, RUDOLF KEYL und schließlich ALFRED NIKOLAUS WITT, verbracht habe, erfüllt mich mit besonderer Freude und Genugtuung und gibt vielen Erinnerungen Raum, die ich im Leben nicht missen möchte, auch wenn manch wehmütiges Gefühl dabei mitschwingt.

Möge dieser Kongreß, der die vor 3 Jahren in der schweizerischen Bundeshauptstadt Bern so glanzvoll begonnene Reihe fortsetzt, ebenso erfolgreich verlaufen, viel gegenseitige Anregung und Aussprache vermitteln und manche persönliche Freundschaft begründen oder festigen!

W. Krösl

Präsident der Österreichischen Gesellschaft für Unfallchirurgie

Namens der Österreichischen Gesellschaft für Unfallchirurgie danke ich der Deutschen Gesellschaft für Unfallheilkunde recht herzlich für die Einladung, unsere 11. Jahrestagung bei und mit Ihnen gemeinsam in Berlin zu verbringen. Nachdem wir vor 3 Jahren unseren ersten gemeinsamen Kongreß dreier deutschsprachiger Schwestergesellschaften in Bern abgehalten haben, wo wir uns bei unseren Schweizer Freunden sehr wohl fühlten, sind wir diesmal bei Ihnen in einer Stadt, die mich immer schon fasziniert hat und die, so finde ich, auch nichts von ihrer Faszination verloren hat.

Ich bringe Ihnen die Grüße aller österreichischen Kollegen, die heute nicht bei uns sein können und ich danke dem Präsidenten der Deutschen Gesellschaft für Unfallheilkunde, Herrn FAUBEL dafür, daß er unseren Kongreß gemeinsam mit den Herren CONTZEN, DORKA, PROBST und ULLMER in so fabelhafter Weise und ohne die Präsidenten der Schweizer und der Österreichischen Gesellschaft spürbar zu belasten (Herr RICKLIN, ich darf das doch sagen) vorbereitet hat. Ich weiß, was das bedeutet. Freilich ist das auch eine Verpflichtung für unsere Gesellschaft, Sie und unsere Schweizer Freunde in 3 Jahren nicht alllzusehr zu enttäuschen. Ich habe den deutschen Kollegen versprochen mich dafür einzusetzen, daß der nächste gemeinsame Kongreß, der ja von unserer Gesellschaft in Österreich organisiert werden wird, in Wien stattfindet und ich werde das auch halten.

Und noch eines, unsere Gesellschaft ist es gewohnt und ist dankbar dafür, daß unsere Kongresse in Salzburg von allen unseren Mitgliedern und Freunden aus der Bundesrepublik Deutschland in großer Zahl besucht werden. Wir fühlen uns daher hier gar nicht so fremd, sind wir doch, wie jedes Jahr in gewohntem Kreis. Und daß dies so bleiben möge, darum möchte ich Sie zum Schluß noch bitten.

Unseren gemeinsamen Bestrebungen neue Erkenntnisse für die Behandlung der bei uns Hilfe Suchenden zu finden möge auch diesmal ein guter Erfolg beschieden sein.

## P. Ricklin

Präsident der Schweizerischen Gesellschaft für Unfallmedizin und Berufskrankheiten

Im Namen der Schweizerischen Gesellschaft für Unfallmedizin möchte auch ich Sie zu unserer gemeinsamen Tagung herzlich begrüßen. Nachdem unsere Gesellschaft die Ehre hatte, Sie vor 3 Jahren in Bern zu empfangen, freuen wir uns sehr, uns diesmal mit unseren deutschen und österreichischen Kollegen zu einem gegenseitigen Gedankenaustausch hier in Berlin zusammenzufinden, in dieser schönen Stadt, mit deren Schicksal wir Schweizer uns besonders eng verbunden fühlen.

Unsere Gesellschaft konnte letztes Jahr das Jubiläum ihrer 60. Jahresversammlung begehen. Ein Rückblick auf die vergangenen Jahrzehnte läßt erkennen, welch weiten Weg die Unfallchirurgie von ihren Anfängen bis heute zurückgelegt hat.

Trotz der noch immer erschreckend hohen Unfallzahlen läßt sich aber auch mit Genugtuung feststellen, daß auf dem Gebiet der Unfallprophylaxe die vereinten Anstrengungen des Staates, der Versicherungsträger und der Verkehrsverbände ihre Früchte zu tragen scheinen. Bei der Schweizerischen Unfallversicherungsanstalt, welche für die Unfallverhütung etwa 15% des auf die Heilungskosten der Betriebsunfälle entfallenden Betrages aufwendet, zeigt die Unfallhäufigkeit absolut und relativ zur Zahl der Versicherten eine deutlich rückläufige Tendenz.

Aber auch bei den Straßenverkehrsunfällen, welche in der Schweiz im Jahre 1972 ein vorläufiges Maximum erreichten, ist trotz stetiger Zunahme der immatrikulierten Fahrzeuge eine Verminderung der Zahl der Unfälle, vor allem aber auch der schweren Schädelhirntraumen, Mehrfachverletzungen und Todesopfer festzustellen. Intensive Verkehrserziehung und vor allem auch die Limitierung der Geschwindigkeit auch auf Außerortsstrecken scheinen für dieses erfreuliche Resultat in erster Linie verantwortlich. Es ist zu erwarten, daß das in der Schweiz für das kommende Jahr verfügte Obligatorium zum Tragen der Sicherheitsgurten das Verletzungsrisiko der Autoinsassen noch weiter verringern wird.

Neben der Unfallverhütung verdient auch das Rettungswesen unser Interesse und unsere aktive Mitarbeit. In den Alpenländern wurde dessen Bedeutung für die Erhaltung von Menschenleben schon früh erkannt und die Alpenclubs wie auch die fliegerischen Rettungsdienste mit ihren wagemutigen Piloten und ärztlichen Helfern leisten eine vorbildliche Arbeit.

Im Rettungswesen wie vor allem auch auf dem Gebiet der Katastrophenhilfe hat sich die Überzeugung durchgesetzt, daß ein rascher und wirksamer Einsatz nur gewährleistet wird, wenn die Organisation, die Ausbildung der Helfer und die Bereitstellung des Materials von langer Hand vorbereitet werden. Der Schweizerische Bundesrat hat 1970 im Rahmen unseres Zivilschutzes eine besondere Dienststelle für Katastrophenhilfe im Inland geschaffen und 1971 die Aufstellung eines Freiwilligenkorps für den Einsatz im Ausland veranlaßt. Das Katastrophenkorps umfaßt heute 1000 freiwillige Helfer und konnte Ende letzten Jahres während eines Einsatzes in der Sahelzone erstmals praktische Erfahrungen sammeln.

Nachdem wir heute jederzeit mit einer Katastrophensituation konfrontiert werden können, wäre es wünschenswert, daß alle Unfallkliniken über wohl vorbereitete Einsatzpläne verfügen und die jungen Mediziner schon während des Studiums eine Ausbildung in Katastrophenmedizin erhalten. Das dritte Hauptthema dieser Tagung wird sich speziell mit diesen Fragen befassen.

Ich komme zum Schluß und danke dem Organisationskomitee und unseren Berliner Gastgebern im Namen unserer Gesellschaft herzlich und wünsche der Tagung einen vollen Erfolg.

# *I. Schulterverletzungen*

## A. ANATOMIE UND BIOMECHANIK

B. Kummer, Köln

## Anatomie und Biomechanik der Schulter

### Vergleichend-anatomische Vorbemerkung

Morphologie und Funktion des menschlichen Schultergürtels und des Schultergelenks lassen sich nur durch eine vergleichend-anatomische Betrachtung, insbesondere unter Berücksichtigung der phylogenetischen Entwicklung richtig verstehen.

Bei unseren quadrupeden Vorfahren und noch bei unseren rezenten "Vettern" unter den höheren Primaten ist die Vorderextremität eine ausgesprochene Stützextremität. Bei vielen Säugern übernimmt das vordere Extremitätenpaar nicht weniger als 60% des Körpergewichts! Im Gegensatz zum hinteren Extremitätenpaar, das die wesentliche Antriebskraft für die Locomotion liefert und sie über die feste Verbindung des Beckengürtels mit der Wirbelsäule auf den Stamm übertragen kann, halten die Vorderextremitäten mit ihrem Schultergürtel den Körper in einer federnden Zuggurtung, die vor allem in den Mm. pectorales und serratus anterior besteht. Eine Clavicula kann die Scapula gegen den Thorax abstützen; sie stellt damit eine Art "Schwingachse" dar, die dem Schulterblatt zwar weitgehende Beweglichkeit gestattet, es aber zugleich im konstanten Abstand vom Abstützungspunkt am Manubrium sterni hält. Mm. rhomboidei und trapezius sichern die Scapula auf der Dorsalseite; sie verhindern vor allem ein Wegklappen nach lateral.

Die feste Verbindung zwischen Ilium und Sacrum war die notwendige Voraussetzung für die Aufrichtung der Hominiden zur Bipedie. Damit wurde die Vorderextremität von ihrer Stützfunktion befreit und es entstand das vielseitige Werkzeug der menschlichen Hand.

Für den gesamten Apparat der Schulter bedeutet dies eine entscheidende funktionelle Umstellung. Der Schultergürtel ruht nicht mehr auf der stützenden Vorderextremität, sondern der Arm ist nunmehr an ihm aufgehängt. Zudem hat sich die Orientierung der angreifenden Kräfte grundsätzlich geändert: verliefen sie beim Quadrupeden im wesentlichen von ventral nach dorsal, bzw. umgekehrt, so sind sie jetzt im großen und ganzen parallel zur Körperachse, d. h. cranio-caudal ausgerichtet. Muskeln wie Trapezius, Levator scapulae und die Rhomboedei übernehmen jetzt eine wichtige Tragfunktion.

## 1. Oberflächenrelief der Schulter

In der Grundhaltung beim aufrecht stehenden Menschen hängt der Arm frei herab, die Schulter springt als seitliche Ausladung deutlich hervor.

Skelet und Muskeln prägen das Gesamtrelief

Das Oberflächenbild wird außer von der Menge des Subcutanfetts im wesentlichen durch die Muskulatur bestimmt. Ausbildung und Spannungszustand des M.deltoideus spielen hier eine besonders bedeutungsvolle Rolle. Die Gesamthaltung des Schultergürtels wird vom Tonus des M.trapezius, vor allem seiner Pars descendens kontrolliert. Vom Skelet können der Verlauf der Clavicula, ihre Verbindung mit dem Acromion und streckenweise auch die Spina scapulae unter der Haut sichtbar werden. Tastbar sind Clavicula und Acromioclaviculargelenk stets. Mehr oder weniger deutlich ist oft auch der untere Scapularwinkel zu erkennen, dies hängt aber davon ab, wieweit die Muskelgurtung aus Serratus anterior und Rhomboidei ein Abheben des Margo medialis von der Unterlage gestattet. Bei einer Tonusschwäche dieser Muskeln sieht man ein deutliches Vorspringen der Scapula, auch ohne daß eine Scapula alata vorzuliegen braucht. Die Pars ascendens m.trapezii trägt nur wenig zum Anlegen der Scapula an den Thorax bei, da sie insbesondere das Hochkippen des Angulus inferior nicht verhindern kann; gar keinen, oder sogar einen negativen Einfluß hat der M.latissimus dorsi, der den unteren Scapulawinkel entweder freiläßt oder mit accessorischen Bündeln von ihm entspringt und ihn dann eher noch von der Unterlage abzuheben imstande ist.

### Hautinnervation und oberflächliche Venen

Die sensible Hautinnervation der Schulter erfolgt aus den Nn. supraclaviculares (Plexus cervicalis) und aus dem N.cutaneus brachii.lat., die Innenseite des Oberarms, die laterale Wand der Axilla, wird vom N.cutaneus brachii ulnaris (mit dem N.intercostobrachialis) innerviert. Die entsprechenden Segmentbezüge reichen von C3 bis C5 und Th1 bis Th2.

Die oberflächlichen Hautvenen fließen teils in die V.cephalica, die hier im Sulcus deltoideo-pectoralis verläuft, teils über das seitliche Halsdreieck in die V.subclavia oder über die Vasa cirsumflexa humeri dorsalia in die V.axillaris.

## 2. Große Leitungsbahnen im Bereich der Schulter und des Schultergelenks

Die großen Blutgefäße und Nerven des Armes treten unter der Clavicula in die Axilla ein und verlaufen dort in unmittelbarer Nähe des Schultergelenks. Sie werden bei einer Adduktion des Armes entspannt, bei extremer Abduktion gedehnt.

Zentral im Gefäßnervenstrang liegt die A.axillaris, um die sich die Venen und die Faszikel des Plexus brachialis sowie die aus ihnen hervorgehenden Nerven des Armes lagern.

## Blutgefäße

Arterien der Axilla und Schulter. Die A.subclavia tritt etwa an der Grenze zwischen medialem und mittlerem Drittel der Clavicula in die Axilla ein. Unmittelbar unterhalb des Schlüsselbeins gibt sie die A.thoraco-acromialis mit den Rr.pectorales, acromialis und deltoideus ab. Danach entspringt die A.thoracalis lat. zur Versorgung der medialen Wand der Axilla; in der Höhe des Margo axillaris der Scapula zweigt die kräftige A.circumflexa scapulae ab, die durch die mediale Achsellücke auf die Dorsalseite des Schulterblatts zieht, und etwa in gleicher Höhe gehen die Aa. circumflexae humeri nach lateral ab.

Die Dorsalseite der Scapula wird aus den Aa.suprascapularis und circumflexa scapulae versorgt, die unter der Basis des Acromions miteinander anastomosieren. Entlang des Margo medialis (vertebralis) verläuft der R.profundus der A.transversa colli, während der Margo axillaris eine Strecke weit von der A.thoracodorsalis aus der A.circumflexa scapulae begleitet wird.

Oberflächlich bildet sich im Bereich der Schulter das Rete acromiale aus, das von den Aa.circumflexae humeri, thoraco-acromialis, suprascapularis und circumflexa scapulae gespeist wird.

Venen und Lymphbahnen der Axilla und Schulter. In der Regel sind alle Arterien von gleichnamigen Venen begleitet, bei den kleineren Gefäßen sind dies im allgemeinen zwei Venen, die häufig durch zahlreiche Querverbindungen ein regelrechtes Netz bilden können. Die Vena axillaris entsteht meist aus dem Zusammenfluß zweier Vv.brachiales, sie liegt oberflächlich und medial von der A.axillaris und den sie umgebenden Fasciculi und Ästen des Plexus brachialis. Ihr legen sich die Lymphbahnen und insbesondere die tiefen Achsellymphknoten eng an. Die Lymphonodi axillares superficiales liegen dagegen oberflächlicher zwischen den Bindegewebslamellen der Fascia axillaris; sie nehmen die im subcutanen Bindegewebe verlaufenden größeren Lymphgefäße auf.

## Nerven der Axilla

Der Plexus brachialis verläßt mit seinen drei supraclaviculären Trunci die Scalenuslücke in der Tiefe des lateralen Halsdreiecks. Unter der Mitte der Clavicula legt er sich der A.subclavia von cranial, bzw. lateral an und ordnet sich in die drei Faszikel um, die im infraclaviculären Abschnitt die A.axillaris umgreifen. Während der Fasc.posterior und die aus ihm hervorgehenden Nn. radialis und axillaris dorsal von der Arterie bleiben, umgreifen die Fasciculi medialis und lateralis das Gefäß, um sich vor ihm zum N.medianus zu vereinigen; zuvor gibt der Fasc.medialis die Nn.cutaneus brachii medialis, ulnaris und cutaneus antebrachii medialis ab, während aus dem Fasc.lateralis der N.musculocutaneus hervorgeht, der im Regelfall nach kurzer Verlaufsstrecke in den M.coracobrachialis eindringt. Verschiebungen dieser Nervenabgänge sind nicht selten. Dies betrifft besonders häufig den N.musculocutaneus, der entweder als Zweig des Medianus erscheinen kann, oder ganz aufgelöst wird, indem seine einzelnen Äste nacheinander aus dem N.medianus hervorgehen.

Gefäßnervenstrang und Schultergelenk

Der Verlauf des gesamten Gefäßnervenstrangs kann am Lebenden bei leicht abduziertem Arm in etwa durch eine Gerade von der Mitte der Clavicula zum Sulcus bicipitalis medialis bestimmt werden. Nach dem Hervortreten unter dem Lateralrand des M.pectoralis major liegt er auf dem M.coracobrachialis und im weiteren Verlauf auf dem kurzen Bicepskopf. In der Tiefe der Axilla kommt er in unmittelbarer Nähe zum Schultergelenk und zum Collum chirurgicum humeri.

Bei Abduktion, insbesondere zusammen mit Außenrotation, legt sich der Gefäßnervenstrang enger an das Schultergelenk an und kann bei Abduktion über 70° gegen den Humeruskopf gedrückt werden, wobei der Fasciculus posterior besonders gefährdet ist, wie u. a. die Narkoselähmungen deutlich illustrieren. Die dehnbareren Blutgefäße erleiden dagegen zumeist keinen Schaden.

3. Schultergürtel und tiefe Muskeln

Das Skelet des Schultergürtels mit seinen Junkturen

Die Skeletelemente Scapula und Clavicula zeigen eine unterschiedliche individuelle Variabilität und zwar besitzt die Scapula eine deutlich größere Schwankungsbreite der Gestalt. Dies betrifft sowohl die Gesamtumrißform als auch Flächenanteile von Fossa supra spinam zu Fossa infra spinam, Ausprägung von Proc. coracoideus und Acromion, Incisura scapulae und vieles andere. Wahrscheinlich stehen diese individuellen Formeigentümlichkeiten in engem Zusammenhang mit der Ausbildung der Muskulatur.

Unterschiede in der Form der Clavicula drücken sich zumeist in einer Streckung oder einer stärkeren s-förmigen Krümmung aus.

Mit dem Stammskelet verbindet sich die Clavicula im Sternaclaviculargelenk, das durch einen Discus in zwei Kammern geteilt wird und funktionell wie ein Kugelgelenk angesehen werden kann. Die Junkturen zur Scapula sind einmal das Acromioclaviculargelenk - wie das Sternoclaviculargelenk eine echte Diarthrose - und meist reine Bandverbindung über das Lig.coracoclaviculare mit seinen beiden Abschnitten. Nicht gar so selten kann aus dem hier gelegenen Schleimbeutel eine regelrechte Gelenkkapsel entstehen, indem die Knochen in Kontakt treten und dann an dieser Stelle auch einen Knorpelüberzug erhalten. Selbst ein Discus kann in diesem Gelenk auftreten.

Wesentlich seltener ist die Ausbildung eines größeren Schleimbeutels zwischen Scapula und Rippen, aber selbst dort kann sich dann an den in Kontakt stehenden Skeletflächen ein "Gelenkknorpel" ausbilden.- Dies ist eine eindrucksvolle Illustration der Entstehungsweise von Anlagerungsgelenken, wenn auch an abnormer Stelle.

Muskeln zur Bewegung des Schultergürtels

Die aus dem gleichen Blastem stammenden und gleich innervierten Mm.sternocleidomastoideus und trapezius besetzen den Schultergürtel von dem Sternoclaviculargelenk bis an den Ursprung der Spina scapulae. Insbesondere der Trapezius ist imstande, die Scapula cranialwärts, caudalwärts und nach medial zu ziehen, sowie in der Fläche zu drehen. Der Margo medialis scapulae ist fast nach Art einer Zwischensehne in eine breite Muskelgurtung eingeschaltet, die aus den Mm.serratus anterior und rhomboidei gebildet wird. Dadurch ist nicht nur die bereits erwähnte Fixierung an den Stamm, sondern auch eine Verschiebung der Scapula auf der Thoraxoberfläche möglich. Der M.pectoralis minor kann hierbei unterstützend eingreifen.

Muskeln, die am Humerus inserieren, wie Pectoralis major und Latissimus dorsi, können mittelbar auf den Schultergürtel wirken, wenn das Schultergelenk mehr oder weniger fixiert wird.

Morphologie des Schultergelenks

Das Schultergelenk ist durch zwei morphologische Eigentümlichkeiten charakterisiert: 1. das erhebliche Mißverhältnis der überknorpelten Flächen von Kopf und Pfanne (4 : 1) und 2. die weite, schlaffe und kaum durch Bandzüge verstärkte Gelenkkapsel.

Die ovale Cavitas glenoidalis wird durch ein Labrum glenoidale verbreitert, gelegentlich springt vom Oberrand her eine sichelförmige meniscoide Kapselfalte in das Gelenk vor. Bei Neugeborenen scheint dies die Regel zu sein, sie kann dort mehr als die Hälfte der Pfanne bedecken.

Die Kapsel setzt an der Scapula dicht an der Grenze der überknorpelten Gelenkfläche an, das Tuberculum supraglenoidale mit dem Ursprung der langen Bicepssehne mit einbeziehend. Am Humerus entspricht der Kapselansatz etwa dem Collum anatomicum. Damit liegt die primäre (und eigentliche!) Kopfepiphysenfuge intracapsulär. Später, wenn sich der Kopfepiphysenkern mit den Apophysenkernen der beiden Tubercula verbunden hat, liegt die dadurch entstehende sekundäre Epiphysenfuge lateral extracapsulär. Gegen Ende des Wachstumsalters wandert diese ehemalige Apophysenfuge nach proximal in das Tuberculum majus hinein, weswegen die "Epiphysenlösungen" zu dieser Zeit pertuberculär und nicht wie früher subtuberculär verlaufen.

Muskeln des Schultergelenks und Schleimbeutel

Die im Schultergelenk bewegenden Muskeln sind zunächst grundsätzlich in zwei verschiedene Gruppen zu unterteilen, von denen eine keine engere Beziehung zur Gelenkkapsel besitzt, während sich die Angehörigen der zweiten Gruppe der Kapsel eng anlegen oder sogar mit ihr verwachsen sind.

Zur ersten Gruppe gehören die Mm.deltoideus, coracobrachialis, teres major, sowie das Caput longum m.tricipitis und weiterhin die auch den Schultergürtel überspringenden Mm.latissimus dorsi und pectoralis major.

Die Muskeln der zweiten Gruppe sind von besonderer Bedeutung für die Verstärkung der Gelenkkapsel und bieten somit einen gewissen Schutz gegen Luxationen. Es sind dies die Muskeln der Dorsalseite der Scapula, die an den 3 Facetten des Tuberculum majus inserieren:

Mm.supra spinam, infra spinam und teres minor, dann der M.subscapularis und auch die Sehne des langen Bicepskopfes muß hierzu gerechnet werden.

Daraus ergeben sich die schwachen Stellen im umhüllenden Weichteilmantel, die Luxationen des Oberarmkopfes zulassen: in Richtung des Recessus acillaris, und zwar entweder ventral oder dorsal vom Ursprung des langen Tricepskopfes oder nach ventrocranial zwischen der langen Bicepssehne und dem Oberrand des M.subscapularis durch die mit dem Gelenkraum kommunizierende Bursa subcoracoidea.

In unmittelbarer Umgebung des Schultergelenks befindet sich eine beträchtliche Anzahl von Schleimbeuteln. Die meisten von ihnen liegen unter den Ansätzen von Muskeln und Ligamenten. Besonders zu erwähnen sind mehrere Bursae zwischen dem M.deltoideus und dem Tuberculum majus, das ihm als Hypomochlion dient, ferner die im Sulcus intertubercularis gelegene Sehnenscheide der langen Bicepssehne, sowie eine subcutane Bursa synovialis acromialis, die unmittelbar palpabel ist. Die Bursa unter den Mm.subscapularis und coracobrachialis können Verbindungen zur Gelenkhöhle besitzen.

### Innervation der Schultergelenkkapsel

Die sensible Innervation der Gelenkkapsel geschieht durch Äste aus praktisch allen in der Nähe des Schultergelenks verlaufenden Nerven, insbesondere aus den Nerven für die an der Kapsel angreifenden Muskeln. Nur wenige Nerven aus dem Plexus brachialis scheinen sich an der Versorgung nicht zu beteiligen, so wahrscheinlich der N.radialis und sicher der N.medianus sowie die Nerven aus dem Fasciculus medialis.

## 4. Biomechanik der Schulter

### Biomechanik des Schultergürtels

Die Mechanik des Schultergürtels ist dadurch gekennzeichnet, daß sowohl das Stenoclaviulargelenk als auch das Acromioclaviculargelenk funktionell als Gelenke mit 3 Freiheitsgraden der Rotation anzusehen sind. Die Bewegungsausschläge zwischen Scapula und Clavicula werden allerdings durch das Lig.coracoclaviculare in individuell verschiedenem Ausmaß eingeschränkt. Ferner begrenzen die Muskeln die Verschiebung der Scapula auf dem Thorax.

Das Sternoclaviculargelenk gestattet die Circumduction der Clavicula, die dabei einen unregelmäßigen Kegelmantel umfährt; ihr acromiales Ende beschreibt bei dieser Bewegung in den Extremausschlägen etwa eine breite Ellipse (Abb.2). Aus der Mittelstellung kann das Schlüsselbein jeweils um 30° nach dorsal und ventral geschwenkt werden, die Scapula läßt sich im Acromioclaviculargelenk aus der Stellung des maximalen Kontaktes mit dem Thorax um rund 50° von ihm abduzieren (Abb.3). Ferner kann die Scapula in jeder Stellung gedreht werden, indem die Clavicula um ihre eigene Achse rotiert.

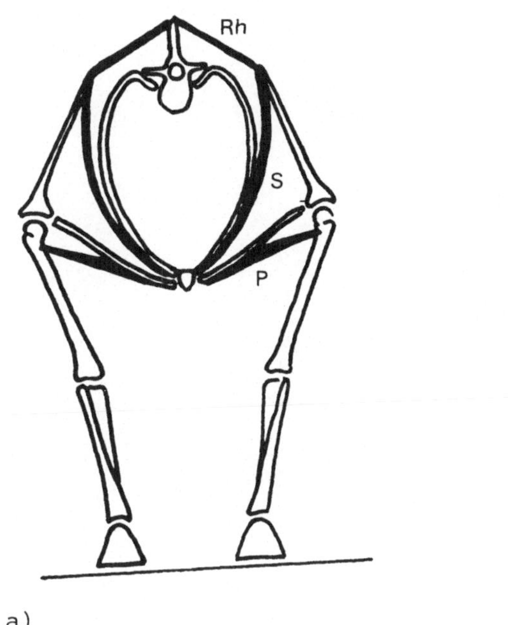


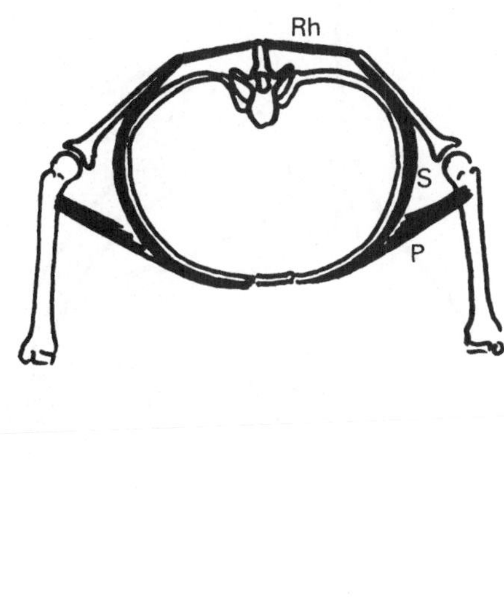


*Abb.1 a u. b. Umstellung von der Quadrupedie zur Bipedie und Funktionswandel der vorderen Extremität. (a) Quadrupede Körperhaltung, das Körpergewicht wird vom Stamm über die Mm.serratus anterior (S) und pectoralis major (P) auf den Schultergürtel bzw. direkt auf die Extremität übertragen. Die Mm.rhomboidei (Rh) sichern die Scapula. (b) Thorax und Schulter bei bipeder Haltung. Arm und Schultergürtel sind über Muskeln am Stamm aufgehängt. Auf die Wiedergabe der Clavicula ist hier der Übersichtlichkeit wegen verzichtet, zumal sie in einer anderen Querschnittsebene liegt*

Die sich hieraus ergebenden vielfältigen Bewegungsmöglichkeiten können im Prinzip in drei Grundbewegungen zerlegt werden:
1. Hebung-Senkung. Bei der reinen Hebung soll eine Drehung der Scapula ausgeschlossen werden, daher werden außer den Mm.rhomboidei die Pars descendenz m.trapezii, der M.levator scapulae und eventuell auch die claviculare Portion des M.sternocleidomastoideus eingesetzt. Die Innervation erfolgt aus den Nn.dorsalis scapulae und accessorius, sowie aus Muskelästen aus dem Plexus cervicalis. Bei einer Lähmung des N.dorsalis scapulae dreht sich die Scapula mit dem Angulus inferior nach lateral und dem Angulus superior nach medial (Ausfall der Mm.rhomboidei und levator scapulae); bei einer Lähmung des N.XI (und evtl. auch der Rr.musculares aus dem Plexus cervicalis) dreht sich in entgegengesetzter Richtung und das Schultergelenk kann kaum angehoben werden (vor allem wegen des Ausfalls der Pars descendenz m.trapezii).

Eine Senkung des Schultergürtels bewirken die Mm.trapezius (p.ascendens), serratus anterior (untere Partie) und subclavius,

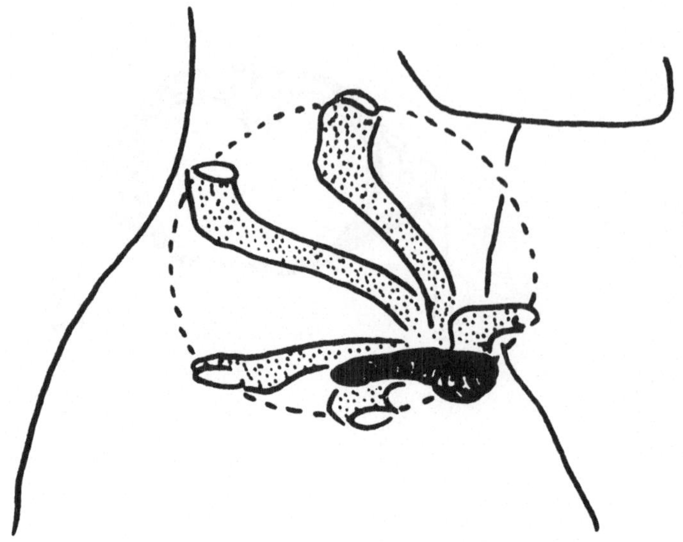

*Abb.2. Verkehrsraum des acromialen Endes der Clavicula bei Bewegungen im Sternoclaviculargelenk (umgezeichnet nach v. LANZ/WACHSMUTH, 1959)*

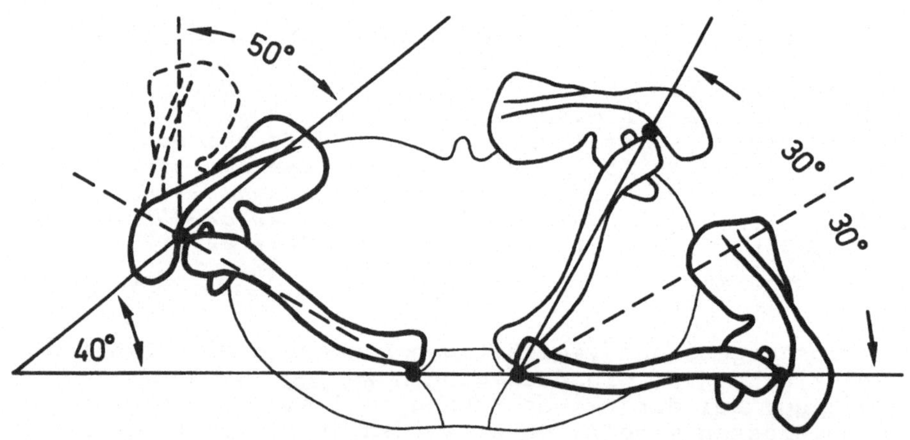


*Abb.3. Gesamtbeweglichkeit der Scapula in einer Transversalebene. Linke Körperseite (rechts im Bild): Verschiebung unter Ausnutzung der Schwenkung im Sternoclaviculargelenk um ± 30° aus der Mittellage. Rechte Körperseite (links im Bild): Schwenkung der Scapula in den Junkturen mit der Cavicula (umgezeichnet nach v. LANZ/ WACHSMUTH, 1959)*

mittelbar über den Angriff am Oberarm, aber nicht weniger wirkungsvoll, sind hieran die Mm.pectorales und latissimus dorsi beteiligt. Die zuständigen Nerven sind die Nn.accessorius, thoracicus longus, thoracodorsalis und pectorales. Bei Ausfall der Nn.accessorius und/oder thoracicus longus kann die Bewegung immer noch relativ kraftvoll durch die am Humerus inserierenden Muskeln ausgeführt werden, die Scapula kippt dabei aber mit dem Angulus lateralis nach caudal, da ihr medialer Rand und der Angulus sup. durch den Tonus der Mm.rhomboidei und levator scapulae festgehalten werden.

Die gleichen Muskeln werden eingesetzt, um eine Cranialverschiebung von Scapula und Schultergürtel zu verhindern, wie dies z. B. beim kräftigen Aufstützen auf die Arme (z. B. Gehen mit Krücken) der Fall ist.

Lateral-Medialverschiebung

Die Verschiebung der Scapula nach lateral (bzw. vorn) - wiederum ohne Drehung in der Fläche - kommt durch eine gemeinsame Aktion der Mm.serratus anterior und pectoralis zustande, sie werden von den Nn.thoracicus longus und pectorales versorgt. Bei Lähmung des N.thoracicus longus wird sich beim Versuch, diese Bewegung auszuführen, der mediale Scapularand vom Thorax abheben (scapula alata).

Die Verschiebung nach medial (dorsal) bewirken die Mm.rhomboidei, trapezius (alle Abschnitte) und latissimus dorsi. Sie werden von den Nn.dorsalis scapulae accessorius (mit Ästen aus dem Plex. cervicalis) und thoracodorsalis innerviert. Der Ausfall des N.accesorius verursacht hier die empfindlichste Störung, weil die verbleibenden Mm.rhomboidei und latissimus die Scapula im wesentlichen im Sinne einer Senkung des Schultergelenks drehen.

Drehung der Scapula in der Fläche

Hebung des Schultergelenks bzw. Drehung des Angulus inferior nach lateral werden durch das Zusammenwirken der Partes descendens et ascendens m.trapezii und die untere Partie des M.serratus anterior ausgeführt. Diese Bewegung wird durch eine Lähmung des N.accessorius schwer beeinträchtigt.

Eine Drehung im Gegensinn, d. h. Senkung des Schultergelenks und Bewegung des Angulus inferior nach medial können die Mm.rhomboidei zusammen mit den Mm.levator scapulae und pectoralis minor ausführen. Da die Rhomboidei und der Levator von N.dorsalis scapulae versorgt werden, verhindert dessen Lähmung diese Bewegung praktisch vollständig.

Biomechanik des Schultergelenks

Statik und Gelenkdruck. Es wird gelegentlich behauptet, daß infolge der Aufhängung der oberen Extremität am Schultergürtel auf das Schultergelenk im allgemeinen nur distrahierende Kräfte auftreten, die zum erheblichen Teil durch den Luftdruck kompensiert werden. Dieser Vorstellung muß entschieden widersprochen werden.

Auch für dieses Gelenk gilt die von PAUWELS (5) den Medizinern ins Bewußtsein gebrachte Grundregel der Gelenkmechanik, daß nur dann Gleichgewicht an einem Gelenk herrscht, wenn sich alle Momente (der Kräfte) gegenseitig aufheben ("zu Null addieren"). Speziell für ein Kugelgelenk bedeutet dies, daß die Resultierende aus allen angreifenden Kräften durch den Drehpunkt (Krümmungsmittelpunkt) verlaufen muß. Dann besitzt sie den Hebelarm null, folglich ist ihr Moment ebenfalls null.

Bei der Betrachtung des Schultergelenks unter diesem Gesichtspunkt ist davon auszugehen, daß der zu bewegende oder auch in einer Stellung zu haltende Arm ein gewisses Gewicht besitzt. Dieses Gewicht G wird in seinem Massenschwerpunkt konzentriert gedacht (Abb.4). Entgegen seiner eigenen Schwere muß der Arm durch Muskeln in einer bestimmten Position gehalten werden. In Abb.4 möge dies durch die Pars acromialis m.deldoidei geschehen (M). Man erkennt, daß die Gelenksresultierende R, die sich aus Gewicht G und Muskelkraft M zusammensetzt, da sie durch den Drehpunkt des Schultergelenks verlaufen muß, Humeruskopf und Pfanne mit einem positiven Druck gegeneinandergepreßt. Dies gilt mit einer Ausnahme für alle anderen Stellungen des Armes, auch dann, wenn etwa in der Hand ein zusätzliches Gewicht getragen wird. Die einzige Ausnahme ist dann gegeben, wenn sich der Schwerpunkt des Armes (oder der Schwerpunkt des Systems Arm plus Last) genau unterhalb des Gelenksdrehpunktes befindet.

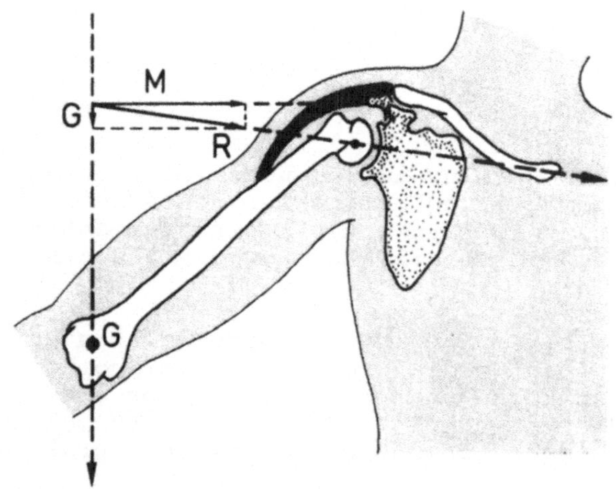


*Abb.4. Schultergelenksresultierende bei leicht abduziertem Arm. G: Armgewicht konzentriert gedacht im Schwerpunkt des Armes; M: Abduktionsmuskel (in diesem Fall die Pars acromialis m.deltoidei); R: Gelenksresultierende, die den Humeruskopf gegen die Schulterpfanne drückt*

Dann ist das Drehmoment der Last null, es würden theoretisch keine Muskeln zur Stabilisierung des Gelenks benötigt und der Arm könnte mit seinem ganzen Gewicht an den Weichteilen hängen. Doch selbst dann werden in praxi die distrahierenden Kräfte durch Muskeln aufgenommen.

Da demnach der Oberarmkopf praktisch stets durch die Gelenksresultierende gegen die Schulterpfanne gedrückt wird, ist nun zu untersuchen, wie dieser Druck im Gelenk verteilt wird.

Bei kongruenten Gelenkflächen von Kopf und Pfanne und bei intaktem Gelenkknorpel resultiert die in Abb.5 wiedergegebene Spannungsverteilung. PAUWELS (5, 6) hat wiederholt gezeigt, daß sich die Druckverteilung in einem Gelenk in der Dichtverteilung des subchondralen Knochens widerspiegelt. So findet man auch in der subchondralen Corticalis der normalen Schulterpfanne eine gleichmäßige Verdichtungszone im Röntgenbild, die der "sourcil" im Pfannendach des Hüftgelenks direkt vergleichbar ist.

Auch der Gelenkknorpel stellt sich auf diese Beanspruchung ein, indem sich das Kollagenmaterial in Richtung der stärksten Dehnungen einstellt. PAUWELS (5) konnte diesen Zusammenhang am Beispiel der Schulterpfanne durch den Vergleich von Spaltlinienbildern mit spannungsoptisch sichtbar gemachten Trajektorienverläufen erstmals beweisen. Abnorme Beanspruchungsverhältnissse führen demgemäß zu einem veränderten Spaltlinienmuster, was auf eine Umordnung der Kollagenfibrillen hinweist.

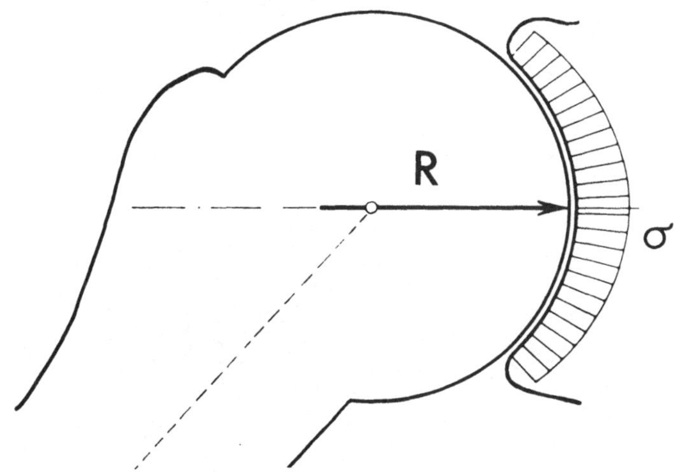


*Abb.5. Lage der Schultergelenksresultierenden R und Diagramm der Verteilung der Druckspannungen σ in einem Modell des Schultergelenks*

Bemerkungen zur Unfallmechanik. An diese Darstellung einiger statischer Zusammenhänge möge sich eine kurze Bemerkung zur Unfallmechanik anschließen.

Wenn starke abduzierende Kräfte auf den Arm einwirken, so werden ihnen die Mm.pectoralis major, latissimus dorsi und teres major entgegenarbeiten. Da die Muskeln in der Regel am wesentlich kürzeren Hebelarm angreifen, werden sie, um eine Abduktionsbewegung zu verhindern, eine erheblich größere Kraft als die von außen einwirkende aufzubringen haben. Die Resultierende wird je nach der Richtung der äußeren Kraft mehr oder weniger steil nach caudal gerichtet sein und folglich dem Humeruskopf eine starke Schubkomponente nach abwärts vermitteln. Reicht diese Schubkomponente aus, um den Kopf über den unteren Pfannenrand zu hebeln, so kommt es zur Luxation, ist der Gelenkschluß dagegen fest genug, um eine Luxation zu verhindern, so kann es zur Humerusfraktur kommen, die bei der hier geschilderten Mechanik zwischen den Ansätzen der Mm.pectoralis major und latissimus und dem Oberarmkopf liegen wird (vergl. Abb.6).

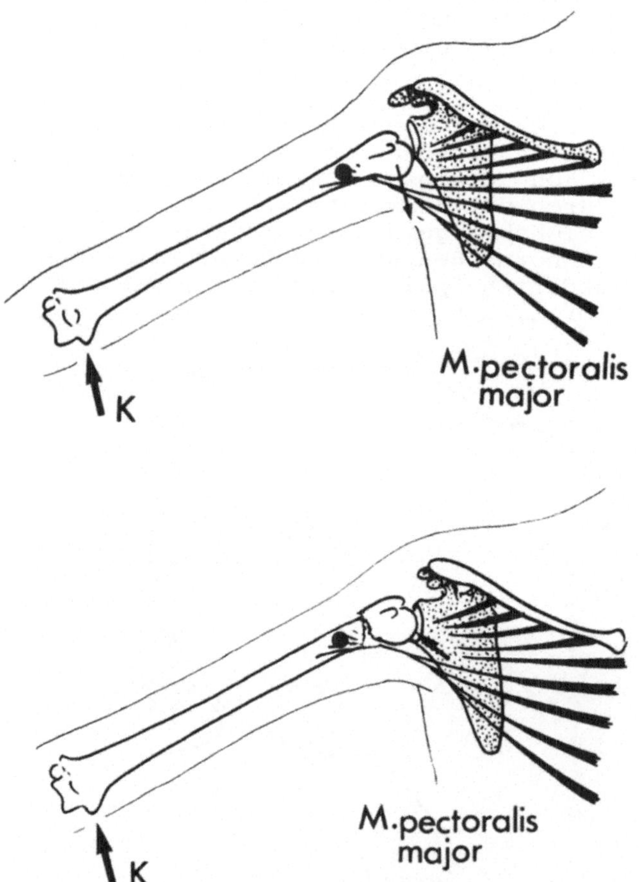


*Abb.6. Meckanik der Luxation und gelenknahen Fraktur des Humerus. Auf den abduzierten Arm wirkt eine weiter abduzierende Kraft K von außen ein; ihr leisten adduzierende Muskeln Widerstand, von denen hier nur der M.pectoralis major wiedergegeben ist. Sein Ansatz am Humerus (schwarzer Punkt) wirkt als Hypomochlion, um das herum der Kopf aus der Pfanne gehebelt werden kann (oberes Bild). Ist der Widerstand an der Pfanne für eine Luxation zu groß (unteres Bild), so kann es zu einer subtuberkulären Humerusfraktur kommen*

Kinematik und bewegende Muskeln. Kinematisch ist das Schultergelenk als ein nahezu ideales Kugelgelenk anzusehen, d. h. es besitzt drei Freiheitsgrade der Rotationsmöglichkeit und praktisch keine für die Beurteilung der Bewegung ins Gewicht fallende Translationsmöglichkeit.

In der üblichen Weise werden drei Grundbewegungen, Ab- und Adduktion, Ante- und Retroversion, Innen- und Außenrotation unterschieden.

Die Beteiligung der verschiedenen Muskelgruppen an der Ausführung dieser Bewegungen ändert sich mit der Ausgangsstellung des Armes.

Bei der Abduktion ist stets der M.deltoideus beteiligt, der die Bewegung mit seiner Pars acromialis, die hierfür das größte Moment besitzt, einleitet. Unterstützt wird er dabei durch den M.supra spinam. Bei einer Schädigung des N.axillaris verbleibt also noch ein geringes Abduktionsmoment des M. supra spinam, der aus dem N.suprascapularis innerviert wird; wegen seines kleinen Querschnitts und seines kurzen Hebelarms ist er jedoch nicht in der Lage, das beträchtlichere Lastmoment des Armes zu überwinden.

Die Adduktion kann kraftvoll durch die Mm.latissimus dorsi, teres major und pectoralis major unter Mithilfe des langen Tricipskopfes ausgeführt werden. Vor allem gegen Ende dieser Bewegung kann sich auch der m.teres minor beteiligen, während die Wirksamkeit des Triceps nachläßt.

In hohem Maße stellungsabhängig sind Ante- und Retroversion. Aus der Grundstellung heraus, d. h. bei parallel zum Körper herabhängendem Arm wird die Anteversion im wesentlichen durch die Mm.pectoralis major und deltoideus (P.clavicularis) bewirkt, während die Pars spinalis m.deltoidei zusammen mit dem M.latissimus den Arm im Schultergelenk zurückführen. Mit zunehmender Abduktion des Armes werden bei der Retroversion mehr und mehr die Mm.teres minor und infra spinam wirksam werden können, bei der Anteversion der M.subscapularis.

Diese letzteren Muskeln sind indessen die typischen Rotatoren, die das proximale Gelenkende des Humerus wie in einem Zügel fassen: bei der Außenrotation können die Mm.supra et infra spinam, teres minor und die Pars spinalis m.deltoidei eingesetzt werden, während die Mm.subscapularis und pectoralis major mit der Pars clavicularis m.deltoidei, evtl. unterstützt durch Latissimus und Teres major, innenrotieren.

Optimale Rotationsmöglichkeiten haben die genannten Muskeln jedoch bei adduziertem Arm. Mit fortgeschrittener Abduktion vermindert sich ihr Rotationsmoment zugunsten einer ante- oder retrovertierenden Wirkung.

Außen- und Innenrotation, sowie Abduktion und Adduktion sind jeweils durch Mehrfachinnervation abgesichert.

## Biomechanik des Gesamtsystems Schultergürtel und freie Extremität

Von dieser mehr formalen Betrachtung kann sich die tatsächliche Kinematik im Arm- und Schulterbereich beim Lebenden nicht unbeträchtlich unterscheiden, da im normalen Ablauf die Bewegungen im Schultergelenk mit jenen des Schultergürtels systematisch gekoppelt sind. Mitbewegungen des Schultergürtels treten nämlich nicht erst dann auf, wenn im Schultergelenk die entsprechende Endstellung erreicht ist, sondern sie unterstützen die Armbewegungen von vornherein. Das hat zur Folge, daß die Mehrzahl der an den Bewegungen beteiligten Muskeln über eine beträchtliche Weile im Bereich ihres optimalen Wirkungsgrades bleiben.

Dies läßt sich besonders eindrucksvoll an der Ad- und Abduktion des Armes demonstrieren.

Bei entspannter Ruhehaltung des Armes divergiert oft der Margo medialis der Scapula von der Wirbelsäule caudalwärts nach lateral. Starke Adduktion (zusammen mit Retroversion) wird dann durch eine Drehung der Scapula unterstützt, bei der die Schulterpfanne caudalwärts gekippt und folglich der Angulus inferior adduziert wird.

Bei der Abduktion ist nur in der ersten Phase die Mitbewegung der Scapula so gering, daß sie sich u. U. der Beobachtung entziehen kann. Mit zunehmender Hebung des Armes wird die Drehung der Scapula immer deutlicher, so daß maximale Abduktion im Schultergelenk und äußerste Drehstellung der Scapula im allgemeinen gleichzeitig erreicht werden.

Wegen dieser bereits für den normalen Bewegungsablauf typischen Mitbewegungen des Schultergürtels können Bewegungseinschränkungen im Schultergelenk mitunter teilweise oder vollständig kaschiert werden. Daher empfhiehlt sich für Arthrodese des Schultergelenks ein Abduktionswinkel des Oberarms gegenüber dem lateralen Scapularand von 60-80$^{o}$, weil auf diese Weise durch Schwenkung der Scapula eine relativ gute Beweglichkeit des gesamten Armes erhalten bleibt.

Mitbewegungen des Schultergürtels, die hier beispielhaft für die Ab- und Adduktionsbewegung aufgezeigt wurden, spielen auch für andere Bewegungen eine Rolle, sie tragen wesentlich dazu bei, daß die obere Extremität des Menschen zu einem derart universellen Werkzeug geworden ist.

## Literatur

1. FICK, R.: Handbuch der Anatomie und Mechanik der Gelenke, 1. Anatomie der Gelenke. Jena: G. Fischer 1904.
2. FICK, R.: Handbuch der Anatomie und Mechanik der Gelenke, Bd. 3: Spezielle Gelenk- und Muskelmechanik. Jena: G. Fischer 1911.
3. KUMMER, B.: Biomechanik der Gelenke (Diarthrosen) Die Beanspruchung des Gelenkknorpels. 7. Wiss. Konf. Deutscher Nat. Forscher u. Ärzte: Biopolymere und Biomechanik von Bindegewebssystemen, S. 19-28. Berlin-Heidelberg-New York: Springer (1974).
4. v. LANZ, T., WACHSMUTH, W.: Praktische Anatomie, Bd. I, 3: Arm. Berlin-Göttingen-Heidelberg: Springer 1959.

5. PAUWELS, F.: Gesammelte Abhandlungen zur Biomechanik des Stütz- und Bewegungsapparates. Berlin-Heidelberg-New York: Springer (1965).
6. PAUWELS, F.: Atlas zur Biomechanik der gesunden und kranken Hüfte. Berlin-Heidelberg-New York: Springer (1973).

P. Galle, P. Munk, R. Passl, M. Strickner und J. Eschberger, Wien

# Zur Gefäßversorgung des Oberarmkopfes

Die Arbeiten von TRUETA und HARRISON (2) über die Gefäßversorgung des Oberschenkelkopfes inspirierten 1956 LAING (1) zur Untersuchung der Gefäße des Oberarmknochens. LAING (1) fand im Oberarmkopf eine der des Femurkopfes sehr ähnliche Anordnung der Gefäße, mit einem konstant nachweisbaren Ast der A.circumflexa humeri anterior, welcher im Sulcus intertubercularis in den Oberarmkopf eintritt.

Wir haben es uns zur Aufgabe gemacht, LAING's Befunde zu überprüfen und haben bei unseren Untersuchungen die Tatsache im Auge behalten, daß es beim Humerus - im Gegensatz zum Femur - nur selten zu einer Kopfnekrose kommt.

Wir injizierten 15 obere Extremitäten erwachsener Individuen beiderlei Geschlechts von der A.axillaris aus nach Durchspülung mit 250 000 E Streptase mit farbiger Latexlösung oder Technovit. Bei 2 Präparaten wurde der Technovitmasse 15% Zirkondioxid zur Röntgendarstellung beigemengt. Nach Präparation der Gefäße unter dem Präpariermikroskop wurden die Präparate fotografiert, bzw. Röntgenaufnahmen angefertigt. Drei Objekte wurden nach SPALTEHOLZ aufgehellt. Nach Aussonderung von 4 mißlungenen Präparaten kamen wir zu folgenden Ergebnissen:

1. Das von LAING (1) "anterolaterale", im intraossären Verlauf "A.arcuate" genannte Gefäß findet sich konstant in allen Fällen, tritt im Sulcus intertubercularis in den Knochen ein und ist offensichtlich hauptverantwortlich für die Ernährung des Oberarmkopfes.
2. Das Gefäß entspringt jedoch <u>nicht</u> in jedem Fall aus der A. circumflexa humeri anterior, wie ja auch diese Arterie selbst einen variablen Ursprung hat, bzw. als Ast der A.profunda brachii angelegt sein kann (SIEGELBAUER). In einem Fall fanden wir einen zum Tuberculum minus ziehenden Ast aus der A. circumflexa anterior, während die Hauptarterie des Humeruskopfes aus der A.circumflexa posterior entsprang, die ihrerseits gemeinsam mit der A.profunda brachii die A.axillaris verließ. In einem anderen Fall entsprang die A.circumflexa anterior aus der Circumflexa posterior und zog zum Tuberculum minus, während ein eigener Ast der A.axillaris das typische Hauptgefäß für den Oberarmkopf darstellte.
3. Das Gefäßnetz der weiter distal in den Humerus eintretenden A.nutritia dürfte mit den Kopfgefäßen anastomosieren, was

besonders auf den Röntgenaufnahmen zu sehen ist, obwohl hier die feinsten Gefäße wegen der Größe der Kontrastmittelpartikel nicht dargestellt sind (Abb.1). Auf den nach SPALTEHOLZ aufgehellten Präparaten ist die Architektur der gesamten Gefäßversorgung am schönsten zu sehen.

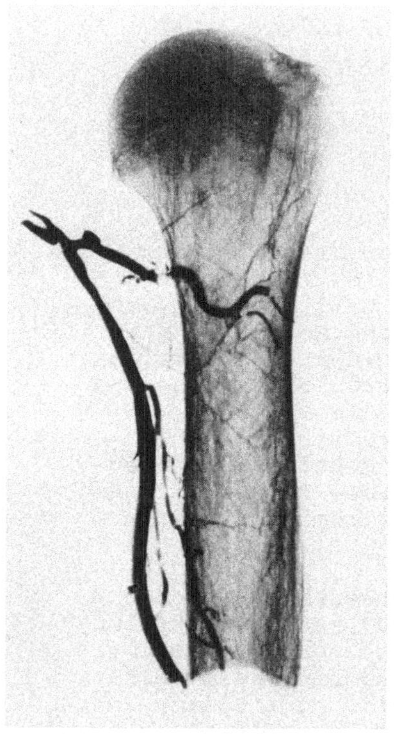

*Abb.1. Radiographische Darstellung der Gefäßversorgung des Oberarmkopfes. Injektion von der A.axillaris aus mit Technovit unter Beimengung von 15 Gewichtsteilen Zirkondioxis*

Zusammenfassend läßt sich sagen, daß der Humeruskopf nicht nur von dem Hauptgefäß, welches konstant im Sulcus intertubercularis eintritt, aber variablen Ursprungs ist, ernährt wird, sondern Nebengefäße am Tuberculum minus und manchmal entlang des Collum anatomicum vorhanden sind. Als wesentlich für den Umstand, daß es am Humeruskopf so selten zu Nekrosen kommt, scheinen uns u. a. die Anastomosen mit der A.nutritia zu sein. Es ist aber auch zu bedenken, daß am Humerus eine weit geringere Belastung als am Femur stattfindet und daß die typische Fraktur am Collum chirurgicum nicht der medialen Schenkelhalsfraktur, sondern der subtrochanteren Fraktur entspricht.

Literatur

1. LAING, P. G.: The Arterial Supply of the Adult Humerus. J. Bone Jt Surg. 38A, 1105 (1956).
2. TRUETA, J., HARRISON, M. H. M.: The Normal Vascular Anatomy of the Femoral Head in Adult Man. J. Bone Jt. Surg. 35B, 442 (1953).

# B. FRAKTUREN

## a) Humerus (Kopf und Hals) konservative Therapie

J. Böhler, Wien

## Konservative Therapie der Humeruskopf- und -halsfrakturen

Die Frakturen am proximalen Oberarmende lassen sich wie folgt einteilen:

| | |
|---|---|
| Kopfkalotte | meist konservativ |
| Collum anatomicum | " " |
| Collum chirurgicum | " " |
| Tubercula | oft operativ |
| Epiphysenlösung | perkutane Bohrdrähte |

Die Behandlung der ersten drei Frakturlokalisationen soll in der Regel konservativ sein. Die Ergebnisse der offenen Reposition und Osteosynthese unterscheiden sich nicht wesentlich von denen der konservativen Behandlung, so daß der große technische Aufwand, das Risiko und die notwendige stationäre Behandlung in keinem Verhältnis zum erzielten funktionellen Ergebnis stehen.

Die konservative Behandlung fast aller Frakturen am proximalen Oberarmende erfolgt ambulant; die Indikation zur stationären Aufnahme ergibt sich nur aus Begleitverletzungen oder äußeren Umständen wie entfernter Wohnort oder wegen schlechtem Allgemeinzustand. Kalottenfrakturen des Oberarmkopfes sind selten. Sie entstehen durch Längsstauchung entweder durch Sturz auf den Ellbogen wie bei dieser Skiverletzung oder durch gewaltsame Muskelanspannung wie bei dieser Starkstromverletzung. Beide Fälle wurden konservativ mit ausgezeichnetem Ergebnis behandelt (Abb.1).

Zur Röntgendiagnose ist neben der a. p. Aufnahme immer auch eine axiale Aufnahme bei um 90° abduziertem Arm erforderlich. Die transthorakale Aufnahme bei adduziertem Arm gibt häufig nicht genug Aufschluß. Um den Arm abduzieren zu können, ist es notwendig, eine Lokalanaesthesie in den Bruchherd zu geben. Die Aufnahme in Abduktion, bei der der Arm in der Frontalebene um 30 bis 40 Grade nach vorne geführt sein soll, wird dann häufig eine stärkere Seitenverschiebung, eine starke Achsenabknickung im Sinne der Antekurvation oder auch eine hintere Luxation des Oberarmkopfes aufdecken.

Frakturen durch das Collum anatomicum sind relativ selten. Der Oberarmkopf ist eingestaucht, und die Tubercula können die Abduktion des Oberarms durch Anschlag am Acromion behindern. Aus diesem Grunde wurde bei dieser 46jährigen eine offene Reposition und Osteosynthese durchgeführt und die anatomischen Verhältnisse exakt wieder hergestellt. Nachdem aber die Kopfkalotte aus der

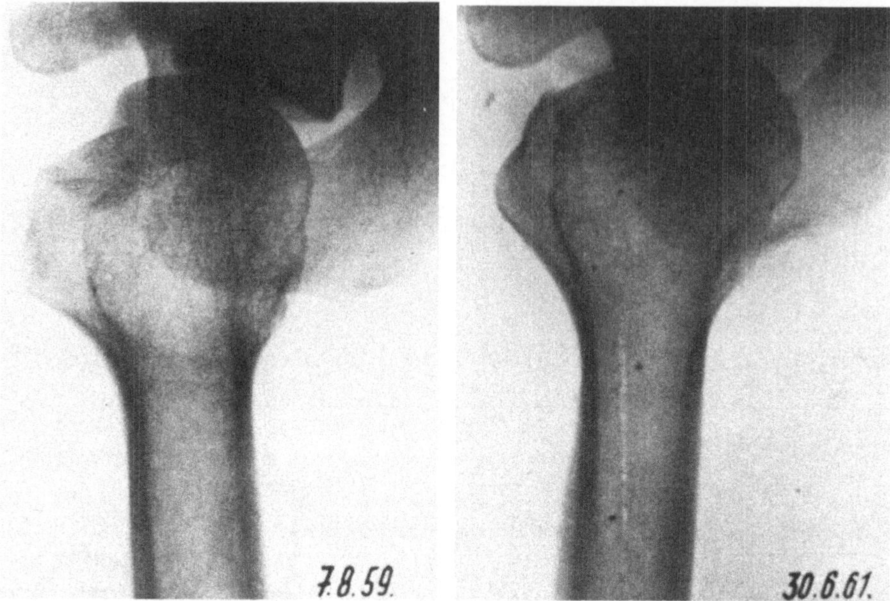


*Abb.1. Impression des vorderen Anteiles der Kopfkalotte infolge einer Starkstromverletzung. Ausheilung mit freier Beweglichkeit*

Ernährung ausgeschaltet ist, kam es zur zunehmenden Resorption der Kopfkalotte und dadurch zu einem Tiefertreten des Oberarmkopfes. Dank der intensiven Übungsbehandlung und der Kooperation der Verletzten ist aber das funktionelle Ergebnis trotzdem gut. Das vollständige Verschwinden der Kopfkalotte nach operativer Behandlung ist uns von den Luxationsfrakturen im Collum anatomicum ausreichend bekannt. Bei der konservativen Behandlung ist die Resorption des nicht ernährten Kopfes immer wesentlich geringer und das Behandlungsergebnis auch bei stärkerer Verschiebung der Fragmente meistens zufriedenstellend.

Die häufigste Verschiebung der subcapitalen Oberarmbrüche ist Valgusstellung und Antekurvation, die durch einen Abduktionsmechanismus entstehen; dabei kommt es zu einem Dreistückebruch nach DEHNE, bei dem das Tuberculummassiv als drittes Fragment ausgebrochen ist. Häufig sind die Bruchstücke eingestaucht. Eine Reposition und damit eine Lösung der Einstauchung soll bei älteren Menschen nur dann erfolgen, wenn die Achsenknickung mehr als 30 Grade beträgt. Die Reposition erfolgt in Lokalanaesthesie, die bereits für die axiale Röntgenaufnahme gemacht wurde, durch Adduktion und Vorwärtsführen des verletzten Armes über den eingelegten Arm des Operateurs. Komplizierte Repositionsmanöver wie z. B. im Böhlerschen Schraubenzugapparat sind nicht erforderlich. Bei sehr starker Verschiebung der Bruchstücke reponieren wir im Liegen durch Zug senkrecht nach oben an dem im Ellbogengelenk rechtwinkelig gebeugten Arm. Zur Aufrechterhaltung des Repositionsergebnisses werden dann perkutan zwei bis drei Bohrdrähte eingeführt.

Auch der ruhigstellende Verband soll möglichst einfach sein. Wir verwenden deshalb keine Abduktionsverbände, keinen Hängegipsverband, bei dem die Extension doch nur in aufrechter Haltung wirkt und auch nicht die funktionelle Behandlung nach POELCHEN, die einen stationären Aufenthalt erfordert. LORENZ BÖHLER empfiehlt die Ruhigstellung im Desaultverband für ein bis zwei Wochen. Noch einfacher ist der Gilchrist-Trikotschlauchverband, der den Arm ausreichend ruhigstellt, eine Reinigung der Achselhöhle ermöglicht und damit die Geruchsbildung des Desault-Verbandes vermeidet. Bei sehr instabilen Brüchen oder nach erfolgter Reposition wird über den Gilchrist-Verband noch eine Gipsschiene für Schulter und Oberarm gelegt. Die Dauer der Ruhigstellung beträgt bei nicht verschobenen und eingestauchten Brüchen 10 Tage und nach der Reposition zwei Wochen.

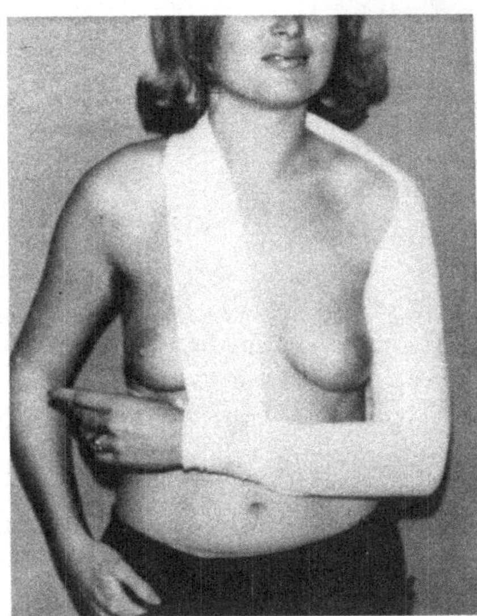

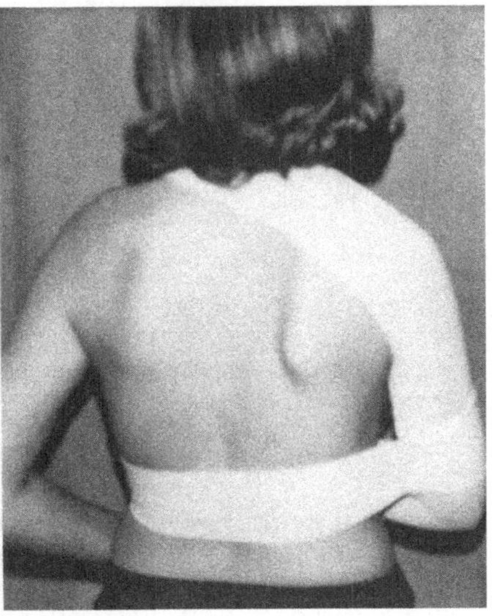

*Abb.2. Gilchristscher-Trikotschlauchverband*

Das wesentlichste bei der Behandlung ist eine intensive Übungsbehandlung, die sofort nach Abnahme des ruhigstellenden Verbandes erfolgt. Man beginnt mit Abduktionsübungen bei nach vorne gebeugtem Oberkörper, wobei sofort nach der Verbandabnahme der Oberarm um 90 Grade abduziert werden kann. Gleichzeitig werden Übungen am waagrechten und senkrechten Rollenzug begonnen und bis zur Erreichung des endgültigen Behandlungsergebnisses fortgesetzt. Die Übungsbehandlung nimmt in der Regel vor allem bei älteren Menschen einige Monate in Anspruch.

Beispiele konservativer Behandlung:

Dreistückebruch bei einem 29jährigen mit stärkerer Antekurvation und primärer Axillarislähmung. Ruhigstellung durch zwei Wochen und anschließend Übungsbehandlung durch zwei Monate. Nach zweieinhalb Jahren ist das Schultergelenk frei beweglich (Abb.3).

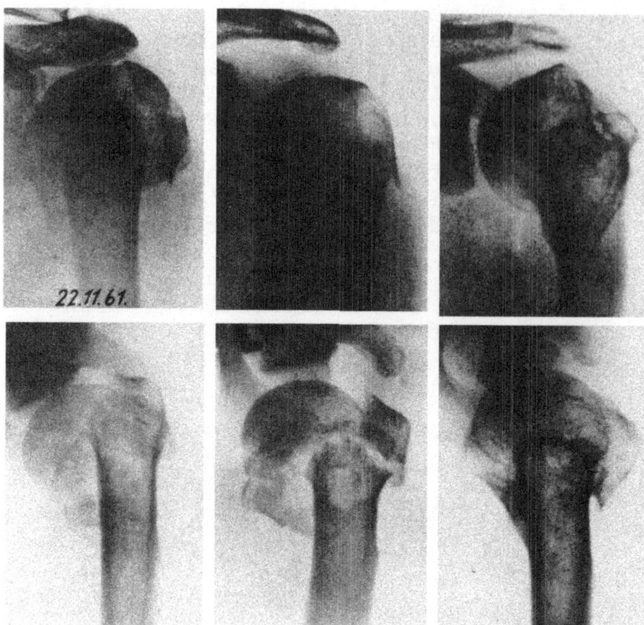


*Abb.3. 29jähriger Mann; Trümmerbruch des proximalen Oberarmendes mit starker Verschiebung des peripheren Bruchstückes nach vorne und Axillarislähmung. Konservative Reposition, Ruhigstellung für 2 Wochen im Desault-Verband. Zehnwöchige Übungsbehandlung; freie Beweglichkeit des Schultergelenks*

Dreistückebruch bei einer 80jährigen mit kleinem Kopffragment. Ruhigstellung für zwei Wochen. Trotz teilweiser Resorption des Kopfes funktionell sehr gutes Ergebnis mit Armheben von 60° über die Horizontale und freier Außen- und Innenrotation (Abb.4).

Bei der konservativen Behandlung der subcapitalen Epiphysenlösung des Oberarmes bleibt häufig eine Antekurvation bestehen. Diese Antekurvation ließe sich nur in einem Brust-Armgipsverband mit rechtwinkelig abduziertem und um 90° auswärts gedrehtem Oberarm verhindern. Statt dessen reponieren wir durch Zug am Oberarm senkrecht nach oben und stabilisieren mit perkutan eingebrachten Bohrdrähten. Anschließend wird für 2 bis 3 Wochen im Gilchrist-Verband ruhiggestellt (Abb.5).

Abrißbrüche der Tubercula mit Verschiebung unter das Acromion sollen bei Jüngeren operativ reponiert und stabilisiert werden, da infolge des Ausrisses der kurzen Schulterdrehmuskeln der Arm nicht mehr gehoben werden kann. Bei Älteren mit nur mäßiger Verschiebung ist es fraglich, ob die Operation ein besseres Ergebnis bringt. Bei diesem 60jährigen wurde rechts das ausgerissene Tuberculum operativ reponiert und fixiert, links besteht als Folge eines späteren Unfalls eine fast gleiche Verschiebung des Tuberculums, die konservativ behandelt wurde. Das funktionelle Ergebnis ist auf beiden Seiten trotz gleicher Nachbehandlung fast gleich.

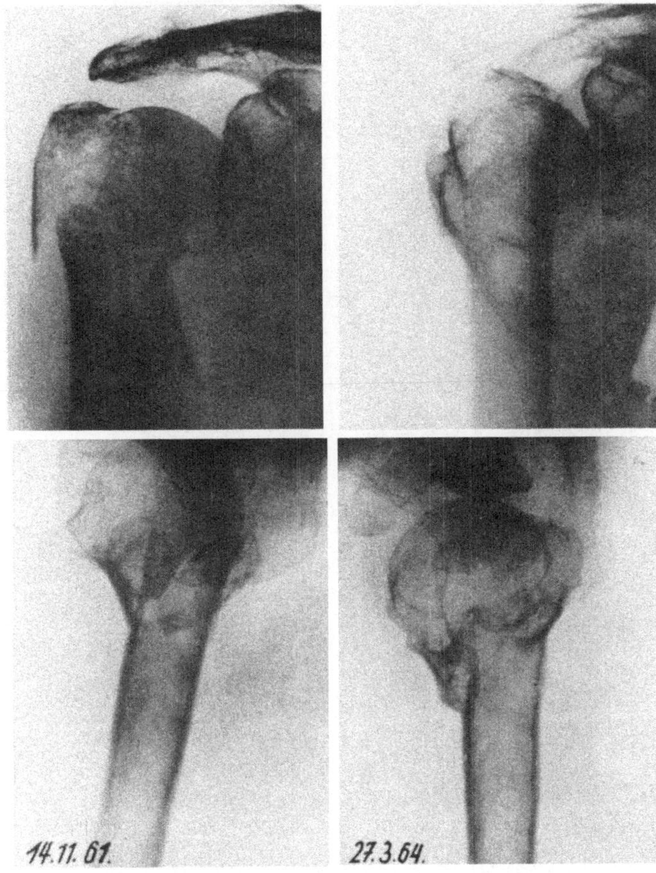


*Abb.4. 80jährige Patientin; Trümmerbruch des proximalen Oberarmendes. Ruhigstellung 2 Wochen im Desault-Verband, Übungsbehandlung; Armheben 50° über die Horizontale, Rotation frei*

## Zusammenfassung

Fast alle Frakturen des proximalen Oberarmendes sollen konservativ behandelt werden. Die konservative Behandlung kann fast immer ambulant erfolgen. Ruhiggestellt wird mit dem Gilchristverband. Der wesentlichste Teil der Behandlung ist eine intensive Übungsbehandlung. Beim Erwachsenen ist gelegentlich eine percutane Bohrdraht-Osteosynthese erforderlich; ebenso erfordern vollständige Ausrisse der Tubercula die operative Reposition und Fixation. Die jugendlichen Epiphysenlösungen werden am zweckmäßigsten mit der gedeckten Bohrdraht-Osteosythese behandelt.

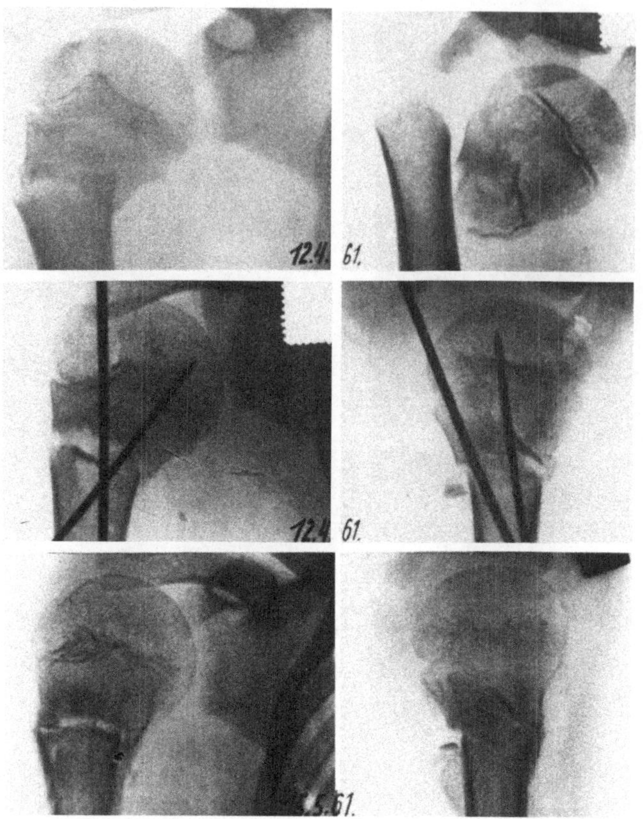


*Abb. 5. 12jähriger Patient; subcapitaler Oberarmbruch mit starker Verschiebung. Reposition, percutane Bohrdrahtfixation, Ruhigstellung für 3 Wochen im Desault-Verband. Beweglichkeit frei*

H. Eberle und W. Glinz, Zürich

## Zur konservativen Behandlung von Humerushals- und -kopffrakturen

Die aktiv-funktionelle Behandlung der subcapitalen Humerusfrakturen ist an der chirurgischen Universitätsklinik B Zürich die Methode der Wahl. Wir verstehen darunter eine kurze Ruhigstellung der verletzten Extremität mit Desault-Verband bis zum Abklingen der akuten Frakturschmerzen und anschließend eine frühzeitige, in der Regel nach 4-6 Tagen beginnende, aktive Bewegungstherapie, anfänglich mit isometrischen Spannungsübungen und Armpendeln in nach vorn geneigter Körperhaltung, später mit Abduktionsübungen, Armklettern vorwärts und seitlich und schließlich mit Armkreisen ohne und mit Gewicht.

Mit dieser einfachen und einleuchtenden Behandlungsmethode haben wir, wie an anderen Kliniken, sehr gute Resultate erzielt. Insbesondere kann damit die vor allem bei alten Patienten gefürchtete Schultersteife verhindert oder zumindest auf ein funktionell irrelevantes Maß vermindert werden.

In einem funktionell und röntgenologisch genau nachkontrollierten Krankengut von 45 Humerushals- und -kopffrakturen haben wir mit der aktiv-funktionellen Behandlung in ca. 80% ein sehr gutes bis gutes Resultat erzielt, daß heißt, eine Restitutio ad integrum oder im Vergleich zur unverletzten Schulter eine nur unbedeutende Einschränkung des Bewegungsfeldes ohne nennenswerte subjektive Beschwerden.

Wie läßt sich dieses gute Funktionsresultat erklären, wenn man weiß, daß die aktiv-funktionelle Behandlung sehr häufig röntgenologisch mit einer wesentlichen Fehlstellung im Frakturbereich kombiniert ist? Wir haben die Bewegungsabläufe einzelner Fälle mit ausgesprochener Fehlstellung und mit starker Kopfdeformation röntgenkinomatographisch kontrolliert. Es zeigte sich dabei, daß Achsenfehlstellungen im Sinne der Adduktion bis 90°, im Sinne der Abduktion bis 20° und im Sinne der Dislokation des Kopfes nach dorsal bis 70° funktionell praktisch bedeutungslos sind, sofern die Kopfkalotte selber keine wesentlichen Veränderungen und das obere Humerusende keine nach cranial gerichteten Knochenvorsprünge aufweist. Die Patienten können die erwähnten Fehlstellungen durch entsprechende, völlig unbewußte Rotationsausweichbewegungen im Schultergelenk oder Schultergürtel zumeist vollständig kompensieren. In Extremfällen resultieren bei der Armelevation geradezu geschraubte Bewegungsabläufe.

Bei den ca. 20% schlechten Resultaten mit hochgradiger Funktionseinschränkung und entsprechenden Beschwerden finden sich 3 Kategorien:

1. Fälle, bei denen die aktiv-funktionelle Behandlung mangels Mitarbeit der Patienten versagte und sich eine hochgradige Schultersteife und häufig eine posttraumatische Periarthritis humeroscapularis entwickelte.

2. Subcapitale Humerusfrakturen mit teilweise intraarticulärem Frakturverlauf oder eigentliche Kopftrümmerfrakturen, welche zumeist mit schwerer Deformation der Kopfkalotte heilen.

3. Subcapitale Humerusfrakturen mit Tuberculum majus Abriß, wobei das Tuberculum majus mit starker Cranialdislokation konsolidierte oder Frakturen, welche infolge Kopfdislokation einen nach cranial vorspringenden Schaftcorticalissporn aufweisen (Abb.1 und 2).

   Zwei entsprechende Fälle werden demonstriert, da diese Komplikation unter den schlechten Fällen relativ häufig vorkommt. Durch sekundäre Caudalverlagerung des Tuberculum majus mit Erhaltung der Rotatorenmanschette, respektive durch Abmeißelung des Corticalisvorsprunges konnte in beiden Fällen ein gutes Funktionsresultat erzielt werden.

Operative Maßnahmen drängen sich nur bei Humeruskopftrümmerfrakturen und bei den Fällen mit Cranialverlagerung des Tuberculum

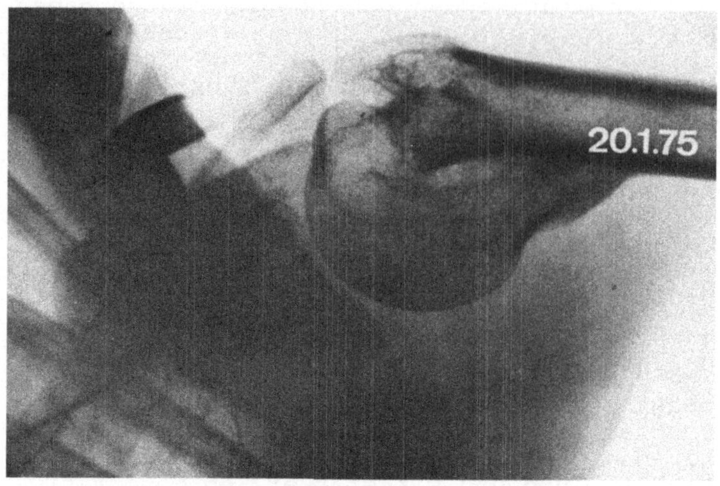


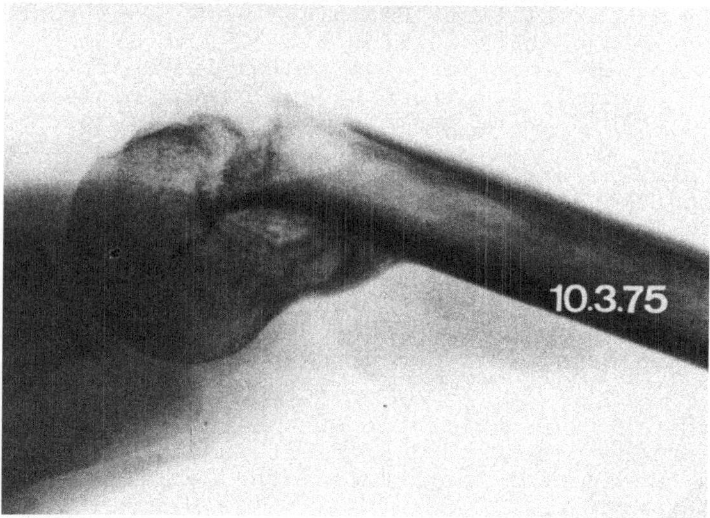


*Abb.1. Oben: Status nach subcapitaler Humerusluxationsfraktur. Konsolidation mit starker Achsenfehlstellung, Verkürzung und mit ausgeprägtem cranialwärts gerichtetem Schaftcorticalissporn. Seitwärtselevation 90°. Behinderung durch Anstoßen des Sporns am Acromion. Unten: Zustand nach Abmeißelung des Knochensporns. 2 Monate nach Eingriff Verbesserung der Seitwärtselevation auf 150°*

majus, respektive mit cranialwärts gerichtetem Corticalissporn auf. Bei der Cranialverlagerung des Tuberculum majus sollte vor einer Operation die alte, fast in Vergessenheit geratene Abduktionsschiene versucht werden. Oft legt sich das Tuberculum majus dann spontan an die richtige Stelle. Wird in den erwähnten Fällen eine Operation als nötig erachtet, sollte der Eingriff früh durchgeführt werden, das heißt, bevor eine capsulär bedingte Schultersteife eingetreten ist. Bei den Operationsindikationen spielt das Alter der Patienten eine ausschlaggebende, zumeist einschränkende Rolle.

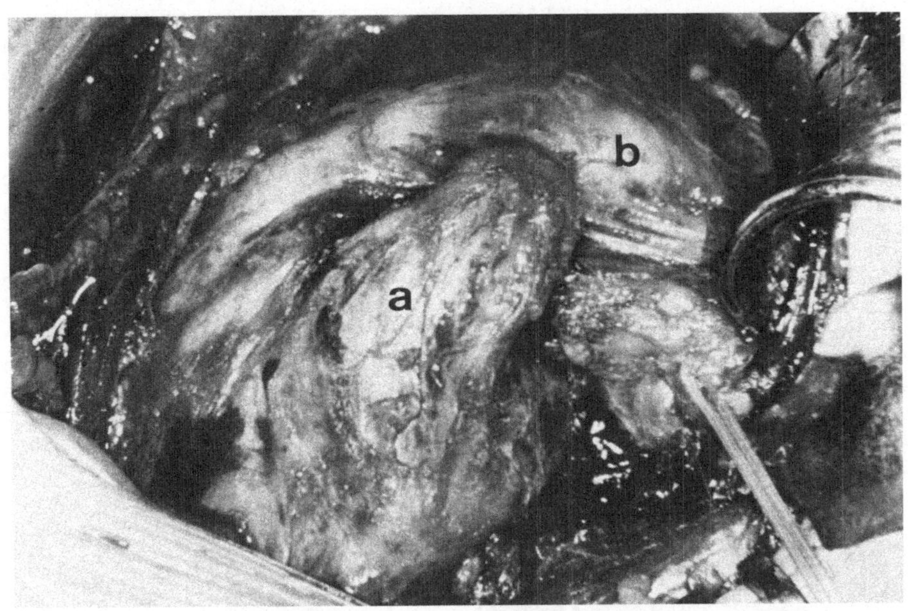


*Abb.2. Operationssitus. Sehr schöne Darstellung der mechanischen Behinderung. Der Knochenspan (a) steht am Acromion (b) an und verhindert eine weitere Abduktion*

D. Fink, H. Grabherr und J. Rettenbacher, Salzburg

# Der subcapitale Oberarmbruch des alten Menschen

Wir berichten über Nachuntersuchungsergebnisse von 200 Patienten über 45 Jahren mit subcapitalen Oberarmbrüchen, die in den Jahren 1970-72 am AUKH Salzburg behandelt wurden. 68 kamen zur Nachuntersuchung. Ein Großteil der nicht erschienenen Patienten war bereits verstorben oder der Transport der alten Menschen war zu beschwerlich.

Wir behandeln diese Brüche konservativ. Achsenknickungen bis $30^{o}$ werden nicht ausgeglichen. Die Ruhigstellung sämtlicher Bruchformen erfolgt im Desault-Verband, gleichgültig ob der Bruch eingestaucht ist oder nicht, für durchschnittlich 10 Tage. Nach Gipsabnahme erfolgt die frühfunktionelle Nachbehandlung, die meist stationär aber auch ambulant unter krankengymnastischer Betreuung durchgeführt wird.

Ergebnisse: Die Altersverteilung zeigt ein Maximum im 7. und 8. Dezennium mit einem Überwiegen der weiblichen Patienten im gesamten nachuntersuchten Material im Verhältnis 3:1.

Als Bruchstelle sehen wir in 93% eine Verletzung im Collum chirurgicum, in etwa 3/4 dieser Fälle handelt es sich um Abduktionsbrüche, die Hälfte davon mit Abscherfraktur des großen Rollhügels kombiniert. Nur 7% unserer nachuntersuchten Fälle erlitten eine Verletzung des Collum anatomicum. Diese Gruppe wurde wegen der Gleichartigkeit der Behandlung und deren Ergebnisse mit in unsere Untersuchung aufgenommen.

Die Behandlung unseres Kollektivs erfolgte in 96% mit Gips und anschließender Mobilisierung; nur 3% wurden reponiert, mit Gips ruhiggestellt und dann mobilisiert.

Als Durchschnitt der Behandlungsdauer errechneten wir 5 Tage stationär und 55 Tage ambulant.

90% aller Behandelten haben keine Beschwerden und sind in den Verrichtungen des täglichen Lebens nicht behindert. 6% geben leichte Beschwerden in Form von Wetterfühligkeit und geringe Behinderung z. B. beim Kämmen oder Schürze binden an. Nur 2 Patienten klagen über starke Behinderung wovon einer sich die

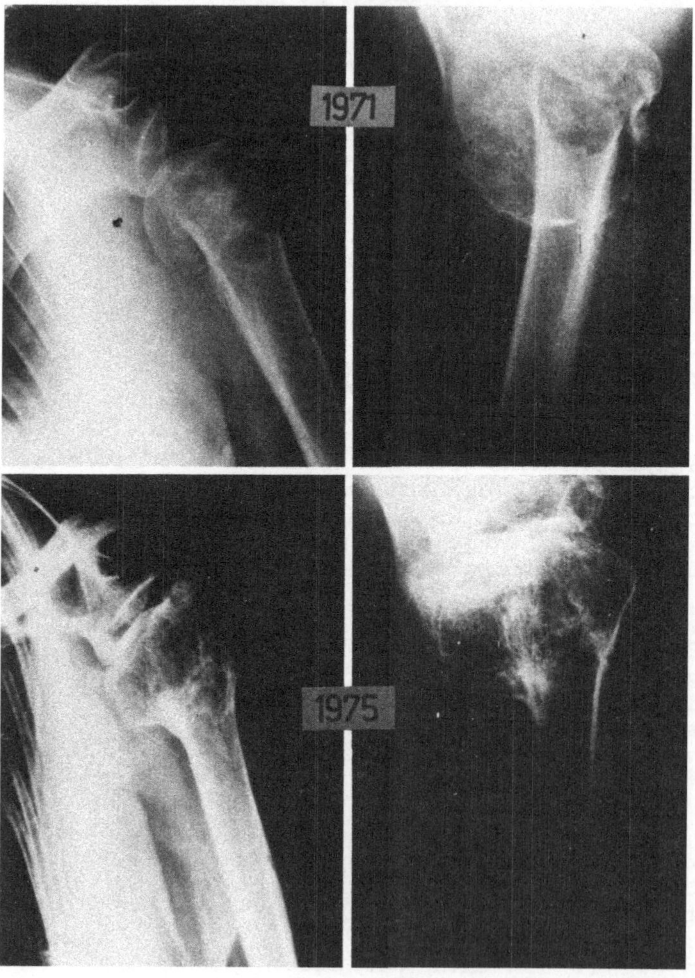


*Abb. 1*

Bewegung -O- Bewegung
Extension -O- Flexion
Abduktion -O- Abduktion
Rotatio externa -O- Rotatio interna
Supination -O- Pronation
Eversion -O- Inversion
Bewegung nach links -O- Bewegung nach rechts

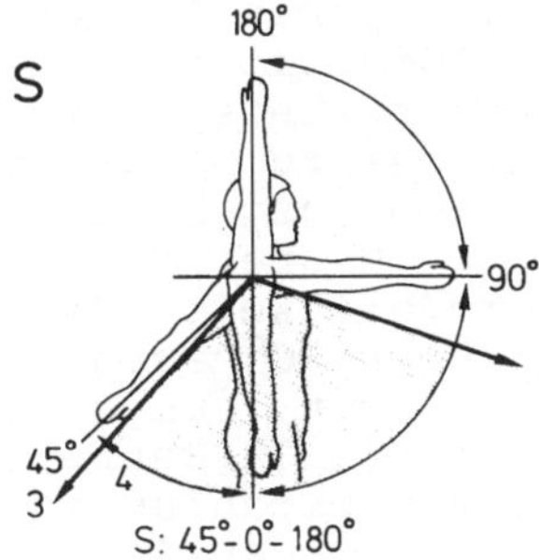


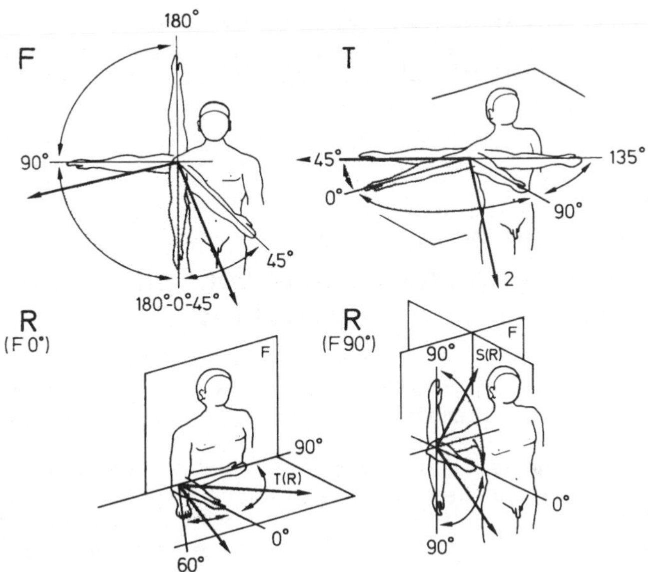


*Abb. 2*

Verletzung im Rahmen eines Arbeitsunfalles zuzog und eine Dauerrente von 20% bezieht.

Die Beweglichkeit wurde nach dem SFTR-Schema geprüft, wobei der Gesamtbewegungsumfang in den einzelnen Ebenen in Relation zur Beweglichkeit der zu prüfenden Seite gesetzt wurde und so in Behinderung bis zu 1/3 bzw. 1/2 und freie Beweglichkeit unterteilt wurde. Man sieht hier deutliche Einschränkungen die besonders in der Frontal- und Transversalebene ausgeprägt sind.

Die Röntgenuntersuchung ergab Ausheilungsergebnisse unter zum Teil erheblichen Achsenknickungen, wobei Valgusfehlstellungen in 72%, Antecurvationsfehlstellungen in 92% des nachuntersuchten Patientengutes beobachtet werden konnten.

Die Adduktions- und Abduktionsbrüche ergaben hinsichtlich des röntgenologischen und funktionellen Ergebnisses keinen signifikanten Unterschied.

Beispiele: Die 1. Aufnahme zeigt einen 58jährigen Patienten mit einem Adduktionsbruch mit schönem röntgenologischen und funktionellen Ergebnis. Der 2. Patient den ich zeigen möchte, 62 Jahre, Adduktionsbruch mit typischer Antecurvation, mit Varus und Antecurvation ausgeheilt, die objektive Bewegungseinschränkung beträchtlich aber dennoch keine Beschwerden mit Ausnahme geringer Wetterfühligkeit. Der 3. Patient, 59 Jahre, Adduktionsbruch mit Varus über 20$^{o}$ ausgeheilt, stärkere Bewegungseinschränkung in allen Ebenen, subjektiv keine Beschwerden bzw. Behinderung. Der 4. Patient, 78 Jahre, Abduktionsbruch mit dafür typischer Fraktur des Tuberculum majus mit geringem Valgus und Antecurvation über 20$^{o}$ ausgeheilt. Trotz Kopfnekrose und starker objektiver Bewegungseinschränkung subjektiv ein voll befriedigendes Ergebnis.

Zusammenfassend kann gesagt werden, daß in nahezu allen Fällen trotz deutlich objektivierbarer Einschränkung der Beweglichkeit ein altersentsprechend voll leistungsfähiges Gelenk resultiert.

F. Enes-Gaiao, Berlin

# Zur Indikation und Technik der Spickdraht-Osteosynthese bei subcapitaler Humerusfraktur

Zur Behandlung der besonders beim alten Menschen so häufigen subcapitalen Humerusfraktur sind viele Methoden angegeben worden.

Die funktionelle Behandlung der Adduktionsfrakturen nach LUCAS CHAMPIONNIERE ist problemlos, hingegen kann die Behandlung stark dislozierter Abduktionsfrakturen außerordentlich schwierig sein. Darüber hinaus führt die hier erforderliche Ruhigstellung in einem Desault-Verband nach der Reposition zu rascher Bewegungseinschränkung des Schultergelenkes.

Nach unseren Erfahrungen kann diese Gefahr vermieden werden, wenn speziell bei älteren Menschen, eine percutane Spickung vorgenommen wird. Die Patienten können den verletzten Arm am ersten postoperativen Tag bewegen, die geringfügigen Beschwerden durch die subcutan versenkten Drahtenden verschwinden in einigen Tagen.

Zur Durchführung dieser Methode sind folgende Punkte zu beachten:

1. Die Spickdrähte sollten einen Mindestdurchmesser von ca. 2 mm haben,
2. ihre Länge soll nicht mehr als 10-12 cm betragen,
3. die Spitze des Spickdrahtes ist 2 bis 3 cm unterhalb des Frakturspaltes einzusetzen,
4. ein Abrutschen des Spickdrahtes kann durch langsames Einbohren in die Corticalis vermieden werden.

Dieser Eingriff sollte unter Bildwandlerkontrolle und in Operationsbereitschaft vorgenommen werden (Abb.1) da, bei mißlungener

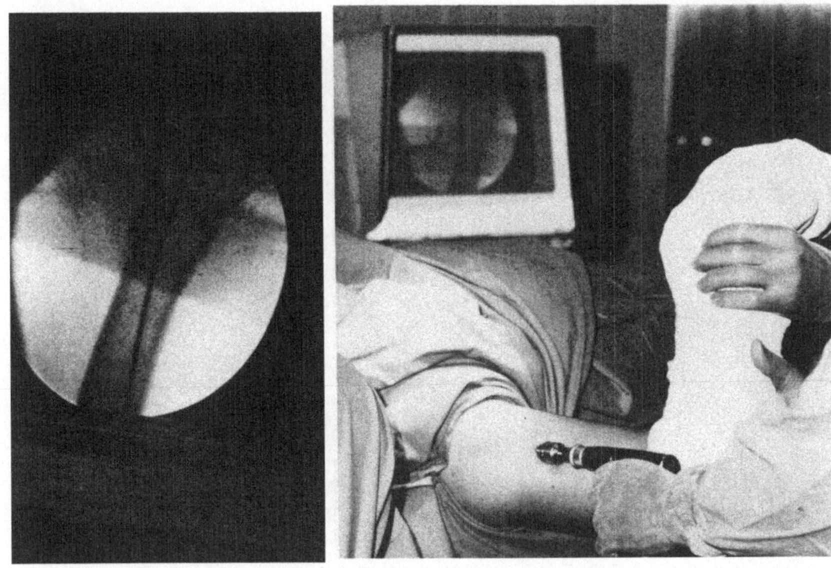

*Abb.1. Übersicht von Operationsfeld und Bildwandler*

geschlossener Reposition, ein blutiges Vorgehen nötig ist. Nach drei Wochen können die Spickdrähte ambulant entfernt werden.

Das operative Vorgehen sei an einigen Fällen demonstriert:

1. 77jährige Patientin mit total disloziertem Humeruskopf, versorgt mit drei Spick-Drähten.
2. 94jährige Patientin mit stark dislozierter Abduktionsfraktur, ebenfalls versorgt mit drei Spick-Drähten.
3. Als Ausnahme-Indikation hier ein 36jähriger Patient mit einer subcapitalen Humerusfraktur, bei dem eine Spickung wegen eines schweren Delirium tremens erforderlich war.

Zusammenfassend halten wir die Spickdraht-Osteosynthese zur Stabilisierung von subcapitalen Humerusfrakturen für indiziert bei:

1. Patienten im hohen Lebensalter,
2. stark dislozierten Frakturen mit Achsenfehlstellung,
3. nicht retenierbaren Luxationsfrakturen und
4. bei polytraumatisierten Patienten.

Wenn auch die röntgenologischen Befunde häufig keine ideale anatomische Stellung zeigen, so sind doch die funktionellen Ergebnisse mit dieser Methode nach unseren Erfahrungen sehr gut und komplikationslos.

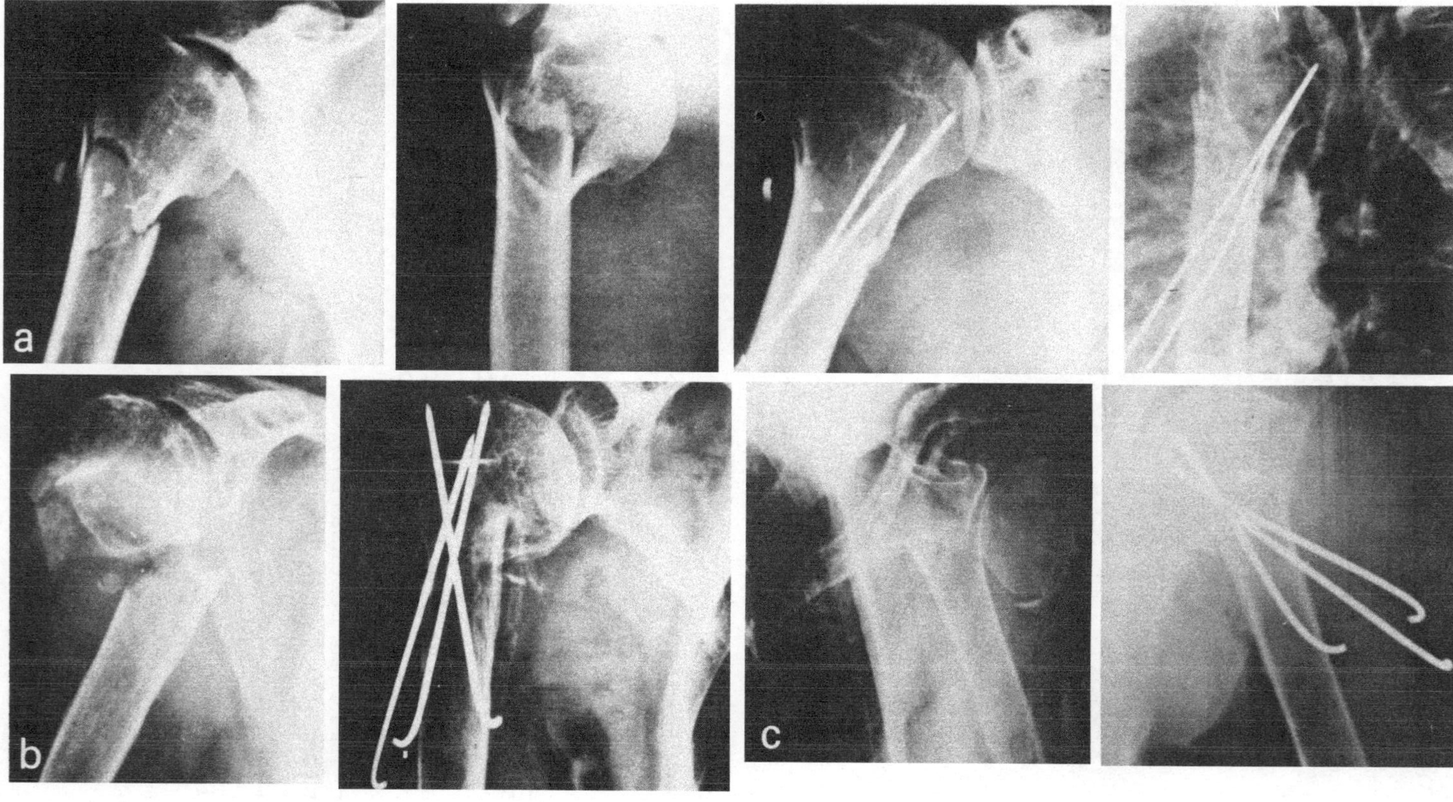


Abb. 2a–c. (a) 77jährige Patientin mit total dislozierten Humeruskopf, versorgt mit 3 Spickdrähten; (b) 94jährige Patientin mit stark dislozierter Abduktionsfraktur, versorgt mit 3 Spickdrähten; (c) 36jähriger Patient mit einer subcapitalen Humerusfraktur, bei dem eine Spickung wegen eines schweren Deliriums tremens erforderlich war

H. Schmelzeisen und A. Furche, Tübingen

# Der Einfluß der Rotatoren-Manschette auf proximale und distale Humerusfrakturen

Die Rotatoren-Manschette des Schultergürtels und die ventral- und dorsalwärts synergistisch wirkenden Muskelgruppen halten den Humerus bei physiologischen Bedingungen in mittlerer Rotationsstellung. Im allgemeinen ist die Außenrotationstendenz stärker als die Innenrotationstendenz. Entsprechend der Insertionsstellen der genannten Muskelgruppen wirken bei subcapitalen Frakturen am proximalen Humerus überwiegend die die sogenannte Rotatoren-Manschette bildenden Muskelgruppen auf das kurze, proximale Fragment ein. Zur anatomischen Reposition verlangt der häufige Adduktionsbruch wegen seiner typischen Dislokation gezielte Repositionsmanöver und aufwendige Retention im Thorax-Arm-Gipsverband. Zur Reposition ist Abduktion, Außenrotation bis zur Mittelstellung und Ventralwärtsführung des großen distalen Fragmentes (Arm) zur Ausgleichung des nach dorsal offenen Winkels der beiden Fragmentstücke notwendig. Die erforderliche mehrwöchige Immobilisierung kann im Hinblick auf die Einschränkung der Atemfunktion älteren Verletzten nicht zugemutet werden. Operative Maßnahmen sind nur ausnahmsweise indiziert, und zwar bei:

1. Irreponiblen Luxationsfrakturen
2. Offenen Frakturen
3. Pseudarthrosen
4. Irreponiblen Epiphysenfugenfrakturen
5. Pathologischen Frakturen
6. Polytraumatisierten.

Nachteile der operativen Behandlung sind vor allem durch Verklebungen im Bereich der Kapsel und der Rotatoren-Manschette bedingt, die mit erheblichen Funktionseinbußen einhergehen können; vor allem dann, wenn keine sachgerechte, funktionelle Behandlung erfolgte. Die anatomisch korrekte und funktionsstabile Osteosynthese stellt zwar die exakte ossäre Artikulation zwischen Humeruskopf und Scapulapfanne wieder her, in diesem Gelenk erfolgt jedoch nur eine Teilfunktion des Schultergürtels. Häufig wird nach Verletzungen und besonders nach operativer Behandlung das sogenannte zweite Gelenk im subdeltoidealen Bereich,(Abb.1 und Abb.2) also zwischen Deltoideus-Muskelmantel und Rotatoren-Manschette, so stark beeinträchtigt, daß die Gebrauchsfähigkeit in der Schultergesamtfunktion unbefriedigend bleibt. Nach konservativer Behandlung resultieren daher meist bessere funktionelle Ergebnisse auch dann, wenn Fehlstellungen von 30$^{\circ}$ und mehr resultieren. Die ausgiebige Beweglichkeit der Partialartikulationen in der ossären Gelenkverbindung einerseits und der sogenannten muskulotendinösen Bewegungsmöglichkeit im subdeltoidealen Raum andererseits sowie die Unversehrtheit des übrigen Schultergürtelsystems erlaubt die Kompensation auch erheblicher und röntgenologisch imponierender Fehlstellungen. Auch bei den zwar seltenen aber doch immer wieder beobachteten Nearthrosen nach subcapitalen Frakturen findet man nicht selten eine befriedigende Gesamtfunktion des Armes im Hinblick auf die Bewegungsmöglichkeit der Schulter.

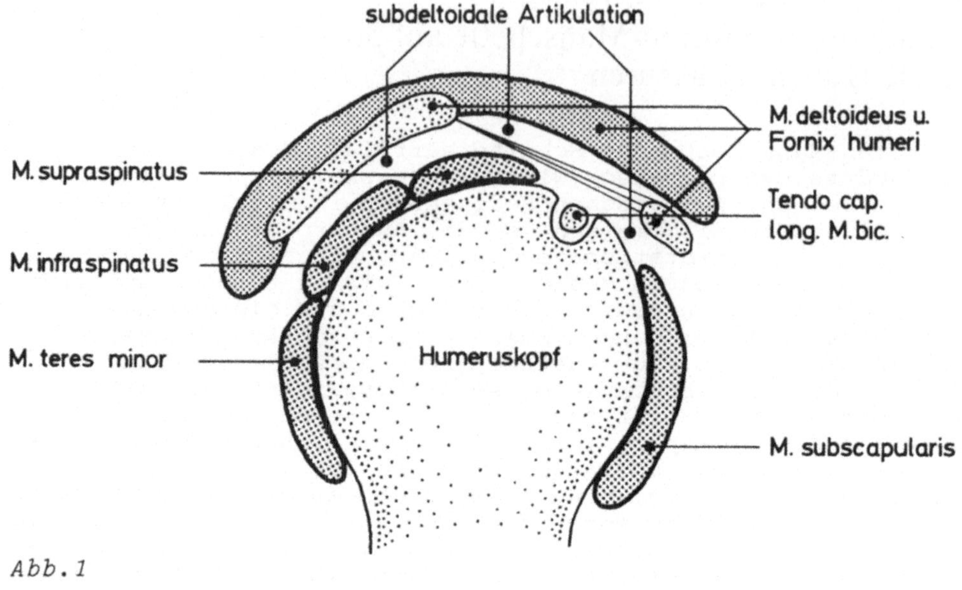


*Abb.1*

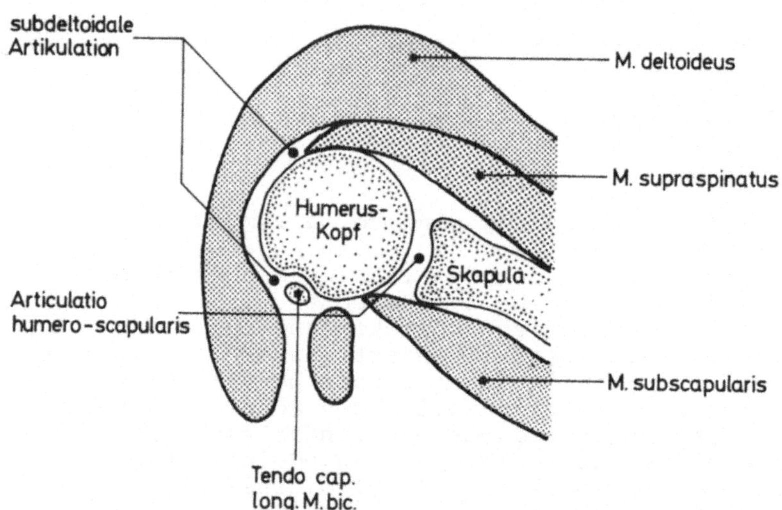


*Abb.2*

Unter diesen Gesichtspunkten hat sich die funktionelle Behandlung dieser Frakturen, vor allem bei älteren Verletzten, gut bewährt.

Der Einfluß der Rotatoren spielt bei den distalen Humerusfrakturen noch eine weitaus größere Rolle als im proximalen Bereich. Bei der sehr häufigen, supracondylären, kindlichen Humerusfraktur gelingt die Reposition nahezu stets, wenn die Muskelinsertionsstellen und typischen Zugrichtungen beachtet werden. Dazu ist wiederum Abduktion und rotatorische Mittelstellung im Längszug erforderlich. Die Anspannung der Pronatoren muß dabei durch entsprechende

Pronationsstellung beim Repositionsmanöver gesondert beobachtet werden. Ist die Reposition gelungen, so bereitet die Retention dieser Fraktur nicht selten erhebliche Probleme. Die Tendenz zur sekundären Dislokation, bedingt durch die relative Verstärkung der Außenrotation beim Anlegen des Unterarmes an den Rumpf ist für diese Frakturen typisch. Da sich das Repositionsergebnis nicht halten läßt, wenn die genannten Muskelfunktionen zu wenig berücksichtigt werden, wird dieser Frakturtyp auch als "rebellisch" bezeichnet. Die sekundäre Dislokation manifestiert sich dann in einer Verminderung der physiologischen Valgusposition oder gar in einem stärkeren Cubitus varus. Das gesamte Ausmaß der Varusstellung wird erst dann sichtbar, wenn volle Streckung wieder erreicht ist. Die Varusfehlstellung ist nicht nur kosmetisch störend, sondern auch funktionell in vielen Fällen erheblich beeinträchtigend. Durch vieljährige, unphysiologische Belastung erleben diese Kinder im fortgeschrittenen Lebensalter auch am statisch nicht belasteten Gelenk alle Folgen der Sekundärarthrose. Die Abweichung von den physiologischen Winkelverhältnissen im Bereich des distalen Humerus bedarf bei diesen fehrverheilten Frakturen nach unserer Ansicht der operativen Korrektur, wenn die Fehlstellung mehr als etwa $15^{o}$ von der Normalachse abweicht. Die Achsabweichung und die genaue Winkelbestimmung ist bei vergleichender Röntgendiagnostik unter Einbeziehung des gesunden Armes leicht feststellbar. Die Veränderung des Winkels Alpha, gebildet durch Humerusschaftachse, und die Linie durch die radiale Epiphysenfuge ist dabei das Maß für Valgusposition. Diese typische Fehlstellung wird nahezu ausnahmslos durch die Unterarminnenrotation beim Anlegen des Armes an den Rumpf, d. h. durch relative Oberarmaußenrotation, hervorgerufen. Fehlstellungen, bedingt durch Plus-Wachstum als Ausdruck der Schädigung der radialen Epiphysenfuge, sind extreme Seltenheiten und bei exakter Prüfung der Röntgenbilder auch in der Literatur nur in wenigen Fällen belegt. Um so mehr gilt es, vor allem bei diesem Frakturtyp eine primäre, anatomische Reposition und exakte Retention zu erzielen. Dadurch unterscheidet sich die supracondyläre, kindliche Humerusfraktur wesentlich von der subcapitalen Fraktur des älteren Menschen, obwohl bei beiden Frakturtypen die Rotatoren des Schultergürtels eine ausschlaggebende Rolle spielen.

Literatur


1. BÄUERLE, E., et.al.: H. Unfallheilkunde 121, 58-61. (1975).
2. HUGGLER, A. H.: Ther. Umsch. 21, 4, 218-221 (1974).
3. RITTER, G., et.al.: Fortschr. Med. 91, 671-676 (1973).
4. RÖSSLER, H.: Orthop. Praxis 5/XI. 291-294 (1975).
5. SCHLAG, G., et.al.: Mschr. Unfallheilk. 74, 97-120 (1971).

# HUMERUS (KOPF UND HALS) – OPERATIVE THERAPIE

W. Bandi, Interlaken

## Zur operativen Therapie der Humeruskopf- und -halsfrakturen

### Allgemeines

Die konservative Behandlung der Humeruskopf- und -halsbrüche führt in den meisten Fällen zu guten funktionellen Ergebnissen. Posttraumatische Funktionseinbußen im humeroglenoidalen Gelenk werden durch die bewegliche Scapula weitgehend kompensiert. Außerdem wird geltend gemacht, daß das vom Körpergewicht nicht beanspruchte Schultergelenk auch bei Bruchheilungen in Fehlstellung kaum zur Spätarthrose neigt.

So bald aber die Kompensation von Bewegungsausfällen im humeroglenoidalen Gelenk wegfällt, nämlich bei jenen Bewegungen, wo die Scapula durch die Muskulatur straff geführt bzw. fixiert wird, werden Versteifungen manifest und oft auch schmerzhaft, z. B. bei der Abduktion des Armes in der Frontalebene, oder wenn das Schultergelenk eine Abstützfunktion übernehmen muß, wie sie besonders vom älteren Menschen wieder mehr beansprucht wird, z.B. beim Gehen an Krückstöcken oder durch Abstützen des Oberkörpers beim Aufstehen aus der Sitzstellung. Aber auch ohne diese indirekte Belastung durch das Körpergewicht kann das Schultergelenk bei gewissen Beanspruchungen des Armes recht hohen intraarticulären Drucken ausgesetzt werden. Man gibt sich wohl kaum darüber Rechenschaft, daß es einen Druck von 59 kg auszuhalten hat, wenn ein Gewicht von 5 kg mit gestrecktem Arm in einer frontalen Abduktion von 60° getragen wird.

Unter diesen Bedingungen können posttraumatische Fehlstellungen die Gelenkfunktion doch empfindlich beeinträchtigen, und wir haben es uns zur Aufgabe gemacht, zu prüfen, ob durch ein aktiveres therapeutisches Verhalten in gewissen Fällen nicht ein besseres Funktionsergebnis zu erzielen sei.

### Die Operationsindikationen

Daher haben wir in den vergangenen 15 Jahren zunächst in einem ganz bewußt breiten Fächer getestet und dann straff eingeengt auf jene Fälle, wo - nicht im Gegensatz, sondern als Ergänzung zur konservativen Therapie - operiert werden muß (absolute Indikation), oder operiert werden sollte (empfehlenswerte Indikation):

1. Absolute Indikationen bestehen in jenen Fällen, wo ein Repositionshindernis oder die Instabilität des Bruches ein schlechtes Funktionsergebnis mit großer Wahrscheinlichkeit voraussagen läßt:
   a) Bei Verlagerung des abgerissenen Tuberculum majus unter das Akromion mit entsprechender Blockierung der Abduktion.
   b) Bei den - auch in Narkose - nicht reponierbaren Luxationsfrakturen.

c) Bei Epiphysenfrakturen (meist Typ Aitkens II.), deren Einrichtung durch Interposition der langen Bicepssehne verhindert wird.

d) Bei pathologischen Frakturen Jugendlicher (metaphysäre Cysten).

2. Empfehlenswerte Indikationen:

a) Auch in Narkose nicht reponierbare, um Schaftbreite oder mehr dislozierte Halsbrüche.

b) Subcapitale Pseudarthrosen.

c) Posttraumatische Adduktionsfehlstellungen des Kopfes von $30^{o}$ oder mehr.

d) Evtl. pathologische Frakturen alter Menschen mit dem Ziel, die Pflegefähigkeit zu erhalten (Abb.1).

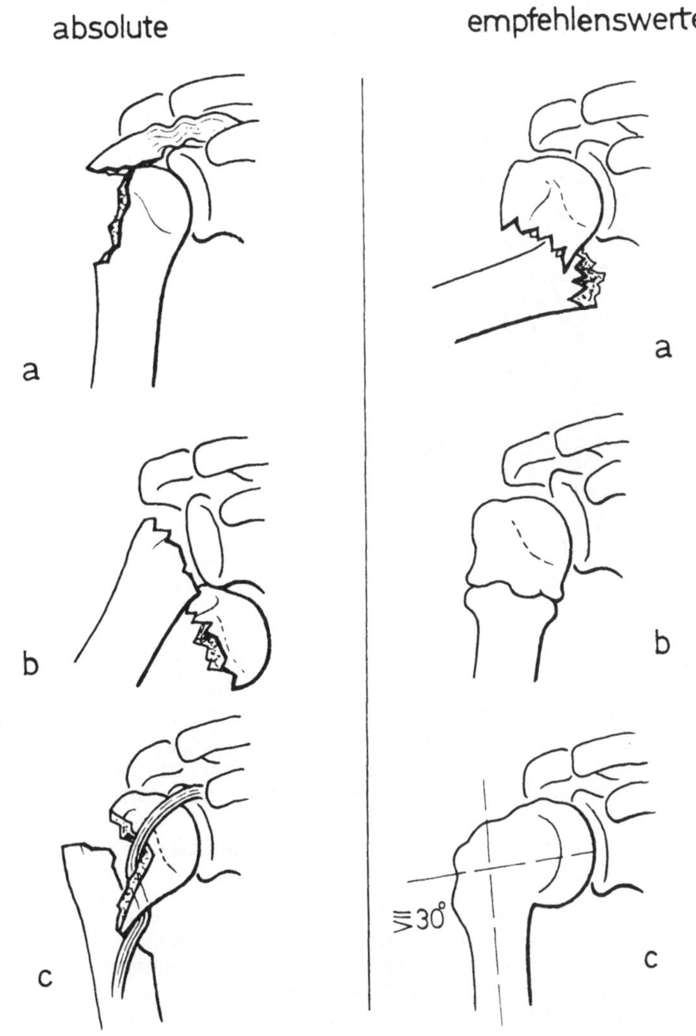


*Abb.1a-c. Operationsindikationen*

Ob sich Indikationen zur Osteosynthese aus begleitenden Weichteilschäden (Gefäße, Plexus) ergeben, sei nach Anhören der einschlägigen Referate einer Diskussion am runden Tische überlassen.

Operationstechnik

a) Der Zugang zu Oberarmkopf und -hals geht am besten durch den Sulcus deltoideopectoralis (Läsionen von variablen Ästen der Nervi pectorales ant., die die ventromedialen Bündel des Musculus deltoideus versorgen, müssen in Kauf genommen werden). Die Vena cephalica kann, muß aber nicht, geschont werden. Da die in Richtung des Sulcus angelegten Hautschnitte oft zu häßlichen breiten Narben führen, bevorzugen wir einen Schnitt in Richtung der Langerschen Spaltlinien von der Spitze des Acromions in die Axillarfalte und von dort nach Bedarf weiter distal in Richtung des Sulcus bicipitalis medialis. Die Haut muß dann oben nach medial und unten nach lateral unterminiert werden, um im Sulcus deltoideopectoralis weiter vordringen zu können (Abb.2).

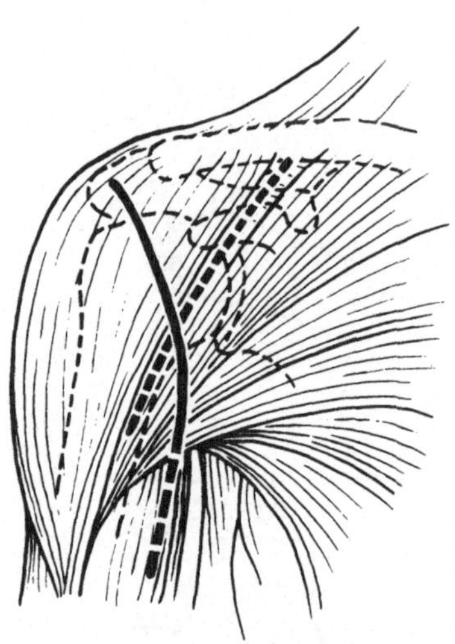

*Abb.2. Zugang zu Humeruskopf und -hals (Beschreibung im Text)*

b) Die Osteosynthesen von Humeruskopf- und halsbrüchen. Als intraarticuläre oder gelenknahe Brüche verlangen diese eine möglichst anatomische Reposition. Bei Luxationsfrakturen kann es nötig werden, das Coracoid vorübergehend zu osteotomieren, um die Reposition des Kopfes zu ermöglichen (Refixation des Coracoids durch eine Malleolarschraube).

Die Technik der Osteosynthese richtet sich nach den biomechanischen Erfordernissen:

- bei Halsbrüchen mit kompaktem Kopf erfährt dieser durch die an ihm ansetzenden Muskeln meist eine Dislokation im Sinne der Abduktion und Elevation, das periphere Fragment kommt dagegen unter Zug und Schub zur Verschiebung ad latus (meist nach medial) unter erheblicher Verkürzung.

- Ist der Kopf selbst geborsten, so bewirken die an ihm angreifenden Muskeln nicht mehr eine Abduktion und Elevation sondern eine fächerige Aufspreizung der Fragmente entsprechend der Wirkung der Einzelkomponenten der Rotatorenschlinge.

Die Osteosynthese hat

a) die dislozierten Kräfte zu annulieren
b) die Fragmente unter sich stabil, d. h. mit interfragmentärem Druck zu vereinen.

Dies geschieht bei kompaktem Kopf oder Abriß des Tuberculum majus vornehmlich durch eine anterolaterale Zuggurtung mit folgenden Mitteln:

Zuggurtungsdraht, Schraube oder Kombination beider Mittel (Abb.3a).

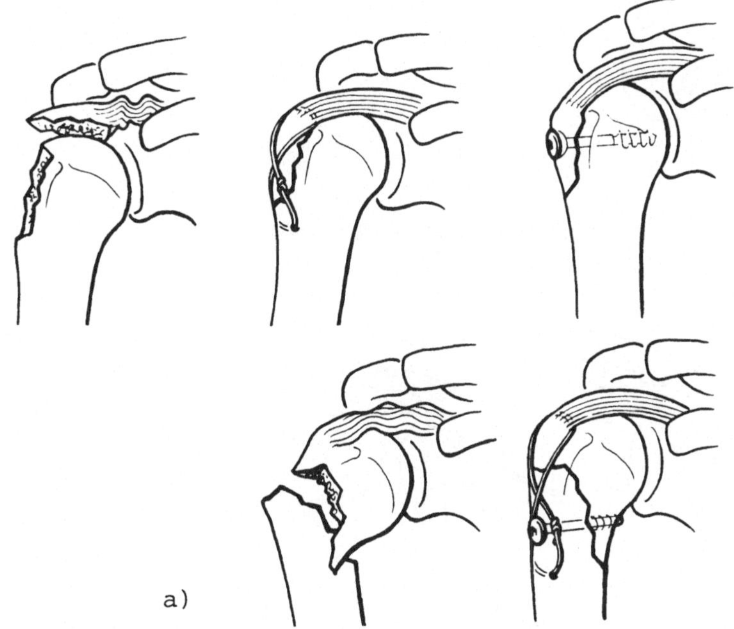


*Abb.3a. Technik der Osteosynthesen bei den verschiedenen Frakturtypen (näheres im Text)*

Bei Quer- und Trümmerbrüchen (mit und ohne Luxation) hat sich die T-Platte bewährt, die entgegen unserer früheren Angabe - lateral angebracht werden soll, da sie bei der Überbrückung des Sulcus intertubercularis die lange Bicepssehne blockiert und so die Abduktion hemmt. Auch die T-Platte hat eine Zuggurtungsfunktion.

Bei geborstenem Kopf kann die von HEIM angegebene Klee-Platte gute Dienste leisten. Sie kann zurechtgeschnitten werden und gestattet dank ihrer Form, die Fragmente des Kopfes unter sich zu raffen.

Bei Adduktionsbrüchen Jugendlicher mit geschlossener Wachstumsfuge eignet sich dank der kompakten Spongiosa auch eine reine Verschraubung (Abb.3b).

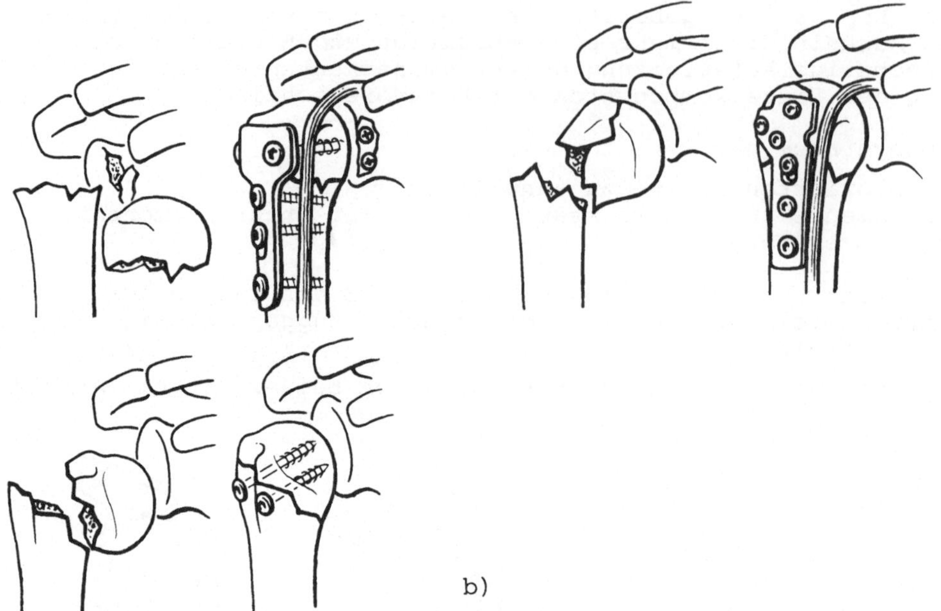


*Abb.3b. Technik der Osteosythesen bei den verschiedenen Frakturtypen (näheres im Text)*

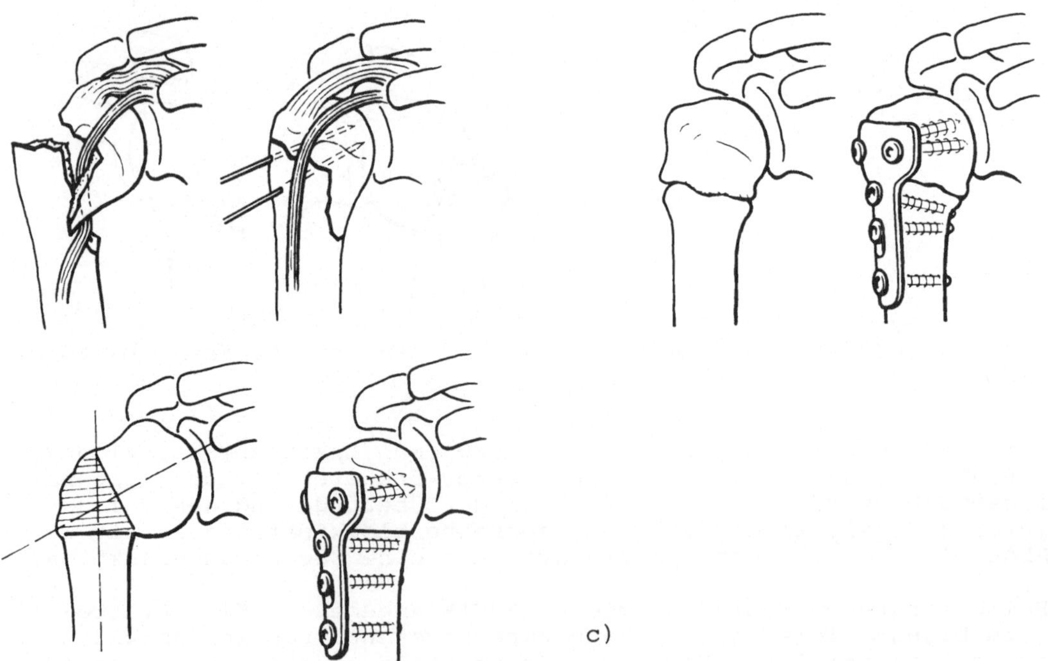


*Abb.3c. Technik der Osteosynthesen bei den verschiedenen Frakturtypen (näheres im Text)*

Epiphysenfrakturen werden wir nur mit parallelen Spitzdrähten fixieren, um die Epiphysiodese zu vermeiden, während sich für die Reparation von Pseudarthrosen oder Fehlstellungen durch Osteotomie die T-Platte gut bewährt hat (Abb.3c).

Mit Recht wird von verschiedener Seite empfohlen, den geborstenen Gelenkkopf besonders bei alten Menschen zu exstirpieren, denn oft sind die Ergebnisse bei diesen komplizierten Frakturen trotz guter Osteosynthesetechnik unbefriedigend bis schlecht.

Vielleicht könnten bei diesen Frakturformen die Resultate durch eine gleichzeitige Rekonstruktion der Rotatorenschlinge verbessert werden. Der Zugang müßte dann aber bis in die Supraspinatusloge erweitert werden durch vorübergehende Osteotomie des Acromions.

## Ergebnisse

Die folgenden Angaben stützen sich auf die Kontrolluntersuchungen von 218 operativ behandelten Kopf- und Halsfrakturen, die im Rahmen der schweizerischen AO bis zu einem Jahr postoperativ untersucht worden sind (Tabelle 1).

Tabelle 1. Darstellung des beurteilten Krankenguts. Die Anzahl der konservativ Behandelten ist nicht repräsentativ, da hier nur jene Fälle von Kopf- und Halsbrüchen erfaßt sind, die bei Polytraumatisierten mit anderweitigen Osteosynthesen konservativ behandelt wurden

| Oberarm-Kopf- und -halsbrüche (1970-1975) | | | | N | % | |
|---|---|---|---|---|---|---|
| Anzahl der Patienten | | | | 245 | 100 | |
| männlich | | | | 138 | 56 | |
| weiblich | | | | 107 | 44 | |
| Davon konservativ behandelt | | | | 27 | 11 | |
| operativ behandelt | | | | 218 | 89 | |
| - davon Osteosynthesen | | | | 205 | | |
| - andere Eingriffe | | | | 13 | | |
| Osteosynthesen bei | geschl. | Frakturen | | 203 | offen | 2 |
| - bei Erwachsenen | " | " | | 173 | " | 1 |
| - bei Kindern | " | " | | 30 | " | 1 |

Bei 205 Fällen erfolgte eine Osteosynthese, bei 13 wurde nur blutig reponiert ohne interne Fixation. Zusätzliche Eingriffe (Sehnen- und Kapselraffung, Spongiosaplastik, etc.) sind hier nicht festgehalten.

Die Aufteilung des Krankengutes nach Altersgruppen, Frakturform und angewandter Technik ist aus den Tabellen 1 bis 3 ersichtlich.

Wie Tabelle 4 zeigt, dürfen die Ergebnisse als befriedigend bis gut bezeichnet werden, wenn man bedenkt, daß die erwähnten Operationsindikationen zu einer Selektion der schwierigen Frakturformen führt.

Tabelle 2. Bei den Kinderfrakturen handelt es sich mit Ausnahme eines Falles um irreponible Epiphysenfrakturen. Dementsprechend überwiegen die Spickungen mit Kirschnerdrähten oder Schrauben allein. Zwei Zuggurtungen betr. Kinder in der Präpubertät, die gerade Platte einen Fall von pathologischer Fraktur bei braunem Tumor (Kombination mit Spongiosaplastik)

| Geschlossen Kind | | = 30 Fälle | |
|---|---|---|---|
| Behandlung: | | Ergebnis: | |
| Schrauben allein | 3 | nach 3-9 Monaten | |
| gerade Platten | 1 | gut | 11 |
| T-Platten | 0 | mäßig | 0 |
| DCP-Platten | 0 | schlecht | 0 |
| Zuggurtung | 2 | | |
| Spickung | 24 | nach 10-15 Monaten | |
| Anderes | 0 | gut | 10 |
| | | mäßig | 0 |
| | | schlecht | 0 |

Tabelle 3. Darstellung der Behandlung der geschlossenen Erwachsenenfrakturen, aufgeteilt nach Frakturtypen und Osteosynthesetechnik

| Detailuntersuchung der operierten Erwachsenen | | | | | |
|---|---|---|---|---|---|
| Frakturtyp - Abriß | | Frakturtyp - Mehrfragment/ Trümmer | | Luxationen | |
| Behandlung: | | Behandlung: | | Behandlung: | |
| Schrauben allein | 6 | Schrauben allein | 9 | Schrauben allein | 13 |
| gerade Platten | 0 | gerade Platten | 10 | gerade Platten | 7 |
| T-Platten | 2 | T-Platten | 58 | T-Platten | 22 |
| DCP-Platten | 0 | DCP-Platten | 5 | DCP-Platten | 0 |
| Zuggurtung | 5 | Zuggurtung | 15 | Zuggurtung | 10 |
| Spickung | 0 | Spickung | 4 | Spickung | 1 |
| Anderes | 1 | Anderes | 2 | Anderes | 1 |
| Keine Angabe | 2 | Keine Angabe (ev. Prothese) | 2 | | |
| | 16 | | 105 | | 54 |

Tabelle 4. Ergebnisse. Gut heißt: Praktisch volle und schmerzfreie Beweglichkeit, volle Arbeitsfähigkeit. Mäßig heißt: Beweglichkeit eingeschränkt, zeitweise schmerzhaft, volle Arbeitsfähigkeit. Schlecht heißt: Beweglichkeit eingeschränkt, schmerzhaft, Arbeitsfähigkeit reduziert

| 1 Jahr postop. vollst. kontrollierte Patienten | | N | % |
|---|---|---|---|
| | | 106 | 100 |
| davon | - gut | 72 | 68 |
| | - mäßig | 24 | 22,6 |
| | - schlecht | 10 | 9,4 |

Abschließend möchte ich gegenüber der operativen Behandlung von Oberarmkopf- und -halsbrüchen Zurückhaltung empfehlen. Strenge Indikationsstellung und operationstechnisches Geschick und Erfahrung sind überall in der Chirurgie, hier aber ganz besonders, Voraussetzung zu guten Ergebnissen.

## Literatur

HEIM, U., PFEIFFER, K.M.: Periphere Osteosynthesen. Berlin-Heidelberg-New York: Springer 1972.

R. Mlčoch, Brno (CSSR)

# Operative Behandlung der Brüche des proximalen Humerusendes

Zu dem proximalen Humerusende rechnet man die obere Epiphyse mit dem beiliegenden Teil der Diaphyse bis zu dem Ansatz des Musculus pectoris major. Hier können 5 Brucharten vorkommen:

1. des chirurgischen oder anatomischen Halses
2. des Humeruskopfes
3. der Tubercula
4. Luxationsfrakturen
5. Epiphyseolysen der Jugendlichen

Zu der Operationsindikation: nur diejenigen Brüche, bei denen die Hauptfragmente noch nach dem Repositionsversuch keinen genügenden Kontakt haben / non contact fracturae / bedeuten für uns eine Indikation für Operation. Von den 5 erwähnten Brucharten kommt operative Behandlung hauptsächlich bei den Brüchen des Humerushalses und bei den Luxationsfrakturen in Frage, evtl. noch bei den irreponiblen Epiphyseolysen.

Wir operieren fast immer von vorne, nur ausnahmsweise von der Achsel. Von den verschiedenen Methoden der inneren Fixation (Abb.1) verwenden wir hauptsächlich die Drahtspickung, Drahtcerclage und hauptsächlich die Schraube, bei Schrägbrüchen ohne, bei Querbrüchen mit der Platte. Die schief eingeführte Schraube ist eigentlich eine Analogie der Schenkelhalsverschraubung. Die Reposition ist hier manchmal schwieriger und die Fixation weniger stabil. Auch die Knochennaht oder Cerclage hat uns in einzelnen Fällen gute Dienste geleistet, evtl. noch in der Kombination mit der Schraube. Das Anlegen des Fixationsverbandes ist gleich nach der Operation noch am narkotisierten Patienten meist unentbehrlich. Man soll deshalb auf einem Operationstisch arbeiten, der das Anlegen ermöglicht, oder man muß sich mit einer Improvisation behelfen. Die Knochenschrauben, die uns zur Verfügung standen, waren für diese Zwecke nicht besonders geeignet. Sie sind auf manchen Dias noch zu sehen. Nach der Einführung des AO - Instrumentarium verwenden wir Spongiosaschrauben, die viel bessere Stabilität gewährleisten. Mit der speziellen T-Platte

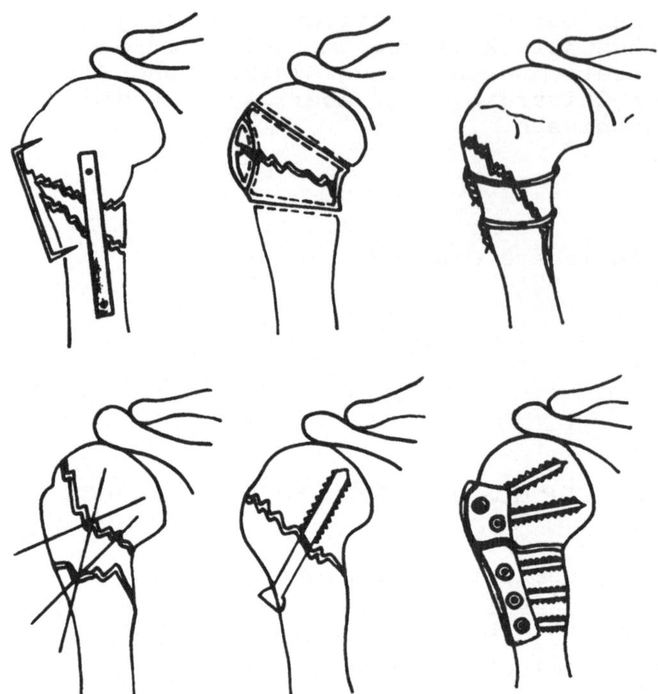

*Abb.1*

der A.O. haben wir bis jetzt keine eigene Erfahrung. Einigemal haben wir uns mit der adaptierten Platte von dem Laschennagel für Oberschenkel oder mit der gewöhnlichen Platte geholfen. Von unserem klinischen Material der 577 Brüche dieser Gegend in der zehnjährigen Zeitspanne haben wir nur 19 Fälle - etwa 3% - operiert. Wir waren also mit der Operationsindikation ziemlich zurückhaltend und haben sie hauptsächlich bei jüngeren Patienten gestellt. Von den älteren haben wir nur diejenigen operiert, die sich in gutem Allgemeinzustand befanden und für welche die Operationsbelastung kein allzugroßes Risiko bedeutete.

Unsere Ergebnisse bei den 16 Kontrollierten (von den 19 Operierten): Sehr gutes Ergebnis fanden wir 7 mal, gutes 5 mal, befriedigendes 3 mal. Ein schlechtes Ergebnis wurde durch eine zusätzliche Komplikation verursacht. Auf dem Dia sieht man auch, daß wir in den meisten Fällen zur Fixation die schief eingeführte Schraube verwendet haben (11 mal) und mit dieser Fixationsart auch relativ gute Ergebnisse erzielten.

Die in den letzten 2 Jahren mit der Platte operierten Patienten sind in dieser Serie nicht eingerechnet, weil die Zahl der Patienten zu gering und die Beobachtungszeit vorläufig noch zu kurz ist.

Dreimal mußten wir den zertrümmerten Kopf entfernen. Es handelte sich immer um alte Leute. Die Beweglichkeit des Armes war einmal überraschend gut, bei 2 anderen unbefriedigend. Die Muskelkraft und Fixationsmöglichkeit des Armes war aber bei allen Patienten vermindert. Keine eigenen Erfahrungen haben wir mit der Arthrodese des Schultergelenkes und mit der Oberarmkopfprothese oder mit dem totalen Schultergelenksersatz.

J. Prat, F. Jimeno und A. Mijares, Barcelona

# Die percutane Bündelnagelung bei Oberarmkopfbrüchen

Die Oberarmkopfbrüche ohne Verschiebung und diese, die eingestaucht sind, zeigen keine Behandlungsschwierigkeiten. Wir wenden zwecks Ruhigstellung einen zweiwöchigen Desault-Verband an, um dann die Bewegungstherapie zu beginnen. Das Problem zeigt sich bei bestimmten Bruchtypen oder bei bestimmten Patienten, das sind die instabilen Brüche, die mit großer Verschiebung der Fragmente, die der mehrfach verletzten Patienten mit bilateralen Brüchen und der Patienten, bei denen man die Abduktionsschiene nicht anwenden kann.

In diesen Fällen, wegen der Einfachheit und der Bekömmlichkeit für den Patienten wenden wir in den letzten 5 Jahren die percutane Bündelnagelung an, was eine wenig angewandte Methode ist, obwohl diese von einigen Autoren wie APPRIL und HACKETHAL beschrieben wurde.

Wir haben diese Methode zum ersten Mal bei einem fünfjährigen polytraumatisierten Kind angewandt, welches folgende Verletzungen hatte: Milzruptur, einen supracondylären Oberarmbruch und Humerushalsfrakturen, sowie bilaterale Schenkelhalsfrakturen (Abb.1).

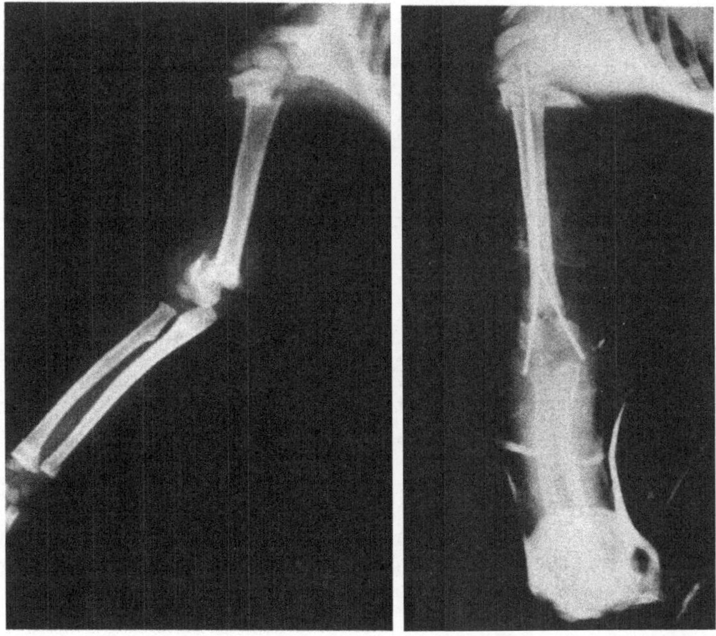

*Abb.1. Polytraumatisiertes 5jähriges Kind mit supracondylärem Oberarmbruch- und Humerushalsfraktur. Mit 2 Kirschner-Drähten wurden beide Frakturen stabilisiert mit einer Eiffelturmmontage*

Nach Entfernung der Milz wurde der supracondyläre Bruch mit zwei Kirschner-Drähten, die gleichzeitig für Humerushalsfrakturen benutzt werden, reponiert und stabilisiert, nach einer Eiffelturmmontageart. Dieser erste Fall veranlaßte uns, die vorgenannte Methode weiter anzuwenden, um die Brüche noch stabiler zu machen und die Rotationsbewegungen zwischen den Fragmenten zu vermeiden.

Einer der Vorteile, wie wir schon gesagt haben, liegt in der Einfachheit der Methode und der wenigen Notwendigkeit von Instrumenten, welche auch in einem nicht spezialisierten Krankenhaus vorhanden sind.

Das Interessanteste dieser Methode ist jedoch die Bequemlichkeit des Patienten nach der Operation, welcher die Bewegungen zwei oder drei Tage nach der Operation mit einer einfachen Armschlinge beginnen kann.

## Operations-Technik

Mit dem Patienten in Rückenlage, (auf jedem Operationstisch) welcher mit der Schulter auf den Bildwandler gestützt ist, wenden wir einen 3 cm langen Hautschnitt auf der Fossa olecrani an.

Mit einem Hand- oder elektrischen Bohrer wird ein kleines Loch gebohrt, welches mit einem Küntscher-Pfriem bis zu 7 mm erweitert wird.

Das Loch muß etwas proximal der Fossa olecrani liegen, um eine Einschränkung der Streckung des Ellenbogengelenkes durch das Drahtende zu vermeiden.

Je größer das Loch ist, desto leichter ist die Einführung der Drähte in der richtigen Lage. Die Dicke der Drähte beträgt 1,5 bis 1,8 mm, diese Drähte werden vor der Einführung leicht gebogen und ihr Ende gespitzt, um das Ausweichen zu vereinfachen. Die besten Drähte sind die, die ein schrägkantiges Ende haben, wie die Rush-Pins.

Die Bogen der Drähte erlauben durch deren Drehen beim Erreichen des Humeruskopfs das Eindringen in divergierter Form, wie ein Bündel. Dadurch wird die Rotationsbewegung zwischen den Fragmenten vollständig aufgehoben.

Wie wir bereits gesagt haben, kann der Patient die Bewegungsübungen nach 3-4 Tagen beginnen. Das Trauma für den Kranken ist gering, deshalb kann man ohne Einschränkungen diese Methode für polytraumatisierte Kranke sowie kranke alte Leute bei lokaler sowie allgemeiner Narkose anwenden (Abb.2).

## Kasuistik

Wir haben diese Methode während dieser 5 Jahre bei 43 Fällen angewandt. Davon waren

25 instabile Kranke,
 7 instabile Frakturen,

11 Fälle, bei denen andere Methoden (Abduktionsschiene), Desault-Verband oder Einhängungsgips) kontraindiziert waren.

Resultate

50% der Patienten erhielten eine volle Beweglichkeit nach ca. 8wöchiger Behandlung. Der Rest hatte eine mehr oder weniger betonte Einschränkung der Beweglichkeit gezeigt entsprechend dem Alter des Patienten und der wenigen Mitarbeit wegen des Alters einiger Patienten. Außer einem Patienten, erhielten jedoch alle eine Abduktion von über 90°.

Komplikationen

32 Patienten hatten eine temporäre Einschränkung der Streckung von ca. 10°. Nach Entfernung der Drähte bei lokaler Narkose in der ca. 6. Woche nach der Operation war bei fast allen Fällen diese Einschränkung aufgehoben.

In einem Fall haben wir eine Infektion erlebt, welche uns gezwungen hat, die Drähte nach der 3. Woche zurückzuziehen. Es handelte sich um einen polyfrakturierten Patienten; die weitere Behandlung erfolgte durch Suspension des Oberarms; der Fall endete aber in einer Ankylose der Schulter mit einer ca. 80 gradigen Abduktion.

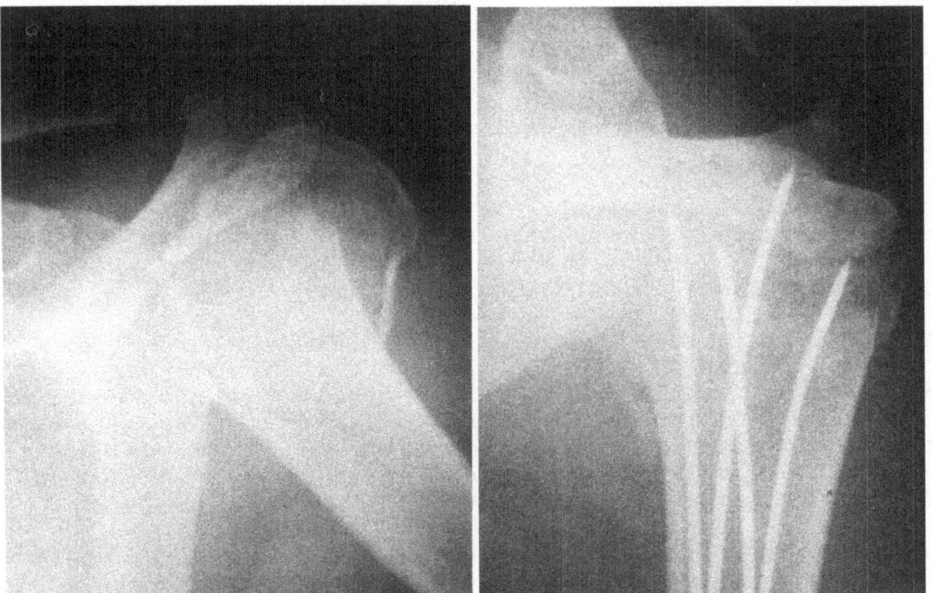

*Abb. 2. Oberarmbruch bei einem 66jährigen Patienten. Die Fraktur zeigte nach der Reposition leichte Verschiebbarkeit. Die Fraktur wurde mit 4 Kirschner-Drähten nach Hackethal-Methode stabilisiert*

G.M. Lusser, J. Müller, E. Dobry und D. Allgöwer, Liestal

# Spätresultate von operativ und konservativ behandelten Humeruskopf- und subcapitalen Humerusfrakturen

In der vorliegenden Studie haben wir die Spätresultate von operativ und konservativ behandelten Humeruskopf- sowie subcapitalen Humerusfrakturen einander gegenübergestellt.

Bei den 107 von uns nachkontrollierten Patienten liegen die Unfalldaten 1-12 Jahre zurück. 37 Patienten wurden operativ und 70 konservativ behandelt.

Die Aufteilung des Patientengutes in Altersklassen zeigt, daß jugendliche Patienten vorwiegend operativ, ältere dagegen konservativ behandelt wurden.

Als Unfallursache sind bei den operativ behandelten Patienten die Sport- und häuslichen Unfälle mit je 15 vertreten, während bei den konservativ behandelten die häuslichen Unfälle mit 44 überwiegen.

Zur Lokalisation der Fraktur ist zu sagen, daß bei beiden Patientenkollektiven die subcapitalen Frakturen ohne Kopfbeteiligung mit 64 bzw. 62% die häufigsten sind.

Wir wollen nun einige Aspekte der Behandlung bei beiden Kollektiven erläutern. Von den 37 operativ behandelten Fällen wurden 18 sekundär nach vorgängig erfolgloser oder unbefriedigender Reposition operiert. Von den konservativ behandelten Fällen erhielten 42 Patienten nach entsprechender notwendiger Reposition eine Mitella, 20 einen Velpeau-Verband und 8 eine Abduktionsschiene.

Die Ruhigstellung der operativ behandelten Patienten betrug bei den meisten 5-6 Wochen. Die konservativ behandelten Patienten wurden nie länger als 6 Wochen immobilisiert. In 3 Fällen war überhaupt keine Ruhigstellung notwendig.

Alle der 37 operativ behandelten Patienten bedurften einer physiotherapeutischen Behandlung. Bei den meisten dauerte sie 6-12 Wochen. Deutlich unterscheiden sich hier die konservativ behandelten Patienten, 19, zumeist Kinder und Jugendliche, bedurften keiner Therapie, die restlichen im Durchschnitt nur die Hälfte der Zeit der operierten. Unter ihr sind auch Fälle mit passagerer Plexusläsion zu finden.

Wir wollen uns nun den Resultaten zuwenden. Die auf der vorliegenden Zusammenstellung angegebenen Einschränkungsgrade verstehen sich als Integral der endphasigen Bewegungseinschränkungen der 5 gemessenen Richtungen. Die operativ behandelten Fälle gruppieren sich wie folgt:

25 Patienten wiesen eine volle, seitengleiche Funktion auf. Dazu gehören alle Jugendlichen, ferner alle diejenigen Vertreter höherer Altersgruppen, bei denen eine frühzeitige,

physiotherapeutische Behandlung durchgeführt worden war. Einschränkungen von 10, 25 und mehr Graden stellen wir bei den älteren Patienten fest. Die weitaus schlechteste Funktion wiesen die beiden Humeruskopf-Prothesen-Träger auf. Bei den konservativ behandelten Patienten ist der prozentuale Anteil der Inhaber einer vollen, seitengleichen Funktion fast gleich groß. Die geringgradigen Einschränkungen sind etwas häufiger, jedoch die mittelgradigen bis schweren Einschränkungen deutlich weniger häufig vertreten.

Setzen wir die Funktionsresultate in Relation zum Alter der Patienten, so kommt deutlich zum Ausdruck, daß bei den konservativ behandelten Fällen verhältnismäßig mehr Patienten aus allen Altersklassen eine volle Funktion besitzen, als dies bei den operativ behandelten Fällen zutrifft. Bei diesen sehen wir nämlich ein deutliches Überwiegen der Patienten mit Einschränkungen der Funktion.

Ein sehr ähnliches Bild präsentiert sich bei der Gegenüberstellung der Beschwerden bei beiden Kollektiven. Wir versuchten, dieser sehr komplexen Fragestellung dadurch gerecht zu werden, als daß wir die Patienten in Gruppen mit:

- keinen Beschwerden
- Wetterfühligkeit
- Beschwerden ohne Beeinträchtigung der Lebensgewohnheiten und des Berufes
- und mit Beeinträchtigung der Lebensgewohnheiten und des Berufes

einteilen.

Die Anzahl der beschwerdefreien Patienten in Prozenten ausgedrückt, ist bei der konservativen Gruppe deutlich höher, deutlich niedriger jedoch bei den operierten Patienten, die teils keine, teils eine nicht unwesentliche Beeinträchtigung der Lebensgewohnheiten und des Berufes erfahren mußten.

Die Darstellung der Beschwerden in Relation zum Alter gesetzt, zeigt auch hier, daß bei den konservativ behandelten Fällen verhältnismäßig mehr Patienten aus allen Altersklassen beschwerdefrei sind, als dies bei den operativ behandelten Fällen zutrifft. Wir stellen fest, daß die älteren operativ behandelten Patienten nahezu ausnahmslos Beschwerden unterworfen sind, die für sie eine nicht geringe Belastung darstellen.

Zusammenfassend halte ich fest, daß bei uns die Tendenz besteht, die Humeruskopffraktur und die subcapitale Humerusfraktur in erster Linie konservativ zu behandeln. Die Indikation zur operativen Therapie besteht nur dann,

- wenn es sich um eine absolut irreponible Luxationsfraktur mit Dislokation des Kopfes in die Axilla mit ensprechend neurologischer Begleitsymptomatik handelt,
- ferner wenn bei einer subcapitalen, nicht reponiblen Fraktur eine ad latus-Verschiebung um mehr als Schaftbreite besteht,
- und wenn ein abgebrochenes Tuberculum majus verkeilt unter dem Acromeon die funktionelle Behandlung verunmöglicht.

## b) Schulterblatt

H. Tscherne und M. Christ, Hannover

# Konservative und operative Therapie der Schulterblattbrüche

Brüche des Schulterblattes sind seltene Verletzungen. Unter 1603 Frakturen und Luxationen des Schultergürtels fand ROWE (5) nur 54 Scapulafrakturen. Vor allem seine topographische Anatomie macht das Schulterbaltt zu einem bruchsicheren Knochen. Frakturen entstehen nur bei beträchtlicher Gewalteinwirkung und in der Regel durch direktes Trauma. Am Schulterblatt haben 7 Bänder und 17 Muskeln ihren Ursprung oder Ansatz, wie hier auf einer anatomischen Studie von LEONARDO DA VINCI ersichtlich ist. Der kräftige Muskelmantel, die gute Beweglichkeit und die Fähigkeit am elastischen Brustkorb entlang zu gleiten, zurückzufedern oder auszuweichen, geben dem Schulterblatt einen ausgezeichneten Schutz gegen direkte oder indirekte Traumen (5).

Bis zu 80% der Patienten haben Begleitverletzungen (3, 5), in erster Linie Brüche des Schlüsselbeines und der unter dem Schulterblatt liegenden Rippen mit entsprechenden Verletzungen der Thoraxorgane. Es muß daher bei der klinischen Beurteilung von Verletzten mit Schulterblattbrüchen berücksichtigt werden, daß sie eine schwere Verletzung erlitten haben, zumindest aber einem erheblichen Trauma ausgesetzt waren.

### Einteilung der Schulterblattbrüche

Die Schulterblattbrüche werden nach anatomischen Gesichtspunkten eingeteilt in:

1. Brüche der Fortsätze: Acromion und Processus coracoides.
2. Brüche des Schulterblattkörpers, einschließlich des medialen und caudalen Winkels.
3. Brüche des Schulterblatthalses.
4. Brüche der Gelenkpfanne.
5. Kombinierte Bruchformen und Trümmerbrüche.

In der Diagnostik sind nur zwei Besonderheiten zu erwähnen. Da die Deckfaszien die Muskelräume vollkommen abschließen, werden bei Brüchen des Schulterblattkörpers Blutergüsse fast niemals unter der Haut sichtbar, außer wenn eine Deckfaszie mit zerrissen ist. Ein Muskelspasmus, bedingt durch eine Blutung in die Muskulatur des Infraspinatus, Supraspinatus und Subscapularis kann das klinische Bild eines Risses der Rotatorenmanschette erzeugen, ein Zustand der als Pseudoruptur der Rotatorenmanschette bezeichnet wurde (NEVIASER, Zit. n. ROWE, 5).

### Therapie

Schulterblattbrüche heilen schnell und bei den meisten Bruchformen mit wenig bleibenden Schäden. Bei den Körperfrakturen verhindert der breite Muskelmantel größere Dislokationen und gewährleistet auch eine natürliche Retention. Brüche ohne Verschiebung und Körperbrüche mit Dislokation werden ausnahmslos konservativ behandelt. Die funktionelle Therapie steht im Vordergrund, ruhigstellende Verbände sind nur für wenige Tage bis zu zwei Wochen angezeigt. Oft stehen in den ersten Wochen nach dem Unfall die Begleitverletzungen ganz im Vordergrund und die Scapulafraktur kommt unbehandelt zur Ausheilung.

Während sich in der Praxis der konservativen Behandlung in den letzten Jahren keine neuen Gesichtspunkte ergeben haben, muß die Therapie der dislozierten Frakturen der Fortsätze und des Gelenkwinkels bei dem heutigen Stande der Frakturbehandlung neu überdacht werden (1, 3, 4, 5).

Die schlecht verheilte Gelenkfraktur führt auch am Schultergelenk zu posttraumatischer Arthrose, Schulter-Contractur und Dauerschmerz. Bei Halsbrüchen zieht der Arm das laterale Fragment mit dem Schultergelenk häufig nach vorne und unten, das Muskelgleichgewicht ist gestört, auch hier sind hartnäckige schmerzhafte Schultersteifen, Nervenstörungen und Deformitäten des Schultergürtels die Folge.

## Operationsindikation

Die Indikation zur offenen Reposition und bewegungsstabilen Osteosynthese sollte unter Würdigung allgemeiner Kriterien wie Zusatzverletzungen, Alter, Beruf und Schulterseite bei folgenden Frakturen gestellt werden:

1. Frakturen des Processus coracoides und des Acromion mit Diastase.
2. Randabbrüche der Pfanne bei Schulterluxationen.
3. Dislozierte Pfannenbrüche.
4. Stark dislozierte Schulterblatthalsbrüche.

Sind schon Scapulafrakturen nicht sehr häufig, um so seltener ist die Gruppe der operativ zu behandelnden, nämlich 6 bis 10% aller Scapulafrakturen (6). Berücksichtigt man ferner, daß gerade bei diesen schweren Bruchformen bis zu 90% dieser Patienten schwere Begleitverletzungen aufweisen (6), denen die Verletzten überhaupt erliegen oder die ein operatives Vorgehen verbieten, so ist verständlich, daß in den letzten Jahren nur kasuistisch über Osteosynthesen von Scapulafrakturen berichtet wurde, zuletzt von IZADPANAH (3) über 8 Fälle, ein Sammelergebnis mehrerer Schweizer AO-Kliniken. Im eigenen Krankengut der letzten 4 Jahre wurden von 30 stationär behandelten Frakturen nur drei operiert.

## Zugänge zum Schulterblatt

Die operative Freilegung der vorderen Pfannenrandabbrüche und des Processus coracoides erfolgt von ventral durch den Sulcus deltoideopectoralis, bei der Acromionfraktur liegt der Hautschnitt direkt über der Verletzung.

Die Frakturen der Gelenkpfanne und des Schulterblatthalses werden von dorsal freigelegt. Der S-förmige Hautschnitt zieht vom Acromion über den lateralen Rand zum unteren Schulterblattwinkel. Den oberen Wundwinkel quert der Deltamuskel, er muß gelegentlich nahe seinem Ursprung an der Spina etwas eingekerbt werden. Durch Eingehen zwischen dem M. infraspinatus und M. teres minor erreicht man den lateralen Schulterblattrand und die dorsalen Aspekte des Gelenkwinkels. Dabei wird der M. infraspinatus von lateral unten mit einem Raspatorium nach medial oben abgeschoben, um den ihn versorgenden N. suprascapularis zu schonen (Abb.1).

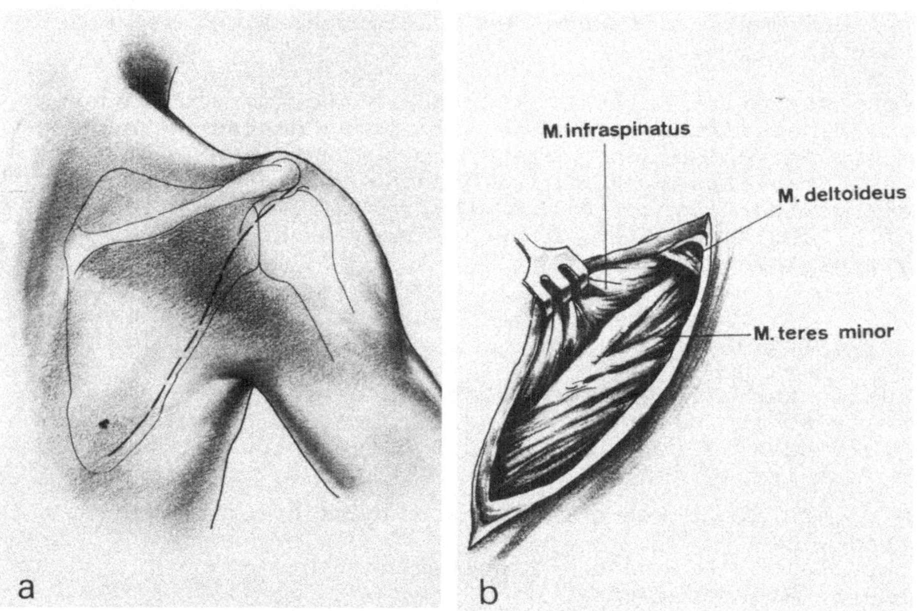


*Abb.1.a und b. Dorsaler Zugang zu Gelenkpfanne und Schulterblatthals durch Eingehen zwischen M. infraspinatus und M. teres minor*

Für Brüche des Gelenkwinkels mit Beteiligung der Spina und des Corpus ist der folgende Zugang besser geeignet. Der winkelförmige Hautschnitt zieht vom Acromion über die Spina zum medialen Rand des Schulterblattes und von dort zum caudalen Winkel. Die Faszie des Infraspinatus wird an der Spina, am medialen und lateralen Rande inzidiert und der gesamte Muskel mit einem Raspatorium nach lateral oben abgeschoben. Der N. supracapsularis, der unmittelbar nach seinem Durchtritt durch die Incisura scapulae in den Muskel eintritt, ist zu schonen. So können der Schulterblattkörper, die Spina und die dorsalen Anteile von Pfanne und Hals freigelegt werden (Abb.2).

## Osteosynthesetechnik

Nach Freilegung und Reposition werden die Frakturen durch folgende Osteosynthesemethoden fixiert:

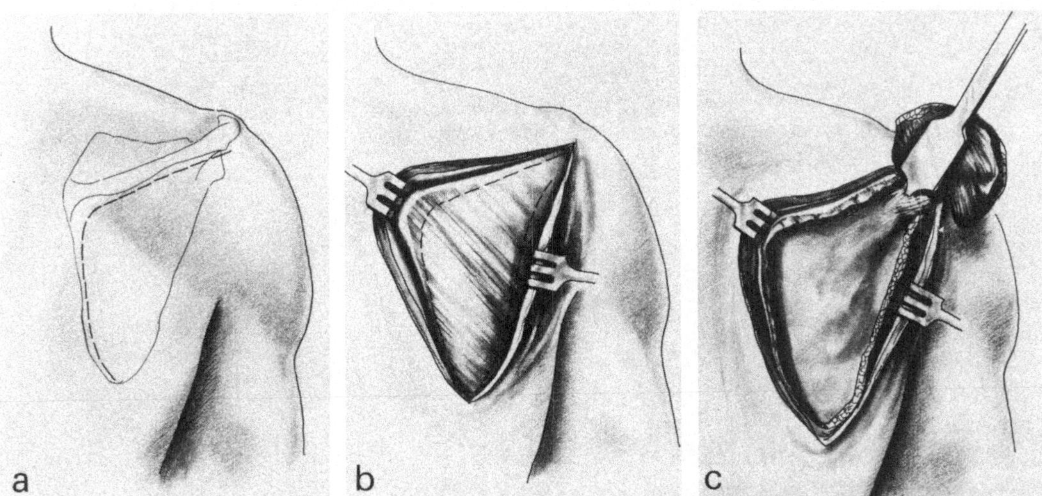


*Abb.2a–c. Dorsaler Zugang zu Schulterblattkörper und Spina scapulae und zu den dorsalen Anteilen von Schulterblattpfanne und -hals durch Abschieben des M. infraspinatus nach lateral oben. Hautschnitt (a), Incision der Fascia infra spinam (b), M. infraspinatus abgeschoben (c)*

1. Der abgerissene Rabenschnabelfortsatz wird mit einer Zuggurtung oder einer Zugschraube befestigt, das Lig. coracoclaviculare wird inspiziert (Abb.3).
2. Die Stabilisierung einer lateralen Acromionfraktur erfolgt durch Zuggurtung, die der Fraktur am Übergang zur Spina mit einer Platte.
3. Ventrale oder dorsale Randabbrüche als Begleitverletzungen von Schulterverrenkungen werden verschraubt.
4. Bei dislozierten Frakturen der Gelenkpfanne wird ein kleines trianguläres Fragment der unteren Pfannenhälfte und des lateralen Schulterblattrandes mit Zugschrauben fixiert. Bei großen Fragmenten sowie bei Collumfrakturen gibt die Drittelrohrplatte mehr Festigkeit.
5. Schwierig gestaltet sich die operative Versorgung stark dislozierter Collum- und Pfannenfrakturen bei Mehrfachbrüchen des Schulterblattes. In zwei so versorgten Fällen rekonstruierten wir zuerst die Frakturen des Blattes, beginnend an der Spina und am lateralen Rande, um zuletzt die Frakturen des Gelenkkörpers und Halses zu reponieren und zu stabilisieren. An der Spina wurde die Platte an die caudale Fläche gelegt (Abb.4).

## Eigene Fälle

Fall 1: 19jährige Angestellte, als Fußgängerin von PKW angefahren. Multiple Contusionen und Weichteilverletzungen, stark dislozierte Fraktur der Schulterpfanne. Das große Fragment wurde mit einer Drittelrohrplatte fixiert. Perfektes Ergebnis, 25 Monate postoperativ (Abb.5).

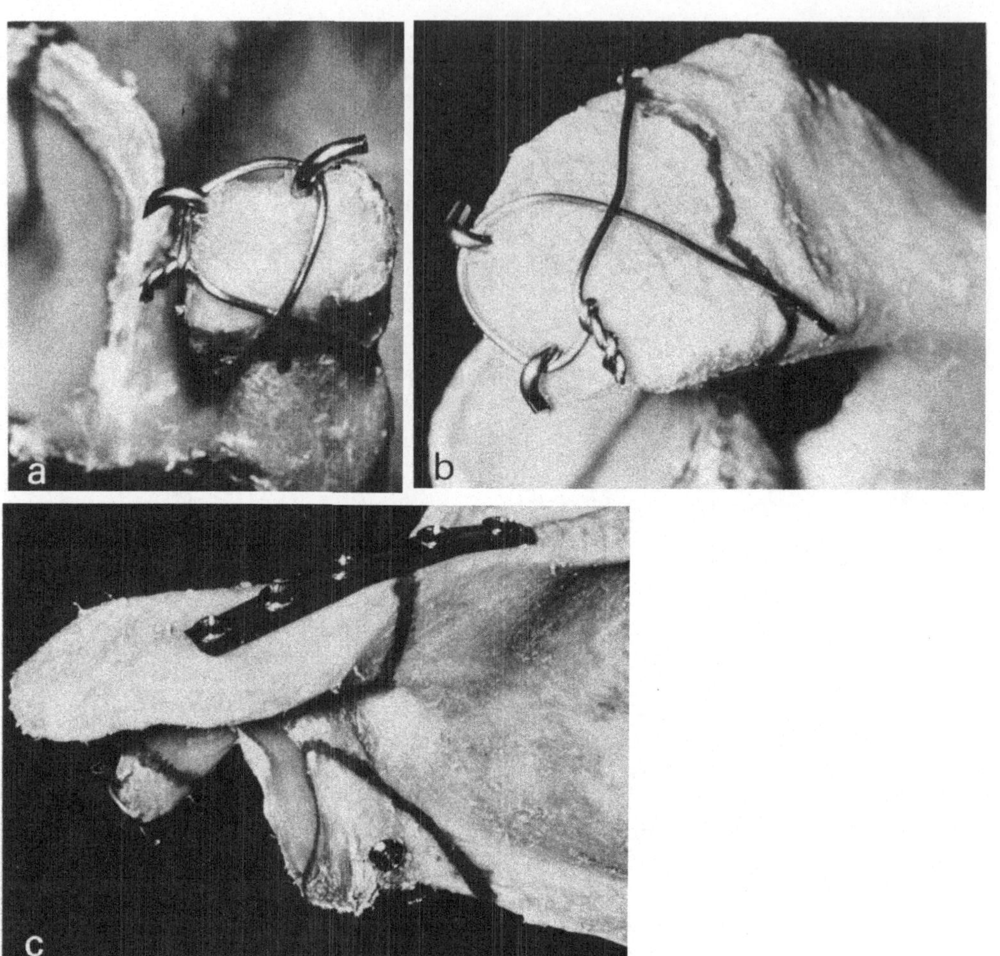


*Abb.3a-c. Osteosynthesetechnik bei Abrissen des Rabenschnabelfortsatzes (a), bei lateralen Acromionfrakturen (b), bei Frakturen des Acromion am Übergang zur Spina scapulae sowie bei dorsalen Randabbrüchen der Schultergelenkpfanne (c)*

Fall 2: 21jährige Studentin, Verkehrsunfall, Polytrauma, Trümmerfraktur der Scapula mit Collum-Fraktur. Das Collum-Fragment mit dem Schultergelenk stark nach medial verschoben. Freilegung der Fraktur durch Ablösen des Infraspinatus, Stabilisierung durch je eine Platte an der Spina und am lateralen Rand. Funktionelle Nachbehandlung. Kontrolle 1 1/2 Jahre postoperativ: Freie Funktion, keine Beschwerden (Abb.6).

Fall 3: 54jähriger Straßenwärter, mit seinem PKW gegen einen Baum gefahren. Trümmerfraktur des Schulterblattes mit Verwerfung der Gelenkpfanne links, Schlüsselbeinbruch links, Bruch der 2. bis 4. Rippe links. Schwierige Rekonstruktion, Stabilisierung durch 4 Platten, Gelenkpfanne wieder hergestellt. Postoperativ

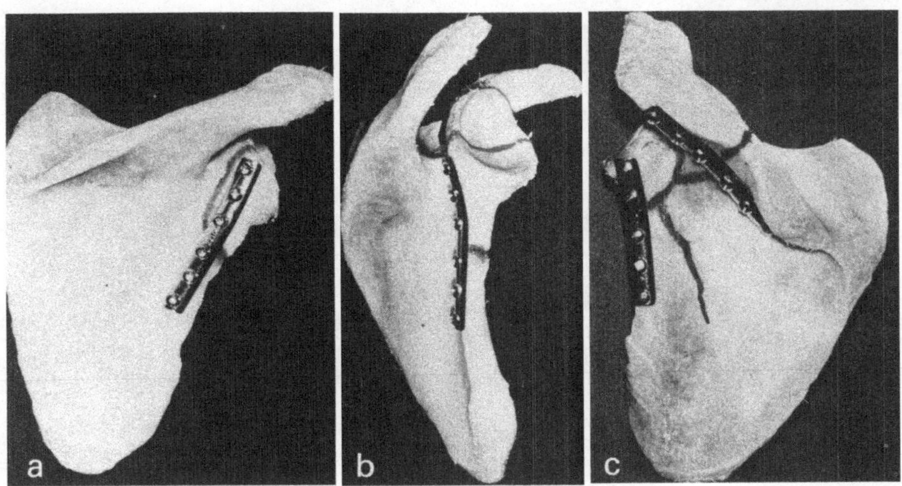


*Abb.4a-c. Osteosynthesetechnik bei Collum- und Pfannenfrakturen (a, b) sowie bei Mehrfachbrüchen des Schulterblattes (c)*

Wundinfekt, Kontrolle 16 Monate nach dem Unfall. Frakturen in guter Stellung verheilt.

Zusammenfassend kann festgestellt werden, daß die überwiegende Mehrzahl der Schulterblattbrüche einer konservativ funktionellen Behandlung zuzuführen sind, nur bei wenigen dislozierten Brüchen läßt die offene Reposition und Osteosynthese bessere Ergebnisse erwarten.

## Literatur


1. FRIEDRICH, B., WINTER, G.: Zur operativen Therapie von Frakturen der Scapula. Chirurg. 44, 37 (1973).
2. IMATINI, R. J.: Fractures of the scapula: A review of 53 Fractures. J. Trauma 15,473 (1975).
3. IZADPANAH, M.: Osteosynthese bei den Scapulafrakturen. Arch. orthop. Unfall-Chir. 83,153 (1975).
4. MAGERL, F.: Osteosynthesen im Bereich der Schulter. Pertuberculäre Humerusfrakturen, Scapulahalsfrakturen. Helv. chir. Acta 41,225 (1974).
5. ROWE, C. R.: Fractures of the scapula, Surg. clin. N. Amer. 43,1565 (1963).
6. ZDRAVKOVIC, D., DAMMHOLT, V. V.: Comminuted and severely displaced Fractures of the scapula. Acta orthop. scand. 45,60 (1974).

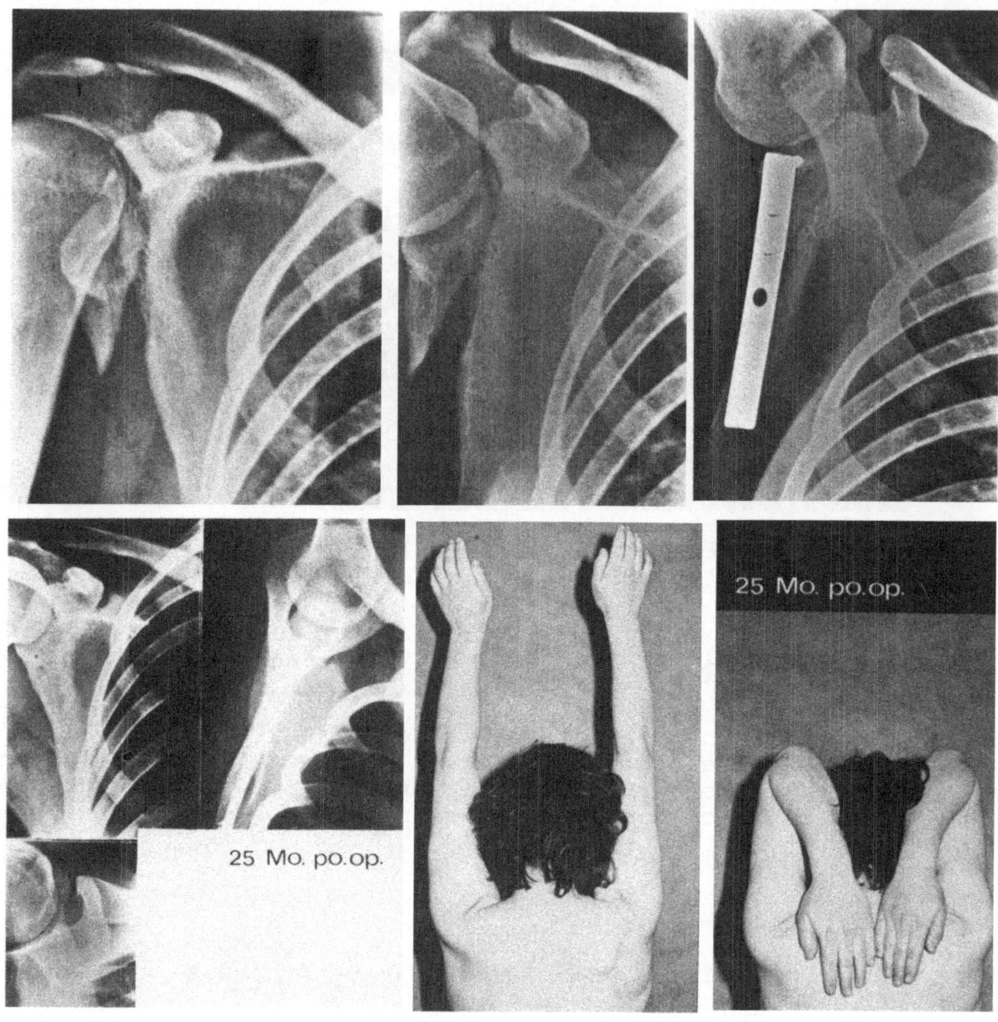


*Abb.5. Patient S. M., 19 Jahre: Dislozierte Fraktur der rechten Schultergelenkpfanne; Drittelrohrplattenosteosynthese; Ergebnis 25 Monate postoperativ*

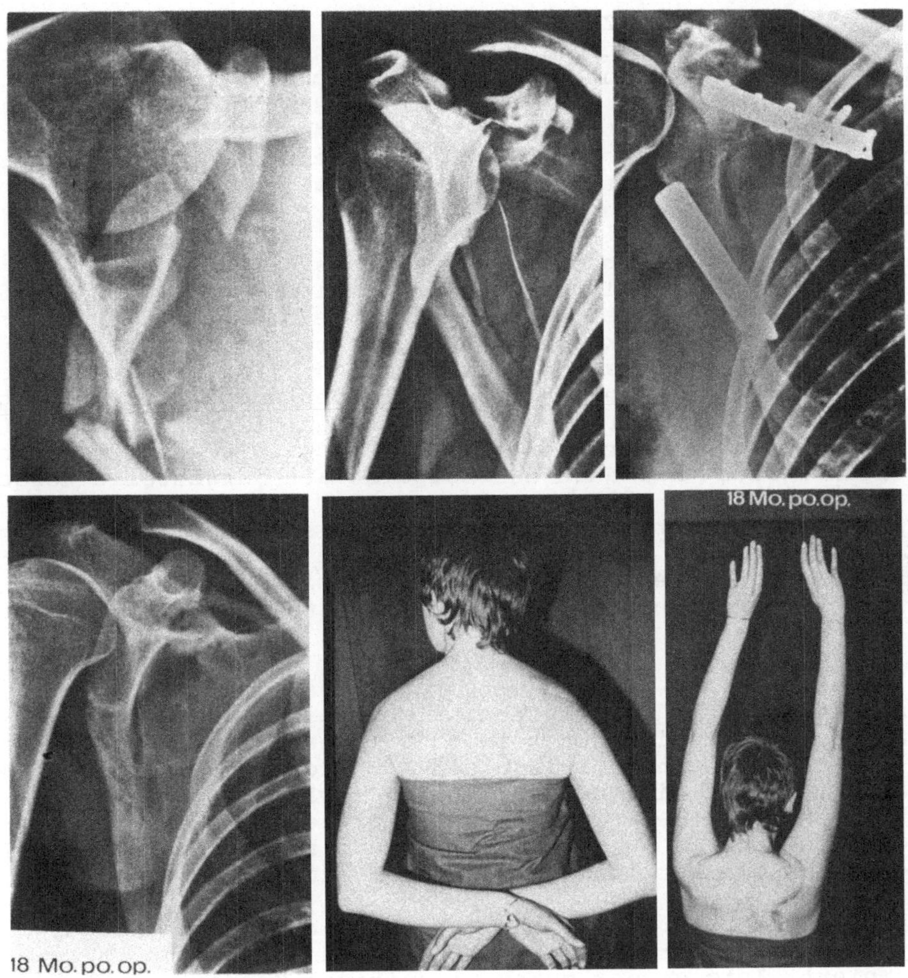


*Abb.6. Patient M. U., 21 Jahre: Trümmerfraktur der rechten Scapula mit Collumfraktur; Osteosynthese durch je eine Platte an Spina und Margo lateralis scapulae; Ergebnis 18 Monate postoperativ*

R. Ganz und B. Noesberger, Bern

# Die Behandlung der Scapula-Frakturen

Zur knöchernen Verletzung der Scapula bedarf es in der Regel einer massiven Gewalteinwirkung. Entsprechend finden sich auch in drei Viertel der Fälle zusätzliche Verletzungen, vor allem der Schulterregion selbst und des Thorax. Im Rahmen der schwereren Verletzungen des gesamten Schultergürtels machen die Frakturen der Scapula jedoch lediglich ca. 3% aus (9, 10).

In der überwiegenden Zahl der Fälle ist eine konservative Therapie angezeigt und erfolgreich, zur Vermeidung einer Lötsteife sollte jedoch eine längere Ruhigstellung der Schulter unterbleiben. Die Behandlung besteht in einer Fixation des Armes am Körper für einige Tage bis höchstens 3 Wochen. Nach Abklingen der akuten Symptomatik wird zunächst durch Armpendeln, später durch sukzessive Steigerung des Bewegungsumfanges im Schultergelenk eine freie Beweglichkeit angestrebt.

Eine Indikation zur Operation und Osteosynthese ergibt sich vor allem bei intraarticulären Frakturen. Hierzu sind auch die Glenoidrandabrisse ventral und dorsal sowie caudal zu zählen, sofern sie die Gelenkmechanik beeinträchtigen oder zu einer rezidivierenden Humeruskopfluxation führen können (4). Für die von ventral zu versorgenden Brüche bevorzugen wir den von TRILLAT angegebenen Zugang (11). Für die dorsalen Glenoidrandfrakturen kann zwischen Musculus infraspinatus und Musculus teres minor eingegangen werden. Muß auch das Scapulablatt dargestellt werden, empfiehlt sich das Ablösen des Musculus infraspinatus von seinem Ursprung nach einer L-förmigen Incision entlang der Spina und dem Margo medialis scapulae (3, 7). Eine bewegungsstabile Fixation der reponierten Fragmente erfolgt mit Zugschrauben. Bei größeren Fragmenten kann gelegentlich eine abstützende Platte vorteilhaft sein.

Abrißfrakturen des Processus coracoideus oder dessen Spitze können bei starker Dislokation, z. B. bei gleichzeitiger AC-Luxation, eine Refixation notwendig machen. Gleiches gilt auch für die eher seltenen Abrisse des Acromion und der Spina scapulae (2, 6). In diesem Zusammenhang erwähnt seien auch die Avulsionen, wie sie vor allem bei Sportlern am Coracoid, gelegentlich auch am Triceps-Ursprung und sehr selten im Bereich anderer Muskelinsertionen beschrieben sind (1).

Frakturen des Corpus scapulae entstehen nur nach heftiger direkter Gewalteinwirkung. Häufig sind sie mit Rippenfrakturen kombiniert. Infolge der guten allseitigen Muskeleinbettung sind wesentliche Dislokationen verunmöglicht. Die Therapie ist immer konservativ.

Die Problematik der Frakturen des Collum scapulae liegt in der möglichen Dislokation des gelenktragenden distalen Fragmentes, welche durch Muskelzug und Armgewicht nach ventral und medial-distal erfolgt. Sind die coraco-acromialen und coraco-claviculären Bandverbindungen intakt geblieben und besteht keine zusätzliche Claviculafraktur, so ist bei dieser stabilen Form der Scapulahalsfrakturen - trotz gelegentlich deutlicher Dislokation - die konservative Therapie die Methode der Wahl (Abb.1). Bei zusätzlicher Ruptur der genannten Bandverbindungen, wie sie isoliert oder in Zusammenhang mit einer AC-Luxation bestehen kann, bzw. bei gleichzeitigem Vorliegen einer Claviculafraktur, ist eine wesentliche Dislokation des gelenktragenden Fragmentes mit Fehlstellung der Gelenkebene zu erwarten. Bei solchen instabilen Scapulahalsfrakturen ist die operative Reposition mit übungsstabiler Fixation für eine Wiederherstellung der vollen Funktion vorzuziehen (3, 5). Die AC-Luxation, bzw. Claviculafraktur wird gleichzeitig operativ reponiert und stabilisiert (Abb.2).

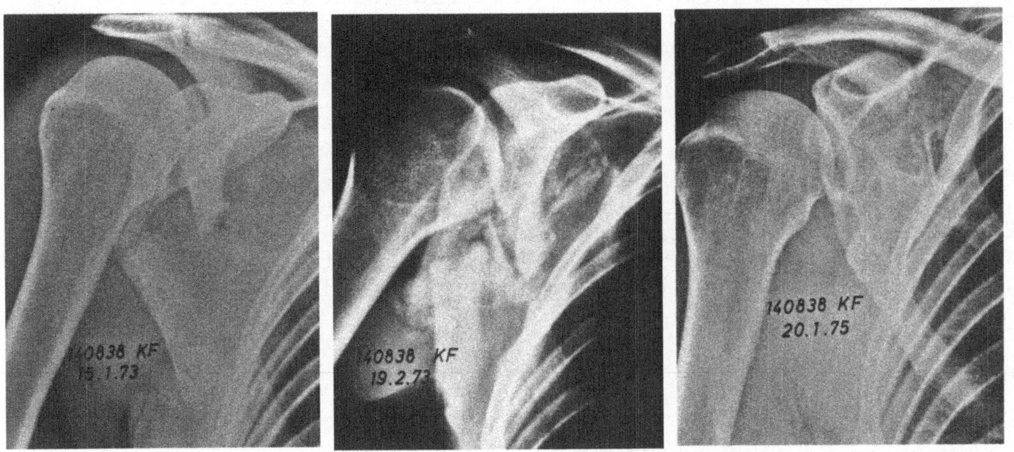


*Abb.1. K. F., 37j., männlich. Stabile Scapulahalsfraktur. Konservative Behandlung. Funktionell einwandfreies Endresultat nach Konsolidierung der Fraktur*

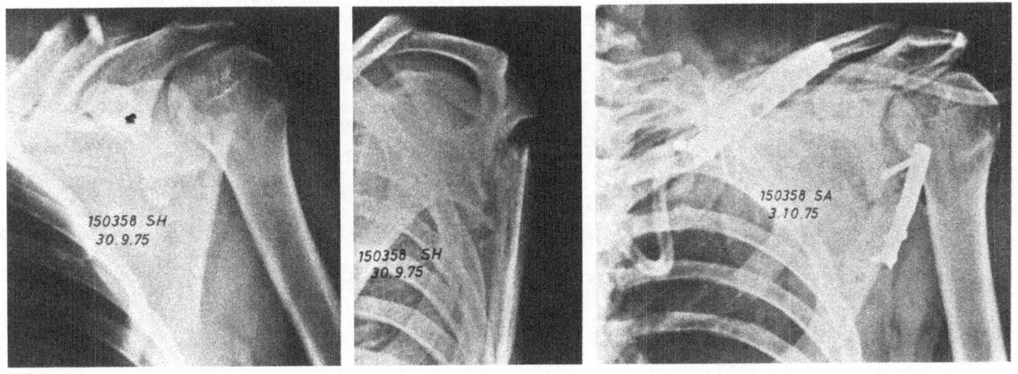


*Abb.2. S. H., 17j., männlich. Instabile Scapulafraktur. Sehr ausgeprägte Dislokation bei gleichzeitiger Claviculafraktur. Nach Reposition und Osteosynthese der Scapula- und Claviculafraktur freie Beweglichkeit des Schultergelenkes*

Sehr häufig muß die Versorgung post-primär erfolgen, wobei die Reposition große Schwierigkeiten bereiten kann. Ein Distraktor, wie er für die Reposition von Femurtrümmerbrüchen entwickelt wurde (8), bietet hier eine wesentliche Hilfe. Der Zugang erfolgt durch eine L-förmige Incision wie oben beschrieben. Er bietet eine einwandfreie Übersicht, ohne daß Innervation und Gefäßversorgung der abgelösten Muskulatur beeinträchtigt werden. Die Fixation mittels einer kleinen Platte, die das gelenktragende Fragment am proximalen Margo lateralis abstützt, ist ausreichend übungsstabil.

Von den bisher operierten fünf eigenen Fällen einer instabilen Scapulahalsfraktur haben vier eine volle Schulterfunktion wiedererlangt. Ein Patient weist nach frakturbedingter Läsion des Nervus suprascapularis eine Atrophie des Musculus infraspinatus mit entsprechender Krafteinbuße bei voller Beweglichkeit auf.

## Zusammenfassung

Neben den intraarticulären Frakturen und dislozierten Abrissen von Coracoid und Acromion stellen die instabilen Scapulahalsfrakturen eine Indikation zur Osteosynthese dar. Eine volle Wiederherstellung der Schulterfunktion rechtfertigt bei letztgenannter Fraktur den relativ großen operativen Aufwand.

## Literatur

1. BENTON, J., NELSON, C.: Avulsion of the coracoid process in athlete. J. Bone Jt Surg. 53 A, 356 (1971).
2. GERMAN, M., POILLEUX, F.: Fracture de l'apophyse coracoide. Rev. Chir. orthop. 57, 555 (1971).
3. JUDET, R.: Traitement chirurgical des fractures de l'omoplate. Acta orthop. belg. 30, 673 (1964).
4. KUMMEL, B. M.: Fractures of the glenoid causing chronic dislocation of the shoulder. Clin. Orthop. 69, 189 (1970).
5. MAGERL, F.: Osteosynthesen im Bereich der Schulter. Helv. chir. Acta 41, 225 (1974).
6. MOSELEY, H. F.: Shoulder lesions. Edinburgh and London: Livingstone 1969.
7. MÜLLER, M. E., ALLGÖWER, M., WILLENEGGER, H.: Manual der Osteosynthese. Berlin - Heidelberg - New York: Springer 1969.
8. MÜLLER, M. E., GANZ, R., NOESBERGER, B.: Zur Osteosynthese von Trümmerbrüchen im Schaftbereich. Vortrag an der 62. Jahresversammlung Schweiz. Ges. Chirurgie, Locarno, 5. - 7. Juni 1975.
9. ROWE, C. R.: Fractures of the scapula. Surg. Clin. N. Amer. 43, 1565 (1963).
10. TONDEUR, G.: Les fractures récentes de l'épaule. Acta orthop. belg. 30, 5 (1964).
11. TRILLAT, A., LECLERC-CHALVET, F.: Luxation récidivante de l'épaule, Paris: Masson 1973.

D. Terbrüggen, J. Müller und E. Skutella, Liestal

# Die Osteosynthese der Scapulafraktur im Rahmen der Schultergürtel-Mehrfachverletzung

Abgesehen von Abrißfrakturen und schweren intraarticulären Frakturen stellt der Schulterblattbruch häufig die Indikation zur konservativen, d. h. funktionellen Therapie im Rahmen des Möglichen. Anhand eines Falles möchten wir hier eine weitere Indikation zur operativen Behandlung aufzeigen. Es handelt sich hier um die Scapula-Trümmerfraktur in Kombination gleichseitiger

Claviculafraktur. Dies bedeutet instabiler Schultergürtel und somit Unmöglichkeit der frühfunktionellen Behandlung. Unter 8 in den letzten 5 Jahren operativ angegangenen Scapulafrakturen fand sich 3 mal eine wie oben angegebene Mehrfachverletzung. 7 der 8 operativ versorgten Fälle zeigten bei der Nachkontrolle seitengleiche, schmerzfreie Beweglichkeit des Schultergelenkes. Ein Fall muß aufgrund eines Schadens des Nervus suprascapsularis als schlecht bezeichnet werden, wobei die Funktion im ehemals verletzten Schultergelenk um etwa 50% eingeschränkt ist.

Fallbeschreibung: 37jähriger Patient, der sich durch einen Mopedsturz eine Scapulatrümmerfraktur und gleichseitige Claviculafraktur zuzog. Nicht nur des leichteren Zuganges wegen wurde die Claviculafraktur zuerst osteosynthetisiert, sondern vor allem in der Hoffnung, mit der Stabilisierung des vorderen Anteiles des Schultergürtels auch Übungsstabilität im Schultergelenk zu erreichen. Postoperativ mußten wir jedoch eine vermehrte Dislokation des gelenktragenden Anteils der Scapula feststellen. Zugleich war die frühfunktionelle Behandlung schmerzhaft eingeschränkt. Hieraus resultierte für uns 10 Tage später die Indikationsstellung zur sekundären Osteosynthese der Scapula. Zugang nahmen wir durch den im AO-Manual angegebenen bogenförmigen Hautschnitt über der Spina scapulae und dem margo medialis. Sehr vorsichtiges Präparieren submuskulär zum margo lateralis. Wie oft, war auch hier die Reposition der Fragmente bedeutend schwieriger als erwartet. Durch diese Schwierigkeiten erhöht sich somit die Gefahr der Verletzung des Nervus suprascapularis sehr, so daß die Osteosynthese der Scapula dem erfahrenen Traumatologen vorbehalten bleiben sollte.

In diesem Fall legten wir postoperativ für 4 Wochen eine Abduktionsschiene an, von der aus der Patient den Arm elevieren konnte. Wir neigen heute eher dazu, diese Abduktionsschiene wegzulassen und sofort frei funktionell zu behandeln. Bei diesem Patienten fand sich nach Abnehmen der Abduktionsschiene eine vollständige Funktion im operierten Schultergelenk.

Die Indikation zur Osteosynthese einer Scapula sollte man weiterhin zurückhaltend stellen. Bei richtiger Indikation und Technik können sehr gute Spätresultate erzielt werden. Abgesehen von den oben erwähnten Ausnahmen läßt sich durch konservative, d. h. nicht operative Behandlung einer Scapulafraktur in den meisten Fällen ein gutes funktionelles Resultat erreichen.

F. Russe, Wien

## Behandlungsergebnisse bei Schulterblattbrüchen

Als Grundlage für die Untersuchung der Ergebnisse von Schulterblattbrüchen diente eine Serie von 100 nachuntersuchten Patienten, wobei von 1967 an lückenlos vorgeladen wurde, bis 100 erschienen waren.

Die 100 im Unfallkrankenhaus Wien XII behandelten Schulterblattbrüche (Abb.1) wurden in der üblichen Weise eingeteilt in Brüche

des Schulterblatthalses.
des caudalen Pfannenrandes, die als eigene Gruppe herausgenommen wurden,
weiters unter den Apophysenfrakturen in Brüche

des Acromion,
der Spina scapulae und
des Coracoid.

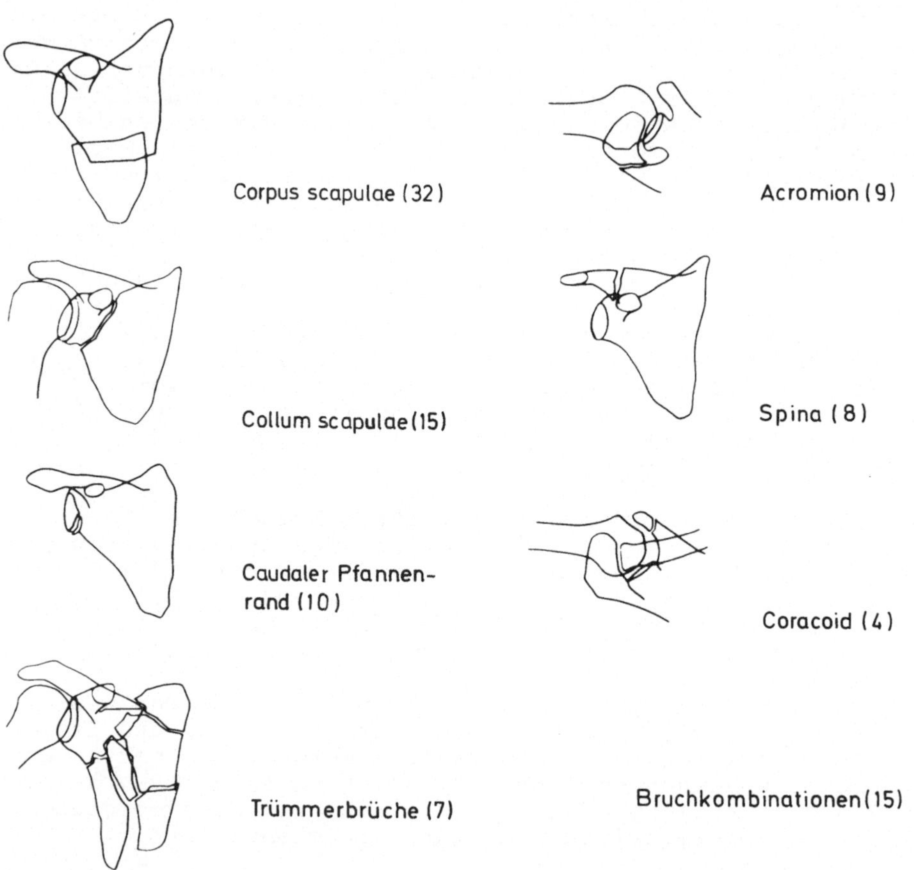


*Abb.1. 100 Schulterbrüche*

Unter den restlichen befinden sich noch 7 Trümmerbrüche und 15 Schulterblattbrüche mit Kombination der angeführten Bruchformen.

Unter den Brüchen des Schulterblattkörpers führten die nicht oder wenig verschobenen Querbrüche erwartungsgemäß zu Schmerzfreiheit und sehr guter Beweglichkeit, wobei wir unter "sehr gut" entweder das Armvor- oder seitheben bis mindestens 150° oder eine Differenz zur gesunden Seite von nicht mehr als 20° zählten. Lediglich eine 59jährige Patientin klagte über Schmerzen nach längerem Gebrauch ihres Armes. Alle 7 stark verschobenen Querbrüche des Schulterblattkörpers sowie die Brüche des Angulus superior und inferior scapulae und auch die Corpusbrüche mit Gelenkbeteiligung führten zu knöcherner Heilung mit Schmerzfreiheit und freier Beweglichkeit.

Die Brüche des Schulterblatthalses, die alle nicht oder nur gering verschoben waren, zeigten in 3 Fällen Wetterfühligkeit und in 3 weiteren Fällen Schmerzen nach manueller Arbeit, führten aber alle zu freier Beweglichkeit.

Bei den 10 Fällen mit Ausbruch des unteren Pfannenrandes heilten 6 problemlos, 2 Patienten klagten über Wetterfühligkeit und einer über starke Schmerzen nach längerem Gebrauch des Armes. Ein Patient konnte seinen Arm bei gleichzeitiger Periarthritis humeroscapularis nur knapp über die Horizontale heben.

Unter den 9 Frakturen des Acromion befand sich ein Fall eines offenen Abbruches des Acromion. Bei ihm wurde das Acromion mit Periostnähten fixiert, er wurde trotz pseudarthrotischer Heilung schmerzfrei und frei beweglich. Von den übrigen 7 Acromionfrakturen heilten 5 problemlos, 2 weitere heilten pseudarthrotisch, von denen einer beschwerdefrei ist, der andere bei ursprünglich starker Verschiebung der Fragmente Schmerzen nach längerem Gebrauch seines Armes angibt, jedoch auch frei bewegt.

Brüche im Bereich der Spina scapulae waren alle nicht oder nur unwesentlich verschoben und heilten problemlos.

Bei 4 Coracoidfrakturen führte unter den 3 unverschobenen ein Fall mit gleichzeitiger Luxation im Acromio-Claviculargelenk zu eingeschränkter Beweglichkeit, das Armheben ist bis zur Horizontalen möglich. Die zwei anderen unverschobenen Coracoidfrakturen wurden beschwerdefrei. Die vierte Coracoidfraktur mit primär starker Dislokation heilte pseudarthrotisch, ist aber bei freier Beweglichkeit schmerzfrei.

Bei 2 Fällen von gleichzeitigem Bruch des Acromion und des Processus coracoideus verlief einer problemlos, der zweite Fall führte zur Pseudarthrose des Processus coracoideus, wobei die Patientin über stärkere Schmerzen nach manueller Arbeit klagt. In diesem Falle hätte man an eine Fixation des Coracoid mit einer Schraube denken können.

Bei den Schulterblattbrüchen, bei denen Corpus und Collum scapulae beteiligt waren, zeigten die unverschobenen gute Ergebnisse. Die 8 Fälle mit starker Verschiebung der Fragmente führten alle zu freier Beweglichkeit und Schmerzfreiheit, bis auf einen Fall von beiderseitiger Fraktur des Corpus und Collum scapulae, der links über Schmerzen nach manueller Arbeit klagte.

Bei der letzten Gruppe, den Trümmerbrüchen des Schulterblattes, fand sich kein Fall eingeschränkter Beweglichkeit. Lediglich 2 Patienten klagten über Schmerzen nach längerem Gebrauch ihres Armes.

Bei einem Patienten wurde versucht, mittels Olecranon-Drahtextension den stark nach medial verschobenen Gelenkfortsatz zu reponieren, was nicht gelang. Trotzdem freie Beweglichkeit und Schmerzfreiheit (Tabelle 1).

Tabelle 1. Ergebnisse bei 100 Schulterblattbrüchen

| Schmerzen | | Beweglichkeit | |
|---|---|---|---|
| Frei | 85 | Frei | 98 |
| Wetterfühligkeit | 5 | Armheben bis 100° | 1 |
| Mäßiger Schmerz | 9 | Armheben bis 90° | 1 |
| Starker Schmerz | 1 | | |

Zusammenfassung

Bei den 100 Schulterblattbrüchen, die fast ausschließlich konservativ behandelt wurden, zeigte sich, daß gerade bei den Fällen mit starker Verschiebung der Fragmente und auch bei den Frakturen mit Beteiligung der Gelenkpfanne ausgezeichnete Ergebnisse zu erzielen waren. Bei den stark verschobenen Abrißbrüchen des Coracoid und des Acromion sollte man eine offene Reposition und Fixation in Erwägung ziehen.

# C. LUXATIONEN

## a) Schultergelenksluxationen (incl. Verrenkungsbrüche)

A. N. Witt, München

## Therapie der frischen und veralteten Schultergelenksluxationen (einschl. der Luxationsfrakturen)

Das Thema Schulterluxationen ist bekannt seit Hippokrates Zeiten. Wenn man die einschlägige Literatur studiert, so kann man feststellen, daß praktisch in den letzten Jahrzehnten zu dem Problem der Schulterluxationen nicht mehr viel Neues gesagt werden konnte.

Die Luxationsmechanismen sind bekannt, ebenso die Luxationsformen. Es wurden klare Richtlinien aufgestellt, was die Therapie anbelangt.

In kurzen Zügen soll nur nocheinmal festgestellt werden - und vor diesem Kreis muß ich nicht näher darauf eingehen - daß wir vor allem Luxationen nach vorne, nach hinten, nach unten und nach oben kennen.

Des weiteren gibt es noch Sonderformen, die selten beobachtet werden, wie die Luxatio erecta oder die Luxatio intrathoracica sowie die Zerreißung des Schultergelenkes, bei der es immer zu schweren Defekten der gesamten schulterdeckenden Muskulatur und des Kapselbandapparates kommt. Eine wahre Luxation ist also die Schulterzerreißung nicht. Der Gelenkkontakt aber ist aufgehoben und Fehlstellungen des Humerus zur Scapula hin sind fast immer damit verbunden (Abb.1).

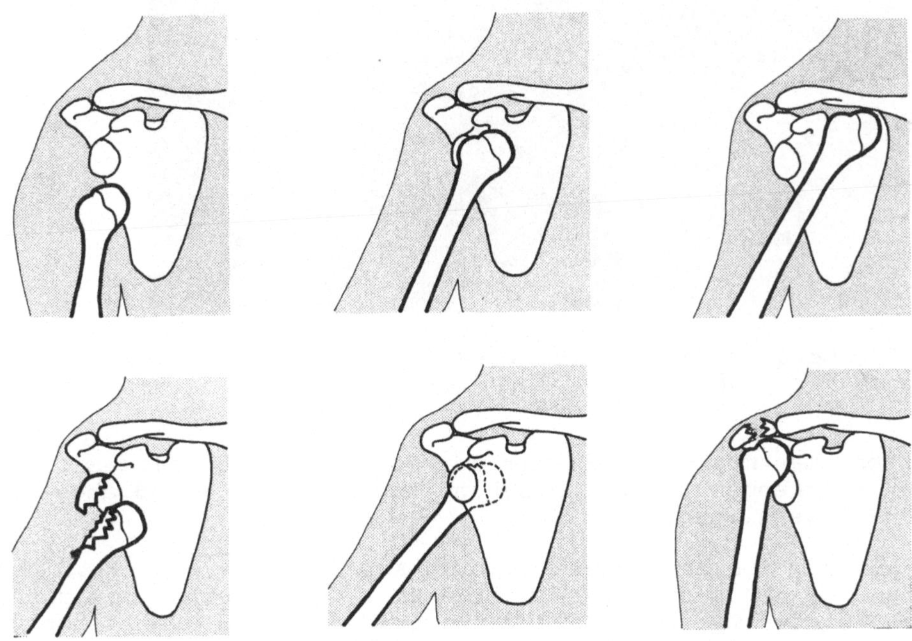

*Abb.1. Möglichkeiten der häufigsten Schulterluxationen*

Wenn wir also nichts Näheres mehr über die Entstehungsmechanismen und die Luxationsformen aussagen wollen, so ist es doch notwendig, noch kurz auf die Therapie einzugehen.

Die meisten Luxationen lassen sich ohne wesentliche Schwierigkeiten beseitigen. Wir kennen die Repositionsmanöver nach HIPPOKRATES, nach KOCHER, nach ARLT und letztlich nach MOTH. Praktische Bedeutung haben vor allem die nach HIPPOKRATES, ARLT und KOCHER erworben. Sie stellen schonende Methoden dar, mit welchen wir fast alle Luxationen, die nicht mit Begleitverletzungen einhergehen, zum Teil ohne Narkose einrichten können (Abb.2).

Bei veralteten Luxationen wird es ohne Narkose nicht abgehen; unter Umständen auch nicht ohne das Verwenden von vorbereitenden Distraktionszügen. Ganz selten ist es notwendig, daß eine verhältnismäßig frische Schulterluxation offen reponiert werden muß. Meist sind in solchen Fällen repositionsverhindernde Begleitverletzungen vorhanden.

Ein schwieriges Problem scheint mir die Nachbehandlung zu sein. Hier gehen die Meinungen noch auseinander. Während die einen be-

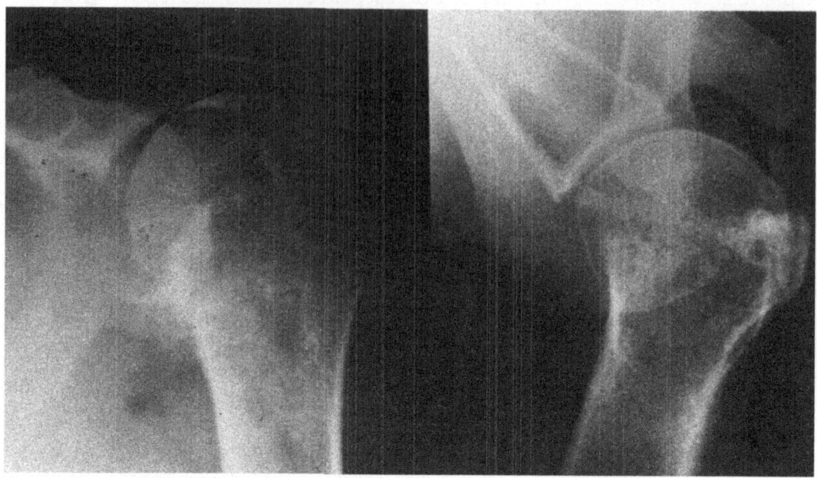

*Abb.2. Spätzustand nach Schulterluxation mit Verknöcherung im Bereich des Limbus, im subacromialen Raum und am Tuberculum majus*

haupten, man müsse sofort mit der Mobilisierung, also mit der aktiven krankengymnastischen Behandlung beginnen, sind andere für eine Ruhigstellung.

Wir wissen, daß bei jeder Luxation Kapselbandzerreißungen auftreten und daß gerade der passive Halt des Gelenkes nur dann gewährleistet ist, wenn die Vernarbung nicht zu breitflächig wird, also eine straffe Kapselbandnarbe entsteht. Es scheint daher auch bei der Schulterluxation angezeigt, nicht sofort zu mobilisieren. Es hat sich durchaus bewährt, für 8-10 Tage ruhigzustellen, am besten in leichter Abspreizung und Vorhalte oder bei den rückwärtigen Luxationen in frontaler Abspreizung, damit die Kapselbandwunde gut verheilt. In dieser Stellung bleibt auch der untere Recessus des Gelenkes entfaltet, so daß die gefürchtete Ruhesteife vermieden wird.

Wenn man das nicht tut, muß man bei dem an und für sich dysplastisch angelegten Gelenk damit rechnen, zur Ausbildung einer habituellen Schulterluxation beizutragen. Es ist kein Grund vorhanden, am Schultergelenk andere Maßstäbe anzulegen als am oberen Sprunggelenk, an welchem wir heute die Kapselbandverletzungen außerordentlich ernst nehmen. Daß in der Nachbehandlung keine Heißluft und Massage - manchmal stereotype Anordnungen - gegeben werden dürfen, ist in diesem Kreis zweifelsohne bekannt. Gefährlich ist es auch, zu früh wieder die sportliche Betätigung aufnehmen zu lassen, da es dann zu Kapselerweiterungen, einem Schlottergelenk und zur habituellen Luxation kommen kann.

Auf der anderen Seite muß die Nachbehandlung außerordentlich ernst genommen werden, nachdem das Problem der Ruhesteife an der Schulter eine gewisse Rolle spielt.

Nicht selten finden wir nach Luxationen auch Schultergelenksschmerzen im perarticulären Bereich, die in den großen Begriff der Periarthritis humero scapularis eingereiht werden.

Die Schulterluxation kann auch mit Komplikationen einhergehen, die bei der Behandlung sehr wohl beachtet werden müssen. Hier ist der Limbusabriß zu nennen. Der Limbus hat ja die funktionelle Aufgabe, die Gelenkpfanne zu erweitern. Es muß daher eine Anheilung angestrebt werden, was durch die Ruhigstellung erreicht werden kann. Dies ist für die Vermeidung der habituellen Luxation von entscheidender Bedeutung. Später sieht man dann im vorderen unteren Pfannenbereich sehr oft einen Kalk- oder Verknöcherungsschatten, der darauf hinweist, daß ein Limbusabriß stattgefunden hat, auch wenn er primär unter Umständen nicht diagnostiziert worden ist.

Schwerere Verletzungen sind die Pfannenrandbrüche. Wenn diese vorhanden sind, ist es nicht ausgeschlossen, daß sich sowohl Limbus als auch abgerissene Pfannenrandteile in das Gelenk einschlagen und damit eine gute Gegenüberstellung von Pfanne und Kopf unmöglich machen (Abb.3).

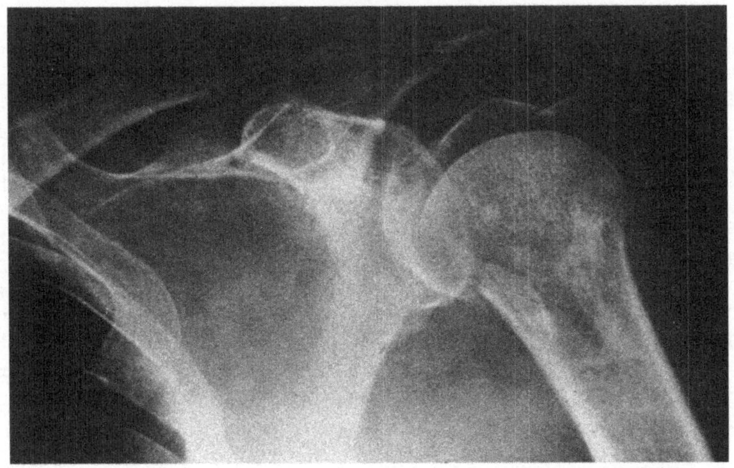

*Abb.3. Zustand nach komplettem Abriß der Rotatorenmanschette*

Es ist daher zu fordern, daß nicht nur eine anterior-posterior Röntgenaufnahme, sondern auch eine axiale Aufnahme gemacht wird. Diese sorgt manches Mal für Überraschungen. Lassen sich die Interpositionen dann nicht lösen, muß das operativ geschehen, damit ein einwandfreier Gelenkkontakt wiederhergestellt wird. Größere Ausbrüche sind dann zu verschrauben.

Weitere Komplikationen sind der Abriß des Tuberculum minor, der selten ist und häufiger der Abriß des Tuberculum major. Diese müssen ernst genommen werden. In solchen Fällen ist immer der ruhigstellende Verband in Abspreizstellung für drei bis vier Wochen notwendig. Bei der Abspreizung legt sich das Fragment meist gut an. Geschieht dies nicht oder ist es gar zwischen Humeruskopf und Acromion eingeschlagen, wird die operative Therapie notwendig. Man befestigt dann das Tuberculum mit einer Schraube, somit ist die frühe aktive Mobilisation möglich.

Diagnostische Schwierigkeiten kann der Abriß des Musculus supraspinatus oder der ganzen Rotatorenmanschette verursachen, wenn nicht im Röntgenbild knöcherne Ausrisse festgestellt sind. Unter Umständen sind zur Befestigung der ausgerissenen Sehnen operative Maßnahmen notwendig.

Auch der Abriß des Processus coracoideus wird bei der Luxation nach vorne beobachtet. Bei geringer Dislokation kann er konservativ behandelt werden, bei großer Dislokation empfiehlt sich die Eröffnung und Verschraubung des Prozessus coracoideus, da ja der hier entspringende Musculus coracobrachialis für die Funktion des Armes eine entscheidende Bedeutung hat.

Daß bei der Luxation auch Nervenschädigungen auftreten können, die Teile des Plexus befallen, vor allem aber auch den Nervus axillaris und damit einen Ausfall des Musculus deltoideus verursachen, brauche ich in diesem Kreise nur anzudeuten, ebenso wie das Vorkommen von Gefäßschädigungen.

Wichtig ist, daß die Luxationen möglichst schnell beseitigt werden, damit der unter Umständen in der Axilla auf Gefäße und Nerven wirkende Druck sofort behoben wird und somit stärkere Schäden vermieden werden. Deswegen ist man auch dazu übergegangen - und ich möchte das nur kurz anführen - daß man bei der Bergwacht auch Laien in der Einrichtung von Schulterluxationen schult, um damit einen besseren Abtransport vom Berg zu gewährleisten.

Eine wichtige, unter Umständen Schwierigkeiten verursachende Luxationsstellung ist die Luxatio erecta. Bei dieser wird der Arm steil nach oben mit federnder Fixation gehalten. Diese Luxatio erecta soll man immer in Narkose einrichten. Bei voller Erschlaffung der Muskulatur ist die Reposition meist nicht schwierig. Aber gerade diese Luxationsart kann bei schwieriger Einrichtung eine Dehnung und Zerrung des Plexus und des Gefäßstranges mit sich bringen.

Etwas Kummer verursacht die Erreichung der Wiederbeweglichkeit des Gelenkes, wenn eine gewisse Ossifikationsneigung in den parartikulären Geweben vorhanden ist. Die Beweglichkeit, vor allem im rotatorischen Sinne, kann dann unter Umständen weitgehend eingeschränkt sein. Man soll sich nicht hinreißen lassen, stärkere Verknöcherungen frühzeitig zu entfernen, sondern wenn dies notwendig wird, abzuwarten, bis die Verknöcherung vollständig abgeschlossen ist und erst dann die eine oder andere Spange entfernen. Ganz selten kommen nicht reponierbare Luxationen vor. Diese müssen offen reponiert werden.

Veraltete Luxationen sind kaum mehr mit Distraktionsverbänden oder brüsken manuellen Methoden zu reponieren, ganz abgesehen davon, daß durch die Verkürzung der Muskulatur noch bei dem Repositionsmanöver schwere Weichteilverletzungen gesetzt würden. Diese sind operativ zu behandeln.

Leider sehen wir, wenn die Schultergelenksluxation mehrere Wochen veraltet ist, immer schwere Knorpelschäden, so daß die funktionellen Ergebnisse meist getrübt sind. Unter Umständen kommt es sogar zur fibrösen Steife des Schultergelenkes, was noch mit zu dem besten funktionellen Ergebnis führen kann, wenn damit Schmerzfreiheit eintritt.

Der Vorschlag, daß man eine veraltete Schulterluxation nicht mehr einrichtet, sondern den Kopf reseziert, den Oberarmschaft in die Pfanne einstellt und die Restkapsel um den Schaft herum vernäht, kann in dem einen oder anderen Fall, je nach dem Beruf des Patienten erwogen werden. Die Gesamtergebnisse sind aber nicht gerade erfreulich. Im übrigen soll darauf hingewiesen werden, daß es auch zu partiellen oder totalen Kopfnekrosen kommen kann.

Wenn uns also die Luxation des Schultergelenkes vor keine allzu großen Aufgaben stellt - sofern es sich nicht um beachtliche Begleitverletzungen oder veraltete Fälle handelt - so ist es bei den Luxationsfrakturen vollständig anders. Es gibt erfahrene Chirurgen auf dem Gebiet der Frakturen- und Luxationsbehandlung, die die Luxationsfrakturen des Schultergelenkes mit zu den schwierigsten Problemen überhaupt zählen.

Wenn man die Luxation in gewisse Formen einteilen kann, so ist das bei den Luxationsfrakturen praktisch nicht möglich. Diese reichen von fließenden Übergängen beim Abriß des Tuberculum majus, den wir schon berücksichtigt haben, über die subcapitale Fraktur bis hin zur Frakturierung und totalen Zertrümmerung des Kopfes unter Einschluß von Scapular- oder Pfannenbrüchen.

Es wird daher für jeden Fall ein eigener Behandlungsplan aufzustellen sein. Es gibt eine ganze Reihe von Luxationsfrakturen, die durchaus konservativ behandelt werden können. Das ist der Abriß des Tuberculum majus, das ist die subcapitale Fraktur - diese kann unter Umständen eingekeilt sein und macht dann keine besonderen Schwierigkeiten. Lediglich Verkantungen der Fragmente können unter Umständen die Ab- oder Adduktion und auch einmal die rotatorischen Bewegungen einschränken. Beim alten Menschen spielt das keine allzu große Rolle. Man soll daher die Einstauchung dann auch nicht lösen. Bei jüngeren Menschen ist von Fall zu Fall zu entscheiden.

Dislozierte Frakturen verlangen die Einrichtung des Kopfes, wo es möglich ist die Einstauchung des Schaftfragmentes in den Kopf und eine gute Fixierung mittels eines Thorax-Armgipses.

Bestehen subcapitale Brüche, die wohl einzurichten, aber schlecht zu halten sind, soll man mit der Operation nicht zurückhalten. Hier hat sich die T-Platte der AO sehr gut bewährt (Abb.4).

Die gibt genügende Stabilität, also übungsstabile Verhältnisse und damit die Möglichkeit der frühzeitigen krankengymnastischen Behandlung.

Die Möglichkeiten bei Kindern und Jugendlichen, die Fragmente mit gekreuzten Kirschner-Drähten zu fixieren, dürfen nicht ver-

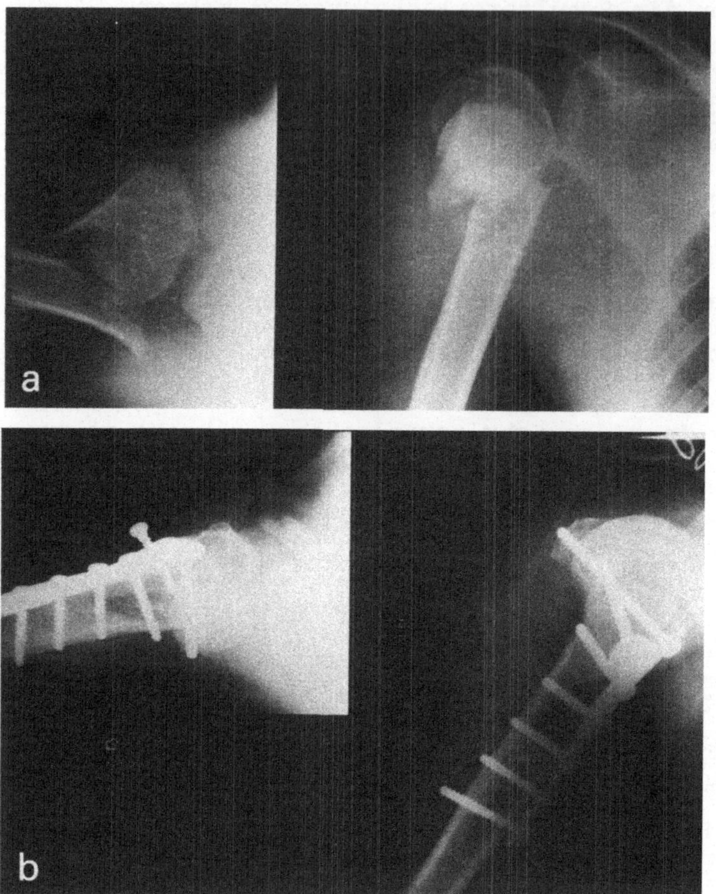

*Abb.4a. und b. (a) Subcapitale Luxationsfraktur; (b) Operative Behandlung mit T-Platte*

gessen werden. Sie stellen einen harmlosen, kleinen Eingriff dar, der auch keine Epiphysenfugenschädigung verursacht. Schwieriger sind die Luxationsfrakturen, bei denen es zur Frakturierung des Kopfes gekommen ist. Hier muß entschieden werden, ob die Kopffragmente groß genug sind, um eine T-Platte unter Umständen durch zusätzliche Einzelverschraubung noch anzubringen. Immer ist es wichtig, daß der Kopf gut eingerichtet und gut zur Pfanne hin artikulierend eingestellt wird und dann die Fraktur der Verschraubung zugeführt wird. Anders ist es bei der totalen Zertrümmerung des Kopfes. Hier kann die T-Platte in den meisten Fällen nicht verwendet werden, und dies stellt uns vor außerordentlich große Schwierigkeiten. Man wird den Kopf eventuell durch Spick-Draht-Rekonstruktion wieder weitgehend herstellen und vor allem dafür sorgen, daß die Knorpelgelenkfläche gut zusammengefügt wird. Wenn ein totaler Abriß vorliegt, ist unter Umständen das Tuberculum majus noch zusätzlich zu verschrauben. Schwierig wird nur die Stabilisierung der Trümmer zum Schaft des Humerus hin. Hier muß eventuell noch durch einen Thorax-Arm-Gips die nötige Sicherung zusätzlich geschaffen werden.

Die früher empfohlene Verwendung von Rush-pins hat sich nicht bewährt. Meist kommt es darüber zur Distraktion und wenn es zur Ausheilung der Kopffraktur kommt, bildet sich letztlich noch eine Pseudarthrose zum Schaft hin aus. Bei diesen Brüchen wurde immer wieder die Frage gestellt, ob nicht durch Exstirpation der Trümmer und Einstellung des Schaftes in die Pfanne bessere funktionelle Ergebnisse zu erzielen wären. Das ist nicht immer so. Ich kenne aber eine Reihe von Fällen, die nach Entfernung des Schultergelenkkopfes ganz hervorragende funktionelle Ergebnisse verzeichnen konnten (Abb. 5 und 6).

Neuerdings wird man in Einzelfällen versuchen, unter Umständen den Kopf mit einer Endoprothese zu ersetzen. Wir haben das früher schon mit der Judet-Prothese gemacht. Die Ergebnisse waren nicht schlecht. Sie sind aber sicherlich durch die neuen Prothesenformen noch zu verbessern, vor allem bei erhaltener Kapsel, womit ein guter Halt der Prothese zum Acetabulum hin geschaffen werden kann.

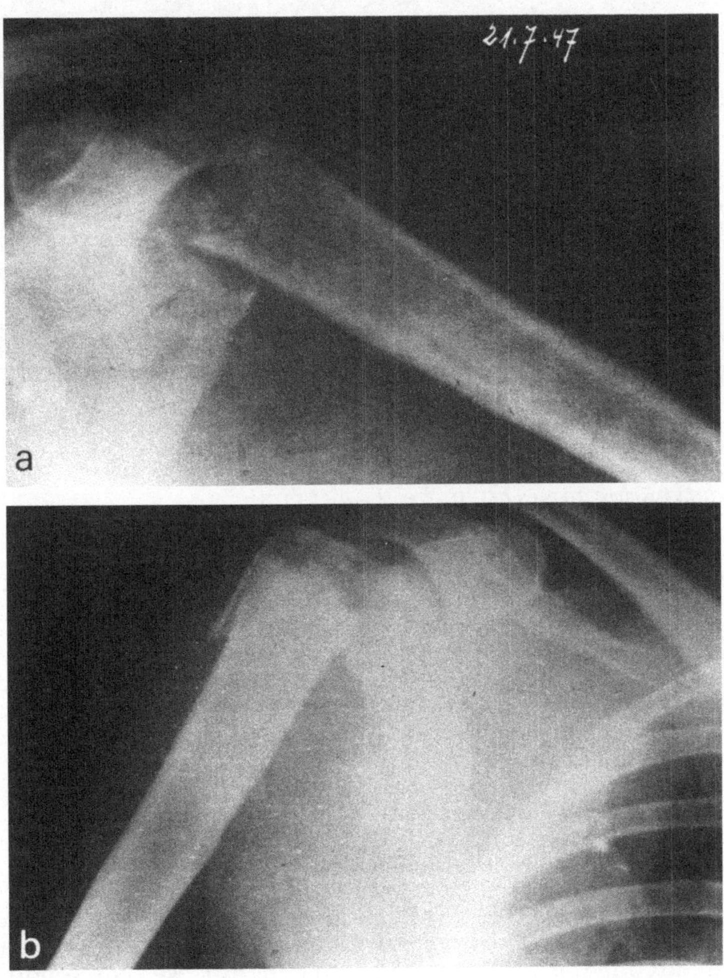


*Abb.5a. und b. (a) Resektion nach veralteter Luxation; (b) Neubildung eines Humeruskopfes, gute Funktion*

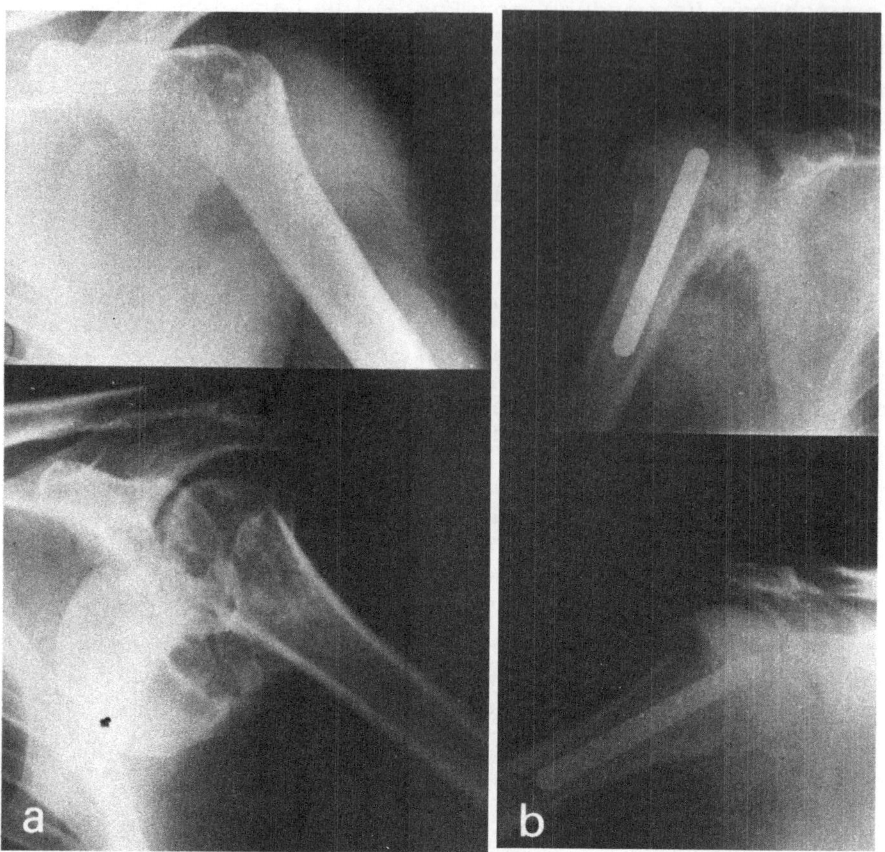


*Abb.6a und b. (a) Veraltete Luxation mit Neubildung eines Kopfes befriedigende Funktion; (b) Judet-Prothesen, 25 Jahre nach Luxationstrümmerbruch, gute Funktion*

Besondere Probleme bilden die veralteten Luxationsfrakturen. Es ist unverständlich, daß diese Frakturen, bei welchen nicht selten die Zertrümmerung des Kopfes und eine weitgehende Dislokation des Schaftes vorhanden sind, nicht diagnostiziert werden. In diesen Fällen kommt es zu einem hohen Prozentsatz zu partiellen und totalen Kopfnekrosen und vor allem zu ganz schweren Verknöcherungen in den pararticulären Weichteilen. Die Probleme der späteren offenen Reposition sind außerordentlich schwierig. Man muß die Weichteile radikal durchtrennen, die Kapsel teilweise exstirpieren, das im Acetabulum entstandene Narbengewebe ausräumen, den Kopf einrichten - und dann, so weit es möglich ist, eine feste Fixierung zum Schaft hin schaffen.

Besteht die Möglichkeit früher Mobilisation, wird man wieder eine Teilbeweglichkeit erwarten können. Ist jedoch eine längere Fixation notwendig, so muß man mit einer weitgehenden Steife, die unter Umständen auch schmerzhaft ist, rechnen. Dazu kommt noch, daß Teile des Schultergelenkkopfes devitalisiert sein können und dann der Knorpelüberzug schwer degeneriert, so daß im Röntgenbild auch der schwere Umbau des Kopfes deutlich festgestellt werden kann. Sollte in solchen Fällen noch eine Teilbeweglichkeit erreicht werden, so bilden sich in diesen Gelenken sehr rasch Arthrosen aus, die sehr schmerzhaft sind. Dann ist es eventuell notwendig, den Kopf zu resezieren oder eine Arthrodese anzustreben, was bei jungen Patienten immer das vorteilhafteste ist.

Zusammenfassend kann ich also sagen: Die Behandlungen der Luxationen des Schultergelenkes sind im großen und ganzen problemlos, die Luxationsfrakturen sind dagegen außerordentlich schwierig zu behandeln und die funktionellen Endergebnisse sind nicht immer erfreulich.

Entscheidend ist, daß die Diagnose sofort gestellt wird und auch die sofortige Behandlung einsetzt, die in den meisten Fällen die operative Therapie erfordert. Es kann eine konservative Behandlung ein noch so gutes Repositionsergebnis zeigen, die weitgehende Steife des Gelenkes ist nicht zu vermeiden, wenn, um die Konsolidierung der Fraktur zu erreichen, eine längere Ruhigstellung notwendig wird.

Diese kann am besten vermieden werden durch operative Rekonstruktion und frühe Mobilisation.

O. Russe, Innsbruck

## Verrenkung der Schulter mit Bruch des Oberarmhalses

Verrenkungen des Oberarmkopfes mit Bruch am anatomischen Hals sind irreponibel, wenn das Kopffragment durch eine nur kleine Lücke wie durch ein Knopfloch aus der Gelenkkapsel herausgestoßen wurde. Auch wenn das kleine Kopffragment in der Kapsel verblieben ist, aber um 180° gedreht ist, also mit seiner Gelenksfläche nach lateral sieht, sind konservative Einrichtungsversuche nach unserer Erfahrung vergebens.

Bei blutiger Einrichtung sind wegen der hochgradigen Störung der Blutversorgung regelmäßig eine Nekrose des kleinen Kopffragmentes und eine wesentliche Beeinträchtigung der Gelenksbeweglichkeit zu erwarten. Wird die Verrenkung belassen oder bloß das Kopffragment entfernt, kann es auch zu keiner vollen Wiederherstellung der Funktion kommen, mögen auch einzelne Fälle relativ befriedigende Ergebnisse zeitigen.

Seit 1950 wird der alloplastische Ersatz des Oberarmkopfes bei derartigen irreponiblen Verrenkungsbrüchen empfohlen. Seit 1954 verwendet K. CHIARI eine von ihm entworfene Kunstharz-Endoprothese, die sich auch bei uns in einer Reihe von Fällen gut bewährt hat. Die Operation soll möglichst bald nach dem Unfall erfolgen.

Chiaris Endoprothese ist der ursprünglichen Judet-Schenkelkopf-Prothese ähnlich, nur ist der Stiel etwas dünner und am Kopfteil ist ein Segment abgeschnitten. Bei Bruch im anatomischen Hals legt sich das Tuberculummassiv schlüssig an diese Schnittfläche an. Bei Bruch im chirurgischen Hals sind gewöhnlich die Tubercula so weit erhalten, daß sie sich durch Nähte gut adaptieren lassen. Gerade die Erhaltung der Muskelansätze am Tuberculummassiv ist für die spätere Funktion der Schulter von großer Bedeutung. Die sogenannte Rotatorenmanschette bleibt auf diese Weise erhalten oder wird funktionsgerecht rekonstruiert. Bei traumatischem Abriß des M. subscapularis ist die Sehne dieses Muskels wieder am Tuberculum minus zu inserieren. Der operative Zugang zur Exstirpation des Kopffragmentes erfolgt durch den Sulcus deltoideopectoralis, der m. subscapularis wird gewöhnlich nach Anschlingung mit Haltefäden temporär durchtrennt. Nach eventueller Anpassung des Oberarmschaftes und genügender Erweiterung des Markraumes wird die Prothese in den Markraum eingetrieben.

Mit aktiven Abduktionsübungen wird nach einer Woche bzw. nach 3 Wochen begonnen, je nachdem ob die Tubercula mit dem Schaft in knöcherner Verbindung geblieben waren oder nicht.

Fallbericht: ein 39jähriger Arzt stürzte auf einer Bergtour im Schneesturm 20 Meter über eine Schneewächte ab. Am Unfallstag in Narkose durchgeführte Repositionsversuche blieben erfolglos. Das Kopffragment war im Gelenk um $180^{\circ}$ gedreht, die Knorpelfläche zeigte nach lateral. 18 Tage nach dem Unfall wurde die Kunstharz-Endoprothese eingesetzt. Es wurde nicht nur vollkommen freie Beweglichkeit der Schulter erzielt sondern auch volle Sportfähigkeit. Der Verletzte macht nach dem Unfall wieder schwere Klettertouren, er erstieg das Matterhorn und kann sein ganzes Körpergewicht im Klimmzug hochziehen.

W. Glinz, Zürich

# Luxationsfrakturen des Humerus

## Bemerkungen zur Diagnose und Therapie

Der Abriß des Tuberculum majus im Rahmen einer Schulterluxation ist eine recht häufige Begleitverletzung. Die Behandlung und auch die Prognose sind aber ähnlich derjenigen der Schulterluxation allein. Der Begriff "Luxationsfraktur" sollte solche Knochenabrisse oder -absprengungen nicht einschließen und sich beschränken auf die Kombination einer Schulterluxation mit einer durchgehenden Fraktur durch den proximalsten Humerusabschnitt. Es besteht dabei eine Humeruskopffraktur im Bereich des Collum anatomicum oder des Collum chirurgicum, eine Spaltfraktur oder - im schlimmsten Fall - eine Trümmerfraktur des Humeruskopfes.

Diagnostisches Problem: Die hintere Luxationsfraktur

In den meisten Fällen klärt das Röntgenbild die Diagnose. Eine diagnostische Fallgrube besteht jedoch bei der hinteren Luxationsfraktur. Es ist wohl bekannt, daß die a.p.-Röntgenaufnahme den Humeruskopf bei der hinteren Schulterluxation fälschlicherweise in der Pfanne vermuten läßt. Es bestehen aber doch klare klinische Zeichen, die eine Luxation vermuten lassen. Bei der hinteren Luxationsfraktur sind diese klinischen Hinweise viel schwieriger festzustellen: Die falsche Achse des Humerus kann wegen des durch die Fraktur größeren Hämatom oft nicht mehr nachgewiesen werden, zumal dann, wenn schon einige Zeit seit dem Unfall zurückliegt. Die "psychologische" Schwierigkeit besteht aber darin, daß man sich mit der Diagnose der Fraktur zufrieden gibt, weil diese leicht auf dem Röntgenbild sichtbar ist und die Beschwerden des Patienten ja erklärt. Das Anfertigen einer axialen Röntgenaufnahme wird oft unterlassen, da sie für den Patienten sehr schmerzhaft sein kann.

Die genaue Betrachtung des a.p.-Röntgenbildes läßt aber in all diesen Fällen eine Innenrotation des Kopfes erkennen (Abb.1). Dieses Symptom sollte beachtet werden und verlangt unbedingt eine zusätzliche axiale Schulteraufnahme, auch wenn deren Durchführung mühsam ist. Ist eine solche gar nicht möglich, kann unter Umständen auch eine schräge Schulteraufnahme die Situation klären (4).

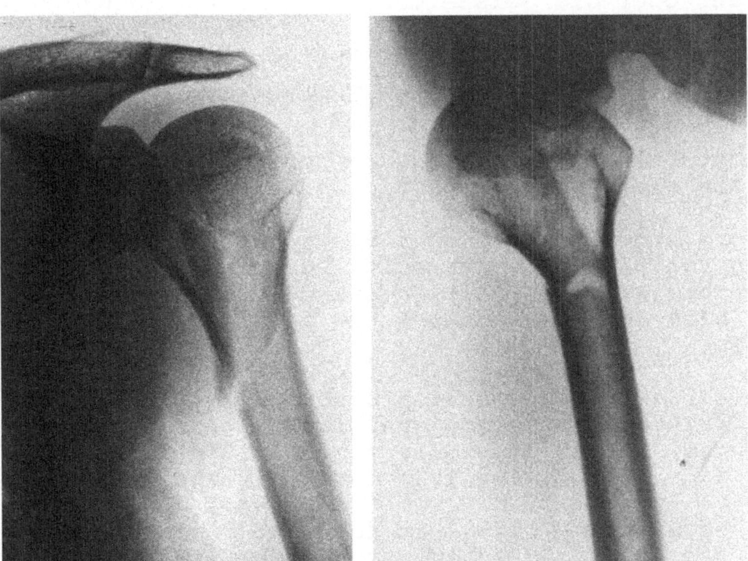

*Abb.1. Hintere Luxationsfraktur, Kopf in der a.p.-Aufnahme scheinbar in der Gelenkpfanne. Auffallend jedoch die vermehrte Innenrotation des Humeruskopfes*

Die geschlossene Reposition

Unsere Grundeinstellung bei der Humerusluxationsfraktur ist eindeutig konservativ. Dies nicht zuletzt auch deswegen, weil es sich in den meisten Fällen um eine Verletzung des höheren Lebensalters handelt. Die Gefahr der aseptischen Humeruskopfnekrose ist bei der operativen Freilegung überdies eindeutig größer (5).

Die geschlossene Reposition von Luxationsfrakturen ist nicht einfach. Sicher gibt es Fälle, bei denen eine geschlossene Reposition unmöglich ist, z. B., wenn das Hauptfragment des Kopfes durch einen Kapselriß völlig außerhalb des Gelenkraumes zu liegen kommt. Wir waren bei der Durchsicht der Krankengeschichte aber doch überrascht, daß es in unserem Krankengut bei 16 Luxationsfrakturen (im engeren Sinne) nur ein einziges Mal nicht gelungen ist, den Kopf geschlossen zu reponieren. 15 Repositionsversuche waren also mit viel Geduld und unter Berücksichtigung der unten angegebenen Technik erfolgreich.

Die Voraussetzungen dazu: Narkose mit Muskelrelaxation und Reposition sofort, so früh wie möglich nach dem Trauma.

Große Gewaltanwendungen, wie sie früher üblich waren, müssen dabei vermieden werden. Im alten Schrifttum finden sich schauerliche Berichte über Repositionsmethoden mit Flaschenzügen oder mit der Muskelkraft von 5 bis 10 Männern. GUÊRIN und MALGAIGNE sahen dabei je einmal den Ausriß des ganzen Armes. Grobe Gewalt ist bei der Luxationsfraktur besonders gefährlich, da dabei die Nerven oder die Gefäße verletzt werden können.

Die Repositionstechnik bei der hinteren Luxationsfraktur:

1. Druck auf den luxierten Humeruskopf von hinten nach vorne, während
2. unter leichtem Zug nach unten am im Ellbogen abgewinkelten Arm dieser langsam außen rotiert wird.

Unser Vorgehen entspricht also nicht ganz der klassischen Beschreibung von BELL (1), der seine vorgeschlagene Technik übrigens nur an einem einzigen Fall angewandt hat. In allen unserer 4 Fälle mit hinterer Luxationsfraktur gelang die Reposition auf diese Weise.

Dieses Repositionsprinzip beruht also nicht so sehr auf dem Zug; die Fraktur soll nicht gänzlich distrahiert werden, um eine Rotation am Arm auf den luxierten Kopf übertragen zu können. Wichtig ist dabei der zusätzliche Druck auf den Kopf von außen.

Dieses Prinzip wenden wir auch für die häufigere vordere Luxationsfraktur; wir scheuen uns sicher auch nicht, vorerst die Technik nach KOCHER zu versuchen, wobei in diesem Fall der Zug ebenfalls nicht stark sein darf, um noch eine Rotationsübertragung auf den Kopf zu ermöglichen. Führt dieses Vorgehen nicht zum Erfolg, dann wenden wir stärkeren Zug an, unter Umständen mit einem Tuch in der Axilla als Gegenzug. In keinem Fall mußten wir die von BÖHLER (2) für die vordere Luxationsfraktur im Collum anatomicum angegebene Technik anwenden, die den Zug des

Armes senkrecht nach oben unter Gegendruck auf das Acromion vorsieht.

Alle Repositionsversuche sollten sanft und mit viel Geduld geschehen. Als wesentliches Repositionsergebnis erachten wir nicht eine gute Stellung der Fraktur, sondern natürlich die Reposition des Kopfes in die Schultergelenkspfanne.

In einem von 16 Fällen mit großem, abgesprengtem Kopfkalottenfragment gelang der Repositionsversuch 1 Tag nach dem Unfall nicht. Wir haben in diesem Fall offen revidiert und fanden es notwendig, primär eine Neer-Prothese einzusetzen.

## Komplikationen

Arterielle Begleitverletzungen haben wir in unserem Krankengut nicht beobachtet. Eine interessante Komplikation, die in der Literatur kaum erwähnt wird, trat bei einer 80jährigen Patientin auf: Drei Wochen nach der Reposition einer vorderen Luxationstrümmerfraktur kam es zur Ausbildung einer Venenthrombose mit Schwellung des ganzen Armes.

Eines der Argumente für die Restriktion der operativen Freilegung auf Fälle, die konservativ nicht reponiert werden können, ist die Gefahr der aseptischen Humeruskopfnekrose. Diese sehr seltene Komplikation läßt sich aber auch bei konservativer Behandlung, vor allem bei Frakturen im Collum anatomicum, nicht völlig vermeiden (Abb.2).

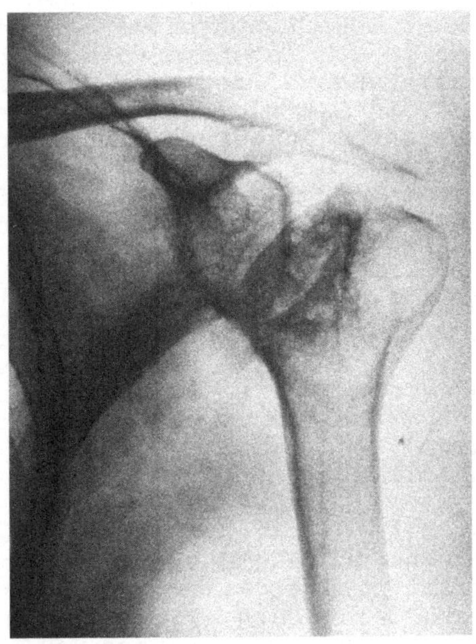

*Abb.2. Aseptische Humeruskopfnekrose nach vorderer Luxationsfraktur im Collum chirurgicum, 6 Jahre nach dem Trauma*

Literatur

1. BELL, H. M.: Posterior fracture-dislocation of the shoulder. A method of closed reduction, a case report. J Bone Jt Surg. 47 A 1521-1524 (1965).
2. BÖHLER, L.: Die Behandlung von Verrenkungsbrüchen der Schulter. Dtsch. Z. Chir. 219, 238-245 (1929).
3. MATZEN, P. F.: Zur Behandlung der Luxationsfraktur des proximalen Humerus. Zbl. Chir. 27-52, 1176-1186 (1954).
4. MC LAUGHLIN, H. L.: Posterior dislocation of the shoulder. J. Bone Jt Surg.34 A,584-590 (1952).
5. DE MOURGUES, G., RAZEMON, J. P., LECLAIR, H. P., COMTET, J. J., SUARES, H.: Les fractures-luxations de l'épaule. Rev. Chir. orthop. 51 151-165 (1965).
6. DE MOURGUES, G., FISCHER, L., SCHUHL, J. F.: Les fractures-luxations postérieures de l'extrémité supérieure de l'humérus. Rev. Chir. orthop. 60, 365-376 (1974).

E. Trojan, Wien

# Die konservative Behandlung der Verrenkungsbrüche des Oberarmkopfes

Die Verrenkungsbrüche des Schultergelenkes mit Bruch im anatomischen oder chirurgischen Hals können unter günstigen Umständen konservativ behandelt werden und zu guten Ergebnissen führen. LORENZ BÖHLER hat eine Methode angegeben, bei der der Oberarmkopf im Schraubenzug eingerichtet und der Verrenkungsbruch anschließend auf der Abduktionsschiene unter Zug ruhiggestellt wird. Es war nun interessant zu untersuchen, wie oft die konservative Behandlung gelingt und wie die Spätergebnisse sind. Hierzu wurden aus den Arbeitsunfallkrankenhäusern Österreichs und aus der Lehrkanzel für Unfallchirurgie I, Wien, 15 einschlägige Fälle gesammelt und nachuntersucht, über die in Kürze berichtet werden soll.

Im Krankengut des Arbeitsunfallkrankenhaus Wien XII wurden 80 Verrenkungsbrüche der Schulter gesammelt, von denen aber nur 8 (10%) konservativ eingerichtet und weiterbehandelt werden konnten. Unter den übrigen befinden sich aber auch Patienten, bei denen z. B. wegen des hohen Alters eine Reposition gar nicht versucht wurde, so daß der Prozentsatz der konservativ reponierbaren Fälle höher liegen dürfte.

Von den 15 Fällen konnte 10 mal das Repositionsergebnis im Desault-Verband aufrecht erhalten werden. Die Reposition erfolgte 1 mal in untypischer Weise in Narkose durch Zug am Arm senkrecht nach oben, bei gebeugtem Ellenbogengelenk. Die Fälle mit geringer Verschiebung wurden nach ARLT reponiert. Bei stärkerer Verschiebung des Kopfbruchstückes wurde nach dem Prinzip von HIPPOKRATES eingerichtet; dabei wurde manchmal nicht die Ferse als Widerlager benützt, der Oberarmkopf wurde vielmehr über die in der Achselhöhle eingelegte Faust sehr vorsichtig in die Pfanne gehebelt. In 8 Fällen gelang die Reposition ohne Schwierigkeiten. 2 mal kam es bei der Reposition zur Lösung des vorher unverschobenen kleinen Kopfbruchstückes. Durch nochmalige Repositionsmanöver konnte in beiden Fällen der Oberarmkopf doch noch an die richtige Stelle gebracht werden. In beiden Fällen entwickelte sich eine aseptische Kopfnekrose.

Die Dauer der Ruhigstellung im Desault-Verband richtet sich nach der Größe der Verschiebung des Kopfbruchstückes: Bei geringer Verschiebung wurde nur 2-3 Wochen, bei stärkerer Verschiebung 4-6 Wochen ruhiggestellt und dann mit aktiven Bewegungsübungen begonnen.

Bei 5 Fällen war wegen der Instabilität des Verrenkungsbruches eine Reluxation im Desault-Verband zu befürchten. Deshalb wurden nach der Reposition andere Methoden der Ruhigstellung zur Anwendung gebracht. 2 mal wurde nach der Methode von BÖHLER behandelt und der Arm durch 6 Wochen auf Abduktionsschiene mit Heftpflasterzug gelagert. In 2 anderen Fällen wurde der Arm mittels Extension am Olecranondraht mit 2-4 kg durch drei Wochen ruhiggestellt und anschließend für 2 und 4 Wochen ein Desault-Verband angelegt. Bei einer Patientin schließlich wurden die Bruchstücke nach der Reposition durch 3 percutan eingeführte Bohrdrähte fixiert und ein Desault-Verband für 6 Wochen getragen. Der letzte Fall wurde den konservativ behandelten Fällen zugezählt, weil auch hier konservativ reponiert werden konnte und nur mit einer percutanen Bohrdrahtfixation ohne Eröffnung der Bruchstelle weiterbehandelt werden konnte. In keinem der 15 Fälle kam es zu einer Reluxation während der Behandlung.

Die 15 Patienten wurden nach 6 Monaten bis 15 Jahren nachuntersucht. 13 hatten ein ausgezeichnetes Ergebnis mit freier oder fast freier aktiver Beweglichkeit der verletzten Schulter ohne stärkere Beschwerden. Der Arm war wieder voll gebrauchsfähig. 2 Verletzte hatten ein schlechtes Ergebnis: Bei einer 66 und einer 76jährigen Patientin kam es zur aseptischen Nekrose des relativ kleinen Kopffragmentes mit starker schmerzhafter Schultercontractur. In beiden Fällen war das Kopfbruchstück primär nicht verschoben, es kam bei der Reposition zur Lösung des Bruchstückes, der Oberarmkopf konnte aber durch weitere Repositionsmanöver doch noch in die Pfanne gebracht werden.

Aus diesen Nachuntersuchungsergebnissen kann man den Schluß ziehen, daß bei diesen Verrenkungsbrüchen jedenfalls ein konservativer Repositionsversuch in der geschilderten Weise gerechtfertigt ist und versucht werden soll. Die Spätergebnisse dieser konservativ behandelten Fälle sind in der Regel gut. Die Prognose kann naturgemäß durch das Auftreten der aseptischen Kopfnekrose eines kleinen Kopfbruckstückes verschlechtert werden.

W. Ott, Feldberg

# Die Reposition der Schulterluxation nach ARLT

Unter den vielfachen in der Literatur angegebenen Methoden zur Reposition der Schulterluxation eignen sich nur wenige zur Durchführung ohne Vorbereitung und ohne Narkose. Zu diesen gehört das von ARLT 1941 angegebene Verfahren; ich selbst habe es vor bald zwanzig Jahren als Gastarzt an der Wiener Klinik von Herrn Prof. RUSSE gelernt und bin dafür heute noch dankbar.

Der Verletzte sitzt dabei auf einem beliebigen Stuhl, nach Möglichkeit seitlich von der Lehne gestützt. Man führt unter ablenkendem Gespräch mit dem Patienten den Arm bei gebeugtem Ellbogen in die schmerzhafte Idealstellung. Dabei wird ein ganz leichter, keineswegs ruckartiger Zug ausgeübt. Am wichtigsten ist die psychische Führung des Patienten, der ja meist auf grobe Manöver des "Einrenkens" wartet und deshalb mehr aus Angst als wegen der Schmerzen verspannt. Leichte rotierende Bewegungen im Ellbogengelenk unterstützen das Vorgehen. Oft rutscht der Humeruskopf nach wenigen Sekunden, manchmal aber auch erst nach mehreren Minuten in die Pfanne. Wenn es länger dauert, verliert meist der Arzt schon vor dem Patienten die Geduld. Das Röntgenbild zeigt den Arm über der Lehne eines normalen Stuhles, die aber keineswegs als Hypomochlion fungiert. Anschließend das Ergebnis von etwas Geduld auf beiden Seiten. In unserem Material hat die Art der Luxation nach vorne oder nach unten keinen Einfluß auf das Gelingen, andere Luxationsformen kamen nicht vor. Das abgerissene Tuberculum majus war ebenfalls ohne Bedeutung.

FRANK konnte im Unfallkrankenhaus Wien 82% seiner Fälle auf diese Art einrichten. Unser Ergebnis (Tabelle 1) ist nicht ganz so günstig. Allerdings handelte es sich bei uns vorwiegend um Skiunfall-Verletzte nach teilweise langen, unterkühlenden und sehr schmerzhaften Akia-Transporten.

Tabelle 1. Unfallpraxis Feldberg/Schwarzwald

| 100 Schulterluxationen 1971 - 1975 | |
|---|---|
| Repositionen nach ARLT | 61 |
| Repositionen in Narkose nach Arltversuch | 21 |
| Repositionen in Narkose primär | 16 |
| Stationäre Einweisung zur Reposition | 2 |

Aus einer durchgehenden Serie von 100 Luxationen konnten 61% mühelos nach ARLT reponiert werden, bei 21 Fällen mußte nach Mißlingen dieser Methode in Narkose eingerichtet werden. 16 Patienten wurden aus verschiedenen Gründen sofort in Narkose eingerichtet, zwei Schulterluxationen wurden zur Reposition stationär eingewiesen.

Die Arltsche oder ähnliche Methoden sind mit Sicherheit frei von iatrogenen Schäden und ohne den Aufwand der Anaesthesie und ihrer Vorbereitung. Vielerorts werden sie routinemäßig angewendet, an manchen Kliniken und auch in der Literatur vernachlässigt. Aus diesem Grund erscheint mit dieser kurze Hinweis gerechtfertigt.

Literatur

1. ARLT: Chirurg 13, 416 (1941).
2. FRANK: Chir. Praxis 3, 385 (1959).

J. Poigenfürst, Wien

# Die hinteren Schulterverrenkungen

In der Literatur über die hintere Schulterverrenkung finden sich zwei Feststellungen:

1. daß sie selten sei und
2. daß sie oft übersehen würde.

Ich kann diese beiden Behauptungen nicht entkräften, glaube aber, daß sich aus ihnen interessante Schlüsse ergeben.

Zunächst zur Häufigkeit: In der internationalen Literatur finden sich unter 2 308 mitgeteilten Schulterverrenkungen nur 44 hintere, das entspricht einem Prozentsatz von 1,9%, wobei je nach Autor die Streuung 0,48 bis 4,1% beträgt.

Bei Betrachtung von 4 Patientengruppen aus Wien stellt man eine auffalllende Übereinstimmung fest: (Tabelle 1)

Tabelle 1. Häufigkeit der hinteren Schulterverrenkung

| Literatur international | | | | | | |
|---|---|---|---|---|---|---|
| 2 308 Luxationen, davon 44 hintere = 1,9% (0,48 - 4,1%) | | | | | | |
| Material aus Wien | | | | | | |
| SALEM | (1951) | 328 | Luxationen, davon | 5 | hintere = | 1,3 % |
| UKH XX | (1927-1956) | 1 845 | Luxationen, davon | 23 | hintere = | 1,3 % |
| UKH XX | (1957-1973) | 2 008 | Luxationen, davon | 26 | hintere = | 1,29% |
| UKH I | (1971-1975) | 328 | Luxationen, davon | 4 | hintere = | 1,2 % |

SALEM hatte 1,3% hintere Luxationen. Im Unfallkrankenhaus Wien 20, waren es in den 30 Jahren von 1927 bis 1956 und in den 17 folgenden Jahren ebenso viele. Schließlich zeigt unser eigenes Material aus der Lehrkanzel für Unfallchirurgie I praktisch die gleiche Häufigkeit. Ich habe die letzten drei Patientengruppen bearbeitet, das sind insgesamt 4 181 Schulterluxationen, davon 53 hintere Luxationen oder Luxationsfrakturen, oder 1,4%.

Man sollte meinen, daß diese Konstanz der Häufigkeit über viele Jahre in verschiedenen Krankenhäusern auf das Vorliegen eines spezifischen Verletzungsablaufes oder einer konstitutionellen Komponente hinweise.

Auch die 2. Behauptung stimmt, daß die Verletzung nämlich häufig übersehen würde. Allerdings war die Mehrzahl der Patienten mit veralterten Luxationen nicht rechtzeitig zum Arzt gegangen oder hatte bewußt falsche Angaben gemacht. Es kommt nun eine dritte Feststellung dazu, daß nämlich bei keiner anderen Verletzung der Unfallhergang vom Patienten so oft verschleiert oder falsch angegeben wird, wie bei der hinteren Schulterluxation.

Dafür ein Beispiel:

Ein 26 Jahre alter Mann kommt am 22. 12. 1970 in das Unfallkrankenhaus und gibt an, daß er sich zwei Tage vorher bei einem Sturz von der Toilettenmuschel eine Verletzung der linken Schulter zugezogen hätte. Die Abbildung zeigt die hintere Luxation mit Impression, die auf konservativem Wege behandelt werden konnte. Anläßlich einer Kontrolluntersuchung am 12. 1. 1971 gibt der Verletzte an, daß er sich bereits beim ersten Unfall auch die rechte Schulter verletzt hätte und seitdem Schmerzen hätte. Die Eltern - an sich vernünftige Leute - machen uns heftige Vorwürfe, weil wir diese Verletzung damals übersehen hätten. Glücklicherweise verfügt das Krankenhaus über eine Lungenaufnahme des Verletzten, auf der man eindeutig die rechte Schulter als unverletzt erkennen kann. Die Familie wird daraufhin näher befragt und es stellt sich heraus, daß in beiden Fällen die Ursache für die Verletzung ein epileptischer Anfall des Sohnes war und daß der Vater den Sohn im Anfall gefesselt hätte, um Verletzungen zu vermeiden. Die Familie steht unter dem Eindruck, daß nun der Vater wegen Körperverletzung angezeigt würde und hat aus diesem Grund den Unfallhergang unrichtig angegeben.

Ähnliche Zusammenhänge mögen in manchen Fällen ein Grund für die Verschleierung sein. Bei anderen liegt aber sicher die Angst vor dem Erkanntwerden als Epileptiker zugrunde. Da ich alle Fälle des Unfallkrankenhauses aus einem Zeitraum von 47 Jahren überprüft habe, konnte ich einige Patienten finden, die mehrmals mit der gleichen Luxation, die jeweils angeblich die erste war, in Behandlung kamen und erst auf Befragen zugaben, daß es sich um ein Anfallgeschehen gehandelt hatte.

Wie gliedern sich nun die Verletzungsursachen. Bei 10 Fällen war ein Sturz auf ebenem Boden die Ursache. Bei 8 Verletzten handelte es sich um Autounfälle und zwar fast immer um das Anfahren als Lenker an einen Baum. 13 Patienten waren aus größerer Höhe oder von fahrenden zweispurigen Fahrzeugen gestürzt. 15 mal lag ein Krampfanfall zugrunde und bei 5 Verletzten war der Unfallhergang fraglich, vermutlich handelte es sich auch bei ihnen um einen epileptischen Anfall.

Wenn man sich die anatomische Situation vergegenwärtigt, kommt man zum Schluß, daß zwei Grundmechanismen in Frage stehen.

1. Die maximale Innenrotation im Krampfanfall durch Überwiegen

des Latissimus dorsi über alle anderen Muskelgruppen oder durch gewaltsames Innendrehen beim Verreißen des Lenkrades.

2. Eine gewaltsame Längsstauchung des erhobenen Armes in der ventro-dorsalen Richtung.

Je nach Armstellung kommt es zur reinen Luxation oder zum Verrenkungsbruch. Je mehr gesenkt, abduziert und außenrotiert der Arm ist, um so schwerer die zusätzliche Fraktur. Die Palette reicht daher von der willkürlichen Luxation über die traumatische Luxation zur Verrenkung mit Kopfimpression mit oder auch ohne Abbruch des Tuberculum minus bis zur Luxation mit Spaltung des Kopfes und subcapitalem Bruch (Tabelle 2).

Tabelle 2. Verrenkungsformen bei 54 Fällen

| | |
|---|---|
| Willkürliche Luxation | 2 |
| Traumatische Luxation | 19 |
| Luxation mit Kopfimpression | 15 |
| Luxation mit Bruch des Tuberculum minus | 5 |
| Luxation mit Pfannenbruch | 2 |
| Luxation mit Kopf- und Schaftbruch | 10 |

Für die Behandlung ist das Alter der Verletzung ausschlaggebend. Bei frischen Fällen kommt man fast immer mit der Reposition nach ARLT und Ruhigstellung im Desault-Gipsverband aus. Bei nicht frischen Fällen ist manchmal die Reposition in Narkose nach HIPPOKRATES oder die Dauerextension am Olecranondraht notwendig. Über die Operationsmethoden bei nicht frischen Verrenkungen wird Herr Prof. SPÄNGLER sprechen.

W. Spier und C. Burri, Ulm

# Alloplastischer Ersatz des Schulterkopfes bei Luxations- oder Trümmerfraktur

Die befriedigenden Ergebnisse der Hüftendoprothetik ermutigten in den letzten Jahren wieder Versuche, auch andere Gelenke alloplastisch zu ersetzen.

Die besonderen Probleme der Alloplastik an der Schulter sind augenfällig. Während an der Hüfte die Muskeln weit entfernt vom künstlichen Hüftkopf ansetzen, sind die wichtigen Drehmuskeln der Schulter an den Tubercula, also unmittelbar distal des anatomischen Halses fixiert. Man muß also entweder die Tubercula erhalten oder die Rotatoren unmittelbar am Implantat befestigen.

Alloprothesen an der Schulter sind erst seit etwa 25 Jahren bekannt. Wir verwenden eine Prothese aus Polyacetalharz. Sie ist dem Knochen isoelastisch, d. h. der Prothesenstiel weist annähernd gleiche Steifigkeit auf wie der umgebende Knochen. Der Prothesenstiel wird nach Aufbohren des Markraumes exakt in den distalen Humerusstiel eingepaßt und mit einer quer durch Knochen und Prothese eingelegten Corticalisschraube befestigt. Die Verwendung von Knochenzement ist unnötig.

Wir beschränkten die Indikation zum Einsetzen einer Oberarmkopfprothese zunächst auf semimaligne und maligne Tumoren des proximalen Oberarmendes, wenn Metastasen fehlen und der Tumor lokal gut abgrenzbar ist. Die befriedigenden Ergebnisse dieses Verfahrens veranlaßten uns, in vier Fällen eine Oberarmkopfprothese auch bei Patienten mit schweren Luxationsfrakturen und Zertrümmerungen des Oberarmkopfes einzusetzen. Wir gingen davon aus, daß bei der Luxationsfraktur der Kopf nekrosegefährdet ist und bei der Trümmerfraktur eine auch nur annähernd anatomische Rekonstruktion nur selten gelingt. Die Nachuntersuchung erfolgte bei zwei Patientinnen nach knapp zwei Jahren, bei den anderen beiden lag der Eingriff erst wenige Monate zurück (Tabelle 1). Die Wundheilung verlief stets primär, eine Luxation der Prothese trat nicht auf. Bei einer Patientin besteht vier Monate postoperativ noch immer eine isolierte Deltoideusparese als Folge der Luxationsfraktur. Bei allen Nachuntersuchten fällt eine ausgeprägte Bewegungseinschränkung auf, wobei seitliche Elevation mit festgestelltem Schulterblatt und Außenrotation besonders behindert sind. Eine Verletzte äußert starke Beschwerden. Ihr Röntgenbild zeigt eine knöcherne Einmauerung des Prothesenkopfes. Nur eine Patientin ist subjektiv voll zufrieden mit dem Ergebnis. Auch sie hat eine Einschränkung der Schulterbeweglichkeit.

Das Hauptproblem der Prothesenversorgung liegt in der Fixation der traumatisierten Rotatorenmanschette. Wir versuchen zwar, schalenförmige Fragmente auf die Prothese aufzuschrauben, Verkalkungen in der Kapsel und in den Rotatorenansätzen sind jedoch unvermeidlich und behindern die Funktion. Demgegenüber bietet die Befestigung des Prothesenstieles im Oberarmschaft mit einer Corticalisschraube keinerlei Schwierigkeiten.

Nach unseren Erfahrungen müssen wir empfehlen, die Indikation zum Einsetzen einer Kopfprothese bei Luxations- und Trümmerfrakturen des proximalen Oberarmendes mit äußerster Zurückhaltung zu stellen. Die Methoden der Wahl sind die anatomische Rekonstruktion und Fixation der Fraktur oder die frühfunktionelle konservative Behandlung. Auf die Möglichkeit einer Spätarthrodese sei hingewiesen. In der Tumorchirurgie dagegen wird die Alloprothese an der Schulter nach unserer Überzeugung ihren Platz behalten und festigen.

Tabelle 1

| Pat. | Alter | Geschl. | Diagnose | Intervall zur NU | subj. | Beweglichkeit seitwärts | Außrot. | Innenrot. |
|---|---|---|---|---|---|---|---|---|
| KA | 62 | weibl. | Trümmerfr. | 22 Mon. | gut | 70 | 30 | 25 |
| MK | 72 | weibl. | Trümmerfr. | 21 Mon. | schlecht | 30 | 20 | 10 |
| SA | 49 | weibl. | Lux.frakt. | 4 Mon. | mäßig | 60 | 0 | 60 |
| HE | 70 | weibl. | Lux.frakt. | 4 Mon. | mäßig | 55 | 35 | 25 |
| | | | | Gegenseite (Ø): | | 90 | 80 | 60 |

H.-J. Gronert und M. Weigert, Berlin

# Erste Erfahrungen mit der W.-G.-Schultergelenks-Totalprothese

Veraltete Verrenkungen und Verrenkungsbrüche des Schultergelenkes sowie Trümmerbrüche des Oberarmkopfes lassen den Wunsch nach einer Totalprothese für das Schultergelenk aufkommen.

Die von uns entwickelte Prothese berücksichtigt folgende Anforderungen:

1. Schmerzfreie Beweglichkeit bei Stabilität,
2. Überbrückung größerer Defekte am Humerus,
3. Großes Bewegungsausmaß,
4. Sichere, dreipunktartige Verankerung an der Scapula,
5. Luxationssicherheit,
6. Verschiedene Größen,
7. Einfache Implantationstechnik ohne aufwendiges Spezialinstrumentarium.

Die Prothese besteht aus einer Polyäthylen-Pfanne und einem in ihr beweglichen Kopfteil aus Vitallium (Abb.1). Die Pfanne steht mit drei Außendurchmessern zur Verfügung. Sie wird mit Knochenzement durch Bohrkanäle im Scapulahals und im Acromion bzw. am Coracoid verankert. Dabei kann die Pfannenposition individuell variiert werden. Der Artikulationspunkt liegt bei Einbeziehung des Acromions im Zentrum der Verankerung. Der humerale Prothesenteil gestattet durch Verzicht auf einen Aufsitzkragen und auf Grund seiner Länge die Überbrückung größerer Defekte am Humerus und Variationen der Muskelspannung. Die Luxationssicherung besteht aus einem Überwurfring mit Polyäthylenauskleidung und einem Spezial-Sprengring (Abb.2).

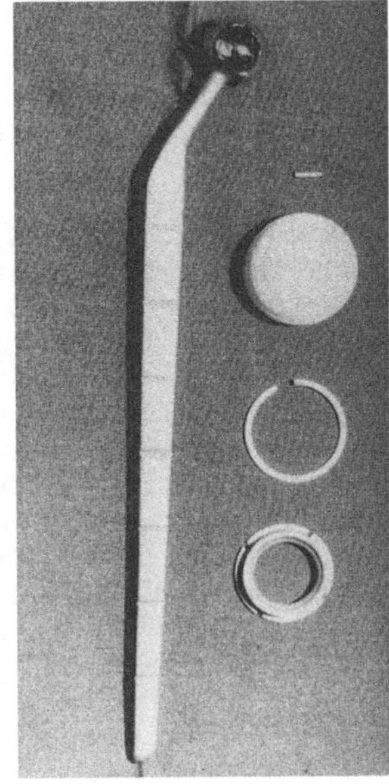

*Abb.1. WG-Schultergelenks-Totalprothese zerlegt. Links der humerale Prothesenteil aus Vitalium. Rechts die Pfanne aus Polyäthylen mit den Elementen der Luxationssicherung: unten der Überwurfring mit Polyäthylenauskleidung, darüber der Sprengring, ganz oben der Stift zur Rotationssicherung des Überwurfringes*

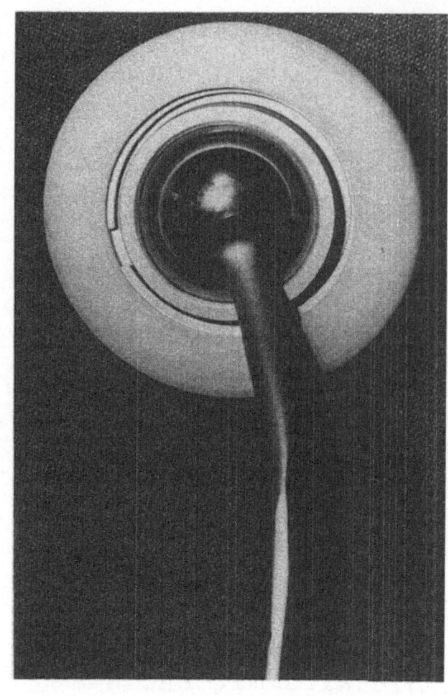

*Abb.2. Luxationssicherung an der zusammengesetzten Prothese*

Die operative Technik der Implantation ist wegen des ventralen Zuganges einfach und relativ unproblematisch. Wir sind davon ausgegangen, daß die Luxationssicherung der Prothese die Resektion von Gelenkkapsel und Rotatorenkappe gestattet und haben uns hiervon bessere Beweglichkeit und Schmerzfreiheit versprochen. Wir halten es jedoch für möglich, im Einzelfall durch Erhaltung des Supraspinatus die aktive Beweglichkeit zu verbessern.

Unsere bisherigen Erfahrungen machten wir bei acht Patienten. Dabei bestanden folgende Indikationen:

3 x veraltete Luxation,
2 x frische Trümmerfraktur bei Polytrauma,
2 x frische Trümmerfraktur bei älteren Menschen,
1 x Tumor.

Ein ausgesprochener Mißerfolg trat im Falle des Tumorpatienten in Form einer Pfannenauslockerung ein. Die vorausgegangene massive Bestrahlung der osteolytischen Carcinom-Metastase dürfte die Reagibilität des Implantatlagers gestört haben.

Hinsichtlich der aktiven Beweglichkeit wurde im Schnitt eine bleibende Einschränkung auf die Hälfte der Normalwerte festgestellt. Insbesondere die Abduktionsfähigkeit erreichte nicht bei allen Patienten zufriedenstellende Ausmaße. Möglicherweise reicht der Deltamuskel allein für diese Funktion nicht aus und muß durch den Supraspinatus unterstützt werden. In Fällen, wo dieser Muskelansatz erhalten werden kann, erscheint deshalb eine Modifikation der Pfannenverankerung empfehlenswert: An Stelle des Acromions wird dann der Processus coracoideus in die Zementverankerung einbezogen. Naturgemäß ist dieses Vorgehen nur bei relativ frischen Verletzungen anwendbar. Die dann erhalten bleibende Rotatorenmanschette kann allerdings unter Umständen eine Schmerzquelle bleiben.

In jedem Falle erscheint die Lagerung und Beübung des Armes während der ersten drei postoperativen Wochen auf Abduktionsschiene unerläßlich. Eine die Normalmaße erreichende aktive Beweglichkeit, wie sie von seiten der Prothesenkonstruktion her möglich ist, erscheint jedoch in Anbetracht der beobachteten periarticulären Vernarbungstendenzen nur im Ausnahmefall erreichbar zu sein.

Als uneingeschränkte Positiva der Methode haben sich herausgestellt:

Aufhebung der Schmerzen,
Keine Axillarisparese,
Keine Bicepssehnenruptur,
Zufriedenstellende Stabilität und Gebrauchsfähigkeit.

Der Eingriff der Prothesenimplantation ist nicht wesentlich größer als eine Humeruskopfresektion, dieser aber im Ergebnis bezüglich Stabilität, aktiver Beweglichkeit und Schmerzfreiheit absolut überlegen. Die funktionellen Verhältnisse wie bei Humeruskopfresektion ergeben sich nach Fehlschlag der Prothesenanwendung durch Prothesenentfernung als Ausweg von selbst.

Da die Schulterarthrodese einen erheblich schwierigeren und risikoreicheren Eingriff darstellt, ist sie nur Patienten im jungen bis mittleren Lebensalter zuzumuten.

Die bisherigen Ergebnisse nach Implantation unserer Schulterprothese werden sich mit zunehmender Erfahrung weiter verbessern lassen. Sie rechtfertigen jedoch schon heute die Indikationsstellung zur TEP im mittleren und höheren Lebensalter.

## Literatur

GRONERT, H. J., WEIGERT, M.: Totaler Schultergelenksersatz. Zbl. Chir. 100, 1037-1044 (1975).

H. Spängler, L. Schmid und P. Fasol, Wien

# Zur Problematik der veralteten sogenannten hinteren Schulterluxation

Unter "sogenannter" hinterer Schulterluxation möchte ich die hintere Teilverrenkung der Schulter verstanden wissen, bei welcher der Oberarmkopf der hinteren Kante des Pfannenrandes anliegt und in leichter Einwärtsrotation fixiert ist (Abb.1). Die Verletzung ist selten. Die Unfallursachen sind neben Sturz auf den gestreckten Arm oder direkte Gewalteinwirkung häufig Verletzungen

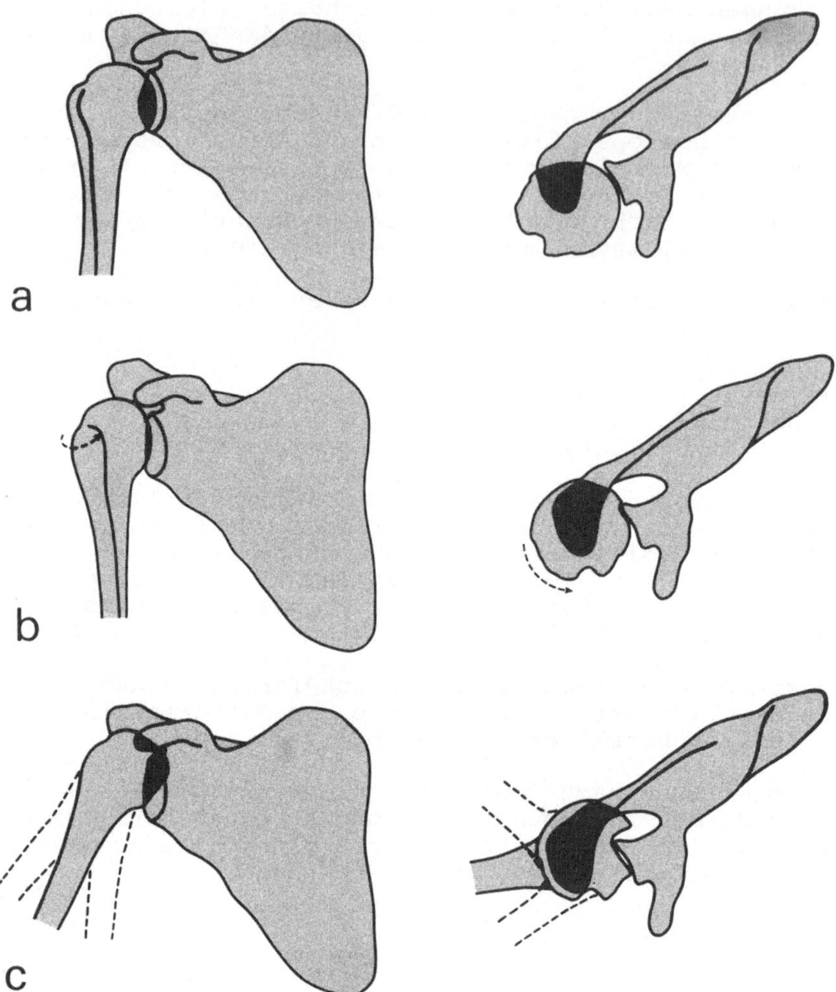


*Abb.1a-c. (a) Normalsitus. (b) hintere Teilverrenkung in leichter Innenrotation fixiert. (c) Oberarmkopfdefekt in veraltetem Zustand*

im epileptischen Anfall oder bei Elektroschockbehandlung. Die Verletzung kann leicht übersehen werden und es entsteht durch Bewegung bzw. Übungsbehandlung in nicht reponiertem Zustand ein beträchtlicher Defekt im vorderen medialen Bereich des Oberarmkopfes. Eine funktionelle Wiederherstellung in veraltetem Zustand ist daher nicht unproblematisch.

Die häufigste Fehldiagnose ist "Schulterprellung - Zerrung". Ursachen der Fehldiagnose sind aus der Tabelle 1 zu ersehen.

Diese Verletzungen werden meist einige Wochen bis Monate nach dem Unfall erkannt und zwar dann, wenn die konservativen Nachbehandlungsmaßnahmen nicht den gewünschten Erfolg bringen. Zur Wiederherstellung einer entsprechenden Funktion ist dann nur mehr

Tabelle 1. Erstuntersuchung

| | |
|---|---|
| Klinisch | 1. Fehlen einer typischen "Federnden Fixation" |
| | 2. Fehlen einer "Leeren Pfanne" |
| | 3. Schmerzen verschiedener Intensität |
| | 4. Übersehen der meist deutlichen Prominenz des Coracoids |
| | 5. Übersehen einer fixierten Einwärtsrotation |
| Röntgenologisch | 1. Verzicht auf einwandfrei beurteilbares Axial-Bild oder Zusatzaufnahme |
| | 2. Täuschung durch a.p.-Bild allein |
| Häufigste Fehldiagnose: Schulterprellung oder -zerrung | |
| Klinischer Verlauf | |
| | 1. Täuschung durch rasche Schmerzarmut bei einfacher Ruhigstellung |
| | 2. Rasche funktionelle Besserung auf physikalische Therapie |

die blutige Reposition die Methode der Wahl, wobei vor allem die starke Reluxationstendenz - bedingt durch den Kopfdefekt - verhindert werden muß.

H. L. MC LAUGHLIN hat 1952 zur Behebung der Reluxationstendenz und gleichzeitiger Schulterstabilisierung eine einfache, sehr gut durchdachte Operationsmethode angegeben, die sich gut bewährt hat: Freilegung des Schultergelenkes durch typischen Zugang von vorne, Durchtrennung der Sehne des M. subscapularis knapp am Kopfansatz, blutige Reposition und anschließend Verlagerung des Sehnen-Muskelbauches des M. subscapularis in den Defekt, Fixation mit Drahtnähten, die durch die Haut herausgeleitet werden (Abb.2).

Ruhigstellung 2-4 Wochen, anschließend Beginn der Bewegungsübungen. Wir verwenden zur Ruhigstellung, insbesondere bei großem Kopfdefekt einen modifizierten Gips-Desault-Verband, der eine Ruhigstellung in erwünschter Außenrotationsstellung ermöglicht.

Es werden drei einschlägige, erfolgreich operierte Fälle mit Röntgenbildern und Funktionsaufnahmen demonstriert:

Fall 1: 68jähriger Pensionist, Sturz im Ohnmachtsanfall. Fehldiagnose: Schulterprellung rechts, Operation nach 5 Wochen, Ruhigstellung 4 Wochen in modifiziertem Gips-Desault-Verband. Nach 5 Monaten bereits fast völlige funktionelle Wiederherstellung.

Fall 2: 51jähriger Kürschnermeister, Sturz in orthostatischem Kollaps. Fehldiagnose: Schulterprellung rechts. Operation nach 3 Monaten. Ruhigstellung 4 Wochen im modifizierten Gips-Desault-Verband. Nach 3 Monaten wieder arbeitsfähig.

Fall 3: 37jähriger Kraftfahrer, Stromunfall. Diagnose: hintere Luxationsfraktur links. Reposition in Narkose, Gips-Desault-Verband. Kontrolle nach 10 Tagen ergibt Reluxation bei großem

Kopfdefekt. Operation. Ruhigstellung 5 Wochen im modifizierten Gips-Desault-Verband. Patient nach 4 Monaten wieder arbeitsfähig.

Abschließend werden als Kuriosität noch die Röntgenbilder und Funktionsaufnahmen einer 63jährigen Geschäftsfrau einer Fleischhauerei demonstriert, bei welcher eine hintere Teilluxation vor 15 Jahren stattfand und die unbehandelt geblieben ist. Patientin war mit leichten Einschränkungen immer arbeitsfähig. Literatur bei den Verfassern.

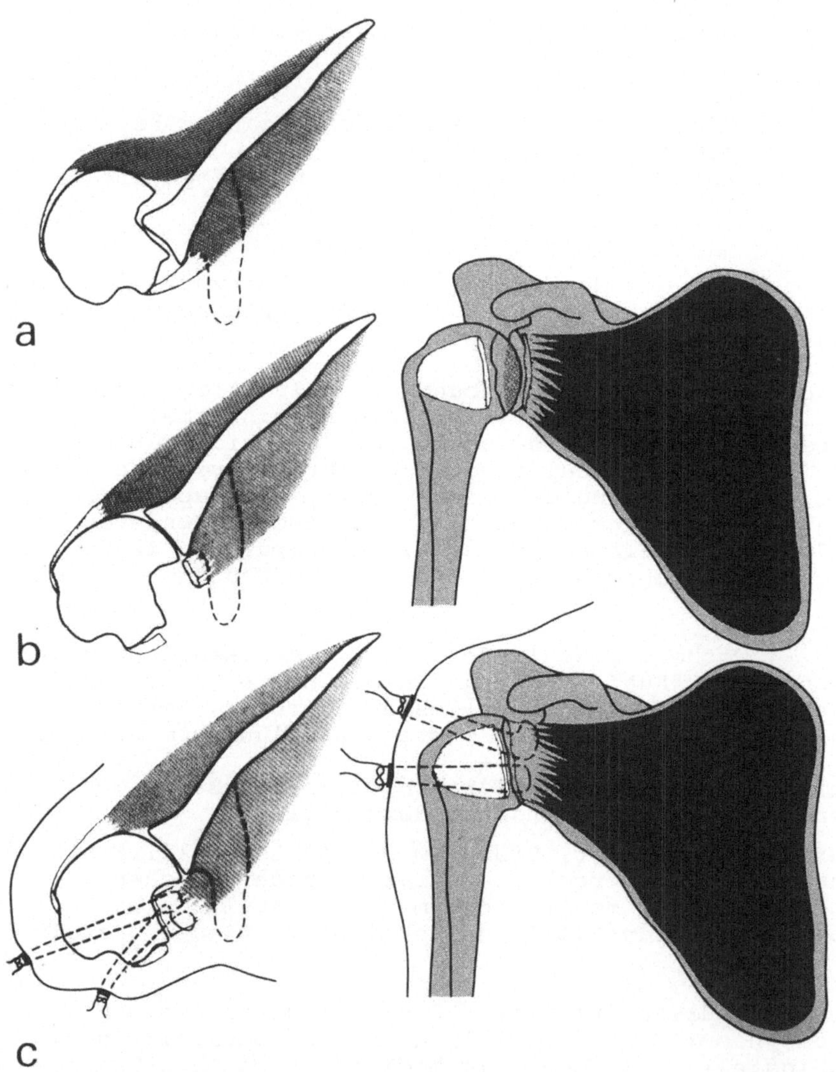


*Abb.2a-c. Methode H. L. MC LAUGHLIN. (a) Oberarmkopfdefekt. (b) Durchtrennung der Subscapularis-Sehne, blutige Reposition. (c) Insertion der Subscapularis-Sehne in den Defekt und Drahtfixation*

A. Pellet, Debrecen *

# Über die Luxatio intrathoracalis humeri

## Geschichtlicher Überblick

Als den ersten Wahrnehmer dieses Krankheitsbildes zitieren mehrere Verfasser: ANGER, B., 1865; SOMMER, 1928; WATSON, J. R., 1956; LARREY, der in Wien im Prochaska-Institut ein anatomisches Präparat von einem Fall des in die Brusthöhle verrenkten Humeruskopfes sah.

Darauffolgend veröffentlichten je einen Fall mit klinischem Bild, Röntgenaufnahmen, mit der angewandten Therapie und mit kliniko-pathologischen Bemerkungen folgende Autoren:

1945 - E. F. WEST, Australien,
1949 - E. TROJAN, Österreich,
1958 - J. R. GLESSNER, USA,
1961 - PATEL-BARDEE-SINGERMANN, USA.

Von 1958 rührt der noch nicht veröffentlichte Fall von A. PELLET, Ungarn, her.

Nachdem in den Fachbüchern - bis heute im allgemeinen nicht in Evidenz gehalten - die Luxatio intrathoracalis humeri (L. I. H.), als selbständiges Krankheitsbild fehlt, versuche ich dessen wissenschaftliche Begründung aufgrund eigener Wahrnehmung und mit der Hilfe der vorher zitierten Literaturstellen festzulegen.

Es sei hier bemerkt, daß zum Zeitpunkt unseres Falles wir noch selbst kein solches Krankheitsbild gekannt haben und die diesbezüglichen Veröffentlichungen haben wir auch erst jetzt zu unserer Publikation gesammelt.

## Nomenklatur

Bei der Klassifizierung der Schulterverrenkung, die zur Zeit gültig ist, stimmen schon die früheren Verfasser: (DRUITT, BOYD, BOUGER, DESAULT, MALGAIGNE, MOHRENHEIM, PITHA, KÖNIG, etc.) im allgemeinen überein, daß die Streckposition des verrenkten Humeruskopfes im Verhältnis zur auf vier Quadranten aufgeteilten Cavitas glenoidalis die maßgebende ist.

Kann die L.I.H. in eine der erwähnten Formen eingeordnet werden? Nein, weil der Humeruskopf die Wand des Brustkorbes oder den Rippenzwischenraum durchbricht, ohne die imaginäre Ebene der glenoidalen Cavität zu verlassen.

Wie die Ferse entlang des Schuhlöffels in den Schuh hineingleitet, ebenso rutscht der Humeruskopf aus der glenoidalen Cavität - eine Spalte durch die Brustkorbwand verursachend - in das Gebiet einer anderen biologischen Einheit: in die Brusthöhle.

---

* Dieser Vortrag wurde schriftlich eingereicht.

Zweitens schafft die penetrierende Brustverletzung eine lebensbedrohliche Situation, und aus diesem Grunde ist diese Verrenkungsform in ihrer therapeutischen Taktik und in ihrer Prognose von den übrigen Verrenkungen völlig abweichend.

Diese zwei Hauptargumente rechtfertigen die Beschreibung der intrathoracalen Verrenkung des Humeruskopfes als eine besondere Verrenkungsform.

Die Kriterien der L.I.H.

1. Durch den verrenkten Humeruskopf verursachte penetrierende Brustkorbverletzung.
2. Der intrathoracal steckengebliebene Humeruskopf.

Ob diese Verletzung auch mit der Fraktur des Humeruskopfes oder Humerushalses vergesellschaftet ist oder mit anderen Verletzungen einhergeht, bedeutet bloß einen quantitativen Unterschied, aus dem Gesichtspunkt der Bewertung vorwiegend einen Schweregrad.

Pathomechanismus

Die Zahl der veröffentlichten Fälle schließt schon von vornherein eine Zufallsmöglichkeit aus, denn aufeinanderfolgend in so vielen Fällen kann zufallsmäßig dieselbe Erscheinung nicht auftreten. Den komplizierten Verlauf kann man aus den gleichlautenden und konsequent sich wiederholenden Momenten der Publikationen als wahrscheinlich beurteilen.

Die L.I.H. kommt im Segment der II-III-IV. Rippe, wahrscheinlich bei einer Oberarmstellung - welche auf die äußere Wölbung des Brustkorbes senkrecht ist - neben eleviert-extendierter Armhaltung, beim Sturz auf die Handfläche oder bei auf ein gebeugtes Ellenbogengelenk erfolgten Sturz, mit der vorher geschilderten Armhaltung übereinstimmend, als Folge einer extremen Krafteinwirkung zustande.

Bei der versuchsmäßigen Reproduktion der Verrenkung stellte sich heraus, unter welchen Bedingungen ein Schaftbein von Spangengröße imstande ist, in eine gewölbte knochig-muskulöse, halbsteif-elastische, immer in Bewegung sich befindende, flache und glatte Fläche einzubrechen, bzw. dieselbe zu durchreißen.

Nach der mechanischen Skizze trifft dies nur dann zu, wenn die Kraftrichtung im Wirkungsmoment auf den in Frage kommenden Punkt der Brustoberfläche nahezu oder ganz senkrecht ist und von zwei Seiten irgendeine Stütze, einen Puffer besitzt.

Diese spezielle, von uns vermutete Position im Schultergelenk ist neben der geschilderten Armhaltung geradezu gegeben, denn den Kopf des erhobenen Armes stützen von der Seite der Limbus und der Acromion-Saum, von innen her der schnabelförmig hervorspringende Processus coracoideus, und so stützen sie aus zwei Richtungen verhältnismäßig sicher den äußerst beweglichen Kopf.

Diese Verletzung kann wahrscheinlich aus dem im Geräteturnen gut bekannten "Seithandstand" oder in einer ähnlichen Position zustande kommen.

In diesem Falle nimmt die Humeruskopf-Schaftachse im Verhältnis zur Cavitas glenoidalis eine tangentiale, hingegen zur Brustkorbwand eine annähernd senkrechte Stellung ein. Der Schultergürtel wird retroponiert, die Scapula verdreht sich im Schultergelenk auswärts und in ihrer unteren Spitze ventral. Die Aushöhlung des Schulterblattes sowie der Limbus und der Processus coracoideus liegen auf der Wölbung des Brustkorbes auf. Der Humeruskopf ist im thoraco-coraco-glenodialen Winkel wie eingekeilt.

Der in dieser Position auf die Erde aufprallende Körper konzentriert durch sein Eigengewicht eine außerordentliche Krafteinwirkung auf den in den geschilderten Winkel eingekeilten Humeruskopf-Brustkorb-Kontaktpunkt.

Resultat: der Impressions-, oder Fensterbruch des Brustkorbes, oder das Einreißen des intercostalen Raumes, sowie Penetration des Humeruskopfes in den Brustkorb.

## Radiographie

Die in "Seitenhandstand-Position" verfertigten Aufnahmen scheinen unsere Vermutungen zu bekräftigen.

Die Aufnahmen demonstrieren:

a) die eingekeilte Position des Humeruskopfes im thoraco-coraco-glenoidalem Raum und den eng beisammenliegenden interscapulo-thoracalen Raum,
b) die gleichzeitige, annähernd senkrechte "Einstellung" des Humerusschaftes auf die Thoraxwölbung und die retroponierte, verdrehte Scapula,
c) die mögliche Zone der Penetration an der Kreuzung der II-III-IV. Rippe und der Axillarlinie.

Unseren Gedankengang unterstützen ebenfalls teils die Beobachtungen von HENLE, andererseits die morphologischen und funktionell anatomischen Beobachtungen von LATARGET und BOCHET, welche sich auf die im scapulo-humeralen Gelenk und im interscapulo-thoracalen Raum manifestierenden Bewegungen beziehen.

## Diagnose

Das klinische Bild wird im allgemeinen durch den schweren Symptomenkomplex des penetrierenden, thoracalen Trauma beherrscht.

- Traumatischer-hämorrhagischer Schock.
- Progressive cardio-respiratorische Störung (Ptx. - Htx. eventuell Ventil-Ptx. - Subcut. Emphysen - allmählich sich herausbildender Dyspnoe - Cyanosis).
- Blutungssymptomen.
- Rippenfraktur (heftiger Schmerz in der Achselhöhle unter der der Scapula, Krepitation).

- Im Falle von nicht abgebrochenem Humeruskopf: Fälle von WEST, TROJAN: federnd-fixierter, verkürzter Arm in Abduktion, die Schulter ist eckig, die Pfanne ist leer.
- Bei abgebrochenem Kopf - im Schultergürtel pendelnder, kraftloser Arm, leere Pfanne passiv-pathologische Bewegungsmöglichkeit, Knistern.
- Neurologische Symptome: abhängig von der Läsion der sensomotorischen Nerven.

Therapie

Erste Obliegenheit ist die Schockbehandlung, eventuell Vorbeugung sowie die sofortige Versorgung der penetrierenden Brustkorbverletzung. Deswegen ist eine Thoracotomie mit der gleichzeitgen Abbindung der blutenden Adern, die Revision der Brusthöhlenorgane, Schließung der Lungenläsion, Heraushebung des Humeruskopfes, die Entfernung der ausgebrochenen Rippenteile und die Resektion der verletzten Intercostalnerven, die Einstellung der Brusthöhle auf Dauer-Saugdränage, laufende Entleerung des Hämothorax und des Pneumothorax und je schnellere Wiederherstellung der Atmungsfunktion je nach Bedürfnis durchzuführen.

Im Sinne der zeitgerechten Praxis der Thoraxchirurgie sprechend, muß man - als Analogie des "akuten Abdomens" die intrathoracale Humerusluxation, als den Fall des "Akuten Brustkorbes" betrachten.

Bei nicht abgebrochenem Kopf reponiert man den Humeruskopf nur vor der Schließung der Muskel-Hautschicht unter Augenkontrolle.

Falls der Kopf abgebrochen ist, dann reimplantiert man den aus der Brusthöhle herausgehobenen Humeruskopf nach gegebenen Möglichkeiten mit rekonstruktiver Osteosynthese und ergänzt den Eingriff nötigenfalls auch mit einer äußeren Fixation.

Eigener Fall: B. J. 35jähriger Obermaschinist stürzte am 1. 5. 1958 in den 6 m tiefen Bewässerungsgraben der "Hortobágyi puszta". In schwerem Schockzustand wird er auf unsere Abteilung eingeliefert, mit starker innerer Blutung, entkräftet, aber mit klarem Bewußtseinszustand. Gleichzeitig mit der Schocktherapie unternehmen wir eine schnelle orientierende Untersuchung: Puls: 136/ min., filiformis - RR: 95/65 mmHg. Atmung: 35/min, Tachypnoe von kurzer Aktion mit zurückgehaltenem Atem, Ruhe-Dyspnoe - Hgb: 11,5g%, Temperatur: 36,90$^{o}$ - Urin: spontan, ohne pathologische Abweichung.

Bei der Percussion: beim Sitzen, links über dem Zwerchfell eine Dämpfung von zwei Daumenbreiten.

Auskultation: rechts S.: Ø.: links S.: leisere Zellatmung, in der Achselhöhle synchron mit dem Inspirium laute Crepitation: Verdacht auf Rippenfraktur.

Extremitäten: der versehrte linksseitige Schultergürtel ist bedeutend angeschwollen. Keine aktive Bewegung. Der Arm pendelt unbeholfen im Schultergelenk, bei passiver Mobilisierung Crepitation und Schmerz.

Röntgenaufnahme: die zackige Bruchfläche des Humerushalses ragt mit dem Fragment des Tubercul. majus in das leere Schultergelenk hinein. Axillar an der II. linken Rippe Fissur, darunter an der III. Rippe ist das Bild eines Doppelbruches sichtbar. Das herausgebrochene Rippensegment dringt in seiner ganzen Breite in die Brusthöhle. An der inneren Seite dieses Rippenteiles nimmt der abgebrochene Humeruskopf Platz, mit der Gelenkfläche in der Richtung des Herzschattens (Abb.1).

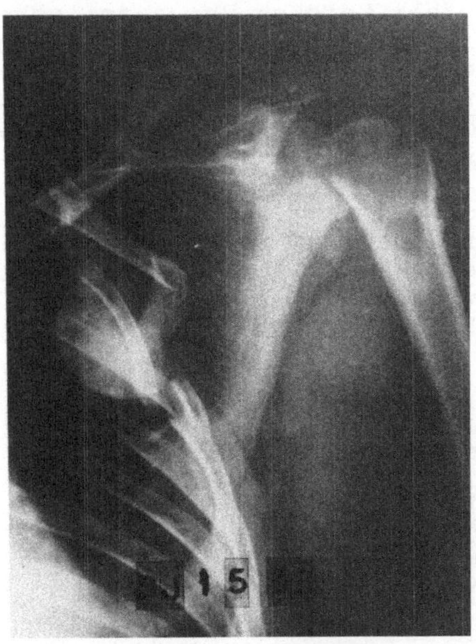


*Abb.1*

Operation: in zwei Sitzungen (PELLET),
Anaesthesie: Lokalanaesthesie mittels 1%igem Novacain.

1. Operation: Linksseitige posterolaterale Thoracotomie. Den Humeruskopf sahen wir nur im Moment, als wir das Schulterblatt aufhoben, weil derselbe beim ersten Inspirium in der Brusthöhle verschwand. Nach der Entleerung des Hämothorax von 1200 ml Blut, heben wir den Humeruskopf aus dem Zwerchfell-Herzwinkel heraus. Die noch immer pulsierenden II-III. Ae. intercost. werden unterbunden. Erlander Drainage, die Brustkorbwand wird schichtenweise geschlossen. Wiederherstellung der Atmungsfunktion.

2. Operation: Das linke Schultergelenk wird aus dem Lexerschen Bogenschnitt freigelegt. Zwischen Humerusschaft und Humeruskopf führen wir mit Hilfe des resezierten III. Rippenteiles eine Bolz-Osteosynthese durch. Die Bicepssehne wird reponiert, die Tubercula majus und minus werden mittels Knotennähte vereinigt.

   Rumpf-Arm-Abduktions-Gipsverband.

Krankheitsverlauf

Die postoperative Phase war komplikationslos.

In der dritten Woche schneiden wir den Gipsverband am Armteil muldenförmig und mobilisieren assistiert den Arm.

In der sechsten Woche entfernen wir den Gipsverband, wenden funktionelle Behandlung an und lassen den Arm stufenweise gebrauchen. Im dritten Monat sieht man den Bruch der implantierten Rippe und die ausdrückliche Kondensierung des reimplantierten Kopfes: Zeichen der aseptischen Nekrose. Daraufhin reduzierten wir die Intensität der funktionellen Therapie annähernd auf die Dauer von einem Monat. Der Patient hat dessen ungeachtet weiterhin schwere physische Arbeit geleistet, z. B. hackte er Holz, und im fünften Monat trat er wieder in seiner Hauptbeschäftigung, als Obermaschinist in Dienst.

Nach 15 Jahren kontrollierter klinischer Zustand: der linke Schultergürtel ist funktionell vollwertig restabilisiert. Der replantierte Humeruskopf ist teilweise absorbiert worden, dennoch nahm derselbe an der Herausbildung der Gelenkfläche tadellos teil (Abb.2).

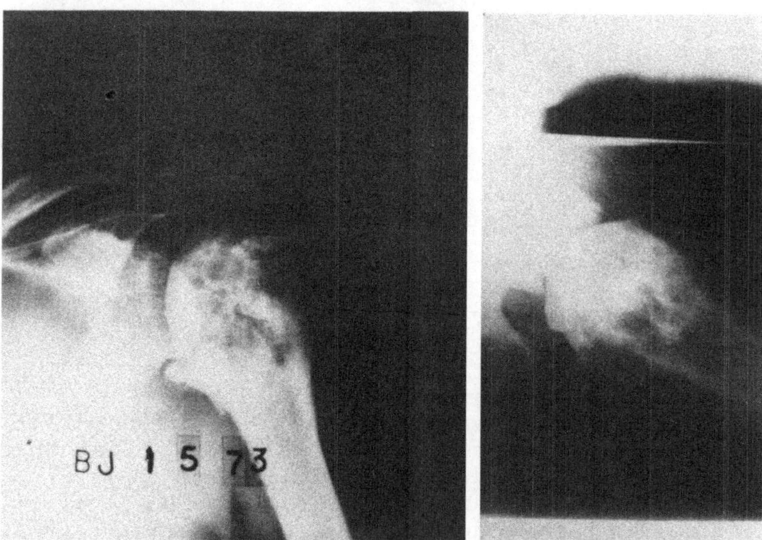


*Abb.2*

Zusammenfassung

Die Luxatio intrathoracalis humeri ist eine Luxationsform, welche mit keiner der klassischen Schultergelenk-Luxationen gleichgesetzt werden kann.

Aufgrund der eigenen Beobachtungen sowie der uns aus der Fachliteratur zur Verfügung stehenden Angaben, haben wir dieselbe in eine selbständige Verletzungsform zusammengefaßt. Wir schilderten die eigentümlichen Bedingungen ihrer Pathogenese und die wesentlichen Faktoren ihrer Symptomatologie.

Wir haben das Untersuchungsergebnis eines mit Thorakotomie und Replantation des Humeruskopfes erfolgreich geheilten eigenen Falles, nach den Ergebnissen der nach 15 Jahren p. o. durchgeführten Nachuntersuchung vorgestellt.

Literatur

1. ANGER, B.: "Traité iconographique des maladies chirurgicales" p. 79. Paris: Ballière 1865.
2. WEST, E. F. M. D.: Intrathoracic Dislocation of the Humerus. J. Bone Jt Surg. 31 B, 61-62 (1949).
3. TROJAN, E.: Die intrathoracale Verrenkung des Humeruskopfes. Schweiz. med. W.schr. 20, 1526 (1950).
4. GLESSNER JR. J. R. M. D.: Intrathoracic Dislocation of the Humeral Head. J. Bone Jt. Surg. 43 A, 428-430 (1961).

B. Petracic, W. Dürr und F. Schauwecker, Koblenz und Tübingen

# Behandlungsergebnisse nach Luxationsfrakturen im Schultergelenk

Die Luxationsfrakturen des Humero-Scapulargelenkes kann man in drei Grundtypen unterteilen.

Am häufigsten sind die Luxationen des Oberarmkopfes mit Abbruch des Tuberculum majus.

Unter Typ B wurden die Luxationsbrüche des Oberarmkopfes aufgeführt. Sie stellen eine relativ seltene Verletzung dar.

Noch seltener kommt der Typ C mit Frakturen der Schulterblattpfanne in Kombination mit Luxation des Oberarmkopfes vor.

Dank der einheitlichen medizinischen Basisdokumentation der berufsgenossenschaftlichen Unfallkliniken sowie den ausführlichen Unfallakten der Versicherungsträger wurde das Krankengut der 8 berufsgenossenschaftlichen Unfallkliniken und einer berufsgenossenschaftlichen Sonderstation einer kritischen Überprüfung unterzogen.

Das Krankengut entstammt den Jahren 1968 bis 1974 in unterschiedlicher Häufigkeit.

Erfaßt wurden 52 Fälle vom Typ A, 42 vom Typ B, 2 vom Typ C und 2 Kombinationstypen. Wegen unvollständiger Angaben, Überlagerung von Daten bei polytraumatisierten Patienten und fehlender Endergebnisse konnte etwa 1/4 des Krankengutes nicht ausgewertet werden.

Als Parameter des Behandlungserfolges wurden Daten gewählt, die Verletzten und Versicherungsträger betreffen:

- Dauer der Behandlung und
- prozentuale Minderung der Erwerbsfähigkeit.

Die Ergebnisse wurden getrennt nach Verletzungstyp ermittelt.

Jeder Fall wurde mit einem dünnen Strich dargestellt. Die roten Striche markieren die Fälle mit neurologischen Ausfällen, die dadurch aus dem Gesamtkollektiv hervorgehoben werden sollen.

Beim Typ A konnte man eine auffallende Abhängigkeit der Dauer der Behandlung vom Zeitraum zwischen Unfall und Reposition beobachten. Man könnte fast von einer 5-Stunden-Grenze sprechen.

Das gilt auch für den Parameter des MdE-Satzes als Hinweis auf die Größe des Dauerschadens. Die Fälle, die nach der 5-Stunden-Grenze reponiert wurden, zeigen besonders bei Nervenverletzungen irreparable Schäden trotz einer Langzeit-Behandlung.

Bei der Ermittlung der Ergebnisse des Frakturtyps B stößt man auf eine Vielfalt von Behandlungsmethoden. Zur besseren Übersicht wurden frische und alte Fälle getrennt und das Krankengut in 3 Gruppen unterteilt, je nach der Grundart der Behandlung,

die Gruppe der
- konservativen Behandlung,
- nicht stabile operative Behandlungsmethoden, wie blutige Repositionen, Kirschnerdrahtverspickungen, instabile Schraubenosteosynthesen, Fragmentteilentfernungen und
- stabile Osteosynthesen sowie Endoprothesen des Schultergelenkes.

Das inhomogene Krankengut und die kleine Anzahl der Fälle innerhalb der einzelnen Gruppen erschweren eine pauschale Beurteilung der Ergebnisse. Nach Ausschluß der Fälle mit neurologischen Komplikationen scheint die Gruppe mit stabilen Osteosynthesen am schlechtesten abgeschnitten zu haben.

Bei veralteten Fällen, d. h., solchen, die erst nach 48 Stunden einer konsequenten Therapie zugeführt wurden, ist kein wesentlicher Unterschied zwischen konservativer und operativer Behandlung erkennbar.

Die Analyse der 98 Fälle unseres gemeinsamen dokumentierten berufsgenossenschaftlichen Krankengutes läßt unbeschadet viele wichtige Detailfragen, die bei der Kürze der Zeit nicht diskutiert werden können, folgende Schlüsse zu:

Entscheidend für das Endergebnis nach Behandlungsdauer und Höhe der MdE ist das rasche und adäquate Handeln. Die Luxationsfraktur sollte innerhalb 5 Stunden reponiert sein. Spätere Behandlungsversuche lassen die Prognose rapide schlechter werden. Auch eine sekundäre operative Therapie kann daran nichts ändern.

G. Kobienia, Wien

# Die beidseitige Luxatio humeri erecta – eine seltene Verletzung

Die aufrechte Form der Schulterluxation, die Luxation humeri erecta (L.h.e.) wurde erstmals im Jahre 1859 von MIDDLEDORPF und SCHARM beschrieben, sie wird seither als selten vorkommende, extreme Form der subglenoidalen Schulterluxation betrachtet. Die simultane beidseitige L.h.e. darf als Rarität angesehen werden, sie konnte im UKH Kalwang während der letzten 10 Jahre zweimal beobachtet werden.

Fall 1 ist ein 62jähriger Landwirt, der am 12. 8. 1966 auf seinem neuen Fahrrad fahrend von hinten von einem PKW angefahren wurde. Beim Sturz nach vorne hielt er sich krampfhaft an der Lenkstange des erst kürzlich erworbenen Fahrrades fest und überschlug sich dabei. Bei der Einlieferung ins Krankenhaus hält er beide Arme nahezu senkrecht nach oben, die in dieser Stellung federnd fixiert sind (Abb.1). Die Humerusköpfe bilden in beiden Axillen eine charakteristische, gut tastbare Vorwölbung. Die Beweglichkeit der Finger ist beidseits fast gänzlich aufgehoben, die Sensibilität ist deutlich gestört, die Durchblutung jedoch unauffällig. Das Schulterröntgen bestätigt die klinische Diagnose der beidseitigen L.h.e., rechts steht der Oberarmkopf ca. 10 cm caudal der Pfanne. Die weitere klinische und radiologische Untersuchung ergibt zusätzlich Mehrfachbrüche beider UEs sowie des Beckens. Nach Schockbekämpfung wird in Allgemeinnarkose die Reposition durchgeführt. Während sich der linke Arm mühelos senken läßt und durch leichten Zug nach ARLT reponiert werden kann, gelingt rechts die Lösung des Humeruskopfes aus seiner Fixierung nur durch kräftigen Zug nach oben mit anschließender Reposition nach HIPPOKRATES. 6 Monate später besteht noch eine geringe Axillarisparese rechts, der rechte Arm kann bis 40°, der linke Arm bis 90° gehoben werden. Anläßlich des 2. Falles im Jahre 1974 führten wir eine Nachuntersuchung bei diesem Patienten durch. Dabei fand sich folgender Bewegungsumfang:

Rechte Schulter: F 135-0- 10 S 25-0-115

Linke Schulter: F 140-0- 20 S 30-0-115

Beim zweiten Fall, einem 39jährigen Landwirt, findet sich in der Anamnese bereits eine L.h.e. rechts vor 11 Jahren und eine L.h. axillaris links vor 10 Jahren, die beide folgenlos ausgeheilt waren. Am 20. 10. 74 kam er beim Führen seines Traktors am Rand eines Abhangs ins Rutschen und stürzte dabei seitlich ab. Der Verunglückte konnte noch rechtzeitig vom Traktor abspringen und stürzte mit ausgestreckten Armen nach vorne auf den Hang. Bei der Einlieferung ins KH hält er beide Arme auf dem Kopf verschränkt, da ihn die Unfähigkeit, die Arme zu senken, stark ermüdet hat (Abb.2). Das Hautgefühl ist ungestört, die Finger sind gut durchblutet und frei beweglich. Das Röntgen zeigt, daß besonders links der Humeruskopf nicht subglenoidal, sondern präglenoidal luxiert ist. In Narkose lassen sich beide Arme ohne Widerstand senken und nach HIPPOKRATES reponieren. Die Fixation wird für 3 Wochen mit einem beidseitigen Gilchrist-Verband durchgeführt. Anschließend

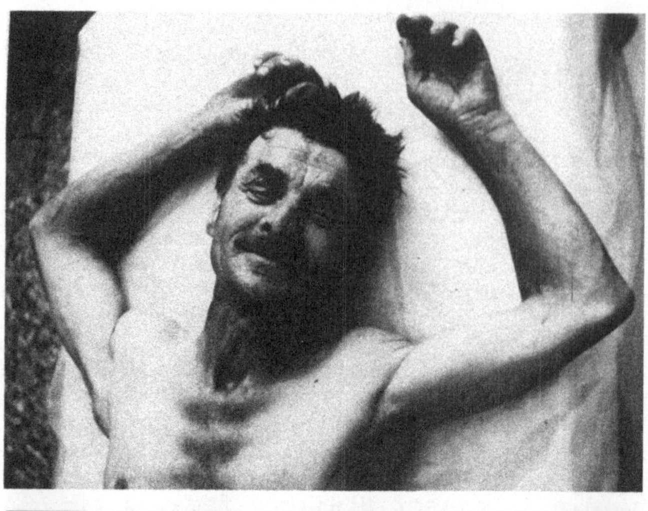

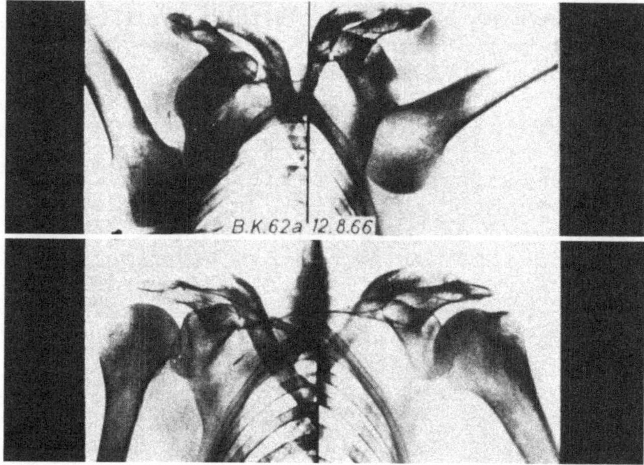


*Abb.1. Fall 1: Da es sich um eine extrem subglenoidale L.h.e. handelt, sind die Humerusköpfe in beiden Axillen deutlich hervorgetreten*

beginnt der Patient mit Schulterturnen. Die anfänglichen Schmerzen in der rechten Schulter werden immer seltener und 3 Monate nach dem Unfall ist der Patient voll arbeitsfähig. Der Bewegungsumfang beträgt:

rechts: F 170-0-20 S 50-0-160
links: F 175-0-25 S 50-0-160

Für die traumatische beidseitige Schulterluxation werden in der Literatur als Unfallmechanismen angegeben:

1. Seitliche Kompression beider Schultergürtel
2. Krampfanfälle
3. Emporreißen beider Arme
4. Rotation des Körperstammes um die Schulterachse bei fixierten Armen.

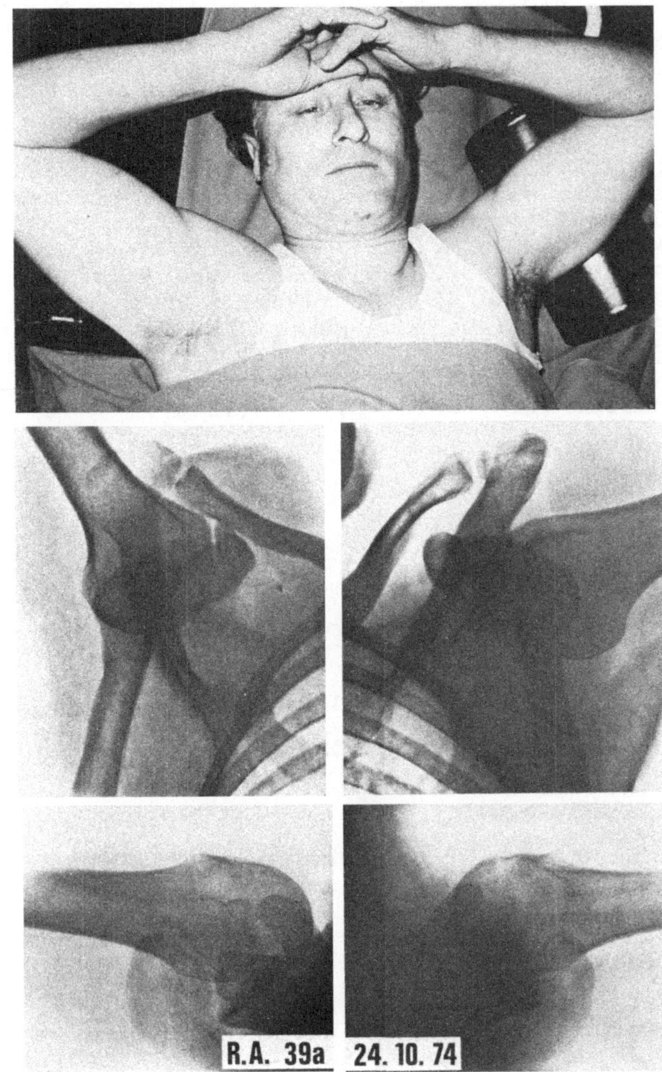


*Abb.2. Fall 2: Beidseits präglenoidale Lage der Humerusköpfe, die daher in den Axillen nicht palpiert werden können*

Beim Sturz nach vorne spielen wahrscheinlich beide letztgenannten Mechanismen eine Rolle. Durchreißt der Humeruskopf bei erhobenen Armen die Gelenkkapsel, dann kann es durch eine besonders starke oder verkrampfte Muskulatur, selten auch knöchern, intercostal, zur Fixation in diesem Stadium kommen, welche wir als L.h.e. bezeichnen. Obwohl als Repositionsverfahren zumeist der Zug nach oben angegeben wird, halten wir das Senken des Armes und anschließenden Zug nach ARLT für das schonendste Verfahren. Als Fixationszeit erscheinen bei der anzunehmenden Zerrung und Zerreißung der umgebenden Muskeln, Bänder, Nerven und der Kapsel 3 Wochen gerechtfertigt. Wird anschließend Schultergymnastik durchgeführt, ist eine Bewegungseinschränkung infolge der Fixation nicht zu befürchten.

Literatur

1. LANGFRITZ, H. U.: Die doppelseitige traumatische Luxatio humeri erecta, eine seltene Verletzungsform. M.schr. Unfallheilk. 59, 367-369 (1956).
2. MIDDLEDORPF, M.: Clinique Européenne, Vol. ii. p. 1859.
3. RÖDING, H. Doppelseitige traumatische Schulterluxation. M.schr. Unfallheilk. 65, 288 (1962).
4. SCHARM, B.: De nova Humeri Luxationis Specie. Inaug.-Dissert. Breslau, 1859.
5. WÖRNER, A.: Doppelseitige traumatische Oberarmluxation. Bruns' Beitr. klin. Chir. 2, 396 (1886).

## b) habituelle Luxationen

B.G. Weber, St. Gallen

# Indikation, Technik und Ergebnisse verschiedener Operationsverfahren bei habitueller Schultergelenksluxation

Einleitung

Sehr groß ist die Zahl der Operationen zur Behebung einer habituellen Schultergelenksluxation (HSL).

Die verschiedenen Operationsverfahren lassen sich in folgende Gruppen einteilen:

1. Verstärkung der lockeren Gelenkkapsel mit Fascie (z. B. GALLIE)
2. Verkürzung der überdehnten Muskulatur (z. B. MAGNUSSON)
3. Bildung einer Barrikade (z. B. TRILLAT)
4. Fixation des abgelösten Labrum glenoidale (z. B. BANKART)
5. Vergrößerung der Fossa glenoidalis mit Span (z. B. HYBINETTE)

Viele Verfahren stellen Kombinationen dar, wobei die Verkürzung des M. subscapularis am häufigsten anzutreffen ist.

Bei MERLE d'AUBIGNÉ et al finden wir folgende Rezidivquoten zusammengestellt:

| | |
|---|---|
| 1. Operation nach BANKART | 2,77% |
| 2. Operation nach MAGNUSSON | 3,94% |
| 3. Operation nach HYBINETTE | 4,31% |
| 4. Operation nach PUTTI-PLATT | 4,81% |
| 5. Operation mit extraarticulärem Span | 12,08% |
| 6. Operation nach NICOLA | 27,17% |

Alle Verfahren mit geringer Rezidivgefahr haben gemeinsam, daß der M. subscapularis durch Raffung angespannt wird. Deshalb verbleibt in einem sehr hohen Prozentsatz der guten Ergebnisse eine Einschränkung der Außenrotation im Schultergelenk, eine vielfach gemachte Beobachtung. Allem Anschein nach ist letzlich diese Beweglichkeitseinbuße direkt korreliert mit Rezidivfreiheit. Eine geschlossene Serie von 62 Schultergelenken der St. Galler-Klinik, die nach BANKART (modifiziert n. (7)) operiert wurden, hat an Außenrotation im Durchschnitt 32° verloren.

Es stellt sich die Frage, ob ein solcher Beweglichkeitsverlust in jedem Falle zumutbar ist und welches Verfahren mit niedriger Rezidivquote zu wählen ist, falls ein Beweglichkeitsverlust nicht in Kauf genommen werden kann. Der Verlust an Außenrotation um 30° spielt häufiger eine Rolle, als man geneigt ist anzunehmen, besonders bei einer Population, die viel Sport treibt. Aber auch gewisse handwerkliche Berufe sind auf eine normale Schultergelenksbeweglichkeit angewiesen. Noch am wenigsten behindert sind dadurch Nicht-Handwerker und Nicht-Sportler.

Folgende Überlegungen sind für uns sehr wichtig:

a) Die Bankart-Läsion ist von vielen Autoren in ungefähr 80% ihrer Fälle angetroffen worden. Sie wird entsprechend gewürdigt und ist in die Behandlung sehr oft direkt einbezogen (Limbusrekonstruktion, Span).

b) Anders bei der Impressionsfraktur des Humeruskopfes:

   Die Impressionsfraktur des Humeruskopfes, von einzelnen Autoren in 100% der Fälle angetroffen, ist operativ kaum zugänglich. Ihre Rolle bei der HSL wird therapeutisch höchstens indirekt in Rechnung gestellt.

## Die kausale Therapie der habituellen Schultergelenksluxation

Bei der HSL sind folgende Deformierungen anzutreffen:

1. Die dysplastisch-flache Schultergelenkspfanne, typischerweise bei der kindlichen, oft willkürlichen HSL.
2. Die Bankart-Läsion, d. h. ein abgelöster Limbus, ohne oder mit gleichzeitigem Schaden des knöchernen Glenoidalrandes.
3. Die Impressionsfraktur am Humeruskopf nach MALGAIGNE, HILL und SACHS.
4. Die Erweiterung von Kapsel-Muskelmantel in Richtung der Luxation.

Die ersten 3 Befunde sind von Fall zu Fall in einem unterschiedlichen Mischungsverhältnis ausgebildet, wobei immer der eine Befund dominiert. Allen Fällen gemeinsam ist die Weichteillockerung.

Für eine kausale operative Behandlung ist eine genaue Diagnostik der einzelnen Teilläsionen erforderlich: Röntgenbilder in verschiedenen Richtungen und peroperative Befunderhebung.

Je nach der Art der Hauptläsion ergeben sich zwangsläufig die folgenden Operationsindikationen (Tabelle 1):

Tabelle 1

| Hauptbefund<br>Nebenbefund | Operation |
|---|---|
| Flache Pfanne<br>Bankart, Hill-Sachs | Pfannenrandplastik mit<br>autologem Knochenspan |
| Bankart-Läsion<br>Hill-Sachs, flache Pfanne | Limbus-Rekonstruktion und<br>Verkürzung M. subscapularis |
| Hill-Sachs-Läsion<br>Bankart, flache Pfanne | Humerus-Drehosteotomie und<br>Verkürzung M. subscapularis |

Technik der kausalen Eingriffe bei HSL

1. Pfannenrandplastik mit autologem, corticospongiösem Knochenspan. Je nach Luxationsrichtung wird das Schultergelenk extraarticulär von einem vorderen oder hinteren Standardzugang aus dargestellt. Die Sehne des M. subscapularis, bzw. des M. infraspinatus wird dabei durchtrennt. Der knöcherne Pfannenrand und der angrenzende Scapulahals werden mit dem Raspatorium deperiostiert. Ein aus dem Beckenkamm gewonnener corticospongiöser Span wird auf der einen Seite so ausgehöhlt, daß diese Höhlung genau der Rundung des Humeruskopfes entspricht. Der Span wird am Scapulahals durch Verschraubung zuverlässig fixiert, besonders beim Erwachsenen. Beim Kind kann der Span unter Umständen in einer gebildeten Nute genügend fest verklemmt werden. Der durchtrennte Muskel wird unter leichter Verkürzung vernäht.

2. Limbusrekonstruktion und Verkürzung des M. subscapularis. Von einem deltopectoralen Zugang aus wird der M. subscapularis aufgesucht und in seiner Sehne durchtrennt. Kosmetisch besser ist der sog. axilläre Zugang. Das Gelenk wird parellel zum Glenoidalrand eröffnet und die Limbusablösung verifiziert. Der Scapulahals, angrenzend an den knöchernen Glenoidalrand, wird angefrischt. Gelenkkapsel und abgelöster Limbus werden mit einem 3,2 mm Bohrer perforiert, gleichzeitig werden 2, bisweilen 3 parallele Bohrkanäle gelenknah angelegt. AO-Corticalisschrauben werden eingesetzt, welche den Limbus gegen den Scapulahals anpressen. Darüber hinweg wird der M. subscapularis unter Doppelung genäht, so daß eine Verkürzung von ca. 2 cm resultiert. Die Gelenkkapsel muß nicht speziell versorgt werden.

3. Humerus-Drehosteotomie und Verkürzung M. subscapularis. Die typische, ventrale-caudale HSL kommt jedesmal dann zustande, wenn im Schultergelenk nach außen rotiert wird bei mehr oder weniger gleichzeitiger Elevation . Dann nämlich rastet die dorsale Impressionsfraktur im Humeruskopf über dem ventralen Pfannenrand ein. Genau diese Bewegung wird bei sehr vielen Operationsmethoden durch die Raffung des M. subscapularis verhindert, so daß diese kritische Außenrotation nicht mehr möglich ist.

Die hier besprochene Operation bewirkt das Gleiche, nur gibt sie die eingeschränkte Außenrotation zurück mit Hilfe einer subcapitalen Drehosteotomie des Humerus. Trotz vollumfänglicher Außenrotation kommt es nicht mehr zur kritischen Einrastung der Furche

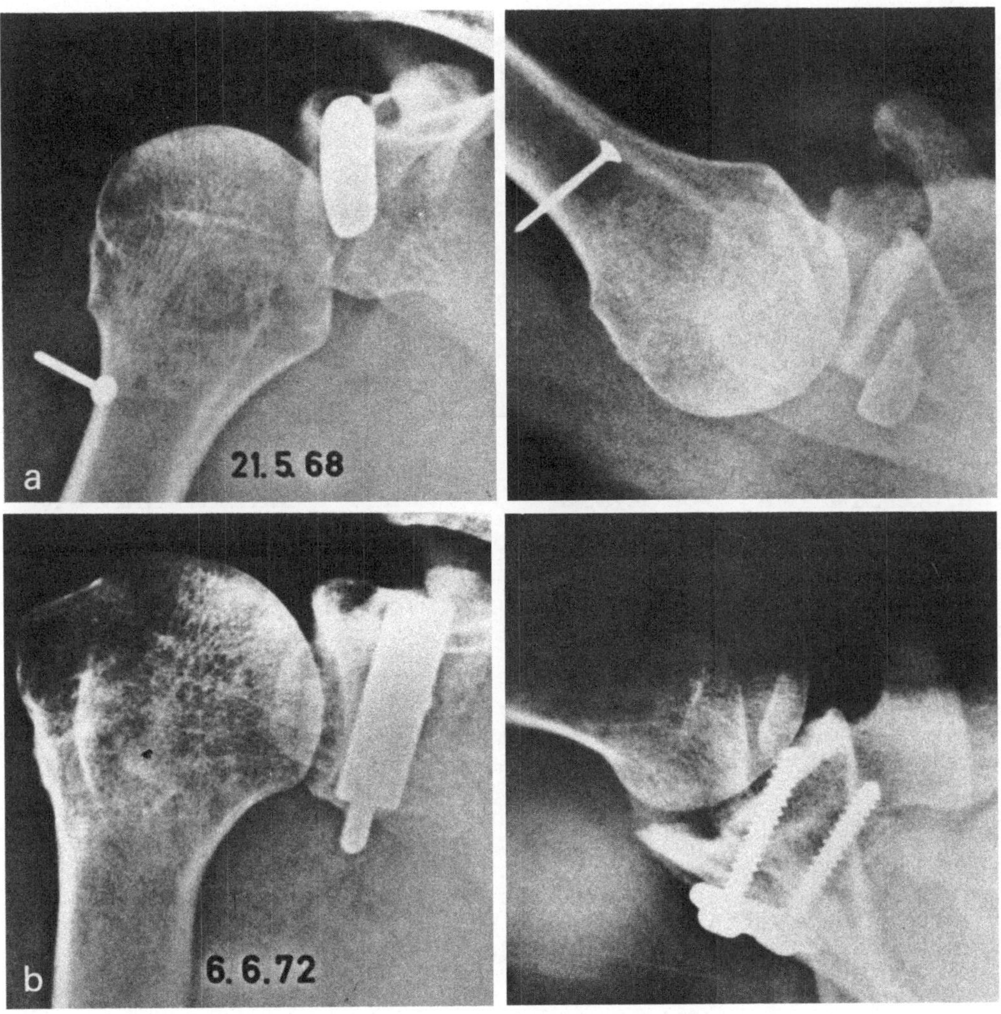


*Abb.1a und b. Pfannenrandplastik mit autologem corticospongiösem Span. B. O., ♂, 29 j., Nr. 122 427; (a) Wegen dorsaler HSL ist der Patient schon 4 mal operiert worden, ohne Erfolg. Die Schulter ist immer subluxiert oder luxiert, die Pfanne ist flach, nach dorsal defekt; (b) Zustand 4 Jahre nach Spanplastik: Die Schulter ist stabil und frei beweglich, der fest verschraubte Span verhindert eine HSL nach dorsal*

im Humeruskopf nicht mehr als 20-25° nach einwärts gedreht wird gegenüber dem Schaft, ist auch keine Verminderung der Innenrotation bemerkbar, mit anderen Worten: Bei unbeeinträchtigter Gesamtbeweglichkeit ereignet sich dennoch keine weitere HSL mehr.

Die Operation erfolgt von einem üblichen deltopectoralen Zugang aus, der M. subscapularis wird durchtrennt, die Schulter wird luxiert, um die Größe der Impressionsfraktur festzustellen. Ist diese klein, wird um 20°, ist sie dagegen groß, wird um 25° in

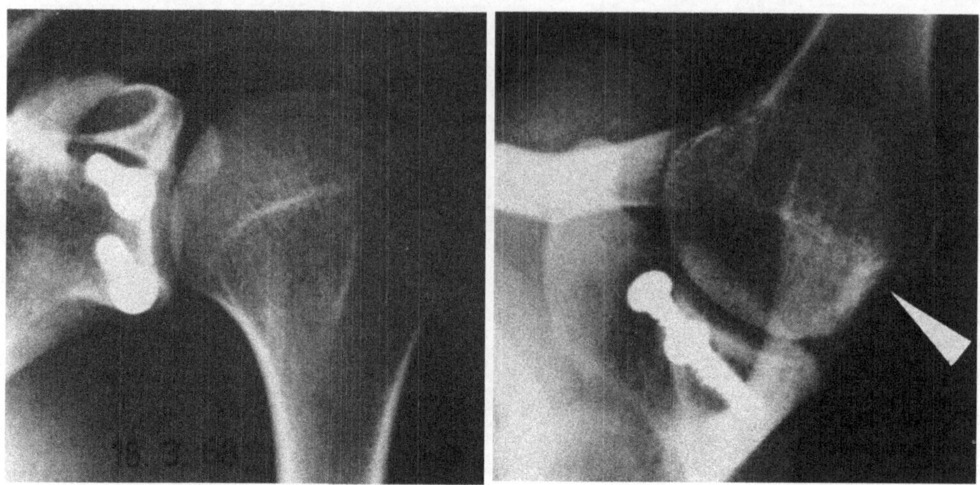

*Abb.2. Limbusverschraubung und Verkürzung des M. subscapularis F. P., ♂, 20 j., Nr. 104 705. Vor 4 Jahren war die Operation. Die Schulter hat verminderte Außenrotation und ist deshalb stabil trotz Vorhandensein einer Impressionsfraktur (↑)*

der subcapitalen Osteotomie rotiert. Zur Osteosynthese dient eine leicht geknickte 4-Loch-Schlitzlochplatte oder eine kleine spezielle Schulter-Winkelplatte der AO.

Die Nachbehandlung für die 3 beschriebenen Verfahren ist gleich: Eine echte Ruhigstellung ist nicht nötig, die Schulter wird schon wenige Tage nach der Operation innerhalb der Schmerzgrenze aktiv bewegt. In der Regel ohne gezielte Physiotherapie, allein durch den zunehmenden Gebrauch, ist die vollumfängliche Funktion nach 6-8 Wochen wiederhergestellt und danach entsprechender kraftvoller Gebrauch wiederum erlaubt.

## Ergebnisse der kausalen Eingriffe der HSL

Tabelle 2. 204 Fälle von HSL 1961-1974, Orthopädie KSP St. Gallen

| | Osteotomie | Limbusverschraubung | Span | Magnusson | |
|---|---|---|---|---|---|
| 1961 - 1966 | 1 | 69 | 2 | | 72 |
| 1967 - 1974 | 94 | 27 | 7 | 4 | 132 |
| Total | 95 | 96 | 9 | 4 | 204 |

Die obige Tabelle 2 zeigt, daß in einer ersten Periode, ungeachtet der individuellen Pathologie, die ventrale Kapsel-Muskelraffung mit Limbusverschraubung ausgeübt wurde. 62 nachkontrollierte Fälle zeigten die erwähnte Einschränkung der Außenrotation von 32°, nur 2 Rezidive waren aufgetreten, eines davon bei einer nicht erkannten hinteren HSL. In Erinnerung eines erstmals 1964 mit Osteotomie behandelten Falles ist in einer zweiten Periode ver-

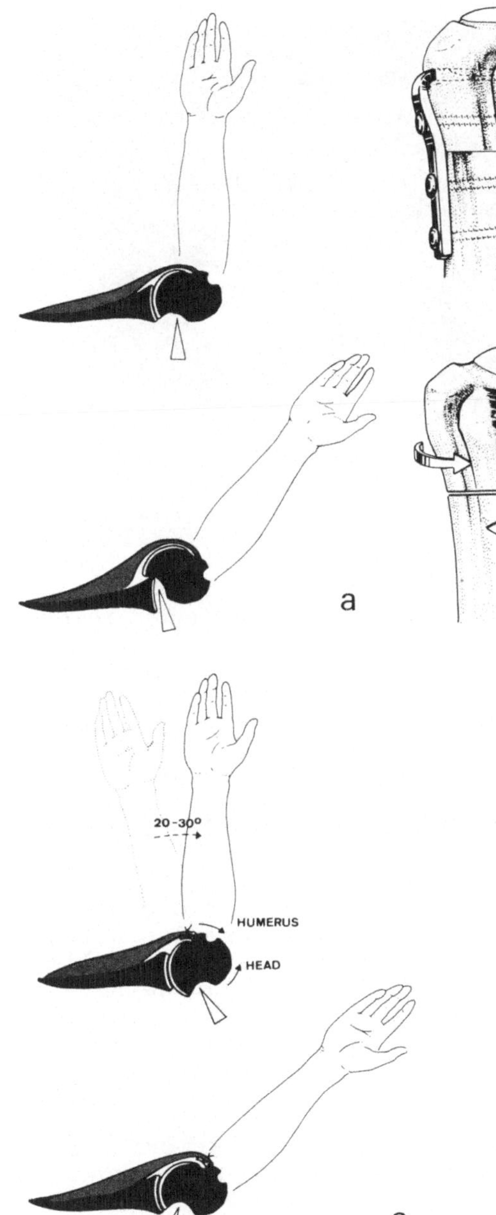


*Abb.3a-c. Humerus-Drehosteotomie und Verkürzung des M. subscapularis. (a) Im Horizontalschnitt durch das Schultergelenk ist zu erkennen, wie sich die Impressionsfraktur bei Außenrotation über den ventralen Pfannenrand einrastet. Der M. subscapularis ist überdehnt; (b) Die Operation: Innendrehung des Humeruskopfes gegenüber dem Schaft um 20-25° und Verkürzung des M. subscapularis. Druck-Zuggurtungsosteosynthese, hier mit einer speziellen Winkelplatte. (c) Die Wirkung der Drehosteotomie: Bei gleicher Außenrotation bleibt die Impressionsfraktur wirkungslos, d.h. die Schulter ist stabil*

sucht worden, die HSL "kausal", d. h. individuell nach der zugrundeliegenden Pathologie zu behandeln.

1. Bei Fehlen einer Impressionsfraktur ist nach wie vor die Limbusverschraubung mit M. subscapularis-Raffung ausgeführt worden. Eine verminderte Außenrotation wird dabei hingenommen, jedoch nicht mehr im früheren Ausmaß. Die Operation geschieht im Sinne von BANKART (2), allerdings mit Festschraubung des

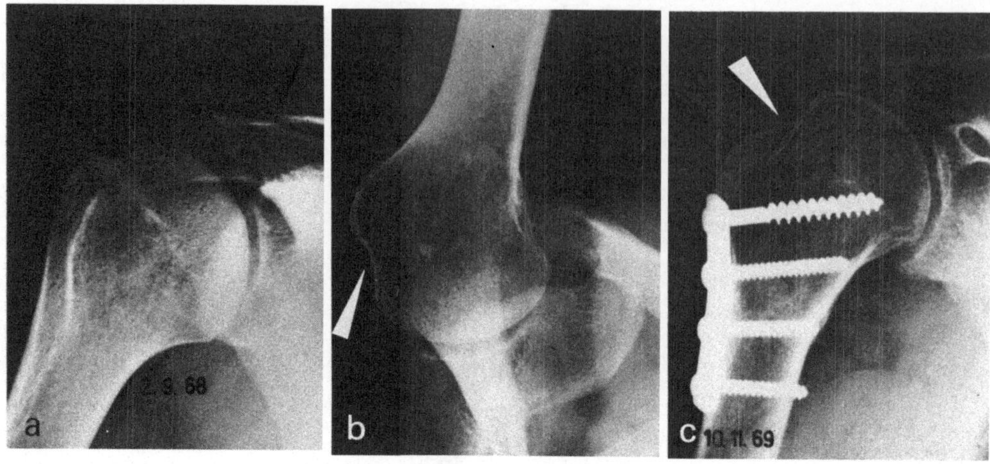


*Abb.4a-c. Beispiel einer Drehosteotomie mit Verkürzung des M. subscapularis. M. K., ♂, 44 j., Nr. 80 094; (a) Unauffälliges a.p.-Bild; (b) Im axialen Bild große Impressionsfraktur sichtbar (↑); (c) 1 Jahr nach Operation: Die Schulter ist stabil. Wegen der Rotation ist jetzt im a.p.-Bild die Impression sichtbar (↑)*

Limbus, jedoch ohne Fixation des peripheren Sehnenanteiles gegen den Pfannenrand nach PUTTI-PLATT (8), wie es früher an der St. Galler Klinik von MÜLLER (7) verlangt war. Mit einer Ausnahme einer hinteren HSL ist in dieser Gruppe das Rezidiv ausgeblieben, weil keine Fälle dabei sind mit einer dazu disponierenden Impressionsfraktur.

2. Steht unzweideutig eine Impressionsfraktur im Vordergrund, wie dies in 3 von 4 Schultern der Fall ist, wurde die Rotationsosteotomie ausgeführt. Der spätere Verlauf aller Fälle ist bekannt. Bis heute ist ein einziges Rezidiv aufgetreten, wiederum bei einer hinteren HSL. Es wurde versucht, im Gegensinn zu rotieren, die Pfanne war aber ausgesprochen flach. Mit der Spanung erst ist diese und die erstgenannte Rezidivschulter stabil geworden.

   Einmal kam es zu einer Staphylococcus albus-Infektion. Die Platte mußte schon 6 Wochen nach Operation entfernt werden, worauf die Infektion abheilte. 3 Monate nach Operation war das Ergebnis dennoch perfekt.

   Einmal fährt die operierte Patientin schon nach 5 Tagen wieder Auto, die Platte lockert sich etwas. Unter Schonung mit Armschlinge wird die Osteotomie dennoch ohne Korrekturverlust fest, das Endergebnis ist perfekt.

3. Die 9 Fälle von Spanung betreffen 3 Kinder mit Dysplasie der Pfanne, 6 Erwachsene mit 4 dorsalen und 2 caudalen HSL. Nur bei einem heute 20jährigen besteht nach Spanung im Alter von 12 Jahren eine Subluxationstendenz bei Armhochhalte.

4. Die 4 Fälle von alleiniger Raffung der M. subscapularis-Sehne sind bei Greisen ausgeführt worden. Dieser kleine Eingriff hat ihnen allen eine stabile Schulter gebracht, allerdings um den Preis einer massiven Verminderung der Außenrotation im Gelenk.

## Zusammenfassung

1. Unter den sehr zahlreichen Operationsverfahren zur Behandlung der HSL sind diejenigen am rezidiv-ärmsten, welche zu einer starken Kapsel-Muskel-Raffung und damit zu einer Verminderung der Außenrotation im Schultergelenk führen.

2. Eine wesentlich höhere Rezidivquote besitzen die verschiedenen Blockierungsverfahren mit Knochenspänen, bei welchen eine Weichteilraffung nicht ausdrücklich gefordert wird.

3. Weil bei jeder HSL die ihr zugrunde liegende Pathologie individuell unterschiedlich ist, kann logischerweise nicht für jeden Fall die gleiche Operationsmethode optimal sein.

4. Aufgrund der Erfahrung mit 204 Fällen der Jahre 1961-1974 sind folgende "kausalen" Eingriffe empfehlenswert:

   Bei Vorliegen einer Pfannendysplasie: Pfannenrandplastik mit autologem Spongiosaspan.

   Bei Vorliegen einer Bankart-Läsion: Verschraubung des Limbus und Verkürzung M. subscapularis.

   Bei Vorliegen einer Impressionsfraktur des Humeruskopfes: Subcapitale Drehosteotomie und Verkürzung des M. subscapularis.

   Beim greisen Menschen: Massive Raffung des M. subscapularis.

Bei Anwendung einer solchen differenzierten Indikationsstellung und einer standardisierten Operationstechnik sind Rezidive sicher vermeidbar. Die insgesamt 3 Rezidive sind zweimal bei hinterer, einmal bei vorderer Luxation aufgetreten.

Die Osteotomien sind nur zweimal etwas verzögert geheilt. Alle beschriebenen Verfahren erlauben eine funktionelle Behandlung. Die volle Wiederherstellung ist nach spätestens 8-10 Wochen sozusagen spontan erreicht.

## Literatur


1. BANKART, A. S. B.: Recurrent of habitual dislocation of the shoulder joint. Brit. med. J. 1923 II, 1132.
2. BANKART, A. S. B.: The pathology and treatment of recurrent dislocation of the shoulder-joint, Brit. J. Surg. 26, 23 (1938).
3. GALLIE, W. E., le MESURIER, A. B.: Recurring dislocation of the shoulder. J. Bone Jt Surg. 30B, 9 (1948).
4. HILL, H. A., SACHS, M. D.: The grooved defect of the humeral head. A frequently unrecognized complication of dislocation of the shoulder joint. Radiology 35, 690 (1940).

5. MAGNUSSON, P. B.: Treatment of recurrent dislocation of the shoulder. Surg. Clin. N. Amer. 25, 14 (1945).
6. MAGNUSSON, P. B., STACK, J. K.: Recurrent dislocation of the shoulder. J. Amer. med. Ass. 123, 889 (1943).
7. MÜLLER, M. E.: Quoted by Mumenthaler, A., 1963.
8. PUTTI, V., PLATT, H.: Quoted by Clarke, H. Osmond, 1948.
9. TRILLAT, A., LECLERC-CHALVET, F.: Luxation récidivante de l'epaule. Paris: Masson 1973.
10. WEBER, B. G.: Operative treatment for recurrent dislocation of the shoulder. Injury 1, 107 (1969).

H. Legal, Erlangen

## Zur operativen Behandlung der habituellen Schulterluxation mittels subcapitaler Humerusosteotomie nach WEBER

Von den nahezu 150 zur Behandlung der habituellen Schulterluxation angegebenen Operationsverfahren können nur jene befriedigen, die den pathologisch-anatomischen Substraten dieses Krankheitsbildes gerecht werden. Es sind dies

1. die sogenannte Bankart-Läsion, ein Ab- oder Einriß des Labrum glenoidale inferius mit Abflachung des vorderen unteren Pfannenrandes sowie
2. der sogenannte Hill-Sachs-Defekt, eine dorso-craniale Dellenbildung in der Gelenkfläche des Humeruskopfes.

Die heute üblichen Standardoperationen etwa nach EDEN-HYBINETTE, PUTTI-PLATTI, BANKART oder MAX LANGE besitzen nach einer von KEYL 1969 veröffentlichten Sammelstatistik zwar eine geringere Rezidivquote als früher übliche Fesselungsoperationen etwa nach NICOLA oder TURNER, es muß jedoch häufig ein nicht unbeträchtlicher Bewegungsverlust des operierten Gelenkes in Kauf genommen werden. Immerhin wiesen nach den Erhebungen von KEYL (1) nur 51,7% der nach der Methode von MAX LANGE operierten Patienten eine freie postoperative Außenrotationsfähigkeit des Schultergelenkes auf.

An der Orthopädischen Universitätsklinik Erlangen wurden in den Jahren 1969 bis 1972 20 Patienten nach dem Lange-Verfahren operiert. Wir sahen zwar kein Rezidiv, jedoch zum Teil erhebliche Bewegungseinschränkungen, insbesondere der Außenrotation, bei 4 Patienten bis zu $30^{\circ}$, was die Beobachtungen von KEYL bestätigt.

Diese Überlegungen bewogen uns zur Einführung der von WEBER inaugurierten subcapitalen Humerusosteotomie an unserer Klinik. Wir bedienen uns dabei im wesentlichen der von WEBER angegebenen Operationstechnik (WEBER (1), MARTI *et al.* (2)) allerdings mit einer kleinen Modifikation, als wir die Subscapularissehne primär, d. h. also vor der Osteotomie bei Innenrotation des Armes reinserieren und erst sekundär die Osteotomie durchführen. Wir sehen darin 2 Vorteile: Die Platteneinschlagstelle kann dadurch ohne Irritation der langen Bicepssehne exakter ermittelt werden, zum anderen kann durch dieses Vorgehen die durch die Subscapularisraffung eingetretene Außenrotationseinschränkung unmittelbar bestimmt und damit der Derotationswinkel der Osteotomie genauer festgelegt werden.

Seit Mitte 1972 wurden an der Orthopädischen Universitätsklinik Erlangen 36 Patienten im Alter zwischen 18 und 60 Jahren mit vorderer habitueller Schulterluxation nach dieser Methode behandelt. 34 Patienten konnten nachuntersucht werden. Der Krankenhausaufenthalt betrug durchschnittlich 13 Tage, wozu sich bei 20 Patienten eine stationäre Behandlung anläßlich der nach etwa 7 Monaten durchgeführten Osteosynthesematerialentfernung von durchschnittlich 5 Tagen addierte.

Intra- oder postoperative Komplikationen im Sinne von Nerven- oder Gefäßläsionen, Infektionen oder postoperativen Schultersteifen, Pseudarthrosen, Plattenbrüchen oder -lockerungen traten nicht auf. Bei einem 51jährigen, andernorts nach MAX LANGE voroperierten Patienten mit einer erheblichen Omarthrose beobachteten wir 8 Wochen nach der Operation eine Ruptur der langen Bicepssehne, die eine Reinsertionsoperation notwendig machte.

Die Wiederaufnahme der Arbeit erfolgte durchschnittlich nach 7 Wochen. Alle Patienten waren bei der Nachuntersuchung beschwerdefrei, ein Rezidiv war nicht aufgetreten. Mit 2 Ausnahmen bestand nach längstens 7 Wochen eine vollkommen freie Beweglichkeit. Bei den genannten 2 Patienten fanden wir eine Außenrotationseinschränkung von 10 bzw. 15 Grad, die wir auf eine intraoperativ zu starke Anspannung der reinsertierten Subscapularissehne zurückführen.

Hier ein Beispiel aus unserem Krankengut (Abb.1):

Ein 2ojähriger aktiver Schwimmer erlitt vor 4 Jahren erstmals eine Luxation des linken Schultergelenkes, wobei sich die Luxationen im Rahmen des Schwimmsportes mehr und mehr häuften; es waren ca. 20 Verrenkungen erinnerlich. Nach Subscapularisraffung und subcapitaler Derotationsosteotomie trat kein Rezidiv auf, innerhalb von 5 Wochen konnte eine freie Schultergelenksbeweglichkeit erzielt werden. Der Patient kann heute wieder voll einsatzfähig am Wettkampfsport teilnehmen.

Zusammenfassend können wir die Webersche Operation als ein Verfahren zur Behandlung der habituellen Schulterluxation empfehlen, bei der die Rezidivfreiheit nicht durch gröbere Bewegungseinschränkungen des operierten Schultergelenkes erkauft werden muß.

## Literatur


1. KEYL, W.: Erfahrungen bei der Behandlung der habituellen Schulterluxation nach M. LANGE. Z. Orthop. 106, 745 (1969).
2. MARTI, R., WEBER, B. G., AFCHAMPOUR, P.: Technik und Ergebnisse der Humerusosteotomie bei habitueller Schultergelenksluxation. Z. Unfallmed. Berufskrankh. 3, 130 (1973).
3. WEBER, B. G.: Operative treatment for recurrent dislocation of the shoulder. Injury 1, 107 (1969).

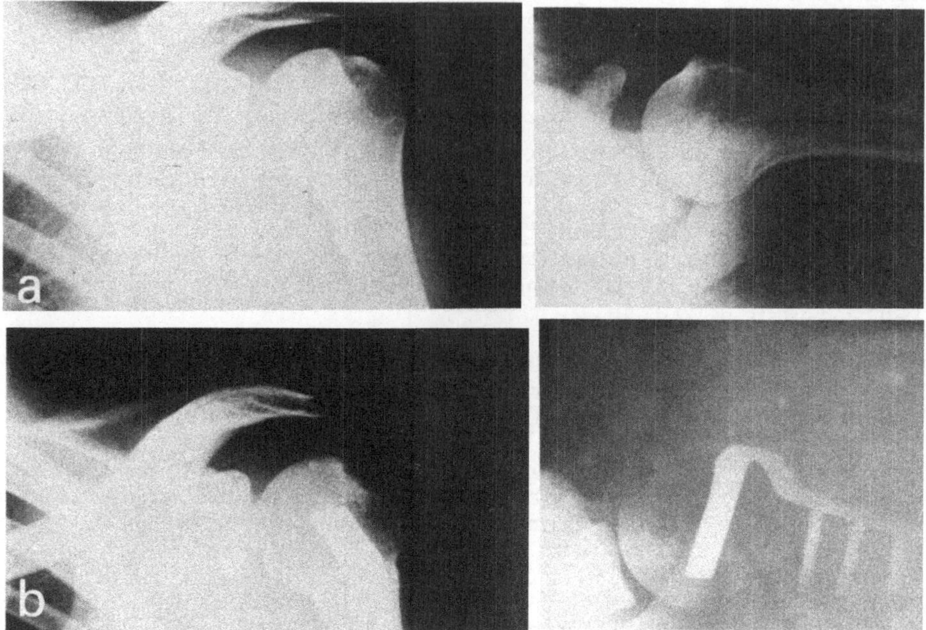


*Abb.1a und b. Patient V. M., 20 Jahre, habituelle Schulterluxation links. (a) präoperativ; (b) Röntgen nach Weber-Operation. Auf der postoperativen a.p.-Aufnahme ist der Hill-Sachs-Defekt besonders gut erkennbar*

M. Dexel und F. Engeloch, Zürich

# Unsere Ergebnisse mit der Rotations-Osteotomie bei der habituellen Schulterluxation

Von 1962 bis Mitte 1975 wurden an unserer Klinik 49 operative Eingriffe bei habitueller Schulterluxation durchgeführt, überwiegend nach LANGE-EDEN-HYBINETTE (24 Fälle), und zu einem kleineren Teil nach PUTTI-PLATT (7 Fälle).

Unter dem Eindruck der positiven Berichte über die Rotations-Osteotomie wurde dieses Verfahren seit 1972 bei 18 Patienten angewandt, die wir durchschnittlich 15 Monate postoperativ nachuntersuchen konnten.

Bei unseren Patienten, die mit einer Rotations-Osteotomie versorgt wurden, handelt es sich um 15 Männer und 3 Frauen, alle Rechtshänder. Das durchschnittliche Operationsalter lag bei 30 Jahren, der jüngste Patient war 18, der älteste 58 Jahre alt. 14 mal war die rechte und 4 mal die linke Schulter behandlungsbedürftig. 2/3 der Patienten waren Handarbeiter. Die erste Luxation trat

14 mal beim Sport, 2 mal bei Verkehrsunfällen und 2 mal bei der Arbeit auf. Bei allen Patienten fanden wir den typischen Unfallmechanismus mit dem nach hinten oben Reißen des entsprechenden Armes. Häufige Reluxationen bei immer kleiner werdenden Traumen wurden beobachtet.

Die Hälfte unserer Patienten konnte die erste Luxation selbst reponieren. 10 Patienten hatten nach der ersten Luxation keine Fixation des Schultergürtels.

Innerhalb eines Jahres seit der ersten Luxation wurden 7 Patienten operiert, innerhalb von 2-8 Jahren 10 Patienten und eine 50jährige Frau erst nach 30jähriger Latenz. Alle Patienten wurden nach der von WEBER angegebenen Technik operiert. Intra- oder postoperative Komplikationen traten nicht auf. Die Osteosynthese erlaubte immer eine sofortige Übungsbehandlung. Der knöcherne Durchbau war nach ca. 8 Wochen abgeschlossen. Die präoperativ ausgeführte Arbeit wurde nach durchschnittlich 8 Wochen wieder aufgenommen. Über Schmerzen bei der Arbeit klagten nur 3 Patienten ausschließlich bei Arbeiten mit erhobenem Arm. In der Außenrotation behindert fühlte sich subjektiv ein Patient, was er beim Lesen großer Zeitungen bemerkte.

Wir beobachteten postoperativ bei einem Patienten Reluxationen und bei einem anderen Patienten Subluxationen nach Rotations-Osteotomie. Bei dem ersten Patienten handelte es sich um einen 24jährigen aktiven Sportler, der 3 Monate postoperativ beim Fitness-Training und beim Kegeln Reluxationen bekam. Bei der nochmaligen Durchsicht der Röntgenbilder fiel uns das Fehlen des typischen dorso-cranialen Defektes im Humeruskopf auf. Zudem war die Pfanne flach und vor allem im vorderen Abschnitt dysplastisch (Abb.1).

Bei dem zweiten Patienten handelt es sich ebenfalls um einen jungen aktiven Sportler, bei dem es 4 Monate postoperativ im Schlaf und beim Pingpong-Spielen zu Subluxationen kam. Er beschrieb die Subluxation als Hängenbleiben des Kopfes am vorderen Pfannenrand bei maximaler Außenrotation und Elevation. Die Reposition konnte selbst durchgeführt werden. Bei ihm ließ sich zwar der Hill-Sachs-Defekt nachweisen, jedoch gleichzeitig auch hier eine flache Pfanne bei dysplastischem vorderen Pfannenrand (Abb.2).

Die Beurteilung des subjektiven Resultates fällt bei 12 Patienten sehr gut, bei 4 Patienten gut und bei 2 Patienten mäßig aus. Bei den beiden Patienten, die das Resultat als mäßig bezeichnen, handelt es sich um einen der vorgestellten Sportler sowie um eine 50jährige Patientin mit schon präoperativ nachweisbarer Omarthrose. Diese Patientin wurde 30 Jahre nach der ersten Luxation operiert.

Bei der objektiven Beurteilung verwendeten wir die Kriterien Reluxation, Bewegungseinschränkung und Schmerz. Die Schulterbeweglichkeit war 14 mal seitengleich, 4 Patienten hatten 6 Monate postoperativ noch ein Außenrotations-Defizit von $15^{\circ}$, was erfahrungsgemäß 1 Jahr postoperativ nicht mehr nachweisbar war. Somit ergibt sich für die objektive Beurteilung 12 mal ein sehr gutes, 4 mal ein gutes und 2 mal ein schlechtes Resultat.

O.E.1951
P. 181824

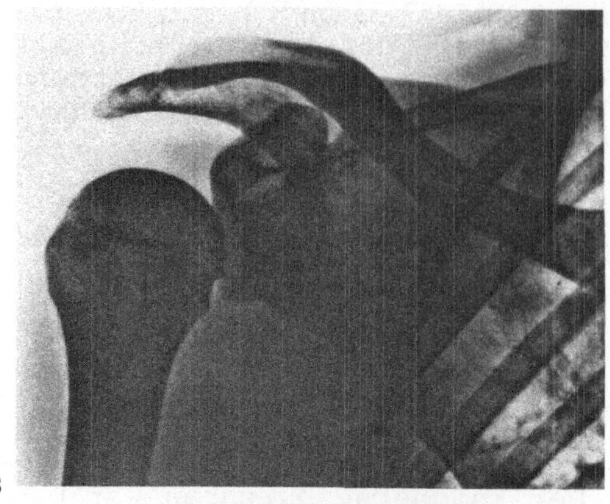


maxim I.R.

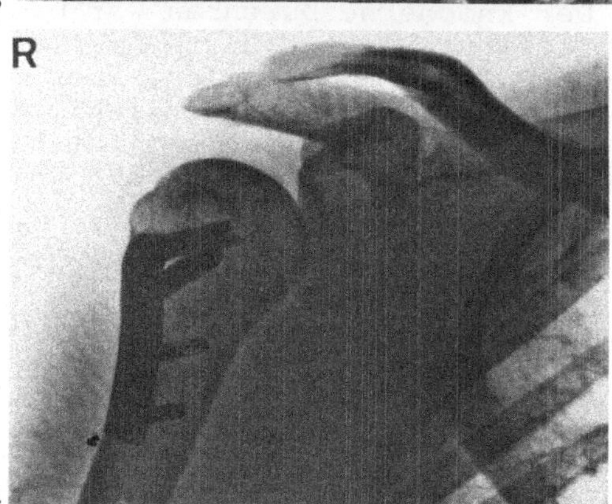


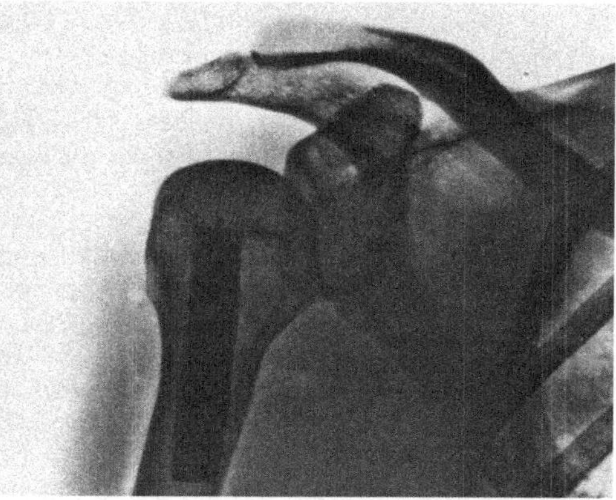

*Abb.1. Röntgenaufnahmen eines 24jährigen Patienten mit habitueller Schulterluxation vor und nach Rotations-Osteotomie, dysplastischer vorderer Pfannenrand, fehlender Hill-Sachs-Defekt*

Unsere Erfahrungen bestätigen die mitgeteilten guten Ergebnisse der Rotations-Osteotomie. Die Technik erlaubt eine frühe Mobilisation und ist nicht mit einem Beweglichkeitsverlust im Schultergelenk verbunden.

Ergänzend können wir mit Nachdruck hervorheben, daß sich der Eingriff bei Fehlen des Hill-Sachs-Defektes und beim Vorliegen einer flachen und im vorderen Abschnitt dysplastischen Pfanne bei uns nicht bewährt hat. Den dysplastischen vorderen Pfannenrand führen wir auf die häufigen Reluxationen mit Verletzung des Labrum glenoidale zurück. Sekundär kommt es dann zu der Abflachung des knöchernen vorderen Pfannenrandes.

Aufgrund dieser Erfahrungen haben wir bei einem anderen Patienten mit Infraktion des vorderen Pfannenrandes gleichzeitig zur Rotations-Osteotomie einen Corticalisspan am vorderen Pfannenrand eingelegt. Dieser mit einer Hüftprothese versorgte 58jährige Patient ist heute bei seitengleicher Schulterbeweglichkeit völlig beschwerdefrei und treibt Radsport, Rudern und Skilanglauf.

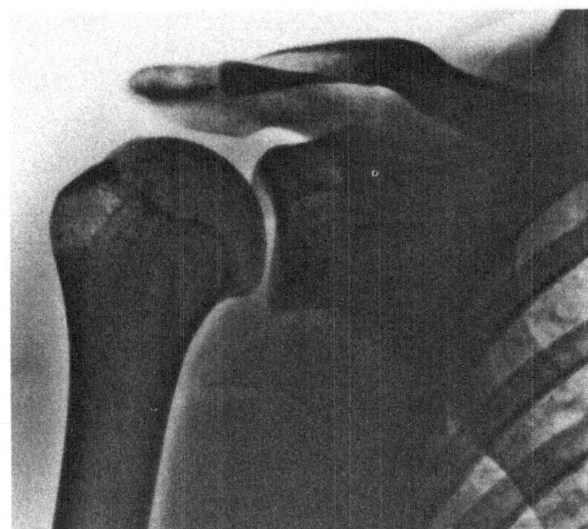


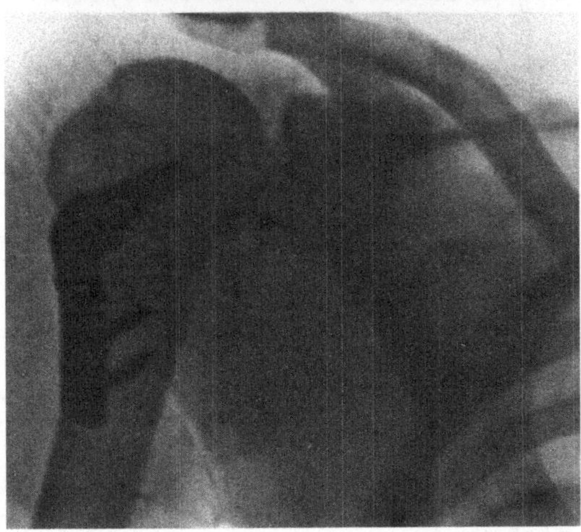


*Abb.2. Röntgenaufnahme eines 21jährigen Patienten mit habitueller Schulterluxation vor und nach Rotations-Osteotomie, dysplastischer vorderer Pfannenrand, positiver Hill-Sachs-Defekt*

Zusammengefaßt ist die Rotations-Osteotomie eine gute Methode zur Behandlung der habituellen Schulterluxation. Bei flacher und im vorderen Abschnitt dysplastischer Pfanne legen wir zusätzlich zur Rotations-Osteotomie einen Corticalisspan am vorderen Pfannenrand ein.

Literatur

1. BANKART, A. S. B.: The pathology and treatment of recurrent dislocation of the shoulder joint. Brit. J. Surg. 26, 23 (1938).
2. HILL, H. A., SACHS, M. D.: The grooved defect of the humeral

head. A Frequently unrecongnized complication of dislocation of the shoulder joint. Radiology 35, 690 (1940).
3. LANGE, M.: Die Behandlung der habituellen Schulterluxation. Med. Klin. 57, 1602 (1962).
4. MARTI, R., WEBER, B. G., AFCHAMPOUR, P.: Technik und Ergebnisse der Humerusosteotomie bei habitueller Schultergelenksluxation. Z. Unfallmed. Berufskrankh. 3, 130 (1973).
5. WEBER, B. G.: Operative treatment for recurrent dislocation of the shoulder. Injury 1, 107 (1969).
6. WEBER, B. G.: Humerusosteotomie bei habitueller Schulterluxation. Therap. Umschau 28, 292 (1971).

E. May, Detmold, L. Lüdde, Loxstedt und C. Holland, Emmerich

## Zur Behandlung habitueller Schulterluxationen (Spätergebnisse nach Eden Hybinette'scher Operation)

Im Rahmen einer Überprüfung von Spätergebnissen operativ behandelter habitueller Schulterluxationen sollte geprüft werden:

1. ob die in Anwendung gebrachte Operationsmethode nach den Prinzipien von Eden-Hybinette-Lange weiterhin ihre Berechtigung besitzt;
2. ob die Qualität des Spanmaterials Einfluß auf das Behandlungsergebnis zeigt.

Von 1956 bis 1970 wurden an den Universitätskliniken in Kiel für Chirurgie und Orthopädie insgesamt 48 Patienten mit 52 habituellen Schulterluxationen operativ behandelt.

Das im vorliegenden Material überwiegend angewandte Operationsverfahren nach Eden-Hybinette kommt der Modifikation nach LANGE am nächsten und wurde von BAUERMEISTER und FRIEDRICH eingehend beschrieben.

Von unseren 48 Patienten mit insgesamt 52 operierten Gelenken - in vier Fällen erfolgte beidseitige Operation - konnten 45 Patienten bzw. 49 operativ behandelte Gelenke nach 2 bis 13 Jahren erfaßt werden (Tabelle 1). 33 Patienten wurden klinisch, 32 röntgenologisch nachuntersucht, 12 weitere beantworteten unseren Fragebogen. In der Auswertung unseres Nachuntersuchungsgutes stellten wir im Kollektiv I 22 mit heterologem Knochenspan versorgte Gelenke zusammen und verglichen dieses mit dem Kollektiv II, in welchem 27 mal autologes Spanmaterial verwendet wurde.

Unter den 49 operierten und nachuntersuchten Fällen hatten wir zwei echte Rezidive zu verzeichnen, wobei in dem einen Fall ein heterologer Knochenspan, in dem anderen ein autologer benutzt worden war. In zwei weiteren Fällen (wiederum je eine heterologe bzw. autologe Spananwendung) kam es zu erneuten traumatischen Luxationen mit nachweisbarem adäquatem Unfallmechanismus (Tabelle 2).

Tabelle 1. Aufschlüsselung des Gesamtkrankengutes in Hinsicht auf die Nachuntersuchung

| Art des verwendeten Knochen-Spans | Zahl der Pat. | Zahl der Op. | Art der Nachuntersuchung Klin. | Röntg. | Fragebogen | nicht zu ermitteln |
|---|---|---|---|---|---|---|
| Kollektiv I (heterologer Knochen-Span) | 25 | 25 | 17 | 17 | 5 | 3 |
| Kollektiv II (autologer Knochen-Span) | 23 | 27 | 16 | 15 | 7 | - |
| Gesamt | 48 | 52 | 33 | 32 | 12 | 3 |

Tabelle 2. Postoperative Reluxationen unter 49 operierten habituellen Schulterluxationen nach EDEN-HYBINETTE-LANGE

| Art des verwendeten Knochen-Spans | Zahl der Op. | Echtes Rezidiv | Traum. Luxation | Reluxation und epilept. Anfall |
|---|---|---|---|---|
| Kollektiv ; (heterologer Knochen-Span) | 22 | 1 | 1 | 1 |
| Kollektiv II (autologer Knochen-Span) | 27 | 1 | 1 | |

Als sogenanntes fragliches Rezidiv nach ANSCHÜTZ stuften wir die erneute Luxation eines operierten Gelenkes bei einem Epileptiker anläßlich eines schweren Anfalles ein.

Im Rahmen der klinischen Nachuntersuchung interessierte uns besonders bei der funktionellen Prüfung die Außenrotation.

57,6% (19 Patienten) hatten eine freie Beweglichkeit, 24,3% (8 Patienten) wiesen eine Einschränkung unter 20° auf. In 18,1% (6 Patienten) war die Außenrotation über 20° eingeschränkt. In diesen Fällen waren auch in anderen Bewegungsgraden Einschränkungen zu verzeichnen. Sämtliche Patienten dieser Gruppe hatten zum Zeitpunkt der Operation das 40. Lebensjahr überschritten. Zur Beantwortung der Frage hinsichtlich des unterschiedlichen Spanverhaltens standen uns in der Nachuntersuchung 36 röntgenologisch kontrollierte Gelenke zur Verfügung (Tabelle 3).

Von den 17 Gelenken des Kollektiv I (heterologer Knochen) zeigte sich in drei Fällen ein sogenanntes "negatives Spanverhalten", d. h. um den implantierten Span fand sich gegen das knöcherne Wirtslager ein abgrenzender Resorptionssaum. In keinem dieser drei Fälle kam es jedoch zu einem Luxationsrezidiv. In den übrigen 14 Fällen war der Span im Kontaktbereich mit der Scpaula ein-

Tabelle 3. Röntgenologische Nachuntersuchungsergebnisse zum postoperativen Spanverhalten nach 49 operativ behandelten habituellen Schulterluxationen (EDEN-HYBINETTE-LANGE)

| Art des verwendeten Knochen-Spans | Kollektiv I (heterologer Knochen-Span) | Kollektiv II (autologer Knochen-Span) | Gesamt |
|---|---|---|---|
| Anzahl der rö. Nachuntersuchungsfälle | 17 | 19 | 36 |
| Negatives Spanverhalten | 3 | - | 3 |
| Keine Op.-Folge nachweisbar | 3 | 3 | 6 |
| Strukturunregelmäßigkeiten am unt. Pfannenrand | 4 | 4 | 8 |
| Randwulst sichtbar | 4 | 1 | 5 |
| Spanrest erkennbar | 3 | 5 | 8 |
| Span fast vollständig erhalten | - | 6 | 6 |

geheilt. Darüberhinaus war der Span als solcher noch in 11 Fällen nachweisbar, wobei sein freies Ende fünfmal den Rand um 0,5 cm überragte, sechsmal war er sogar in fast voller Länge erhalten.

Zusammenfassend stellten wir fest:

1. Die nach dem Prinzip nach Eden Hybinette operativ behandelten und nachuntersuchten 49 habituellen Schulterluxationen wiesen 2 echte Rezidive auf (4%).
2. Die Operation jenseits des 40. Lebensjahres läßt mit erheblicheren Funktionseinschränkungen rechnen.
3. Hinsichtlich der Spanqualität ist festzustellen:
   a) der autologe Span weist fraglos eine bessere Einheilungsqualität als der heterologe auf;
   b) das klinische Spätergebnis jedoch ist völlig unabhängig von der Spanqualität und dem Spanverhalten. Selbst in 3 Fällen von Spanabstoßung bei Anwendung heterologen Materials war das klinische Ergebnis voll befriedigend.
4. Insbesondere die zuletzt genannten Ergebnisse unterstützen die Annahme, daß dem wie auch gearteten Implantat bei der Eden Hybinett'schen Operation weniger ein den Luxationsweg verriegelndes Moment unter Verbreiterung der Gelenkpfanne als vielmehr ein reizauslösender Faktor zur Bildung einer stabilisierenden Narbenplatte zukommt.

B. Noesberger und G. Mäder, Bern

# Die modifizierte Operation nach Trillat bei habitueller Schulterluxation

Das Ziel jeder Operationsmethode für die habituelle Schulterluxation besteht darin, erstens möglichst rezidivfrei und zweitens technisch einfach ausführbar zu sein und drittens die im alltäglichen Leben und auch bei sportlicher Tätigkeit notwendige Schulterbewegung zu ermöglichen.

Die Methode von TRILLAT - seit 1952 in Anwendung - beruht auf zwei prinzipiellen Schritten:

Die Arthrotomie, die bei jedem operativen Vorgehen bei habitueller Schulterluxation obligatorisch ist. Es ist einerseits die Bankartsche Läsion, andererseits die verschiedenen Formen von Ein- und Abrissen des Labrum glenoidale, welche saniert werden müssen. Unbehandelt führen diese Läsionen zwar nicht unbedingt zu Reluxation, können aber ein Instabilitätsgefühl oder Einklemmungserscheinungen bedingen, die das Resultat beeinträchtigen. Wir konnten zweimal einen vollständigen Korbhenkelriß des Labrum glenoidale feststellen, bei welchen nur eine vollständige Resektion möglich war.

Die Osteotomie des Coracoids, von NOESSKE 1924 erstmals beschrieben, und die Fixation von Coracoid und Labrum glenoidale mit einer Schraube beinhaltet der zweite Schritt. Durch Umklappen des Coracoids nach caudal wird eine Einengung der coraco-scapulären Lücke erreicht. Das Coracoid bildet ein Hindernis für den nach vorne luxierenden Humeruskopf. Bei Studien an der Leiche haben wir festgestellt, daß außerdem bei Abduktion-Außenrotation die Sehne des Musculus subscapularis nicht nach cranial ausweichen kann wegen der Schraube, die ein Hypomochlion bildet. Der Muskel wird gedehnt und füllt - infolge Umklappung des Coracoids gegen die Schulterpfanne - die Lücke zwischen Scapulahals und Coracoid aus. Dadurch wird dem Humeruskopf ein zusätzliches Hindernis entgegengesetzt und eine Luxation nach vorne ist praktisch nicht mehr möglich.

## Technik

6 cm langer vertikaler Hautschnitt von der Clavicula nach distal, unmittelbar lateral des Coracoids. Die Muskelfasern des Musculus deltoideus werden mit der Schere stumpf auseinandergeschoben. Das Ligamentum coraco-acromiale wird am Coracoid durchtrennt. In Aussenrotation des Humerus wird die Gelenkkapsel 2 cm medial vom Gelenkansatz am Humerus durch vertikalen Schnitt eröffnet. Ein kräftiger Musculus subscapularis wird cranial eingekerbt. Revision des Schultergelenks. Die Verletzung des Labrum glenoidale wird untersucht. Flottierende Teile und freie Gelenkkörper werden entfernt. Anfrischung des vorderen Randes der Gelenkpfanne bei Bankartscher Läsion mit einem Meißel. Im Gegensatz zu TRILLAT fixieren wir das Coracoid und die Bankartsche Läsion mit Hilfe einer Schraube. Anlegen eines 3,6 mm Bohrloches, 8 mm von der Coracoid-

spitze entfernt. Darstellen der Basis des Coracoids, das mit einem schmalen Meißel tomoklasiert oder subtotal osteotomiert wird, bis das Coracoid auf Druck federnd nachläßt. Ein 3,2 mm Loch wird im angefrischten Teil - 5 mm vom Pfannenrand entfernt - gebohrt, und zwar unmittelbar oberhalb des Musculus subscapularis. Die genaue Lage des Loches soll bei angepreßtem Coracoid mit Hilfe eines im Coracoidloch liegenden Kirschner-Drahtes bestimmt werden. Normalerweise wird eine 40-45 mm Malleolarschraube durch das Coracoid, dann durch den Ansatz des Labrum glenoidale in das Pfannenrandloch eingedreht. Das Coracoid soll parallel zum vorderen Pfannenrand liegen. Die Distanz zwischen Coracoid und Pfanne soll 10 mm messen, damit genügend Spielraum für den Subscapularis vorhanden bleibt.

## Nachbehandlung

Desault-Verband für 4 Tage. Spitalentlassung am 5. postoperativen Tag. Nach Wundheilung Beginn mit systematischen Übungen, wobei Abduktion und Außenrotation mit Vorsicht zu üben sind.

## Resultate

TRILLAT (2) berichtet in seiner Monographie über 159 nachkontrollierte Fälle bei einer Verlaufszeit bis zu 17 Jahren. Wir haben an unserer Klinik seit 1973 diese Technik eingeführt und konnten 7 Patienten nachkontrollieren, deren Eingriff mindestens 3 Monate zurücklag. Weder zahlenmäßig noch zeitlich ist daher eine Statistik unserer Fälle möglich.

Die Hospitalisationszeit betrug bei allen Patienten 5 Tage. Bei 3 Patienten haben wir auf eine physiotherapeutische Nachbehandlung verzichtet. 4 Patienten gingen während 8 Wochen zur Physiotherapie. Die Dauer der 100 prozentigen Arbeitsunfähigkeit betrug - je nach Beruf - 2 bis maximal 4 Wochen. Nach 2 Monaten haben alle ihre frühere sportliche Tätigkeit wieder aufgenommen. Der Bewegungsumfang des Schultergelenkes war bei 2 Patienten seitengleich normal. 4 Patienten haben eine Außenrotationseinschränkung von 10-30°. 1 Patient hatte 4 Monate postoperativ einen vollständigen Außenrotationsausfall und eine um 20° eingeschränkte Abduktion. Die Operationsnarbe war bei allen kosmetisch schön. Keiner der Patienten erlitt ein Luxationsrezidiv.

Obschon es sich bei unserem Krankengut nur um Frühresultate handelt, kann doch von einem befriedigenden Erfolg gesprochen werden. Die Methode ist einfach und da keine Sehnentransposition vorgenommen wird, ist eine frühe Mobilisation des Schultergelenkes möglich.

H. Zenker, M. Hackenbroch und K. Bliemel, München

# Unsere Ergebnisse nach operativer Behandlung der habituellen Schulterluxation

Für die Behandlung der sog. vorderen habituellen Schulterluxation gibt es zahlreiche Methoden. Unsere Erfahrungen beschränken sich auf die Operationsmethoden nach MAX LANGE und PUTTI-PLATT.

Die Operation nach MAX LANGE schafft durch Einbringen eines Knochenspans am vorderen unteren Pfannenrand eine Verbesserung der Pfannenrundung und eine funktionelle Erweiterung der Pfanne, was eine passive Sicherung des Humeruskopfes nach vorne bedeutet. Zusätzlich wird durch Verpflanzung des M. subscapularis nach lateral eine aktive, dynamische Verbesserung der Schultergelenkssicherung erreicht. Damit werden die pathogenetischen Faktoren, die Abflachung des Pfannenrandes und die ausgeweitete Gelenkkapsel, beseitigt. Als Spanmaterial verwendeten wir grundsätzlich einen homologen Cialitspan. Postoperativ erfolgte dreiwöchige Ruhigstellung im Thorax-Arm-Abduktionsgips, anschließend krankengymnastische Übungsbehandlung.

Mit MAX LANGE sind wir jedoch der Ansicht, daß die Methode nur beim jüngeren Menschen bis ungefähr zum 45. Lebensjahr ausgeführt werden soll. Beim älteren Menschen ist die Technik nach PUTTI-PLATT oder die von A. N. WITT 1969 beschriebene Modifikation besser geeignet. PUTTI-PLATT verzichtet auf eine Spaneinbolzung und führt stattdessen eine ovaläre ventrale Kapselexcision mit nachfolgendem Verschluß und eine muskuläre ventrale Weichteilraffung durch. Bei der Modifikation nach A. N. WITT wird eine wulstbildende Kapselraffung und gleichzeitig eine Versetzung des M. coraco-brachialis auf das Acromion vorgenommen.

## Material und Methodik

(Tabelle 1): Die Operation nach MAX LANGE wurde in den Kliniken Bad Tölz, Berlin und München insgesamt rund 1 000 mal durchgeführt. In der Zeit vom 1. 1. 1968 bis 30. 6. 1974 wurden in der Orthopädischen Universitätsklinik 156 Patienten mit habitueller Schulterluxation operiert. Von diesen konnten 66 nachuntersucht werden; 59 waren nach MAX LANGE und 7 nach PUTTI-PLATT und Modifikation operiert worden. Das Durchschnittsalter der nach MAX LANGE operierten Patienten betrug 26,4 und der nach PUTTI-PLATT operierten 47,4 Jahre.

## Ergebnisse und Diskussion

(Tabelle 2): Von den 66 nachuntersuchten Schultern haben 60 postoperativ nie mehr eine Luxation gehabt. Darunter befanden sich auch 3 Patienten mit Anfallsleiden, davon 1 Patient mit doppelseitiger habitueller Schulterluxation, sowie 5 Rezidivoperationen. Von den 6 Patienten mit Reluxationen gaben 5 schwere Traumen als Ursache an, und zwar 2 mal Skisturz, 1 mal Verletzung beim Kajakfahren und 2 mal Straßensturz. In allen diesen Fällen

Tabelle 1. Operierte habituelle Schulterluxationen 1968 - 1974. Orthopädische Klinik der Universität München

| | Operiert | Nachuntersucht |
|---|---|---|
| Op. M. LANGE | 141 | 59 |
| Op. PUTTI-PLATT und Modifikation A. N. WITT | 15 | 7 |
| Total | 156 | 66 (65 Pat.) |

Tabelle 2. Ergebnisse operierter habitueller Schulterluxationen 1968 - 1974. Orthopädische Klinik der Universität München

| | "echte" Reluxation | | Bewegungseinschränkung | | | | | |
|---|---|---|---|---|---|---|---|---|
| | | | keine | | nicht störend | | störend | |
| | n | % | n | % | n | % | n | % |
| Op. M. LANGE | O | - | 12 | 20,3 | 44 | 74,6 | 3 | 5,1 |
| Op. PUTTI-PLATT und Modifikation A. N. WITT | 1 | (14,3) | 2 | (28,5) | 5 | 71,5 | O | - |
| Total | 1 | (1,5) | 14 | 21,O | 49 | 74,5 | 3 | 4,5 |

war die Reluxation ein einmaliges Ereignis. In Anbetracht der erwiesenermaßen vorausgegangenen adäquaten Traumen werten wir diese Reluxationen nicht als Versager. Nur 1 mal kam es zu einer Reluxation bei Bagatelltrauma, so daß wir diesen Fall als echtes Rezidiv einstufen müssen. Es handelt sich hierbei um eine 6Ojährige Frau, die in der modifizierten Form nach PUTTI-PLATT operiert worden war. Die Quote der echten Luxationsrezidive betrug somit nur 1,5%.

Hinsichtlich der Gelenksbeweglichkeit fanden wir folgendes: Von den nach M. LANGE operierten Patienten hatten 12 (2O%) keine und 44 (75%) eine nicht als störend empfundene Bewegungsbehinderung; nur 3 (5%) empfanden ihre Bewegungseinschränkung als unangenehm. Von den nach PUTTI-PLATT und A. N. WITT operierten Patienten hatten 2 (29%) keine, 5 (71%) eine nicht störende Bewegungseinschränkung. Bewegungsbehinderungen äußerten sich am häufigsten als Rotationsminderungen.

Als Komplikation wurde eine Fistelung bei Rezidivoperation festgestellt. In einem anderen Fall mußte 6 Monate postoperativ wegen völlig aufgehobener Beweglichkeit in der betreffenden Schulter der Span entfernt und eine Arthrolyse angeschlossen werden.

## Zusammenfassung und Schlußfolgerungen

Aufgrund der Nachuntersuchungen können wir sagen, daß die nach MAX LANGE und nach PUTTI-PLATT bzw. A. N. WITT operierten Patienten fast ausnahmslos ihre volle berufliche, persönliche und sportliche Aktivität wieder aufnehmen konnten. Die bei der Mehrzahl der Nachuntersuchten festgestellte endgradige Außenrotationseinschränkung bedeutet keine wesentliche funktionelle Behinderung. Diese Aussagen werden dadurch bestätigt, daß sich 62 von 66 Patienten über das Ergebnis subjektiv positiv geäußert haben.

Literatur

1. LANGE, M.: Orthopädisch-chirurgische Operationslehre, 2. Auflage. München: Bergmann, 1962.
2. WITT, A. N.: Die Operation der habituellen Schulterluxation beim alten Menschen. Arch. orthop. Unfall-Chir. 67, 163-167, (1969).

E. Beck, Feldkirch

# Die Ergebnisse der Operation nach BANKART-BUNELL

Die von BANKART 1923 veröffentlichte Operation für die habituelle Schulterluxation wurde schon 1906 von PERTHES angegeben. Die guten Erfolge wurden anerkannt. Die meisten Operateure schreckten vor den technischen Schwierigkeiten dieser Operation zurück. Das Grundprinzip der Perthes-Bankartschen Operation besteht in der Fixation der Gelenkkapsel am vorderen Pfannenrand und damit der Verkleinerung des Recessus subscapularis. Ob dies nun, wie in der Originalmethode von BANKART, mit U-Nähten, mit staples, mit besonders angefertigten Platten, mit Schrauben oder, wie in der Modifikation von BUNNELL, mit ausziehbaren Drahtschlingen erfolgt, dürfte für den Erfolg von sekundärer Bedeutung sein.

Wir selbst bevorzugen eine Modifikation der Bankartschen Operation, die 1949 von BUNNELL angegeben wurde und dem Prinzip der Ausziehdrahtnaht für die Fixation der Gelenkkapsel am vorderen Pfannenrand entspricht. Um ein besseres kosmetisches Ergebnis zu erzielen, wählen wir den axillären Zugang. Nach Eröffnung der Gelenkkapsel am vorderen Pfannenrand wird hier mit dem Meißel eine Kerbe eingeschlagen und mit Hilfe von gelochten Bohrdrähten, die von vorne nach hinten durch den Pfannenhals gebohrt werden, werden u-förmige, monophile, 0,4 mm starke Drahtnähte, die den lateralen Anteil der Gelenkkapsel fassen, nach dorsal durchgezogen und über Tupfern verdreht. Die ursprünglich verwendeten Ausziehdrähte, die nach vorne herausgeleitet wurden, haben sich als überflüssig erwiesen. Es genügt nach Abnahme des Schlauch-Desault-Verbandes nach 3 Wochen eines der Drahtenden abzuzwicken und am anderen den Draht zu entfernen. Die von WATSON-JONES für die Bankartsche Operation angegebene Verkürzung der Subscapularissehne haben wir immer angeschlossen. Der Vorteil dieser Modifikation der Bankartschen Operation liegt darin, daß das zur Fixation der Gelenkkapsel verwendete Material nach Abschluß der Heilung ohne zusätzlichen Eingriff entfernt werden kann und dieser Eingriff gegenüber der Originalmethode technisch einfacher ist.

Wir haben von 1949 bis 1964 im Unfallkrankenhaus Wien 20 - 151 modifizierte Operationen nach BANKART bei 147 Patienten durchgeführt und davon 126 Fälle, 4 bis 17 Jahre nach der Operation, nachkontrolliert. Wir konnten nur 2 Rezidive finden. Das erste betraf ein zum Zeitpunkt der Operation 22jähriges Mädchen mit einer subluxablen Schulter bei partieller Plexusparese, die sich nicht mehr zurückgebildet hatte. Hier war die Operationsindikation falsch. Das zweite Rezidiv sahen wir bei einem zum Zeitpunkt der Operation 18jährigen Mann 1 Jahr nach der Operation durch ein adäquates Trauma. Mit einer neuerlichen Operation konnte er geheilt werden. Unter den operierten und nachuntersuchten Fällen waren 6 schon mit anderen Methoden voroperiert, sowie 3 Epileptiker, bei denen es zu keinem Rezidiv kam.

Bei der Bankartschen Operation kommt es wie bei anderen erfolgversprechenden Operationen auch zu einer Einschränkung der Außenrotation des Schultergelenkes bei adduziertem Oberarm, die in unseren Fällen nie mehr als 40° betrug. Sie wurde von den meisten Nachuntersuchten selbst nicht bemerkt.

Bei unseren Nachuntersuchten konnten wir aber in 4 Fällen eine stärkere Einschränkung der übrigen Bewegungsrichtungen des Schultergelenkes finden. Einmal bei der vorhin genannten Frau mit der Plexusläsion, dann bei einem Mann mit einer schlecht eingestellten Epilepsie, der schon präoperativ starke arthrotische Veränderungen des Schultergelenkes hatte, dann bei einem dritten Fall, bei dem es zur Infektion der Fasziennähte gekommen war sowie bei einem vierten Nachuntersuchten, bei dem schon eine lange Anamnese einer habituellen Schulterluxation und dadurch bedingte Arthrose des Schultergelenkes bestanden hatte. Dies zeigt nur, daß mit der Operation nicht zu lange zugewartet werden sollte.

Aufgrund unserer Nachuntersuchungsergebnisse glauben wir, daß uns mit der von BUNNELL angegebenen Modifikation der Bankartschen Operation ein gutes Behandlungsprinzip der habituellen Schulterluxation zur Verfügung steht, das zu ausgezeichneten Spätergebnissen führt.

## Literatur

1. BECK, E.: Die habituelle Schulterverrenkung. Vorträge aus der praktischen Chirurgie. 80, (1969).

W. Buchinger, Wien

# Wann und wie häufig wird aus einer frischen Schulterverrenkung eine habituelle (rezidivierende) Schulterverrenkung?

Wir haben im Unfallkrankenhaus Wien XII aus 10 Jahren 270 frische primäre Schulterverrenkungen nachuntersucht. Es sollte festgestellt werden, wie viele dieser Verrenkungen eine habituelle und rezidivierende Luxation bekamen. Außerdem sollte ein eventueller Zusammenhang mit der Fixationszeit und zwischen Röntgenbefund und Rezidivneigung untersucht werden.

Die Reposition erfolgte immer innerhalb der ersten Stunden, 247 mal ohne Narkose, davon 240 mal mit der Methode nach ARLT, 7 mal nach HIPPOKRATES. 23 Schulterverrenkungen mußten in Narkose nach HIPPOKRATES reponiert werden.

Die Ruhigstellung erfolgte in 113 Fällen durch Gips-Desault-Verband für 3 Wochen, 132 Erstluxationen wurden kurzzeitig fixiert, und zwar mit Dreiecktuch für eine Woche oder mit Desault-Verband für 10 Tage bis höchstens 2 Wochen (Tabelle 1).

Tabelle 1

| | | |
|---|---|---|
| Keine Reluxation | 186 | 69% |
| Einmalig | 46 | 17% |
| | 232 | 86% |
| Habituelle Luxationen | 28 | 10% |
| Rezidivierende Luxationen | 10 | 4% |
| | 38 | 14% |

Von den 270 nachuntersuchten Patienten trat eine weitere Luxation bei 186 nicht auf. 46 Patienten hatten in der Folge eine weitere Verrenkung, wobei ein entsprechendes Trauma nachweisbar war und nach typischer Versorgung keine weitere Luxation mehr auftrat. Das sind zusammen 86%.

Bei 28 Patienten traten in der Folge ohne Unfallereignis bei Bewegungen des täglichen Lebens, wie z. b. An- und Auskleiden, habituelle Schulterverrenkungen auf.

Bei 10 Patienten ließ sich bei wiederholten Luxationen ein entsprechendes Trauma nachweisen. Es handelt sich hier also um rezidivierende Luxationen (Tabelle 2).

Tabelle 2

| | |
|---|---|
| 132 Erstluxationen | |
| Kurzzeitig ruhiggestellt<br>Daraus entstanden | |
| 14 habituelle Luxationen | 10,6% |
| 5 rezidivierende Luxationen | 3,8% |
| 113 Erstluxationen | |
| 3 Wochen ruhiggestellt<br>Daraus entstanden | |
| 14 habituelle Luxationen | 12,4% |
| 5 rezidivierende Luxationen | 4,4% |
| 25 nicht vertretbar | |

Wir versuchten nun den Einfluß einer Ruhigstellung im Gips-Desault-Verband für 3 Wochen bei Erstluxation im Vergleich zu einer Fixation von 10 Tagen herauszufinden und kamen zu folgendem Ergebnis:

Bei 132 kurzzeitig ruhiggestellten Erstluxationen entstanden 14 habituelle und 5 rezidivierende Luxationen, das sind 10,6 und 3,81, zusammen 14,4%. Bei 113 drei Wochen ruhiggestellten Erstluxationen waren es ebenfalls 14 habituelle und 5 rezidivierende Luxationen, das sind 12,4 und 4,4%, zusammen 16,8%. An Röntgenbildern standen uns nur die routinemäßig angefertigten a. p. und axialen Aufnahmen zur Verfügung. Bei Durchsicht der Röntgenbilder aller Schulterverrenkungen fanden wir in 60% der Fälle einen typischen Humeruskopfdefekt. Dieser Defekt sowie der in 7 Fällen vorliegende Abriß des Tuberculum majus und ein in 17 Fällen beobachteter Pfannenabriß ließen keinen signifikanten Zusammenhang mit habituellen bzw. rezidivierenden Luxationen erkennen.

Anatomische Disproportionen, wie zu flache oder zu kleine Pfanne und dadurch entstehendes Mißverhältnis zwischen Oberarmkopf und Pfanne, waren bei 7 habituellen und 4 rezidivierenden Luxationen zu finden. Ein Viertel der habituellen und rezidivierenden Luxationen ließ jedoch weder traumatische noch anatomisch abweichende Röntgenbefunde erkennen.

Bei der Untersuchung hinsichtlich der Art der Luxation fügten wir der klassischen Einteilung in Übereinstimmung mit EHALT die tiefe subcoracoidale Verrenkung hinzu. Bei 89 vorderen, 87 vorderen unteren und 82 axillären Verrenkungen konnte eine gesteigerte Rezidivneigung keiner bestimmten Verrenkungsform zugeschrieben werden. Bezüglich der altersmäßigen Aufteilung aller Schulterverrenkungen fanden wir - wie FRANK 1960 - ein Maximum im 6. und 7. Dezennium, habituelle Luxationen entstanden bei 23 von 28 Patienten nach Erstluxationen im Alter von 16 bis 36 Jahren. Hier besteht also, wie vielfach in der Literatur beschrieben, ein echter Zusammenhang.

Die geschlechtsmäßige Verteilung zeigt bei 270 Schulterverrenkungen ein Überwiegen der Männer mit 190 Luxationen gegenüber 80 weiblichen Patienten. Bei den habituellen Luxationen fanden wir nur 4 weibliche gegenüber 24 männlichen Patienten, bei den rezidivierenden Luxationen war das Verhältnis 2 zu 8.

Zusammenfassend läßt sich feststellen, daß eine Prädisposition für gewohnheitsmäßige Schulterverrenkungen im Anschluß an Erstluxationen bei männlichen Patienten im 2. und 3. Dezennium besteht. Eine Prognose, ob aus einer erstmaligen Schulterluxation eine habituelle oder rezidivierende Luxation wird, kann weder aus dem Röntgenbild noch aus der Art der Luxation abgeleitet werden. Auch kann die Anzahl der Rezidive und habituellen Luxationen durch eine Fixation im Desault-Verband für 3 Wochen bei einer primären Luxation nicht beeinflußt werden. Auch bezüglich der verschiedenen Repositionsarten ließ sich keine Aussage machen.

Wir sind deshalb der Meinung (und werden es in Zukunft auch so halten), daß man nur für 10 Tage einen Desault-Verband anlegen soll.

H. Wricke, Gießen

# Ein Beitrag zur habituellen Schulterluxation nach dorsal

Aus unserem Krankengut von über 50 habituellen Schulterluxationen haben wir 8 Patienten mit einer hinteren Luxation behandelt.

Das Einzugsgebiet unserer Klinik ist der oberhessische Raum, in dem das gehäufte Auftreten von sogenannten angeborenen Hüftluxationen bekannt ist. In wieweit auch endemisch-genetische Faktoren bei der habituellen Schulterluxation nach dorsal eine Rolle spielen, kann in diesem Rahmen nicht diskutiert werden.

Bei der habituellen Schulterluxation nach ventral ist die Operation nach EDEN-HYBINETTE in der von LANGE modifizierten Weise mit einer geringen Rezidivhäufigkeit behaftet (3). In analoger Weise eignet sich die gleiche Methode auch zur Behandlung der dorsalen habituellen Luxation. Der hintere Pfannenrand wird durch einen extraarticulär eingeschlagenen Knochenspan erhöht und erweitert. Dieser wird aus dem Becken oder aus der Tibia entnommen. SCOTT meißelt hierfür die hintere Acromionvorwölbung ab.

7 Patienten haben wir in annähernd gleicher Weise operativ behandelt, bei einem jetzt 13 Jahre alten Mädchen wurde bisher kein Eingriff durchgeführt, da bei der kombinierten Knochen-Muskel-Methode die Epiphysenfuge mit verletzt werden könnte. Anhand der Dia-Serie des zuletzt behandelten 22jährigen Patienten soll das operative Vorgehen besprochen werden.

Die Luxation tritt ein, wenn der leicht adduzierte Arm innenrotiert und eleviert wird. Dabei springt der Oberarmkopf deutlich sichtbar zurück, wie auf dem unteren Teil des Bildes zu erkennen ist.

Röntgenologisch findet sich ein flacher hinterer Pfannenrand, der Kopf gerät leicht in extreme Subluxationsstellung.

Der Hautschnitt führt von der Spitze des Acromioclaviculargelenkes entlang der oberen Begrenzung des Acromion und er Spina scapulae bis zu deren Mitte und dann in Schwunglinie nach caudal bis etwa 3 cm oberhalb der hinteren Achselfalte. Der Deltamuskel wird digital unterfahren und von der Spina scapulae bis zum Acromioclaviculagelenk abgetrennt, wobei etwa 1 cm des Muskels an der Spina scapulae verbleibt, so daß eine spätere Wiederanheftung erleichtert wird.

Der M. deltoideus wird dann vorsichtig zur Seite gehalten, um eine Verletzung des Nervus axillaris und der Arteria circum Flexa humeri zu vermeiden.

Obwohl vor der Operation durch genaue Anamnese, durch exakte klinische und röntgenologische Untersuchung der Luxationsweg feststand, wurde die Gelenkkapsel weit eingeschnitten, der Pfannenrand genau inspiziert und der Luxationsvorgang nachgeahmt. Dies scheint uns der sicherste Weg zur Vermeidung von Fehldiagnosen zu sein. Bei diesem Patienten bestand eine Luxation nach hintenunten. So wurde auch an dieser Stelle die Rinne gemeißelt und der Knochenspan eingekeilt. Wir bevorzugen die Spanentnahme aus dem Beckenkamm, da dieser die größte Wachstumspotenz besitzt (2). Das Gelenk wurde durch Doppelung der Gelenkkapsel verschlossen, abschließend noch die Mm. infraspinatus und teres minor vernäht und gleichzeitig gerafft. Die Ruhigstellung erfolgte in einem Rumpf-Arm-Gips für 3 Wochen in 70° Abduktion, dann aber nicht in 30° Vorhalte, wie bei der Luxation nach ventral, sondern exakt seitlich, da der Oberarmkopf in dieser Stellung eher nach vorne gedreht ist. Postoperativ befand sich der Patient 5 Tage in unserer stationären Behandlung, dann wurde er nach Hause entlassen und nach 3 Wochen wieder aufgenommen. Der Armgips wurde zur Schale geschnitten, aus dieser Stellung begann für eine Woche die krankengymnastische Übungsbehandlung.

Die nach Gipsabnahme angefertigte Röntgenaufnahme im a. p.-Strahlengang läßt zwar den Knochenspan erkennen, die exakte Lage ist jedoch nicht beurteilbar.

Der Span hat den hinteren unteren Pfannenrand deutlich angehoben.

Auf diesem Bild werden die Röntgenaufnahmen im axialen Strahlengang vor und nach der Operation gegenübergestellt. Rechts das röntgenologische Ergebnis 5 1/2 Wochen nach der Operation.

Der Patient wurde vor 8 Tagen, knapp 6 Wochen nach der Operation entlassen. Die ambulante krankengymnastische Übungsbehandlung ist noch nicht abgeschlossen. Bis zur letzten Vorstellung, vor 2 Tagen hat sich das funktionelle Ergebnis noch verbessert. An insgesamt 6 Patienten konnte eine Nachuntersuchung durchgeführt werden, die Ergebnisse können wir als sehr gut bezeichnen. Eine Reluxation trat in keinem Fall auf. Bei Patienten, deren Operation mehr als drei Jahre zurückliegt, fand sich keine wesentliche Atrophie der schulterdeckenden Oberarmmuskulatur. In drei Fällen war lediglich die Einwärtsrotation endgradig eingeschränkt.

## Literatur


1. GALLI, H.: Die hintere wiederholte Schulterluxation. Z. Orthop. 92, 97 (1960).
2. ECKE, H., ROMPEL, K., GRABOW, L.: Tierexperimentelle Untersuchungen zur Bestimmung der Qualität von Knochenspänen verschiedener biologischer Herkunft für Transplantationszwecke. Langenbecks Arch. Chir. 307, 169-194 I u. II (1964).
3. KEYL, W.: Erfahrungen bei der habituellen Schulterluxation nach M. LANGE. Z. Orthop. 106, 745 (1969).
4. MATTI, H.: Über freie Transplantationen von Spongiosa. Langenbecks Arch. Chir. 168,236 (1931).
5. TOUFICK, N.: Atlas operativer Zugangswege in der Orthopädie. München-Wien: Urban u. Schwarzenberg 1971.

## c) AC-Luxation

J. Rehn und E. Thelen, Bochum

# Die Verletzungen des Acromioclaviculargelenkes

Die Verrenkung im Acromioclavicular (AC)-Gelenk ist selten. Von allen Luxationen am Skelet ist das AC-Gelenk in etwa 4% betroffen.

Die Verletzung kommt meist durch ein direktes Trauma, Schlag oder Fall auf die Schulter zustande. Der spontane Schmerz, verstärkt bei Bewegungen, und die auch dem Laien erkennbare Veränderung der Schulterumrisse bei der vollständigen Luxation führen zum Arzt.

Für die Wahl des Behandlungsverfahrens ist die Feststellung einer unvollständigen oder vollständigen Zerreißung des Schultereckgelenkes entscheidend. Bei der unvollständigen Zerreißung kann das zweigeteilte Ligamentum acromioclaviculare wie die Kapsel gezerrt oder zerrissen sein (Abb. 1a-c).

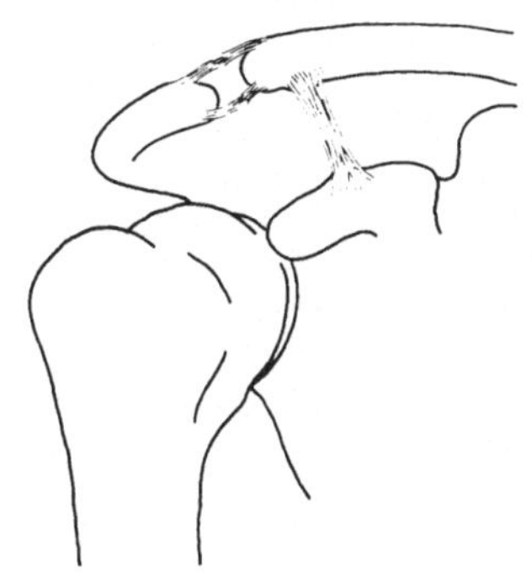


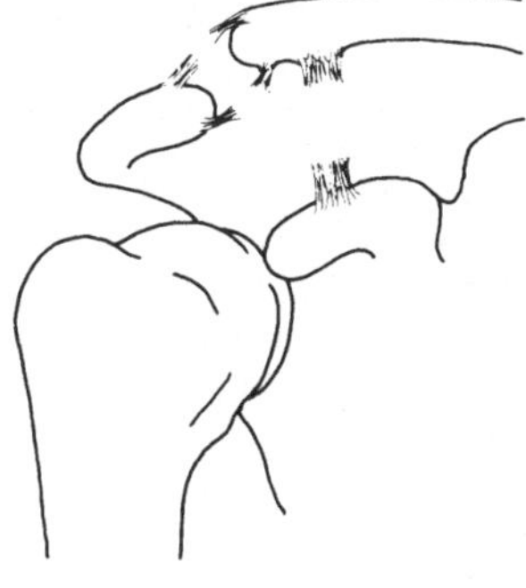


*Abb.1a-c. (a) Tossy I = Zerrung des ligamentum acromioclaviculare. (b) Tossy II = Zerreißung des ligamentum acromioclaviculare, der Kapsel und Zerrung des ligamentum coracoclaviculare. (c) Tossy III = Zerreißung des ligamentum acromioclaviculare und coracoclaviculare wie der Kapsel*

Die klinischen Zeichen sind der Bewegungsschmerz, vor allem bei Abduktion des Armes, das angedeutete, schmerzhafte Klaviertastenphänomen und im Röntgenbild der leichte Hochstand der Clavicula bei belastetem Arm um weniger als Schaftbreite. Das ligamentum acromioclaviculare verhindert bei einer schlaffen, aber kräftigen Gelenkkapsel das Ausweichen des Schlüsselbeins nach oben oder unten; die Belastbarkeit des Bandes beträgt nach WATKINS etwa 40 kg.

Bei der Zerrung oder unvollständigen Luxation des AC-Gelenkes ist nach kurzfristiger Ruhigstellung zur Schmerzausschaltung im Desault-Verband die frühfunktionelle Therapie angezeigt. Die Spätresultate sind bei ambulanter Behandlung gut.

Entscheidend für die Indikation zum operativen Vorgehen ist die exakte Diagnostik der vollständigen AC-Gelenkzerreißung. Das Ligamentum coracoclaviculare ist neben dem ligamentum acromioclaviculare zerrissen (Abb. 1c). Klinisch stehen das positive, schmerzhafte Klaviertastenphänomen und der gut sichtbare Hochstand der Clavicula wie die Verschiebung nach dorsal im Vordergrund. Das mit 80 kg, einer also doppelt so hohen Zugfestigkeit wie das ligamentum acromioclaviculare, belastbare coracoclaviculäre Band verhindert in der pars trapezoidea das Ausweichen nach ventral, in der pars conoides hemmt es die Schulterblattbewegung dorsalwärts. Die typische Dislokation im AC-Gelenk kommt so nicht nur durch Abkippung der Schulter sondern durch Kippung des Schulterblattes und Drehung um die Längsachse zustande. Das Röntgenbild zeigt bei mit 10 kg belasteten, hängenden Armen im Vergleich mit der gesunden Seite die Sprengung mit Hochstand der Clavicula um Schaftbreite deutlich. Die Luxatio supraacromialis ist typisch, extrem selten die Luxatio infraacromialis und supraspinata.

Bei allen leistungsfähigen Männern vor allem denen, die Schwerarbeit verrichten oder Sport treiben, stellen wir bei der völligen Zerreißung die Indikation zur primären Operation. Konservative Verfahren mit fixierenden Verbänden sind zwecklos, da eine stabile Retention unmöglich ist.

Durch Verstärkung der Schulter werden die von vorne angreifenden Muskelgruppen entspannt bis zur Minderung der Kraftleistung und andere Muskelgruppen überdehnt. Es resultiert eine Unsicherheit mit plötzlichem Versagen der Kraft. Bei Beanspruchung kommt es meist zu Schmerzen mit daraus resultierender Bewegungseinschränkung. Die zahlreichen Spätoperationen aufgrund solcher Beschwerden nach Arbeitsaufnahme ohne oder mit unzureichender vorheriger Therapie beweisen die Notwendigkeit der Primäroperation.

Für das Ziel der Wiederherstellung der anatomisch korrekten Stellung und eines guten funktionellen und kosmetischen Ergebnisses lassen sich im Wesentlichen 3 operative Verfahrensgruppen unterscheiden:

1. Die transarticuläre Fixation durch das AC-Gelenk mit metallischen Fremdkörpern, auto- oder homologem Material, wie z. B. Cutis oder Faszie und Dura, wie mit Draht- oder Kunststoffnähten.

2. Die extraarticuläre Fixation z. B. mit einer Spongiosaschraube nach BOSWORTH von der Clavicula zum Coracoid oder auch mit Draht-, Cutis- oder Kunststoffschlingen.

3. Die Kombination beider Methoden (Abb.2).

Bei allen Verfahren sollten heute primär adaptierende Bandnähte und bei Spätversorgungen ein plastischer Ersatz der Bänder mit freien oder gestielten Transplantaten durchgeführt werden. Damit scheiden percutane Stabilisierungen von vorneherein aus.

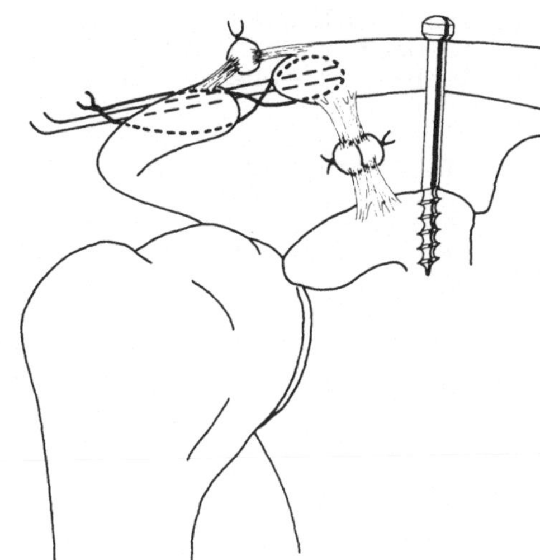

*Abb. 2. Zuggurtung des AC-Gelenkes, Schraube nach BOSWORTH von Clavicula zum Coracoid. Naht der Bänder*

Die trans- und extraarticuläre Fixation bietet den Vorteil einer exakten Feineinstellung des Gelenkes mit Stabilisierung im Gelenk. Sie gewährleistet die Entlastung der Bandnaht, die unbedingt erforderlich ist. Ein zerstörter Discus im AC-Gelenk, der nicht immer voll ausgebildet ist, sollte entfernt werden.

Die schräge Osteotomie der Clavicula mit Bandnaht und transarticulärer Fixation ist ein eigenes Verfahren, von dem gute Ergebnisse ohne Claviculapseudarthrosen berichtet werden. Die Arthrodese des Schultereckgelenkes sollte wegen der notwendigen umfangreichen Bewegungen im AC-Gelenk auf keinen Fall durchgeführt werden, auch nicht bei schmerzhaften Arthrosen. Schultereck- und sternales Schlüsselbeingelenk bilden eine Bewegungseinheit. Das Schultereckgelenk hat 3 Freiheitsgrade in der Frontal-, Sagittal- und Vertikalachse, stellt also fast ein Kugelgelenk mit umfangreicher Funktion dar.

Eine gemeinsame Nachuntersuchungsserie von 8 Mitgliedern der Deutschen AO bei 125 operativ versorgten Sprengungen des AC-Gelenkes aus einem Zeitraum von 6 Jahren basiert im Wesentlichen auf den oben angegebenen Methoden. 85 Verletzte wurden primär (0-14 Tage), 40 sekundär (15 Tage-6 Jahre) versorgt. Bei 37 Patienten z. T. Sprengungen 2. Grades wurde konservativ vorgegangen.

Folgende Kliniken und Untersucher waren an der Untersuchung beteiligt:

| Beteiligte Kliniken: | Untersucher: |
|---|---|
| "Bergmannsheil", Bochum | F. LAMBERS, E. THIELEN |
| BG Unfallklinik Duisburg-Buchholz | H. KEHR |
| Orth. Universitätsklinik Heidelberg | K. P. SCHULITZ |
| Universitätsklinik Homburg | F. EITEL |
| Orth. Universitätsklinik München | D. WIRTH |
| Chir. Universitätsklinik Tübingen | B. DORMES |
| BG Unfallklinik Tübingen | N. MELLIOS |
| Chir. Universitätsklinik Ulm | G. KÖHLER, W. SPIER |

Die genauen Ergebnisse sind einer eigenen Veröffentlichung vorbehalten.

Die unterschiedlichen Verfahren der Stabilisierung intra-, extra-articulär oder kombiniert dienen in gleicher Weise der Sicherung der Bandnähte, die heute allgemein durchgeführt werden (Tabelle 1).

Tabelle 1. Operative Behandlungsmethoden bei 125 operativ versorgten AC-Gelenkluxationen

| Primär: (0 - 14 Tage) n = 85 | | Sekundär: (15 Tage - 6 Jahre) n = 40 | |
|---|---|---|---|
| Fixation der Clavicula | | Bandnähte | n = 15 |
| transarticulär | n = 29 | Plastischer Bandersatz | n = 10 |
| extraarticulär | n = 18 | Fixation der Clavicula | |
| transarticulär und extraarticulär | n = 38 | transarticulär | n = 6 |
| Fixation mit zusätzlicher Bandnaht | n = 70 | extraarticulär | n = 14 |
| | | transarticulär und extraarticulär | n = 20 |
| ca. 28 Tage | Ruhigstellung | ca. 30 Tage | |
| ca. 13 Wochen | Metallentfernung | ca. 14 Wochen | |

Zu den Ergebnissen: Die Gruppe I umfaßt 11 aus verschiedenen Gründen konservativ behandelte, komplette AC-Sprengungen 3. Grades. Bei der Gruppe II handelt es sich um primär operativ versorgte völlige Zerreißungen, die bei guter Stabilität die besten Ergebnisse zeigen. In der Gruppe III sind die Spätversorgungen zusammengefaßt.

Das fortbestehende Klaviertastenphänomen führt bei gleichzeitiger Instabilität zu Beschwerden (Abb. 3). Auch der "kosmetische Eindruck" - Schulterform und Narbe - beweist eine deutliche Überlegenheit der operativen Verfahren. Ähnliches gilt für den "subjektiven Gesamteindruck" des Patienten und das Beschwerdebild. Relevante Bewegungseinschränkungen im Schulter- oder Ellenbogengelenk waren selten feststellbar. Arthroseraten und Bandverkalkungen beweisen im Vergleich der 3 Verfahren, daß diese Spätfolgen keinen sicheren Zusammenhang mit der angewandten Therapie, auch nicht mit der transarticulären Fixation, aufweisen. Die Verkalkungen des coracoclavicularen sind häufiger als die des acromioclavicularen Bandes, vor allem bei den konservativ Behandelten. Beschwerden vonseiten röntgenologisch nachgewiesener Arthrosen, wie von den Bandverkalkungen waren auffallend selten und gering. Die Kombination Instabilität und Arthrose führt zu Beschwerden (Abb.4).

Unter den übrigen Komplikationen stehen Metallbruch und Metalllockerung an der Spitze. Meist erschienen diese Patienten nicht zur vorgesehenen Metallentfernung. Die 2 Patineten mit Instabilität und Reluxation sind echte Versager (Tabelle 2).

Die Indikation zur operativen Beseitigung der Zerreißung des AC-Gelenkes ist einmal abhängig von der Durchtrennung beider Bänder. Weiterhin muß Alter, Beruf, Aktivität und auch Geschlecht der Verletzten berücksichtigt werde. Beim sehr alten Menschen, dem

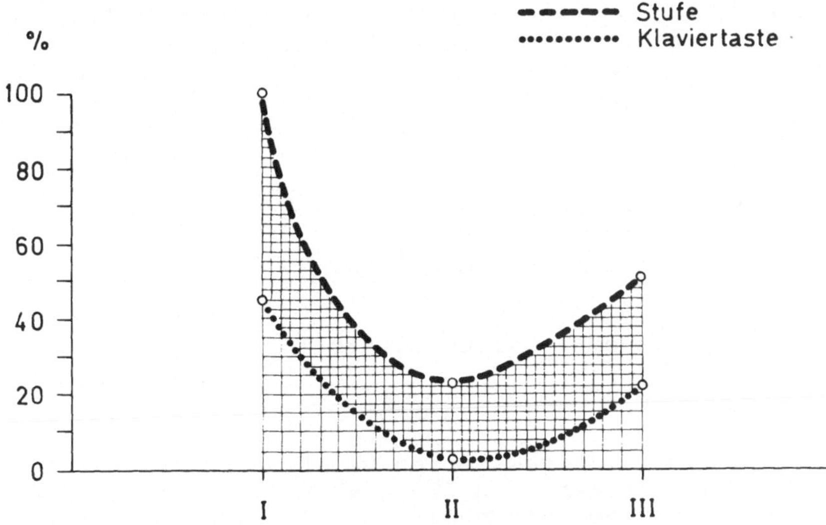


*Abb.3. Klinischer Befund bei vollständiger Luxation des AC-Gelenkes. Gruppe I: konservative Therapie (11 Patienten) Gruppe II: primäre Operation (85 Patienten); Gruppe III: sekundäre Operation (40 Patienten)*

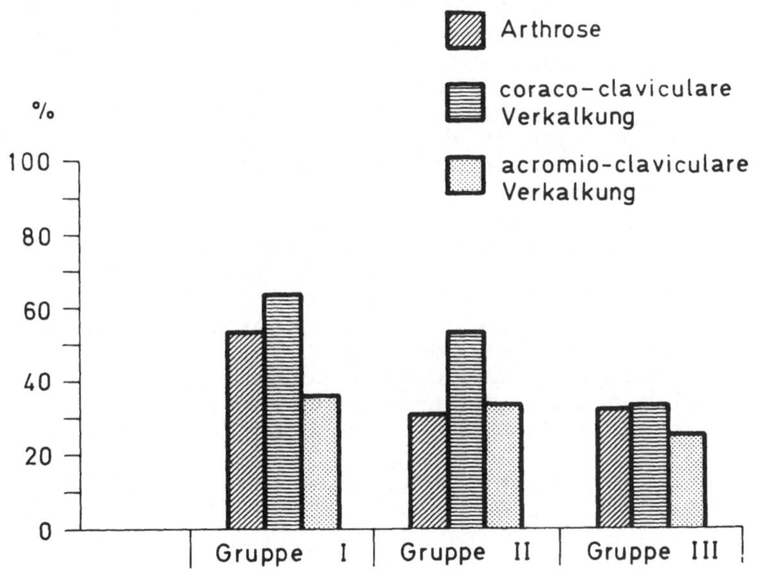


*Abb.4. Röntgenbefunde, Arthrose, Bandverkalkung. Gruppe I, II. III (s. Abb.3)*

Tabelle 2. Zusammenstellung der postoperativen Komplikationen bei 125 operativ versorgten Ac-Gelenksprengungen

| | Anzahl: |
|---|---|
| Metallockerung | 7 |
| Metallbruch | 6 |
| Instabilität mit Reluxation | 2 |
| Claviculabruch bei liegendem Metall | 1 |
| Hämatom | 2 |
| Serom | 3 |
| Weichteilinfekt ohne Osteomyelitis | 4 |
| | 25 = 10% |

sportlich nicht interessierten Geistesarbeiter wie generell Menschen, die keinerlei größere körperliche Belastung zu erwarten haben - heute eine Seltenheit - genügt die konservative, d. h. frühe funktionelle Therapie. Bei einer Frau ist die Wiederherstellung der Anatomie der Schulter und der Funktion gegen eine kosmetisch unschöne Narbe abzuwägen und mit der Patientin zu besprechen.

Die direkte Naht des Bandapparates ist in Spätstadien unmöglich. Mit auto- oder homologer Cutis, Faszie oder gestielten Transplantaten, wie z. B. der kurzen Bicepssehne, werden die Bänder ersetzt und gleichzeitig erfolgt die Sicherung der Transplantate trans- und extraarticulär.

Frakturen der clavicula, Schulterblattverletzungen und anderweitiger Traumafolgen in der Nachbarschaft werden in üblicher Weise behandelt. Bei Claviculafrakturen sollte eine AC-Zerreißung nicht übersehen werden.

Die Nachbehandlung wird unterschiedlich gehandhabt. Sie reicht von der Ruhigstellung im Desault-Verband für 3-10 Tage bis zur Verwendung eines Brust-Armgipsverbandes über 4-6 Wochen. Wesentliche Unterschiede in der Einschränkung der Beweglichkeit sind bei Vergleich der Methoden nicht festzustellen. Nach eigenen Erfahrungen mit Metallbrüchen erscheint es sinnvoll, nach einer Ruhigstellung im Desault-Verband von etwa 6 Tagen, über 4 Wochen die Fixation im Brustarmgipsverband durchzuführen.

Die Metallentfernung sollte etwa 8 Wochen nach der Operation, auf jeden Fall vor der Aufnahme von Schwerarbeit oder Sport, stattfinden.

Es führen zwar viele, aber nicht alle Wege nach Rom. Dies gilt in besonderem Maße für die Verletzungen des AC-Gelenkes.

J. Mockwitz, Frankfurt

# Operative oder konservative Behandlung der Schultereckgelenksprengung

Die Vielzahl der veröffentlichten Meinungen über die optimale Behandlung der Schultereckgelenksprengung spricht teils für sich. Die Behandlungsvorschläge reichen vom therapeutischen Nihilismus bis hin zur chirurgischen Polypragmasie.

Um in der jetzt wieder aktuellen Diskussion über die zweckmäßige Behandlung der Schultereckgelenksprengung (ACS) eine begründete Aussage herauszuarbeiten, haben wir 35 Patienten nachuntersucht, die in der Zeit vom 1. 7. 1971 bis 31. 8. 1975 an der Berufsgenossenschaftlichen Unfallklinik Frankfurt operativ behandelt worden sind.

Bei 30 Verletzten handelte es sich um eine ACS III. Grades (5), bei 5 Verletzten um eine ASC II. Grades; Verletzungen I. Grades befanden sich nicht in unserem Krankengut.

21 Verletzungen konnten operativ früh versorgt (1.-8. Tag nach dme Unfallereignis), 14 erst spät versorgt (0,5-10 Monate nach dem Unfallereignis) werden.

Bei den frühversorgten Verletzungen wurde - wenn technisch möglich und sinnvoll - der zerrissene Bandapparat genäht, während bei den spätversorgten Verletzungen prinzipiell eine Faszienplastik zum Ersatz des Ligamentum coracoclaviculare und Ligamentum acromioclaviculare notwendig war (Tabelle 1). Bezüglich der Fixierung des Schultereckgelenkes bis zur Heilung des genähten, bzw. plastisch ersetzten Bandapparates wurde der Zuggurtung der Vorzug gegeben. Diese Methode hat sich uns bewährt. Das Osteosynthesematerial wurde in der Regel acht Wochen nach der Operation wieder entfernt.

Tabelle 1. Art der operativen Versorgung von insgesamt 35 Schultereckgelenksprengungen

| Art der operativen Versorgung: | |
|---|---|
| Zuggurtung und Fascienplastik | 21 |
| Zuggurtung und Bandnaht | 13 |
| Spickung und Bandnaht | 1 |
| | 35 |

BG-Unfallklinik, Frankfurt/Main.

Dem Aufgabenbereich unserer Klinik entsprechend handelte es sich bei 18 Verletzten um Arbeits- bzw. Wegeunfälle, die übrigen verteilten sich auf Sport- (7), Verkehrs- (6) und häusliche Unfälle (4).

Bei genauer Befragung der Verletzten zum Unfallhergang gaben 16 an, direkt auf die Schulter, 4 auf den ausgestreckten Arm gestürzt zu sein. 15 Fälle waren bezüglich des Verletzungsmechanismus nicht klärbar. Begleitverletzungen lagen sechsmal vor (17%).

Von den 35 operativ an der Berufsgenossenschaftlichen Unfallklinik Frankfurt behandelten Patienten gehörten 25 handwerklich tätigen Berufen an, nur 7 waren Büroarbeiter (davon 4 gleichzeitig Hobbysportler), 3 Leistungssportler. Das Durchschnittsalter unserer Verletzten betrug 33,2 Jahre, der jüngste war 15 Jahre, der älteste 49 Jahre alt.

Die Nachbehandlung bestand in einer Ruhigstellung des operierten Schultergelenkes in einem Desault-Verband für 5 Tage, anschließend erfolgte eine aktive Bewegungstherapie des Schultergelenkes. Die Abspreizung im Schultergelenk über 90° hinaus konnte von den meisten operativ versorgten Verletzten meist erst nach der Metallentfernung schmerzfrei ausgeführt werden.

Da alle operativ behandelten Patienten zwischen der 8.-10.postoperativen Woche zur Entfernung des Osteosynthesematerials und anschließender Bewegungsbehandlung stationär einbestellt wurden, konnte das funktionelle Ergebnis drei Monate nach der Operation einheitlich festgestellt werden.

Nur 14 Patienten (40%) waren im Schultergelenk aktiv völlig frei beweglich, während bei 21 Patienten (60%) eine endgradige bis mittelgradige Bewegungseinschränkung festgestellt wurde. In der ersten Gruppe befanden sich nahezu ausnahmslos Verletzte unter dem 30. Lebensjahr, die zweite Gruppe setzte sich überwiegend aus über 30jährigen Verletzten zusammen (Tabelle 2). Bei vier röntgenologisch nachweisbaren Verkalkungen konnte keine Altersabhängigkeit festgestellt werden.

Tabelle 2. Funktionelles Ergebnis der Schultereckgelenksprengung drei Monate nach Operation

| Funktionelles Ergebnis 3 Monate nach OP.: | |
|---|---|
| frei | 14 (überwiegend $<$ 30jährig) |
| endgradige - mittelgradige Bewegungseinschränkung | 21 (überwiegend $>$ 30jährig) |
| röntgenologisch nachweisbare Verkalkung | 4 (altersunabhängig) |

BG-Unfallklinik, Frankfurt/Main.

In zwei Fällen kam es zu einem vorzeitigen Ausriß der Zuggurtung, wobei in je einem Fall eine Subluxations-, bzw. Luxationsstellung resultierte. Ein Korrektureingriff wurde abgelehnt. Einmal trat postoperativ ein infiziertes Hämatom (2,8%) auf. Nach Wundspreizung heilte die Wunde sekundär.

Sehr bedeutungsvoll erschien uns ergänzend das Ergebnis der Nachuntersuchung zur Feststellung der Dauerrente bei der Einschätzung der MdE bei 13 an der Berufsgenossenschaftlichen Unfallklinik Frankfurt zu diesem Zweck nachuntersuchten operativ behandelten Verletzten.

Bei zwei Verletzten wurde die MdE mit 20%, bei acht Verletzten mit 10% und nur bei drei Verletzten mit unter 10% eingeschätzt.

Aus dem Ergebnis von 35 operativ behandelten ACS glauben wir ableiten zu können, daß die Indikation zur Operation nicht bedingungslos gestellt werden sollte, jedoch auch ein prinzipiell konservatives Vorgehen nicht gerechtfertigt ist.

Zusammenfassend glauben wir folgende Feststellungen treffen zu können:

1. ACS I. Grades bedürfen keiner operativen Behandlung, ACS II. Grades nur in Ausnahmefällen. ACS III. Grades ergeben unter gewissen Voraussetzungen durchaus eine Indikation zur Operation.
2. Wichtigste Voraussetzung für die Indikation zur operativen Versorgung der ACS III. Grades ist u. E. die zu erwartende Beanspruchung des betreffenden Armes im speziellen Beruf des Verletzten. Körperlich schwer arbeitende Verletzte und Sportler sind auf die absolute Stabilität des Schultergürtels angewiesen.
3. Bei Verletzten der Altersgruppe über dem 30.-35. Lebensjahr ist bei der Stellung der Operationsindikation Zurückhaltung geboten, da die funktionellen Endergebnisse in dieser Altersgruppe und darüber auffallend deutlich schlechter sind; ebenso bei ausländischen Verletzten, die im Falle einer operativen Versorgung lückenlos bis zur Arbeitsfähigkeit unter ärztlicher Kontrolle bleiben müssen.
4. Von kosmentischen Erwägungen allein - hauptsächlich bei weiblichen Verletzten - sollte sich der Chirurg nicht zur Operation drängen lassen. Die Narbenbildung nach einer Operation im Schulterbereich kann kosmetisch unbefriedigend ausfallen.
5. Bei veralteten totalen Verrenkungen des Schultergelenkes sind einzig und allein die Beschwerden und das Ausmaß der funktionellen Einschränkung (in Zusammenhang mit Beruf und Alter des Verletzten) für die Indikation zur Operation entscheidend. Die funktionellen Ergebnisse nach Spätversorgung sind ausnahmslos schlechter als bei Frühversorgung.

## Literatur


1. COTTA, H.: Die operative Behandlung traumatischer Schäden des Acromioclaviculargelenkes. Langenbecks Arch. Chir. 306, 178 (1964).
2. HOHMANN, D., HAMMACHER, P.: Zur Behandlung der Verletzungen des Schultereckgelenkes. Arch. orthop. Unfall-Chir. 58, 152 (1965).
3. KATZNELSON, A. et al.: Dynamic repair of Acromio-clavicular Dislocation. Acta orthop. scand. 46, 199-204 (1975).

4. MOCKWITZ, J., BECK, H.: Indikation zur Operation bei Verletzungen des Schultergürtels. Aus: Indikation zur Operation (G. HEBERER, G. HEGEMANN Hrsg.) S. 404. Berlin-Heidelberg-New York: Springer 1974.
5. TOSSY, Y. D. et al.: Acromioclaviculare Separations: Useful and Practical Classifications. Clin. Orthop. 28, 111 (1963).
6. VIERNSTEIN, K. DE CAVIEDES, A. H.: Die Schultereckgelenkverrenkung und ihre verschiedenen Behandlungsmethoden. Z. Orthop. 98, 2. Heft, 129-139 (1964).

M. Talke und H. Klemms, Berlin

# Die Therapie der AC-Luxation mit und ohne acromiale Claviculafraktur

## Definition

Entsprechend der Mitbeteiligung des Schultereckgelenkes teilt NEER die acromialen Claviculafrakturen in zwei Typen ein.

Typ 1. Der Bandapparat ist intakt, es besteht nur geringe Dislokation, keine Rotation der Fragmente, höchstens Subluxation im AC-Gelenk.

Typ 2. Das Ligamentum conoideum ist vom sternalen Fragment abgerissen, das Ligamentum trapezoideum fesselt das acromiale Bruchstück zusammen mit der Gelenkkapsel. Es resultieren ein Hochstand des sternalen Anteils und eine Rotation der Fragmente.

Diese Einteilung müßte ergänzt werden durch einen Typ 3 mit lateraler Claviculafraktur und kompletter AC-Luxation.

## Therapie

1. Distorsion. Sie benötigt aus funktioneller Sicht keine Behandlung, lediglich zur Schmerzlinderung kurzzeitig einen Desault-Verband.

2. Subluxation. Wir behandeln die Subluxation in der Regel konservativ, d. h. mit einem Desault-Verband, in den Verstärkungszüge zirkulär um das gepolsterte acromiale Schlüsselbein und das Olecranon geführt werden.

Diese Verletzung bietet erfinderischen Verbandkonstrukteuren ein reiches Betätigungsfeld. URIST (5) gibt allein 32 verschiedene konservative Verfahren an. Hier einige Beispiele:

Elastokompressionsverband nach WATSON-JONES, Gipsmieder mit Armgips und Zügel nach COMPERE, Thoraxgipsring mit zwei reponierenden Gurtzügen nach GÄDE.

Beim jüngeren Schwerarbeiter oder Hochleistungssportler sehen wir dagegen in der akuten Subluxation mit Dislokation der Clavicula um 5-10 mm bereits eine OP-Indikation.

3. Luxation. Die komplette Schultereckgelenkverrenkung beim 18-40 jährigen ist für uns meistens ein Grund zur operativen Stabilisierung, beim Schwerarbeiter noch bis zum 55. Lebensjahr (Abb.1).

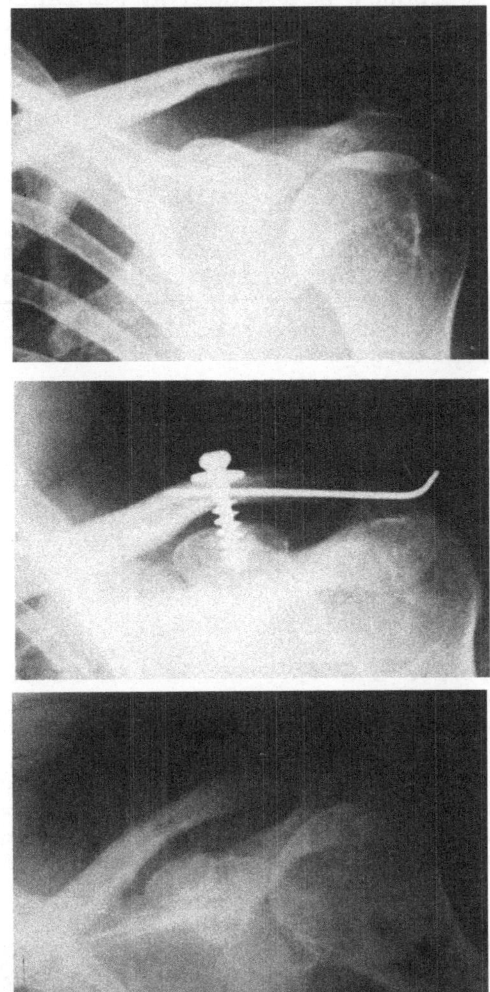

*Abb.1. Operative Behandlung einer Schultereckgelenkluxation: Luxation - Rekonstruktion mit Kirschnerdraht und Spongiosaschraube - Schultereckgelenk nach Materialentfernung*

Die Mißerfolge konservativer Therapie sind nach JACOBS (3) durch eingeschlagene Kapselanteile und den Discus interarticularis erklärbar. Mangelhafte Ruhigstellung gilt als weitere Ursache.

4. AC-Verletzung mit gleichzeitiger acromialer Schlüsselbeinfraktur. Die Behandlung wird abhängig gemacht vom Grad der Schädigung des ligamentären Apparates.

a) beim knöchernen Ausriß oder lateraler Fraktur mit Subluxation entsprechend Typ 1 Desault- oder Rucksackverband.

b) bei medialem Claviculahochstand (Typ 2) in der Regel Rucksackverband. Bei jüngeren Patienten und ungenügender konservativer Retention führen wir eine Claviculaosteosynthese, Kirschnerdraht-Fixation des AC-Gelenkes und Kapselnaht durch.

c) AC-Sprengung und Fraktur: Sie verlangt neben der operativen Gelenkrekonstruktion die Stabilisierung des Schlüsselbeins.

## Zur operativen Technik

Nach BOSWORTH (1) wird die frische AC-Luxation mit transclaviculärer AO-Spongiosaschraube mit Unterlagscheibe im Rabenschnabelfortsatz fixiert. Zusätzlich stabilisieren wir das AC-Gelenk durch einen Kirschner-Draht für 4 Wochen und stellen in dieser Zeit im Thoraxarmgips ruhig.

Veraltete schmerzhafte AC-Luxationen erfordern eine Bandplastik. Wir verwenden lyophilisierte Dura. Die knöcherne Fixierung ist identisch der Versorgung der frischen Verletzung. Die Schraube wird möglichst nach 3 Monaten entfernt. Auftretende Bandverknöcherungen sind nicht unbedingt der Fixierungszeit proportional, wie wir in einem Fall 6 Jahre postoperativ sahen.

## Kasuistik

Von 1968 bis 1975 wurden am Oskar-Helene-Heim Berlin 81 Schultereckgelenkluxationen, davon 6 mit gleichzeitiger Claviculafraktur, operativ versorgt (Abb.2).

Während wir bei 70 Schultereckgelenkluxationen nach der geschilderten Technik vorgingen, wurde bei AC-Luxationen mit Fraktur die Methode in 4 Fällen durch eine Cerclage ergänzt; nur zweimal konnte wegen Trümmerbrüchen keine Schraube verwendet werden.

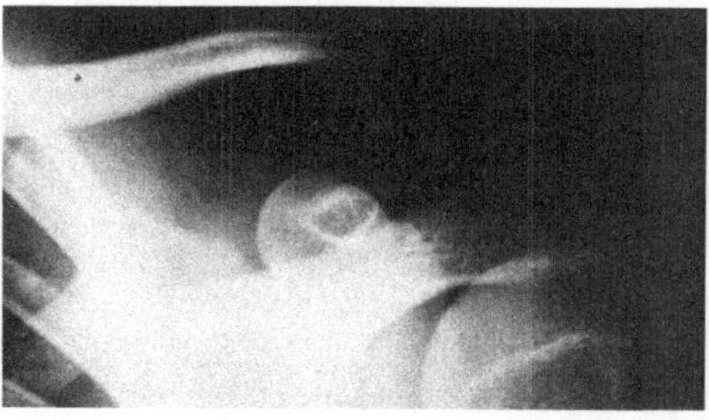

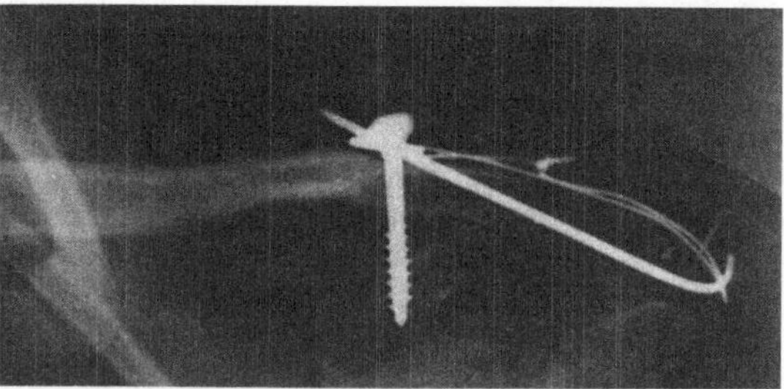

*Abb.2. Operative Behandlung einer AC-Luxation mit acromialer Claviculafraktur: Luxation und Fraktur - Schultereckgelenkrekonstruktion und Claviculaosteosynthese mit Schraube, Kirschner-Draht und Cerclage*

Literatur

1. BOSWORTH, B. M.: Acromioclavicular separation; new method of repair. Surg. Gynec. Obstet. 73, 866 (1941).
2. GÄDE, E. A.: Über die konservative Behandlung von Acromio-Clavicular-Luxationen. Prakt. Orthopädie 5, 75 (1974).
3. JACOBS, B.: Acromio-clavicular-joint injury. J. Bone J Surg. 48 A, 475 (1966).
4. NEER, C. S.: Fractures of the distal third of the clavicle. Clinical orthopaedics and related research, Vol 58, Philadelphia 1968.
5. URIST, M. R.: Complete dislocations of the acromiioclavicular joint, J. Bone J Surg. 28, 813 (1946).

D. Heimann, Damp

# Die Behandlung der frischen Acromioclavicularluxation mit temporärer extraarticulärer Fixation der Clavicula nach BOSWORTH

Wenn in der Literatur über 60 Methoden der Behandlung der Verrenkung des Schultereckgelenkes beschrieben sind und wenn auf einem so bedeutenden Kongreß von den Herren Präsidenten der Behandlung der Schultereckgelenksverrenkung ein so großer Zeitraum gegeben wird, so deuten diese Tatsachen auf die allgemeine Unsicherheit der Therapie dieser Verletzung hin.

Abb. 1 läßt die Notwendigkeit einer operativen Behandlung erkennen. Da jedoch konservative Behandlungsformen durchaus befriedigende Ergebnisse bringen können, ist m. E. bei einer operativen Einstellung der Eingriff so klein und ungefährlich wie möglich zu halten.

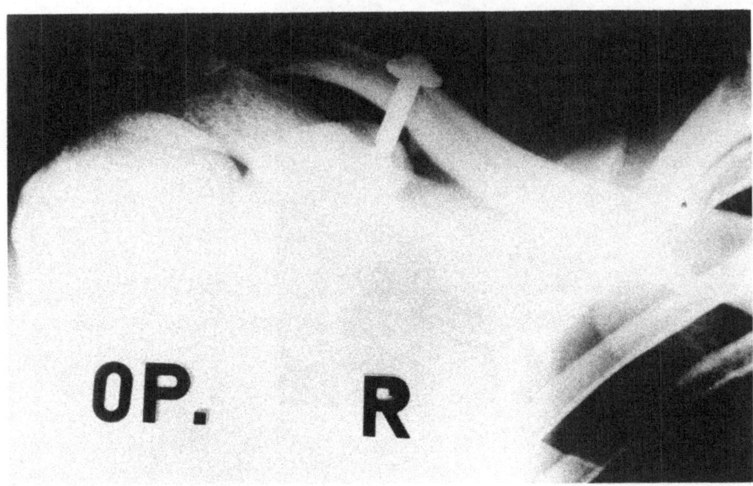


*Abb. 1*

Bei dem von BOSWORTH 1941 angegebenen Verfahren handelt es sich um eine passagere Fesselung der Clavicula an den Processus coracoideu scapulae, um den bei der vollständigen Luxation des Schultereckgelenkes zerrissenen coracoclaviculären Bändern Gelegenheit zu geben, miteinander zu verheilen.

Bei der Präparation der coracoclavicularen Bänder an der Leiche konnten wir uns von deren verhältnismäßig schweren Zugänglichkeit überzeugen, so daß die direkte Naht der Bänder m. E. als ein zu aufwendiges operatives Verfahren bei dieser Verletzungsform erscheint.

Andererseits stellt sich das am Bänderpräparat dargestellte Ligamentum coracoclaviculare (Abb.2.) als eine etwa der Dicke der Achillessehne entsprechende Bandverbindung dar. Somit ist bei ausbleibender Heilung der Bandverbindung eine Störung des Bewegungsablaufes im Schultergürtel zu erwarten. Durch die passagere Fixation der Clavicula an die Scapula haben diese kräftigen, zerrissenen Bänder Gelegenheit, narbig auszuheilen. Ein weiterer Vorteil dieser extraarticulären Rekonstruktion des Schultereckgelenkes ist darin zu sehen, daß die Implantate die Gelenkflächen selbst nicht verletzen. BÜRKLE DE LA CAMP hat bereits 1932 darauf hingewiesen, daß bei transarticulären Verfahren die Arthroserate häufig sei.

Im allgemeinen wird der Eingriff in Intubationsnarkose vorgenommen. Es wird ein 3 cm langer Hautschnitt in Höhe des Processus coracoides scapulae oberhalb der Clavicula angelegt. Die Clavicula wird freigelegt, so daß darunter der Processus coracoides scapulae getastet werden kann. Sodann wird nach der AO-Technik eine Spongiosaschraube von 4 1/2 cm Länge durch die Clavicula in den Processus coracoides scapulae eingeschraubt. Die Schrauben werden 6 Wochen belassen, sodann erfolgt eine krankengymnastische Nachbehandlung.

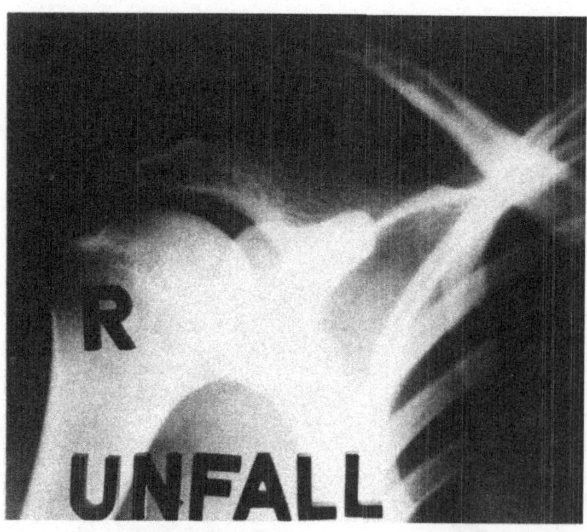


*Abb.2*

Mit dieser Technik wurden insgesamt 18 Patienten operiert, 17 konnten durchschnittlich 25 Monate nach der Operation nachuntersucht werden.

Die Schultereckgelenksverrenkung blieb bei 16 nachuntersuchten Patienten beseitigt, bei einem Patienten bestand sie noch. Bei diesem Patienten hat es sich primär nicht um eine frische Verrenkung im Schultereckgelenk, sondern um eine 5 Monate alte Verletzung gehandelt. Wir haben diesen Patienten entsprechend dem Vorschlag von BOSWORTH behandelt, konnten hierbei jedoch keinen Erfolg erzielen. Es kann festgestellt werden, daß die Bosworth-Methode für alte Verrenkungen sich nicht eignet.

Bei einem 22jährigen Müllabfuhrarbeiter, der während der Nachbehandlungszeit schwere Lasten getragen hatte, kam es zu einem Schraubenbruch; bei diesem Patienten blieb die Schultereckgelenksverrenkung jedoch beseitigt.

Bezüglich der Arthrosen konnten wir feststellen, daß von den 17 nachuntersuchten Patienten bei 8 Fällen leichte arthrotische Veränderungen im Schultereckgelenk vorlagen; viermal davon waren jedoch bereits vor dem Unfall arthrotische Veränderungen nachweisbar, so daß die Arthroserate immerhin bei 4 von 17 lag.

Die bei konservativer Behandlung und bestehenbleibender Luxation oder Subluxation geklagten Schmerzen bei der Bewegung oberhalb der Horizontalen fanden wir bei unseren Nachuntersuchungen nur in dem Fall, bei dem die Luxation bestehen blieb.

Die Nachuntersuchungsergebnisse, die Einfachheit des operativen Zuganges, die kurze Operationsdauer, die kleine Narbe und die frühzeitige Übungsbehandlung lassen uns die Bosworth-Methode als empfehlenswert zur Behandlung der frischen vollständigen Verrenkung des Schultergelenkes erscheinen.

Literatur

1. BOSWORTH, M. B.: Acromioclavicular Separation New Method of Repair. Surg. Gynec. Obstet. 73, 866 (1941).
2. BOSWORTH, M. B.: Acromioclavicular Dislocation. End-Results of Screw-Suspension Treatment. Ann. Surg. 127, 98 (1948).
3. BÜRKLE DE LA CAMP, H.: Die operative Behandlung der Luxatio acromioclavicularis. Zbl. Chir. 59, 2796 (1932).

S. Letič, Novi Sad (Jugoslawien)

## Unsere Erfahrungen in operativer Behandlung der acromioclavicularen Luxationen

Schnelle Entwicklung des Verkehrs, der Industrie und der Agrarwirtschaft, sowie immer massenhaftere Teilnahme an verschiedenen

Sportaktivitäten bringt unvermeidlich immer mehr Verletzungen mit sich. Darunter kommen auch, was ganz verständlich ist, in zunehmendem Maße acromioclaviculare Luxationen vor, deren Behandlung trotz allen Fortschrittes noch immer ein offenes Problem ist.

Obwohl sich die Ansichten über die Therapie von ganz konservativ bis zur Einführung verschiedener operativer Methoden progressiv entwickelt haben, sind wir mit den Endergebnissen noch nicht ganz zufrieden, da wir in einzelnen Fällen auf gewisse funktionelle Einschränkungen stoßen.

Die konservativen Behandlungsmethoden sind kompliziert, unsicher und führen selten zu einem kompletten Erfolg.

In der operativen Behandlung acromioclavicularer Luxationen sind verschiedene Methoden beschrieben, die als Ziel haben, die Clavicula in ihre ursprüngliche Lage zurückzubringen und in dieser Position sie auf irgendeine Weise zu halten. Unter anderem werden auch die Methoden, die die Clavicula mit dem Acromion verbindet, angewendet. Das kann man auch auf indirekte Weise durch Restitution oder Substitution des coracoclavicularen Ligamentes realisieren, wobei die Clavicula nach unten gezogen und an das Coracoid gebunden wird.

Während wir früher zur Behandlung der frischen acromioclavicularen Luxationen verschiedene Fixationen und Plastiken durchgeführt haben, mit deren Resultaten wir nicht zufrieden waren, haben wir in den letzten 3 Jahren die Zuggurtungsmethode angewendet. Nach dem Hautschnitt trennen wir subperiostal die Ansätze des Musculus trapezius und deltoideus ab und entfernen den Discus. Wir reponieren die Luxation und fixieren das Acromioclaviculargelenk mit zwei parallel oder gekreuzt verlaufenden Kirschnerdrähten, die wir mit einer Draht-Achter-Schlinge verstärken und anspannen. Danach decken wir die Clavicula wieder mit gelösten Ansätzen des Delta- und Trapezmuskels mit "U"-Nähten. Den Arm immobilisieren wir an der Brust für 2 Wochen, bis die Wunde verheilt ist, danach fangen wir mit den Bewegungsübungen an.

Mit dieser Methode haben wir 19 Verletzte operiert, davon 14 mit isolierten Luxationen und 5 mit Luxationen bei Polytraumatisierung. Es waren meist jüngere Personen und Leute mittleren Alters in der Kraft ihres Lebens.

Die Ergebnisse waren bei 13 Patienten ausgezeichnet und bei 5 mittelmäßig. In 1 Fall hatten wir eine Komplikation in Form von Infektion, das Ergebnis war schlecht.

Diese Behandlungsart haben wir innerhalb der ersten drei Wochen nach der Verletzung durchgeführt. Danach betrachteten wir die Luxation als veraltet. Viele von diesen veralteten Luxationen sind nicht schmerzhaft und begrenzen die Funktion nicht wesentlich und verlangen keine besondere Behandlung außer Übungsbehandlung. Falls aber erhebliche Störungen bestehen, resezieren wir das laterale Ende des Schlüsselbeines und decken den Stumpf mit Delta-Trapez-Muskelteilen. Auf diese Weise haben wir in den letzten 3 Jahren 5 Patienten behandelt mit zufriedenstellenden Ergebnissen.

Unter Berücksichtigung des Lebensalters unserer Patienten und ihres Lebenspotentials sind wir der Meinung, daß die Ergebnisse vielleicht noch besser sein sollten. Wir fragen uns, ob die Unbeweglichkeit im Acromioclaviculargelenk nach der Zuggurtungsmethode in ausreichendem Maße der physiologischen Situation entspricht und inwieweit sie zu den Erscheinungen der funktionellen Einschränkung beiträgt.

Schließlich, ganz logisch, drängt sich die Frage auf, ob diese Methode vollkommen ist und ob sie die beste Lösung der Behandlung dieser Verletzung darstellt.

D. Fritschy, Genf

# Ergebnisse verschiedener Behandlungsmethoden der Acromioclavicularluxation

Das Acromioclavikulargelenk ist gewiß nicht das wichtigste Gelenk des Schultergürtels und seine Läsionen halten sich in bescheidenem Rahmen. Dies ist wahrscheinlich der Grund, warum es häufig übergangen und mißachtet wird.

Im Gegensatz dazu finden wir in der Literatur eine überraschend große Anzahl von Behandlungsmethoden dieser Luxation, nämlich nicht weniger als 80, wobei mehr als 50 davon Ratschläge zur konservativen Behandlung erteilen.

## Ergebnisse

In den Jahren 1965 bis 1975 wurden in unserer Klinik insgesamt 52 Patienten mit Acromioclavikularluxation behandelt, 8 Frauen und 44 Männer. 37 Patienten konnten aufgefunden und vom gleichen Untersucher systematisch nachkontrolliert werden (Tabelle 1).

Patienten mit Contusionen oder einfacher Distorsion des Acromioclaviculargelenks wurden nicht hospitalisiert, so daß unsere Fälle ausnahmslos Luxationen der Grade II und III betrafen, das heißt Patienten, mit Zerreißungen der Gelenkkapsel, der Bänder und sogar der Muskeln. Immer war ein direktes Trauma für die Luxationen verantwortlich.

Wir teilen die Ergebnisse ein in solche nach konservativer und in solche nach operativer Behandlung.

16 Patienten wurden konservativ behandelt, 4 Frauen und 12 Männer. Die Nachuntersuchung erfolgte im Minimum 4 Monate und im Maximum 10 Jahre nach dem Unfall, im Durchschnitt 5 Jahre und 10 Monate danach. In 15 Fällen haben wir den Klebeverband nach WATSON-JONES und in einem Fall einen einfachen Velpau-Verband angewandt, die Schulter wurde dreieinhalb Wochen lang ruhiggestellt.

Tabelle 1. Luxations Acromio-Claviculaires:
Analyse des cas Controses

| | | | | |
|---|---|---|---|---|
| nombre de cas revus | 37 (52 dossiers contrôlés) | côté touché | droit | 21 |
| âge moyen | 34 ans | | gauche | 16 |
| | | | bilatéral | 2 |
| sexe | 6 ♀ | étiolog. | circulation | 25 |
| | 31 ♂ | | sport | 12 |

Types de traitment

| | | | |
|---|---|---|---|
| conservateur | - pansement de WATSON-JONES | 15 | |
| | - pansement de VELPEAU | 1 | total 16 cas |
| chirurgical | - embrochage-suture ligamentaire (selon PHEMISTER) | 15 | |
| | - plastie àla peau (selon BUNNEL) | 2 | |
| | - embrochage-plastie à la peau | 2 | |
| | - transposition de l'apophyse corac. | 2 | total 21 cas |
| | | | total 37 cas |

Dr. D. FRITSCHY, Clinique universitaire d'orthopédie et de chirurgie de l'appareil moteur Dir.: Pf. W. TAILLARD Hôpital Cantonal, Genève.

Bei acht Patienten, das heißt bei der Hälfte der Fälle, fanden wir anläßlich der Nachuntersuchung klinisch und radiologisch ein Rezidiv mit Klaviertastenphänomen und falscher Beweglichkeit der lateralen Clavicula in der sagittalen Ebene. Nur vier Patienten sind mit dem erreichten Resultat völlig zufrieden; die übrigen 12 beklagen sich über folgende Restbeschwerden: Sie haben Schmerzen im Acromioclaviculargelenk, fühlen sich bei Anstrengungen behindert, können auf der Schulter keine Lasten tragen, reden von knackenden Geräuschen im Gelenk und weisen oft eine verminderte Kraft im betroffenen Arm auf. Und doch ist, mit Ausnahme von 2 Fällen, die Funktion im Schultergelenk befriedigend. 21 Patienten wurden operiert, 2 Frauen und 19 Männer. Die Nachuntersuchung erfolgte im Durchschnitt nach 4 Jahren, das heißt minimal 5 Monate und maximal 10 Jahre nach dem Unfall. In fünf Fällen wurde die operative erst nach erfolgloser konservativer Behandlung unternommen (Tabelle 2).

Die Operationsmethode folgte bei der Mehrzahl der Fälle den von PHEMISTER angegebenen Richtlinien. Zwei Patienten wurden nach BUNNEL, zwei weitere nach einer kombinierten Technik PHEMISTER-BUNNEL operiert und bei Zweien schließlich wurde der abgemeißelte Processus coracoideus auf der Unterseite der Clavicula verschraubt. Nach der Operation gleich welcher Methode haben wir den Arm für eine durchschnittliche Dauer von fünf Wochen in einem Velpeau-Verband ruhiggestellt, nur einmal haben wir für drei Wochen eine Abduktionsschiene verordnet.

Tabelle 2. Luxations acromio-claviculaires:
Resultats selon traitement

| type de traitement | conservateur | chirurgical |
|---|---|---|
| nombre de cas | 16 | 21 |
| recul moyen | 5 ans et 10 mois | 4 ans |
| temps d'immobilisat. | 3 semaines-demi | 5 semaines |
| récidive | 8 | 3 |
| complication | 1 dermatite | 1 suppuration |
| résultat fonctionnel | | |
| trés bon | 44% | 52,5% |
| bon | 25% | 43,0% |
| moyen | 19% | 4,5% |
| mauvais | 12% | |

Dr. D. FRITSCHY Clinique universiatire d'orthopédie et de chirurgie de l'appareil moteur Dir.: Pr W. TAILLARD Hôpital Cantonal, Geneve.

Auch die Operation vermag nicht immer ideale Verhältnisse herzustellen. Unter den 21 operierten Fällen finden wir drei mit klinischem und radiologischem Rezidiv, 4 weitere Patienten weisen eine residuelle Subluxation auf, und nur 10 erklären sich völlig zufrieden.

Die übrigen klagen meist über die gleichen Restbeschwerden, wie wir sie eben bei der konservativen Gruppe angegeben haben. Drei fühlen sich zudem im Beruf behindert, einer davon mußte gar umgeschult werden. Dies sind die einzigen, bei denen eine nennenswerte Einbuße der Schulterfunktion verzeichnet werden mußte. Die postoperativen Komplikationen waren selten: Eine oberflächliche Eiterung; zwei Brüche der Kirschner-Drähte, ohne daß die Stabilität des Acromioclaviculargelenks davon betroffen worden wäre; und ein Abriß des unter die Clavicula verschraubten Processus coracoideus, mit schlechtem Resultat.

Auf den Kontrollröntgenbildern fanden wir meist Verkalkungen der Acromioclavicularbänder, falls diese genäht worden sind. Dies kann man bisweilen auch nach konservativer Behandlung feststellen.

Unsere Resultate können also folgendermaßen zusammengefaßt werden:

Bei konservativer Behandlung 44% sehr gute, 25% gute, 19% mittelmäßige und 12% schlechte Fälle.

Bei chirurgischer Behandlung 52,5% sehr gute, 43% gute und 4,5% mittelmäßige, jedoch keine schlechten Fälle.

Wir glauben, daß sowohl die konservative wie auch die operative Behandlung gute Resultate ergeben kann, unter der Bedingung, daß die Indikation richtig gestellt worden ist. Die konservative Behandlung genügt bei einfacher Contusion oder bei Distorsion ersten Grades. Bei Luxationen des zweiten Grades ziehen wir die operative Behandlung meist vor. Diese ist formell gegeben bei Grad III, d.h. bei Fällen, wo eine Zerreißung des Musculus deltoideus und trapezius vorliegt.

H. Kraumann, Mladá Boleslav (CSSR)

# Unsere Ergebnisse der konservativen und operativen Behandlung der acromioclavicularen Luxation

Die Verletzung des acromioclavicularen Gelenkes im Verlaufe der letzten zwei Jahre im Krankengut unserer chirurgischen Abteilung stellt 1,2% aller Verletzten vor. Davon geht es in 72% um eine isolierte Verletzung des acromioclavicularen Gelenkes, die übrigen 28% stellen die Mehrfachverletzungen vor. Das Verhältnis der Subluxation und Luxation ist beiläufig 3:2 zu Gunsten der Subluxation. Die Symptomatik der Luxation mit dem typischen Klaviertastenphänomen und mit dem typischen Röntgenbefund wird durch eine komplette Ruptur der beiden coracoclavicularen Bänder hervorgerufen.

In den meisten Fällen ist der Unfallmechanismus eine direkte Gewalt auf die Schulter (46,4%), von den anderen Formen von Unfällen ist auf der nächsten Stelle ein Sturz auf die gestreckte Hand.

Bis 1968 wurde von uns diese Verletzung nur konservativ behandelt. Man behandelte diese Verletzten mit einem Leukoplastverband nach WATSON-JONES oder mit einem Gipsverband nach L. BÖHLER oder nach BABITSCH. Die Nachuntersuchung der konservativ behandelten Patienten hat uns gezeigt, daß kein Verband bei einer kompletten Ruptur der Bänder die Reposition erhalten kann. Die funktionellen und subjektiven Ergebnisse der 12 nachuntersuchten Patienten zeigen, daß nur in einem Viertel ein befriedigendes Ergebnis erzielt werden konnte. Nur bei einer Subluxation bleibt die Funktion nach der konservativen Therapie unberührt erhalten.

Diese Erfahrungen haben uns zum Entschluß gebracht, die operative Therapie bei einer kompletten Bänderruptur vorzuziehen. Die Methode nach BUNNELL in der Modifikation nach JONASCH, d. h. eine Fixation mit Bohrdrähten verbunden mit der Plastik mit Fascia lata und einer Immobilisation im Desaultschen-Verband auf 4 bis 5 Wochen hat uns zuerst gute Dienste geleistet. Später haben wir sehr gute Erfahrungen mit der Behandlung der Fraktur des acromialen Endes des Schlüsselbeines mit der Drahtgurtung nach WEBER gewonnen. Darum benützen wir schon seit mehreren Jahren die Drahtzuggurtung auch bei der acromioclavicularen Luxation.

Wenn wir die Spätergebnisse mit Abstand wenigstens von zwei Jahren von dem Unfall vergleichen, so sprechen unsere Erfahrungen eindeutig für die operative Therapie. Unter den Operationen erzielten wir die besten Ergebnisse mit der einfachen Technik der Drahtzuggurtung. Die Immobilisation beschränkt sich praktisch auf die Dauer der Heilung der Operationswunde und die Drähte werden nach 12 Wochen entfernt.

Z. Harnach und J. Kroupa, Brno (CSSR)

# Unsere Erfahrungen mit operativer Versorgung von frischen und veralteten acromioclaviculären Luxationen

Wir haben die Verletzten, welche an frischen und veralteten acromioclaviculären Luxationen in den Jahren von 1964-1974 in unserem Forschungsinstitut für Traumatologie operiert wurden, verfolgt. Es handelt sich meistens um Sportunfälle jüngerer Menschen (75%), bei denen die Indikation zur operativen Behandlung ohne Probleme erfolgt. An Zahl überwiegen die Männer (59) vor den Frauen (17). Die Röntgen-Aufnahme machen wir im Stehen und mit Belastung. Die Subluxationen behandeln wir konservativ.

Vollständige acromioclaviculäre Luxationen, die mit einem totalen Riß des acromioclaviculären Ligamentes verbunden sind, lassen sich für gewöhnlich nicht mit konservativer Therapie in anatomischer Stellung halten. Sie verursachen kosmetische Störungen und individuell verschiedene kleinere oder größere Funktionsausfälle.

Deshalb operieren wir diese Luxationen mit Verschiebungen. Ein Operationsverfahren mit einem 3-3,5 mm starken Kirschner-Draht, der durch das Acromioclavicular-Gelenk geführt wird, mit Gelenks-Revision und einer Naht des Acromioclavicularbandes hat sich bei uns bewährt. Dabei legen wir immer 2 Drahtschlingen um das Schlüsselbein und den Processus coracoides. Diese Fixation ist ausreichend, um das Gelenk in der anatomischen Position zu halten, bis die Bänder geheilt sind. Bei uns hat sich weiterhin bewährt, die Rekonstruktion des coracoclaviculären Bandes auch bei den frischen Unfällen mit Hilfe eines autogenen Corial-Streifens oder ein Transplantat aus der Fascia-Lata durchzuführen. Nach Immobilisation von 4-6 Wochen im Desault-Verband folgt die Rehabilitation (Abb.1).

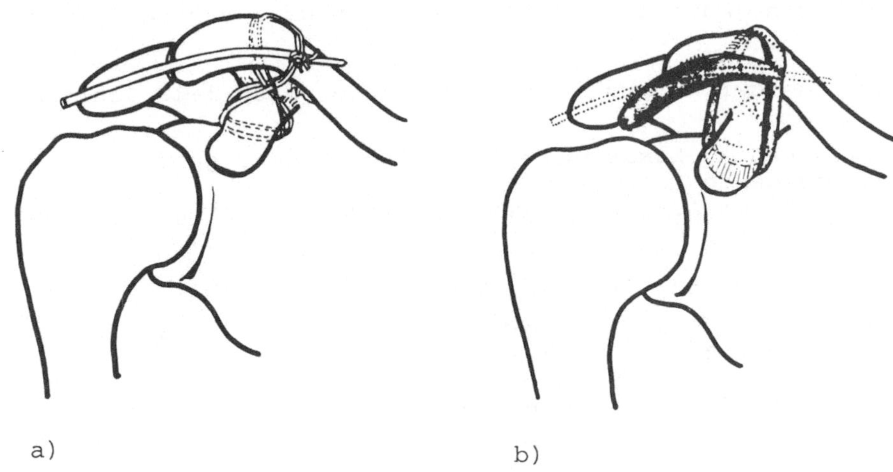


*Abb.1a und b*

Die Chirurgen, die die vollkommen acromioclaviculären Luxationen nicht mehr operieren, hatten vorher mit dieser Operation sicher nur Komplikationen. Das Gewicht bei einem stehenden Patienten übt auf die Osteosynthese einen ungewöhnlichen Zug aus und deshalb treten bei einer ungenügenden festsitzenden Fixation Heilungsstörungen auf.

Wenn durch das Acromioclavicular-Gelenk nur ein Kirschner-Draht geführt wird, oder nur Drahtschlingen gelegt werden, ist das nicht ausreichend. Der Kirschner-Draht allein lockert sich und schneidet durch das Acromion durch. Die allein angelegten Drahtschlingen reißen.

Für den Chirurgen ist es wichtig, sich dabei nicht auf die Festigkeit des Osteosynthese-Materials zu verlassen. Er muß sich bemühen, auch den Bandapparat des Schlüsselbeines sorgfältig zuzunähen oder ihn gut zu rekonstruieren, damit er die biologische Funktion dieser Gelenksverbindung sehr früh übernehmen kann. Dies gilt ganz besonders für veraltete acromioclaviculäre Luxationen, bei denen die Rekonstruktionen des coracoclaviculären Ligamentums, sowie auch des acromioclaviculären Ligamentums Bedingung eines Dauererfolges zusammen mit einer zeitweiligen, aber wirksamen Knochenfixation ist.

Im Zeitraum von 1964-1974 haben wir 76 Verletzte, welche mit totaler AC-Luxation operiert wurden, kontrolliert. Aus dieser Zahl waren 57 frische - (41 Männer, 16 Frauen) und 19 veraltete AC-Luxationen (18 Männer, 1 Frau).

Als frisch werden AC-Luxationen bezeichnet, welche bis 3 Wochen nach dem Unfall operiert werden, als veraltete diejenigen, welche 9 Monate bis 3 Jahre nach dem Unfall operiert wurden. Der jüngste Verletzte war 16 Jahre, der älteste Verletzte 53 Jahre alt. Im Durchschnitt 27,3 Jahre. Bei allen Kontrollierten wurde das osteosynthetische Material (Kirschner-Draht und Drahtschlingen) entfernt.

Ergebnisse der kontrollierten Patienten nach 1-10 Jahren nach der Operation:

Bei frischen AC-Luxationen (57) sind 51 sehr gute, 4 gute und 2 befriedigende Resultate.
Bei veralteten AC-Luxationen (19) sind 14 sehr gute, 3 gute und 2 befriedigende Resultate.

Komplikationen bei frischen AC-Luxationen:

Einwanderung des Kirschner-Drahtes - zentral 1 mal, lateral 3 mal
Zerreißen der Drahtschlingen - 2 mal
Infektion - keine
Totaler Mißerfolg - keiner

Komplikationen bei veralteten AC-Luxationen:

Auswanderung des Kirschner-Drahtes - lateral 2 mal
Zerreißen der Drahtschlingen - 2 mal
Infektion - keine

Precipitationen in der Coraco-Claviculargegend (ohne klinische Manifestationen) 27 mal, das sind 28,9% bei frischen und veralteten AC-Luxationen zusammen.

Die Drahtschlingen schneiden regelmäßig etwas ein, verursacht durch den Druck in dieser Gegend, besonders bei den Rotationsbewegungen des Schlüsselbeines und Gewichtzug der Gliedmasse. Dieses Einschneiden entsteht immer und man muß mit dieser Tatsache rechnen. Die Drahtschlingen muß man in einer Zeitspanne von 6-9 Monaten nach der Operation entfernen. In diesem Zeitraum hat der ligamentäre Apparat schon seine biologische Funktion völlig übernommen.

Zusammenfassung

Wenn alle diese Ansprüche an die ziemlich feste Osteosynthese erfüllt werden, dann erzielen wir bei dem operativen Verfahren eine anatomische Reposition und Retention im acromioclavicularen Gelenk mit guten funktionellen Ergebnissen.

# D. WEICHTEILVERLETZUNGEN

O. Russe, Innsbruck

## Weichteilverletzungen (Gelenkskapsel-, Muskel- und Sehnenläsionen)

Bei Schulterprellungen durch direktes Trauma, wie auch bei Schulterzerrungen, entstanden durch indirektes Trauma, ist wie bei jeder Verletzung am Arm die Beweglichkeit aller Gelenke des Armes zu prüfen, die Durchblutung zu kontrollieren und auch die Sensibilität. Ebenso ist durch Röntgenaufnahmen auf alte oder frische Verletzungen im Bereich der Schulter zu fahnden. Auf baldige Mobilisierung der Schulter ist zu achten, um besonders bei alten Leuten Verklebungen im axillären Anteil der Kapsel zu vermeiden. Dem Verletzten wird geraten, recht bald den Arm vom Körper wegzuheben, also den Ellbogen auf den Tisch zu legen und später auf ein zusätzliches Polster, um die Schultergelenkkapsel zu entfalten und einer Schultercontractur entgegenzuwirken. Besonders ist auch auf die Notwendigkeit der Innendrehung (Kreuzgriff) und Außendrehung (Nackengriff) hinzuweisen.

Beim ersten Auftreten einer Schulterverrenkung stellen wir nach der Einrichtung 2-3 Wochen mit einem Desault-Gipsverband ruhig oder mit einem genügend straff sitzenden elastischen Netz-Desault-Verband.

Besonders zur Erkennung der hinteren Schultergelenksverrenkung ist die axilläre Röntgenaufnahme dringend notwendig. Die Röntgenaufnahmen decken auch größere und kleinere Absprengungen auf. Die Aufnahmen nach der Reposition müssen zeigen, ob sich ein derartiges Knochenstück ideal angelegt hat oder ob operative Eingriffe notwendig sind, z. B. eine Schraubenosteosynthese eines Pfannenrandbruchstückes oder die Fixation eines Knochenausrisses der Sehne des M. supraspinatus. Bei nicht versorgtem Supraspinatusausriß kann es zur Bewegungseinschränkung oder zur Subluxation kommen.

Für rezidivierende Schulterverrenkungen hat sich uns die Operation nach BANKART bei über 200 Fällen bestens bewährt. Wir führen sie seit dem Jahr 1945 durch und sind mit den Resultaten äußerst zufrieden.

Bei der operativen Freilegung des Schultergelenkes von hinten bewährt sich der Zugang zwischen N. infraspinatus und M. teres minor, d. i. zwischen dem Versorgungsgebiet des N. suprascapularis und des N. axillaris.

Bei den Muskelverletzungen im Bereich der Schulter ist der Abriß am Ursprung des M. deltoideus zu erwähnen. Ich habe 2 Patienten mit derartigen Verletzungen gesehen. Beide Male lagen die Verletzungen schon längere Zeit zurück und es kam zu keiner operativen Behandlung.

Immer mehr Bedeutung mißt man heute den Rissen der Rotatorenmanschette zu. Durch abruptes Anspannen z. b. bei sportlichen Anstrengungen kann es zu kleineren oder größeren Läsionen in der Rotatorenmanschette kommen. Betroffen können einzelne oder mehrere in der Rotatorenmanschette miteinander verbundene Muskeln sein, also Muskeln, die den Oberarm anheben, innendrehen oder außendrehen. Es ist verständlich, daß bei einer weit nach axillär verschobenen Luxation erecta alle Ansätze der Rotatorenmanschette, sowohl am Tuberculum majus wie auch am Tub. minus ausreißen.
In ähnlicher Weise kann bei weiten Kapselzerreißungen eine operative Intervention nötig werden. Kleine Risse in der Rotatorenmanschette sind oft schwer zu diagnostizieren, sie heilen aber gewöhnlich bei konservativer Behandlung. Das Arthrogramm hilft in der Diagnosenstellung. Größere Risse in der Rotatorenmanschette, sei es im M. subscapularis oder im M. suprsspinatur oder zwischen diesen beiden Muskeln, werden durch Naht verschlossen.

Unter den Sehnenverletzungen gibt es verhältnismäßig häufig Risse der Sehne des Caput longum des M. biceps. Bei jüngeren Verletzten wird die operative Behandlung nicht nur aus kosmetischen Gründen zu erwägen sein. Das abgerissene Sehnenende wird am Humerus fixiert oder mit der Sehne des Caput breve vereinigt. Nicht selten kommt es auch zum Ausriß des Ansatzes der Bicepssehne an der Tuberositas radii. Die Operation nach BOYD und ANDERSON ist hier zu empfehlen, um die Kraft der Supination des Unterarmes wieder herzustellen. Das losgerissene Sehnenende wird in der Ellenbeuge aufgesucht, zwischen beiden Unterarmknochen durchgezogen und bei Pronation des Unterarmes unter einer Knochenlamelle am Radius fixiert. Wir verfügen über gute persönliche Erfahrungen mit dieser Operation (Campbell's Operative Orthopaedics, 5. Auflage, S. 1493. Saint Louis: Mosby 1971).

Noch einige Worte über Schmerzzustände der Schulter, die auf degenerativen Veränderungen beruhen. Ich meine verschiedene

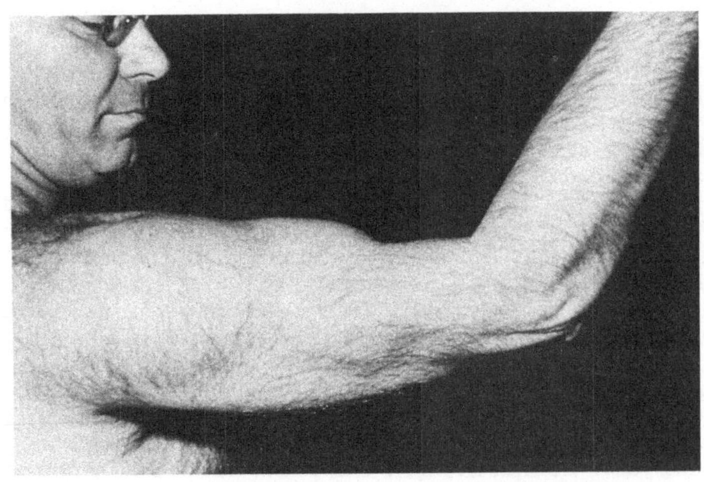

*Abb.1. Riß der distalen Sehne des M. biceps bei einem 49jährigen. Der Muskelbauch ist nach proximal gerückt*

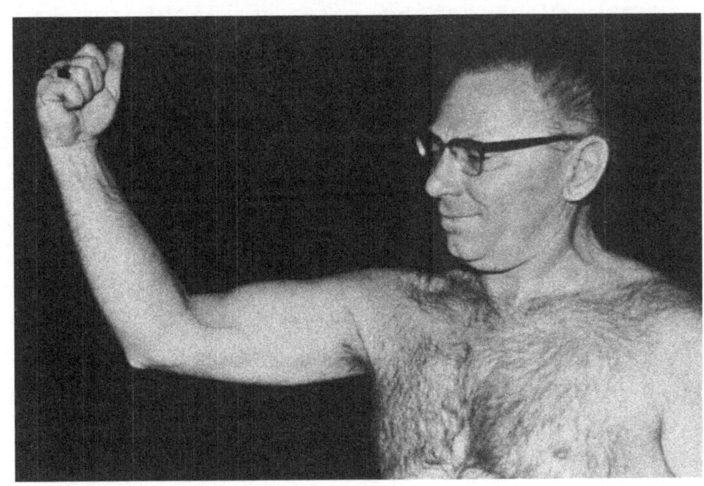

*Abb.2. Derselbe Patient wie in Abb. 1. Normale Plastik nach Reinsertion der distalen Bicepssehne*

Krankheitsbilder, die unter der von DUPLAY 1873 geprägten Bezeichnung Periarthritis humeroscapularis subsumiert werden. Heute differenzieren wir aber wohl zwischen Arthrose des Schultergelenks bzw. des Acromioclaviculargelenkes, Apophysenerkrankung und Tendinosen bzw. Peritendinosen im Bereich der Bicepssehne und am Ansatz der Sehne des M. scapularis.

Wir wissen, daß die im Röntgenbild auffallenden Verschattungen an der laterocranialen Seite des Oberarmkopfes keine "Bursitis calcarea" sind, sondern daß es sich um Kalkansammlungen innerhalb der Sehne des M. supraspinatus handelt. CODMAN, WREDE und andere Autoren haben nachgewiesen, daß die ersten Verkalkungen nahe dem Ansatz der Sehne des M. supraspinatus entstehen. Die Sehne steht nahe ihrem Ansatz bei Adduktion unter starker Druckspannung und bei Abduktion unter starker Zugspannung, sie wird ischämisch, verändert sich degenerativ und lagert Kalk ab. Dann reißt die Sehne ein, die Kalkmassen treten aus der Sehne aus, dringen in das umgebende Gewebe und auch in die Brusa subdeltoidea und Bursa subacromialis ein. Die Spannung im Gewebe verursacht starke Schmerzen. Gewöhnlich bringen Hydrocortisoninjektionen eine entsprechende Linderung, in seltenen Fällen muß aber die Spannung durch eine Incision gelöst werden. Die Kürretage bringt dann eine zahnpastaartige Kalkmasse an das Tageslicht.

McNAB, TORONTO ahmte die zur Degeneration führenden Bedingungen in einem Modellversuch an der Achillessehne des Kaninchens nach. Mikroarteriogramme zeigen die gut durchblutete normale Sehne und später die ischämischen Partien nahe dem Ansatz der Sehne, als ein plastisches Widerlager unter die Sehne eingebracht wurde. Die histologischen Bilder zeigen eine Auflockerung und schließlich den totalen Verschleiß dieser Sehnenfaser.

Es ist verständlich, daß es auch beim Menschen durch eine ähnliche degenerative Veränderung relativ leicht zum Riß der Supraspinatussehne kommt.

# E. BEGLEITVERLETZUNGEN

## a) Gefäße

P. Buri, Bern

## Gefäßverletzungen bei Luxationen und Frakturen im Bereich des Schultergelenkes

Von maßgeblichen Autoren werden Schlagaderschäden bei Schlüsselbein-(19, 21) und Schulterblattbrüchen (24) als Seltenheit hingestellt. Die früher anscheinend häufiger gesehene Verletzung der A. axillaris bei der Schulterluxation gilt heute ebenfalls als Rarität (6, 11). Damit ist die Frage berechtigt, ob den Schultergefäßverletzungen überhaupt praktische Bedeutung zukommt (18).

Die Antwort ist ja, wenn wir die Schultergefäßläsionen unter einem weiteren Blickwinkel, nämlich im Rahmen des Thorax-Schulter-Arm-Traumas betrachten. Die iatrogenen Schäden in diesem Bereich, heute ein wichtiges Anliegen, bleiben ausgeklammert. Ich bespreche vorab die akuten Arterienläsionen, erwähne die Venenschäden nur beiläufig und muß auf eine gründliche Abhandlung der wichtigen späten Traumafolgen, des posttraumatischen thoracic outlet Syndroms (17), der Aneurysmabildung (29), Verschlußthrombose und Thromboembolie sowie des posttraumatischen Achselvenenstaus verzichten.

Wenn wir heute mit 3 Arterienverletzungen auf 1 000 Unfälle rechnen (4), so sind daran die Schultergefäße mit etwa 10% beteiligt (2, 4, 30). Durchschnittlich hat zur Zeit ein europäisches Zentrum für Gefäßchirurgie im Jahr etwa 1-2 akzidentelle Subclavia- bzw. Axillarisverletzungen zu versorgen (2, 4, 5, 15, 18, 25). Ein Trend zur Zunahme scheint gegeben. Aus dem Unfallkrankengut von Basel, Zürich[1] und Bern der letzten Jahre stehen mir 38 solche Fälle, davon 28 mit stumpfer Läsion zur Verfügung. Betroffen sind fast ausschließlich Männer der 2. und 3. Altersdekade. Der Bejahrtenunfall führt zu einem 2. Altersgipfel im sechsten Lebensjahrzehnt.

Wenn ich mich im weiteren nur noch den stumpfen Verletzungen der Schulterschlagadern zuwende, so finden sich davon zwei Drittel durch Verkehrsunfälle verursacht. An der Spitze steht klar der Motorradunfall. Hervorzuheben ist der Anteil der Polyblessierten: 48% Vielfachverletzte geben uns eine Dimension der beteiligten Gewalten und erklären sowohl die Mortalität als auch die Unvollkommenheit unserer Ergebnisse. Beim massiven Körpertrauma sind selten Gefäße allein verletzt. 16 Läsionen der A. subclavia, 11 der A. acillaris und 10 Schultervenenverletzungen finden sich mit je 19, meist in der Mehrzahl vorhandenen Nerven- und Skeletschäden gekoppelt. Banale Weichteilläsionen sind immer und schwere Brustkorbverletzungen wie Bronchusabriß, Lungencontusion und Hämatopneumothorax nicht selten vorhanden. Die linke Seite ist häufiger betroffen (links 17, rechts 10). Nur 8 Patienten des Kollektivs zeigen keine Skeletläsion. Von 19 Frakturpatienten haben 9 mehrfache Knochenbrüche erlitten. An der Spitze stehen Rippenserienfrakturen, gefolgt von Schlüsselbein- und Oberarmkopfbrüchen (5 Rippen, 4 Clavicula, 4 Humeruskopf, 3 Humerusschaft, 2 Scapula, 1 erste Rippe). Die Fraktur der 1. Rippe ist selten, aber wesentlich; sie weist immer auf ein schweres Brustkorb-Kompressionstrauma (7) hin. 8 Verunfallte präsentieren 9 Verrenkungen (4 Schulter-, 3 SC- und 2 AC-Luxationen). Die 4 Schulterluxationen schließen 3 Verrenkungsbrüche ein. In den festgestellten Schlagaderschäden äußert sich direkte und indirekte Gewalteinwirkung, einerseits Kompression, andererseits Traktion, beides selten in reiner Form, sondern gemischt. Die klassische stumpfe Binnenläsion mit Verschlußthrombose ist 16 mal vertreten, die vollständige Quertrennung mit 9 Fällen ebenfalls noch häufig. Die leichten Grade der Schädigung fehlen in unserer Reihe, was über ihr Vorkommen nichts aussagt.

Ein kurzer Blick auf die Pathomorphologie und -physiologie erleichtert das Verständnis der Schulterarterien-Verletzungen. Die kürzere, weitere und dünnwandigere Schlüsselbeinschlagader gliedert sich in drei Abschnitte, den aufsteigenden, den Bogen- und absteigenden Teil. Sie durchläuft zwei Engnisse, nämlich die

---

[1] 6 Basler-Fälle wurden mir freundlicherweise von Prof. P. WAIBEL, Abteilung für Gefäßchirurgie des Departments für Chirurgie (Prof. M. ALLGÖWER) zur Bearbeitung überlassen. Die 16 in der Dissertation BICKEL (2) und WEBER (30) publizierten Zürcher-Fälle wurden im Einverständnis mit Prof. U. BRUNNER, Abteilung für periphere Gefäßchirurgie der Chir. Klinik B (Prof. U. BUFF) verwertet. Beiden Herren sei hier bestens für ihre freundliche Hilfe gedankt.

Scalenuslücke und den costoclaviculären Raum. Beide Engpässe sind veränderlich und können im Extrem die Arterie fixieren. Durch einen kräftigen Gefäßanker, gebildet aus sieben Ästen, ist die erste Subclaviaportion befestigt. Die nachfolgenden Segmente sind mobiler, aber nicht in dem Maße wie die Achselschlagader, die sich dem vollen Bewegungsumfang des Schultergelenkes anpassen muß. Ein relatives Engnis findet sich im coracopectoralen Raum, ein Gefäßanker am Abgang der A. subscapularis bzw. der Aa. circumflexae humeri. Der Endteil der Achselschlagader gibt keine Äste ab und ist somit ein ausgesprochener zirkulatorischer Flaschenhals. Bei Kompression der oberen Thoraxapertur in mehr oder weniger sagittaler Richtung sind vor allem die zentralen supraaortalen Äste, darunter auch der Anfangsteil der A. subclavia exponiert (Abb.1).

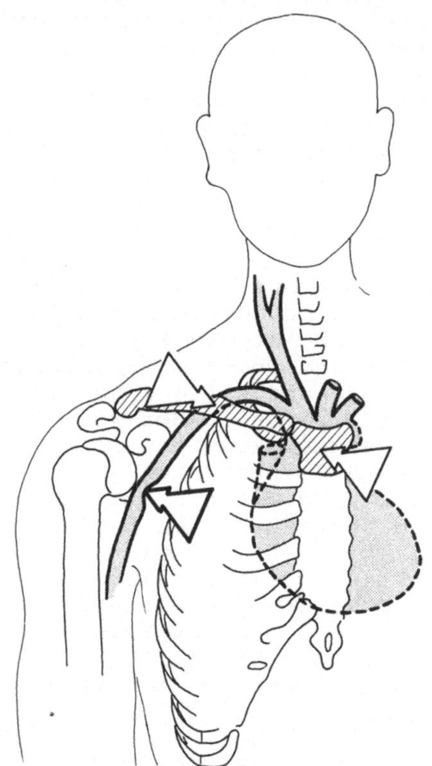

*Abb.1. Entstehungsweise des Kompressionsschadens von Aa. subclavia und axillaris. Die zentralen Anteile der Gefäßbahn sind durch indirekte, die peripheren durch direkte Quetschung gefährdet*

Sie kann direkt durch Eindrücken des Sternoclavikulargelenkes bzw. durch die 1. Rippe gequetscht werden. Diagnostisch wegleitend sind Frakturen derselben Claviculafrakturen mit Verschiebung des zentralen Bruchstückes nach dorsal und schwere intrathorakale Begleitverletzungen (27, 28). Beim Traktionstrauma führen Zug und Gegenzug zur Überstreckung der Schlagader (13), die in den genannten Engnissen festgehalten und allenfalls über dem Humeruskopf als Hypomochlion ausgespannt ist (Abb.2). Die Läsion sitzt dann fast immer distal der erwähnten Gefäßanker, am häufigsten unmittelbar nach dem Abgang der A. subscapularis (Abb.3). Der Traktionsschaden äußert sich nebenbei durch Plexuszerrung, sternoclaviculäre Luxation oder Luxationsfraktur der Schulter.

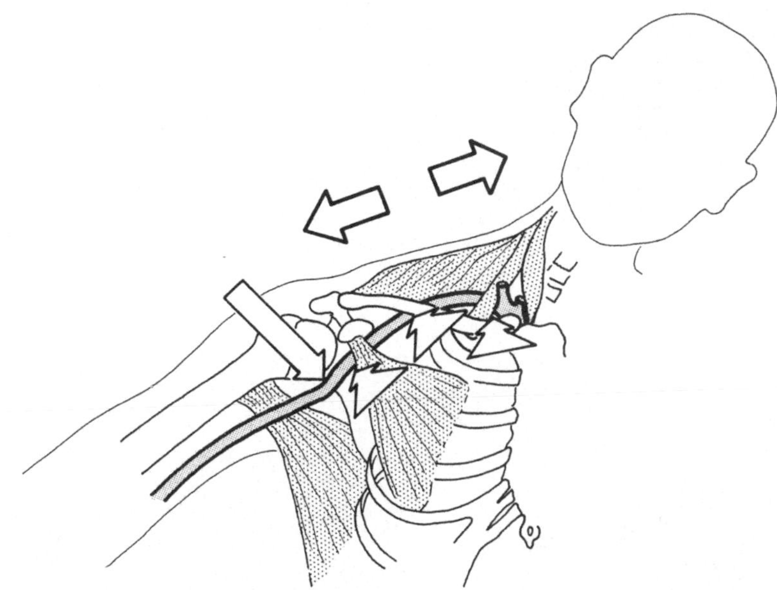

*Abb.2. Entstehungsweise des Traktionsschadens der Aa. subclavia und axillaris. Die vier Engpässe sind durch Pfeile angezeichnet*

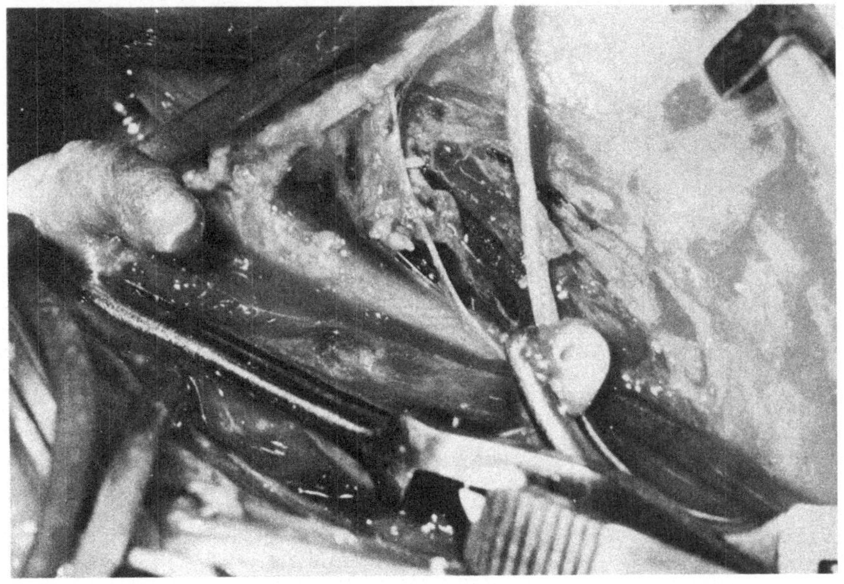

*Abb.3. Überstreckungsriß der Achselschlagader. Durch Einrollung des zentralen Arterienstumpfes ist es von selbst zur Blutstillung gekommen. Die Ruptur sitzt knapp distal der mit einer Atraugrip-Klemme gedrosselten A. subscapularis*

Die völlige Quertrennung einer Arterie kann Blutung, Ischämie oder beides bedeuten. Vor allem die muskelstarke Achselschlagader besitzt ausgeprägte Fähigkeit der Spontanhämostase, so daß eine Verblutung beim stumpfen Trauma nicht zu befürchten ist. Der Grad der Ischämie ist von der Lage und Ausdehnung des Verschlusses sowie den Begleitverletzungen im Collateralbett abhängig. Die zentrale Occlusion ist wegen des reich angelegten Brückenkreislaufs verhältnismäßig harmlos. Sitzt ein Subclaviaverschluß herzwärts der A. vertebralis, so kann der Basilarkreislauf über dieses Gefäß angezapft und der Arm auf Kosten des Gehirns gespeist werden (Abb.4).

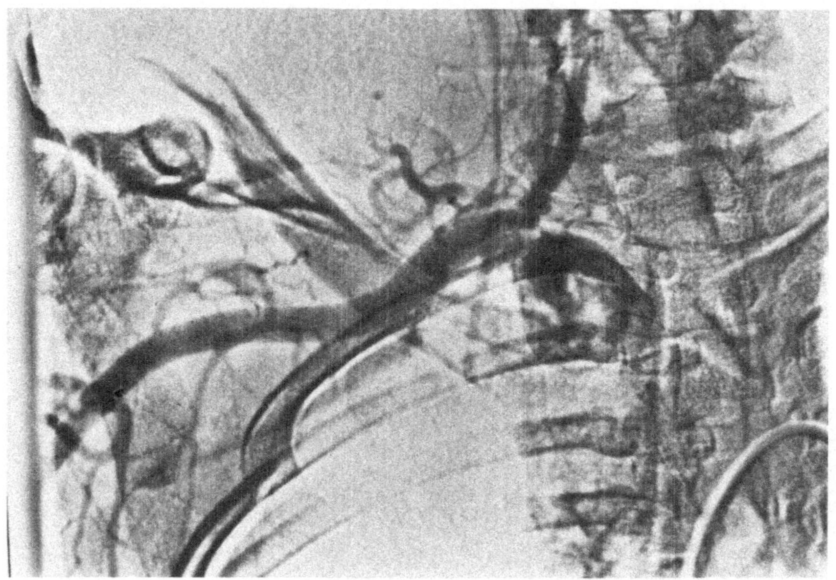

*Abb.4. Traumatisches Subclavia-Anzapf-Syndrom bei einem Polyblessierten nach schwerer Brustkorbquetschung mit Bronchusruptur, Lungencontusion und Innenschichtruptur der A. subclavia. Die Schlüsselbeinschlagader sowie das an der Rupturstelle entstandene Aneurysma werden ausschließlich über die Vertebralarterie gespeist*

Das auftretende Subclavian-steal-Syndrom ist durch die Zeichen vertebrosilärer Insuffizienz bei Stromumkehr in der A. vertebralis charakterisiert (14). Verletzungen in der distalen Axillaris haben ein ausgeprägtes Ischämierisiko. Dementsprechend haben 6 von unseren 9 Axillarisverletzungen ein totales Ischämiesyndrom aufgewiesen, was bei keiner Subclaviaverletzung der Fall war.

Die Diagnose muß vorab aus den Zeichen der regionären Minderdurchblutung, in zweiter Linie aus örtlicher Hämatombildung bzw. einem tastbaren Pulsabbruch gestellt werden. In der Praxis stößt dieses einfache Postulat oft auf Schwierigkeiten: Im schweren Schockzustand versagt die differenzierende Beurteilung der peripheren Zirkulation. Durch die häufig beteiligte Plexuslähmung entsteht

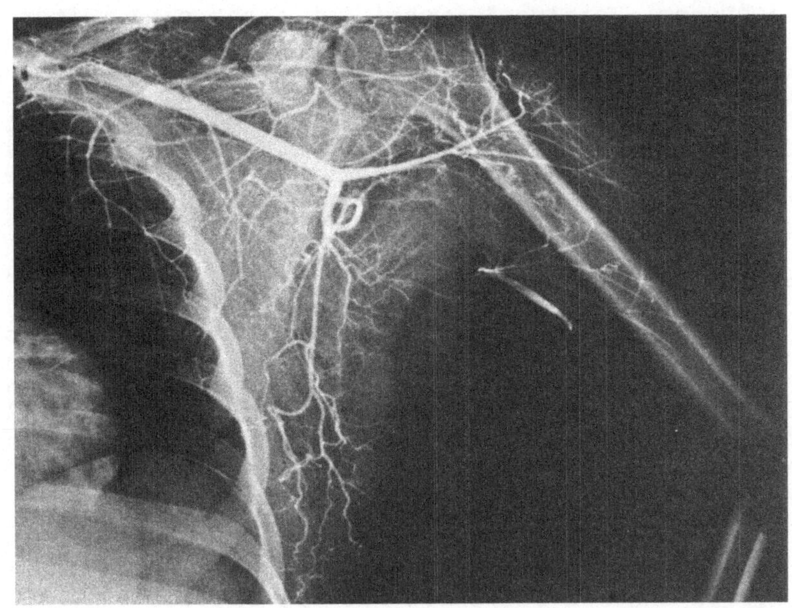

*Abb.5. Multiple Überstreckungsverletzungen in der Achselhöhle: Subtotale Ruptur der A. axillaris in ihrer letzten Portion, vollständige Quertrennung von A. und V. brachialis in Oberarmmitte, völlige Zerreißung der drei großen Armvenen. Vorwiegend über die Aa. circumflexae humeri wird das Zwischensegment der Oberarmschlagader gefüllt*

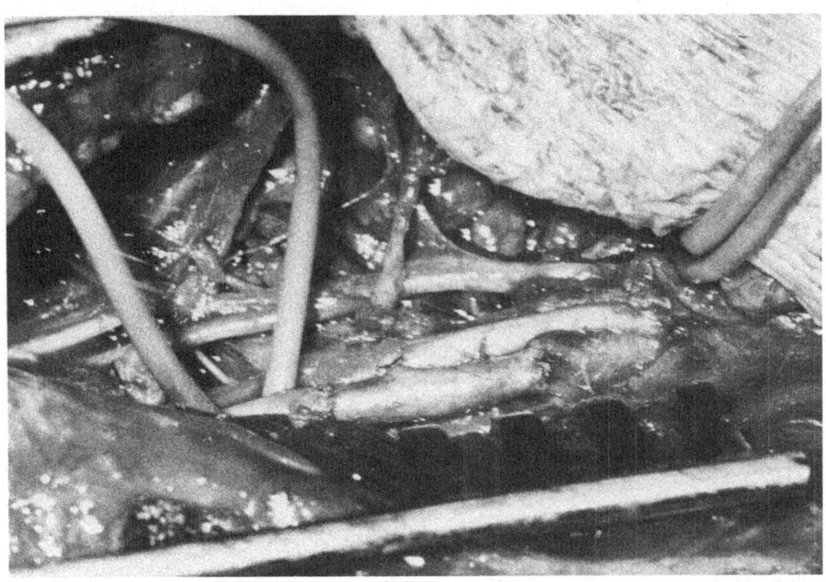

*Abb.6. Binnenverletzung der proximalen A. axillaris bei Luxationsfraktur des Humeruskopfes. Das beschädigte Segment ist exzidiert und durch ein autogenes Veneninterponat überbrückt*

eine "Doppel-Paralyse", wobei oft nicht ohne weiteres auszumachen ist, ob primär ein vasculärer oder neurogener Schaden zugrunde liegt (31). Wenn das Problem nicht durch orthograde Arteriographie gelöst werden kann, ist die Doppler-Ultraschallsonde sehr hilfreich. Mit ihr können klinisch nicht mehr faßbare Strömungen hörbar gemacht und auch bei fehlendem Puls unblutig Drucke gemessen werden. Das Arteriogramm ist immer wünschenswert, weil es nicht selten mehrere Läsionen aufdeckt (Abb.5). Im Idealfall wird es durch Phlebographie ergänzt.

Die vollständige Ischämie ohne oder mit fraglichem Plexusschaden verlangt immer die rasche arterielle Rekonstruktion (4, 9, 12, 20). Liegen bei schwersten Kombinationsschäden langstreckige Nervenläsionen und ischämisierende Gefäßverletzungen gleichzeitig vor, so kann man sich zur primären Amputation gezwungen sehen. Eine Subclaviaverletzung mit genügender peripherer Zirkulation hat Zeit. Vordringlichere Begleitverletzungen können einen Aufschub rechtfertigen. Wegen der Gefahr der Aneurysmabildung soll die Versorgung nicht zu lange hinausgeschoben werden. Als bestes Verfahren der Wiederherstellung hat sich die Saphenaverpflanzung herausgestellt (Abb.6). Problematisch ist die Frage des Zugangs (1, 3, 10, 12, 16, 20, 21 22, 23), von der später zu hören sein wird. Von unseren Patienten hat ein Drittel das Leben bzw. den betroffenen Arm verloren. Keiner der drei Todesfälle war überwiegend durch die Gefäßläsion verschuldet. Bei den restlichen zwei Dritteln war eine gute Funktionsfähigkeit des verletzten Arms bei 11 von 18, d. h. in 61% zu erhalten. 5, das sind 28% trugen eine gut durchblutete, aber leblose und unbrauchbare obere Extremität, z. T. mit ischämischer Contractur davon. Bei 2 Patienten genügte die konservative Behandlung.

Das schwere Schultertrauma stellt als Kombinationsschaden eine Aufgabe dar, die nur multidisziplinär befriedigend gelöst werden kann. Besteht infolge Arterienverletzung eine vollständige oder subtotale Ischämie, so gebührt dem Gefäßchirurgen der absolute Vorrang. Durch Kunstgriffe wie isolierte hypotherme Perfusion und zeitweilige Blutumleitung kann in kritischen Lagen eine Gnadenfrist für einen bedrohten Arm gewonnen werden. Die Probleme liegen ähnlich wie bei der Gliedmaßenreplantation; nur vorgeplante und eingespielte Lösungen sind auf Dauer zufriedenstellend.

## Literatur


1. AMATO, J. J., VANECKO, R. M., YAO, S. T., WEINBERG, JR. K.: Emergency approach to the subclavian and innominate vessels. Ann. Thorac. Surg. 8, 537-541 (1969).
2. BICKEL, G.: Periphere Arterienverletzungen. Studie über Epidemiologie und Lokalisation bei 117 Fällen. Inaugural-Dissertation, Zürich 1974.
3. BRAWLEY, R. K., MURRAY, G. F., CRISLER, C., CAMERON, J. L.: Management of wounds of the innominate, subclavian and axillary blood vessels. Surg. Gynec. Obstet. 131, 1130-1140 (1970).
4. BURI, P.: Traumatologie der Blutgefäße. Bern-Stuttgart-Wien: Huber 1973.
5. DEUTSCH, M., STAUDACHER, M.: Zur chirurgischen Therapie der traumatisch bedingten Gefäßverschlüsse der oberen Extremität.

Vortrag auf der 8. Jahrestagung der Österr. Gesellschaft für Gefäßchirurgie, 6.-8. November 1975 in Innsbruck.
6. FONTAINE, R., KIENY, R., PIETRI, J., MAROTTI, F.: Les complications artérielles au cours des luxations de l'épaule et leurs suites. A propos de 6 cas personels. Ann. Chir. (Paris) 20, 1048-1056 (1966).
7. GALBRAITH, N. F., URSCHEL, JR. H. C., WOOD, R. E., RAZZUK, M. A., PAULSON, D. L.: Fracture of first rib associated with laceration of subclavian artery. Report of a case and review of the literature. J. thorac. cardiovasc. Surg. 65, 649-652 (1973).
8. GUILFOIL, P. H., CHRISTIANSEN, T.: An unusual vascular complication of fractural clavicle. J. Amer. med. Ass. 200, 178-179 (1967).
9. HERMRECK, A. S., SIFERS, T. M., RECKLING, F. W., ASHER, M. A., HARDIN, C. A.: Traumatic vascular injuries. Methods and results of repair. Amer. J. Surg. 128, 813-817 (1974).
10. HEWITT, R. L., SMITH, A. D., BECKER, M. L., LINDSEY, E. S., DOWLING, J. B., DRAPANAS, T.: Penetrating vascular injuries of the thoracic outlet. Surgery 76, 715-722 (1974).
11. JOHNSTON, G. W., LOWRY, J. H.: Rupture of the axillary artery complicating anteroir dislocation of the shoulder. J. Bone Jt Surg. 44 B, 116-118 (1962).
12. KIENY, R.: Problèmes de tactique, de vole d'abord et de techniques de réparation du membre supérieur. I.-Segment proximal (artéres sous.clavière et axillaire). Rev. Chir. orthop. 60, Suppl. 2 (O), 87-90 (1974).
13. KOCH, G., PIRKER, E.: Der Überdehnungsriß der A. axillaris. Chir. Praxis 17, 27-32 (1973).
14. MANDELBAUM, I., NAHRWOLD, D. L., DZENITIS, A. J.: Spontaneous resolution of traumatic subclavian steal syndrome. Ann. Surg. 165, 314-317 (1967).
15. MARAVAL, M., KIEFFER, E., NATALI, J.: Fractures fermées de la clavicular et lésion de l'artére sous-claviére-10 cas. Vortrag am II. Internat. Kongreß für Notfallchirurgie vom 19.-21. Juni 1975 in Zürich.
16. MATLOFF, D. B., MORTON, J. H.: Acute trauma to the subclavian arteries. Amer. J. Surg. 115, 675-680 (1968).
17. MULDER, D. S., GREENWOOD, F. A. H., BROOKS, C. E.: Posttraumatic thoracic outlet androme. J. Trauma 13, 706-715 (1973).
18. OBERLINNER, R., MAURER, P., PROKSCHA, G. W.: Sind Verletzungen von Arteria und Vena subclavia durch Claviculafrakturen wirklich seltene Kombinationstraumen? Vortrag auf der 8. Jahrestagung der Österr. Gesellschaft für Gefäßchirurgie vom 6.-8. November 1975 in Innsbruck.
19. PENN, I.: The vascular complications of fractures of the clavicule. J. Trauma 4, 819-831 (1964).
20. REUL, JR. G. J., BEALL, JR. A. C., JORDAN, JR. G. L., MATTOX, K. L.: The early operative management of injuries to the great vessels. Surgery 74, 862-873 (1973).
21. RICH, N. M., HOBSON, R. W., JARSTFER, B. S., GEER, T. M.: Subclavian artery trauma. J. Trauma 13, 485-496 (1973).
22. ROBB, J. D. A.: Total division of subclavian artery and vein. Brit. J. Surg. 58, 520-522 (1971).
23. SCHWENCKE, K.: Traumatische Durchtrennung der Arteria und Vena subclavia. Chirurg. 46, 89-91 (1975).

24. STEIN, R. E., BONO, J., KORN, J., WOLFF, W. I.: Axillary artery injury in closed fracture of the neck of the scapula. A case report. J. Trauma 11, 528-531 (1971).
25. STEINER, E., FLORA, G.: Traumatische Gefäßverschlüsse der oberen Extremität und ihre Behandlung. Vortrag auf der 8. Jahrestagung der Österr. Gesellschaft für Gefäßchirurgie vom 6.-8. November 1975 in Innsbruck.
26. STURM, J. T., STRATE, R. G., MOWLEM, A., QUATTLEBAUM, F. W., PERRY, JR. J. F.: Blunt trauma to the subclavian artery. Surg. Gynec. Obstet. 138, 915-918 (1974).
27. SYMBAS, P. N., RURRHAMIDI, A., LEVIN, J. M.: Traumatic rupture of the aortic arch between left common carotid and left subclavian arteries and avulsion of the left subclavian artery. Ann. Surg. 170, 152-156 (1969).
28. THIO, R. T., STANTON, JR, P. E., LOGAN, JR. W. D.: Simultaneous avulsion of the innominate and left intrathoracic subclavian arteries. A case report. J. thorac. cardiovasc. Surg. 66, 96-98 (1973).
29. VIX, V. A., DONAHOO, J. S.: Subclavian artery aneurysim due to blunt chest trauma. Amer. Surg. 36, 561-562 (1970).
30. WEBER, B.: Periphere Arterienverletzungen. Frühresultate der Rekonstruktion bei 73 Fällen. Inaugural-Dissertation Zürich 1975.
31. WINNINGER, A. L., D'ORSO, A., AUBANIAC, J. M.: Les traumatismes vasculo-nerveux concomitants des membres. Lyon chir. 68, 281-284 (1972).

U. Spieler und U. Brunner, Zürich

# Gefäßverletzungen im Schulterbereich

Mein Bericht umfaßt 22 Verletzungen der Arteria oder Vena subclavia und axillaris, die in den Jahren 1962 bis 1974 an unserer Klinik versorgt wurden. Dieses Krankengut enthält ausschließlich frische Unfallverletzungen; iatrogene Arterienläsionen oder Spätschäden sind nicht berücksichtigt. Bei einer Gesamtzahl von 183 in dieser Zeit behandelten Schlagaderverletzungen entspricht dies einem Anteil von 12%. Ich analysiere diese 22 Fälle in der Absicht, gefäßtraumatologische Besonderheiten der Schulterregion aufzuzeigen. Die A. subclavia und axillaris unterscheiden sich hauptsächlich bezüglich Unfallgeschehen, lokaler und allgemeiner Begleitverletzungen sowie operativer Zugänge von den Verletzungen der übrigen Arterienabschnitte.

## Unfallgeschehen

Stumpfe Gewalteinwirkung führt häufiger als das scharfe Schnitttrauma zu einer Verletzung der Schultergefäße (2). Beim Unfallgeschehen dominieren die Verkehrsunfälle, hauptsächlich Fahrrad-, Moped- oder Motorradunfälle (1). Dies erklärt, daß die Arterienläsionen seltener isoliert, häufiger aber in Kombination mit lokalen Begleit- oder schweren Allgemeinverletzungen auftreten.

## Lokale Begleitverletzungen

Nervenläsionen bilden die prognostisch bedeutsamste Begleitverletzung in der Schulterregion. Bei 12 unserer 22 Fälle bestand gleichzeitig eine totale oder partielle Schädigung des Plexus brachialis. Diese Häufigkeit verlangt bei der gefäßchirurgischen Versorgung eine sorgfältige Revision der Nervenbahnen. Ohne vitale Kontraindikation ist es wünschenswert, Plexusläsionen, sofern nicht ein Ausriß aus dem Halsmark vorliegt, primär zu versorgen. Die Präparation im Narbengewebe bei einem Sekundäreingriff ist nicht nur mühsam und zeitraubend; sie gefährdet auch die rekonstruierte arterielle oder venöse Strombahn.

Die benachbarten Skeletschäden bei unseren 22 Patienten umfassen 5 Claviculafrakturen, 2 sternale und 2 acromiale Claviculaluxationen und eine Schulterluxation. Diese Läsionen haben wahrscheinlich nur in Ausnahmefällen eine Gefäßverletzung verursacht. Ihre Kombination mit dem Arterienschaden ist häufiger Folge der gleichen Gewalteinwirkung. Jedenfalls ist bei Luxationen oder Frakturen im Schultergürtel eine wiederholte Überwachung der Zirkulation des Armes angezeigt, da auch nach einem zeitlichen Intervall noch ein Verschluß der arteriellen Strombahn auftreten kann.

## Allgemeine Zusatzverletzungen

Die Läsionen der Schultergefäße treten häufig im Rahmen des Mehrfach-Verletzten auf. Bei 9 unserer 22 Patienten bestanden gleichzeitig schwere Schädel-, Thorax- oder Abdominalverletzungen (1). In Tabelle 1 sind diese Fälle bezüglich der Allgemeinverletzungen aufgeschlüsselt. Bei diesen Polytraumatisierten können Fragen der Behandlungspriorität auftreten, da Blutung aus Schultergefäßen oder totales Ischämiesyndrom des Armes eine rasche Wiederherstellung der arteriellen Strombahn verlangen. Es kann der Einsatz von 2 gleichzeitig arbeitenden Operationsteams notwendig werden, um keine wertvolle Zeit zu verlieren. Bei 3 unserer Patienten wurde simultan mit der Rekonstruktion der A. subclavia eine offene frontobasale Schädelhirnverletzung, eine ausgedehnte Leberruptur resp. eine offene Knieverletzung mit Zerreißung der A.poplitea versorgt.

Tabelle 1. Lokalisation schwerer Zusatzverletzungen bei 22 Läsionen der Schultergefäße 1962 - 1974

| | | |
|---|---|---|
| 9 Mehrfachverletzte mit Läsionen der Schultergefäße → | Schädel-Hirn-Trauma | 1 |
| | Thoraxtrauma | 4 |
| | Bauchtrauma | 1 |
| | Schädel-Hirn- und Thoraxtrauma | 2 |
| | Schädel-Hirn- und Thorax- und Bauchtrauma | 1 |

4 unserer 22 Patienten kamen ad exitum. 3 starben an den Folgen der schweren Zusatzverletzungen. Nur bei 1 Fall war die Gefäßverletzung Hauptgrund des letalen Ausganges. 14 Stunden nach Wiedereröffnung der A. subclavia durch Thrombektomie und Intimanaht tödliche Lungenembolie aus der ebenfalls thrombosierten Vena subclavia.

## Zugänge

Verschiedene Zugänge erlauben eine übersichtliche Darstellung der Schultergefäße. Bei mehr peripheren Läsionen genügt eine supraclaviculäre Incision mit Osteotomie der Clavicula im mittleren Drittel und eventl. Desinsertion des M. pectoralis major am Humerus und des M. pectoralis minor am Coracoid. Einen vollständigen Überblick über die Regio subclavia ergibt sich mit supraclaviculär-parasternaler Incision und türflügelartiger Mobilisation der Clavicula nach Längsspalten des oberen Sternums. Für die Versorgung der Claviculaosteotomie nach der Gefäßrekonstruktion hat sich die intramedulläre Fixation nicht bewährt. Wir verwendeten früher Cerclagen, jetzt Drittelrohrplatten.

## Behandlung und Resultate

Bei Verletzungen der Schultergefäße gelten die üblichen Rekonstruktionsmethoden zur Wiederherstellung der Strombahn (2, 3). Der Verletzungstypus bestimmt in den meisten Fällen die Wahl des operativen Verfahrens mit: bei stumpfen Arterienschäden Thrombektomie mit Intimaversorgung oder autologes Interponat, bei scharfen Verletzungen seitliche Naht oder End-zu-End-Anastomosierung. Die venöse Strombahn sollte bei gleichzeitiger Verletzung wenn immer möglich ebenfalls wiederhergestellt werden. In Tabelle 2 ist das nachkontrollierte Krankengut bezüglich der gewählten Operationsmethoden aufgeschlüsselt (4). Zur Zeit der Spitalentlassung war die arterielle Strombahn bei 16 der 22 Patienten offen. Die restlichen Patienten verteilen sich auf 4 Todesfälle und 2 Mißerfolge mit Frühverschluß.

Tabelle 2. Rekonstruktionsmethoden und Frühresultate bei 22 Verletzungen der Schultergefäße 1962 - 1974

| Technik | Anzahl | Strombahn bei Spitalentlass. durchgängig | Strombahn bei Spitalentlass. verschlossen | Exitus |
|---|---|---|---|---|
| seitliche Naht | 4 | 3 | 1 | |
| End-zu-End-Vereinigung | 3 | 3 | | |
| Thrombektomie u. Int.vers. | 3 | 2 | | 1 |
| autologes Interponat | 9 | 6 | | 3 |
| alloplast, Interponat | 3 | 2 | 1 | |
| | 22 | 16 | 2 | 4 |

## Schlußfolgerungen

Beim heutigen Stand der Unfallchirurgie haben die Verletzungen der Schultergefäße eine gute Prognose. Ihr Hauptproblem liegt nicht in der Behandlung der Arterien- oder Venenläsionen, sondern der häufig vorhandenen schweren Mehrfachverletzungen.

## Literatur

1. BICKEL, G.: Periphere Arterienverletzungen bei 117 Fällen. Diss. Zürich 1974.
2. BURI, P.: Traumatologie der Blutgefäße. Bern-Stuttgart-Wien: Huber 1973.
3. VOGT, B.: Verletzungen der Gefäße. Helv. chir. Acta 38, 40-46 (1971).
4. WEBER, B.: Periphere Arterienverletzungen. Frühresultate der Rekonstruktion bei 73 Fällen. Diss. Zürich 1975.

S. Letič und S. Nastadič, Novi Sad (Jugoslawien)

# Arterienverletzungen im Schulterbereich

In den letzten 4 Jahren sind in der Chirurgischen Universitätsklinik in Novi Sad insgesamt 35 Verletzungen der großen Arterien behandelt worden, davon 3 Verletzungen der Arteria brachialis und eine der Arteria axillaris. Die Arterienverletzungen im Schulterbereich sind bei uns nicht selten und sind im Vergleich zu anderen Lokalisationen mit 11,8% vertreten.

Die Verletzungsursachen waren zweimal Stich, einmal stumpfe Krafteinwirkung und einmal Schuß.

Bei dem Fall mit stumpfer Krafteinwirkung kam es gleichzeitig zu offener Fraktur des Ober- und Unterarmes mit ausgiebiger Zerstörung der Muskulatur und Verletzung der großen Nerven. Verletzungen der großen Gefäße zusammen mit Knochenverletzungen sind bei uns ziemlich selten. Auf 37 operativ behandelte Humerusfrakturen haben wir nur 1 Verletzung der Arteria brachialis gehabt, d. h. 2,75%.

Die Verletzungen der großen Arterien verlangen dringende chirurgische Intervention, wenn möglich Rekonstruktion. Bei gleichzeitigem Knochenbruch sollte man den Bruch fixieren, wenn möglich durch stabile Osteosynthese.

Das Behandlungsverfahren bei Verletzungen der großen Gefäße ist abhängig von Art und Lokalisation der Verletzung. Die Verletzungen der Arteria brachialis haben wir durch die Resektion des verletzten Segmentes und direkte End-zu-End-Anatomose versorgt. Die Verletzung der Arteria axillaris haben wir mit einem Transplantat aus der Vena sapena magna wegen der Länge der Läsion von 10 cm überbrückt.

Zur Illustration führen wir einen unserer Fälle vor:

F. J., 25 Jahre alt, Arbeiter, hat seinen rechten Arm am 2. 11. 1972 an der Transmission verletzt. Er hat sich dabei eine multifragmentäre Humerusfraktur rechts mit ausgedehnter Zerstörung der Oberarmmuskulatur, großem Hautdefekt, Ruptur der Arteria brachialis von 2 cm Länge, Verletzung des Nervus medianus und radialis, Luxation des Schultergelenkes sowie offene Unterarmfraktur zugezogen. Die Verletzung war begleitet von schwerer Ausblutung und Schock.

Zwei Stunden nach dem Unfall kam er in unsere Klinik, versorgt mit Verband und Transportimmobilisation.

Bei gleichzeitiger Reanimation wurde er sofort operiert. Eine Plattenosteosynthese des Humerus, eine termino-terminale Anastomose der Arterie mit Resektion von 2 cm, Nervennähte, Nagelung der Ulna und des Radius mit je einem Rush-Pin, sowie plastische Rekonstruktion des Hautdefektes wurden durchgeführt. Nach 12 Tagen wurden die kleinen Hautdefekte mit freien Spalthauttransplantationen gedeckt und der Arm im Gipsverband für 2 Monate immobilisiert. Die Rehabilitation dauerte noch 4 Monate. Während dieser Zeit haben sich die Nervenausfälle allmählich zurückgebildet. 1 Jahr nach dem Unfall wurde das Osteosynthesematerial entfernt. Der Arm war fast normal beweglich bis auf eine Einschränkung der Beugung des Ellenbogens auf $90^{o}$, eine leichte Verminderung der Muskelkraft der vorderen brachialen Gruppe und eine mäßige Beugecontractur des Daumens und des Zeigefingers.

Die Ergebnisse nach der Rekonstruktion der Arteria brachialis waren in allen unseren drei Fällen ausgezeichnet. Bei dem Patienten mit Verletzung der Arteria axillaris kam es zu einer Infektion, weswegen die Arterie unterbunden werden mußte. Obwohl nach der Ligatur keine Gangrän aufgetreten ist, blieb die Funktion der Extremität schwer geschädigt.

Die Behandlung dieser Verletzung wurde in Team-Arbeit durchgeführt. Dabei haben je ein traumatologisch ausgerichteter Chirurg, ein Gefäßchirurg, ein plastischer Chirurg und ein Neurochirurg teilgenommen und anschließend ein Facharzt für Rehabilitation.

Der Enderfolg der Behandlung dieser Verletzung hängt ab sowohl von der Lokalisation und dem Umfang der Läsion selbst, als auch von der Schnelligkeit der ersten Hilfe und dem adäquaten Behandlungsverfahren durch ein Team von Spezialisten möglichst kurze Zeit nach der Verletzung.

H.G. Ender, Wien

# Kreissägenverletzung in der Achselhöhle mit Durchtrennung der Gefäße und Nerven

Nachuntersuchung nach 19 Jahren.

Zum Thema Gefäß- und Nervenverletzungen in der Achselhöhle kann ich aus der Unfallabteilung Steyr einen eindrucksvollen Fall beisteuern, dessen funktionelles Spätergebnis nun nach 19 Jahren vorliegt.

Am 25. September 1956 wurde von der Rettung ein 15jähriger Verletzter eingeliefert, der beim Ausschalten der Kreissäge mit der Achselhöhle in diese gefallen war.

Da er stark blutete, hatte der Rettungsmann seine Faust in die Achselhöhle gepreßt und den Arm darüber fest adduziert. So kam er ohne stärkere Blutung etwa 1 Stunde nach dem Unfall an die Unfallabteilung Steyr.

Der Verletzte hatte eine große Rißquetschwunde in der Achselhöhle, eine nicht durchblutete Hand ohne Pulse, Gefühllosigkeit und Unbeweglichkeit der Finger. Proximal des Ellenbogens war der Arm bläulichrot verfärbt.

Es bestand neben der Wunde nur noch eine 10 cm breite Hautbrücke an der Streckseite des Schultergelenkes.

Nach Schockbekämpfung wurde die A. axillaris End-zu-End genäht, die V. axillaris wegen des zu großen Defektes unterbunden. In gleicher Sitzung wurden die 3 Primärstränge und der N. musculocutaneus nach Anfrischung primär genäht.

Im Anschluß an die Operation war der Speichenpuls tastbar, die Funktion der Nerven erholte sich allmählich und ein dreiviertel Jahr später war nicht nur der N. musculocutaneus sondern auch der N. radialis und N. medianus motorisch und sensibel vollkommen wiedergekehrt.

Vom N. ulnaris kehrten alle Funktionen bis auf die kleinen Handmuskeln wieder.

Es bestand eine mittelstarke Krallenhand, die Herrn Prof. BÖHLER veranlaßte, eine Sehnentransplantation nach BUNNELL, das heißt eine Verpflanzung der gespaltenen Sublimissehnen auf die Streckaponeurose durchzuführen. Das Ergebnis seiner Operation war so gut, daß er es sogar in einem Film festhielt.

Ich hatte nun Gelegenheit, den Verletzten 19 Jahre nach seiner Verletzung sowohl klinisch wie arteriographisch nachzuuntersuchen.

Die Hand war normal ernährt, der Speichenpuls gut tastbar. Die Arteriographie zeigte eine gute Füllung der Arterie mit einer nur geringen Verengung an der Nahtstelle. Es bestand keine Krallenhand, die Funktion möchte ich an folgenden Dias zeigen. Ein guter

Feingriff und ein guter Zangengriff ist möglich. Der Verletzte arbeitet an einem geschützten Arbeitsplatz.

Ich habe mir erlaubt, diesen Fall zu zeigen, weil er nicht nur ein schönes funktionelles Ergebnis erbracht hat, sondern auch die viel diskutierte Frage, ob bei Kreissägenverletzungen eine primäre oder sekundäre N.-Naht durchgeführt werden soll, unter besonderen Umständen die primäre Versorgung bejaht.

R. Passl, M. Staudacher, S. Szalay, G. Kobienia und H. Martinek, Wien

# Zur Problematik und chirurgischen Therapie des veralteten Paget-v. Schrötter Syndroms

Das von PAGET 1875 und von SCHRÖTER 1884 beschriebene Syndrom des akuten Achselvenenstaues beginnt meist mit einem stechenden Schmerz im Schulterbereich bei ungewohnter körperlicher Anstrengung. Über Nacht tritt eine Schwellung und livide Verfärbung des betroffenen Armes auf. Nach Stunden bis Tagen zeigt sich eine deutlich sichtbare Erweiterung der subcutanen Venen im Schulter- und angrenzenden Thoraxbereich.

In der überwiegenden Anzahl der Fälle handelt es sich hier um eine sogenannte primäre Thrombose der Vena axillaris bzw. Vena subclavia im Bereich der vorderen Scalenuslücke. Die Ursache dieser Erkrankung ist letzten Endes ungeklärt. Die verschiedensten pathogenetischen Faktoren werden diskutiert.

Die Diagnose ist bei typischer Anamnese und ausgeprägtem Krankheitsbild nicht schwer, wenn man das Paget-v.-Schröter-Syndrom überhaupt in seine differentialdiagnostischen Erwägungen mit einbezieht. Die Sicherung der Diagnose ergibt sich aus der Phlebographie. Hier zeigt sich ein Kontrastmittelabbruch in der Vena basilica am Übergang in die Vena axillaris. Bei älteren Stadien verlaufen die Kollateralen von der Vena cephalica in die Vena jugularis externa oder Vena azygos.

Gemeinsam mit der I. Chirurgischen Abteilung des Krankenhauses Wien Lainz überblicken wir 20 Fälle dieses Krankheitsbildes. Sechzehn davon wurden konservativ behandelt, vier mußten operiert werden.

Im besonderen möchten wir auf zwei Leistungssportler eingehen, die nach mehrwöchiger Behandlung auswärts unter der Diagnose Sehnenscheiden- bzw. Nervenentzündung durch unsere Unfallambulanz aufgenommen wurden. Die Patienten selbst sprachen von einer veralteten Muskelzerrung nach Überanstrengung der Schultermuskulatur. Sie klagten über die Unmöglichkeit auch eines leichten Trainings, da mit zunehmender Spannung der betroffene Arm kraftlos würde und Paraesthesien bis Schmerzen aufträten.

Sechs bis acht Wochen nach Beginn der Krankheitserscheinungen war eine Fibrinolysetherapie von vornherein nicht mehr sinnvoll. Die mehrmonatige konservative Therapie mit Anticoagulantien und Benzylfuranosid ergab wohl eine klinische Besserung, aber keine sportliche Belastungsfähigkeit. Wir haben beide Sportler schließlich operiert und die venöse Strombahn durch Anlegung eines autologen Saphenabypass in axillo-jugularer Position wiederhergestellt. Dazu möchten wir einen besonderen Fall zeigen, der von Herrn Doz. DENK operiert wurde. Hier verläuft der venöse Abfluß über die Vena jugularis externa zur Schädelbasis und von dort zurück in die Vena jugularis interna. Es wurde die Vena jugularis interna verwendet.

Beide Sportler sind heute wieder voll aktiv. Einer brachte es sogar zum besten Angriffsspieler der Österreichischen Volleyball-Nationalmannschaft. Entsprechend dem guten klinischen Ergebnis hat sich das cutane Netz der venösen Kollateralen völlig zurückgebildet.

Im Vergleich dazu zeigen unsere 16 konservativ behandelten Fälle zwar auch ein befriedigendes Ergebnis, doch findet sich noch nach fünfjähriger Beobachtungszeit ein ausgeprägtes subcutanes Kollateralvenennetz. Bei der Ausübung ihres Berufes sind sie kaum behindert, schonen aber unwillkürlich den betroffenen Arm, da ihm bei größerer Belastung eine Schwellungsneigung geblieben ist.

Zusammenfassend läßt sich daher folgendes sagen:

Für die Mehrzahl der Fälle steht die konservative Therapie im Vordergrund, vor allem wenn eine Fibrinolyse noch möglich ist. Den Erfolg der chirurgischen Therapie führen wir nicht nur auf den Bypass, sondern auch auf die bei den Operationen durchgeführte Tenotomie des Musculus pectoralis minor zurück.

## b) Nerven

A. Narakas, Lausanne

### Operative Behandlung von Plexus-Brachialis-Zerrungen

Plexus-Brachialis-Zerrungen sollten operativ nur bei Axonotmeses schweren Grades, bei totalen Rupturen oder Wurzelausrissen angegangen werden. Der Eingriff müßte weiterhin innerhalb von zwei Monaten nach dem Unfall ausgeführt werden, da die Regenerationspotenz eines durchtrennten Nerven später abnimmt, und das distale Nervenstück sich mit der Zeit fibrosiert. Unsere Kontrollen bei 64 operierten Fällen scheinen dies erstaunlich genau zu demonstrieren, obwohl diese Kurve durch einen reinen mathematischen Zufall entstanden sein könnte (Abb.1).

Wenn wir nun die Fälle ausschließen, bei denen eine Hauptgefäßruptur operativ kurz nach dem Unfall angegangen werden mußte,

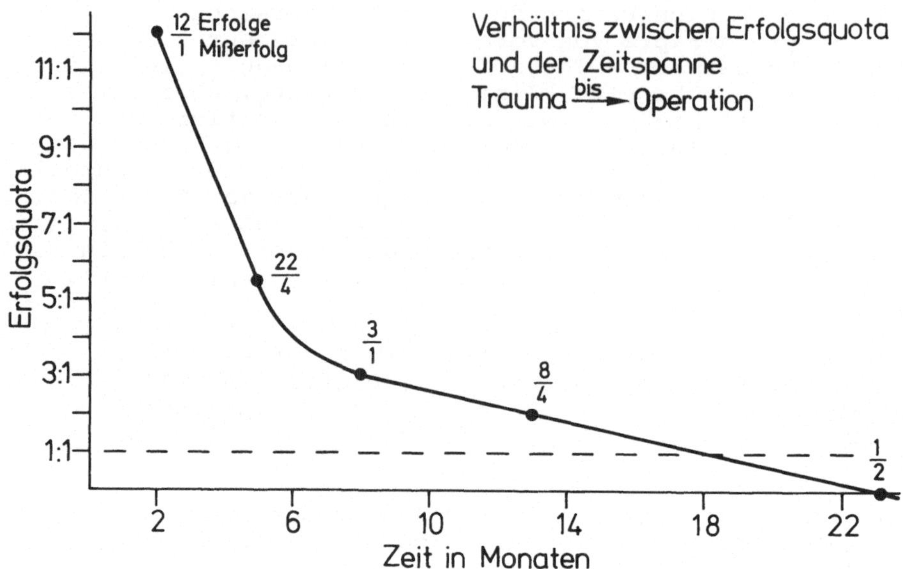


*Abb.1. Operative Behandlung von Plexus-Brachialis-Zerrungen in 64 Fällen*

und ein Plexusausriß festgestellt wurde, wird die Indikation zur Operation bei geschlossener Armplexusläsion nach folgenden Kriterien gestellt:

- Eine logisch gegliederte totale, subtotale oder Teilparese ohne Dissoziation zwischen Motorik und Sensibilität.
- Ein schweres Trauma, das mehrere seriöse Nebenverletzungen im Schultergürtel- und Obergliedbereich hervorgerufen hat.
- Keine Zeichen einer wiederkehrenden motorischen oder sensitiven Funktion in Tagen oder Wochen nach dem Trauma.
- Eine anfängliche Besserung, die anhält, oder das Eintreten einer Verschlimmerung.
- Wiederkehrende Funktionen, die nicht mit dem bekannten, logischen Kalender übereinstimmen.

Unser Krankengut, das nach diesen Kriterien ausgewählt wurde, umfaßt 110 Patienten, die zu 97% ein schweres Trauma erlitten hatten und von denen beinahe 92% Verkehrsopfer waren (Tabelle 1 und 2).

Die Ausdehnung ihrer Parese war in 3/4 der Fälle total oder subtotal. Nur 1/4 wiesen eine Teillähmung auf vom Typus ERB oder KLUMPKE.

Fast bei allen Patienten lagen die meisten Läsionen oberhalb der Clavicula, verbunden mit Wurzelausrissen, 14,5% hatten Läsionen auf zwei Ebenen (Tabelle 3).

Da die meisten Patienten totale Nervenstrangrisse aufwiesen, wurden in 78 Fällen autologe Nerventransplantate eingesetzt (Tabelle 4).

Tabelle 1. Plexus-Brachialis-Zerrungen (1966 - 1975)

| | Schwere Nebenverletzungen | Konservative Therapie | Operative Therapie |
|---|---|---|---|
| Leichte Unfälle 249 | 67 - 26,9% | 246 - 98,8% | 3 - 1,2% |
| Schwere Unfälle 169 | 145 - 85,8% | 62 - 36,7% | 107 - 63,3% |

Tabelle 2. Ätiologie der Plexus-Brachialis-Zerrungen bei 110 operierten Patienten

| | | |
|---|---|---|
| Verkehrsunfälle: | 101 | 91,8% |
| Zweirädige Fahrzeuge | 85 | 77,3% |
| Autos | 11 | 10,0% |
| Fußgänger | 5 | 4,5% |
| Betriebsunfälle: | 6 | 5,5% |
| Sport: | 1 | 0,9% |
| Andere: | 2 | 1,8% |

Tabelle 3. Plexus-Brachialis-Zerrungen. Lokalisation der Läsionen bei 110 operierten Patienten

| | | |
|---|---|---|
| Supraclaviculär | 60 | 54,6% |
| 135 total ausgerissene Wurzeln<br>9 teilweise ausger. Wurzeln | 58 | 52,7% |
| Retroclaviculär | 14 | 12,7% |
| Infraclaviculär | 20 | 18,2% |
| Auf 2 Ebenen | 16 | 14,5% |
| Total | 110 | 100% |

Tabelle 4. Operationstypen bei Plexus-Brachialis-Zerrungen bei 110 operierten Patienten

| | |
|---|---|
| Reine Exploration | 2 |
| Äußere und innere Neurolyse | 22 |
| Nerventransplantat oder -naht | 78 |
| Aufpfropfung von Interkostalnerven auf ausgerissenen Wurzeln | 17 |
| Gefäßrupturen | 12 |

Bei 64 Patienten liegt nun die Operation mehr als zwei Jahre zurück. Bei fast 3/4 der Fälle konnte ein positives Resultat erreicht werden (Tabelle 5). Dies soll aber keineswegs bedeuten, daß

1. das Oberglied durch Wiedergewinnung einiger Funktionen tatsächlich nützlich ist und auch gebraucht wird.
2. das operative Vorgehen wirklich für den Wiedergewinn der Funktion verantwortlich ist.

Tabelle 5. Resultate operativer Behandlung von Armplexus-Zerrungen 2 Jahre und mehr nach Operation bei 64 Patienten

| Wiedergewinn der Motorik | | | | |
|---|---|---|---|---|
| | | gut | mittel | schlecht |
| Neurolysen | 18 | 5 | 8 | 5 |
| Nerventrans. Pl. oder Naht | | | | |
| prox. Läsionen | 30 | 4 | 17 | 9 |
| dist. Läsionen | 13 | 7 | 5 | 1 |
| auf 2 Ebenen | 1 | 0 | 1 | 0 |
| Neurotisationen | 2 | 0 | 0 | 2 |
| Total | 64 | 16 | 31 | 17 |
| | | 23% | 48,4% | 26,6% |

Um den Vorwurf aus dem Wege zu gehen, daß durch Nebenbahnen und Kompensationsmöglichkeiten ein gutes operatives Resultat vorgetäuscht werden könnte, und die Wirksamkeit einer direkten Naht aber hauptsächlich von autologen Nerventransplantationen zu prüfen, haben wir nur jene Fälle unter 64 Patienten ausgewählt, bei denen es keine möglichen Nebenbahnen gab, so daß nur durch die reparierten Stränge eine Wiederkehr der Funktion möglich wurde (Abb.2).

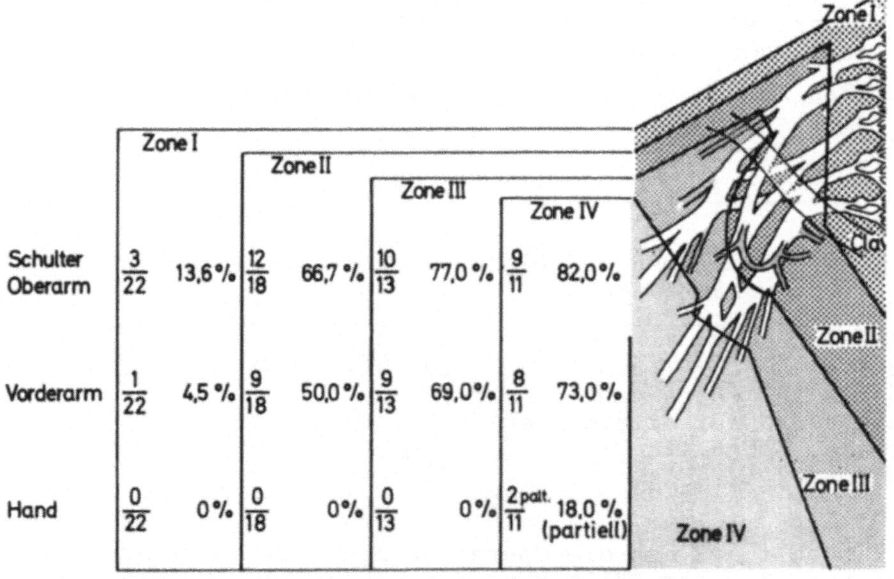


*Abb.2. Erfolgsquote nach Nerventransplantationen oder Naht im Plexus-Brachialis-Bereich bei ausgewählten Patienten*

Es bleiben somit nur 53 unbestreitbare Operationsresultate im Plexusbereich mit verschiedenen Läsionen (Totalruptur) und 11 Totalschäden unterhalb des Armplexus, die für die Demonstration beigezogen wurden und bei denen eine motorische Funktion von einer Stärke über 3 plus in Betracht gezogen wurde. Die Tabelle 6 zeigt, daß

1. je proximaler die Nervenläsion liegt, je schlechter das Resultat ist.
2. die Wiederkehr der motorischen Funktion im Handbereich, jedenfalls bei Erwachsenen, kaum der Rede wert ist.

Bei Prüfung der Erfolgsquote entsteht ein Diagramm, das in der Tat etwas erstaunlich ist. Gehorcht die Nervenregeneration wirklich mathematischen Regeln? Die Frage sei hier aufgeworfen (Abb.3).

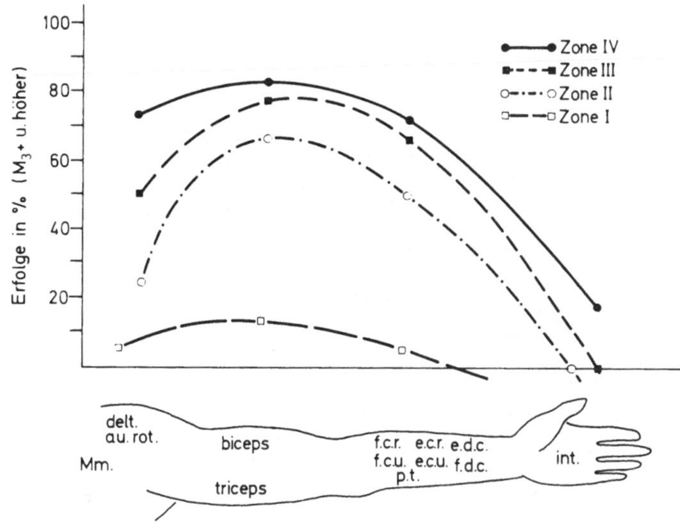


*Abb.3. Erfolgsquote je nach Höhe der Läsion und peripheren Lage der Muskeln bei 55 operierten Patienten*

Der Wiedergewinn der Sensibilität scheint gleichen Parametern zu folgen. Wie weit die besten Resultate bei Zwei-Punkte-Diskriminierung von normalen Verhältnissen entfernt sind, zeigt Ihnen deutlich die Grenzen der heutigen Plexuschirurgie (Tabelle 6).

Beträchtliche Schmerzzustände bei Plexuszerrungsläsionen, die in einem Fünftel der Fälle vorhanden sind, können manchmal positiv durch die Operation beeinflußt werden. Echte Kausalgien lassen sich kaum beheben (Tabelle 7).

Zusammenfassend kann ich verzeichnen, daß die mikrochirurgischen Methoden, auf autologe Nerventransplantate angewandt, heutzutage erlauben, in einem Viertel der Fälle schwerer Plexusschäden gute und in beinahe einer Hälfte der übrigen Fälle positive, nützliche Resultate zu erreichen. Die Möglichkeit einer Reparatur ist jedoch bei den sehr proximalen Läsionen begrenzt, so daß vom proximalen Stumpf her kein Axonwachstum oder nur ein sehr unbedeutendes erfolgt. Bei Wurzelausrissen kann man auf Neurotisationen durch Intercostalnerven zurückgreifen.

Tabelle 6. Resultate operativer Behandlung von 35 ausgewählten Plexus-Brachialis-Zerrungen

| Wiedergewinn der Sensibilität | | Musculo-cutaneus 35 | Radialis 28 | Medianus 16 | Ulnaris 16 |
|---|---|---|---|---|---|
| Sehr gut<br>Gut | $S_4$<br>$S_3$ | 31 | 16 | 10 | 3 |
| Befriedig. | $S_2$ | - | 7 | 4 | 4 |
| Schlecht<br>Null | $S_1$<br>$S_0$ | 4 | 5 | 2 | 9 |
| Bester Webertest | | | | | |
| bei Kindern | | - | - | 8 mm | - |
| bei Erwachsenen | | - | - | 25 mm | - |

Tabelle 7. Operationseffekt auf Schmerzzustände

| | | Geheilt | Verbessert | Unverändert |
|---|---|---|---|---|
| Störende Schmerzen | 5 | 4 | 1 | - |
| Sehr stör. Schmerzen | 12 | 7[a] | 2 | 3 |
| Kausalgien | 4 | 0 | 1 | 3 |
| Total | 21 | 11 | 4 | 6 |

[a] Ein Rezidiv 3 Jahre nach Operation.

Meine Erfahrung ist zu neu, um den Wert dieser letzten Methode beurteilen zu können. Japanische Chirurgen und MILLESI haben gute Resultate hierdurch erreicht.

G. Sauer, P. Fasol, G. Sandbach, Wien

# Zur Prognose der Nervenläsionen nach Verrenkungen und Verrenkungsbrüchen der Schulter, sowie Frakturen des Oberarmhalses

Schulterverrenkungen und Brüche des Oberarmhalses gehören zu den häufigsten Diagnosen eines traumatologischen Krankengutes. Die in unmittelbarer Umgebung des Schultergelenkes vorbeiziehenden Äste des Plexus brachialis sind durch den Verletzungsmechanismus gefährdet. Der eingetretene Nervenschaden beeinflußt wesentlich den Verlauf der Nachbehandlung.

## Das Krankengut

Wir fanden in den letzten fünf Jahren an unserer Klinik 1 310 Verletzte mit Oberarmhalsfraktur oder Luxation des Oberarmkopfes.

Bei 118 dieser Patienten (9,01%) konnte zu Behandlungsbeginn, häufig aber erst im Verlauf der Nachbehandlung eine Nervenschädigung festgestellt werden. Von diesen 118 Patienten hatten 79 eine Luxation, 6 eine Luxationsfraktur und 33 einen Oberarmhalsbruch erlitten. Die Axillarisparese war mit 47 Fällen am häufigsten vertreten (Tabelle 1).

Tabelle 1. Nervenläsionen bei Schulterverletzungen 1970-1974 Aus der Lehrkanzel für Unfallchirurgie 11 an der 2. Chir. Univ. Klinik, Wien

| | Axillaris-Paresen | Obere Plexus-Läsionen | Untere Plexus-Läsionen | Komb. obere u. unt. Plex. Läsionen | |
|---|---|---|---|---|---|
| Luxationen | 33 | 3 | 23 | 20 (3) | 79 |
| Luxations-frakturen | 0 | 3 | 0 | 3 | 6 |
| Oberarmhals-frakturen | 14 | 3 | 3 | 13 | 33 |
| | 47 | 9 | 26 | 36 (3) | 118 |

Obere Plexusläsionen wurden 9 mal, untere 26 mal beobachtet. Bei 36 Patienten lagen Kombinationen aus oberer und unterer Plexusläsion vor, wobei jedoch komplette Ausfälle nur 3 mal beobachtet werden konnten.

## Therapie

War die Diagnose einer Nervenläsion neurologischerseits gestellt, wurde ein reizelektrischer Befund erhoben. Die Patienten wurden sodann nach Möglichkeit aus der bei uns üblichen heilgymnastischen Gruppennachbehandlung genommen und individuell betreut. Außerdem wurden diese Verletzten einer physikalischen Therapie mit Galvanisation, Exponential- und Schwellstrom unterzogen.

## Nachuntersuchungsergebnisse:

Wir konnten von den 118 schulterverletzten Patienten mit zusätzlicher Nervenläsion 71 Patienten nachuntersuchen. Es zeigte sich, daß die ursprünglich festgestellten motorischen Ausfälle in keinem Fall mehr nachweisbar waren und somit nicht für etwa bestehende Restfunktionsstörungen verantwortlich gemacht werden können. Diese Ergebnisse wurden durch reizelektrische Untersuchungen durchwegs bestätigt. Die genaue neurologische Untersuchung zeigte jedoch im weiteren bei 9 Patienten Störungen der Sensibilität, die vorwiegend den Axillaris-, aber auch den Ulnaris- und Medianusbereich betrafen. Ein Großteil dieser sensiblen Restausfälle war den Patienten garnicht zum Bewußtsein gekommen und wurde erst bei der klinischen Untersuchung festgestellt. Die für die Wiederherstellung der motorischen Nervenfunktion benötigte Zeitspanne wurde von den Patienten subjektiv mit 2-7 Monaten angegeben; diese Zahlen waren jedoch nicht objektivierbar.

## Diskussion

Die Häufigkeit von Nervenverletzungen nach Verrenkungen oder Brüchen im Schulterbereich wird in der Literatur sehr unterschiedlich angegeben. BÖHLER und FRANK fanden bei Schulterluxationen 12% Nervenbegleitverletzungen. EBEL beobachtete bei Frakturen und Luxationen sogar 29% partielle oder totale Axillarisparesen. Im Krankengut von KROENER fanden sich bei Schulterverrenkungen und Verrenkungsbrüchen nur 1,6% Nervenschädigungen. Diese unterschiedlichen Angaben sind sowohl darauf zurückzuführen, daß sich viele Paresen, vor allem die des Nervus axillaris der Diagnose entziehen, sei es, daß die Untersuchung nicht sorgfältig genug durchgeführt wird, oder daß sich partielle Paresen zum Zeitpunkt der Untersuchung bereits wieder zurückgebildet haben (BÜRKLE DE LA CAMP und SCHWAIGER, EBEL). Aus den gleichen Gründen wird auch die statistische Zuordnung der Läsionen zu den einzelnen Ausfalltypen keinen Anspruch auf Exaktheit erheben können.

Als Ursache der Nervenverletzungen werden Überdehnung, aber auch Kompression des Nerven durch starke Hämatombildung angenommen (BÖHLER, EBEL). Für das Zustandekommen von Plexuslähmungen ist nach der Meinung EBELS ein direktes Trauma auf die tiefstehende Schulter bei zur Gegenseite gewendeten Kopf nötig.

Die Wiederherstellung der Nervenfunktion nach Luxationen und Luxationsfrakturen wird durch baldige und möglichst schonende Einrichtung der Verrenkung begünstigt (BÖHLER, BÜRKLE DE LA CAMP).

Die Prognose der stumpfen Nervenschädigung nach Schulterverletzungen wird allgemein als günstig bezeichnet. Mit dieser Ansicht BÖHLERS, BURKHARDTS, EBELS und KRÖNERS stimmen auch unsere Ergebnisse überein, wobei einzuschränken ist, daß in Einzelfällen unbedeutende Sensibilitätsausfälle bestehen bleiben.

## Literatur


1. BURKHARDT, K.: Die traumatische Schulterluxation. Chirurg 40, 411-416 (1969).
2. EBEL, R.: Über die Ursachen der Axillarisparesen bei Schulterluxationen. Mschr. Unfallheilk. 76, 445-449 (1973).
3. FRANK, E.: Behandlung und Prognose von Verrenkungen der Schulter. Chir. Praxis 385-396 (1959).
4. KRÖNER, V., POLLOK, E.: Zur konservativen Behandlung der Schultergelenksluxation und der Schulterverrenkungsbrüche. Zbl. Chir. 97, 1499-1503 (1972).

O. Russe, Innsbruck

# Schultergelenksarthrodese und Pectoralisverpflanzung nach oberer Plexuslähmung: Rehabilitation bei Ausfall der Schulterbeweglichkeit und Ellenbogenbeugung

Die Lähmung des oberen Armnervengeflechtes ist eine nicht seltene aber sehr typische Folge einer schweren Zerrung des Armes bei Moped- und Motorradunfällen. Neurologen und Unfallchirurgen bekommen diese Verletzung oft zu sehen. Bei bloßen Dehnungen von Nerven ist eine spontane Heilung innerhalb von Wochen oder wenigen Monaten zu erwarten. Bei Nervenzerreißungen kann an eine Nervennaht, eventuell später an eine Nerveninterposition gedacht werden. Bei Wurzelausrissen wird aber auch nach Ablauf von 6 Monaten keine Besserung eintreten, es ist dann durch einen genauen Nervenstatus zu entscheiden, welche Art von operativer Behandlung einzuschlagen ist. Bei totaler oberer und zugleich unterer Plexuslähmung wird gewöhnlich nur die Amputation empfohlen (tiefe Oberarmamputation in Verbindung mit einer Schulterarthrodese), um den Patienten von einem aktiv bewegungslosen und unempfindlichen Anhängsel zu befreien. Bei bloßer unterer oder nur oberer Plexuslähmung kann aber durch Gelenksversteifungen und Muskelverpflanzungen - also durch wiederherstellende Operationen - eine ausgezeichnete Funktionsverbesserung und somit eine wesentliche Erhöhung der Arbeitsfähigkeit erreicht werden.

Bei einem cervicalen Wurzelausriß von $C_4$ und $C_5$ sehen wir eine deutliche Atrophie der Muskeln oberhalb und unterhalb der Schulterblattgräte. Musc. supraspinatus und M. infraspinatus werden nicht mehr innerviert (Ausfall des N. suprascapularis). Der Arm kann wegen Ausfalles der abduzierenden Funktion des M. deltoideus (N. axillaris) nicht mehr zur Seite gehoben werden. Wenn außer der Wurzel $C_4$ und $C_5$ auch die Wurzel $C_6$ ausgefallen ist, kommt auch noch die Lähmung des M. biceps und M. brachialis (N. musculocutaneus) dazu. Jetzt hängt der Arm im Schulter- und Ellenbogengelenk schlaff herab und kann gegen die Schwerkraft aktiv nicht angehoben werden. Nur selten ist eine ganz geringfügige Beugefunktion durch den vom N. radialis versorgten M. brachioradialis vorhanden.

Unser Vorgehen bei dem soeben geschilderten Fall von vollkommenem Funktionsausfall der Abduktion der Schulter und vollkommenem Ausfall der Beugung des Ellenbogengelenkes ist die Arthrodese der Schulter. Wir bedienen uns dabei der von der AO angegebenen Methode (M. E. MÜLLER, M. ALLGÖWER, H. WILLENEGGER: Manual der Osteosynthese). Von einem unterhalb der Spina scapulae gelegten Schnitt, der bis zum Ansatz des deltoideus zieht, wird das obere Oberarmende und das Schultergelenk weit freigelegt und völlig entknorpelt. Mit Hilfe von einer oder zwei Platten und einiger Schrauben, die einen ganz bestimmten und festen Sitz erhalten müssen, wird eine ideale Stabilität erreicht. Der Winkel zwischen lateralem Schulterblattrand und Oberarmschaft soll $80^{\circ}$ betragen (Abb.1). Die klinische Einstellung des Armes erfolgt bei $50^{\circ}$ Abduktion des Oberarmes, außerdem wird der Ellenbogen $25^{\circ}$ vor die Stirnebene geschwenkt und die Schulter $10^{\circ}$ nach außen gedreht. Postoperative Fixation mit einem Gipsverband ist nicht nötig. Nach 1 bis 2 Wochen ist aktives Heben des Armes schon gut möglich.

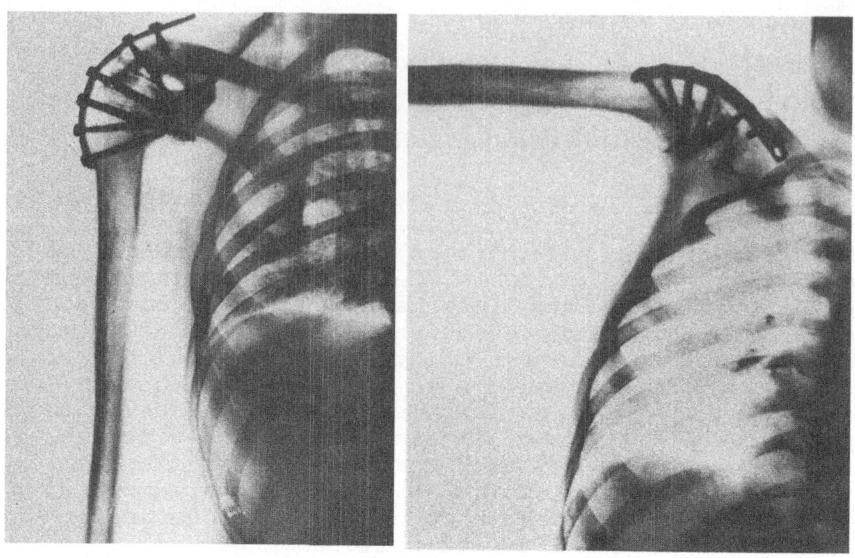

*Abb.1. Röntgenbilder einer AO-Schulterarthrodese bei angelegtem und abduziertem Arm*

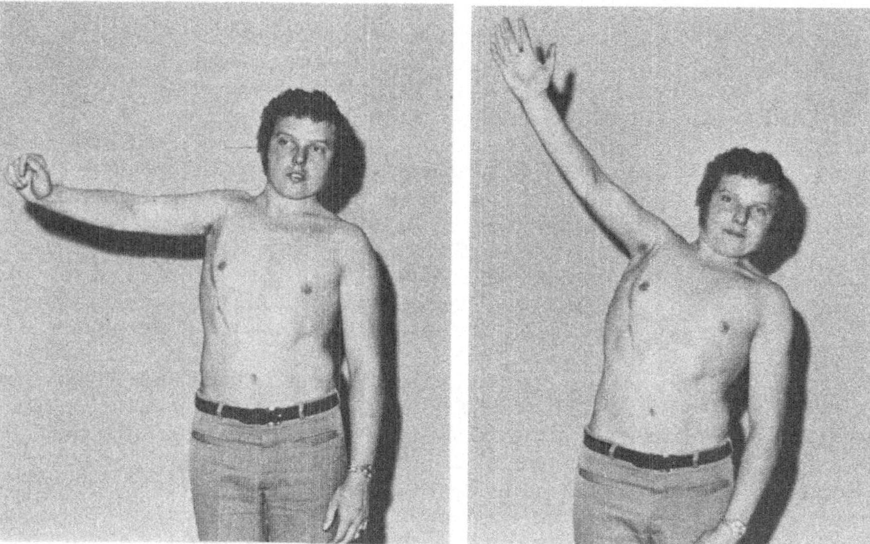

*Abb.2. Hochheben einer arthrodesierten Schulter über die Waagrechte*

Bald kann der Arm, der vor der Operation nur schlaff in der Schultergegend herabhing, aktiv bis über die Waagrechte gehoben und auch wieder ganz an den Körper herangebracht werden (Abb.2). 6 Wochen nach dieser Schulterarthrodese haben wir bei unseren Patienten zur Erreichung einer aktiven Ellenbogenbeugung eine

Pectoralis-major-Verpflanzung nach CLARK angeschlossen. (Campbell's Operative Orthopaedics, 5. Auflage, S. 1643. Mosby 1971). Ein ca. 8 cm breiter lateraler Teil des M. pectoralis major wird von seinem Ursprung an den mittleren Rippen und von der Rectusscheide freipräpariert und subcutan nach Tunellierung des Oberarmes zum Ansatz der Bicepssehne verpflanzt. Der Hautschnitt verläuft von der Vorderseite der Schulter lateral von der Mamilla bis zum Treffpunkt des vorderen unteren Rippenbogens und oberen Endes der Rectusscheide. Der Hautschnitt in der Ellenbogenbeuge ist L-förmig. Dieser laterale Anteil des M. pectoralis major hat eine eigene Gefäß- und Nervenversorgung, diese kann leicht geschont und erhalten werden. Schon wenige Tage nach der Operation kann der neu gewonnene "M. biceps" deutlich sichtbar angespannt werden, ein Zeichen, daß die Nervenversorgung des transplantierten Teiles des M. pectoralis weiterhin funktioniert. Im Laufe von einigen Wochen kann eine so gute Kraft der Beugung erreicht werden, daß aus voller Streckung des Ellenbogengelenkes ein 5-kg-Gewicht gehoben wird. Die Kraft des verpflanzten Brustmuskels und die Stabilisierung der Schulter durch die Arthrodese erlauben die Durchführung des Liegestützes, wobei der Verletzte aus eigener Kraft sein ganzes Körpergewicht zu Boden senken und dann auch wieder hochheben kann. Auch die Abstützung des ganzen Körpergewichtes auf dem operierten Arm allein ist möglich.

Die durch die Clarksche Operation erreichte Kraft der Ellenbogenbeugung ist stärker als bei anderen früher geübten Operationsverfahren.

Filmdokumentation der beiden genannten Operationen und des Nachuntersuchungsergebnisses bei einem im Alter von 18 Jahren operierten Maschinenschlosserlehrling, der wieder voll berufsfähig ist.

# F. SCHULTERSTEIFE

H.J. Müller, Murnau

## Die posttraumatische Schultersteife

Die exponierte Lage der Schulter, ihr differenzierter Bau und die Zueinanderordnung der Funktionselemente Knochen, Knorpel, Synovia, Synovialflüssigkeit, Bänder, Muskeln, Sehnen und spezielle Gleitgewebe wie Schleimbeutel, Perimysium und Peritendineum ergeben mit den besonderen Formverhältnissen der Gelenkkörper eine eminent gute Bewegungsmöglichkeit des Armes.

Damit ist aber zugleich eine besondere Anfälligkeit für Funktionsstörungen gegeben, wenn durch direkte oder indirekte Traumen eines oder mehrere dieser Schulterelemente geschädigt wird. Allzuleicht gesellt sich zur eigentlichen Verletzung ein Immobilisationsschaden, wenn die schmerzreflektorische und auch ärztlich verordnete Ruhehaltung zu lange beibehalten wird.

Es entsteht die posttraumatische Schultersteife, die wir bei 57 von 505 Schulterverletzten in der Zeit von 1971 bis 1974 fanden.

Allein die lange Verweildauer in der Klinik und die lange Arbeitsunfähigkeit lassen erkennen, daß es bezüglich der Diagnostik und Therapie der Schulterverletzungen noch genug Probleme zu bewältigen gilt. Berücksichtigen wir die einzelnen Verletzungsformen, so ist der Anteil der Schultersteifen bei den schultergelenknahen Oberarmschaftfrakturen mit 3% bemerkenswert gering, dagegen bei den Weichteilverletzungen mit 46% bemerkenswert hoch.

Weichteilzerstörungen mit Hämatombildungen führen oft zur Reduzierung der Gleitfähigkeit der Gewebsschichten, zudem werden derartige Verletzungen leicht übersehen und demzufolge nicht behandelt.

Bevor klinische Gesichtspunkte der posttraumatischen Schultersteife besprochen werden, sollen an Stelle der sonst gezeigten Funktionsprüfungen der Schultergelenke Bewegungsbilder praktischer Tätigkeiten demonstriert werden, die eine gut bewegliche und schmerzfreie Schulter fordern.

Montagen an Zimmerdecken, Reinigen von hoch gelegenen Gegenständen, das Drehen von großen Ventilrädern, Sicherungsgriffe mit beiden Armen bei Montagearbeiten, Tragen oder Ziehen von Lasten, Knüpfen des Schürzenbandes oder Schließen des Rockbundes und Aktionen der Körperpflege, sowie Bewegungen und Leistungen beim Sport, Kampf, Ballett, Tanz oder Schauspiel können von Personen, die mit einer Schultersteife behaftet sind, nur unzulänglich durchgeführt werden.

Wenn sich der Patient auszieht und deutlicher bei der Aufforderung, bestimmte Armbewegungen gezielt durchzuführen, erkennen wir nicht nur das Ausmaß der Funktionsbehinderung, sondern auch durch mimische und besonders Haltungsreaktionen das Ausmaß der Schmerzhaftigkeit der Schulter.

Bei Schulterprellungen und Zerrungen zeigen Schulterform und Röntgenbild wenig Anhaltspunkte der Gewebsdeformierung. Erst wenn längere Zeit durch Ruhehaltung und Mindergebrauch des Armes sich der Ruheschaden entwickelt, ist, wie hier gezeigt, am Röntgenbild eine Knochen- und bei äußerer Betrachtung auch geringe Weichteilatrophie sichtbar. Ein für die Therapie leider recht später Hinweis, durch weitere spezielle Untersuchungsmethoden, wie die der Arthrografie, die Diagnose abzuklären.

Bei Spätbefunden erschweren gerade auch bei alten Patienten vorbestehende degenerative Veränderungen nicht nur an den Schultergelenken, sondern auch im Bereich der Halswirbelsäule, die Abgrenzung der Unfallfolgen, wenn wie hier bei Schultersteife nach Prellung des rechten Schultergelenkes zusätzlich Teilausfälle des oberen Armnervengeflechtes und eine Teilschädigung des Nervus axillaris festgestellt werden.

Auch die differenzierten, nervös-reflektorischen Beziehungen zwischen Halswirbelsäule und Schulter sollen dabei hervorgehoben werden.

Kleine knöcherne Läsionen an den Tubercula als Folgen von temporären Luxationen oder Anschlagverletzungen stellen sich im Röntgenbild oft nur in bestimmten Ebenen dar und es muß eine harte Röntgentechnik vermieden werden. Diese kleinen Formveränderungen sind oft erst der Hinweis für weitere Schäden, insbesondere auch für eventuelle Kapsel- oder Rotatorenmanschettenrisse.

Primär erkannt, kann durch sofortige Ruhigstellung im Desault-Verband für 10 bis 14 Tage und dosierte krankengymnastische Übungsbehandlung die Entwicklung eines Reizzustandes und damit eine Schultersteife verhindert werden.

Schlüsselbeinbrüche führen nur dann zu Gelenksteifen, wenn ein schmerzhaftes Falschgelenk entsteht oder sich bei stark fehlgestellten Fragmenten große Callusmassen entwickeln und den costocalviculären Raum so einengen, daß sich ein Schultergürtelsyndrom einstellt. Einzig operatives Eingreifen wirkt funktionsfördernd.

Wenngleich primär auch nach hochgradiger Sprengung des Schultergelenkes eine recht gute, beschwerdearme Beweglichkeit der Schulter besteht, führen diese Bewegungen unter Belastung zu Schmerzcontracturen der Nacken-Schultermuskulatur, da ja der Schultergürtel seiner einzigen, stegförmigen Abstützung gegen den Brustkorb beraubt ist und der Muskulatur ein Übermaß an Stell- und Bewegungsarbeit aufgebürdet wird. In diesen Fällen stellt die Schultersteife einen typischen Unfallfolgespätschaden dar.

Mehrfachverletzungen im Bereich eines Armes führen in kurzer Zeit zur Schultersteife, wenn, wie in diesem Falle, wegen der Sprengung des rechtsseitigen Schultereckgelenkes mit Bruch des äußeren Schlüsselbeinendes und Trümmerbrüchen des 1. und 4. Mittelhandknochens über längere Zeit Ruhigstellung im Verband notwendig wurde.

Wenn nicht unmittelbar nach dem Unfall in der Zeit der Verbandsperiode und kritischen Folgezeit der oft gewohnheitsmäßigen Schonhaltung des Armes die chirurgischen mit den krankengymnastischen Maßnahmen gekoppelt werden, sind Schultersteifen unvermeidbar.

Schultersteifen nach Schultergelenksluxationen sind nach einer Statistik von DIEDERT und SCHLACHETZKI in über 30% der Fälle gegeben, davon 5% in schwerer Form. Oft sieht man erst an den Spätbefunden das Ausmaß eines Luxationsschadens, indem sich auf dem Röntgenbild Knochensporne, freie Gelenkkörper und arthrotische Wülste und Verdichtungen nicht nur im Humero-glenoidal-Gelenk, sondern auch im Bereich des Sulcus intertubercularis abzeichnen.

Schulterblattbrüche führen nur selten zu einer Steife benachbarter Gelenke, da durch die allseitige, gute, muskuläre Abdeckung und flächige Lage auf dem Thorax, wie hier am Beispiel eines rechtsseitigen Schulterblattkörperbruches sichtbar, geringfügigere Fragmentverschiebungen erfolgen.

Oberarmschaftbrüche führen nur dann zur Behinderung der benachbarten Gelenke, wenn bei konservativer Behandlung über lange Zeit nach der Extensions- noch die Gipsverbandsbehandlung die knöcherne Verbindung der Bruchstücke sichern soll.

Ein Falschgelenk am Oberarm in Schultergelenknähe kann auch Ursache einer Schultersteife sein, weil durch Störung der Statik und Dynamik dieses Armes in Verbindung mit Koordinationsabweichungen sich schmerzhafte, myogeloitsche Veränderungen im Bereich der Nacken-Schultermuskulatur einstellen und demzufolge der Arm auch weniger aktiv genutzt wird. Oft kommen operative Wiederherstellungsbemühungen zu spät, da sich schon längst eine Dauersteife des Gelenkes eingestellt hat.

Schwerste, unfallbedingte Formzerstörungen führen, wenn das Schultergelenk selbst betroffen ist, oft zu so schmerzhaften Funktionsbehinderungen, daß eine Resektion des störenden Fragmentes angezeigt sein kann. Wir sehen dann an der Gelenkfläche des Oberarmkopfes die Zerstörungen, die sowohl zum Zeitpunkt des Unfalles als auch in der Zeit der nachfolgenden Ruhigstellung und versuchter Mobilisation entstanden sind.

Werden Metallimplantate im Bereich des Schultergelenkes oder eigentlichen Schultergelenkes selbst zu lange belassen oder in einer Größenordnung verwendet, die zu Gelenkschäden führen muß, ist der mittelbaren, posttraumatischen Schultersteife Tür und Tor geöffnet.

Verbände zur Ruhigstellung der Schulter sollen nur die unbedingt notwendige Zeit belassen werden, damit sie nicht etwa gar vordergründig auch Ursache einer Schultersteife werden.

J. Weber, Hamburg

## Aussage der Schulterarthrographie bei degenerativen und posttraumatischen Veränderungen

Obwohl LINDBLOM und PALMER bereits 1939 die röntgenologische Darstellung des Schultergelenkes mit positivem Kontrastmittel beschrieben, hat sich die Arthrographie dieses Gelenkes - im Gegensatz etwa zu der des Knies - als Routineverfahren nicht allgemein einbürgern können. Das hängt sicher einerseits vom Respekt ab, den der Kliniker vor diagnostischen Manipulationen am Schultergelenk hat. Andererseits bietet das Kugelgelenk mit seinen Reserveräumen (Recessus und Bursae) röntgenanatomisch gesehen dem Ungeübten einige Interpretationsschwierigkeiten. Doch ist die Kompliziertheit eines diagnostischen Verfahrens oder seiner Beurteilung für den Kliniker bei vorhandenem "Bedarf" noch nie ein Hinderungsgrund zur Indikationsstellung gewesen.

Offenbar bestehen trotz der ausgezeichneten Monographie zum Problem der Schultersteife von BLOCH und FISCHER (1) keine allgemein verbindlichen und klaren Vorstellungen vom Aussagewert der Schulterarthrographie bei einem sehr vielschichtigen klinischen Beschwerdebild. Verwunderlich ist es auch, daß bei akuten wie chronischen Funktionsstörungen evtl. in der Nachbarschaft des Gelenkes im Röntgen-Nativbild erkennbare Verkalkungen maßlos überbewertet werden, indem man mit dem Etikett: Periarthritis humeroscapularis einerseits nichtige, andererseits schwere funktionelle Gelenksbeschwerden "erklären" zu können glaubt, ohne daß sich daraus irgendwelche therapeutischen Konsequenzen ergeben.

Da das Schultergelenk, ein fast perfektes Kugelgelenk, nur zum kleinsten Teil knöchern begrenzt ist, kommt nach POHL (4) seiner arthrographischen Darstellung eine wesentlich größere Bedeutung zu.

Die Aussage des Verfahrens hängt von der richtigen Indikationsstellung und einer geeigneten Arthrographie-Technik ab. Indiziert erscheint die Arthrographie bei jeder posttraumatischen Funktionseinschränkung des Gelenkes, insbesondere dann, wenn knöcherne Verletzungen im Röntgenbild nicht erkennbar sind und Rückbildungstendenzen des Beschwerdebildes unter physikalisch-therapeutischen Maßnahmen ausbleiben. Vor allem beim Verdacht auf das Vorliegen eines Einrisses der Rotatorenmanschette (M.teres minor, M.infraspinatus, M.supraspinatus und M.subscapularis) und dem dazugehörigen typischen Elevationsschmerz bei der Abduktion des Armes über 70° und dessen Nachlassen zwischen 90 und 100° sollte der arthrographische Nachweis durch Darstellung des Kontrastmittelaustrittes in die Bursa subacromialis und in das subdeltoideale Gleitgewebe geführt werden. Sicher kommt auch der Schulterarthrographie im gutachterlichen Zusammenhang eine gewisse Bedeutung zu.

Die Darstellung des Gelenkes erfolgt zweckmäßigerweise durch Ausgußfüllung mit wasserlöslichem tri-jodierten Kontrastmittel (wir verwenden 10 ml des 65%igen Angiografin Schering), wobei die geeigneten Gelenkzugänge von ventral, lateral vom Processus coracoides, und evtl. auch von lateral am Tuberculum majus zu wählen sind. Entscheidend für eine einwandfreie Befunderhebung erscheint uns eine Untersuchungstechnik mit standardisierten Projektionen im Liegen und Stehen. Wir dokumentieren in vier Grundprojekten: Adduzierter Arm, gestreckter Arm außenrotiert, abduzierter Arm und elevierter Arm (Abb.1). Damit wird eine optimale Kontrastmittelumverteilung im Gelenk und in seinen Reserveräumen erreicht. Besonders bewährt hat sich nach unserer Ansicht die Feinstfocus-Zielaufnahmetechnik, welche eine hervorragende Detailerkennbarkeit zuläßt. Unter Durchleuchtung kann auf einfache Weise ein primäres parartikuläres Kontrastmitteldepot, bedingt durch mangelhafte Punktionstechnik, von dem wichtigen Befund eines sekundären Kontrastmittelaustritts aus dem Gelenk, bedingt durch Kapselriß, getrennt werden. Das Einfließen des Kontrastmittels in die beim Rotatoren-Manschettenriß eröffnete Bursa subacromialis kann oft nur im Stehen, Liegen oder in einzelnen Standardprojektionen der jeweiligen Lage erkannt werden (Abb.2). Gelenkschrumpfungen, die bis zur vollständigen Septierung reichen, knotige, polypoide Kapselverdickungen, welche die Flüssigkeitsverteilung im Gelenk, seinen Ausgleichsräumen und häufig der Vagina synovialis der langen Bicepssehne behindern (2), können überlagerungsfrei herausgearbeitet werden. Kapselerweiterungen und Gelenkeinschlüsse, wie Verkalkungen bei der Chondromatose. lassen sich im Doppelkontrast erfassen.

Bei einer Gruppe von 40 Patienten, die unter der Verdachtsdiagnose eines posttraumatischen oder degenerativen Einrisses der Rotatoren-

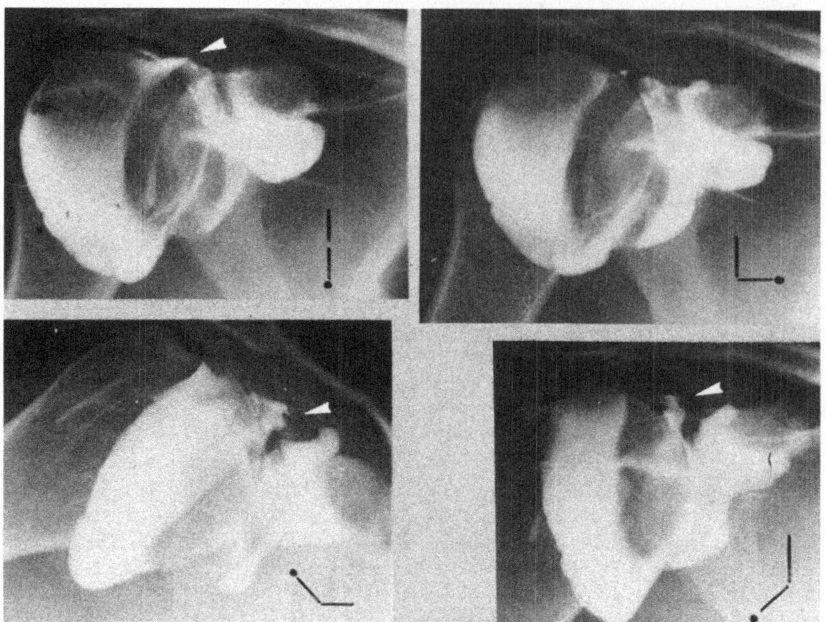

*Abb.1. Schulterarthrogramm rechts o. B.: Die Standardprojektionen sind durch Symbole gekennzeichnet: Z. B. für rechts (R): Adduktion ∟., gestreckter Arm, außenrotiert ¦, Abduktion. ⌋, Abduktion und Elevation ∟. Gelenkausgußfüllung mit 10 ccm wasserlöslichen trijodierten Kontrastmitteln. Unterschiedliche Füllung der Gelenk-Reserveräume in Abhängigkeit von der Armhaltung. Normaler Bicepssehnenansatz (◅) und Infraspinambereich*

manschette arthrographiert wurden, fanden sich nur in 20% der Fälle nativdiagnostisch Knochenveränderungen, in 5% periarticuläre Verkalkungen. Gelenkkapselschrumpfungen wurden in der Hälfte der Fälle, umschriebene Verwachsungen sogar mit 60% beobachtet. Ein Einriß der Rotatorenmanschette wurde 18 mal diagnostiziert. Wie die operativ gesicherten Fälle dieser Gruppe zeigten, besteht auch im Detail eine ausgezeichnete Korrelation zwischen arthrographischem Röntgenbefund und freigelegtem operativem Situs.

## Literatur


1. BLOCH, J., FISCHER, K.: Probleme der Schultersteife. Documanta rheumatol. Geigy 15 (1958).
2. BERGENER, S. A., WEISS, J. J., DOUST, V.: Die Schulterarthrographie bei primär chronischer Polyarthritis. Fortschr. Röntgenstr. 116, 4 490 (1972).
3. DIETHELM, L., HILSCHER, W. M.: Der Wert des Nachweises der typischen Impressionsfraktur nach Schulterluxation. Mtschr. für Unf.Heilk. 57, 353 (1951).
4. POHL, H. J.: Arthrographische Untersuchungen am Schultergelenk. Arch. orthop. Unfall-Chir. 56, 71 (1964).
5. WIRTH, W.: Arthrographie. In: SCHINZ, H. R. et al.: Lehrbuch der Röntgendiagnostik, 6. Aufl. Stuttgart: Thieme 1952.

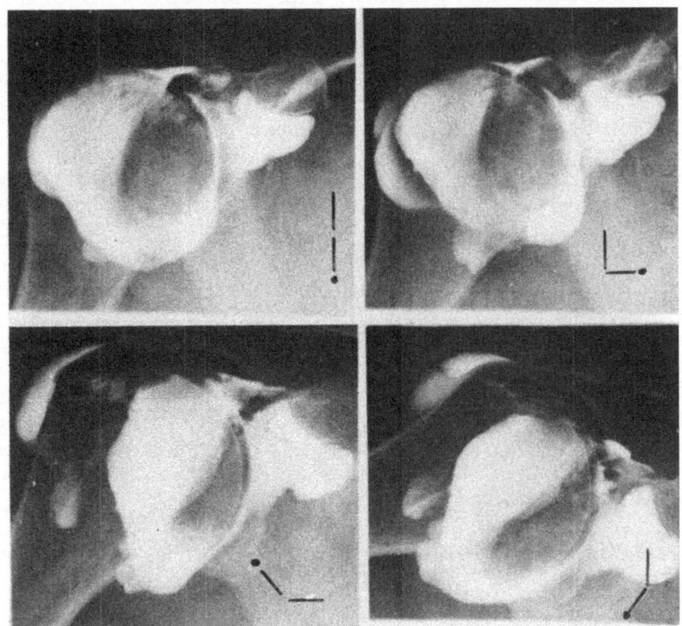

*Abb. 2. Arthrogramm rechts: Einriß der Rotatorenmanschette. In Adduktion └. und bei gestrecktem Arm ¦ kein erkennbarer Einriß; bei (eingeschränkter) Abduktion .┘ und Elevation ˙_ Kontrastmittelübertritt in die Bursa subacromialis und Verteilung im subdeltoidealen Gleitgewebe. Intakter Ansatz der Sehne des M. biceps longus (operativ bestätigt)*

S. Kecskés, Berlin

# Intraoperative Befunde der Periarthritis humeroscapularis und chirurgische Behandlung

Die von DUPLAY geprägte Periarthritis humero-scapularis stellt lediglich einen Sammelbegriff dar, wo die verschiedensten Läsionen unabhängig vom Ort der Erkrankung und von der Äthiologie zusammengefaßt werden, auch die posttraumatische Schultersteife gehört hinzu.

Durch genaue klinische Untersuchungen und mit Hilfe von Zusatzuntersuchungen, wie der Rö-Arthrographie und der neurologischen Untersuchung, lassen sich hier die verschiedensten Krankheitsbilder nicht nur genau lokalisieren, sondern auch voneinander trennen.

Bei der klinischen Untersuchung ist auf das Symptom des schmerzhaften Bogens zu achten, er ist charakteristisch für Erkrankungen, die zwischen Acromion und Tuberculum majus liegen.

Dies ist nur ein Zeichen für den Ort des Geschehens. Mit Hilfe der Arthrographie lassen sich in vielen Fällen zusätzlich über die Schädigungsart nicht nur in diesem Bereich, sondern auch in anderen Gegenden des Schultergelenkes genauere Befunde feststellen. Hierzu gehören Synovitiden , Bursitiden, Kapselschrumpfungen und der Riß der Rotatorenmanschette, um nur einige zu nennen. Meistens handelt es sich um profilerative oder degenerative Erkrankungen, aber auch posttraumatische Zustände können ähnliche Befunde zeigen.

Die Therapie war und ist in Abhängigkeit von der Art der Erkrankung in der akuten Phase vorwiegend konservativ, wir wissen alle, wie schwierig es ist, insbesondere im fortgeschrittenen Stadium. Die Mißerfolgs-Rate im Spätstadium ist auch relativ hoch. Bei bestimmten Erkrankungen, z. B. bei der chronischen Bursitis der Bursa subacromiale mit Gefäßkompression und degenerativen Veränderungen am Ansatzpunkt der Supra- und Intraspinatussehne, kann die konservative Therapie eine fortschreitende Erkrankung nicht verhindern, wie es gerade in letzter Zeit durch Untersuchungen bestätigt wurde.

Aus diesen Gründen haben wir die von LA PALMA angegebene Operation modifiziert, sowohl was die Indikation, als auch was das operative Vorgehen betrifft.

Wir haben insgesamt 58 Patienten klinisch und neurologisch untersucht, von denen 40 ebenfalls arthrografiert wurden (Tabelle 1).

Tabelle 1. Operationsindikation bei Periarthritis humeroscapularis (N=30)

| Operationsindikation |
|---|
| Anamnese länger als ein Jahr |
| Konservative Therapie erfolglos |
| Passive und aktive Schultersteife |
| Zeichen des schmerzhaften Bogens |
| Rö.-Arthrographie zeigt: |
| Riß d. Rotatorenmanschette |
| Bursitis d. Bursa subacrom. |
| Kapselschrumpfung |
| Einengung d. Vag. bicipit. |

Als OP-Indikation haben wir die von LA PALMA angegebene abgewandelt. Bei der Indikationsstellung war eine lange Anamnese und eine erfolglose konservative Therapie eine der wichtigsten Kriterien. Die Erkenntnisse der Bursitis der Bursa subacromiale mit ihrer gefäßkomprimierenden Wirkung auf den sehnigen Anteil der Rotatorenmanschette haben wir ebenso berücksichtigt, wie eine passive oder aktive Schultersteife. Die arthrografischen Kriterien waren eindeutig pathomorphologische Befunde.

Ein Vergleich zwischen den präoperativen und intraoperativen Befunden mit histologischer Diagnose bestätigte uns in der Annahme, daß die Arthrographie differentialdiagnostisch eine sehr wertvolle Hilfe bei der Klärung dieser Krankheitsbilder ist (Tabelle 2).

Tabelle 2. Prä- und intraoperative Befunde (N=30) bei Schultersteife

| Morphol. Befund | präoper. Zahl | intraoper. Zahl |
|---|---|---|
| Kapselschrumpfung | 18 | 18 |
| Kapselseptierung | 5 | 5 |
| Synovitis d. Vag. bicipitalis | 24 | 24 |
| Riß d. Rotatoren-manschette | 18 | 20 |
| Bursitis d. Bursa subacromiale | 12 | 18 |
| Periostitis am Ansatz d. Lig. coracohumerale | 8 | 14 |

Die OP-Art haben wir ebenfalls erweitert. Durch eine cranio-ventrale Arthrotomie haben wir das Gelenk eröffnet. Dabei haben wir in jedem Falle eine Bursektomie der Bursa subacromiale durchgeführt, ebenfalls bei Befall der Synovia bicipitalis eine Synoviektomie vorgenommen. Eine Kapsulektomie haben wir bei klinisch und arthrografisch nachgewiesener Kapselschrumpfung vorgenommen. Hierbei spielten äthiologisch Schulterluxationen und sonstige Schultertraumen eine wesentliche Rolle. Bei nachgewiesenem Rotatorenmanschettenriß erfolgte die Neuinsertation, in zwei Fällen war sogar hier eine Verlängerungs-VY-Plastik notwendig. In einem Falle mußten wir hierbei auch eine Neurolyse an dem motorischen Periostitiden am Ansatzpunkt des Lig. coraco-humerale haben wir den Ansatzpunkt umgelagert.

Tabelle 3. Durchgeführte Operationen und postoperative Ergebnisse (N=30). (Beobachtungszeit: bis 2 Jahre)

| Art der Operation | Zahl | Ergebnis | | |
|---|---|---|---|---|
| | | schlecht | mittel | gut |
| Bursektomie | 30 | | 1 | |
| Synoviektomie | 24 | | | |
| Naht d. Rotatoren-manschette | 16 | | | |
| Naht u. Verlängerungs-plastik | 2 | 1 | | |
| Kapsulektomie | 23 | | | |
| Umlagerung d. Lig. coracohumerale | 6 | 1 | | |
| Zahl d. Patienten insgesamt: | 30 | 2 | 1 | 27 |

Die postoperativen Ergebnisse waren in einer Beobachtungszeit von 2 Jahren sehr gut. Lediglich in 2 Fällen haben wir Mißerfolge gesehen, die unserer Meinung nach auf operationstechnische Schwierigkeiten zurückzuführen sind.

Auf Grund unserer Ergebnisse sind wir der Meinung, daß eine operative Versorgung bei strenger Indikation der Schultersteife notwendig ist. Die Beweglichkeit des Gelenkes kann nicht nur wiederhergestellt, sondern bei entsprechender klinischer Symptomatik und bei nachgewiesener Bursitis der Bursa subacromiale ein Fortschreiten der Krankheit, welche letztlich in einem Riß der Rotatorenmanschette endet, verhindert werden.

E. Koob, J. Haasters und K.F. Schlegel, Essen

## Konservative Behandlungsmöglichkeiten der posttraumatischen Schultersteife

Eine durch Gelenkverletzungen hervorgerufene arthrogene posttraumatische Schultersteife kann nur im begrenzten Maße konservativ behandelt werden. Die zusätzlich bestehende Weichteilcontractur des Schultergürtels ist dann zu beseitigen. Hierbei steht im Vordergrund die Auftrainierung der das Schulterblatt bewegenden Muskulatur, die zu erstaunlich guten Bewegungsausmaßen führen kann. Nach Abschluß der Übungsbehandlung eines arthrogen versteiften Schultergelenkes ist der Verletzte oft in der Lage, den Arm bis zur Waagrechten mit Hilfe des Schulterblattes anzuhaben.

In der Regel sind jedoch posttraumatische Schultersteifen entweder dirkete oder indirekte Folgen von Gewalteinwirkungen im Bereich des oberen Körperviertels. Eine direkte Gewalteinwirkung führt zur flächenhaften Blutdurchtränkung der Weichteile nach Schädigung des Kapselbandapparates mit nachfolgender Schrumpfung der Gelenkkapsel. Auf der anderen Seite kann es zur sog. Ruhesteife (PAYR, 1931) als Auswirkung der Mangelbewegung infolge lokaler Schmerzen kommen.

Weichteilcontracturen durch direkte Gewalteinwirkungen mit oder ohne zusätzliche Ruhesteife im Schultergelenk können leicht konservativ angegangen werden, wenn frühzeitig die richtige Behandlung eingeleitet wird.

Grundsätzlich kann gesagt werden, daß jene Adduktions- und Außenrotationscontracturen des Schultergelenkes mit weitgehender Aufhebung der Einwärtsdrehfähigkeit, der seitlichen Hochführung und des weiteren Ausdrehens des Schultergelenkes mit nachfolgenden Blutumlaufstörungen der Hand und des Armes in der Regel heute durchaus vermeidbare Unfallfolgen sind.

Im Vordergrund unserer therapeutischen Bemühungen sollte die Verhütung dieser Unfallfolgen stehen, die zahlenmäßig 10% unserer stark frequentierten Nachbehandlungsabteilung ausmachen.

Bei Verletzungen des Armes und der Hand und, sofern es der Verletzungszustand erlaubt, im Schulterbereich, müssen stündlich Bewegungsübungen mit Hochführung des Armes, Drehungen in Abduktion und zeitweiser Lagerung in Abduktionshaltung seitlich auf dem Tisch, beim Sitzen auf dem Stuhl, durchgeführt werden. Hierdurch kann nicht nur die Schultersteife vermieden werden, der Armverletzte ohne Armtragetuch ist gleichfalls gezwungen, die entsprechende Haltemuskulatur anzuspannen und damit automatisch eine bessere Durchblutung im Schulter-Arm-Hand-Bereich herbeizuführen.

Knochenverletzungen im Bereich der Schulter sind nach Möglichkeit bewegungsstabil operativ zu fixieren und einer funktionellen Behandlung zuzuführen.

Ist bereits eine weitgehende Contractur des Schultergelenkes eingetreten, müssen unverzüglich alle Möglichkeiten aktiver und physikalischer Heilmaßnahmen eingesetzt werden. Obwohl wir wissen, daß ein großer Teil der Schultersteifen sich spontan durch den täglichen Gebrauch des Armes in 1-2 Jahren wieder mehr oder weniger ganz ausgleicht, ist dieser Zeitaufwand in der heutigen Zeit nicht mehr tolerabel.

Die bei uns durchgeführte konservative Behandlung besteht aus einer sinnvollen Kombination von Schmerzbekämpfung sowie aktiven und passiven physikalischen Heilmaßnahmen. Bewährt hat sich uns die Leitungsbetäubung des Nervus suprascapularis, der sensible Fasern für das Schultergelenk und die umgebenden Gewebe führt. Diese Betäubung ist bei einiger Übung ohne Schwierigkeiten möglich und führt zu einer nahezu völligen Schmerzfreiheit des Schultergelenkes über mehrere Stunden (Abb.1).

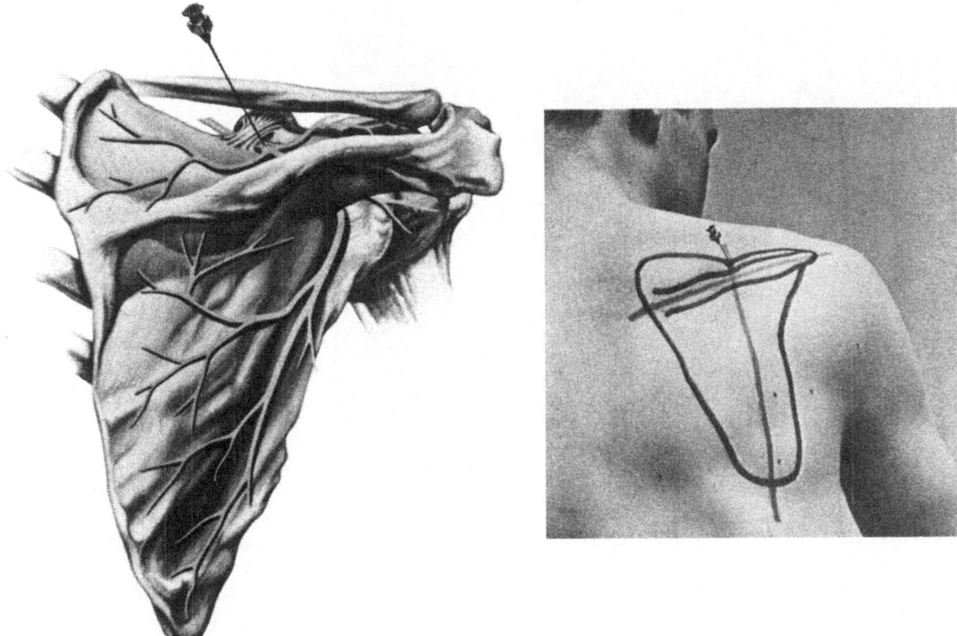

*Abb.1. Blockade des N. suprascapularis (nach T. GORDH). Links: Verlauf des N. suprascapularis. Rechts: Injektion oberhalb der Spina scapulae*

Diese Leitungsbetäubung kann mit einer fächerförmig durchgeführten Scandicaindurchflutung der verklebten Rotatorenmanschette verbunden werden evtl. mit Corticoid-Zusatz.

Im Vordergrund steht die Krankengymnastik mit aktiven Übungen unter Abnahme der Schwere. Nach Lösung der Contractur Übergang zur Komplexbehandlung mit Beübung der Muskelketten (Abb.2).

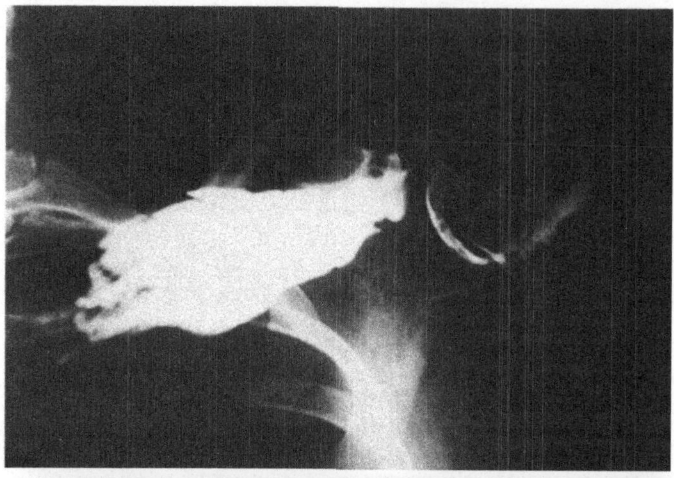

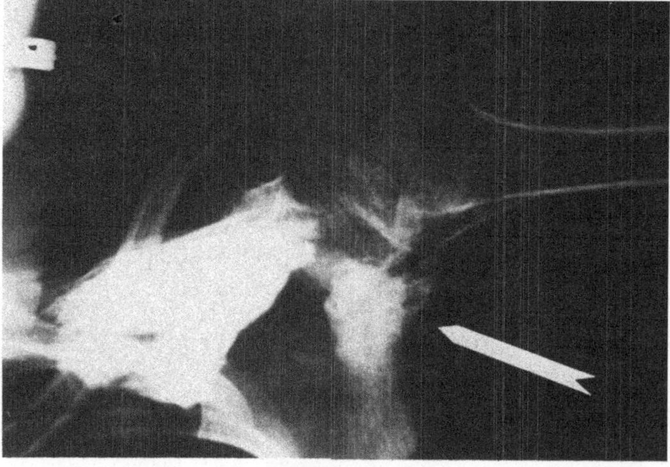

*Abb.2. Oben: Arthrographie des Schultergelenkes vor der Mobilisation. Ausgedehnte Kontrastansammlung im Bereich des Processus subscapularis. Fehlende Darstellung des Recessus axillaris. Keine Füllung der Bursa subacromealis. Perlschnurartige Verformung der lateralen Kapselbegrenzung. Unten: Nach Mobilisation periarticulärer Kontrastmittelaustritt in Höhe des Recessus axillaris, der hier rupturiert ist. Erhebliche Funktionsverbesserung unter Durchleuchtungskontrolle nach Mobilisation*

Zur Unterstützung der krankengymnastischen Behandlung steht im Vordergrund die analgesierende und hyperämisierende Eistherapie. Weiterhin sind nützlich analgetische Ionomodulationen sowie aus dem Bereich der Elektrotherapie die Reizstrombehandlung.

Zeigen konservative Maßnahmen nach 4-6 Wochen keinen Erfolg, führen wir die Narkosenmobilisation durch. Hierdurch werden die Verklebungen des axillären Kapselabschnittes gelöst. Es kommt dabei, wie bei zahlreichen Arthrographien dokumentiert werden konnte, zu einem breiten Kapselriß mit Austritt des Kontrastmittels in die axillären Weichteile. Die stationär durchgeführte Mobilisation geschieht ohne grobe Kraft und erfordert entsprechendes Fingerspitzengefühl. Nach Elevation des Armes erfolgt die Anhebung zur Vertikalen und im weiteren Verlauf die Außen- und Innenrotation.

Nach der Mobilisation erfolgt Lagerung in maximaler Abduktion und Außenrotation. Gleichzeitig erfolgen aktive und passive Übungen, wobei zu starke Dehnungen vermieden werden müssen. Nach Abnahme der zunächst stärkeren Schmerzen Fortsetzung der Übungen im Sitzen bis zur komplexen Armgymnastik mit Unterstützung der oben angeführten passiven physikalischen Heilmaßnahmen. Nach unserer Erfahrung genügt bei stark weichteilcontracten Schultergelenken in der überwiegenden Mehrzahl der Fälle eine einmalige Mobilisation.

Zusammenfassend kann gesagt werden, daß im Vordergrund unserer Bemühungen die Vermeidung einer Weichteilcontractur durch entsprechende Übungsbehandlung stehen muß.

Die Behandlung des weichteilcontracten Schultergelenkes ist eine sinnvolle Kombination von Schmerzbekämpfung sowie passiven und aktiven physikalischen Heilmaßnahmen. Eine behandlungsresistente posttraumatische Weichteilcontractur kann bei intakten Gelenkverhältnissen durch eine schonende Mobilisation in Narkose mit entsprechender intensiver Nachsorge durch die Krankengymnastin in der überwiegenden Mehrzahl der Fälle behoben werden.

K.F. Schlegel und R. Schuh, Essen

## Welche Rolle spielt die Halswirbelsäule bei der posttraumatischen Schultersteife?

Die sogenannte posttraumatische Schultersteife ist in den Sammelbegriff der sogenannten Periarthrosis humeroscapularis einzuordnen.

Da auch unfallunabhängige Ursachen eine solche schmerzhafte Schultersteife hervorrufen können und ferner bekannt ist, daß diese in einer bestimmten Altersgruppe auch ohne erkennbare Ursachen, also spontan aufzutreten vermag, ergibt sich stets die Schwierigkeit einer ätiopathogenetischen Aufhellung dieses Sammelbegriffes.

Diese Schwierigkeit wurde noch größer, als REISCHAUER (1949) die Aufmerksamkeit mehr und mehr auf die neurogenen Komponenten der sogenannten Periarthrosis humeroscapularis gelenkt hat.

Da die sogenannte Periarthritis humero-scapularis erst zwischen dem 40. und 60. Lebensjahr massiv auftritt, in diesem Altersbereich jedoch die häufigsten sogenannten Cervicalsyndromie beobachtet werden, wurden lange Zeit enge Wechselbeziehungen zwischen Halswirbelsäule und Schulter vermutet. Dadurch ließ sich auch sehr einfach mit einem Hinweis auf REISCHAUER die posttraumatische Schultersteife in gutachterlicher Hinsicht zeitlich und im Ausmaß beschränken. Letztlich wurde immer die Halswirbelsäule als permanenter Übeltäter angesehen.

Obwohl REISCHAUER davor warnte, die Diagnose eines wirbelsäulenabhängigen Schmerzsyndroms "an einer spondylotischen Randzacke aufzuhängen", fand er manche Befürworter, weshalb schließlich das berühmt-berüchtigte berufsgenossenschaftliche Mustergutachten 1954 von ihm erstellt worden ist.

Die hinreichend bekannte Tatsache, daß der Zwischenwirbelraum C 5/C 6 die Prädilektionsstelle für degenerative Veränderungen an der Halswirbelsäule ist, die von REISCHAUER an diese Etage gekoppelte Anbindung der neurogenen Symptomatik an den Halssympathicus und die fast pathologische Skepsis des Autors angeschuldigten Unfallereignissen gegenüber führten fast dazu, daß man eine Schultersteife nur dann posttraumatisch nennen durfte, wenn wirklich arthrogene Veränderungen vorlagen. Die posttraumatische "Lötsteife", das sogenannte Weichlot, wurde nicht als Unfallfolge anerkannt.

SCHOBERTH hat erstmals 1956 die Dinge wieder in rechte Licht gerückt, indem er immerhin bei nahezu 20% aller seiner Patienten mit einer Schultersteife nachwies, daß eine direkte und entsprechend schwerwiegende Einwirkung auf den Schulterbereich bei einem Unfall als auslösende Ursache der Schultersteife angesehen werden mußte.

Noch subtiler hat sich RÖSSLER (1960) mit der Problematik auseinandergesetzt, indem er bei seinen schmerzhaften Schultersteifen nur in 20% der Fälle wirklich einen Zusammenhang mit der Halswirbelsäule aufzeigen konnte. Er meinte, daß sowohl die Zahl der primär vertebragenen Schultersyndrome überschätzt wird, als auch eine Therapie, die auf die Halswirbelsäule hinzielte, in den meisten Fällen die Schultersymptomatik nicht zu beeinflussen vermag. Es handelt sich in jenen Fällen einer Schultersteife meist um hier lokal verankerte Krankheitsbilder organischer oder funktioneller Art, die auch lokal behandelt werden müssen.

Die Tatsache des bekannten Kausalitätsbedürfnisses und angestrebter Entschädigungen bei reinen Unfallfolgen darf nicht dazu verführen, äthio-pathogenetische Trugschlüsse zum allgemein gültigen Gesetz zu erheben.

Es besteht kein Zweifel, daß als direkte Folge von Schulterverletzungen jeglicher Art ein Schulterschmerz ohne oder mit mehr oder weniger starker Bewegungseinschränkung lange Zeit zu resultieren vermag.

Diese schmerzhafte Schultersteife ist dann meist Folge der traumatischen Schädigung und posttraumatischen Vernarbungen, Schrumpfung oder Lötsteife des periarticulären Weichgewebes. Diese Lötsteife kann aber nicht nur eine unmittelbare Traumafolge sein, sondern auch mittelbar aufgrund der Immobilisierung oder Inaktivität auftreten. Hier kann sie als Ruhesteife einerseits Folge der mangelnden Eigenleistung des Verunfallten sein, andererseits aber auch Folge fehlerhafter oder unterbliebener ärztlicher Behandlung.

Sieht man die Schultersteife auch nach Traumen nur aus dem Blickwinkel der Halswirbelsäule, kommen Zuständigkeitsfragen der Kostenträger auf, die die entsprechende Frühbehandlung der schmerzhaften Schulter ohne oder mit Teilsteife verhindern und damit erst einen Dauerschaden provozieren, der mit zunehmender Zeit zunehmend neurovegetavie und cervicogene Züge trägt.

# G. BEGUTACHTUNG NACH SCHULTERVERLETZUNGEN

W. Arens, Ludwigshafen

## Begutachtung nach Schulterverletzungen in der Bundesrepublik Deutschland

Wenn es nach leichten und mittleren Verletzungen im Bereich des Schultergelenkes zu einer Rentengewährung im Rahmen der gesetzlichen Unfallversicherung kommt, dann ist das entweder die Schuld schlechter Behandlung durch den Arzt und das ärztliche Assistenz-Personal oder aber Schuld und schlechter Wille des verletzten Patienten.

Diese harte Behauptung kann ich in kurzer Redzeit nicht durch Beweise untermauern, aber jeder erfahrene Gutachter weiß darum.

Für die Beurteilung von Unfallfolgen am Schultergürtel liefern uns die harten Daten - Bewegungsmasse der Gelenke und Umfangmasse der Arme -, die Funktionsprüfung und der Röntgen-Befund das entscheidende Gerüst. Die Bewegungsmasse sollten wir nun einheitlich nach der Neutral-O-Meßmethode nehmen, so wie es in den ablaufenden Dias noch einmal kurz skizziert ist. Röntgenologisch sollte man trotz der schrecklichen neuen Röntgen-Verordnung auf Vergleichsaufnahmen der gesunden Seite nicht verzichten. Man sollte sich immer wieder darüber im klaren sein, daß man den Röntgen-Befund nicht überbewerten, vor allem nicht dramatisieren sollte.

Der Funktionsbeschreibung - Stichworte: (Hinterhauptsgriff, Schürzengriff) kommt unverändert eine ganz besondere Bedeutung zu. Denken Sie auch daran, daß wir das normal-mögliche-anatomische Bewegungsausmaß unserer Gelenke bei unserer täglichen Erwerbstätigkeit fast nie gebrauchen. HERZOG hat das vor 15 Jahren in überzeugenden Reihenuntersuchungen dargestellt. - Einer 75jährigen Bäuerin wegen einer Bewegungseinschränkung von $20^{o}$ eine Rente von 20% auf Dauer zuzuerkennen, halte ich deshalb für eine falsche Auslegung der Bismarckschen Sozialen Unfallversicherung.

Hier kurz ein Wort zur sogenannten Gesamtvergütung in der gesetzlichen Unfallversicherung, ein Begriff, der nach meinen Erfahrungen zu wenig bekannt ist. Stellen wir beim Abschlußgutachten eine echte Behinderung mit glaubhaften Beschwerden fest, dann sollten wir für 4-6 Monate oder länger eine Rente entsprechend einer MdE von 20% vorschlagen und eine Gesamtvergütung der Berufsgenossenschaft empfehlen.

Die außerordentliche Wichtigkeit der Vorgeschichte und des Vorkrankheitenverzeichnisses gerade bei der Beurteilung des Schultergelenkes muß hier kurz erwähnt werden. Ich denke u. a. an die habituelle Schulterluxation, vor allem auch bei unseren ausländischen industriellen Mitarbeitern. Ich denke an eine Schultersteife nach angeblicher Prellung, bei der wir dann im Vorkrankheitenverzeichnis jedes Jahr 1 bis 2 Krankfeierzeiten wegen rheumatischer Schulterschmerzen finden. - Andererseits bin ich aber auch ein Gegner der Gutachter, die die Halswirbelsäule bei der Beurteilung des Schultergelenkes überstrapazieren. Die Feststellung: 8 Wochen Anerkennung des Zusammenhangs mit einer Prellung oder Zerrung im Bereich des Schultergelenkes, vom 1. Tag der 9. Woche an aber Ablehnung, weil Halswirbelsäulen-Veränderungen angeblich führend, ist für mich wenig überzeugend und auch in den meisten Fällen falsch.

Ein Unterschied in den Rentensätzen zwischen rechts und links beim Schultergelenk ist nach meiner Ansicht auch nicht richtig. Wenn ich meinen schweren Koffer deshalb nicht ins Gepäcknetz bekomme, weil eine Schulter versteift ist, dann ist es mir gleich, ob es die Schulter des "Gebrauchsarmes" oder die andere ist. Hier sollten die Autoren entsprechender Bücher ihre Rententabellen einmal überprüfen. In der privaten Unfallversicherung bei der Feststellung der Gleidertaxe ist das ja seit eh und je so, daß kein Unterschied zwischen rechts und links gemacht wird.

Lassen Sie mich nun kurz Verletzungsfolgen streifen und skizzieren.

Nach gut behandelten Verrenkungen des Schultergelenkes, des Schultereckgelenkes und des Brustbein-Schlüsselbeingelenkes sollten Rentengewährungen wegen Funktionsbehinderung die Ausnahme sein. Hier sei noch einmal an die oben schon angesprochene Gesamtvergütung für einige Monate gedacht.

Nicht behobene Verrenkungen in den Endgelenken des Schlüsselbeines sind auf Dauer ein kosmetisches Problem. Keine Sache, die die Erwerbsfähigkeit auf dem allgemeinen Arbeitsmarkt um mehr als 10% mindert. Allerdings bestätigen Ausnahmen hier die Regel. Ich denke an die Tänzerin, die Artistin, die Opernsängerin und den holztragenden Zimmerman mit einem gesprengten Schultereckgelenk. Diese sind echt genauso schlecht dran wie die Bardame mit einem in extremer Fehlstellung verheilten Schlüsselbeinbruch. Der aus der Kriegsopferversorgung bekannte Begriff des besonderen beruflichen Betroffenseins muß hier in abgewandelter Form angewandt werden. Hier kommen MdE-Sätze von 20% oder 10%, wenn eine Stützrente vorliegen sollte, zur Anwendung.

Schlüsselbeinbrüche wurden gestreift. Bei guter Behandlung sollten sie ebenso wie alle Brüche im Bereich des Schulterblattes nicht zu einer Dauerberentung führen. Schulterblatthalsbrüche, oft mit Rippenreihenbrüchen ja verbunden, sind meist sehr schmerzhaft während der Behandlung, aber dafür auch trotz oft erheblicher Röntgen-Veränderungen ohne funktionsbehindernde Folgen. Auch hier sollte man wieder an die Möglichkeit der Gesamtvergütung denken.

Ein echter Problemfall ist für mich der 22jährige Industriekaufmann, bei dem eine gewohnheitsmäßige Schultergelenksverrenkung als Folge eines echten Betriebsunfalles vor etwa 2 Jahren anerkannt worden ist. Bei der Arbeit ist er überhaupt nicht behindert. Seit der ersten Verrenkung ist ihm das Schultergelenk zweimal beim Skilaufen, einmal beim Tanzen und einmal beim Tennisspielen ausgekugelt. Ihm empfehle ich die Edensche Operation oder ein anderes operatives Vorgehen. Nach gut gelungener Operation ist funktionell der Normalzustand wieder erreicht. Wenn dieser Mann zur Operation nicht bereit ist - die Operation ist ja nicht duldungspflichtig - dann kann ich mich zu einer Dauerrente von 20% nicht entschließen. In solch einem Fall sollte man den Versicherungsträger als "Erinnerungsposten" einen MdE-Satz von 10% vorschlagen. Man hat ja dann immer die Möglichkeit einer Rentenerhöhung bei Eintritt einer wesentlichen Verschlimmerung.

Ich kann nun nicht auf alles, was in und um das Schultergelenk herum passieren kann, eingehen.

Ein Hand-Unterarmverlust sollte nach meiner Ansicht rechts gleich links mit einem MdE-Satz von 50% entschädigt werden. Eine wie auch immer ohne Schmerzen versteifte Schulter, eine schlaff herabhängende Schulter, sei es ossär, muskulär oder nerval bedingt, kann bei intaktem Arm vom Ellenbogengelenk abwärts nie schlechter sein als ein totaler Handverlust. Deshalb sollte die schlimmste Schulter maximal nicht höher als mit 40% bewertet werden, z. B. auch nach Resektion des Oberarmkopfes bei gleichzeitigem Axillarisschaden. So ist es ähnlich im übrigen auch in der privaten Unfallversicherung. Der Höchstsatz nach der Gliedertaxe bei einer Schultergelenksverletzung liegt nach PERRET bei 1/2, was ja einem Satz von 35% der Versicherungssumme gleichkommt.

Auf die besonderen Probleme bei der notwendigen Zusammenfassung bei chirurgischen und neurologischen MdE-Sätzen brauche ich hier nicht einzugehen. Eine bloße Addition kommt wegen Überschneidung der Fachgebiete auf keinen Fall infrage.

Entzündungserscheinungen, etwa eine fistelnde chronisch eitrige Osteomyelitis im Bereich des Schultergürtels können selbstverständlich auch einen höheren MdE-Satz als 40% einmal bedingen.

Das Schultergelenk als Anfangskette des Organes, das uns neben dem Gehirn zum Primaten gemacht hat, des Armes, ist sicherlich von größter Bedeutung, vor allem wenn es gestört ist. Der primären Behandlung des verletzten Schultergürtels sollten wir deshalb unser besonderes Augenmerk zuwenden. Bei der Begutachtung verbliebener Schäden sollten wir das Schultergelenk in der Höhe der MdE-Sätze aber nicht überschätzen. Grundmerkmal sollte dabei sein, daß eine voll funktionstüchtige Hand an einem schwergeschädigten Schultergelenk so wichtig ist, daß das betroffene Schultergelenk allein die Erwerbsfähigkeit eines Menschen nicht mehr als um ein Mittel von 40% herabsetzen kann.

W. Krösl, Wien

# Beurteilungsgrundlage bei Unfallfolgen im Bereich der Schulter

Das System und die Gliederung der Österreichischen Sozialversicherung, und hier vor allem der gesetzlichen Unfallversicherung, ist der deutschen Organisationsform sehr ähnlich, was seinen Grund nicht zuletzt darin hat, daß beide Systeme des gesetzlichen Schutzes des Arbeitnehmers nach Arbeitsunfällen im selben Jahrzehnt entstanden sind, aus der gleichen gesellschaftspolitischen Situation heraus und mit der gleichen sozialen Zielsetzung. Wie nah uns selbst das etwas differente Schweizer Modell steht, sieht man erst, wenn man sich Sozialversicherungssysteme anderer Länder, selbst europäischer Länder der gleichen Gesellschaftsform, ansieht.

Hier wie dort - ich denke jetzt vor allem an die Bundesrepublik Deutschland - wird die Rentenhöhe aufgrund eines ärztlichen Gutachtens festgestellt, sind in etwa dieselben Grundsätze für die Anerkennung des Kausalzusammenhanges und die Anerkennung als Arbeitsunfall maßgebend, gibt es eine vorläufige Rente und eine Dauerrente, welch letztere in der Regel 2 Jahre nach dem Unfall festzusetzen ist und gibt es eine Bemessungsgrundlage, die betragsmäßig mit kleinen Unterschieden gleich berechnet wird.

Es gibt weitere Schiedsgerichte, bei Ihnen heißen sie Sozialgerichte, vor denen der Versehrte berufen kann, wenn er glaubt, es sei ihm unrecht geschehen, sowie eine erhebliche Zahl weiterer Parallelen.

Der Gutachter ist bei seiner prozentuellen Einschätzung der MdE frei, d. h. es gibt keine Richtsätze, wie beispielsweise in der Kriegsopferversorgung, doch gibt es Rententabellen in den bekannten einschlägigen Standardwerken, die zwar nur empfehlenden Charakter haben, doch von den Gutachtern der Versicherungsträger und der Schiedsgerichte angewandt werden, um eine einheitliche Beurteilung zu gewährleisten. In Österreich sind es im Rahmen der gesetzlichen Unfallversicherung die Begutachtungsrichtlinien und Tabellen von KRÖSL-ZRUBECKY.

Auf das Tagungsthema, die Schulter, bezogen, möchte ich in Anbetracht der kurzen zur Verfügung stehenden Zeit nur zwei Probleme herausgreifen: zum einen die Wertung der gradmäßigen Einschränkung der Schulterbeweglichkeit und die Wertigkeit des Schultergelenkes im Rahmen der gesamten oberen Extremität, zum anderen die Beurteilung der Rechts- und Linkshändigkeit.

Zur ersten Frage: Die Messung der Beweglichkeit des Schultergelenkes ist nicht so problemlos wie beispielsweise des Ellbogengelenkes. Bei der Untersuchung keines Gelenkes werden so viele Fehler begangen wie am Schultergelenk (HOHMANN). Und wir wissen alle, daß man sich über die Mittelstellung und über die günstige Stellung zur Versteifung des Schultergelenkes auch nicht einig ist.

Es bieten sich mehrere Möglichkeiten an. Die Messung mit fixiertem oder freiem Schulterblatt in Winkelgraden und die funktionelle Messung. Bleiben wir beim Schulterblatt. Hier gehen die Meinungen schon im Grundsätzlichen auseinander. Während beispielsweise DUCHENNE und andere meinen, daß das Heben des Armes im Schultergelenk bis zur Horizontalen ohne Schulterblatt, darüber hinaus mit Schulterblatt geschehe, sagen STRASSER und andere, das Heben des Armes geschehe vom ersten Augenblick an durch Beteiligung des Schulterblattes. Es gibt daher Gutachter, die fordern, daß die Messung der Beweglichkeit des Schultergelenkes bei fixiertem Schulterblatt vorgenommen werden müsse. Meiner Meinung nach ist das alles für die Begutachtung Spiegelfechterei. Es mag zwar von wissenschaftlichem Interesse sein, festzustellen, welche Gelenkskomponenten - bis hin in den periscapulären Bereich - für die Einschränkung der Schulterbeweglichkeit maßgebend sind, für die Beurteilung der Behinderung der Funktion- und mit dieser haben wir uns bei der Feststellung der MdE zu befassen - bringt dies nichts. Ähnlich verhält es sich mit der Prüfung der Rotation. Ich selbst habe immer die Prüfung der Rotation durch den Nacken- und Kreuzgriff verabscheut, weil sie unexakt ist und weil sie nicht nur die Beweglichkeit der Schulter angibt, sondern auch von der Beweglichkeit im Ellbogengelenk abhängig ist. Meiner Mentalität würde die exakte Prüfung nach der von uns vor Jahren in Österreich eingeführten Neutral-O-Methode mehr entsprechen. Trotzdem muß ich bekennen und dafür eintreten, für die Beurteilung der MdE, den Nacken- und Kreuzgriff mit heranzuziehen, wenn auch die Prüfung der Rotation bei waagrecht abduziertem Oberarm, weil exakter und nur das Schultergelenk prüfend daneben ihre Berechtigung behält. Es ist dadurch ein eventueller Fortschritt in der Beweglichkeit besser bestimmbar.

Doch wir dürfen das Schultergelenk nicht für sich allein betrachten. Es ist nur ein, wenn auch wichtiges Glied in der Gelenkkette der oberen Extremität. Und wenn wir auch von den drei Beurteilungskriterien der unteren Extremität, Beweglichkeit, Schmerz und Belastbarkeit, das letzte, die Belastbarkeit bei der oberen Extremität streichen können, so müssen wir dafür die Gebrauchsstellung, genauer die Möglichkeit, die Hand in Gebrauchsstellung zu bringen, berücksichtigen. Die Gebrauchsstellung des Armes - grundsätzlich von der Funktionsstellung der Hand zu unterscheiden - ist das Ergebnis einer Kombinationsbewegung aller Armgelenke, durch welche die Hand in jene Stellung gebracht werden kann, die zur Verrichtung des Essens und Trinkens, des An- und Auskleidens, der Körperpflege und der Arbeit erforderlich ist. Dabei ist die Abduktion für die Arbeitserfordernisse nicht unterzubewerten. Wie FLACH sehr gut beobachtet hat, kann sich jeder selbst davon überzeugen, daß kaum eine Tätigkeit mit im Schultergelenk adduziertem Arm ausgeführt wird. Je feiner die zu leistende Arbeit wird, desto weiter wird der Arm im Schultergelenk abduziert und im Unterarm oder mit dem Ellbogengelenk auf der Arbeitsplatte aufgelegt oder aufgestützt.

Aus all dem Gesagten wird verständlich, daß wir von der prozentuellen Einschätzung der MdE aufgrund einer Beweglichkeitseinschränkung des Schultergelenkes in den einzelnen Bewegungsebenen nach Graden abgegangen sind und nur mehr zwei funktionelle Kriterien kennen: Kann die Hand in Gebrauchsstellung gebracht werden, beträgt die MdE maximal 10%, kann sie nicht in Gebrauchsstellung gebracht werden 20 bis 25%.

Einige Bemerkungen zur Rechts- und Linkshändigkeit, da auch in neueren Auflagen von Begutachtungsbüchern noch zwischen Rechts- und Linkshändern bei der Einschätzung der MdE nach Hand- oder Armverletzungen differenziert wird.

Die angeborene und später manifest werdende Händigkeit des Rechts- und Linkshänders bezieht sich nach ZRUBECKY ausschließlich auf die Geschicklichkeit der jeweiligen Hand und auf die dadurch bedingte Bevorzugung als Gebrauchs- oder Hilfshand. Untersuchungen von NEUMANN haben ergeben, daß auch offensichtliche Rechtshänder in der Lage sind, den einen oder anderen differenzierten Feingriff mit großer Geschicklichkeit ebenso links auszuführen. KREUZ hat im letzten Krieg tausende Handamputierte und über 600 Ohnhänder im Oskar-Helene-Heim behandelt und festgestellt, daß jeder rechtsseitig Handamputierte ohne einzige Ausnahme lernte, mit der linken Hand zu schreiben, wobei das Schreiben sogar als eine höher entwickelte Form der Greiffunktion angesehen werden muß (MIFKA).

KREUZ hat beispielsweise festgestellt, daß die Bildung eines Greifarmes nach KRUKENBERG bei einseitig Amputierten sinnlos ist, da diese Verletzten mit der ihnen verbliebenen Hand - gleichgültig ob es die rechte oder linke war - alle Verrichtungen des täglichen Lebens ausführten, so daß der operativ gebildete Greifarm nicht benützt und trainiert und somit letzten Endes nicht eingesetzt wird (ZRUBECKY). Ähnliche Erfahrungen machten wir mit der myoelektrischen Prothese (HENNINGER).

Daraus muß folgerichtig abgeleitet werden, daß die erhöhte Geschicklichkeit der einen Hand bei einem Verlust oder einer schweren Verletzung der anderen Hand, fast ausnahmslos durch Training und Anpassung weitgehend auf die primäre Hilfshand transportiert werden kann. Die Zeitspanne für diese Umstellung ist selbstverständlich von Alter, Beruf und Intelligenz des Versehrten abhängig. Ausnahmen sind Verletzte über 30 Jahre mit einer speziellen Berufsausbildung, bei der eine besonders trainierte Geschicklichkeit und gefühlvolle Dosierung des Spitzgriffes erforderlich ist - diese Tätigkeit wird dann letzten Endes cerebral fixiert (MIFKA). In allen anderen Fällen wird bis zur Feststellung der Dauerrente die Umstellung soweit erfolgt sein, daß 2 Jahre nach dem Unfall die Höhe der MdE nicht mehr von der Rechts- bzw. von der Linkshändigkeit des Versehrten abhängig gemacht werden muß.

Ich möchte da auch noch auf die sehr eindeutige Feststellung von PIEPER zur Rechts- und Linkshändigkeit verweisen. Er stellte fest, daß, da eine Umstellung von rechts auf links und umgekehrt durch Zwang, Gewohnheit und Erziehung möglich, und die Regel ist, die unterschiedliche Bewertung einer Handschädigung der rechten oder linken Hand nicht mehr aufrecht zu erhalten ist.

Trotz dieser sehr eindeutigen Feststellungen zahlreicher und namhafter Fachleute, sowie eigener einschlägiger Erfahrung, waren wir uns der Schwierigkeiten bei der Abschaffung dieses althergebrachten Denkschemas bewußt, besonders da ja in Laienkreisen die rechte Hand wesentlich höher bewertet wird und das ganz besonders dann, wenn sie nicht mehr gebrauchsfähig ist. Es waren daher auch die Richter der Schiedsgerichte zu überzeugen, was geschehen ist. Heute ist dieses Rennen in Österreich gelaufen. Im Rahmen der gesetzlichen Unfallversicherung wird zwischen rechts und links bei der Begutachtung der oberen Extremität nicht mehr unterschieden. Was sich auf dem Sektor der Privatversicherung und der Gerichtsgutachtenpraxis tut, darüber wollen wir lieber nicht reden.

Kurz zusammengefaßt auf mein Thema bezogen:

1. Die gesetzlichen Grundlagen für die Begutachtung der Schulterverletzungen sind in Österreich in etwa die gleichen wie in der Bundesrepublik Deutschland.
2. Bei Unfallfolgen im Schultergelenk wird die MdE nicht nach der Bewegungseinschränkung dieses Gelenkes in den 3 Ebenen in Graden beurteilt, sondern nach der Möglichkeit, die Hand in Gebrauchsstellung zu bringen. Ist dies möglich, Einschätzung mit 0 bis 10%, ist dies nicht möglich, Einschätzung mit 20 bis 25%.
3. Keine Unterscheidung zwischen rechts und links.

E. Baur, Luzern

## Invaliditätsbeurteilung nach Schulterverletzungen in der Schweiz

Wenn von der Fortsetzung der ärztlichen Behandlung eine namhafte Besserung des Gesundheitszustandes eines Versicherten nicht erwartet werden kann und der Unfall eine voraussichtlich bleibende Erwerbsunfähigkeit hinterläßt, so hören die bisherigen Leistungen auf und es erhält der Versicherte eine Invalidenrente. Überdies rüstet ihn die SUVA noch mit den nötigen Hilfsmitteln aus.

Dies ist der Wortlaut des grundlegenden Gesetzesartikels für die Rentenfestsetzung im Kranken- und Unfallversicherungsgesetz von 1911, dem Grundgesetz für die Krankenkassen und die Schweiz. Unfallversicherungsanstalt SUVA.

Schon sehr früh, d. h. Ende des ersten Weltkrieges, als die SUVA ihre Tätigkeit als obligatorische Unfallversicherung in der Schweiz aufnahm, waren die führenden Interpreten des neuen Gesetzes - Juristen und Mediziner - der Auffassung, daß die Rente vor allem den wirtschaftlichen Schaden zu decken hätte, den der Versicherte infolge seiner Invalidität erleide. Mit anderen Worten, der Begriff der Erwerbsunfähigkeit beinhaltet nach schweizerischer Rechtssprechung auf dem Gebiete der sozialen Unfallversicherung vorwiegend wirtschaftliche Faktoren.

Seit Beginn der sechziger Jahre wird dieses Prinzip nun dadurch noch betont, daß nach Auffassung des Eidgenössischen Versicherungsgerichtes, der obersten richterlichen Spruchbehörde in Sachen Sozialversicherung, der Invalidenversicherung und der Militärversicherung einander angeglichen werden sollen. Als allgemeine

Volksversicherung sind die Grundsätze der Invalidenversicherung maßgebend für die übrigen Sozialversicherungen. Damit wird das wirtschaftliche Element in der Rentenzumessung noch stärker in den Vordergrund geschoben; denn die Invalidenversicherung bemißt ihre Rente nach der Differenz von zwei hypothetischen Einkommen. Es werden miteinander verglichen das Einkommen, das sich der Versicherte ohne Invalidität hätte erwerben können mit demjenigen Einkommen, das er nach erfolgter Eingliederung durch eine ihm zumutbare Arbeit erwerben könnte. Infolge dieser neueren Gesetzgebung und der daraus hervorgehenden Rechtssprechung wird die ärztliche oder medizinische Invaliditätsschätzung etwas in den Hintergrund gedrängt. Das System der nach wirtschaftlichen Grundsätzen zu beurteilenden Rentenfestsetzung funktioniert, sofern man beim einzelnen Versicherten über eine praktische Erfahrung bezüglich seiner körperlichen und geistigen Leistungsfähigkeit im Rahmen seiner Invalidität verfügt. Es kommt uns dabei zu Hilfe, daß die schweizerische Praxis der sozialen Unfallversicherung den Begriff der Teilarbeitsfähigkeit kennt, d. h. noch während der ärztlichen Behandlung der Unfallfolgen wird der Versicherte angehalten, seine Berufsarbeit wieder aufzunehmen. Der behandelnde Arzt oder der Kreisarzt der SUVA schätzt die Arbeitsfähigkeit aufgrund einer oder mehrerer Untersuchungen. In vielen Fällen ist bis heute dieses Procedere erfolgreich durchgeführt worden. In den Zeitabschnitten der Teilarbeitsfähigkeit sammeln der Arbeitnehmer, die Unfallversicherung, evtl. auch die Invalidenversicherung Erfahrungen über die einem Invaliden verbliebene Leistungsfähigkeit, und danach kann bis zu einem gewissen Grade die Rente geschätzt und festgesetzt werden.

Das System der wirtschaftlichen Bemessung der Invalidität versagt aber in den Fällen, in denen der Verunfallte seine Arbeit nicht wieder aufgenommen hat und auch zu erwarten ist, daß er sie aus irgendwelchen Gründen nicht wieder aufnehmen wird. In diesen Fällen tritt die ärztliche Invaliditätsschätzung, d. h. die mehr abstrakte Schätzung wieder in den Vordergrund.

Bei der SUVA, der obligatorischen schweizerischen Unfallversicherung, gelten auch bei der wirtschaftlichen Rentenzumessung der ärztliche Untersuchungsbefund und die ärztliche Schätzung der Invalidität als Grundlagen der Rentenfestsetzung. Die ärztliche Schätzung gewinnt aber auch wieder an Boden, wenn beurteilt werden soll, welche berufliche Tätigkeit einem Versicherten zugemutet werden kann. Besonders bei schlechtem Willen oder bei neurotischen Reaktionen von seiten des Versicherten spielt die Frage nach der Zumutbarkeit eine nicht zu unterschätzende Rolle. Hier beurteilt der Arzt die körperlichen und geistigen Voraussetzungen für eine Berufsarbeit, die einem Invaliden noch zugemutet werden kann. Daß man unter diesen Umständen wieder auf die von der Administration der Unfallversicherung verpönten Tabellenwerte für Invaliditätsschätzungen zurückgreifen muß, ist selbstverständlich. Ohne Grundlage von mittleren Erfahrungswerten kommt auch der schärfste Gegner der ärztlichen Invaliditätsschätzung und wärmste Befürworter der wirtschaftlichen Rentenschätzung nicht aus.

Die Richtwerte, die bei der SUVA für Schulterläsionen gelten, bewegen sich in der Größenordnung von 20 bis 50%. In der nachfolgenden Tabelle 1 sind diese Werte aufgegliedert:

Tabelle 1

| Schulter versteift | rechts | links |
|---|---|---|
| in Adduktion | 50% | 40% |
| $30^{o}$ über Horizontale beweglich | 15% | 10% |
| bis Horizontale beweglich | 25% | 20% |
| nicht reponierte Luxation | 50% | 40% |
| habituelle Luxation | 30% | 20% |

Die durchschnittliche Schätzung der Invalidität ist beim rechten bzw. beim bevorzugten Arm im allgemeinen 10% höher als beim weniger wichtigen Arm.

Alter, Intelligenz, allgemeine körperliche und geistige Verfassung des Invaliden, körperliche und geistige Anforderungen der zumutbaren Berufsarbeit mögen diese Werte modifizieren. Daß neben dem eigentlichen Gelenkschaden zusätzliche Läsionen und Krankheiten den Invaliditätsgrad ebenfalls beeinflussen, scheint selbstverständlich zu sein. Das Mitspielen einer schmerzhaft gewordenen Cervicalsponcylose, degenerative Veränderungen im ganzen Komplex der Gelenkkapsel, Sehnen und periarticulären Gewebe ist vielleicht am häufigsten zu beobachten.

Die Rente kann je nach Gegebenheiten als Rente mit Revisionsvorbehalt, als Rente mit Abstufung ohne vorangehende Untersuchung oder als zeitlich terminierte Rente festgesetzt werden. Bei der zeitlich terminierten und abgestuften Rente werden Anpassung und Angewöhnung an den voraussichtlich zeitlich begrenzten körperlichen Schaden in Rechnung gestellt. Wenn nach konstanter Rechtssprechung eine Anpassung und Angewöhnung schon zum voraus berücksichtigt wird, dann muß die SUVA bei Inkrafttreten der Rentenherabsetzung oder -aufhebung nicht eine wesentliche Besserung des Zustandes nachweisen. Es genügt, wenn die vorausgesehene Besserung - die Anpassung und Angewöhnung sich eingestellt haben. So kann zum Beispiel eine leichte Funktionsbehinderung eines Schultergelenkes durch eine zeitlich terminierte Rente entschädigt werden, ohne daß daraus eine Dauerrente resultiert.

Wie erwähnt, kann eine Rente nur herabgestzt werden, wenn eine wesentliche Besserung des anatomischen oder funktionellen Zustandes von Unfallfolgen nachgewiesen werden kann, sofern medizinische Kriterien bei einer Rentenrevision angewendet werden müssen. Die SUVA kann aber eine Rente auch rein nach wirtschaftlichen Gegebenheiten revidieren, d. h. wenn es sich über eine längere Zeit hinweg erwiesen hat, daß der Rentner eine geringere Erwerbsunfähigkeit geltend machen kann, als bei der Festsetzung der Rente bestimmt worden war. Die Voraussetzungen für eine rein wirtschaftliche Rentenbemessung sind bei der Rentenrevision wesentlich günstiger als bei der Rentenfestsetzung, was sich auch aus der Rechtssprechung heraus ableiten läßt.

# Podiumsgespräch (Leitung: W. Bandi, Interlaken)

Teilnehmer: J. Böhler (Wien), H. Tscherne (Hannover), A. N. Witt (München), J. Rehn (Bochum), O. Russe (Innsbruck), P. Buri (Bern), A. Narakas (Lausanne), H. J. Müller (Murnau)

## Zur Indikationsstellung konservativer oder operativer Behandlung der Humeruskopf- und -halsfrakturen

Der Gesprächsleiter betont, daß heute die konservative und die operative Behandlung nicht mehr als Gegensätze herausgestellt werden, sondern einander nach den Bedürfnissen des Falles ergänzen. J. BÖHLER sieht keine größeren Unterschiede zwischen seiner Auffassung und den von BANDI dargestellten Operationsindikationen.

## Zur Osteosynthesetechnik

W. BANDI bezweifelt die Übungsstabilität der percutanen Drahtspickung und J. BÖHLER ist der Auffassung, daß die Drahtspickung sich vor allem zur Behandlung jugendlicher, jedoch nicht älterer Patienten eigne, während J. REHN diese Methode lediglich als Notlösung betrachtet. Auch A. WITT empfiehlt die percutane Spickung nur bei jugendlichen Patienten, sieht bei älteren die funktionelle Therapie, z. B. nach CHAMBONNIÈRE vor. Eine Drahtspickung sei nur bei Trümmerbrüchen oder Luxationsfrakturen ratsam.

BANDI erachtet die Bündelnagelung vom proximalen Zugang her als ungünstig wegen Beeinträchtigung der Rotatorenschlinge und mangelhaftem Halt der Implantate im proximalen Fragment. WITT ergänzt die Auffassung in Bezug auf den Rush-pin, der proximal eingeführt keine gute Fixation ermöglicht und in jedem Falle eine zusätzliche äußere Fixation bedingt. Dagegen macht H. J. MÜLLER gute Erfahrungen mit der temporären Spickdrahtosteosynthese, und macht Vorbehalte gegenüber der T-Platte, da diese im capsulären Bereich Zirkulationsstörungen hervorrufen könne. Von REHN wird die Berechtigung dieser Kritik in Frage gestellt. Schließlich vertritt TSCHERNE die Ansicht, daß die Resultate der operativ und der konservativ behandelten Humeruskopffrakturen nicht vergleichbar seien, da die operativ behandelten Fälle indikationsgemäß die schwierigeren Frakturen beträfen.

## Zum Schulterblattbruch

BANDI: Aus den gehörten Referaten geht hervor, daß eine operative Behandlung des Schulterblattbruches nur bei Frakturen des Scapulahalses, nicht aber bei Frakturen des Corpus scapulae indiziert sind.

TSCHERNE ist der Auffassung, eine operative Behandlung sei nur bei stark dislozierten Frakturen des Halses mit zusätzlicher Claviculafraktur, bzw. Diastase des AC-Gelenkes und Gelenkpfannenbruch angezeigt. REHN spricht sich für die konservative Behandlung aus. Er hat auch gute Resultate bei Halspfannenbrüchen gesehen. Bei Mehrfachfrakturen liege keine Operationsindikation vor, da die Zugänge zur Scapula schwierig seien. Entgegen dieser betont konservativen Haltung unterstreicht TSCHERNE noch einmal seine Indikationen.

## Zur Behandlung der Luxationen

BANDI möchte die Diskussion auf die Frage der Fixationsdauer nach Schulterluxation lenken, da diese Frage in den gehörten Referaten weitgehend offenblieb.

BÖHLER ist der Auffassung, bei Jugendlichen sei eine Fixation von 3 Wochen angezeigt, bei älteren Patienten dagegen nur bis zum Nachlassen des Schmerzes. Die Reluxationsgefahr sei bei den aktiven Jugendlichen größer, dagegen beim älteren Menschen eher die posttraumatische Versteifung.

WITT weist darauf hin, daß die nach Luxation bestehende Kapselwunde ausheilen müsse, daher tritt er für längere Fixation ein, um die nicht geringe Gefahr der posttraumatischen habituellen Luxation zu reduzieren. Auch MÜLLER befürwortet eine längere Fixationsdauer, besonders da die posttraumatische Versteifungsgefahr nicht groß sei. S. WELLER, Tübingen, betont, daß bei der allgemeinen Uneinigkeit über die Fixationsdauer eines wichtig sei, nämlich im Anfang die Bewegungsübungen nicht über die Horizontale hinaus zu führen.

E. MAY, Detmold, hat 85% seiner Patienten weniger als 2 1/2 Wochen ruhiggestellt, und J. JAHNA, Wien, erklärt, nach anfänglicher Anwendung des Desault-Verbandes während 10 Tagen, habe er jetzt die Behandlungsdauer auf 3 Wochen angesetzt. Er habe jedoch keinen Unterschied bezüglich Rezidivhäufigkeit gesehen. BANDI empfiehlt eine Ruhigstellung während 4 bis 6 Wochen steigende Bewegungsübungen, dagegen seien sportliche Übungen während 2 bis 3 Monaten nach der Luxation zu unterlassen.

B. ARENS, Ludwigshafen, befürwortet den Brust-Armgipsverband während 3 Wochen. Er ist der Ansicht, daß der Desault-Verband eine gute Kapselnarbe verhindere. MÜLLER sieht die Lösung der Streitfrage über die Fixation in Adduktion oder Abduktion darin, daß die Fixationsstellung sich nach Art des Luxationstypus zu richten habe.

B. KECSKÉS, Berlin, empfiehlt die Arthrographie nach Schulterluxationen zur Erkennung der Bankartschen Verletzung. Nach ihm bringt ein Desault-Verband von nur 8 bis 10 Tagen keine vermehrte Reluxationshäufigkeit.

W. BUCHINGER, Wien, verteidigt seinen von ARENS kritisierten Standpunkt. O. RUSSE empfiehlt eine Ruhigstellung von 10 bis 20 Tagen bei Rotatorenmanschettenverletzung. Eine Lokalisation der Verletzungen sei aber stets ungewiß. Sicher sei, daß bei der Luxation erecta die Rotatorenmanschette gerissen sei.

Nach WITT atrophieren die rotatorischen Muskeln bei der Ruhigstellung sehr rasch, und BÖHLER warnt noch einmal vor Ruhigstellung der Schulter bei älteren Leuten. BANDI weist darauf hin, daß der Supraspinatus elektromyographisch dieselbe Arbeit leistet wie die Mittelpartie des Musculus deltoides.

## Zur Behandlung der AC-Luxation

BANDI weist auf die aus den verschiedenen Referaten hervorgegangenen Gegensätze hin hinsichtlich Behandlung und Dauer der Ruhigstellung. REHN sieht den Zweck der Ruhigstellung darin, durch Sicherung der Bandnähte bis zur Heilung eine genügende Stabilität zu erreichen. Er hält eine Ruhigstellung von dreiwöchiger Dauer für richtig. Entfernung des Metalles nach 8 Wochen. Kunststoffschienen hält er für ungünstig, weil ungenügend. Nach BANDI fällt die Fixation einer Ac-Luxation nicht unter den Begriff der Osteosynthese, sie soll nicht stabil sein, sondern das AC-Gelenk nur axieren, insbesondere die Rotation der Clavicula um ihre Längsachse gewährleisten. Jugendliche zeigen ein so dickes und festes Periost, daß hier eine Periostkapselnaht zur Retention des Gelenkes in den meisten Fällen genügt.

## Gefäß- und Nervenverletzungen

P. BURI weist darauf hin, daß bei der Indikation zur Gefäßrekonstruktion verschiedene Dringlichkeiten vorliegen, nämlich Verblutungsgefahr und Ischämie des Armes. Bei Verblutung mit entsprechend hoher Dringlichkeit der Operationsindikation wird der ventrale Zugang unter Resektion der Clavicula vorgezogen. Bei Ischämie mit gleichzeitigen Knochenläsionen sollten die Knochenverhältnisse zunächst saniert werden. Auch bei der Ischämie sei der Gefäßrestitution eine 4-Stundengrenze gesetzt. Eine totale Ischämie des Armes sei dank der ausgebildeten Kollateralen am Schultergürtel selten. Ein großes Problem stellt die Restitution des venösen Reflux dar.

A. NARAKAS diskutiert den Zeitpunkt der Rekonstruktion des Plexus, die nicht sehr dringlich ist. Sie sollte innerhalb von 2 Monaten nach dem Unfall durchgeführt werden, ausgenommen bei gleichzeitiger Arterienverletzung, wo Plexusläsionen wenn möglich simultan angegangen werden. Kurz nach der Verletzung sind die Nerven lang und ihre Rekonstruktion ist technisch leichter, die Schwierigkeit beruht aber darin, daß gerade zu dieser Zeit die Indikation zur Nervennaht nicht immer sicher gestellt werden kann. Die Frakturen des Schulterblattes sind bei Plexusläsionen häufig. Der dabei oft betroffene Nervus suprascapularis sollte rekonstruiert werden.

## Zur Schultermobilisation in Narkose

MÜLLER und WITT raten zu großer Vorsicht bei der Mobilisation von Schultersteife in Narkose. Möglichkeit der Zerreißung der Tunica synovialis und von Gefäßen, die zu Aneurysmabildungen führen. Die Grundkrankheit der Versteifung muß berücksichtigt werden. Eine anschließende geeignete Physiotherapie hat das erreichte Resultat zu konsolidieren.

# II. Schienbeinkopfbrüche

## A. ANATOMIE

W. D. Schellmann, Frankfurt/Main

### Funktionseinheit Kniegelenk – ihre Besonderheiten und klinischen Probleme

Die Folgen der Verletzungen des Schienbeinkopfes werden im wesentlichen geprägt durch:

1. Die Verformung des Tibiaplateaus,
2, die Mitverletzung des Bandapparates,
3. die spezifische Reaktion des Gelenkknorpels auf die Verletzung.

Da die Knorpelreaktion nach dem derzeitigen Stand unseres Wissens kaum beeinflußbar ist, können unsere therapeutischen Maßnahmen im wesentlichen nur die Wiederherstellung der Form des Schienbeinkopfes und der annähernd regelrechten Bandführung anstreben.

Die Kenntnisse anatomischer Gegebenheiten und der kinematischen Gesetzmäßigkeiten der Funktionseinheit Kniegelenk sind dabei Voraussetzung für den Erfolg unserer therapeutischen Bemühungen.

Wie kein anderes Gelenk erfüllt das Kniegelenk höchste funktionelle Ansprüche. Seine exponierte Lage zwischen den großen Hebelarmen der vom Körpergewicht belasteten unteren Gliedmaße, führte im Laufe der Phylogenese zur Ausbildung eines Großgelenkes, da nur weit ausladende Gelenkenden von Femur und Tibia mit großen Belastungsflächen in der Lage sind, den einwirkenden Hebelkräften Stand zu halten.

Neben der Forderung nach größtmöglichem Bewegungsausschlag soll dieses Gelenk auch noch folgende Voraussetzungen erfüllen:

1. Ausreichende Führung in allen Bewegungsphasen,
2. feste Verriegelung in Neutralstellung, d. h. Streckstellung,
3. begrenzte Drehbeweglichkeit.

Diese Anforderungen setzen einen hoch differenzierten Steuermechanismus und Halteapparat voraus, der nur an einem großen Gelenk wirkungsvoll ansetzen kann.

Die für den menschlichen Körper einmalige Konstruktion von einander unterstützenden, bzw. das Gelenk steuernden Bändern und Kapselanteilen, hat ihrerseits wieder wesentliche Rückwirkung auf die Form der gelenkbildenden Knochenenden.

So läßt das Kniegelenk die Wechselbeziehung zwischen funktionellen Aufgaben und anatomischer Anpassung besonders deutlich erkennen. Die Demonstration einiger Besonderheiten soll dies untermauern.

Steuerung und Führung des Bewegungsablaufes erfolgen im wesentlichen durch die Kreuzbänder und den Seitenbandapparat.

Geht man davon aus, daß die von vorn unten nach hinten oben und von hinten unten nach vorn oben verlaufenden Kreuzbänder unter anderem eine Vor- und Rückverschiebung des Schienbeinkopfes gegen die Oberschenkelrolle verhindern sollen, so müssen sich diese in jeder Funktionsphase im Spannungszustand befinden.

Ein vereinfachendes Modell zeigt nun, wie bei einer nahezu konstanten Spannung der Kreuzbänder die Condylen des Modellgelenkes rollend nach hinten gleiten müssen (Abb.1-3). Diese zwangsläufige Roll-Gleitbewegung der Oberschenkelrolle ist eine erste Eigentümlichkeit des Kniegelenkes.

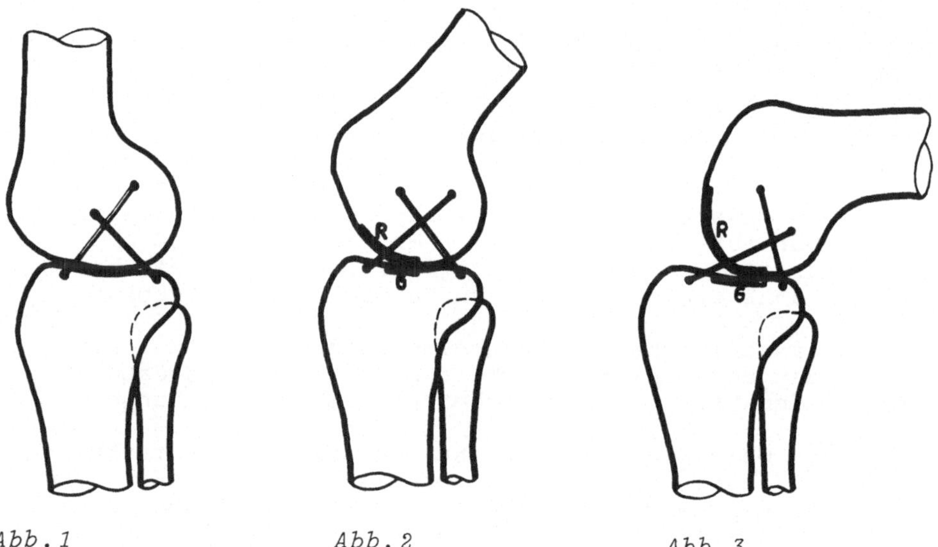


*Abb.1* *Abb.2* *Abb.3*

*Abb.1. Streckstellung, maximale Anspannung der Kreuzbänder*
*Abb.2. Rollweg "R" wird größer als Gleitweg "G"*
*Abb.3. Gleitweg beendet, Rollung nunmehr "auf der Stelle"*

Wie im nachfolgenden Vortrag sicher eingehender dargestellt wird, liegt die Drehachse des Systems nicht etwa im jeweiligen Krümmungsmittelpunkt des Modellcondylus, also im Verlaufe der so bezeichneten Evolute (Abb.4), sondern im wandernden Schnittpunkt der Kreuzbänder, bei fixiertem - oder besser gesagt eingerastetem Oberschenkel, entlang einer sog. Rastpolkurve (Abb.5), bei bewegtem Oberschenkel entlang einer sog. Gangpolkurve.

In vivo sind Lage, Länge und Spannungszustand dieser Bänder natürlich differenzierter, die Spiralform der Condylen, eine zweite Besonderheit des Gelenkes, ist das Ergebnis eines phylogenetischen aber auch ontogenetischen Anpassungsvorganges an diese Bänder.

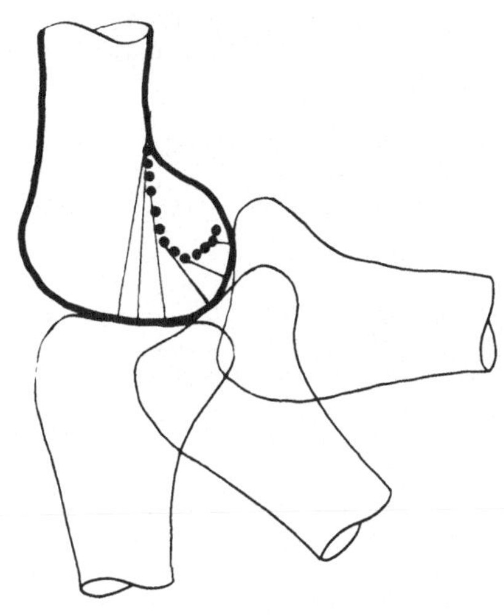

Abb.4

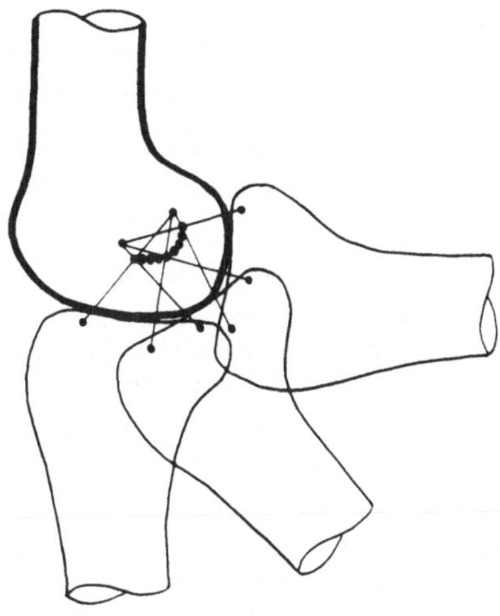

Abb.5

*Abb.4. Evolute - Verbindungslinie der sich verkürzenden Krümmungsradien*
*Abb.5. Rastpolkurve - Verbindungslinie der jeweiligen "Momentandrehpunkte" bei arretiertem Oberschenkel*

Aus der bei Beugung zunehmenden, kreuzbandgesteuerten Rückverlagerung der Angelpunkte des "Hebelsystems" Kniegelenk resultieren längere Hebelarme und geringerer Kraftaufwand. MENSCHIK vergleicht deshalb das Kniegelenk zu Recht mit einem stufenlosen Getriebe: Je größer der durch Funktionsstellung bedingte Kraftaufwand, um so günstiger die Gestaltung der Hebelarme.

Unterschiedliche Größe und Form der Condylen sowie Verlauf der Bänder lassen die Roll-Gleitbewegung innen und außen verschiedenartig ablaufen. Es erfolgt dies einmal in Anpassung an die physiologische X-Abweichung des Kniegelenkes, ist zum anderen aber auch Voraussetzung für sog. Schlußrotation, eine dritte Besonderheit dieses Gelenkes.

Bei diesem Vorgang führt die Form der gelenkbildenden Knochenenden in der Zwangsjacke des umhüllenden und steuernden Bandapparates mit Auswärtsdrehung des Unterschenkels zu einer abschließenden und begrenzenden Verriegelung.

Die spiraligen Condylen finden dabei ihr Widerlager in der besonders differenzierten Form des Tibiaplateaus. Die Ausladung des Kopfmassivs ermöglicht den Gleitweg nach hinten und verbessert die Hebelwirkung für den Streckapparat, die leicht muldenförmige Vertiefung in den Plateauhälften und die Sattelrücken der Kreuzbandhöcker erleichtern dem Bandapparat die Führung.

Die Gelenkflächen des Tibiakopfplateaus fallen nach hinten um ca. 4 Grad ab, die Condylen laufen gesteuert und gehalten vom Bandapparat und unter leichter Querstellung des Plateaus, wie auf einem Bremskeil auf. Der elastische Knorpel, unterstützt durch die Menisci, puffert den Anschlag ab (Filmausschnitt).

Als letztes bedeutendes Glied dieser Funktionseinheit sind die Seitenbänder zu nennen, deren Anordnung und Verlauf ebenfalls eine Anpassung an die besonderen Gegebenheiten des Gelenkes darstellen.

Während diese in Beugeposition erschlaffen und dann eine Kreiselung des Unterschenkels um insgesamt 50 Winkelgrade erlauben, straffen sie sich in Streckstellung des Kniegelenkes, bedingt durch die Form der gelenkbildenden Knochenenden und durch die Schlußrotation.

Ein etwas vergröberndes Schema zeigt diesen Verspannungsmechanismus, der nur durch den unterschiedlichen Verlauf der Seitenbänder möglich ist. Die Anspannung der Seitenbänder und der hinteren Kapselwand sowie die Außendrehung des Unterschenkels begrenzen den Streckvorgang im Kniegelenk, ein Ausweichen der Condylen nach hinten wird durch das vordere Kreuzband verhindert. Die Condylen laufen sich sozusagen fest (Abb.6-9).

Mit dem Verständnis für diese komplexen Vorgänge werden auch die Probleme klar, welche uns bei der Rekonstruktion des frakturierten Schienbeinkopfes und des zerrissenen Bandapparates beschäftigen.

Bei der geringsten Unregelmäßigkeit der Gelenkflächen werden erhebliche Preßpunkte auf kleinste Flächen verteilt, der schon vorgeschädigte Knorpel wird weiter deformiert. Auch ohne Körperlast wird bei der Schlußverriegelung das Tibiaplateau enormen Druckeinwirkungen ausgesetzt. Es wäre zu diskutieren, ob man diese Druckeinwirkung durch zumindest vorübergehende Einschränkung der Streckbewegung ausschalten sollte.

Das komplizierte Zusammenspiel des Bandapparates macht verständlich, daß schon bei geringsten Abweichungen von der Norm, so z.B. beim plastischen Ersatz eines der Bänder, der Bewegungsablauf gestört sein kann, eine ungleichmäßige Belastung resultiert und die Arthrose begünstigt wird.

Bei Lockerung des Seitenbandapparates durch Bandriß oder Knochenimpression ändern sich die Bedingungen der Schlußverriegelung, die Druckbelastungen werden größer. Ein defekter Kreuzbandapparat verändert den Ablauf der Roll-Gleitbewegung, der Mechanismus des stufenlosen Getriebes ist entscheidend gestört.

Die Zahl der Beispiele ließen sich beliebig erweitern. Die Probleme des so wichtigen Femuro-Patellargelenkes konnten hier überhaupt nicht abgehandelt werden.

Meine Ausführungen sollten auch nur schwerpunktmäßig die komplexen Vorgänge der Funktionseinheit Kniegelenk andeuten und das Verständnis für den folgenden Vortrag erleichtern.

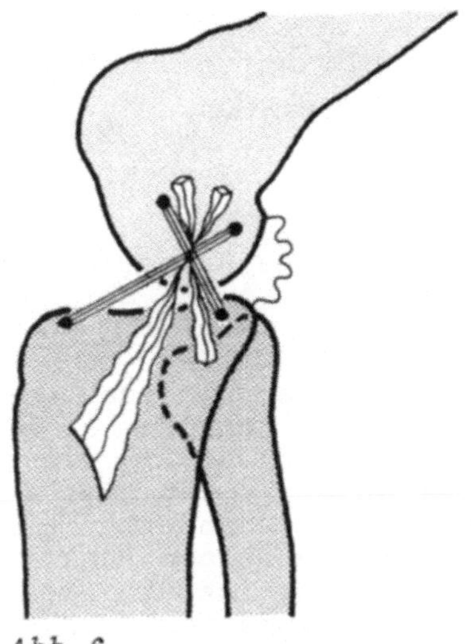

Abb.6

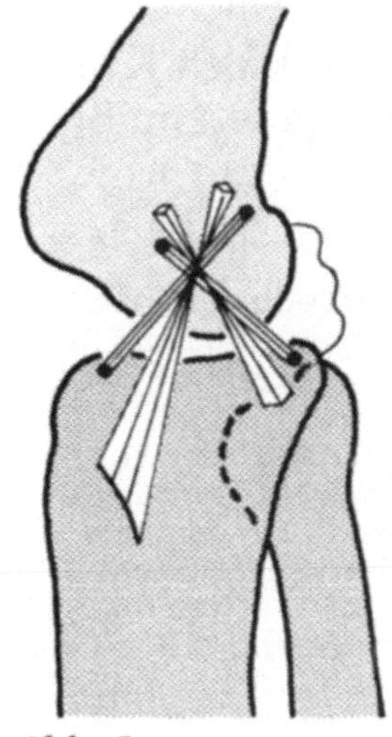

Abb.7

*Abb.6. Seitenbänder und Kapsel bei Beugung erschlafft*
*Abb.7. Anspannung der Seitenbänder*

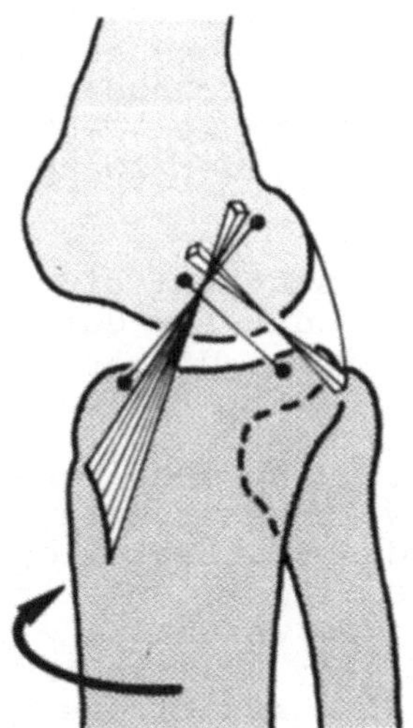

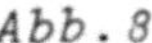

Abb.8

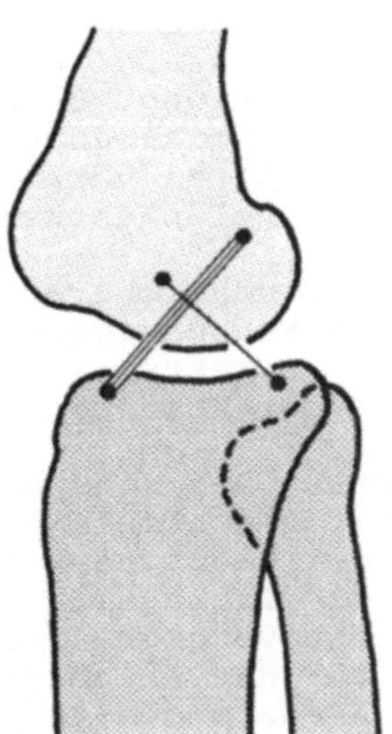

Abb.9

*Abb.8. Schlußrotation führt zu maximaler Seitenbandspannung*
*Abb.9. Vorderes Kreuzband verhindert Ausweichen nach hinten*

A. Menschik, Wien

# Die Kinematik des Kniegelenkes und Hinweise auf den allgemeinen gesetzmäßigen Aufbau der Wirbeltiergelenke

## Zwanglauf und Führungspunkte des Kniegelenkes

Der immer wieder reproduzierbare Bewegungsablauf des Kniegelenkes setzt einen Zwanglauf im Sinne der angewandten Geometrie, der Kinematik voraus.

An einem einfachen Beispiel soll der Zwanglauf einer Zweipunkteführung gezeigt werden. In einer Ebene $\xi$ sind zwei Schlitze a, b eingelassen. In diesen Schlitzen gleiten zwei Zapfen A' B', die mit der Ebene $\xi'$ verbunden sind. Bei der Bewegung gleiten diese Zapfen A' B' in ihren Schlitzen und unterwerfen alle anderen Punkte der Ebene $\xi'$ einem bestimmten Zwanglauf. Von einem Punkt unter vielen, dem Punkt C ist seine Bahn "c" aufgezeichnet. Die beiden Punkte A' B', die für den immer wieder reproduzierbaren Zwanglauf der Ebene $\xi'$ verantwortlich sind, heißen Führungspunkte. Am Kniegelenk ergab sich nun die Frage, wo liegen die Führungspunkte, die den Zwanglauf des Kniegelenkes steuern.

Entfernt man an einem Kniegelenk die Weichteile bis auf die Hauptbahnsysteme, Kreuzbänder und Collateralbänder, so bleibt der reproduzierbare Zwanglauf erhalten. Durchschneidet man die Seitenbänder, dann dreht sich der Unterschenkel wo weit nach außen, bis beide Kreuzbänder nahzu parallel herunterhängen. Bringt man die Kreuzbänder wieder in ihre ursprüngliche Position, dann tritt der natürliche Zwanglauf am Kniegelenk wieder auf, abgesehen von der Seitenlockerung. Durchschneidet man die Kreuzbänder und beläßt die Collateralbänder, so läßt sich der Unterschenkel nach dorsal und ventral verschieben (Schubladenphänomen), der Zwanglauf des Kniegelenkes geht verloren.

Bei feststehendem Oberschenkel und bewegtem Unterschenkel sind demnach die Führungspunkte, die den Unterschenkel den für das Kniegelenk charakterisierenden Zwanglauf unterwerfen, die Ansatzpunkte der Kreuzbänder am Tibiaplateau (Abb.1).

In dem linken Dia sind die Kreuzbänder mit ihren Ursprungs- und Ansatzpunkten schematisch abgebildet. Für die weiteren Überlegungen soll der Oberschenkel das ruhende System, das Rastsystem darstellen, die Tibia soll das bewegte System, das Gangsystem sein. Zum besseren Verstehen sind im rechten Dia nur die wesentlichen Elemente für die Kniebeweglichkeit dargestellt. $A^x$= Ursprung des hinteren Kreuzbandes, h' am Oberschchelcondyl, A1 - Ansatz des Kreuzbandes dorsal am Tibiaplateau, p". $B^x$ = Ursprung des vorderen Kreuzbandes, v' am Oberschenkelcondyl mit dem Ansatz B1 ventral am Tibiaplateau (Abb.1 und Abb.2).

## Gelenkviereck, das biomechanische Grundprinzip des Kniegelenkes

Das abgebildete System hat vier Ecken, $A^x$, $B^x$, A1, B1, und ist demnach ein Viereck, allerdings ein besonderes Viereck, weil zwei

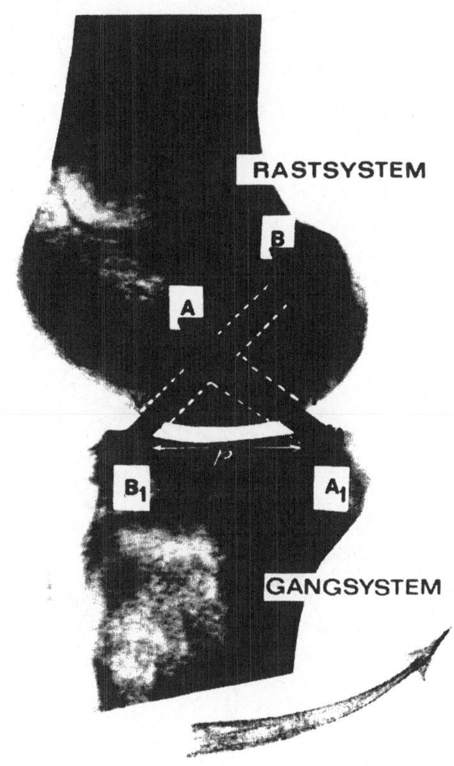


*Abb.1. Mechanik der Kreuzbänder. Der Oberschenkelcondyl wurde als das ruhende System oder Rastsystem aufgefaßt. Der Unterschenkel als das bewegte System oder Gangsystem. A und B sind die Ursprungspunkte der Kreuzbänder am Oberschenkel. B1 und A1 sind die Ansatzpunkte der Kreuzbänder, v das vordere Kreuzband und h das hintere Kreuzband. Die Punkte B1 und A1 sind durch die Koppel "p" (Tibiaplateau) miteinander verbunden*

gegenüberliegende Seiten v und h sich kreuzen. Weil die vier Seiten dieses Viereckes gelenkig miteinander verbunden sind, spricht man von einem Gelenkviereck.

Demnach ist das biomechanische Grundprinzip des Kniegelenkes (Kniegelenke aller Wirbeltiere) die Kinematik und Mechanik des Gelenkviereckes mit allen kinematischen und mechanischen Konsequenzen (Abb.2).

## Hüllkurven oder Hüllfächen, das kinematische Grundprinzip aller Wirbeltiergelenke

Setzt man das Tibiaplateau p in Bewegung, so laufen die Punkte B1 und A1 auf Kreislinien. Das Tibiaplateau, der rote Balken des Modells, bewegt sich um die Oberschenkelcondylen und hüllt sie bei der Bewegung ein. Die Oberschenkelcondylen sind daher die

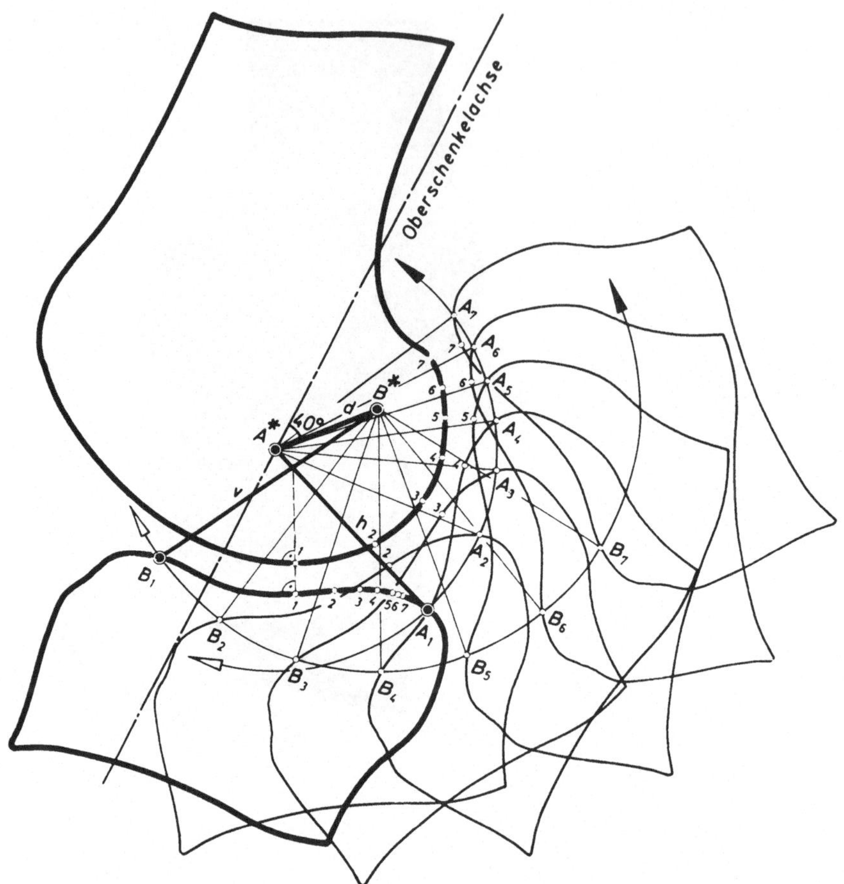


*Abb.2. Koppelbewegung des Unterschenkels. Bei der Bewegung des Unterschenkels hüllt das Tibiaplateau den Oberschenkelcondyl ein. Die Form des mitgenommenen Profils (Tibiaplateau) ist ausschlaggebend für die Form der Oberschenkelcondyen. Die verschiedene Form der medialen und lateralen Gelenkfläche des Tibiaplateaus erzeugen bei der Bewegung verschieden geformte Hüllkurven, die realisiert den medialen und lateralen Oberschenkelcondylen entsprechen. Ober- und Unterschenkel haben ganz charakteristische Berührungspunkte (1-7). Auf dem Tibiaplateau liegen die Berührungspunkte enger beisammen als am Oberschenkelcondyl. Der Umfang des Oberschenkelcondyls ist ca. 2,5 mal so lang wie das Tibiaplateau. Daher muß zwangsläufig zwischen Oberschenkelcondyl und dem Tibiaplateau eine Roll-Gleitbewegung stattfinden, eine wohlbekannte kinematische Konsequenz des Hüllkurvenprinzipes*

realisierten Hüllkurven des bewegten Tibiaplateaus. Die Form des Tibiaplateaus ist formgebend für die Oberschenkelcondylen. Bei der Gegenbewegung prägen die Oberschenkelcondylen das Tibiaplateau.

Jetzt erkennt man erst, daß die immer wieder beschriebene Inkongruenz von Oberschenkelcondylen und Tibiaplateau eigentlich eine optimale Anpassung aneinander ist. Dieses technische Prinzip der Hüllkurven oder Hüllflächen und ihren Erzeugenden ist ein Grundprinzip nach dem alle Gelenke der Wirbeltiere gebaut sind. Nur unter dieser Voraussetzung ist eine optimale Anpassung der Gelenkkörper aneinander überhaupt erst möglich.

## Achsen des Kniegelenkes

Die wandernden Achsenlagen des Kniegelenkes können nicht etwa aus der Form der Oberschenkelconylen abgeleitet werden, wie dies bisher geschah.

Die Achsenlagen des Kniegelenkes ergeben sich aus der Konstruktion des Steuersystems. Der Kreuzungspunkt der Kreuzbänder P ist die Drehachse des Kniegelenkes in einem bestimmten Augenblick der Bewegung. Die Summe der Drehpunkte, der geometrische Ort aller Achsenlagen sind die Polkurven. Die Pokurven rollen echt wie ein Rad aufeinander ab und könnten verzahnt werden (Abb.3).

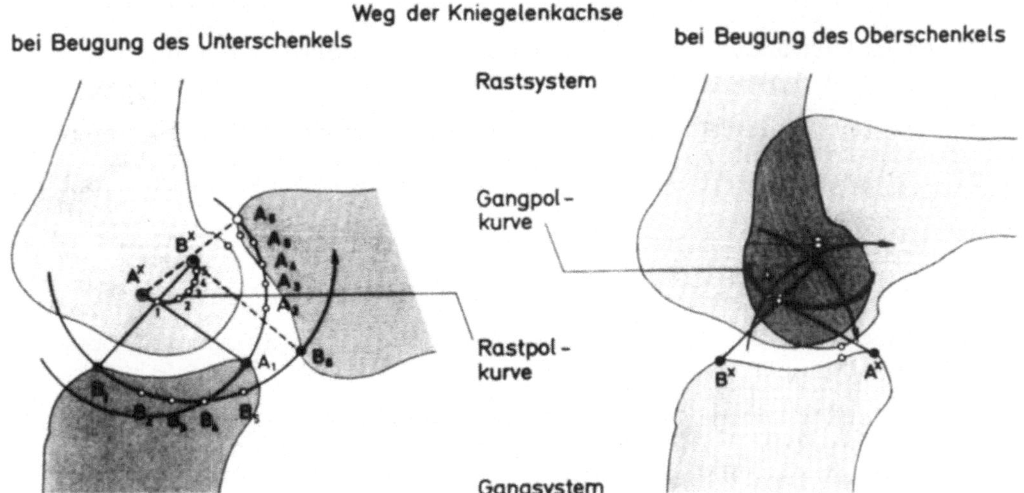


*Abb.3. Der Kreuzungspunkt der Kreuzbänder ist das augenblickliche Drehzentrum oder Drehachse des Kniegelenkes. Der geometrische Ort aller Achsenlagen sind die Polkurven. Die Evolute ist der geometrische Ort aller Krümmungskreise, die eine gegebene Kurve aproximieren und haben mit den Drehachsen des Kniegelenkes kinematisch nichts zu tun*

## Kniegelenk, ein stufenloses Getriebe

Durch das Rückwärtswandern der Drehachsen des Kniegelenkes bei der Bewegung wird der Kraftarm zur Rectussehne und Kniescheibe länger, d. h. es ändert sich das Übersetzungsverhältnis. Daher entspricht das Kniegelenk einem stufenlosen Getriebe. Deshalb kann man z. B. aus einer tiefen Hockstellung mit fast der gleichen Muskelkraft aufstehen.

## Roll-Gleitbewegung

Das Tibiaplateau und die Oberschenkelcondylen, die Hüllkurven, die durch die Bewegung des Tibiaplateaus entstanden, haben ganz charkateristische Berührungspunkte (Abb.2). Zwangsläufig sind auf dem Tibiaplateau und der Kurve des Oberschenkelcondyls gleichviele Berührungspunkte die miteinander korrespondieren. Die Kurve des Oberschenkelcondyls ist aber mehr als doppelt so lang wie das Tibiaplateau. Daher muß neben der Abrollbewegung zwangsläufig eine Gleitbewegung auftreten. In mittlerer Beugestellung beträgt das Verhältnis von Roll- und Gleitbewegung 1:2, bei starker Beuge- und Streckstellung 1:4. Man erkennt, daß das Tibiaplateau im Bezug auf die Flächeneinheit doch wesentlich mehr beansprucht wird, als der Oberschenkelcondyl deshalb findet man die ersten Arthrosezeichen fast immer an den Rändern des Tibiaplateaus.

## Retropositio femoris und tibiae

Schaltet man das Bewegungsprinzip des Kniegelenkes "Gelenkviereck mit überkreuzten Armen" zwischen Ober- und Unterschenkel, und zwar so, daß das Bein gestreckt ist, dann schließt das Dach der Fossa intercondyl. mit dem Oberschenkelschaft einen Winkel von c. 40° ein und die realisierte Hüllbahn (Oberschenkelcondyl) ladet nach dorsal aus; die Retroposito femoris (Abb.2). Die Bewegung der Oberschenkelcondylen bei feststehendem Unterschenkel erzeugt die Retropositio tibiae. Bei dieser Bewegung stellt sich das Tibiaplateau als realisierte Hüllbahn des Oberschenkelcondyls dar.

## Die Kinematik der Seitenbänder

Die Bewegung des räumlichen Gelenkviereckes ist durch den Bewegungsablauf der Kreuzbänder allein noch nicht im Sinne eines Zwanglaufes bestimmt. Erst die Ligg. collat. mit ihren auf Kreislinien laufenden Endpunkten ermöglichen den räumlichen Zwanglauf des Kniegelenkes in einer Ebene. Die Frage lautet nun: Welche kinematische Beziehung besteht zwischen der kreisförmigen Bewegung der Kreuzbänder, der nichtkreisförmigen Bewegung der Endpunkte der Collateralbänder, die wegen ihrer großen Form- und Längenunterschiede auffallend sind.

Es war klar, daß es sich um ein Problem der Krümmungstheorie der ebenen Bewegung mit der Frage nach den Bahnkrümmungsmittelpunkten der Gang- und Rastebene handelt. Diese Beziehung läßt sich einwandfrei analytisch beweisen und zeichnerisch veranschaulichen. Zum besseren Verstehen und aus didaktischen Gründen wollen wir die Frage jedoch anders formulieren: Wo liegen am Unter- und Oberschenkel jene Punkte, die bei der Bewegung des Kniegelenkes ihre Entfernung zueinander nicht oder kaum ändern und somit durch straffe Bänder überbrückt werden können? Um Scherkräfte am Kniegelenk zu vermeiden, muß die Frage noch genauer gestellt werden: Wo liegen am Ober- und Unterschenkel jene Punkte, die bei der Bewegung des Kniegelenkes ihre Entfernung zueinander nicht ändern und gleichzeitig die Verbindungslinie dieser korrespondierenden Punkte ständig durch die Drehpunkte (Achsen) des Kniegelenkes laufen? Diese nahezu unlösbar scheinende Frage wurde fast vor 100 Jahren (1876) von dem deutschen Mathematiker BURMESTER geklärt, indem er eine Kurve fand, die jene Punkte der Gangebene eines gegebenen ebenen Zwanglaufes verbindet, die in einem bestimmten Ausgenblick (am menschlichen Kniegelenk bei ca. 43°) gerade im Scheitel ihrer Bahn sind. Er nannte diese Kurve "Kreis-Punktkurve". Die heutige Geometrie spricht von der Scheitelkubik (Abb.4). Bei der Gegenbewegung entsteht die sogenannte Angelkubik (Abb.4), auf der die Bahnkrümmungsmittelpunkte der Scheitelkubik liegen. Verbindet man den freien Schenkel der Scheitelkubik mit dem Schleifenanteil der Angelkubik mit Geraden, die durch den Punkt P (Achse des Kniegelenkes) gehen, dann kommt das mediale Seitenband gut zur Darstellung. Verbindet man den freien Schenkel der Angelkubik mit den Schleifenanteil der Scheitelkubik, so kommt das laterale Seitenband zur Darstellung.

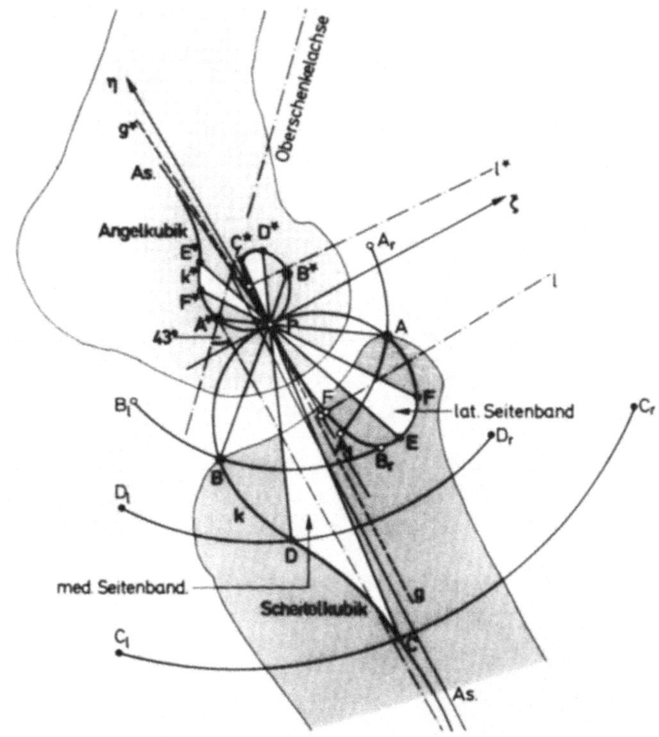


*Abb.4. Die geometrisch kinematische Beziehung zwischen den Ligg. collat. einerseits, den Kreuzbändern und den Gelenkkörpern, Oberschenkelcondyl und Tibiaplateau andererseits, ist durch die Scheitel- und Angelkubik festgelegt. Die Scheitelkubik ist der Ort jener Punkte der Gangebene, die bei einem gegebenen ebenen Zwanglauf in einem bestimmten Augenblick im Scheitel ihrer Bahn sind. Die dazugehörigen Krümmungszentren liegen auf einer gleichartigen Kurve, der Angelkubik. Das auf Grund der Kinematik des Kniegelenkes konstruierte mediale Seitenband $C^x$ $D^x$ D C sowie das laterale Seitenband $E^x$ $F^x$ E F sind eingezeichnet. Die Länge, die räumliche Lage, Ursprung, Ansätze und Form der Kreuzbänder stimmen weitgehendst mit der Wirklichkeit überein*

Diese Entdeckung des Mathematikers BURMESTER, die bisher im wesentlichen eine abstrakte geometrische Beziehung klärte und kaum Bedeutung im Maschinenbau gewann, ist in der Biologie seit Millionen Jahren eine Gesetzmäßigkeit, die für alle Wirbeltiergelenke gilt und unter anderem auch die Bewegungskoordination von Kreuz- und Collateralbänder am Kniegelenk regelt.

Läßt man die Hilfskonstruktion weg und zeichnet Kreuz- und Collateralbänder in geometrisch richtiger Lage (Abb.5), so kommt das speichenförmige Verspannungssystem des Kniegelenkes besonders gut zur Darstellung. Die häufige Kombinationsverletzung mediales Seitenband und vorderes Kreuzband (das hintere Kreuzband liegt anatomisch dem medialen Seitenband näher, es wäre zu erwarten, daß dieses Band eher zerreißt als das vordere Kreuzband), wird durch den spitzen Schnittwinkel verständlich. Zerreißt das mediale Seitenband, dann kommt als nächstes Band das vordere Kreuzband unter Längszug und kann bei entsprechender Zugkraft zerreißen.

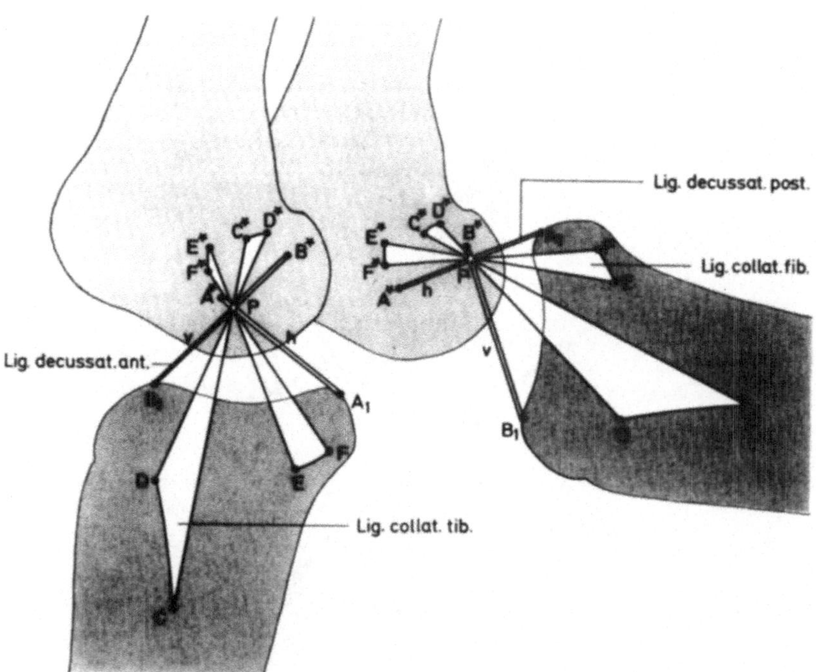


*Abb.5. Bewegungsmodell der Kreuz- und Seitenbänder. Läßt man die Konstruktion weg und zeichnet nur die Kreuzbänder und Ligg. collat. ein, so kommt die speichenförmige Verspannung des Kniegelenkes besonders gut zur Darstellung. Bei der Bewegung kreuzen sich die Seitenbänder im Kreuzungspunkt der Kreuzbänder, Achsen des Kniegelenkes, damit werden Schwerkräfte im Kniegelenk bei der Bewegung vermieden*

## Zur Seitenlockerung des Kniegelenkes in mittlerer Beugestellung

Die Seitenlockerung des Kniegelenkes in mittlerer Beugestellung entsteht dadurch, daß die Ansatzpunkte der Collateralbänder die auf Kreislinien laufen, bei Streckung und Beugung auf die Kurven der Gangebenen auflaufen, wodurch das Kniegelenk seitenbandmäßig in Streck- und Beugestellung gefestigt wird, in mittlerer Beugestellung aber eine Lockerung auftritt (Abb.6). Diese Lockerung ist nicht etwa eine Toleranz des biologischen Systems an sich, weil es das Leben fordert oder eine biologische Schonmaßnahme für das Gelenk in Ruhestellung, sondern eine kinematische mechanische Konsequenz, die dem Bewegungsprinzip selbst anhaftet, dessen sich die Natur bedient.

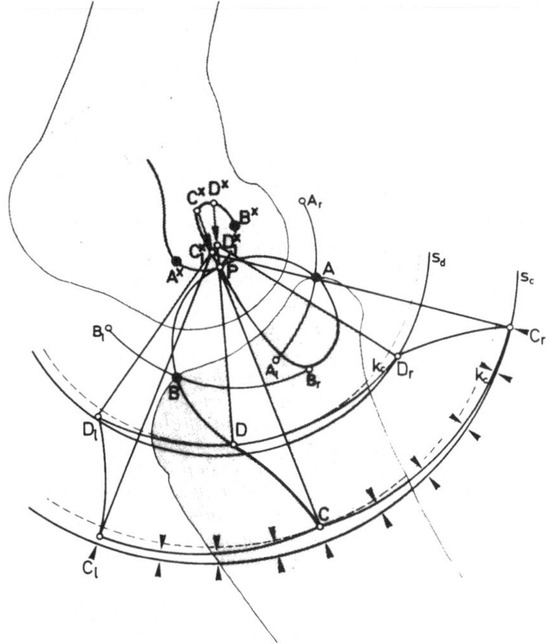


*Abb.6. Die kinematische Ursache der Seitenlockerung des Kniegelenkes (optimale Lockerung bei einer Beugestellung von ca. $43^{o}$). Die einzelnen Fasern des Seitenbandes sind Radien von Kreisen, die im Scheitel der Kurven der Gangebene, z. B. im Punkt D und C, einen zweifachen Berührungspunkt haben. Die Ansatzpunkte des medialen und lateralen Seitenbandes am Unterschenkel haben mit den Punkten der Gangebene eine fast gemeinsame Bahn mit einem Zentriwinkel von ca. $80^{o}$. Bei starker Beugung und Streckung laufen die Ansatzpunkte der Collateralbänder auf die Bahnen der Punkte der Gangebene auf, wodurch das Kniegelenk in stärkerer Beuge- und Streckstellung seitenbandmäßig gefestigt wird*

Über den grundsätzlichen Aufbau des Wirbeltierorganismus hinsichtlich der Muskel- und Nervenfaser, Haut und Skelet, um nur einige Teile willkürlich herauszugreifen, weiß man relativ viel.

Über die Phänomenologie der Wirbeltiergelenke weiß man recht gut Bescheid. Aber über das mechanisch kinematische Grundprinzip, das die Form und den Bewegungsablauf der Gelenke und die bandmäßigen Gelenkverbindungen überhaupt erst ermöglicht, wußte man bisher fast nichts. Daher schreibt z. B. KNESE (1) "Die Gelenkkörper können damit auf keinen Fall unter ein geometrisches Prinzip gestellt werden...."

Zusammenfassend läßt sich auf Grund der aufgezeigten Fakten feststellen, daß das grundsätzliche Bauprinzip der Wirbeltiergelenke aus drei Teilen besteht, die sich am Kniegelenk besonders gut darstellen lassen.

1. Das kinematische Grundprinzip, das das Gelenk steuert, z. B. am Kniegelenk ist es die Kinematik des überschlagenen Gelenkviereckes. Befunde an tierischen und menschlichen Gelenken zeigen, was auch theoretisch durchaus möglich wäre, daß das grundsätzliche Steuersystem der Wirbeltiergelenke das Gelenkviereck in seinen verschiedenen Formen sein könnten.

2. Das technisch geometrisch wohlbekannte Prinzip der Hüllkurven, d. h. ein Gelenkkörper hüllt bei der Bewegung den anderen ein. Die beiden Gelenkflächen sind dann kinematisch optimal aneinander angepaßt. Dieses Prinzip ist mit einer großen Toleranzbreite ausgestattet, vorallem in Verbindung mit der Scheitel- und Angelkubik und erlaubt einen unübersehbaren Formenreichtum.

3. Das kinematische Prinzip der Scheitel- und Angelkubik, das eine sinnvolle räumliche Bandverbindung der Gelenkkörper überhaupt erst gestattet, aber gleichzeitig auch den Gelenken einerseits eine Erholungsphase durch die Lockerung des Systems eine zusätzliche Beweglichkeit zur besseren Bewältigung der kinematischen Beziehung des Individuums zur Umwelt.

## Literatur

1. KNESE, K.: Kinematik des Kniegelenkes. Z. Anat. Entwickl.-Gesch. 115, 287-322 (1950).
2. MENSCHIK, A.: Mechanik des Kniegelenkes, 1. Teil, Z. Orthop. 112, Heft 3 (1974).
3. MENSCHIK, A.: Mechanik des Kniegelenkes. 2. Teil, Z. Orthop. 113, Heft 3 (1975).
4. MENSCHIK, A.: Mechanik des Kniegelenkes, 3. Teil, Wien: H. Sailer 1974.
5. WEBER, W. E.: Mechanik der menschlichen Gehwerkzeuge. Göttingen 1836.

# B. DIAGNOSTIK

## a) Röntgenologie

H. Erdmann, Frankfurt

### Röntgendiagnostik der Schienbeinkopfbrüche

Bei der Besprechung dieses Sonderthemas kann die Rolle des Röntgenologen nur darin bestehen, aufzuzeigen, welche röntgenoptischen Darstellungsschwierigkeiten hier allenfalls bestehen können und wie man ihnen mit einer abgewandelten Aufnahmetechnik am besten begegnet. Daß es von Fall zu Fall zu Schwierigkeiten kommt, ist Ihnen geläufig und ist ja auch von der Situation her durchaus verständlich.

Schließlich handelt es sich beim Tibiakopf um ein Knochengebilde, das vorzugsweise, wenn auch nicht ausschließlich, aus Spongiosa besteht und das sich, wenn es von einer traumatischen Lädierung betroffen wird, wie ein vorwiegend spongiöser Knochenkörper verhält.

Der Unterschied zu den Verhältnissen an den langen Röhrenknochen sei kurz skizziert:

Haben wir es mit dem kompaktaträchtigen Diaphysenbereich langer Gliedstrahlen zu tun, gibt es meist eindeutige Bruchstücke. Die spröden Fragmente treten augenscheinlich auseinander, Achsenknicke werden so sichtbar, eindeutige Dislokationen, allenfalls auch die Überlagerung von Knochenfragmenten, die projektionsmäßig in eine gegenseitige Partialdeckung hineingeraten sind. Das hervorstechendste Frakturmerkmal tritt in diesen Fällen klar zutage, nämlich die Kontinuitätstrennung.

Umgekehrt:

Wenn es sich um vorwiegend spongiöse Knochenkörper handelt, deren Corticalis recht dünnschichtig ist, so reagieren sie auf äußere mechanische Einwirkung mit einem abgewandelten Deformierungswiderstand. Der Kompressionseffekt tritt vielfach stärker in den Vordergrund. Dies bedeutet:

Bruchstücke werden konzentrisch ineinander verkeilt; das zum einen Bruchstück gehörende Spongiosalager staucht sich in die gegenüberliegende Spongiosaschicht des anderen Fragmentes ein, ähnlich wie der Borstenstand einer Bürste, die man gegen die Haarseite einer Gegenbürste geschlagen hat. Das Frakturmerkmal der Verformung mag in diesen Fällen immer noch vorhanden sein. Die Deformierung der äußeren Umrisse ist freilich optisch nicht so gut faßbar wie das eindeutigere Merkmal der Kontinuitätstrennung, auf das wir in den letztgenannten Fällen eben häufig verzichten müssen.

Besonders charakteristisch für den Tibiakopf ist noch folgender Sachverhalt:

Die Bruchspaltebene zwischen den Fragmenten verläuft nicht transversal oder schräg zur Längsachse des Gliedmaßenabschnittes, sondern liegt achsenparallel. Es kommt also zu randständigen Abscherbrüchen, die senkrecht zur Ebene des Tibiakopfplateaus verlaufen. Auf diese Weise entstehen unter Umständen vorne und hinten liegende Bruchstücke, die sich kulissenähnlich hintereinanderschieben. Damit ergeben sich schon die ersten Schwierigkeiten der röntgenoptischen Bilddarstellung.

Es kommt ein weiteres hinzu:

Daß irgendetwas zu Bruch gegangen ist, mag in vielen Einzelfällen gut erkennbar sein, auch wenn nur die üblichen Standardaufnahmen von vorn und von der Seite zur Verfügung stehen.

Dies genügt aber nicht. In welcher Form sind Bruchstücke entstanden? Wo liegen sie? Vorne oder Hinten? Oder etwa in der Mitte des Plateaus? Wie groß ist der Umfang der den zentralen Raum des Tibiakopfes einnehmenden Zertrümmerung des Knochenschwammwerkes? Besteht ausschließlich eine Impression oder ist der Eindrückungsbefund etwa auch noch mit einer Abspaltung randständiger Knochenfragmente kombiniert? Dies sind Zusatzfragen, die den Chirurgen interessieren. Um derartige Auskunftswünsche mit überzeugenden Bildern beantworten zu können, genügen die üblichen Standardaufnahmen häufig nicht. Hier werden Ergänzungsaufnahmen in abweichender Technik notwendig. Lassen Sie mich dies an einigen Beispielen erläutern.

Beispiel 1

Spaltbruch vorhanden, seine Ebene verläuft aber nicht in sagittaler Richtung, sondern diagonal:

Hier gilt die röntgenologische Gesetzmäßigkeit, daß "gerichtete Substrate" immer nur dann erkennbar werden, wenn sie vom Strahlenbündel orthograd getroffen sind. Liegt die Ebene des vertikal verlaufenden Frakturspaltes also schräg zur Stirnebene, dann muß man eben Schrägaufnahmen anfertigen. Falsch wäre es jedenfalls, würde man sich mit der Mutmaßung begnügen, es handele sich ausschließlich um eine Impression und würde den klaffenden Spaltbruch gleichzeitig übersehen.

Beispiel 2

Ein Depressionsbruch ist vorhanden, aber nur sehr kleinräumig und nur ganz randständig:

Sieht man auf dem Standardbild, daß in einem mittelständigen Abschnitt der Tibiakopftragplatte eine umschriebene Doppelkontur aufgetreten ist, dann ist der Verdacht auf eine marginale Abscherfraktur berechtigt. In solchem Falle müssen wir versuchen, den Tibiakopf zum Röhrenstrahl so in Stellung zu bringen, daß die vermutete Abscherstufe an die Randkontur des Plateaus herausrückt. Im Herausdrehen liegt also der eigentliche Trick. Das Strahlenbündel muß die Stufe tangential streifend treffen. Auch hier ist die Schrägaufnahme vielfach unerläßlich.

Beispiel 3

Ein Impressionsbruch ist vorhanden, es bleibt aber fraglich, wie tief denn nun die entsprechende Trümmerzone geht:

Die wahre Ausdehnung der Impression läßt sich aus den Standardbildern heraus oft nicht klar entnehmen. Hier empfiehlt sich die Tomographie, um den vollen Sachverhalt sichtbar zu machen. Dabei muß man aber auch bei Anwendung des Schichtverfahrens den Strahleneinfallswinkel situationsgerecht wählen. Nicht immer nur von vorne Einblick nehmen! Auch bei der Anwendung des Schichtverfahrens bleibt die Gesetzmäßigkeit der orthograden Darstellung gültig. Schichtaufnahmen im schrägen Einblick oder auch mit Einblick im stirnparallelen Strahlengang geben häufig bessere Bildauskünfte, als die sagittale Einblickrichtung.

Beispiel 4

Die Aufgabe des Röntgenverfahrens erschöpft sich nicht in der Vermittlung optischer Informationen bei frischen Verletzungsfällen. Auch am Ende der Behandlung bzw. im Angesicht von Spätzuständen soll das Röntgenverfahren bestimmte Informationen liefern:

Ein eindeutiger Depressionsbruch ist behandelt worden. Im Vorder- wie auch im Seitenbild scheint der Durchbau des Verletzungsgebietes zur Ruhe gekommen zu sein. Das nunmehr vorliegende Erscheinungsbild macht prima vista einen konsolidierten Eindruck. Nichtsdestotrotz:

Der Patient kann auf diesem Knie nicht laufen.

Hier gilt es, den Umstand zu beherzigen, daß es eben nicht nur die reinen Bruchtypen gibt, - also die Depressionsbrüche und die Impressionsbrüche auf der einen Seite, die Spaltbrüche mit Klaffstellung der Bruchstücke auf der anderen Seite. Recht häufig haben wir es eben doch mit kombinierten Frakturformen zu tun. Mancher vermeintliche Depressionsbruch des Tibiakopfes war eben doch auch noch mit einem Spaltbruch kombiniert. Wurde dieser Spaltbruch in der posttraumatischen Periode nicht durch operative Fragmentanlagerung fixiert, so bleibt unter Umständen eine unerkannte vertikale Pseudarthrose zurück. Bei Belastung weicht das randständige Keilfragment nach unten aus und so bleibt die Tragfunktion des Tibiakopfes nach wie vor lädiert.

Auch hier verhilft nur die orthograde Projektion zu einer eindeutigen Darstellung des unverheilten Bruchspaltes. Die Einblickrichtung des Strahlenbündels muß sich nach der Ebene des Frakturspaltes richten.

Zusammenfassung

Das Verfahren der Röntgendarstellung muß in einschlägigen Fällen durch die Anwendung abweichender Röntgenaufnahmetechniken variiert werden. Mit dem Pensum der üblichen Standardaufnahmen wird man gelegentlich nicht zurechtkommen; man muß es gegebenenfalls ergänzen, sei es durch Schrägansichten, durch gezielte Aufnahmen unter Bildwandlerkontrolle oder auch mit Hilfe von Schichtaufnahmen. Nur so wird man zu einem adäquaten Bildgut gelangen, aus dem der Chirurg alle diejenigen Informationen ablesen kann, die er für die Versorgung seines Falles braucht.

R. Plaue und F.U. Niethard, Mannheim und Heidelberg

# Experimentelle Untersuchungen über die Grenzen der röntgenologischen Darstellung von Impressionsbrüchen des Tibiaplateaus

Daß die röntgenologische Darstellung von Schienbeinkopfbrüchen problematisch ist, erfährt jeder, der diese Frakturen operiert. Das Röntgenbild bleibt oft in seiner quantitativen Aussage hinter dem tatsächlichen Befund zurück, es gibt nicht das volle Ausmaß der Zerstörung wieder. Hieraus ergibt sich u. a. die Frage, welche Größenordnung ein Schienbeinkopfbruch erreichen muß, um überhaupt röntgenologisch dargestellt werden zu können.

Wir sind dem Problem experimentell nachgegangen. Als Studienobjekte dienten Schienbeinkopfbrüche unterschiedlicher Schweregrade, die an Leichenpräparaten erzeugt wurden (Abb.1). Insgesamt 12 Kniegelenkpräparate wurden in einer Prüfmaschine vertikalem Druck ausgesetzt. Eine cardanische Lagerung sorgte dafür, daß die Fraktur sich in Analogie zu den natürlichen Verhältnissen in der Richtung des geringsten Widerstandes weiterentwickeln konnte. Aufgewendete Kraft und erzielte Verformung wurden in Form von Kraftwegdiagrammen fortlaufend aufgezeichnet.

Unter diesen Bedingungen konnten regelmäßig laterale Schienbeinkopfbrüche erzeugt werden. Zu Beginn der Kompression kam es stets zu einer zentralen Impression des lateralen Tibiaplateaus. Der äußere Corticalisrahmen blieb in dieser Anfangsphase noch intakt. Im Kraftwegdiagramm spiegelte sich die initiale Impressionsfraktur in einem relativ geringen Absinken der Tragfähigkeit wieder. Der verzeichnete Kraftabfall betrug nie mehr als 30% des Ausgangswertes. Im weiteren Verlauf stieg die Tragfähigkeit dann zunächst sogar wieder an. Sobald die Impression des Tibiaplateaus eine Tiefe von 3-5 mm erreicht hatte, wurde so viel Druck auf den äußeren Corticalisrahmen übertragen, daß es entweder zu einer Depression des gesamten lateralen Tibiaplateaus oder aber zu einer Spaltfraktur der lateralen Condyle kam. Im Kraftwegdiagramm war die Depression des Schienbeinkopfes durch einen langsamen, mehr oder weniger kontinuierlichen Rückgang der Tragfähigkeit gekennzeichnet. Spaltfrakturen zeigten dagegen einen relativ steilen, von wenigen Stufen unterbrochenen Abfall der Tragfähigkeit.

Um verschiedene, im Schweregrad exakt abgestufte Schienbeinkopfbrüche zu erzeugen, wurde der Kompressionsvorgang auf unterschiedlichem, vorher festgelegtem Verformungsniveau gestoppt. Von den Präparaten wurden anschließend Röntgenaufnahmen in zwei Ebenen und Röntgenschichtenaufnahmen in der a.p.-Ebene angefertigt. Die Gelenke wurden dann makromorphologisch untersucht. Schließlich wurden die Schienbeinkopfbrüche in der Frontalebene in 1 cm starke Scheiben zersägt. Von den Knochenscheiben wurden wiederum Röntgenaufnahmen angefertigt.

Zunächst wurden die Kniegelenke nur 3 mm über die Frakturgrenze hinaus komprimiert. Dabei entstanden kleinste Impressionsfrakturen, die weder auf den üblichen Summationsbildern, noch auf Schichtaufnahmen nachweisbar waren. Die makroskopische Untersuchung der Tibiagelenkfläche erbrachte auch nach Entfernung der

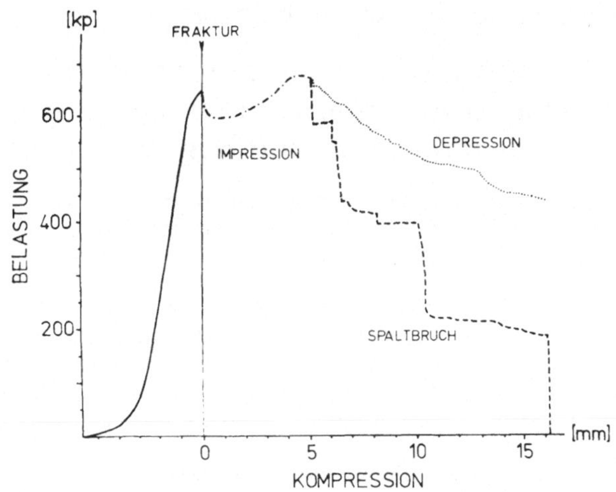


*Abb.1. Frakturmechanismen des lateralen Schienbeinkopfbruches im Kraftwegdiagramm. Am Anfang steht regelmäßig eine zentrale Impression, ihr folgt entweder eine Depression des gesamten lateralen Tibiaplateaus oder ein Spaltbruch der Condyle*

Menisci noch keinerlei Frakturzeichen. Es handelte sich um subchondral gelegene, unter der intakten Knorpelschicht verborgene Impressionen, die selbst am Schnittpräparat unsichtbar blieben. Erst nach Abtragung des Gelenkknorpels trat die Impression zutage.

Auch nach einer Kompression um 5 mm waren auf den Summations- und Schichtaufnahmen keine Frakturzeichen zu erkennen. Die knorpelbedeckte Gelenkfläche schien äußerlich intakt. Nur das Röntgenbild des Schnittpräparates zeigt die Fraktur als flache Eindellung.

Erst bei einer Kompression von 7 mm ist der Impressionsbruch auf Summations- und Schichtaufnahmen zuverlässig nachzuweisen. Die Untersuchung der Knochenschnitte bringt hier keine zusätzliche Information.

Grundsätzlich sind Impressionen jedes Schweregrades und jeder Tiefe denkbar, also auch geringfügige, wenige Millimeter tiefe Eindellungen, wie sie in unseren Versuchen nachgeahmt wurden. Einbrüche des Tibiaplateaus, die weniger als 5 mm tief sind, geraten nicht ins Blickfeld der Röntgendiagnostik. Die Dunkelziffer der unerkannten Impressionsfrakturen ist schwer zu schätzen. In allen Fällen, wo trotz negativen Röntgenbefundes über anhaltende Belastungsschmerzen geklagt wird, liegt zumindest der Verdacht auf eine Fraktur nahe. Therapeutische Konsequenzen ergeben sich hieraus allerdings kaum, da solche kleinen Impressionen die Tragfähigkeit des Tibiaplateaus nicht wesentlich beeinträchtigen.

H. Birkner und F. Persch, Nürnberg

# Die Wertigkeit der Tomographie bei der Beurteilung von Schienbeinkopfbrüchen in bezug auf Einteilung, Operationsindikation und Begutachtung

Die Wertigkeit der Tomographie bei der Beurteilung von Schienbeinkopfbrüchen in Bezug auf Einteilung, Operationsindikation und Begutachtung möchte ich Ihnen anhand einiger Röntgenbilder demonstrieren.

HOLZ hat vor kurzem in einer umfassenden Arbeit über Formen und Einteilung der Tibiakopffrakturen eine definierte Ausgangssituation als unabdingbare Voraussetzung für die Nachuntersuchung und Beurteilung jedweder Therapie gefordert.

Es wurde dabei folgende Einteilung empfohlen:

1. monocondyläre Frakturen
2. bicondyläre Frakturen
3. Spaltfrakturen
4. Depressionsfrakturen
5. Impressionsfrakturen
6. kombinierte Frakturformen (1. Diapositiv)

Neben der klinischen Untersuchung und den einfachen Gelenkübersichtsaufnahmen gibt häufig nur die Tomographie ein echtes Bild über die wahre Beschaffenheit der proximalen Tibiagelenkfläche. Unserer Erfahrung nach erleichtert die Tomographie sowohl die verschiedenen Gruppierungen der Schienbeinkopfbrüche, als auch die zu wählende Therapieform. Neben dem Ausmaß der Zertrümmerung einer Gelenkfläche, der Schwere der Impression oder Depression sind weiterhin Fissuren, die bis in den proximalen Schaftanteil ziehen, oft nur mit Hilfe der Tomographie gut zu erkennen.

Es folgen nun 13 Diapositive, die uns dies deutlich machen.

E. A.: Sie sehen hier einen frischen Schienbeinkopfbruch in der Übersichtsaufnahme (2. Diapositiv links) und daneben im Tomogramm in einer Schichttiefe von 10,5 cm den monocondylären Depressionsbruch des Außencondylus mit Spaltlinien zum oberen Schaftanteil (2. Diapositiv rechts).

H. B.: Hier zeigt die Übersichtsaufnahme eine bicondyläre Fraktur mit Beteiligung der Eminentia intercondylica (3. Diapositiv); im Tomogramm in 13 und 14 cm Tiefe läßt sich erst die schwere Impression erkennen (4. Diapositiv).

R. M.: In der Übersichtsaufnahme findet sich eine laterale Condylenfraktur, die zwar schon eine Impression ahnen läßt (5. Diapositiv), richtig ist die Impression aber erst in Schichttiefe 9 und 9,5 cm des Tomogrammes zu erkennen (6. Diapositiv).

St. H.: Auf der Übersichtsaufnahme kommt eine proximale Tibiaschaftfraktur mit Gelenkbeteiligung zur Darstellung (7. Diapositiv); das Tomogramm zeigt erst wieder das eigentliche Ausmaß der Zerstörung im Bereich der Tibiagelenkfläche (8. Diapositiv).

B. I.: In der Übersichtsaufnahme zeigt sich eine Fraktur des lateralen Tibiacondylus (9. Diapositiv); erst in der Schichtaufnahme kommt die Impression zur Darstellung (10. Diapositiv).

M. L.: Ganz besonders eindrucksvoll führt uns die Bedeutung der Tomographie dieses Diapositiv vor Augen. Es zeigt uns, wie vorsichtig wir in der Beurteilung von Übersichtsaufnahmen sein müssen. Die Übersichtsaufnahme läßt kaum eine Fraktur erkennen (11. Diapositiv). In der Schichtaufnahme kommt die Stufenbildung deutlich zur Darstellung. Es besteht kein Zweifel mehr an der Impressionsfraktur (12. Diapositiv).

Daß nach dem eben gezeigten das Tomogramm auch ganz besonders wichtig für die Begutachtung ist, versteht sich wohl von selbst.

Hier ein Beispiel:

K. M.: Gutachten 2 Jahre nach einer medialen Tibiakopffraktur, nicht operiert. Die Übersichtsaufnahme läßt keine Fraktur mehr erkennen (13. Diapositiv); das Tomogramm zeigt deutliche Stufenbildung im medialen Tibiacondylus, deutlich begrenzten arthrotischen Umbau, auch im gleichseitigen Oberschenkelcondylus (14. Diapositiv).

Gerade der letzte Fall zeigt uns besonders deutlich, wie 2 Jahre nach einer Impressionsfraktur des medialen Tibiacondylus auf einer anläßlich der Begutachtung angefertigten Übersichtsaufnahme die Impression nicht mehr zu erkennen ist (Abb.1).

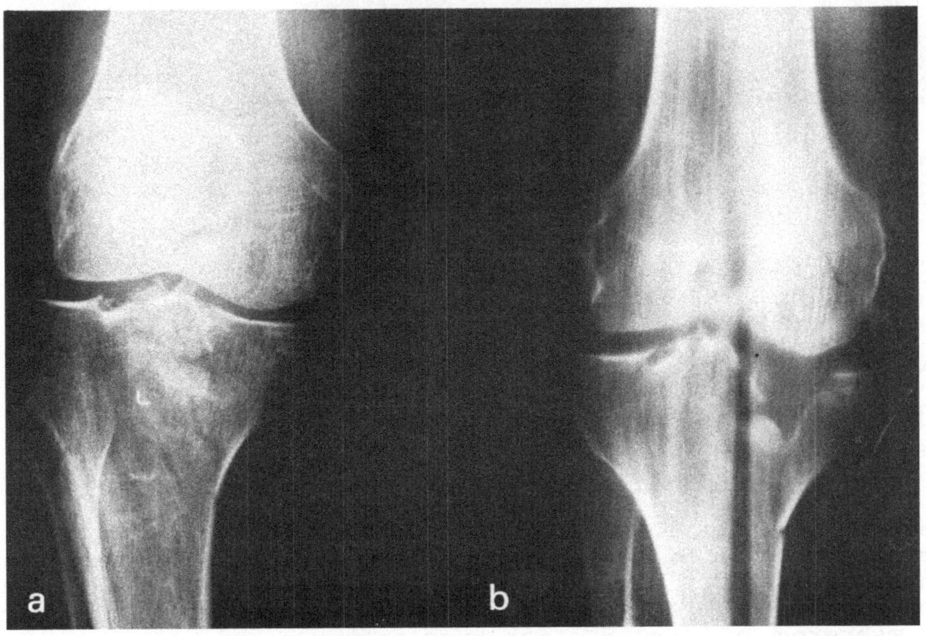


*Abb.1.a u. b. Ausgedehnte Zerstörung des medialen Tibiaplateaus. (a) in der Übersichtsaufnahme. (b) in 14 cm Schichttiefe*

Erst die Schichtaufnahmen zeigen deutlich eine Einsenkung im medialen Tibiaplateau mit Verdichtungsherden und Umbauzonen, die für eine Frühartrose nicht ohne Bedeutung sein werden. Ohne diese Kenntnis ist eine gerechte Begutachtung nicht möglich (Abb.2).

Für die freundliche Überlassung der Röntgenbilder sei an dieser Stelle dem zentralen Röntgeninstitut der Städtischen Krankenanstalten in Nürnberg herzlichst gedankt.

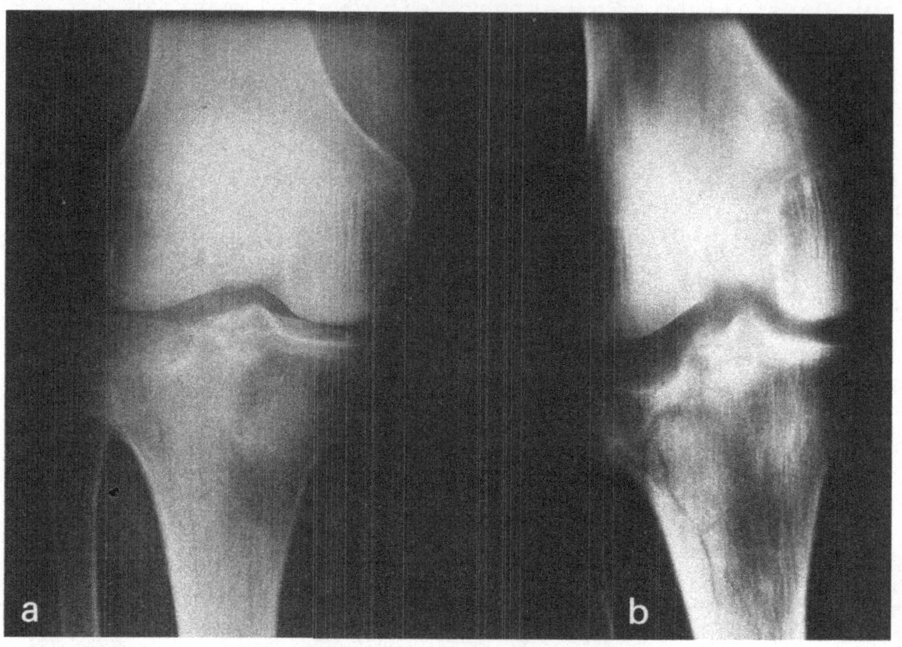


*Abb.2. Laterale Depression mit Impression der Gelenkfläche und subcapital verlaufende Fissuren. (a) in der Übersichtsaufnahme. (b) in 10,5 cm Schichttiefe*

U.N. Witt, München

## Der Wert der Tomographie zur Beurteilung der Spätergebnisse der Tibiakopfbrüche

Über den Wert der Tomographie zur genauen Feststellung des Frakturtypes und zur Hilfestellung, die sie uns bei der Entscheidung konservativer oder operativer Therapie beim Schienbeinkopfbruch gibt, ist von den Herren Vorrednern ausführlich berichtet worden. Aus mehreren Gründen, die ich kurz anführen und dann mit Beispielen untermauern möchte, ist sie zur Beurteilung der Spätergebnisse ebenso wertvoll.

Das röntgenologische Ergebnis von behandelten Schienbeinkopfbrüchen wird im allgemeinen an der posttraumatischen Arthrosenentwicklung gemessen. Dies ist insofern nicht ganz unproblematisch, da diese nach DURSTMANN und SCHULITZ im wesentlichen von drei Faktoren bestimmt wird, und so z. B. eine röntgenologisch festgestellte posttraumatische Arthrose nicht unbedingt gleichzusetzen ist mit einem schlechten Behandlungsverfahren. Die Tomographie kann hier zeigen, ob dem Faktor Behandlungsverfahren die entscheidende Bedeutung zukommt. Wie es z. B. der Fall ist, wenn eine Impressionsfraktur nicht aufgerichtet und mit Spongiosa unterfüttert wurde. Diese Aussagekraft hat eine a.p.- und seitliche Aufnahme nicht, wenn sie mit den Unfallbildern und den Bildern des nichtverletzten Kniegelenkes verglichen wird, da sie allenfalls Impressionen an der vorderen oder hinteren Tibiakante aufdecken kann.

Die Tomographie kann weiterhin darüber Aufschluß geben ob ein Jahre zurückliegendes Trauma für anhaltende Beschwerden verantwortlich gemacht werden kann. Dies sind die Röntgenbilder eines Mannes, der vor mehreren Jahren eine Kniecontusion erlitten hatte. Es wurde damals nicht geröntgt. Nachdem der Patient von Zeit zu Zeit Gelenkergüsse bekam, wurde das Kniegelenk später geröntgt und man fand einen freien Gelenkkörper in der normalen a.p.-Aufnahme. Die daraufhin angefertigten Tomogramme brachten einen traumatisch bedingten Eminentiaausriß zutage, wie man auf der Abb.1 sieht.

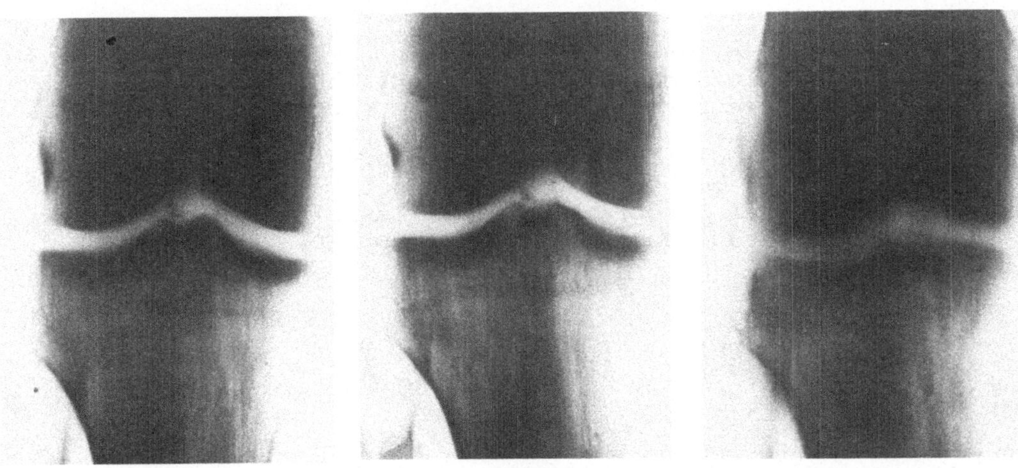

*Abb.1*

Es ist bekannt, daß bei den Spätergebnissen eine große Diskrepanz zwischen dem funktionellen und dem röntgenologischen Ergebnis sein kann. Es können:

1. gute röntgenologische Ergebnisse mit schlechten funktionellen einhergehen,
2. schlechte röntgenologische Ergebnisse mit guten funktionellen.

Mit der Tomographie können und müssen die guten röntgenologischen Ergebnisse der Gruppe 1 überprüft werden. Manches Ergebnis, das mit normaler Aufnahmetechnik in die Gruppe 1 eingestuft wurde, wird nach der Tomographie in die Gruppe 2 eingestuft werden müssen. Wenn z. B. die Tomographie eine Einstauchung der Tibiagelenkfläche zeigt, die das schlechte funktionelle Ergebnis erklären kann.

Hier sehen Sie das Unfallbild einer Patientin, bei dem man eine Impression der Tibiagelenkfläche allenfalls vermuten kann. Es wurde keine Tomographie gemacht und der Entschluß zur konservativen Therapie gefaßt. Dies ist das Ergebnis 5 Jahre später. Ein daraufhin gemachtes Tomogramm deckt die Impression der Tibiagelenkfläche deutlich auf. Die Tomographie kann hier eventuell helfen, einen Rentenneurotiker zu rehabilitieren.

Weiterhin kann man mit Hilfe der Tomographie auch osteomyelitische Sequester von traumatisch bedingten Impressionen unterscheiden.

Tabelle 1. Wert der Tomographie

| | |
|---|---|
| I. | Scheinbar gute Röntgenergebnisse werden entlarvt |
| II. | Altes Trauma kann aufgedeckt werden |
| III. | Hinweis auf maßgebenden Faktor der Arthroseentwicklung |
| IV. | Differentialdiagnose, Osteomyelitis-Trauma |

In der Tabelle 1 sehen Sie noch einmal das Vorgetragene zusammengefaßt. Diese Aufstellung erhebt keinen Anspruch auf Vollständigkeit. Aus ihr geht jedoch noch einmal deutlich hervor, wie wertvoll die Tomographie für die Begutachtung von Spätergebnissen ist.

Abschließend kann man sagen, daß die Ergebnisse der Tomographie bei der Beurteilung von Spätergebnissen der Tibiakopfbrüche die Forderung nach einer Tomographie bei Unklarheit über den Frakturtyp und das therapeutische Vorgehen beinhalten.

## b) Arthrographie

G. Mollowitz und K. J. Thiemann, Moers und Duisburg

# Kniegelenksarthrographie nach Schienbeinkopfbrüchen

In den letzten 10 Jahren wurden in unserem Arbeitsbereich über 4 000 Kniearthrographien durchgeführt. Hauptanwendungsgebiet war die präoperative Diagnostik von Verletzungen und Erkrankungen der Menisceb, mit dem Ziel, unnötige Arthrotomien zu vermeiden.

Verwendet wurde die Doppelkontrastmethode, bei der 50-80 ml Luft und 2-3 ml Kontrastmittel in Lokalanaesthesie in das Kniegelenk gegeben werden.

Die Untersuchung erfolgt in Bauchlage, wobei unter Bildwandlerkontrolle jeweils 8-10 unterschiedliche Projektionen aufgenommen werden. Nach der Untersuchung werden Luft und Kontrastmittel aus dem Gelenk abgesaugt.

Beim Vergleich der Arthrographiebefunde mit den Operationsbefunden gelang es, eine Übereinstimmung von mehr als 95% zu erzielen.

Bei unseren zahlreichen Untersuchungen wurden keine ernstlichen Komplikationen beobachtet, lediglich Knieschwellungen von wechselnder Stärke für einige Tage.

Alle Untersuchungen werden vom Röntgenologen durchgeführt, der sich wie zu einer Operation wäscht und steril ankleidet.

Es war nun sehr naheliegend, die Kniearthrographie auch nach Tibiakopfbrüchen durchzuführen.

Im akuten Frakturstadium jedoch scheint uns die Arthrographie wegen der durch die Bewegungen des Gelenkes ausgelösten Schmerzen und wegen der Möglichkeit zusätzlicher Fragmentverschiebungen nicht angezeigt.

Schwere Knieverletzungen erfordern ohnehin manchmal die Freilegung von Gelenkflächen und Meniscen, so daß die direkte Betrachtung die Arthrographie überflüssig macht.

Hauptindikation der Kniearthrographie nach Tibiakopfbruch ist
1. die Erfassung von Folgen nach Abschluß der Frakturheilung
2. die differentialdiagnostische Klärung der Ursache anhaltender Spätbeschwerden.

Ferner kann die Arthrographie vor rekonstruierenden Eingriffen und im Rahmen der Begutachtung eine Hilfe sein.

An Hand von Diapositiven werden Beispiele gezeigt.

Zunächst normale Arthrogramme.

Ausgeheilter Tibiakopfbruch. Da keine Fragmentverschiebung vorlag, erfolgte die Behandlung konservativ. Wegen anhaltender Beschwerden die mit Streckhemmung einhergingen, wurde eine Arthrographie vorgenommen, die einen bis dahin unbekannten Riß an der Unterseite des Meniscus im Hinterhornbereich aufdeckte. Nach Meniscusoperation wurde die Patientin weitgehend beschwerdefrei.

Das nächste Arthrogramm zeigt ein beim Tibiakopfbruch abgesprengtes nichtschattengebendes Knorpelstück im oberen Recessus.

Die Kniegelenksarthrographie hat sich uns auch nach Tibiakopfbrüchen bewährt. Voraussetzung für ihren sinnvollen Einsatz ist die Zusammenarbeit mit einem Röntgenologen, der die Technik beherrscht und über die notwendige Erfahrung bei der Auswertung der Befunde verfügt.

## c) Szintigraphie

W. Hiebler, Tobelbad

# Therapeutische Konsequenzen aus der Szintigraphie des Schienbeinkopfes

Für den "klinischen Alltag" müssen wir uns aus der Vielfalt der möglichen Deutungsweisen von Szintigrammen die einfachen, sicheren Aussagen herausnehmen. Ich brauche nicht etwa zu erwähnen, daß solche nur mit dem dazugehörigen Röntgenbild überhaupt verwertbar werden.

Sicher ist immer die Aussage, hier findet eine starke oder schwache Speicherung, entsprechend einer starken oder schwachen biologischen Reaktion, statt. Über die Qualität der Umbauvorgänge ist zur Zeit noch mit Sicherheit nichts auszusagen. Wir können die Festigkeit einer Fraktur, die Qualität im Szintigramm sehen, wir können aus der Summe aller Befunde und der Klinik mit dem Szintigramm Aussagen über den vermeintlichen weiteren Heilungsverlauf machen.

Am Schienbeinkopf ergeben sich aber in der Beurteilung noch zusätzliche Schwierigkeiten. Schon die Mehrdurchblutung des metaphysären Knochens, wie sie W. BECKER, J. DREYER und P. GEORGI im Tierversuch nachgewiesen haben, überlagert auch am Menschen die Deutlichkeit des Szintigrammes.

Welche therapeutischen Konsequenzen können nun aus dem Szintigramm gezogen werden? Es handelt sich doch nahezu immer um Früh- oder Spätfolgen von Schienbeinkopfbrüchen zu einem Zeitpunkt, wo man schon eine Konsolidierung der Fraktur erwarten würde. Die nächste Frage müßte wohl lauten: Welche therapeutischen Konsequenzen kann man nach Schienbeinkopfbrüchen überhaupt ziehen?

1. Kommen Korrekturoperationen mit Reosteosynthese und Spongiosaplomben sowie sekundär korrigierende Operationen zur Arthroseprophylaxe (Umlagerungsosteotomien, Bandplastiken, Meniscusoperationen etc. - HIERHOLZER - ) in Frage? Hier kann das Szintigramm wohl über Störungen des Heilungsverlaufes, die Arthrose oder eine Entzündung etwas aussagen, nichts über die Fehlstellungen und deren Folgen.

2. Die Metallentfernung nach abgeschlossener Frakturheilung, insbesondere dann, wenn die Metallteile zusätzlich mechanisch hindern, wobei zu bemerken ist, daß der stützende mechanische Effekt am spongiösen Knochen sicher kleiner als im Bereiche der Corticalis ist. Das Szintigramm hilft uns bei der Objektivierung des Zeitpunktes für die Metallentfernung.

Z. O., männl., 49 Jahre

Szintigramm 4 Monate nach dem Unfall. Deutliche Speicherung im Pseudarthrosenbereich, spricht noch für Umbauvorgänge. Geringe Speicherung im Schienbeinkopfbereich, entsprechend der Artrophie bei weitgehend verheilter Fraktur. Keine therapeutische Konsequenz am Schienbeinkopf.

E. A., weibl. 51 Jahre

Szintigramm 3 Monate nach dem Unfall. Deutlich erhöhte Speicherung als Ausdruck noch stattfindender Umbauvorgänge und Atrophie. Therapeutische Konsequenz: Verlaufskontrolle.

D. A., männl., 40 Jahre

Szintigraphie 9 1/2 Monate nach dem Frakturereignis. Noch deutlich erhöhte Speicherung bei liegenden Metallteilen, nur geringe Atrophie. Die Fraktur scheint auch röntgenologisch nicht sicher fest. Therapeutische Konsequenz: Spongiosaplastik mit oder ohne Metallentfernung und je nach Operationsbefund etwaige weitere konservative Therapie.

S. I., männl., 50 Jahre

Szintigramm 6 Monate nach dem Unfall. Umschrieben erhöhte Speicherung im äußeren Condylenbereich als Ausdruck biologischer Reaktion, die von Umbauvorgängen im imprimierten Corticalisteil im Bereiche der Metallteile und einer etwaigen entzündlichen Reaktion auf mechanische Reizung entsprechen könnte. Therapeutische Konsequenz: Eventuell Gelenksflächenrekonstruktion, wenn möglich, Metallentfernung, anderenfalls Reosteosynthese im Condylenbereich.

W. J., männl., 51 Jahre

Szintigramm 7 Monate nach dem Unfall. Umschrieben erhöhte Speicherung im Bereiche der röntgenologischen kalkdichtesten Zone, wo darüber deutliche Verwerfungen der Gelenksfläche vorhanden sind. Keine Reaktion auf die liegenden Metallteile. Therapeutische Konsequenz: Wenn möglich, Metallentfernung.

M. E., männl. 30 Jahre

Szintigramm 4 Monate nach dem Unfall. Umschriebene Speicherung im Bereiche der Schrauben unter der Platte, Umbau oder Infekt sind fraglich. Therapeutische Konsequenz nach 4 Monaten : Verlaufskontrolle.

Die therapeutische Konsequenz ist unserer Meinung nach weitgehend aus dem Röntgenbild zu ziehen, das Szintigramm kann nur unterstützend oder erweiternd als Hilfsmittel eingreifen, jedoch nicht mit derselben Aussagekraft wie bei diaphysären Frakturen und deren Komplikationen. Wir glauben, das nach der Durchsicht von 127 Szintigrammen verschiedener Frakturen bei normalem und pathologischem Heilungsverlauf mit Sicherheit aussagen zu können.

## d) Arthroskopie

O. Wruhs, Wien

# Arthroskopie bei Schienbeinkopfbrüchen

Erst seit wir Tibiakopfbrüche operativ versorgen wissen wir, welche Neben- und Kombinationsverletzungen des Kniegelenkes mit welchen Frakturtypen vergesellschaftet sind (3) (Tabelle 1). Nur ein kleiner Teil (z. B.: Patellarfrakturen, Eminentiaausbrüche, Fibulaköpfchenfrakturen, Peroneusläsionen) ist mit den konventionellen diagnostischen Verfahren beim Frischverletzten zu erfassen. Dagegen sind Knorpeldefekte, intermediäre Kreuzbandrisse und Meniscusverletzungen nur bei eröffnetem Gelenk erkennbar. Da zudem die Angaben über die Häufigkeit der Nebenverletzungen sehr schwanken (2) war es naheliegend, die Arthroskopie zur Beurteilung der Gelenkflächen des Tibiaplateaus, der Zwischenknorpelscheiben und der Kreuzbänder einzusetzen (Tabelle 2). Die Hoffnung, verläßliche Informationen bei frischen Tibiakopfbruch mit der Gelenkendoskopie zu erhalten, hat sich indessen nur zum Teil erfüllt. Das Problem liegt in der Sichtbehinderung durch den blutigen Gelenkerguß. Trotz Spülung und forcierter Lufteinblasung kommt es durch die breite Kommunikation zwischen den spongiösen Räumen der Bruchzone und dem Gelenkinneren zur Trübung der Frontlinse des Endoskopes.

Tabelle 1. Nebenverletzungen bei Tibiakopfbrüchen

| | |
|---|---|
| Knorpeldefekt | Innenband |
| Eminentia | Außenband |
| Kreuzband | Ligamentum patellae |
| Medialer Meniscus | Patellarfraktur |
| Lateraler Meniscus | Fibulaköpfchenfraktur |
| Peroneusläsion | |

Nach: MUGGLER et al. (3)

Tabelle 2. Meniscusverletzungen bei operierten Tibiakopffrakturen

| Autor | Zahl | % | |
|---|---|---|---|
| PFAEHLER | 54 | 18,5 | |
| NICOLET | 140 | 90 | lat. |
| | | 20 | med. |
| THIELE | 38 | 16 | |
| ZIFKO | 9 | 22 | |
| COURVOISIER | 67 | 32,8 | |

Unter 1241 Arthroskopien des Kniegelenkes haben wir 21 bei frischen Tibiakopfbrüchen ausgeführt. Dabei gingen wir so vor, daß der Gelenkraum von streckseitig mit dem Trokar punktiert, der blutige Erguß abgelassen und anschließend das Gelenk mit Ringerlösung gespült wurde. Nach Einbringung der Optik mit direktem Ausblick und Luftinsufflation kann das Femorotibialgelenk überblickt werden. Bei 16 Fällen kam es so rasch zur Nachblutung in den Gelenkraum, daß keine verläßliche Aussage gemacht werden konnte. Nur bei 5 Fällen gelang es ausreichende Untersuchungsbedingungen zu schaffen. Durch entsprechende Lagerung war es möglich, das nachfließende Blut in die hinteren Gelenkabschnitte abfließen zu lassen. Dadurch gelang es bei einem Fall einen Riß des äußeren Meniscus zu erkennen. Bei den beiden restlichen Fällen konnte eine Meniscus-, bzw. Kreuzbandverletzung ausgeschlossen werden. In allen Fällen jedoch waren genaue Aussagen über den Tibiagelenkknorpel nicht möglich. Damit erwies sich die sonst bei frischen und alten Verletzungsfolgen so informative diagnostische Methode der Arthroskopie beim frischen Tibiakopfbruch wegen der nur gelegentlich und dann nur kurzfristig erzielbaren Sicht als nicht geeignet. Auch unter Dauerspülung und Auffüllung des Gelenkraumes mit Flüssigkeit gelang es nie, verläßliche Untersucungsbedingungen zu schaffen.

So wenig die Arthroskopie beim frischen Tibiakopfbruch hilft, so sehr bewährt sie sich bei der Beurteilung von alten Brüchen und Folgezuständen nach operativ und konservativ behandelten Frakturen. Von 8 Fällen mit erheblichen Beschwerden nach knöchern geheilten Tibiakopfbrüchen fanden wir positive Befunde: Bei 2 Fällen handelte es sich um konservativ behandelte in guter Stellung geheilte Spaltfrakturen des lateralen Tibiacondyls. Bei beiden war der laterale Meniscus im Vorderhorn gerissen, bei einem Fall zerschlissen, beim zweiten das abgerissene Stück frei in den Gelenkraum flottierend.

Bei einem extraarticulär gehobenen Impressionsbruch des medialen Tibiacondyls ließ sich ein Riß des inneren Meniscus und des vorderen Kreuzbandes intermediär nachweisen. In einem Fall konnte bei einem auswärts mit Abstützplatte versorgten bicondylären Bruch eine große Knorpelschuppe der Tibiagelenkfläche bei exakt extraarticulärer Lage der Schrauben gefunden werden. Es handelte sich also um einen traumatischen Knorpelschaden. Schließlich fanden wir bei einem ebenfalls auswärts mit Zugschraube versorgten Spaltbruch des lateralen Condyls trotz extraarticulärer Lage der Schraubenspitze einen umschriebenen Knorpeldefekt im Tibiaplateau medial der alten Frakturzone, die als Folge einer Bohrung ins Gelenkinnere angenommen wurde. Tatsächlich fand sich im eingeholten Operationsbericht die Bestätigung unserer endoskopischen Vermutungsdiagnose. Bei weiteren 3 Fällen konnten wir Knorpelveränderungen mit Aufwulstung und Terassenbildung als Ausdruck einer inzipienten Tiabiaarthrose erkennen.

Damit erwies sich die Arthroskopie für die Beurteilung frischer Tibiakopfbrüche als nicht geeignet, zur Aufklärung von intraarticulären Verletzungsfolgen nicht frischer und alter Brüche dagegen höchst informativ.

## Literatur

1. COUROISIER, E.: Les fractures des plateaux tibiaux, AO - Bulletin, Genf 1973.

2. HOLZ, U.: Ursachen, Formen und Begleitverletzungen der Tibiakopffraktur. Hefte z. Unfallheilk. 120, Berlin-Heidelberg-New York: Springer 1975.
3. MUGGLER, E., HUBER, D., BURRI, C.: Ergebnisse nach operativer Versorgung von 225 Tibiakopffrakturen. Chirurg. 46, 348-352 (1975).
4. NICOLET, A.: Die Meniscusverletzung bei Tibiakopffrakturen. Langenbecks Arch. Chir. 313, 544 (1965).
5. VELLER, S., KÖHNLEIN, E.: Die Traumatologie des Kniegelenks, Diagnostik und Therapie. Stuttgart: Thieme 1962.
6. WRUHS, O.: Der Informationswert der Endoskopie des Kniegelenks. Wien: Brüder Hollinek 1974.

# C. FRISCHE FRAKTUREN

## a) Konservative Therapie

J. Baltensweiler, Zürich

### Konservative Therapie der frischen Tibiakopffrakturen

Für die Behandlung der frischen Tibiakopffrakturen kommt an der Chirurgischen Universitätsklinik B in Zürich ein konservatives Procedere in etwa 45% der Fälle zur Anwendung, die übrigen werden operativ versorgt. Wenn somit die Operation knapp überwiegt, erscheint es im Interesse einer differenzierten Indikationsstellung doch wesentlich, stets auch die Möglichkeiten und die zu erwartenden Resultate der konservativen Behandlung im Auge zu behalten.

Die Bezeichnung Tibiakopffraktur bildet keinen nosologisch abschließenden Begriff. Sie beinhaltet eine topographische Aussage, jedoch nichts über den Zustand der Gelenkflächen, Spongiosadefekte, Bänder und Binnenstrukturen des Kniegelenkes. Eine Vielzahl von deskriptiven Einteilungsvorschlägen und Klassierungsschemen wird demnach in der Literatur angeboten (3) und häufig in Beziehung zur Therapieauswahl gesetzt. Im Rahmen der vorliegenden Thematik beschränkt sich die Klassierung auf den Zusammenhang zwischen der Fraktur und ihrer klinischen Prognose für das verletzte Gelenk. In alle Spätresultate nach Tibiakopffraktur ist ja die posttraumatische Arthrose als Kardinalproblem eingegangen, und zwar radiologisch in einem erfahrungsgemäß höheren Prozentsatz als dies den subjektiven Beschwerden entspricht. In prognostischer Hinsicht lassen sich daher zwei unterschiedliche Typen der Tibiakopffraktur postulieren, nämlich solche, die wir bezüglich des funktionellen Endergebnisses gutartig oder benigne bezeichnen können, und Frakturen, die von vorneherein als maligne, d. h. mit einem künftigen Restschaden behaftet anzusehen sind. Gutartig ist eine Fraktur dann, wenn die artikulierende Gelenkfläche an sich intakt geblieben und wenn die Binnenstruktur unversehrt ist, wobei für diese Klassierung weniger von Bedeutung ist. ob die

Fragmente undisliciert oder "en bloc" verschoben sind. Allerdings ergeben sich daraus für die Wahl der Therapie Konsequenzen insofern, als undislocierte Frakturen ohne weiteres konservativer Behandlung zugänglich sind, während verschobene Bruchstücke sich nur operativ mit der wünschbaren Genauigkeit reponieren und festhalten lassen.

Das Beispiel einer gutartigen Fraktur bringt Abb.1. Es handelt sich um eine Patientin, deren Unfall 11 Jahre zurückliegt. Da die tragenden Gelenkflächen kongruent geblieben sind, erfolgte konservative Behandlung mit einem Gips während 6 Wochen. Heute findet sich im Röntgenbild eine mäßige Gonarthrose, klinisch ist die Stabilität des Gelenks erhalten und es besteht seitengleiche Beweglichkeit. Subjektiv macht die Patientin periodische Anlaufschmerzen und Wetterfühligkeit geltend, im großen und ganzen ist sie mit dem Ergebnis zufrieden. Spaltfrakturen, als deren Prototyp Abb.2 gelten kann, gehören gleichfalls in die Domäne der konservativen Therapie, sofern der Patient in der Lage ist, das Knie unter strikter Entlastung sofort aktiv durchzubewegen. Eine sekundäre Dislokation konnten wir unter dieser Voraussetzung nie beobachten. Die 40jährige Frau gibt trotz diskreter Arthrosezeichen 13 Jahre nach dem Unfall keinerlei Beschwerden an. Zu diesem Frakturtyp sei einschränkend bemerkt, daß eine operative Verschraubung dann angezeigt ist, wenn die belastungsfreie Mobilisation nicht sicher gewährleistet erscheint, wie beispielsweise bei arteriosklerotischen Patienten oder bei Vorliegen von Frakturen auch am anderen Bein.

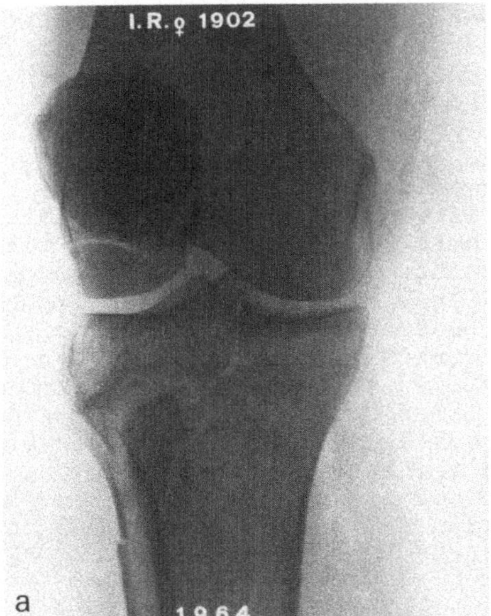


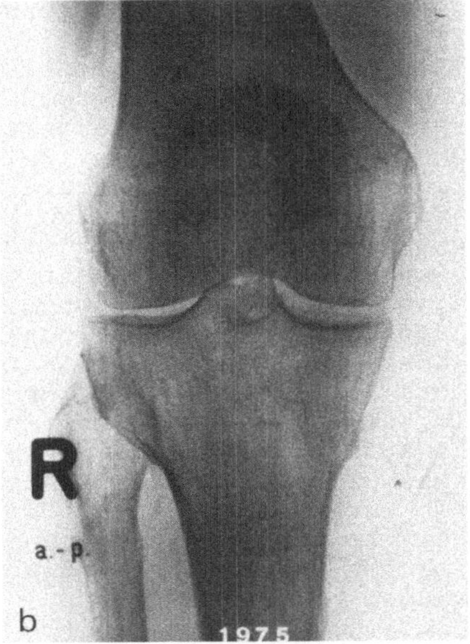


*Abb.1a. u. b. Gutartige Fraktur ohne Destruktion der Gelenkfläche. (b) Radiologisches Ergebnis 11 Jahre nach Gipsbehandlung*

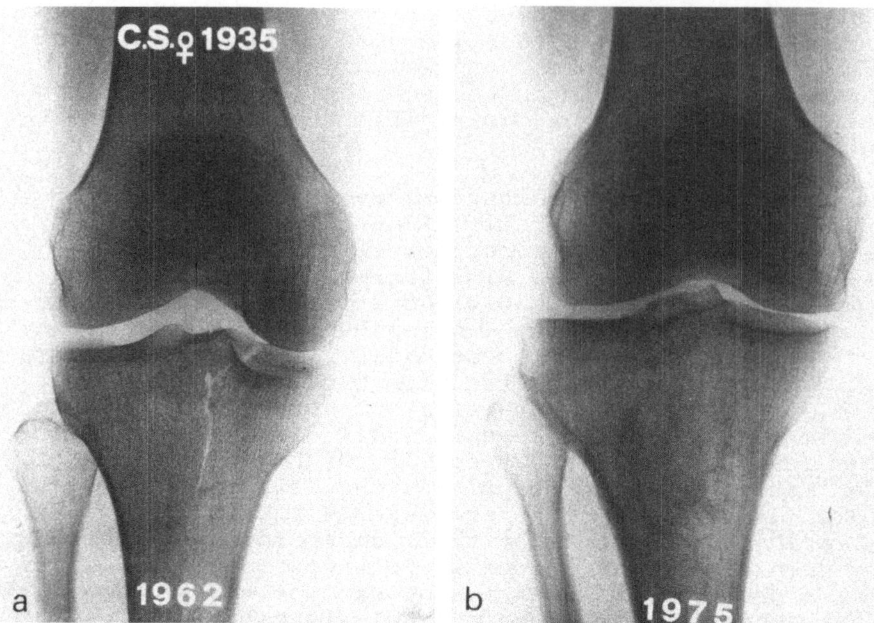


*Abb.2a u.b. Spaltfraktur ohne Dislokation, sofortige belastungsfreie Mobilisation. (b) Resultat nach 13 Jahren*

Unter malignen Frakturen verstehen wir Fälle mit zerborstener Oberfläche des tibialen Gelenkknorpels, mit Spongiosastauchung und Dislokation von Fragmenten sowie häufig auch mit Läsion der Binnenstrukturen. Der Entscheid zu konservativer Behandlung ist hier problematischer. Konservativ behandeln heißt, eine gestauchte Gelenkfläche zu belassen. Bei Impressionen geringen Grades rechtfertigen immerhin zwei Überlegungen den konservativen Weg: Erstens die Einsicht, daß sich auch operativ die ursprüngliche Glätte des Gelenkknorpels nicht wird wiederherstellen lassen, und zweitens das Abwägen dieser Aussicht gegenüber den Nachteilen der Operation, namentlich dem notwendigen Auseinanderreißen der impaktierten Spongiosa, die ja selbst bei autologer Unterfütterung wieder zum Zusammensintern neigt. Unterstrichen sei nochmals, daß nur leichte Impressionen für konservative Therapie in Frage kommen, Fälle somit, bei denen vom muskulären Gelenkschluß die funktionelle Aufrechterhaltung der Seitenstabilität erwartet werden darf. Bestehen Zweifel über das Ausmaß der zentralen Dislokation, erachten wir die Tomographie in Übereinstimmung mit anderen Autoren (2, 5) als unerläßliche Grundlage des therapeutischen Entscheides und machen dementsprechend von dieser Spezialuntersuchung häufigen Gebrauch.

Abb.3 zeigt eine Stauchungsfraktur des seitlichen Plateaus, die wir im genannten Sinne für gering betrachten. Der 79jährige Mann erlitt vor 10 Jahren seine Fraktur. Heute bestehen Arthrosezeichen und klinische Beschwerden, die in ihrer Intensität deutlich geringer sind, als auf der anderen, unverletzten Seite. Seine Er-

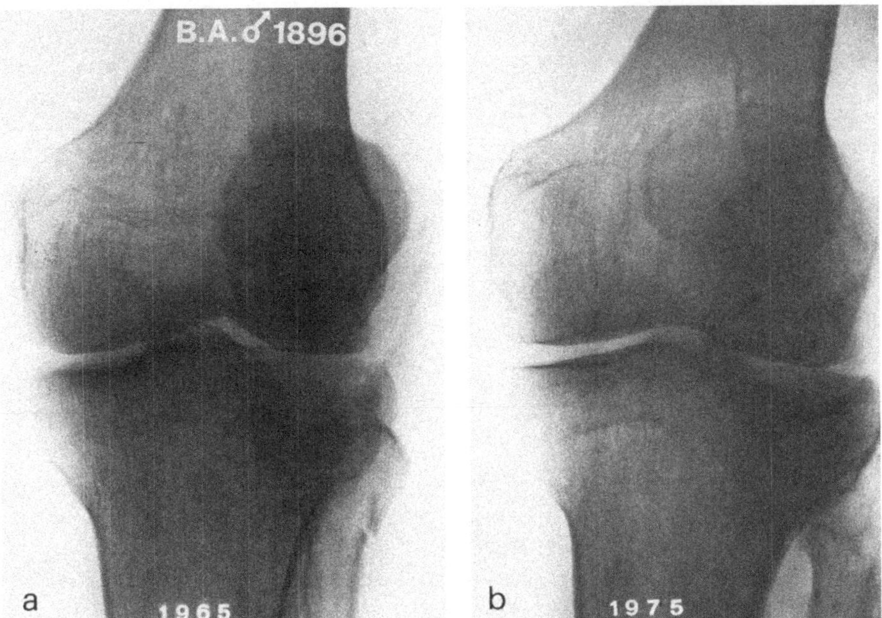


*Abb.3a. u. b. 69jähriger Mann mit Stauchungsfraktur lateral. (b) 10 Jahre später Gonarthrose, geringer als auf der Gegenseite*

klärung findet dieses Phänomen in Genua vara und beidseitig vorbestehender medialer Gonarthrose. Die mit der Tibiakopffraktur zustandegekommene Valgität hat sich offensichtlich günstig auf die Progredienz der Arthrose ausgewirkt.

Mit Abb.4 sei schließlich eine Patientin vorgestellt, die eine Mehrfragmentfraktur erlitten hatte und deren Bein wegen schlechter Hautverhältnisse in einem Gipsverband ruhiggestellt wurde. Das erfreuliche Resultat nach Ablauf von 11 Jahren besteht in völliger subjektiver Beschwerdefreiheit bei klinisch geringgradiger Seiteninstabilität und Spur Valgusfehlstellung. Retrospektiv muß die damals als Notlösung gewählte Therapieform für zweckmäßig gehalten werden, wenn es heute auch angesichts multipler Fragmente schwer fallen dürfte, auf das Einbringen von Osteosynthesematerial zu verzichten. Der Fall sei ein Dokument dafür, daß angesichts problematischer Osteosynthese mit nicht sicher erreichbarer Übungsstabilität (multifragmentäre Fraktur, Osteoporose) gerade im Hinblick auf das Spätresultat auch eine konservative Behandlung erwogen werden darf.

Fassen wir den Indikationsbereich konservativer Therapie zusammen, dann ist diese statthaft bei benignen Frakturen ohne oder mit minimer Dislokation sowie bei Stauchungsfrakturen geringer Tiefe (was stets tomographisch zu verifizieren ist). Diese Indikationen sind - vom Frakturtyp her - nicht als absolut zu verstehen, sondern grundsätzlich relativ, während andererseits für die konservative Behandlung eine Reihe von Kontraindikationen bestehen, d. h. Situationen, die dem Zwang zur Operation entsprechen. So halten

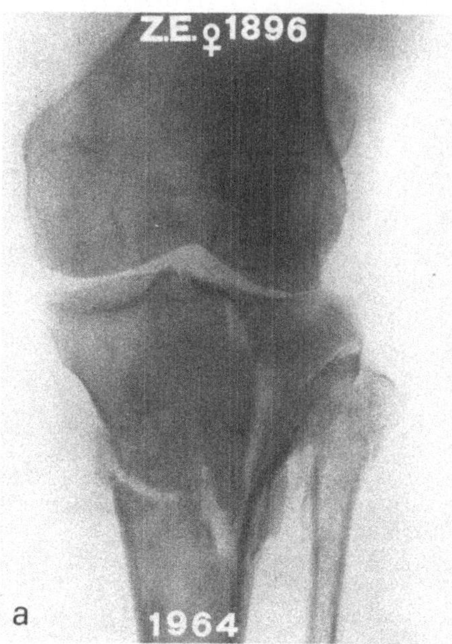


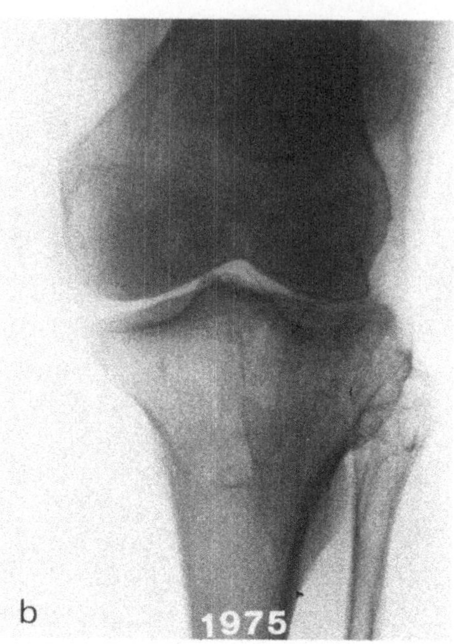


*Abb.4a. u. b. Mehrfragmentbruch, Osteoporose, schlechte Hautverhältnisse. (b) 11 Jahre nach Gipsbehandlung. Gonrarthrose bei subjektiver Beschwerdefreiheit*

wir von der Knochenläsion her für kontraindiziert die konservative Behandlung stark dislozierter Frakturen, ungeachtet dessen, ob es sich um prognostisch gutartige Typen oder um maligne Mehrfragmentbrüche oder Stauchungsfrakturen handelt. Schwer lädierte Weichteile oder allgemeine Inoperabilität relativieren selbstverständlich die Operationsindikation, so daß sich zwangsläufig eine primär konservative Behandlung aufdrängen kann und im Falle schwerer Behinderung zu einem späteren Zeitpunkt Sekundäreingriffe, wie Korrekturosteotomie, Arthrodese oder seltener Arthroplastik zur Diskussion stehen.

Für die Praxis sei betont, daß konservative Behandlung nicht einen therapeutischen Fatalismus gleichkommen darf. Wenn irgend möglich, ist die Sofortmobilisation des Knies ohne Belastung anzustreben. Im weiteren kommt primäre Gipsfixation in Frage, gleichfalls belastungsfrei und über einen Zeitraum von nicht mehr als 6 Wochen. Ausnahmesituationen erfordern Reposition in Narkose, gefolgt von Extensionen oder Gips. Allgemeine Maßnahmen sind die Punktion des Hämarthros, systematische Anticoagulation mit einem Kumarinpräparat und schließlich die Physiotherapie. Letztere scheint einer besonderen Bemerkung wert, denn gerade diese Therapieform ist am ehesten in der Lage, eine funktionelle Restitution herbeizuführen oder aber durch unzweckmäßige Verfahren langwierige Reizerscheinungen mit Weichteilverdickung, Kapselschrumpfung und Versteifung zu provozieren. Ein zuviel vor allem an passiver Therapie ist schädlicher als zuwenig und aktive Übungen (Radfahren) stets günstiger als noch so wohlgemeinte passive Anwendungen wie Umschläge, Massage, forciertes Durchbewegen und ähnliches.

Was resultiert aus den vorgestellten Indikationen und Fallbeispielen? - In geeigneten Fällen verspricht die konservative Behandlung ein klinisch annehmbares Ergebnis, vielleicht ohne spektakuläre Einzelleistung, sicher aber auch ohne die jedem operativen Eingriff inhärenten Komplikationsmöglichkeiten. Radiologisch sind in fast jedem Fall leichtere oder schwerere Arthrosezeichen zu gewärtigen, doch rechtfertigen die in der Regel mit dem Endzustand zufriedenen Patienten das konservative Vorgehen. Eine Gegenüberstellung von Resultaten konservativer und operativer Behandlung sei bewußt vermieden. Wegen der unterschiedlichen Ausgangslage handelt es sich um praktisch unvergleichbare Größen, außerdem wechseln von Klinik zu Klinik die Indikationen und je nach Untersucher die Beurteilungskriterien (1, 6). Wird im weiteren berücksichtigt, daß auch nach Osteosynthese ein ansehnlicher Prozentsatz von Arthrosen, Gelenkstufen, Fehlstellungen und Infekten zur Beobachtung kommt (4), so unterstreicht dies auch heute noch den Stellenwert konservativer Therapie. Gerade wenn wie so oft eine anatomisch exakte Wiederherstellung der Knorpelfläche unerreichbar erscheint, muß das Abwägen der therapeutischen Aussichten gegenüber den Komplikationen, die bei Operation höher liegen, in den Grundsatzentscheid für die eine oder andere Methode einbezogen werden. Eine optimale Ergänzung erfahren die beiden Alternativen in der Hand desjenigen Unfallchirurgen, der das prospektive Ergebnis für jeden Einzelfall von neuem evaluiert, ohne a priori einer Doktrin verpflichtet zu sein. In diesem Sinne wird man die konservative Behandlung der Tibiakopffraktur auch angesichts hochentwickelter Osteosynthese nicht als Verlegenheitslösung betrachten, sondern bei richtig gestellter Indikation als erfolgversprechendes Verfahren, das Einschränkungen und Unzulänglichkeiten unterliegt, wie es für jede Reparaturleistung, auch die operative Stabilisierung, gilt.

Literatur


1. COURVOISIER, E.: Fractures des plateaux tibiaux. Comparaison du traitement opératoire et du traitement conservateur. Helv. chir. Acta 41, 283-286 (1974).
2. HENKEMEYER, H., ALBRECHT, K., PÄSSLER, H.: Die Aussagekraft des Röntgenbildes bei der operativen Versorgung von Tibiakopffrakturen im Hinblick auf das Entstehen posttraumatischer Gonarthrosen. Hefte z. Unfallheilk. 110, 192-194 (1972).
3. HOLZ, U.: Formen und Einteilung der Tibiakopffrakturen. Chirurg 46, 341-344 (1975).
4. MUGGLER, E., HUBER, D., BURRI, C.: Ergebnisse nach operativer Versorgung von 225 Tibiakopffrakturen. Chirurg 46, 348-452 (1975).
5. STAHEL, R.: Zur Beurteilung traumatischer intraartikulärer Veränderungen mit der Röntgenschichtaufnahme. Helv. chir. Acta 39, 339-345 (1972).
6. WILHELM, K., RUEFF, F. L., BEDACHT, R.: Die operative Versorgung von Tibiakopffrakturen. Mschr. Unfallheilk. 74, 153-168 (1971).

H. Krotscheck, Steyr

# Ist der Gipsverband bei schweren Schienbeinkopfbrüchen gefährlich?

Da mir das große Krankengut BÖHLERS sowie die eigene 25jährige traumatologische Erfahrung bewiesen haben, daß ein entsprechend angelegter Gipsverband für die Gelenksbeweglichkeit ungefährlich ist, kann ich die Angst vieler Chirurgen vor dem sogenannten "Immobilisationsschaden" nicht teilen.

Die überwiegende Zahl der Schienbeinkopfbrüche läßt sich mit einer einfachen Zinkleimgipshülse besser ruhigstellen und halten als mit einem Oberschenkelgipsverband. Natürlich muß für das Anlegen des Verbandes die gleiche Exaktheit und ebenso statisch - mechanisches Denken und Gefühl verlangt werden, wie für die operative Rekonstruktion von Stufen, Verbreiterungen und Impressionen des Schienbeinplateaus.

Selbstverständlich können wir bei vielen schweren Schienbeinkopfbrüchen auf die blutige Reposition und eine Osteosynthese nicht verzichten, wobei wir uns allerdings mit einigen Bohrdrähten oder Schrauben, besser aber mit einem Doppel-Gewindebolzen begnügen. Die weitere Behandlung erfolgt bei dia- und infracondylären Frakturen im Streckverband, bei unicondylären Brüchen mittels Gipshülse.

Schienbeinkopfverrenkungsbruch bei einem 29jährigen Techniker, entstanden bei einem Autounfall. Reposition am Unfalltag und Fixation mit einer Schürch-Ackermannschraube. Ruhigstellung mit einer Gipshülse. Bei der Nachuntersuchung nach 3 Jahren stabiles Kniegelenk, leichte Arthrose, freie Beweglichkeit.

55jährige Angestellte, Schisturz. Heben der Impression. Osteosynthese mit Schürch-Ackermannschraube. Ruhigstellung mit Gipshülse durch insgesamt 10 Wochen. Bei der Nachuntersuchung nach 8 Monaten stabiles Kniegelenk, freie Beweglichkeit.

ENDER fand bei der Nachuntersuchung der Schienbeinkopfbrüche der Böhlerschen Klinik aus den Jahren 1925-1950 bei 74% eine freie Kniegelenksbeweglichkeit. Alle Schienbeinkopfbrüche wurden damals ausnahmslos im Gipsverband fixiert, allerdings wurden nur wenige zusätzlich operiert. Durch die blutige Reposition bei den Fällen, wo wir sie für notwendig halten und durch eine Minimalosteosynthese konnten diese Ergebnisse noch weiter verbessert werden. vor allem hinsichtlich der Stabilität des Gelenkes. Die Meinung von RÜTER und BURRI, daß der Gipsverband in den allermeisten Fällen zu einer erheblichen Bewegungseinschränkung führt, kann ich nicht teilen und widerspricht der Erfahrung und den Nachuntersuchungsergebnissen. Die Extension und gleichzeitige "Mobilisation" führt, wie COURVOISIER berichtet, zu enorm langen stationären Behandlungszeiten, ohne die funktionellen Ergebnisse zu verbessern. Er berichtet in seiner Arbeit über annähernd gleich gute Ergebnisse bei konservativer bzw. funktioneller Behandlung und bei operativer Behandlung. Jeden Schienbeinkopfbruch zu operieren ist nach meiner Ansicht überflüssig, ganz abgesehen von der teilweise hohen Infektionsrate. Auch glaube ich nicht, daß jemals nach einer Infektion des Kniegelenkes wieder eine freie Beweglichkeit erreicht werden kann.

Auch einem degenerativ vorgeschädigten Gelenk schadet der Gipsverband nicht.

Bei schweren Gonarthrosen, bei denen wir eine Schienbeinkopfosteotomie durchführen, stellen wir ohne Osteosynthese mit einer Gipshülse ruhig und haben nie nach der Ruhigstellung einen Bewegungsverlust hinnehmen müssen.

Diese Tatsache müßte doch den Anhängern der, nun wieder zum Leben erweckten sogenannten funktionellen Behandlung, zu denken geben.

Unter Funktion des Beines verstehen wir das Gehen und Bewegen also die Belastung. Das Bewegen allein ist nur ein geringer Teil der Beinfunktion, jedenfalls der Belastung gegenüber zweitrangig. Diese physiologisch einzig richtige Beanspruchung des Beines läßt sich bei der Behandlung eines Schienbeinkopfbruches nur mit einem entsprechend angelegten Gipsverband erreichen.

Ein Laie würde bei der Ansicht dieser Bilder wohl keine Sekunde in Frage stellen, wer von beiden sein Bein physiologisch, also funktionell richtig beansprucht.

W. Hupfauer, Essen

# Konservative und apparative Behandlungsmöglichkeiten von Spätzuständen nach Tibiakopffrakturen

Bei Scheitern oder Unmöglichkeit rekonstruktiver Maßnahmen am Knochen- und Bandapparat verbleiben uns einige konservative oder apparative Behandlungsverfahren: Die Kräftigung der das Kniegelenk mitstabilisierenden Oberschenkelmuskulatur (lateral der M. biceps und medial der M. semitendineus, semimembranaceus und gracilis) und die apparative Versorgung mit Schienenhülsenapparaten. Die Versorgung mit leichten Schienen-Schellen-Apparaten gegen seitliche Scherbewegungen ist problemlos und wird von den meisten Patienten auch über längere Zeiträume toleriert.

Beim Jugendlichen muß eine traumatisierte Schienbeinkopfepiphyse nicht nur gegen Scher-, sondern auch gegen Druckkräfte geschützt werden. Die Entlastung der geschädigten Wachstumsfugen ist nur durch eine Thomasschiene möglich. Nicht selten erholen sich auch veraltete Epiphysenschädigungen, sofern es noch zu keiner spontanen Epiphysiodese gekommen ist, unter der Entlastung.

Bei isolierter Verletzung des lateralen vorderen Schienbeinplateaus kann die Belastung durch Anlegen eines einfachen Schienen-Schellen-Apparates, dessen Streckung bei 15° gesperrt ist, auf den unverletzten Gelenkabschnitt verlagert werden. Auch nach rekonstruktiven Maßnahmen am Schienbeinkopf ist bei offenen

Epiphysenfugen eine langdauernde Entlastung des Kniegelenkes erforderlich.

Bei posttraumatischen Arthrosen in Verbindung mit einer leichten Gelenkinstabilität gibt oft ein einfacher Kniestützverband nach HOHMANN auf festem Sattelfilz oder Schaumgummi ausreichend Halt und verbessert deutlich das Gehvermögen der Patienten. Bei stärkeren Veränderungen kann die Filzplatte durch seitlich angebrachte Planschett-Schienen verstärkt werden.

Elastische Kniekappen sind in verschiedenen Größen konfektioniert im Handel erhältlich, aus Leder müssen sie nach Gipsabdruck angefertigt werden.

Bei Innenbandlockerung zügelt der nach innen gebaute Absatz und die Schuhinnenranderhöhung, bei Außenbandinstabilität die gegenteilige Zurichtung am Konfektionsschuh.

Auf die simple Möglichkeit einer kontrollierten Beeinflussung des Ganges unter Vermeidung schmerzhafter Bewegungen im Kniegelenk durch Anlegen eines Unterschenkelzinkleimverbandes in Verbindung mit einer elastischen Binde für das Kniegelenk hat FÜRMEIER hingewiesen. Zudem entlastet er durch Unterstützung der Wadenmuskulatur die meist schmerzhaften Insertionsstellen der Gastrocnemiusköpfe. Auf die Unterschenkelmuskulatur wirkt er darüberhinaus wie eine Dauermassage.

Zu den Spätzuständen nach Schienbeinkopffrakturen gehört das teilversteifte, überwiegend in seiner Streckbewegung gehemmte Kniegelenk, das wegen der veränderten Stakik das Gangbild der Verletzten funktionell ungünstig beeinflußt. Die Weichteillötsteife kann hier durch Quengelmaßnahmen oder in Narkose angegangen werden.

Das Redressement forcé jedoch hat am Kniegelenk nur einen schmalen Anwendungsbereich: Einfache Ruhe- und Adhäsionssteifen, wie sie gehäuft nach Arthrotomien mit rekonstruktiven Maßnahmen frischer oder veralteter Verletzungen auftreten. Vor Rissen der Quadriceps- oder Patellarsehne, Frakturen der Kniescheibe und einer nicht selten zu beobachtenden Myositis ossificans traumatica muß bei allzu gewaltsamer Mobilisation gewarnt werden. Erst nach Fehlschlagen dieser konservativen Behandlungsmöglichkeit ist die operative Lösung von Verklebungen der Gleitlager indiziert.

Meine sehr verehrten Damen und Herren, Sinn unserer Ausführungen sollte es sein, sie nicht auf gängige physiotherapeutische und physikalische Behandlungsmethoden hinzuweisen, sondern auf oft unbekannte und nur wenig genutzte Behandlungsmöglichkeiten, die unserer Ansicht nach unbedingt in das Behandlungsspektrum von Spätzuständen nach Schienbeinkopffrakturen miteinzubeziehen sind.

J. Bauer, D. Vanický und M. Klima, Košice

# Beitrag zur konservativen und operativen Versorgung von frischen Schienbeinkopfbrüchen

Auf der Abteilung für Unfallchirurgie des Fakultätskrankenhauses in Košice wurden in den letzten 15 Jahren insgesamt 201 Patienten mit Tibiakopfbrüchen versorgt.

Bei 168 sind wir konservativ - nach BÖHLER - vorgegangen, das heißt bei verschobenen Frakturen verwandten wir ein Kompressorium. Stark verschobene Brüche wurden im Schraubenzugapparat mittels axialem Zug und Kompression der Fragmente eingerichtet und in einem gespaltenen Oberschenkelgipsverband ruhiggestellt. Nach Abklingen des Ödems wurde ein plastischer Oberschenkelgehgipsverband angelegt. Je nach Art des Bruches wurde die Belastung dosiert.

Die konservativ versorgten Patienten belasteten wir nach 4 Wochen. Nach weiteren 4 Wochen wurde der Gehgipsverband entfernt und die Patienten wurden allmählich rehabilitiert.

Operativ wurden 33 Patienten versorgt. Anfangs wurde die Retention mittels Schraubenbolzen, später nach der AO-Technik sichergestellt.

Bei den operativ versorgten Patienten begannen wir mit der Rehabilitation etwas früher, je nach Stabilität der Osteosynthese (Tabelle 1).

Tabelle 1. Abteilung für Unfallschirurgie FK Košice (1960-1974)

| | Versorgung | |
|---|---|---|
| | operativ | konservativ |
| Tibiakopfbrüche | 33 | 168 |
| Kontrolliert | 17 | 78 |
| Ergebnis | | |
| Exakt | 59% | 50% |
| Gut | 24% | 36% |
| Schlecht | 17% | 14% |

Einige Bemerkungen zur operativen Versorgung:

Den Zugang zur Fraktur wählten wir nach PAYR. Unseres Erachtens nach kann man von diesem Zugang aus auch die schwersten Brüche gut versorgen. Mit dem T-Zugang nach den Empfehlungen der AO haben wir keine Erfahrung. Sie scheint uns vielleicht zu groß.

Was die Meniscen anbelangt, schonen wir sie im größten Maße. Sie können die nachbleibende minimale Inkongruenz des reponierten Tibiaplateaus noch etwas ausgleichen. Wir trachten immer nach einer suffizienten Rekonstruktion der Weichteile des Kniegelenkes.

Zur Rekonstruktion der zertrümmerten Knochenteile:

Wenn wir uns schon zur Operation entschließen, trachten wir immer nach einer mosaikformen Reposition der Fragmente. Ein reponiertes Tibiaplateau wird mit autologer Spongiosa, aus der Beckenschaufel, untermauert. Die Retention wird mit Spongiosaschrauben gewährleistet. Ausnahmsweise legen wir eine L-Platte an.

Es gelang uns aus dem ganzen Krankengut 95 Patienten, das heißt 47% nachzuuntersuchen. Wir werteten die subjektiven Beschwerden, den Umfang der Motilität und den Röntgenbefund. Wir sehen, daß bei den operativ Versorgten in fast 60% das Endresultat als exakt zu schätzen ist. Gut sind die Ergebnisse in 24%. Als schlecht fanden wir 17% der Patienten. Bei den konservativ Versorgten, wo es sich allerdings um leichtere Fälle handelte, haben wir ein exaktes Ergebnis in der Hälfte der Versorgten verzeichnet. 36% der Behandelten schätzen wir als gut. In 14% war das Endresultat schlecht.

Die Behandlung der Tibiakopfbrüche ist bestimmt ein kompliziertes Problem. Der Entschluß, ob man konservativ oder radikal bei der Versorgung vorgehen soll, hängt vom Typ der Fraktur ab.

Grundsätzlich sollte man bei leicht verschobenen Frakturen konservativ auskommen. Nur dort, wo der pathologisch-anatomische Zustand ein konservatives Verfahren nicht ermöglicht, soll man operieren. Die AO Technik gibt dazu gute Möglichkeiten.

R. Kirschner, Brno

## Unsere Erfahrungen mit der Behandlung der Schienbeinkopfbrüche

Unsere Erfahrungen gehen aus der Behandlung von 566 geschlossenen Verletzungen und 66 Fällen offener Brüche der oberen Epiphyse des Schienbeines hervor. Wenn wir das Abreißen der Eminentia intercondylica auslassen, handelt es sich gewöhnlich um das Abbrechen der Condylen oder um das Zerbrechen des Schienbeinkopfes bei unerwarteten Fällen auf gestreckte untere Extremitäten. Sie erscheinen zweimal seltener als Condylbrüche des Oberschenkels, obzwar sich beim Fall auf die gerade untere Extremität beide Epiphysen gleichzeitig am gegenseitigen Verletzungsdruck beteiligen.

Bei den meisten Brüchen der oberen Schienbeinepiphyse sehen wir das Abbrechen eines Gelenkfortsatzes.

Weiter ist es interessant, daß auch kommunitive Brüche dieser Art nicht zu viel disclociert sind. Bei einer radikalen Behandlung haben wir selten die Verletzung der diesbezüglichen Gelenkscheibe oder der Kreuzbänder, und auch die Collateralbänder bleiben meistens unzerrissen.

Diese Tatsachen ermuntern uns zur konservativen Heilungsmethode, bei der sich sehr oft Böhlers Kompressor nicht nur zur Reposition der Fragmente, sondern auch zum beiläufigen Erreichen der Breite des Schienbeinkopfes bewährte.

Wir meinen, daß die wichtigste Forderung ist, das Funktionsniveau der beiden konkaven Berührungsflächen zu erreichen. Vor der Reposition führen wir die Punktion des Kniegelenkes durch. Bei großer Spannung der Kniegelenkkapsel führen wir die Punktion auch am Tage der Verletzung durch. Dadurch beugen wir der Atonie der Kniekapsel vor. Durch einen ungepolsterten Gipsverband bei Kniebeugung von 20$^{o}$ sichern wir dann die Stellung der Fragmente für 8 Wochen.

Wenn die Reposition der Bruchstücke nicht gelingt, benutzen wir weiter eine radikale Behandlung. Die Osteosynthese realisieren wir nach der Art der Ausdehnung des Bruches und nach der Zweckmäßigkeit der osteosynthetischen Hilfsmittel.

Das einfache Abbrechen eines Gelenkfortsatzes des Schienbeinkopfes behandeln wir mit Hilfe der Zugschraube, die nach unserer Anweisung verfertigt wird.

Gute Ergebnisse bringen auch Osteosynthesen, die durch Kombination der Doppelschraube und Schraube durchgeführt werden.

Auch kommunitive Brüche der oberen Schienbeinepiphyse mit Dislokation der Bruchstücke können zusätzlich durch die Zugschraube und Schraube korrigiert werden. Die Gipsfixation ist aber dazu notwendig.

Obzwar der Zustand des Kniegelenkes visuell ungünstig ist, pflegen die Funktionsergebnisse zur Zufriedenheit des Verletzten und auch des Arztes gut zu sein.

Brüche der oberen Hälfte des Schienbeines und der unteren Hälfte des Oberschenkels zwingen uns zur bedachtsamen Operationsleistung und zur weiteren Heilungsmethode. Vor vielen Jahren hatten wir für solche Verletzungen nur Zugschrauben und Drahtschlingen, und die Operation ergänzten wir durch den Gipsverband für acht Wochen. Frühzeitige Lageveränderungen und Mobilisation nach einer oder zwei Korrektionsoperationen halfen auch bei einer einfachen Osteosynthese die Kniebewegung fast ganz auch bei dieser schweren Verletzung wiederherzustellen.

Wir benutzen auch provisorische osteosynthetische Hilfsmittel und ihre Kombinationen zur chirurgischen Behandlung der verschiedensten Verletzungen des Schienbeinkopfes. Wir sehen dieses am Beispiel eines schweren Bruches des Schienbeinkopfes und der Luxation des Oberschenkelfortsatzes, die das Schienbeinkopfmassiv in der Distalrichtung herunterstoßen. Nur ein Teil des Lateraltibialfortsatzes blieb an der ursprünglichen Stelle in Verbindung mit dem Fibulakopf. Nach der ursprünglichen Extension haben wir operativ die Bruchstücke reponiert und ihre Stellung durch adaptierte AO-Schiene, Zugschraube und Schrauben versichert. Die Doppelschraube und die Schiene müssen adäquat mit Bezug auf die Bruchstücke und Brüche fixiert werden, damit wir uns wenigstens der Erfüllung der Aufgabe annähern, d. h. der Bildung der stabilen Osteosynthese.

Zum Ende unserer kurzen Mitteilung möchten wir noch betonen, daß auch die Condylenschienen der AO-Methode nicht immer zur befriedigenden Osteosynthese der Schienbeinkopfbrüche benutzt werden können, hauptsächlich in den Fällen, in denen sich die schweren Läsionen in der Lateralhälfte des Schienbeinkopfes befinden. Die Beschädigung der Kniekreuzbänder operieren wir bei den Sekundärleistungen, aber die angerissenen oder gelockerten Gelenkscheiben beseitigen wir bei der ersten Operation. Wir beseitigen auch die freien und aufgeklappten Knorpelteile, freie Teile der Spongiosa aber geben wir zurück in die Bruchspalten und große Defekte ersetzen wir gleich primär durch den Spongiosaspan. Wir erkannten, daß die osteosynthetische Behandlung des Schienbeinkopfes bessere Funktionsergebnisse bringt als die Condylenbrüche des Oberschenkels - beiläufig derselben Qualität. Wir haben uns auch überzeugt, daß die Verletzung des Schienbeinkopfes in den meisten Fällen überhaupt keine Deliberationsleistung verlangt, die wir regelmäßig nach Behandlung der distalen Oberschenkelepiphyse durchführen müssen.

## b) operative Therapie

Th. Rüedi, Basel

# Operative Behandlung der Tibiakopfbrüche

Die operative Therapie der Tibiakopfbrüche erreicht im Gegensatz zu den Erfolgen bei Sprunggelenks- oder Ellbogenfrakturen in den meisten Statistiken nicht sehr viel bessere Resultate als die konservative Behandlung. Der Grund dazu liegt unseres Erachtens in der besonders komplexen Anatomie und in der Vielfalt der Funktionen des Kniegelenks, sowie in den großen operationstechnischen Anforderungen. Aber auch eine exakte Rekonstruktion der Gelenkfläche und der Knochenachsen allein genügt oft nicht, um dem Knie wieder seine volle Funktionstüchtigkeit zu geben. Der genauen Wiederherstellung der ligamentären Strukturen, sowie der muskulären Rehabilitierung kommt am Kniegelenk neben der ossären Wiederherstellung fast ebenso große Bedeutung zu.

### Patientengut und Indikation

Die Großzahl der Verletzten sind Opfer von Verkehrsunfällen, als solche häufig mehrfach verletzt, oder ältere Patienten. Entsprechend dem Unfallmechanismus - meist einem valgisierenden "Nußknacker"-Trauma - ist in rund 2/3 der Fälle das laterale Plateau betroffen. Frakturen beider Condylen finden wir in etwa 25% der Fälle und nur selten ist der mediale Schienbeinknorren allein frakturiert.

Schwerwiegende Begleitverletzungen an Gefäßen und Nerven sind selten, während Bandrupturen und Meniscusschäden praktisch nur peroperativ diagnostiziert werden können und deswegen oft übersehen werden.

## Frakturtypen

Nach COURVOISIER (1) unterscheiden wir vier Formen von Tibiakopfbrüchen (in Klammern die Zahlen einer Serie von 50 Fällen):

1. den Spaltbruch (9)
2. die umschriebene Gelenksimpressionsfraktur (6)
3. die Mischform zwischen Spalt- und Impressionsbruch (31)
4. die umgekehrte Y- oder T-Fraktur (4).

## Indikation

Die Indikation zur operativen Stabilisierung muß auf Grund des eingangs Gesagten sorgfältig und individuell erwogen werden, da vorallem auch die postoperative Infekthäufigkeit am proximalen Schienbeinende mit oft kritischen Hautverhältnissen recht erheblich ist.

Nicht dislocierte Brüche werden daher mit Vorteil konservativ angegangen mit früher unterstützter Bewegungstherapie und Entlastung, wobei erstere unter Bildwandlerkontrolle durchgeführt werden soll. Im Falle eines sekundären Abgleitens der Fragmente kann immer noch operiert werden. Eigentliche Absenkungen der Gelenkfläche im tragenden Bereich stellen hingegen eine Operationsindikation dar, es sei denn, sowohl Funktion wie Stabilität des Knies sind erhalten. Dort, wo das Ausmaß der Fraktur bzw. eine Gelenkimpression fraglich erscheint, ist die Tomographie in a. p. und seitlichem Strahlengang aufschlußreich. Sie gestattet neben der Diagnostik eine genauere Planung der Osteosynthese, sowie des Zugangs und entscheidet, ob ein Spongiosatransplantat benötigt wird oder nicht.

## Operationstechnik

Tibiakopfbrüche sind schwierig zu rekonstruieren und sollten nur von einem erfahrenen Operateur beurteilt bzw. versorgt werden. Den Weichteilen ist dabei größte Aufmerksamkeit zu schenken, da Wundheilstörungen sich hier leicht katastrophal auswirken können. Bei starker Schwellung ist deshalb jegliche Osteosynthese verboten.

Operationstaktisch hat sich in unseren Händen ein schematisches Vorgehen unter Berücksichtigung folgender vier Punkte bewährt: (Abb.1).

1. Rekonstruktion der Gelenkfläche;
2. Unterfütterung der reponierten Gelenkpartien mit autologer Spongiosa;
3. Stabilisierung der Fragmente mittels Abstützplatte oder Schrauben;
4. Prüfung des Bandapparates mit ev. Rekonstruktion.

Liegt ein Knochendefekt vor, so nehmen wir als ersten Schritt - vor Anlegen der Blutsperre - autologe Spongiosa aus dem gleichseitigen Trochanter major oder Beckenkamm.

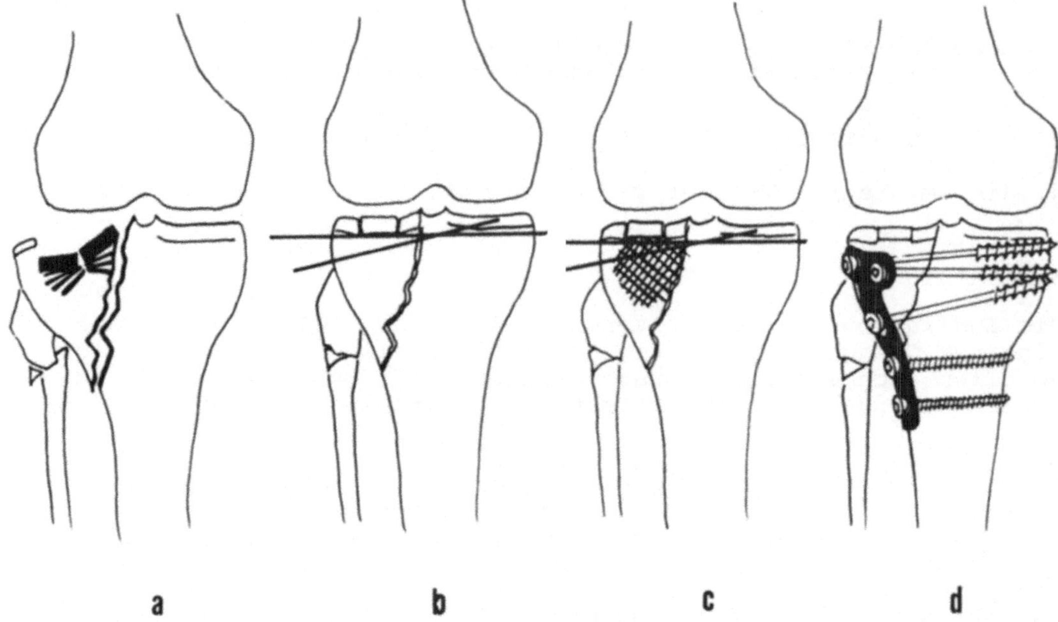


*Abb.1a-d. Operationstaktische Schritte einer Tibiakopfimpressionsfraktur (Typ 3). (a) Fraktur: Mischform zwischen Impressions- und Spaltbruch. (b) Rekonstruktion der Gelenkfläche (unter Sicht) und provisorische Fixation mit Kirschner-Drähten. (c) Unterfütterung der reponierten Gelenkanteile mit autologer Spongiosa. (d) Stabilisierung und Abstützung der Fragmente mittels Platte und Schrauben*

Als Incision wählen wir den 120°-Winkelschnitt über der entsprechenden Schienbeinkopfhälfte. Der Eckpunkt soll in der Mitte des Ligamentum patellae liegen, der vertikale Schenkel seitlich der Tibiakante. Dieser Schnitt gibt in der Mehrzahl der Fälle eine gute Übersicht und genügenden Zugang. Er läßt sich aber jederzeit durch einen symmetrischen dritten Schenkel erweitern, falls z. B. beide Plateaus erreicht werden müssen (Abb.2).

Die Retinacula und Fascie der lateralen Muskelloge werden in Faserrichtung und 5 mm neben der Tibiakante gespalten und in einem Stück vom Schienbeinknorren dorsalwärts, bis auf Höhe des Fibulaköpfchens abpräpariert. Die sich darunter leicht vorwölbende Gelenkkapsel wird sodann unterhalb des Meniscus quer eröffnet, wodurch wir den unerläßlichen Einblick ins Gelenk erhalten. Die immer durchzuführende Gelenkrevision dient einer Bestandsaufnahme der intraarticulären Verletzungen an Menisceri, Knorpeloberfläche und Bändern. Ein völlig zerstörter Meniscus wird entfernt, lediglich abgerissene werden vor Wundverschluß reinseriert. Verletzte oder ausgerissene Kreuzbänder werden selbstverständlich mit in die Rekonstruktion einbezogen.

Zur Rekonstruktion der Gelenkfläche empfiehlt sich als erstes die provisorische Fixation der angehobenen Fragmente mit Kischner-

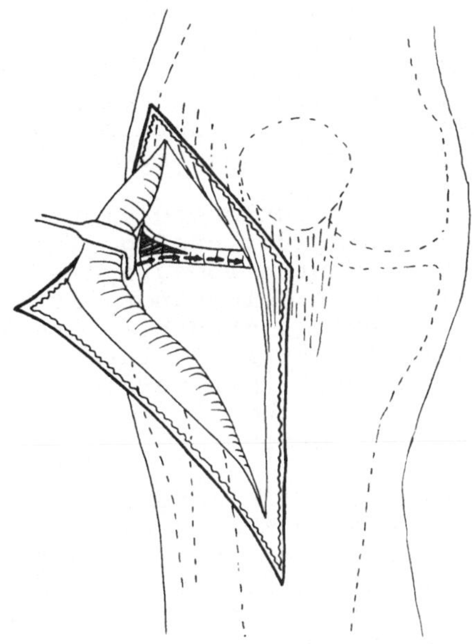

*Abb. 2. Zugang zum lateralen Tibiaplateau durch 120°-Winkelschnitt. Das Gelenk wird unterhalb des Meniscus eröffnet und inspiziert*

Drähten, wobei die spätere Lage der definitiven Implantate eingeplant werden sollte.

Während der Wiederaufbau der knorpeligen Gelenkoberfläche am zuverlässigsten unter Sicht zu beurteilen ist, erscheint die Röntgenkontrolle wichtig für die Bestimmung des Repositionsgrades gegenüber dem intakt gebliebenen Tibiaplateau. Leichte Überkorrekturen sind von Vorteil, da geringgradige sekundäre Absenkungen infolge allgemeiner Valgustendenz des öfteren beobachtet werden.

Der Knochendefekt unterhalb der angehobenen und rekonstruierten Gelenkfläche muß mit autologer Spongiosa unterfüttert werden, wobei auf ein sattes Einpressen des Transplantates geachtet werden soll.

Zur bewegungsstabilen Fixation der Fragmente verwenden wir in rund 80% der Fälle Platten in Abstützfunktion. Die T-Platte sowie die dynamische Kompressionsplatte (DCP) sind zur Zeit die gebräuchlichsten Implantate. Eine interessante Bereicherung der Möglichkeiten bringt die speziell für Tibiakopfbrüche in Entwicklung stehende L-Platte.

Nach erfolgter Rekonstruktion der knöchernen Gelenkanteile empfiehlt sich die nochmalige Prüfung der Bandstabilität vorallem medial, da hier oft Zerrungen oder Zerreißungen übersehen werden.

Anhand der häufigsten vier Frakturformen sollen im Folgenden kurz die verschiedenen Osteosynthese-Möglichkeiten illustriert werden.

Reine Spaltbrüche kommen selten vor und werden nur bei Stufenbildung im Gelenk oder bei grober Lateralisation operativ fixiert. Meist genügt die reine Verschraubung. Zur Vermeidung eines sekundären Abgleitens hat WEBER (3) einen netten kleinen Trick angegeben, indem die distale Fragmentspitze mittels Schraube und Unterlagsscheibe abgestützt bzw. eingeklemmt wird.

Auch die umschriebene Impressionsfraktur der lateralen Gelenkfläche ist nicht häufig. Ihr Ausmaß kann oft nur mittels der bereits erwähnten Tomographie voll erfaßt werden. Ein Anheben des abgesunkenen Gelenkknorpels ist nur auf operativem Wege möglich. Es empfiehlt sich dabei, die imprimierte Partie über ein kleines Corticalisfenster im lateralen Tibiakopf mit einem breiten Stössel zu reponieren. Der verbleibende Knochendefekt wird mit Spongiosa unterfüttert und als zusätzliche Unterstützung kann eine Schraube verwendet werden.

Das Gros der Tibiakopfbrüche stellt die dritte Gruppe der Mischformen von Impressions- und Spaltbrüchen dar. Die einzelnen operativ taktischen Schritte sind bereits besprochen worden, wobei in diesen Fällen fast immer eine Platte in Abstützfunktion verwendet werden soll, da reine Verschraubungen meist ungenügende Fixierungen darstellen.

Frakturen beider Plateaus sind zwar röntgenologisch besonders imposant, bei genauer Betrachtung fällt aber auf, daß die tragenden Gelenkpartien oft nur geringfügig in Mitleidenschaft gezogen sind. Die anatomische Rekonstruktion dieser Fälle ist trotzdem schwierig, da meist nur noch die Tuberositas tibiae dank Gegenzug des Ligamentum patellae stehengelblieben ist und vorallem dorsal ein Trümmerhaufen besteht. Hier verwenden wir zur Stabilisierung mit Vorteil zwei Platten, je eine medial bzw. lateral. Mit Ausnahme der Kreuzbänder sind die Bandstrukturen hier oft erstaunlich intakt und bedürfen selten einer weiteren Behandlung.

Völlige Zertrümmerungen sowie offene Brüche, beide meist durch direkte Traumen bedingt, passen nicht ganz in dieses Schema hinein, werden aber nach den selben Prinzipien operiert.

## Nachbehandlung

Für die Nachbehandlung operierter Tibiakopfbrüche müssen im wesentlichen vier Punkte beachtet werden:

1. Die Lagerung erfolgt am zweckmäßigsten auf einer Braunschen Schiene oder auf einer Rechtwinkelschiene, je nach dem, ob Bandverletzungen vorliegen oder nicht.
2. Bereits am 1. postoperativen Tag soll mit aktiv unterstützten Bewegungsübungen begonnen werden, wobei bei Bandverletzungen die Flexion zwischen 20-50° zu erfolgen hat.
3. Das frühzeitige Quadricepstraining erscheint besonders wichtig, da eine kräftige Oberschenkelmuskulatur wesentlich zur Stabilität des Kniegelenkes beiträgt und da der Recessus suprapatellaris weniger verklebt.
4. Tibiakopfbrüche benötigen eine langdauernde Entlastung während durchschnittlich 4-5 Monaten, wobei ab 6.-7. Woche das Abrollen des Fußes (5-10 kg) gestattet wird.

Resultate

Über die funktionellen Resultate einer kleinen aber konsekutiven Serie von 50 Fällen haben HELL et al. (2) bereits berichtet. Es sei deshalb nur kurz erwähnt, daß von diesen 50 Patienten 36 oder 72% 3-5 Jahre nach Osteosynthese ein gutes bis sehr gutes subjektives Resultat angaben, gegenüber 14 mäßigen bzw. schlechten Ergebnissen. Eine seitengleiche Funktion hatten nur 60% der Fälle, während 16 einen Beugeausfall und 4 sowohl Beuge- wie Streckausfälle aufwiesen. Bandinstabilitäten wurden nur dreimal festgestellt. Interessant ist der Vergleich von Klinik und Röntgenbild vorallem inbezug auf die posttraumatische Arthrose, wo fast doppelt so viele röntgenologische als klinische Arthrosefälle diagnostiziert wurden.

Zusammenfassend darf festgestellt werden, daß bei sorgfältiger Indikationsstellung, genügend großer Erfahrung und Beachtung der erwähnten operationstaktischen Prinzipien - vorallem auch des letzten Punktes - die funktionellen Resultate der operativ behandelten Tibiakopfbrüche doch eher günstiger ausfallen als nach konservativer Therapie.

Literatur

1. COURVOISIER, E.: Les fractures des plateau tibiaux. Bull. AO, Nov. 1973.
2. HELL, K., MÜLLER, C., RUEDI, TH.: Nachkontrolle von 50 operativ behandelten Tibiakopffrakturen. Helv. chir. Acta 42, 27-29 (1975).
3. WEBER, B. G.: Persönliche Mitteilung.

R. Streli, Linz

# Gabelplatte bei Schienbeinkopfbrüchen

Die Gabelplatte wurde zur übungsstabilen Osteosynthese bei Impressionsbrüchen des Schienbeinkopfes entwickelt. Die gehobenen und anatomisch genau rekonstruierten Gelenkflächenanteile sollen breit unterstützt werden.

Es stehen langzinkige und kurzzinkige Implantate zur Verfügung. Die Zinken sind 4 mm breit und liegen in einer Ebene (Abb.1).

Die Operation in Blutsperre beginnt mit einem Hautschnitt längs der Schienbeinkante, der bogenförmig längs des Condylenrandes fortgesetzt wird.

Die Muskulatur wird abpräpariert, das Periost am Schienbeinkopf belassen. Bei Eröffnung des Gelenkes unter dem Meniscus besteht ein tadelloser Überblick über die Fraktur.

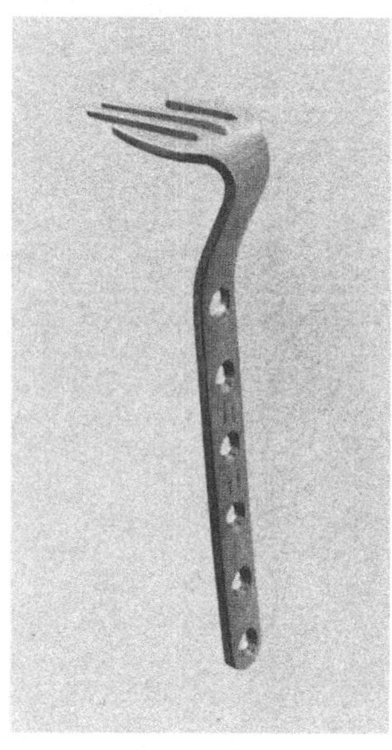

*Abb.1. Gabelplatte mit normaler Zinklänge - 6 Loch. Die Zinken sind 4 mm breit, der Zwischenraum zwischen den Zinken beträgt ebenfalls 4 mm. Die Zinken liegen in einer Ebene um die gehobenen Gelenkflächenteile in großer Ausdehnung abzustützen. (Es stehen auch langzinkige Gabelplatten zur Verfügung. Die Platten werden auch mit 4 Verankerungslöchern erzeugt). Hersteller: Firma Ulrich, Ulm*

Dann wird von einem vorderen oder seitlichen Knochenfenster die Fraktur gehoben und reponiert und ein entsprechend großer, genau passender, homoioplastischer kältekonservierter Spongoisakeil in die Sekundärhöhle eingebracht. Die Löcher für die Gabelzinken werden mit dem 3,5 mm Bohrer vorgebohrt und die Gabelplatte nun 1 cm unter dem Gelenk eingebracht, die Zinkenebene möglichst parallel der Gelenkfläche.

Die Platte wird nun angeschraubt. Ihr distales Ende schließt mit der vorderen Schienbeinkante ab. Die Reclination der Unterstützungsebene muß parallel zur Gelenksebene sein.

Nur nebenbei: Das Vorbohren der Zinkkanäle in richtiger Lage wird durch dieses Zielgerät erleichtert.

Nach Wundschluß wird ein Kompressionsverband mit Klingbinde angelegt und schon am Operationstag mit aktiven Bewegungsübungen begonnen. Am Tage nach der Operation ist die Kniebeweglichkeit aktiv in einem Umfange von 30° möglich und nach 1 Woche meistens S-0-0-90. 12 Wochen wird entlastet, aber das Knie weiter aktiv geübt. Die frühe Aufnahme der aktiven Bewegungen verhindert Verwachsungen im Gelenk und hat einen "modellierenden Effekt" auf die rekonstruierte Gelenkfläche und ist der beste Weg eine größtmögliche Wiederherstellung der Gelenkflächenkongruenz zu erreichen.

Ist der Bruch wie hier nach 6 Monaten durchgebaut, können Platte und Schrauben entfernt werden.

Das überraschende ist, daß die Zinkenkanäle mit Rindenknochen ausgekleidet und daher wie ein Gewölbe gegen sekundäres Einsinken gesichert sind.

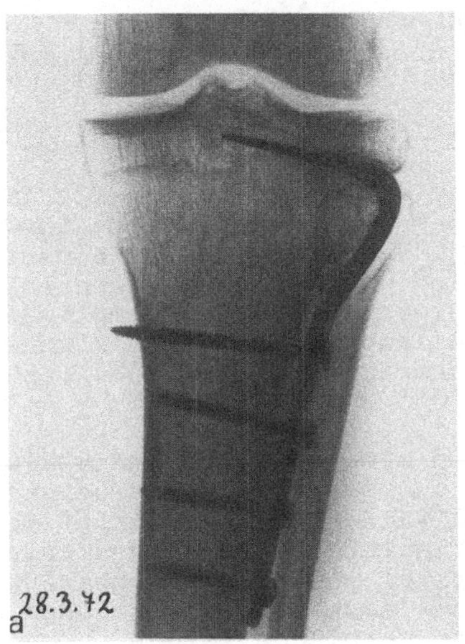


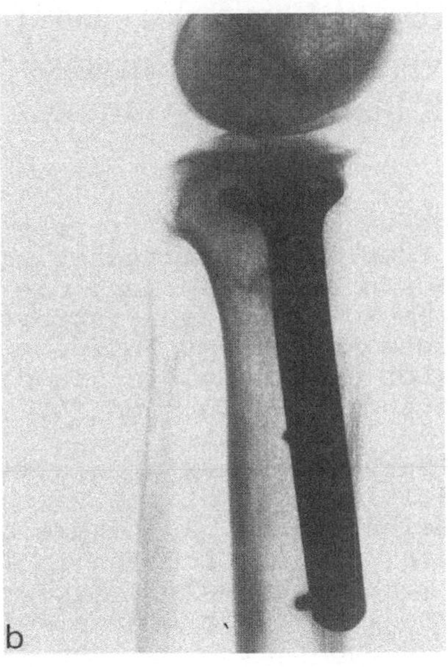


*Abb.2a u. b. Dr. R., M., Unfallchirurg erlitt am 27. 7. 1970 bei einem Autozusammenstoß einen Bruch des äußeren Schienbeinknorrens links. (a) Zentrale Impression des lateralen Schienbeinknorrens mit Längsfraktur am äußeren Rand, Verschiebung am Übergang zum Schaft um 1 cm nach außen. (b) Blutige Reposition des Bruches, homoioplastische Spanunterfütterung, Gabelplattenosteosynthese, ideales Repositionsergebnis. Keine Meniscusverletzung*

Die Ergebnisse sind gut, wie schon beim ersten 1970 operierten Fall, einem 31jährigen Unfallchirurgen, der Vertrauen in das Konzept hatte. Nach 5 Jahren besteht eine kleine umschriebene Knochenzacke am Gelenk; keine Arthrose, keine Beschwerden, freie Beweglichkeit, kein Muskelschwund. Er ist Sportler geblieben.

Nur bei Politikern müßte man vor dem Eingriff warnen. Ein temperamentvoller 34jähriger Funktionär hat in leidenschaftlichem Einsatz schon nach 8 Wochen belastet. Es kam prompt zu einer sekundären Depression der Gelenkfläche um 2 mm.

## Literatur

STRELI, R.: Zur Therapie der Tibiakopffrakturen - neue Condylenplatte. Mschr. Unfallheilk. 73, 127 (1970).

H. Krieg, W. Chmielewski und H. Sarvestani, Mainz

# Die Versorgung der Impressionsfrakturen am Tibiakopf durch Plattenosteosynthese

Unter den verschiedenen Tibiakopffrakturen nehmen die Impressionsbrüche wegen ihrer therapeutischen Problematik eine Sonderstellung ein. Komplexe Unfallmechanismen führen zu einer vielgestaltigen Skala von Frakturformen, die sich von der umschriebenen Impression bis zum kombinierten Frakturtyp erstreckt. Der komplizierte anatomische Aufbau des Kniegelenkes hat zur Folge, daß neben der Impression des spongiösen Knochens mit einer Vielzahl von Begleitverletzungen zu rechnen ist.

Die Impressionsfrakturen stellen eine absolute Indikation zur frühzeitigen operativen Versorgung dar. Die Wiederherstellung von Gelenkfläche, Beinachse und Kniegelenksstabilität ist anzustreben. Stufenbildungen im Tibiaplateau und Achsenfehler haben eine Fehlbelastung mit konsekutiver posttraumaischer Arthrose zur Folge. Darüber hinaus sollen Immobilisationsschäden durch eine übungsstabile Osteosynthese vermieden werden.

Von 1969 bis 1975 behandelten wir an unserer Klinik unter 267 proximalen Tibiafrakturen insgesamt 112 Tibiakopffrakturen, darunter allein 53 Impressionsfrakturen operativ (Tabelle 1). In mehr als 50% der Fälle handelte es sich um kombinierte Impressionsfrakturen, vorwiegend im Bereich des lateralen Condylus. Unter den 70 Nebenverletzungen, die verständlicherweise gehäuft bei kombinierten Frakturen auftreten, nahmen die Meniscusschäden den ersten Platz ein.

Tabelle 1. Frakturformen bei 267 proximalen Tibiafrakturen (1969 - 1975)

| Frakturtyp | männl. | weibl. | gesamt |
|---|---|---|---|
| Prox. Tibiafrakturen | 175 | 92 | 267 |
| Tibiakopffrakturen | 71 | 41 | 112 |
| Impressionsfrakturen | 37 | 16 | 53 |
| reine Impressionsfrakt. | 16 | 6 | 22 |
| komb. Impressionsfrakt. | 21 | 10 | 31 |
| Frakt. d. lat. Condylus | 26 | 10 | 36 |
| Frakt. d. med. Condylus | 5 | 3 | 8 |
| Frakt. beider Condylen | 6 | 3 | 9 |

Das Prinzip der operativen Behandlung besteht darin, nach Freilegen der Fraktur, anschließender Gelenkrevision und eventueller Versorgung der Begleitverletzungen das eingestauchte Fragment unter Sicht des Auges mit leichter Überkorrektur anzuheben und den spongiösen Knochendefekt durch Unterfütterung mit autologer Spongiosa aufzufüllen. Während wir früher die bewegungsstabile Osteosynthese in erster Linie mit Spongiosa- und Ackermann-Schrauben durchführten, geben wir inzwischen wegen größerer Übungsstabilität der Osteosynthese mit T- und DC-Platten den

Vorzug. Die T-Platten, die durch breitflächigen Kontakt mit der dünnen Corticalis des Tibiakopfes eine gute Abstützung ermöglichen sind auch bei kombinierten Impressionsfrakturen geeignet.

Bicondyläre Impressionsfrakturen sowie Trümmerfrakturen stellen den Chirurgen immer wieder vor Probleme, da einerseits die Freilegung der Fragmente schwierig und wegen der Devastierung nicht erwünscht ist, andererseits aber eine ausreichende Abstützung gefordert wird. In diesen Fällen ist die Osteosynthese mit je einer von medial und lateral angebrachten DC-Platte angezeigt.

Die Tabelle 2 zeigt die Behandlungsmethoden bei unseren 53 Impressionsfrakturen einschließlich ihrer Begleitverletzungen. Als Implantat kamen vorwiegend die T-Platten zur Anwendung, während die DC-Platten den kombinierten Frakturtypen vorbehalten blieben. In 33 Fällen war zusätzlich eine Spongiosaplastik erforderlich.

Tabelle 2. Operative Versorgung von 53 Impressionsfrakturen am Tibiakopf (1969 - 1975)

| | reine Impress. fraktur | komb. Impress. fraktur | gesamt |
|---|---|---|---|
| Schrauben | 7 | 5 | 12 |
| T-Platte | 8 | 11 | 19 |
| DC-Platte | | | |
| einseitig | 4 | 7 | 11 |
| doppelseitig | - | 3 | 3 |
| Komb. Osteosynthese | 3 | 5 | 8 |
| Spongiosaunterfütterung | 12 | 21 | 33 |
| Behandlung der Begleitverletzungen | | | |
| Meniskektomie | 10 | 15 | 25 |
| Bandnaht | 2 | 6 | 8 |
| Sonst | 1 | 5 | 6 |

Zusammenfassend ergibt sich, daß die vielfältigen Erscheinungsformen der Impressionsfraktur am Tibiakopf mit zahlreichen Begleitverletzungen den Unfallchirurgen zu einer individuell ausgerichteten Versorgung zwingen. Auch die Plattenosteosynthese läßt sich nicht schematisch anwenden. Erst die exakte Wiederherstellung der Gelenkfläche und die übungsstabile Fixation sowie eine intensive postoperative Übungsbehandlung führen zu guten funktionellen Endresultaten und helfen, die posttraumatischen Fehlstellungen und Arthrosen zu vermeiden.

A. Titze, Graz

# Zur Abgrenzung zwischen operativer und konservativer Therapie der Schienbeinkopfbrüche

LORENZ BÖHLER und Mitarbeiter, ebenso wie EHALT haben bereits vor Jahrzehnten anhand ausgedehnter Nachuntersuchungsergebnisse bewiesen, daß man mit konservativer Behandlung der infracondylären, aber auch der diacondylären Schienbeinkopfbrüche gute und sehr gute Ergebnisse erzielen kann. Dennoch wird als Nachteil der konservativen Therapie die Unmöglichkeit, intraarticuläre Stufenbildungen und Verwerfungen ideal einzurichten, nicht zu übersehen sein. Die längerdauernde Ruhigstellung im Gipsverband, die von mancher Seite immer wieder so sehr überbewertet wird, hat sich jedoch aufgrund dieser Nachuntersuchungen nicht als bleibender Nachteil ausgewirkt.

Wir sind aus diesen Erwägungen im Unfallkrankenhaus Graz zunehmend zur operativen Reposition und Osteosynthese übergegangen, vor allem seit wir von der AO eine ausgefeilte Technik, sowie präzise Instrumente und Implantate zur Verfügung gestellt bekamen. Seit 1966 werden daher bei uns Schienbeinkopfbrüche vornehmlich durch offene Reposition und wenn möglich stabiler Osteosynthese versorgt, in den letzten Jahren etwa 75-80% all dieser Frakturen.

Interessant waren für uns, die wir seit EHALT mit der konservativen Therapie wohlvertraut sind, die Feststellungen von E. COURVOISIER anläßlich des Reisenburger Workshop 1974. Er stellte die konservativ und operativ behandelten Schienbeinkopfbrüche der orthopädischen Klinik Genf in ihren Behandlungsergebnissen einander gegenüber und kam zu der Feststellung, daß die operativ versorgten zwar durchschnittlich etwas stabiler, aber dafür, und das war überraschend, auch schlechter beweglich waren, als die konservativ behandelten. Röntgenologisch fanden sich schlechte Ergebnisse etwa in gleichem Prozentsatz. COURVOISIERs Schlußfolgerung: Die Wirksamkeit beider Methoden in Bezug auf das spätere Ergebnis sei ziemlich gleich, sofern beide sorgfältig angewandt werden und die richtige Auswahl erfolge. Beide Methoden seien also heute gleichermaßen berechtigt.

Unsere <u>derzeitige Indikation</u> bezüglich konservativer und operativer Behandlung aufgrund eigener langjähriger Erfahrungen:

<u>a. keine aktive Behandlung.</u> Bei älteren Verletzten mit Bruch ohne wesentliche Verschiebung oder leichter Dislokation und schlechtem Allgemeinzustand beginnen wir sofort mit Bewegungstherapie unter Anleitung durch eine erfahrene Physiotherapeutin, ohne Ruhigstellung.

<u>b. Nur Zugverband mit Bewegungstherapie.</u> Bei schweren Trümmerbrüchen, bei denen keine Chance besteht nach offener Operation eine stabile Osteosynthese zu erzielen, oder bei denen das Infektionsrisiko nach der Operation zu hoch wäre, legen wir einen Zugverband an, richten unblutig ein und beginnen im Zugverband relativ frühzeitig mit aktiven Bewegungsübungen. Ev. wird in der Frühphase der Behandlung mit Wechsellagerung im Zug begonnen.

c. Offene Reposition, Adaptionsosteosynthese als Minimalosteosynthese, danach Ruhigstellung oder Zugverband. Dieses Verfahren hat sich uns vor allem bei älteren Verletzten, aber auch bei Polytraumatisierten in zahlreichen Fällen sehr gut bewährt. Es ist risikoarm bezüglich der Infektionsgefahr, erfordert nur eine kurze Narkosezeit und gibt gute Endergebnisse. Wir führen von einem kleinen Schnitt die Einrichtung durch, oder verschrauben in gegebenen Fällen auch percutan. Danach wird das Bein entweder nur im Zugverband oder im Zugverband und zusätzlich in einer Oberschenkelhülse ruhiggestellt. Frühzeitig nach 2-3 Wochen beginnen wir im Zug mit aktiven Übungen und Wechsellagerung. Diese Technik wurde lange vor der AO-Ära noch unter EHALT mit Erfolg und guten Ergebnissen angewandt.

d. Offene Reposition und stabile Osteosynthese. In allen übrigen Fällen, derzeit etwa 75-80%. In der Technik halten wir uns an die Empfehlungen der Arbeitsgemeinschaft für Osteosynthese.

G. Kramer, Dortmund

# Zur Frage der Unterfütterung aufgerichteter Imprimate des Schienbeinkopfes

Die Statik des Schienbeinkopfes wird bei Impressionsfrakturen in zweifacher Hinsicht gestört, einmal durch die Unterbrechung des Brückenteiles und zum anderen durch die fehlende Verankerung des Tragpfeilers auf der betroffenen Seite. Will man eine frühfunktionelle Behandlung durchführen, muß nicht nur der defekte Brükkenteil rekonstruiert, sondern auch der Tragpfeiler verankert werden. Das eine erreichen wir mit der Aufhebelung des Imprimates, das andere mit der Verankerung einer im wesentlichen parallel zur Brückenachse eingebrachten Verstrebung, die den instabilen Tragpfeiler sichert und durch mäßige Kompression ein Abrutschen des rekonstruierten Brückenteiles verhindert.

Diese Überlegungen haben zur Frage geführt, ob dann die Unterfütterung des gehobenen Imprimates noch absolut notwendig ist, denn die Stützfunktion, die ohnehin unsicher ist, entfällt unter den genannten Bedingungen und der zusätzliche osteogenetische Reiz ist beim gut durchbluteten Schienbeinkopf in vielen Fällen entbehrlich, zumal durch die Aufhebelung mit einem nicht zu kleinen Stößel die vorhandene Spongiosa zur direkten Unterfütterung des Imprimates ausreicht. Der distale Hohlraum wird aber im Regelfall sehr schnell spontan aufgefüllt.

Um die eingangs gestellte Frage zu beantworten, haben wir 30 Fälle nach Aufhebelung und Unterfütterung mit 24 Fällen, die ohne Unterfütterung, aber mit Kompression behandelt wurden, verglichen. Die Altersverteilung ist in beiden Gruppen mit 52,36 zu 52,28 Jahren gleich. Der prozentuale Anteil der Bandverletzungen entspricht den allgemeinen Erfahrungen.

Die Dauer der Ruhigstellung - in dieser Phase sind nur Spannungsübungen gestattet - differiert in beiden Gruppen mit 25,2 zu 25,25 Tagen nicht. Das gleiche gilt auch für die Zeitpunkte der Teilbelastung, die mit 62,4 zu 62,37 Tagen errechnet wurden und auch die Zeit bis zur knöchernen Konsolidierung ist mit 87,08 zu 81,69 Tagen nur geringfügig different, was bei dem vorliegenden Zahlenmaterial nicht als signifikant angesehen werden kann. In 2 Fällen der ersten und in 1 Fall der 2. Gruppe konnte das erzielte operative Repositionsergebnis nicht gehalten werden. Als Ursache sehen wir die doch wohl zu frühe Mobilisierung nach 3,10 bzw. 13 Tagen an.

Bezüglich des funktionellen Ergebnisses bei Abschluß der Behandlung zeigen die errechneten Mittelwerte freie Funktion für die meisten Fälle. Bei den groben Seitenbandläsionen kam es in 4 Fällen der 1. und 5 Fällen der 2. Gruppe zu unbefriedigenden Ausheilungsergebnissen im Sinne einer Valgisierung. Als maßgeblichen Grund für diese Fehlergebnisse sehen wir die mangelnde Ruhigstellung bei Seitenbandläsionen an, die wir allerdings bei einigen, vor allen Dingen älteren Patienten, bewußt zugunsten der Frühmobilisierung in Kauf genommen haben.

Nun einige klinische Beispiele: 75 jährige Patientin, nach Aufhebelung percutane Kompression durch den Schwierschen Gewindestift. Der vorher eingebrachte Kirschner-Draht zur Querstabilisierung wurde belassen, 5 Tage später Bewegungen im Manschettenzug. Nach 6 Wochen Teilbelastung und nach 9 Wochen volle Belastung. Bewegungsausmaß bei Entlassung 180 zu 70°, die Bänder waren intakt. Der Gewindestift wurde wegen des Alters der Patientin belassen (Abb.1).

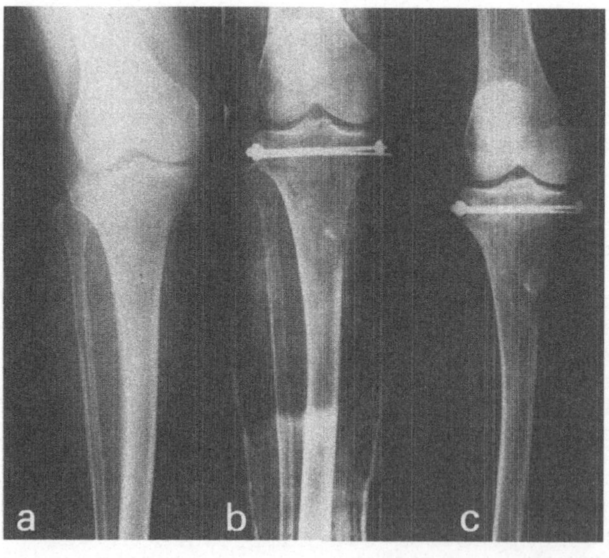


*Abb.1a-c. 75jährige Patientin, (a) laterale Impression. (b) percutane Kompression nach Aufhebelung (c) Ausheilungsergebnis*

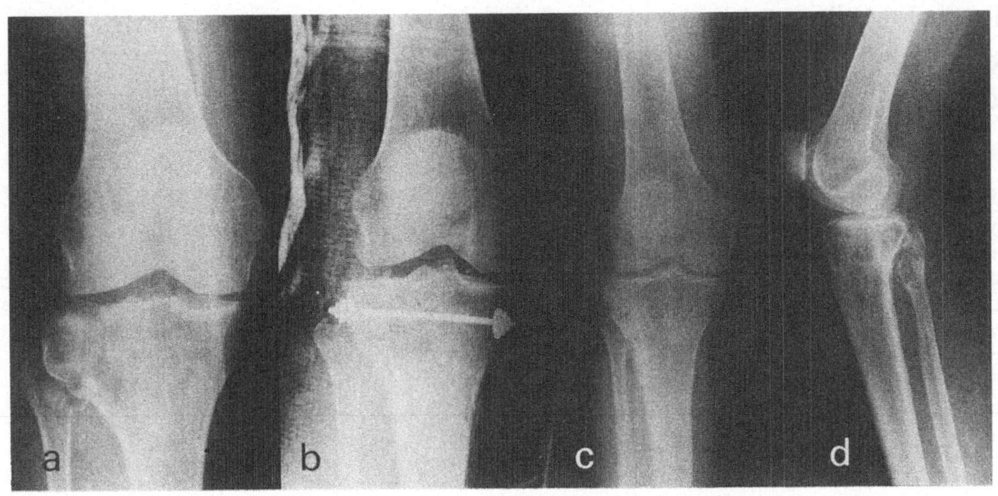


*Abb.2a-d. 72jährige Patientin. (a) laterale Schienbeinimpression. (b) nach percutaner Aufrichtung Kompression mit Gewindestift (c) und (d) Ausheilungsergebnis nach 90 Tagen*

72jährige Patientin; 7 Tage nach Trauma percutane Aufrichtung und Fixierung mit Gewindestift mit zusätzlicher Unterlegscheibe wegen des osteoporotischen Knochens. 10 Tage später Bewegungsübungen im Manschettenzug, Teilbelastung nach 53, knöcherne Konsolidierung nach 90 Tagen. Kniegelenksbeweglichkeit zwischen 180 und 95°, Bandapparat intakt (Abb.2).

52jähriger Patient; 7 Tage nach dem Unfall percutane Aufrichtung, Kompression durch Gewindestift und Querstabilisierung durch Kirschner-Draht. 10 Tage später Übungsbehandlung im Manschettenzug. Teilbelastung nach 55, volle Belastung nach 90 Tagen. Ergebnis nach 2 Jahren: Streckung frei, Beugehemmung um 10°, Bandapparat intakt. Wegen der geringen Stufenbildung 20% Dauerrente.

Und nun ein letzter Fall, der als Grenzfall percutaner Behandlungsmethoden anzusehen ist. 24jähriger Patient, wegen grober Weichteilschädigung erst 13 Tage später Reposition, percutane Aufrichtung und Fixierung durch einen Gewindestift. Bewegungen im Manschettenzug nach 6 Tagen, Teilbelastung nach 50 und knöcherne Konsolidierung nach 75 Tagen. Bei der Entlassung Kniegelenksbeweglichkeit 180 zu 60°. Der Bandapparat war intakt.

Unsere Untersuchungen lassen den Schluß zu, daß die Unterfütterung aufgerichteter Imprimate keine unabdingbare Forderung darstellt, wenn die Tragpfeiler durch eine Kompressionsschraube stabilisiert werden. Vor allen Dingen bei Risikopatienten verschiedener Ursache kann der Verzicht auf Unterfütterung durch autologe Spongiosa vorteilhaft sein.

B. Roth, J. Müller und F. Allemann, Liestal

# Die offene Tibiakopffraktur, ihre Osteosynthese und deren Spätergebnisse

In einer vergleichenden Studie wurden bei uns die offenen als auch die geschlossenen Tibiakopffrakturen untersucht. Über die Ergebnisse der 16 offenen Tibiakopffrakturen, die Taktik der operativen Versorgung sowie der Behandlung unter dem besonderen Aspekt der Infektbekämpfung möchten wir berichten. Es handelt sich bei unserer Arbeit um eine 3 bis 12-Jahreskontrolle der 16 offenen Tibiakopffrakturen aus den Jahren 1963 bis 1972, die in der chirurgischen Klinik des Kantonspitals Liestal mit einer primären Osteosynthese versorgt worden sind.

Die Ursachen sind:

Verkehrsunfall 11 mal
Arbeitsunfall 2 mal
Sportunfall 2 mal (interessanterweise beide Male Wintersport)
Schußverletzung 1 mal

Bezüglich des Schweregrades der offenen Verletzung fanden wir 5 mal eine Fraktur 1. Grades, 9 mal eine Fraktur 2. Grades, davon 7 mal ein Verkehrsunfall, 2 mal eine Fraktur 3. Grades. Von den 16 mit einer primären Osteosynthese behandelten Patienten mit einer offenen Tibiakopffraktur haben wir 15 nachkontrollieren können. Ein Patient war unauffindbar, es handelt sich um einen in sein Heimatland zurückgereisten Gastarbeiter. Die durchschnittliche Latenzzeit zwischen Unfall und Osteosynthese betrug bei allen Patienten 4 1/2 Stunden. Als Osteosyntheseverfahren wurde 8 mal nur eine Abstützplatte verwendet, eine Abstützplatte plus autologe Spongiosa 5 mal, eine Abstützplatte plus heterologe Spongiosa 1 mal, eine Schraubenosteosynthese 1 mal sowie 1 mal eine Osteosynthese mit Gewindebolzen.

Anhand unserer Erfahrungen sowie der Reultate hat sich bei uns folgende Operationstaktik herauskristallisiert: Débridement der Weichteilwunde bei allen Patienten erst während der Operationsvorbereitung, intraoperative Wundspülung mit Antibiotica-Lösung sowie primäre Osteosynthese ebenfalls bei allen 16 Fällen. In der ersten Zeit wurde während durchschnittlich 3 Tagen jeweils eine geschlossene Spüldrainage installiert. Von diesem Verfahren sind wir heute abgekommen, da wir der Ansicht sind, daß mit einer postoperativen Dauerspülung alllenfalls vorhandene Wundtaschen nur noch zusätzlich offen gehalten werden. Bezüglich Chemotherapie läßt sich folgendes festhalten: Postoperativ erhielten 13 der 16 Patienten eine Chemotherapie (peroral oder parenteral). Unsere beiden neuesten Fälle erhielten nur intraoperativ 8 g Celospor, keine Chemotherapie erhielt 1 Patient.

Bei der Versorgung offener Frakturen, besonders der offenen Tibiakopffrakturen, hat bei uns das frühere und nachhaltig gültige Prinzip, eine offene Fraktur in eine geschlossene zu verwandeln (s. BÖHLER, 1. Aufl., 1929, S. 1 u. 160), seine strenge und dogmatische Bedeutung verloren. Dem jeweiligen Einzelfall angepaßt, versuchen wir heute, wenigstens den Knochen und das Osteosynthesematerial mit vitalem Gewebe zu bedecken.

Postoperativ kam es 11 mal zu einer pp-Heilung, 3 mal fanden wir eine ps-Heilung, 2 mal kam es zu einem Infekt. Für die Nachbehandlung läßt sich keine allgemeingültige Regel aufstellen. Es muß für jeden Einzelfall eine individuell angepaßte Behandlung gefunden und durchgeführt werden. 15 unserer Fälle haben wir frühmobilisiert, teilbelasten ließen wir nach durchschnittlich 16 Wochen, vollbelasten nach durchschnittlich 30 Wochen, und das Metall wurde bei allen 16 Fällen in durchschnittlich 58 Wochen entfernt.

Bei der Nachkontrolle fanden wir 8 mal eine völlig seitengleiche Funktion, nur einmal einen Extensionsausfall und 6 mal einen Flexionsausfall von 10-40°. Eine Muskelatrophie zeigte nur ein Patient, eine verkürzte Extremität fand sich ebenfalls 1 mal. Über Wetterfühligkeit klagten 2 Patienten, eine Schwellungstendenz seit dem Unfall geben auch 2 Patienten an. 11 unserer Patienten treiben wieder Sport, ein Berufswechsel mußte in keinem Fall durchgeführt werden.

Zur Kontrolle des Tibiaplateaus führen wir heute in allen Fällen eine Tomographie durch. Anhand unserer letzten Erfahrungen möchten wir auf die Wichtigkeit der prä- und postoperativen Tomographie des Tibiakopfes hinweisen. Gerade das Tomogramm läßt manche perfekt erscheinende Osteosynthese doch in einem anderen Licht dastehen, so daß in manchen Fällen durch eine längere Entlastungsperiode und aktive Bewegungstherapie ohne Belastung gewisse radiologisch sichtbare Inkongruenzen bezüglich des funktionellen Spätergebnisses ausgeglichen werden können. Wir postulieren also bei der Behandlung der offenen Tibiakopffraktur folgendes Vorgehen:

Unser heutiges Vorgehen in der Behandlung der offenen Tibiakopffrakturen:

1. Tomogramm
2. Wundinspektion erst im Operationssaal
3. ausgedehntes Débridement
4. Wundspülung (bis 10 l Polybactrine)
5. Osteosynthese (Abstützplatte und autologe Spongiosa)
6. Primärer Wundverschluß, und zwar spannungsfrei evtl. mit Entlastungsschnitt)
7. Frühmobilisation
8. Belastung ab 12.-16. Woche.

G. Erlacher, Linz/Donau

## Percutane Spongiosaplastik und percutane Verschraubung der Schienbeinkopfbrüche

Wir haben soeben viel von den Vorteilen bzw. Notwendigkeiten der exakten Rekonstruktion der Gelenkflächen bei Tibiakopffrakturen gehört und es ist glaube ich unbestritten, daß damit häufig das optimale Ergebnis zu erzielen ist. Es gibt aber immer wieder Fälle, bei denen aus allgemeinen oder lokalen Bedingungen heraus ein relativ großer operativer Eingriff mit einem zu hohen Risiko behaftet wäre, so daß entweder konservativ vorgegangen werden muß oder sich ein Minimaleingriff, ohne große Wundflächen zu erzeugen, anbietet.

Im Unfallkrankenhaus Linz wurde seit über 10 Jahren das percutane Osteosyntheseverfahren mit Schrauben und Spongiosaplastik angewandt, bis in den letzten Jahren, wie Sie von STRELI (3) bereits hörten, zunehmend die offene ideale Reposition und übungsstabile Osteosynthese angestrebt wurde.

Die Indikation wurde anfänglich sehr weit gestellt, während sie in den letzten Jahren zugunsten der offenen Reposition eingeengt wurde. Derzeit gelten folgende Voraussetzungen für die percutane Methode:

- hohes Alter, welches entlastendes Gehen nicht zuläßt,
- schlechte lokale Hautverhältnisse,
- starke Osteoporose, die eine stabile Osteosynthese nicht erwarten läßt,
- Spaltbrüche ohne wesentliche Impression.

Zur Operationstechnik ist zu sagen, daß alle Brüche am Extensionstisch gedeckt reponiert werden, manchmal zusätzlich mit Hilfe eines percutan eingeführten Steinmannnagels wie von BÖHLER (1) angegeben. Zentrale Impressionen werden mittels eines Stößels, der vom gegenüberliegenden Condyl eingeführt wird, unter Bildwandlerdurchleuchtung gehoben und der Defekt percutan mit homologer kältekonservierter Spongiosa ausgefüllt. Anschließend erfolgt die quere Verschraubung.

In allen Fällen wird ein Gipsverband angelegt und die rasche Mobilisierung versucht. Wenn es die Bruchform zuläßt, wird das Bein postoperativ auf einer Bewegungsschiene gelagert und erst nach Erreichen einer aktiven Beweglichkeit von 90° im Gipsverband ruhiggestellt. Dies erleichtert die Gelenksmobilisierung nach Gipsabnahme.

Anhand der Dias möchte ich nun einige Fälle demonstrieren:

22jähriger Mann, Spaltbruch des lateralen Condyls mit geringer zentraler Impression, stufenlose Reposition und percutane Verschraubung. Kontrolle nach 2 Jahren, vollständig beschwerdefrei.

37 jähriger Mann, Spaltbruch mit Impression, ungenügende Reposition mit geringer verbliebener Stufe. Spätergebnis nach 4 Jahren zeigt eine deutliche Arthrose, das klinische Ergebnis ist gut, Bewegungseinschränkung 20°.

51jährige Frau, Impressionsbruch des lateralen Condyls,sichtbar auf dem Schichtbild, ideale Reposition und Verschraubung. Spätergebnis nach 4 Jahren, vollständig beschwerdefrei, keine Arthrose.

77jährige Frau, Depressionsbruch des lateralen Condyls, erkenntlich am Schichtbild die tiefe Depression und Verdichtung, gedeckte Reposition, percutane Spongiosaplastik von medial her, quere Verschraubung, ideale Reposition. Ergebnis nach 15 Monaten keine Arthrose, Bewegungseinschränkung 15°, subjektiv beschwerdefrei.

Die Ergebnisse der Nachuntersuchung, die 5,4 Jahre nach dem Unfall bei 60 Fällen erfolgte, wird gesondert publiziert werden. Summarisch gesehen sind jedoch die Ergebnisse wesentlich besser als die von THIELE (3) in seiner Monographie angegebenen durch konservative Behandlung erreichten. Über Spätergebnisse nach operativer Therapie werden wir ja in den folgenden Vorträgen noch ausführlich unterrichtet werden.

Ich glaube aber abschließend sagen zu können, daß unter den genannten eingeschränkten Bedingungen die percutane Reposition, Verschraubung und evtl. Spongiosaunterfütterung durchaus ihre Berechtigung hat.

## Literatur

1. BÖHLER, L.: Die Technik der Knochenbruchbehandlung, 12.-13. Aufl. Wien: Maudrich 1957.
2. MUHR, G., BÜTTNER, D.: Versorgung intraartikulärer Frakturen des Kniegelenks. Mschr. Unfallheilk. 77, 351-360 (1974).
3. THIELE, K.: Schienbeinkopfbrüche. Hefte z. Unfallheilk. 95, (1968).
4. STRELI, R.: Persönliche Mitteilung.

K. Walcher, Berlin

# Atypische Tibiakopffrakturen und Tibiakopfpseudoarthrosen

Wir wissen und haben wiederum gehört, daß die Valgusposition und die besondere Trabekel-Struktur der lateralen Tibiakonsole die Entstehung der Impressions-, Depressions- und Spaltbrüche zwanglos erklären lassen. Der äußere Femurcondylus wirkt bei einem valgisierenden Trauma wie ein Keil, der sich in das laterale Tibiaplateau einbohrt. Die gleichzeitige Fraktur des Femurcondylus zeigt aber sehr deutlich, daß eine Einteilung der Tibiakopffrakturen vom Unfallmechanismus her problematisch ist.

Dies gilt auch für die lateral gelegenen Spaltbrüche, die im Experiment durch Hyperextension zu erzeugen sind.

Diese Spaltfraktur in Kombination mit einer proximalen Tibiafraktur verläuft in der Frontalebene, sie verdankt ihre Entstehung einem axialen und Hyperextensionstrauma. Im Gegensatz zu den meisten Tibiakopffrakturen gelang die Osteosynthese hier ohne Eröffnung des Kniegelenkes.

Die seltenen Intercondylenausrisse sollten tomographisch abgeklärt werden, um über die Größe des Fragmentes und den Grad der Dislokation Aussagen machen zu können. Auch kleinere Fragmente sind heute gut mit einer Zugschraubenosteosynthese zu versorgen.

Werden kleinere Intercondylenausrisse, die dann bereits zu den Kreuzbandausrissen überleiten, nicht reinseriert, können sie im weiteren Verlauf durch appositionelles Wachstum größer werden und dann Einklemmungserscheinungen verursachen; sie müssen dann operativ entfernt werden.

Die sehr seltenen Pseudarthrosen im metaphysären Bereich der proximalen Tibia werden nach operativer und konservativer Behandlung beobachtet. Wiederherstellende Eingriffe stehen arthrodesierenden Verfahren gegenüber. Wegen des kleinen gelenknahen Fragmentes macht die zuverlässige Verankerung einer Winkelplatte bisweilen Schwierigkeiten. Im allgemeinen wird man deshalb bei Tibiakopfpseudarthrosen mit dem Fixateur externe oder einer Doppelplattenosteosynthese arbeiten. Bei größerem proximalem Fragment kann es jedoch gelingen, die Klinge einer Winkelplatte zuverlässig zu verankern.

Hier eine beidseitige, stark wackelbewegliche Pseudarthrose, allerdings nach einem orthopädisch-chirurgischen Eingriff. Auf der einen Seite verwendeten wir eine Condylen- auf der anderen Seite eine Doppelwinkelplatte. Im Verein mit einer ausgiebigen Spongiosaplastik einschließlich je eines cortico-spongiösen Spans kann auch in solch außergewöhnlichen Fällen die Sanierung gelingen.

In diesem Fall eines verspätet verlegten polytraumatisierten Patienten blieb nurmehr die Arthrodesierung. Wir arbeiteten mit äußeren Spannern, die wir nach ausbleibender Festigung zum Zeitspanner nach HIERHOLZER vervollständigen. Im Verein mit einer Spongiosaplastik anläßlich des zweiten Eingriffs gelang schließlich der knöcherne Durchbau.

Zusammenfassend wurde auf einige seltenere Tibiakopffrakturformen eingegangen. Bei Tibiakopfpseudarthrosen ist das Verfahren der Wahl der Fixateur externe oder eine Doppelplattenosteosynthese, vereinzelt gelingt die Sanierung mit einer Winkelplatte, in ungünstigen Fällen muß arthrodesiert werden.

J. Ahlers und W. Müller, Mainz

## Die gleichzeitige Meniscusverletzung bei Tibiakopffrakturen

Zwischen 1969 und 1975 beobachteten wir 112 Tibiakopffrakturen. In 34 Fällen, d. h. 30,3%, waren die Menisceen so schwer beschädigt, daß sie intraoperativ primär entfernt werden mußten. Das Verhältnis Außen- zu Innenmeniscus betrug ca. 6:1. Begleitende Meniscusverletzungen lassen sich weder durch Röntgenaufnahmen noch durch körperliche Untersuchung sicher feststellen. Im Gegensatz zu Seitenbandverletzungen, die häufig auf der Gegenseite der knöchernen Verletzung liegen, ist der Meniscus bei monocondylären Frakturen im allgemeinen auf der Frakturseite betroffen, wobei die Beschädigung von der Loslösung am Kapselansatz bis zur völligen Zerreißung und Einklemmung zwischen die Fragmente reichen kann. Entsprechend der größeren Flächenausdehnung des lateralen

Meniscus und der häufigeren Beteiligung des lateralen Tibiacondylus bei Schienbeinkopfbrüchen wird mehrheitlich der äußere Zwischenknorpel verletzt. Meniscusbegleitverletzungen lassen sich in der überwiegenden Zahl der Fälle schon aus Form und Schwere der knöchernen Verletzung nach dem Röntgenbild vermuten. Dabei sind es vor allem Frakturen, die mit einer Zerstörung der Gelenkfläche und einer stärkeren Dislokation der Fragmente einhergehen.

Häufig wird der zerrissene Meniscus zwischen die Frakturfragmente eingeklemmt. Direkte Ablösungen der Insertionsstellen der Zwischenknorpel können auch bei Ausbrüchen an der Eminentia intercondylica auftreten. Die Indikation zur operativen Versorgung einer Tibiakopffraktur ergibt sich aus dem Behandlungsprinzip der Wiederherstellung der bestmöglichen Gelenkfunktion. Ziel ist die möglichst exakte Rekonstruktion der Gelenkfläche. Die Beurteilung der Gelenkflächen erfordert gleichzeitig auch die genaue Inspektion der Menisceen.

Die Erhaltung der abgelösten Menisceen ist anzustreben. Erweist sich der Meniscus als intakt oder bestehen lediglich feinere periphere Einrisse, die bei der anschließenden Ruhigstellung ausheilen können, belassen wir den Zwischenknorpel, bzw. versuchen ihn wieder anzuheften. Falls nur noch kleinere Brücken am Vorder- oder Hinterhorn stehengeblieben sind, bleibt keine andere Wahl als die Resektion. Das gleiche Vorgehen ist auch dann angezeigt, wenn der zerrissene Meniscus, wie häufig der Fall, zwischen die Frakturfragmente eingeklemmt wird. Wird die Entfernung des mitverletzten Meniscus unterlassen, kommt es zu Verwachsungen des rupturierten Zwischenknorpels auf der Tibiakonsole und dem Bruchspalt. Die oft bindegewebigen Narbenbildungen führen regelmäßig zu funktionellen Dauerschäden, insbesondere Behinderung der Kreiselbewegung des Unterschenkels.

Bei frischen intraarticulären Tibiakopffrakturen mit röntgenologischer Schädigung der Gelenkflächen ist die operative Stabilisierung der Frakturen schon rasch nach dem Unfall zu fordern. Zeigen die Menisceen lediglich kleinere Einrisse, sollten die Zwischenknorpel belassen werden, um eine mögliche Inkongruenz der zerstörten Gelenkflächen nicht weiter zu vergrößern. Liegen dagegen schwerere Zerreißungen vor, ist eine Entfernung nicht zu umgehen.

W. Müller und J. Ahlers, Mainz

## Zur Meißelfraktur des Tibiakopfes

Meißelfrakturen am Schienbeinkopf sind Spaltbrüche, bei denen die Bruchlinie vertikal durch einen Condylus verläuft und zwischen Schienbeinkopf und abgedrängtem Fragment einen Spalt bildet. HOHL und LUCK (2) fanden bei der Untersuchung von 805 Tibiakopffrakturen in 3% der Fälle eine Meißelfraktur. Im Mainzer Krankengut der letzten 5 Jahre wurden von 112 Schienbeinkopfbrüchen 13 Spaltbrüche ausschließlich operativ behandelt. Das entspricht gut 10% aller Fälle. Auffälligkeiten bezüglich der Alters- oder Geschlechtshäufigkeit ließen sich nicht feststellen.

Diese Brüche entstehen mechanisch durch seitlichen Stoß gegen das gestreckte Kniegelenk, durch Längsstauchungen oder durch seitliche Stöße und Längsstauchungen. Für die verschiedenen Formen der Schienbeinkopfbrüche sind nach HOLZ (3) unter den anatomischen Besonderheiten des Kniegelenkes die Valgusposition, die äußere Condylenform und die schwächere Trabekelstruktur des lateralen Schienbeinkopfes hervorzuheben. Es kommt daher auf etwa 10 laterale Spaltbrüche nur eine mediale Meißelfraktur am Schienbeinkopf. Dazu entstehen je nach Größe der einwirkenden Kraft einzeln oder auch kombiniert (Abb.1) Seitenbandrupturen, beim Innenband meist verbunden mit einer
Meniscusläsion,
Spaltbrüche,
Depressionsfrakturen und
Impressionstrümmerbrüche.

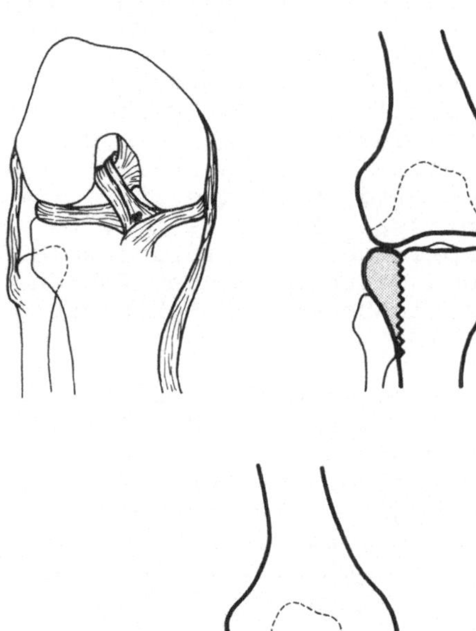

*Abb.1. Anatomie Kniegelenk, Meißelfraktur medialer Tibiakopf, lateraler Spaltbruch und Innenbandzerreißung*

Schema und Beispiel veranschaulichen die Entstehung des ventrolateralen Spaltbruches rechts und der Außenbandruptur am contralateralen linken Knie durch axiale Gewalteinwirkung und Hyperextension nach Stoßstangenaufprall. Entsprechende, bei dem jugendlichen Alter der Patientin ausreichende Schraubenosteosynthese bzw. Bandnaht führen zur Ausheilung und vollständigen funktionellen Wiederherstellung.

Die Diagnose kann Schwierigkeiten bereiten, da der Spaltbruch in der Regel undisloclert ist, und die Frakturlinie je nach vorderer, mittlerer oder hinterer Lokalisation im betroffenen Condylus schwer erkennbar ist. Daher sind bei entsprechendem Verdacht zu den üblichen Röntgenaufnahmen in 2 Ebenen mindestens noch zwei Schrägaufnahmen, wenn nicht sogar Schichtaufnahmen zu fordern. (Abb.2).

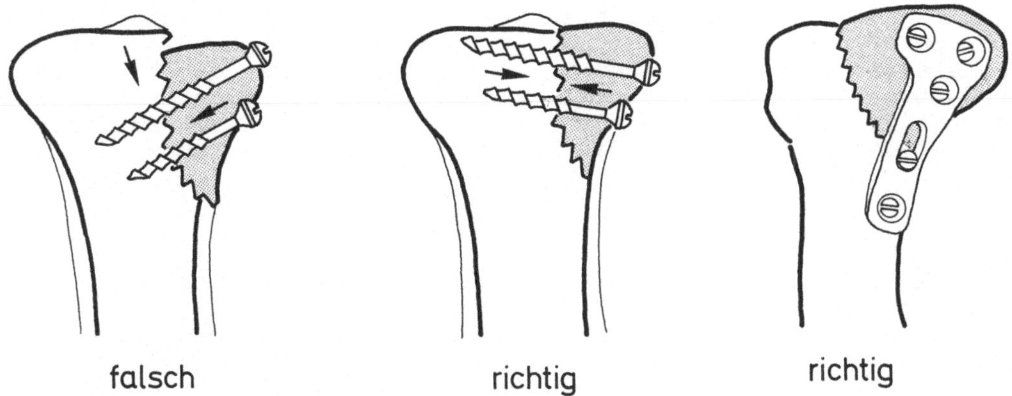


*Abb.2. Operative Versorgung des Spaltbruches am Schienbeinkopf*

Therapeutisch scheint uns trotz glatter meißelförmiger Abbruchlinie ohne Trümmerzone und Dislokation die operative Stabilisierung fast immer gerechtfertigt; denn nur so ist die drohende sekundäre Dislokation zu verhindern und eine schnelle funktionelle Wiederherstellung zu erreichen. Zur metallischen Fixation eignen sich bei jüngeren Patienten wegen des noch festeren corticospongiösen Gewebes alleinige Zugschrauben. Sie sollten jedoch so lang gewählt werden, daß die Gewindespitze auch noch die gegenseitige Corticalis voll erfaßt; dazu ist ein Einbrechen der Schraubenköpfe durch entsprechende Unterlagscheiben zu unterbinden. Da einzelne Schürch-Ackermann-Schrauben noch Spongiosazugschrauben eine etwaige sekundäre Rotationsabweichung zu verhindern vermögen, sind bei ausreichend großem Fragment wenigstens zwei Schrauben einzubringen bzw. an der T-Platte anzupassen. Von entscheidender Wichtigkeit ist darüber hinaus die Verlaufsrichtung der eingebrachten Schrauben, die meist trotz der anatomischen Vorgegebenheiten vom Fragment aus annähernd entgegen der Hauptbelastungslinie nach schräg oben zur Gelenkfläche hin eingebracht werden können und damit etwa den quer eingebrachten Schrauben, auf die Druck- und Zugkräfte im rechten Winkel einwirken, an Stabilität deutlich überlegen sind. Einzige Ausnahme davon wäre eine noch offene Epiphysenfuge. Vom Fragment aus schräg nach unten eingebrachte Zugschrauben führen zwangsläufig zum Absinken des abgespaltenen Fragmentes und damit zur iatrogenen Depressionsfraktur.

Ist eine ausreichende Stabilisierung alleine durch Schrauben, etwa bei zu kleinem Fragment oder beim osteoporotischen Knochen des älteren und übergewichtigen Patienten nicht möglich, so ist die Abstützungsosteosynthese mittels T-Platte angezeigt. Uns hat sich in diesen Fällen auch die gut anzupassende DC-Platte wegen ihrer größeren Stabilität, ihrer Distraktionsmöglichkeit, d. h. hier der Möglichkeit, das Fragment anzuheben und überzukorrigieren, und ihrer Möglichkeit der variablen Schraubenführung wegen bestens bewährt. Unmittelbar postoperativ beginnen wir die funktionelle Übungsbehandlung unter krankengymnastischer Anleitung und leiten spätestens nach Wundheilung die aufbauende Gehschule ein, um in der Regel nach 6 Wochen die zunehmende Belastung freizugeben.

Angesichts der relativ leichten Frakturart sind seit ausschließlich operativer Behandlung unsere Früh- wie Spätbehandlungsergebnisse als sehr gut zu bezeichnen. Bei allen Patienten kam es zur dauerhaften Wiederherstellung der vollen Funktion, schwerere konsekutive Früharthrosen mit klinischer Manifestation wurden auch bei den jetzigen Fünfjahreskontrollen nicht gesehen.

## Literatur

1. BURRI, C., RÜTER, A., SPIER, W.: Knochenverletzungen im Kniebereich. H. Unfallheilk. 120 (1975).
2. HOHL, M., LUCK, J. V.: Fractures of the tibial condyle. J. Bone jt Surg. 38 A. 1001 (1956).
3. HOLZ, U.: Formen und Einteilung der Tibiakopffrakturen. Chirurg 46 (1975).
4. MÜLLER, M. E., ALLGÖWER, M., WILLENEGGER, H.: Manual der Osteosynthese. AO-Technik. Berlin-Heidelberg-New York: Springer.
5. SPIER, W., BURRI, C.: Behandlungsprinzipien bei Tibiakopffrakturen. Chirurg 46 (1975).

H.C. Nonnemann, Berlin

# Einteilung, operative Behandlung und Spätergebnisse bei Tibiakopffrakturen

In den Jahren von 1956-1974 wurden im AVK in Berlin-Schöneberg von 575 Frakturen des Tibiakopfes 179 oder 31% operiert. Bei zunehmender Operationsfrequenz waren es 1973/74 allerdings bereits 67% der Fälle, die operativ versorgt wurden.

Unsere Fraktureinteilung (Abb.1) haben wir im Hinblick auf das jeweilige Operationsverfahren gewählt. Wir unterscheiden 5 Frakturtypen am Tibiakopf.

Bei Impressionsfrakturen ist lediglich eine Gelenkfläche imprimiert, die nach Gelenkeröffnung und Meniscektomie durch ein distales Bohrloch gehoben und mit spongiösem Spanmaterial unterfüttert wird.

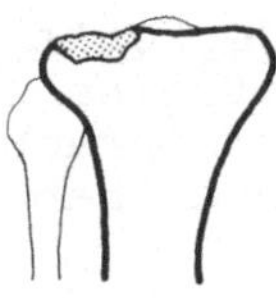

Impressionsfraktur (24%)

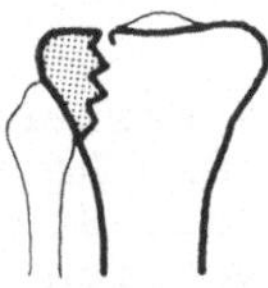

Spaltfraktur (4%)

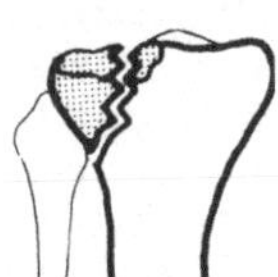

Spalt-Impressionsfraktur (50%)

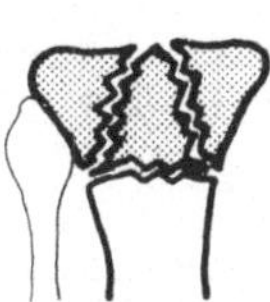

Trümmerfraktur (19%)

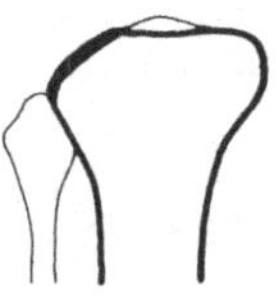

Depressionsfraktur (3%)

*Abb.1. Einteilung der Tibiakopffrakturen und Häufigkeit der Frakturtypen bei 575 Fällen*

Reine Spaltfrakturen werden bei Gelenkeinsicht exakt reponiert und mit einer Federkopfschraube fixiert. Spalt-Impressionsfrakturen werden, ebenfalls nach Meniscektomie und bei guter Übersicht, mit dem breiten Meißel unterfahren und mit einem Keilspan unterfüttert. Auch hier verwenden wir eine Federkopfschraube.

Trümmerfrakturen versorgen wir neuerdings mit Tibiakopf-Laschenschrauben, können diese Methode aber bei nur 8 Fällen noch nicht endgültig beurteilen.

Bei Depressionsfrakturen schließlich, bei denen Gelenkfläche und Corticalis gemeinsam deprimiert sind und die wir nur bei sehr bejahrten Patienten sahen, wird die Gelenkfläche ohne Gelenkeröffnung mit dem Meißel unterfahren, gehoben und mit einem Keilspan unterfüttert.

In dem hier behandelten Kollektiv wurde ausschließlich Kieler Spanmaterial verwendet, das - außer in drei infizierten Fällen - immer einwandfrei einheilte und unsere Erwartungen voll erfüllte.

Federkopfschrauben verwenden wir deshalb, weil wir mit dem Federkopf eine zwei- bis dreimal stabilere Fragmentfixation als mit der einfachen Schraube erreichen, wie wir experimentell nachgewiesen haben.

In drei Fällen oder 1,6% trat eine operationsbedingte Osteomyelitis auf. Seit 1965 sahen wir keine Infektion mehr.

Als Kriterien für das operative Spätergebnis beurteilen wir - in der Reihenfolge der Wertigkeit -
1. die Standfestigkeit, 2. die Beschwerdefreiheit und 3. die Beweglichkeit. Einwandfreie Standfestigkeit, Beschwerdefreiheit auch nach längerer Belastung, Beweglichkeit von voller Streckung bis 90° Beugung oder mehr bezeichnen wir als "gut"; Standfestigkeit, geringe Beschwerden und Bewegung von voller Streckung bis weniger als 90° als "befriedigend"; Standfestigkeit bei persistierenden Beschwerden und sehr eingeschränkter Beweglichkeit als "mäßig"; die Notwendigkeit der Benutzung einer Gehhilfe als "schlecht".

Bei 99 retrospektiv sorgfältig analysierten Ergebnissen fanden wir in 89 Fällen ein gutes oder befriedigendes, in 9% ein mäßiges und in 1% ein schlechtes Resultat.

Eine Relation zwischen Frakturtyp und Ergebnis konnten wir nicht feststellen. Wenn der anatomisch einwandfreie Gelenkaufbau erreicht und erhalten wurde, ist auch ein gutes Spätergebnis zu erwarten.

## Literatur

1. EISENBACH, J.: Bruns Beitr. klin. Chir. 215, 149 (1967).
2. GAISER, M.: Arch. orthop. Unfall-Chir. 51, 201 (1959).
3. JUNGHANNS, H.: Langenbecks Arch. Chir. 276, 242 (1953).
4. MAATZ, R.: Z. Orthop. 80, 643 (1951).
5. NONNEMANN, H. C.: Zbl. Chir. 95, 729 (1970).
6. WONDRAK, E., SEKANINOVA, J.: Zbl. Chir. 88, 627 (1963).

W. Lecher, Hannover

# Rekonstruktion veralteter Schienbeinkopfbrüche

Schon die Rekonstruktion frischer Schienbeinkopfbrüche mit Gelenkbeteiligung, besonders aber der Trümmerbrüche, bereitet oft Schwierigkeiten. Einen solchen Eingriff bei veralteten Brüchen vorzunehmen, stellt den Unfallchirurgen oft vor nicht zu lösende Aufgaben.

Die Alternative in solchen Fällen heißt also nur, den Versuch einer Rekonstruktion zu machen, um besonders bei jungen Patienten den Zeitpunkt der Gelenkversteifung so lange als möglich hinauszuschieben.

Von dieser Überlegung gehen wir aus, wenn veraltete Schienbeinkopfbrüche uns zur Behandlung überwiesen werden. Den Versuch der Rekonstruktion sollte man immer unternehmen, ist doch die Versteifung ein irreversibler Eingriff, wenn man nicht auf die Gelenkprothese zurückgreifen will.

Bei allen Patienten, die in unsere Behandlung kamen, bestand eine schwere Zerstörung der Gelenkflächen, deren einzelne Teile sich im Narbengebiet zwischen Pannus und Verwachsungen nur schwer isolieren ließen.

Hat man die Einzelteile aber zur Darstellung gebracht, kann man die Knochensplitter mosaikartig zusammenfügen und unter Zuhilfenahme von Eigenspongiosa eine Gelenkfläche wiederherstellen. Die Fixation erfolgt im Sinne einer Kombinationsosteosynthese. Eine Verbundosteosynthese, d. h. also zusätzlich zu den metallischen Implantaten Einbringen von Knochenzement (Palacos etc.) haben wir nicht durchgeführt.

Die eigenen Gelenke, wenn auch teilweise insuffizient, sind vielfach besser als die implantierten Fremdmaterialien.

Daß sich auch die Wiederherstellung veralteter Brüche in dieser Region im Hinblick auf das funktionelle Ergebnis und die subjektive Besserung lohnt, darf ich Ihnen an wenigen Fällen unserer rekonstruktiven Chirurgie demonstrieren.

Fall 1: (Abb.1) 39jähriger Mann. Schienbeinkopftrümmerbruch re. nach Autounfall. Behandlung mit Gips. Eine Vorstellung in einer orthopädischen Univ. Klinik ergab den Behandlungsvorschlag: Schienenhülsenapparat oder Versteifung.

4 1/2 Monate nach Unfall Aufnahme bei uns. Subtotale Versteifung des re. Kniegelenkes bei Bandlockerung. Operative Rekonstruktion. Implantate sind nach einem Jahr entfernt worden. Funktion des Kniegelenkes: 0 - 5 - 110. Sekundäre Arthrosis, mäßige Bandinsuffizienz, weitgehend muskulär kompensiert. Gang sicher.

Fall 2: (Abb.2) 31jähriger Mann, Schienbeinkopftrümmerbruch li. durch umstürzende Mauer. Behandlung durch Drahtextension, anschließend Gips.

3 Monate nach dem Unfall Aufnahme bei uns mit Gipsverband. Bandlockerung und subtotale Versteifung des li. Kniegelenkes.

Operative Rekonstruktion, Implantate 1 Jahr danach entfernt. Funktion: 0 - 10 - 105. Sekundäre Arthrose. Bandapparat ausreichend fest. Gang sicher.

Fall 3: 53jähriger Mann, Schienbeinkopftrümmerbruch re. nach Mopedunfall, außerdem Luxationsfraktur des re. Hüftgelenkes. Behandlung mit Drahtextension und Gips.

Bei Übernahme in unsere Behandlung völlige Versteifung des re. Kniegelenkes in $30^{o}$ Beugestellung. 4 Monate nach dem Unfall operative Rekonstruktion. Bei der letzten Vorstellung bei uns vor 3 Monaten lag noch ein Teil der einen Platte frei. Funktion:

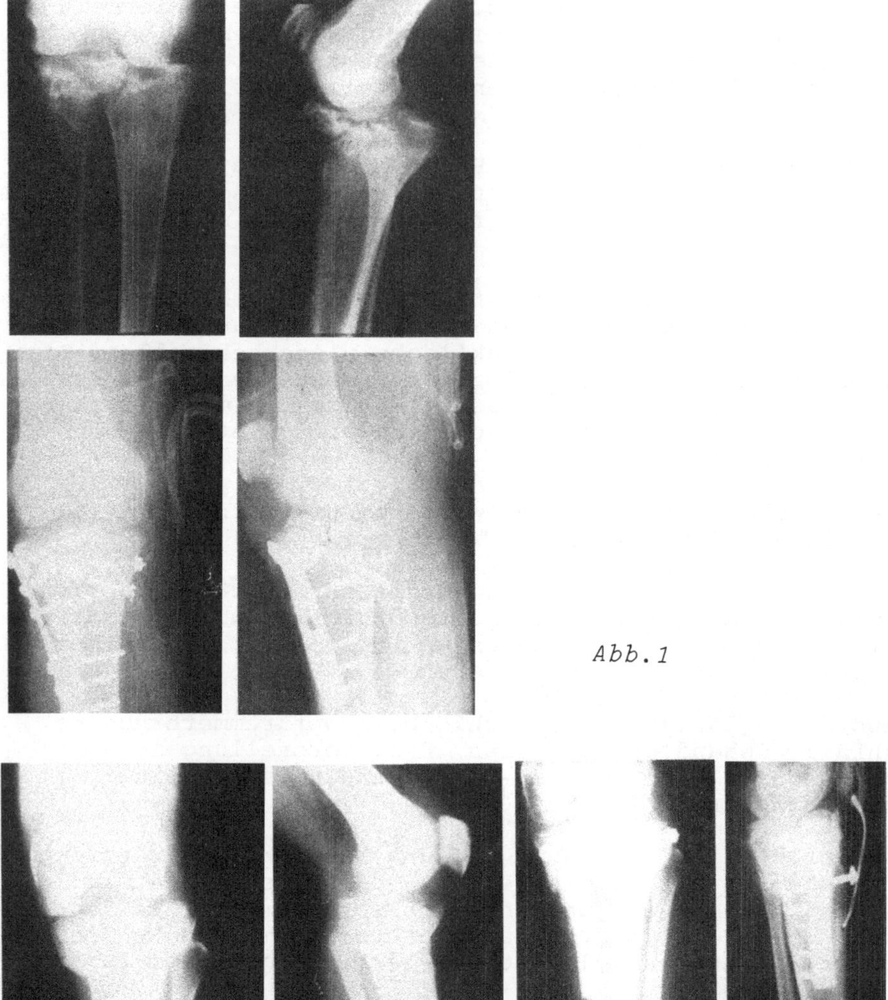

*Abb.1*

*Abb.2*

0 - 10 - 70. Der Bandapparat war ausreichend fest. Inzwischen ist die Platte entfernt und der Defekt schließt sich.

<u>Fall 4:</u> 33jähriger Mann. Offener Trümmerbruch des re. Schienbeinkopfes nach Lkw-Unfall. Drahtextension, anschließend Gips.

4 1/2 Monate nach dem Unfall Aufnahme in unserem Haus. Operative Rekonstruktion. Die metallischen Implantate liegen noch. Pat.

will sie nicht entfernen lassen. Letzte Untersuchung 4 1/2 Jahre nach der Operation ergab eine Funktion von 0 - 10 - 110. Leichte O-Bein-Position, sekundäre Arthrose, leichte Außenband- und Kreuzbandlockerung. Gang sicher.

So schlecht auch oft die Ausgangslage bei der Rekonstruktion veralteter Schienbeinkopftrümmmerbrüche ist, so sollte man unseres Erachtens sich doch, besonders bei jungen Patienten zu einem solchen Eingriff entschließen. Vielfach kann man Gelenkversteifung und Endoprothese dadurch um viele Jahre hinausschieben.

# D. WIEDERHERSTELLENDE EINGRIFFE BEI FOLGEZUSTÄNDEN

## a) Arthroplastik

G. Friedebold, Berlin

## Die Arthroplastik nach Schienbeinkopfbrüchen

Mit der Arthroplastik wird die Herstellung oder Wiederherstellung eines schmerzfrei belastungsfähigen und beweglichen Gelenkes angestrebt. Die mangelnde Stabilität bei konventionellen Interpositionsplastiken an den belasteten Gelenken der unteren Extremität war die Ursache für die im allgemeinen schlechten Dauerergebnisse. Der entscheidende Schritt - die Entwicklung künstlicher Gelenkteile, die stabile statisch-dynamische Verhältnisse ermöglichen - ist nach der Hüfte in den letzten zehn Jahren auch für das Kniegelenk vollzogen worden. Zögernd zunächst, erprobt an Rheumatikern vor allem bei Doppelseitigkeit, haben sich Endoprothesen bewährt, die die Bewegungsachse des Kniegelenkes auf ein einfaches Scharnier zurückführen. Hier sind vor allem die Modelle von WALLDHIUS, SHIERS und YOUNG zu nennen, über die inzwischen ein größerer Erfahrungsspielraum vorliegt. Moderne Weiterentwicklungen sollen der natürlichen gleitenden Gelenkachse vermehrt Rechnung tragen und in Beugestellung geringe Rotationsbewegungen zulassen.

Daneben sind Teilprothesen zur Entwicklung gelangt, die analog dem isolierten Kopf- oder Pfannenersatz an der Hüfte auch am Knie nur die Wiederherstellung der artikulierenden Fläche eines der Gelenkkörper zum Ziel haben: das Mc Keever-Modell für die Patella, eine Femurcondylenprothese, wie sie von AUFRANC und JONES verwendet wurde, und der getrennte Ersatz des Tibiaplateaus nach McKEEVER oder McINTOSH. Daneben sind in letzter Zeit auch partielle Schlittenprothesen zur Anwendung gelangt, die sich nur auf die tibiale oder fibulare Gelenkhälfte erstrecken, jedoch aus einem Femur- und einem Tibiateil bestehen.

Die Problematik des partielllen Gelenkersatzes, der Hemialloarthroplastik, entspricht im Grundsatz der der Hüfte. Ihre Parallelität und ihre Unterschiedlichkeit seien daher aufgezeigt. Während der isolierte Pfannenersatz wegen der mit Ausfall der Kapselgefäße reduzierten Durchblutung des Femurkopfes auf die Dauer unsicher bleibt, hat der Ersatz des Femurkopfes durch eine Moore-, Thompson- oder Eicher-Prothese seine Indikation für jene Fälle bewährt, bei denen eine sphärische Pfanne vorliegt, die eine einwandfreie Kongruenz zum metallischen Kopf ermöglicht. Bei korrekter Implantationstechnik wird hierdurch eine punktuelle Belastung der Pfanne vermieden, und der intraarticuläre Druck bei den verschiedenen Gelenkpostionen weitgehend gleichmäßig auf die gesamte articulierende Fläche verteilt. Bei ausreichendem Härtegrad des Pfannenbodens muß es nicht zu der gefürchteten Protusion und damit zu schmerzhafter Bewegungseinschränkung kommen. Eine derartige Situation ist nur bei Schenkelhalsbrüchen, also bei posttraumatischen Zuständen, gegeben.

Am Kniegelenk besteht ein Härteverhältnis des Knorpels von Femurcondylen zum Tibiaplateau von 3:2 (BEIER und DÖRNER), wie es vergleichsweise in technischen Kugellagern der Fall ist. Gratartige Stufen in Femurcondylen führen zu Furchenbildung im weicheren Schienbeinknorpel und leiten daher eine Arthrosis deformans ein, während geringere Unebenheiten im Knorpel der Schienbeingelenkfläche durch den glatten, aber härteren Femurcondylus eingeschliffen werden können. Hier liegt der Wert der Frühmobilisation bei konservativer, aber auch nach operativer Behandlung von Tibiakopffrakturen. Gelingt die anatomische Wiederherstellung des Tibiaplateaus durch einigermaßen exakte Wiederherstellung der articulierenden Fläche und stabilisierende Unterfütterung, wie es für den erfahrenen Operateur in frischen Fällen fast immer möglich ist, so sind die Aussichten, die drohende sekundäre Arthrosis deformans wenigstens lange Zeit aufzuhalten, durchaus günstig zu beurteilen.

Die Indikation zur Durchführung einer <u>primären</u> bzw. Sofortarthroplastik durch Einsetzen einer Teil- oder gar Totalprothese dürfte daher auf schwerste Zertrümmerungen eines oder beider Tibiaplateaus beschränkt sein, bei denen eine ausreichende Wiederherstellung der Gelenkfläche nur äußerst unvollkommen und mit mehr oder weniger großen Defekten möglich ist. Eine solche Situation stellt eine extreme Ausnahme dar. Im eigenen Krankengut war sie in keinem Fall gegeben.

Es soll nicht bestritten werden, daß bei alten Menschen, ähnlich wie an der Hüfte, das Einsetzen eines künstlichen Gelenkes im Einzelfall das weniger aufwendige Verfahren darstellen kann, das den Vorteil bietet, keine Knochenheilung abwarten zu müssen und daher frühzeitige Belastung gestattet. In einem solchen Ausnahmefall, der Beseitigung aller Trümmer und zuverlässige primäre Stabilität erfordert, ist ein einfaches Scharniergelenk als überlegen anzusehen, da seine einzementierten Schäfte eine breite Kraftverteilung bedingen, und auf die unsichere Leistungsfähigkeit des Bandapparates keine Rücksicht genommen werden muß.

Sieht man von dieser Ausnahmeindikation ab, so bleibt der Schienbeinkopfbruch den erhaltenden, rekonstruktiven Verfahren vorbehalten, über die heute hier gesprochen wurde. Die Frage nach der Gelenkplastik tritt erst dann in den Vordergrund, wenn sich abzeichnet, daß sich das erzielte Rekonstruktionsergebnis als unzulänglich erweist. Dieser Zeitpunkt sollte ohne übereilte Entscheidung abgewartet werden, da der beschriebene Einschleifeffekt geeignet ist, auch aus zunächst unregelmäßigen Schienbeinplateaus eine durchaus funktionstüchtige Gelenkfläche zu machen. Er sollte auch nicht vor Aufnahme der Belastung, die in der Regel nach 12 bis 16 Wochen erfolgt, gewählt werden, da erst die volle funktionelle Beanspruchung des Kniegelenkes - d. h. Belastung in allen Bewegungspositionen - ein ausreichendes Urteil über Erfolg oder Mißerfolg gestattet.

Stellt sich heraus, daß die dem Operateur bekannte Inkongruenz der articulierenden Schienbeinfläche mit jedem Schritt Schmerzen auslöst und mit Bewegungseinschränkungen einhergeht, so ist die Gelenkplastik vertretbar. In diesem Fall sind konservative Maßnahmen nicht mehr erfolgversprechend, weiteres Zuwarten ist aussichtslos. Entspricht das erreichte Bewegungsausmaß den Anforderungen des Alltags bzw. des Berufs, so stellt die Arthrodese eine zu weit gehende Indikation dar, die Frühplastik ist als indiziert anzusehen.

Analog der Teilplastik beim Schenkelhalsbruch, bei dem ein metallischer Kopf mit einem normalen Pfannenknorpel artikuliert, ist am Kniegelenk der Schienbeinplateauersatz durch ein metallisches Implantat möglich, das auf dem normalen Knorpel des entsprechenden Femurcondylus gleitet. Der Erfolg hängt auch hier von der richtigen Größe und einer einwandfreien Position des künstlichen Plateaus ab. Diese Bedingungen sind am Knie mit einem höheren Schwierigkeitsgrad für die Teilplastik verbunden als an der Hüfte.

Während der metallische Ersatz der Femurcondylen auch in Fällen mit ausgezeichneter Beweglichkeit infolge ständiger Belastungsbeschwerden stets unbefriedigend geblieben ist, - ein Umstand, der auf das besonders ungünstige Verhältnis im Härtegrad beider Gelenkflächen zurückzuführen sein dürfte-, scheint diese Frage im Falle des Schienbeinplateauersatzes eine wesentlich geringere Rolle zu spielen. Hierin ist eine gewisse Parallelität zur Hüfte zu sehen: Von größerer Bedeutung als das biologische Mißverhältnis - wenn die Diskrepanz der Härtegrade in tolerierbarem Bereich liegt - ist die mechanische Übereinstimmung der artikulierenden Flächen. Ihre Sicherstellung erfordert jedoch besondere Sorgfalt in der Auswahl der Größe und Dicke des Plateaus sowie in seiner räumlichen Verankerung.

Die Flächengröße muß mit der des natürlichen Knorpelplateaus weitgehend übereinstimmen. Es darf vor allem nicht kleiner sein, da sonst ein Impressionseffekt der metallischen Kante auf einen Teil der Femurgelenkfläche zustande kommt. Die Plateautiefe gestattet es, die Stabilität zu beeinflussen, da das entsprechende Seitenband mehr oder weniger gestrafft wird. Bei der Implantation der Endoprothese sind dann alle drei Ebenen zu berücksichtigen: In der Sagittalebene muß in Streckstellung Parallelität der Flächen bestehen; in der Frontalebene muß Rechtwinkeligkeit gegen die Schienbeinachse erzielt werden; die Torsion des Plateaus ist am leichtesten zu vermeiden, wenn die sagittal verlaufende Resektionsebene sich unmittelbar an den Proz. intercondylici orientiert.

Die Seltenheit der Frühartroplastik - 7 in den letzten 6 Jahren - macht es erforderlich, an Stelle statistischer Aussagen den Einzelfall, vor allem die Fehler, zu analysieren:

Fall 1: Unzulängliches Rekonstruktionsergebnis bei 69jähriger Frau, Verlegung zur Plastik nach 5 Monaten wegen starker Schmerzen und Belastungsunfähigkeit. Fibulare Tibiagelenkfläche stark deformiert, Defekte mit Faserknorpel ausgefüllt. Tiefe Resektion erforderlich. Ersatz durch korrekt sitzendes Mc Inthosh-Plateau. Trotz späterer supracondylärer Femurinfraktion befriedigendes funktionelles Ergebnis. Belastung nach 6 Monaten aber noch unsicher, jedoch schmerzfrei.

Fall 2: Unzulängliches Rekonstruktionsergebnis veranlaßte die 45jährige Frau wegen ständiger Belastungsschmerzen sich nach 8 Monaten zur Plastik zu entschließen. Flaches Plateau ausreichend. 4 1/2 Jahre später unauffälliges Gangbild, keine Belastungsschmerzen. Gute Beweglichkeit.

Fall 3: Plastik mit schmalem Plateau 6 Monate nach unzulänglichem Rekonstruktionsergebnis. Einwandfreies Frühergebnis. Nachuntersuchung nach 4 Jahren nicht zustande gekommen.

Fall 4: Schlechtes Rekonstruktionsergebnis bei 52jähriger Frau. Neun Monate später Teilplastik mit zusätzlicher Schienbeinkopfosteotomie. Nach einem Jahr unsichere Belastung. Schmerzen nur bei stärkerer Beugung. Beweglichkeit gut.

Fall 5: Ungeeignete Indikation bei 51jähriger Frau, da zusätzlich Patellatrümmerbruch und infolge eines zu langen Zeitraumes von über 6 Jahren der Knorpelschaden bereits alle Gelenkflächen betrifft. Inkongruenz des Plateaus führt zu hochgradiger Instabilität. Arthrodese wird erforderlich.

Fall 6: Weiterer Mißerfolg bei 30jährigem Mann infolge Lockerung. Nach nochmaliger Implantaion eines neuen Plateaus entwickelt sich Fistel, so daß schließlich Arthrodese erforderlich wird.

Fall 7: Starke Belastungsschmerzen bei 40jährigem Mann nach schwerer Trümmerfraktur und versuchter Rekonstruktion erfordern Frühplastik. Die Gelenkfläche erweist sich als schwer deformiert (Abb.1), mit Faserknorpel unzulänglich ausgekleidet. Das Resektionspräparat zeigt die dreidimensionale Deformität (Abb.2 u. 3); die einwandfreie Position der Endoprothese erlaubt sofortiges schmerzfreies Bewegen (Abb.4). Bereits in der 2. Woche ist fast ein rechter Winkel erreicht.

Patienten einer früheren Serie von ca. 7 Teilplastiken mit Mc Inthosh-Plateaus waren nicht mehr zugänglich, darunter auch einmal der Ersatz beider Plateaus. Lediglich von einer dieser Frauen liegt die Information vor, daß der Befund unverändert gut sei. Da der Zeitraum über 10 Jahre beträgt, darf dieser jetzt 6 Jahre zurückliegende Befund Gültigkeit haben, der ein hervorragendes Bewegungsausmaß demonstriert (Abb.5).

Die Spätplastik betrifft bereits ein komplett arthrotisches Gelenk, gehört somit nicht in diese Betrachtungsweise. Aus der

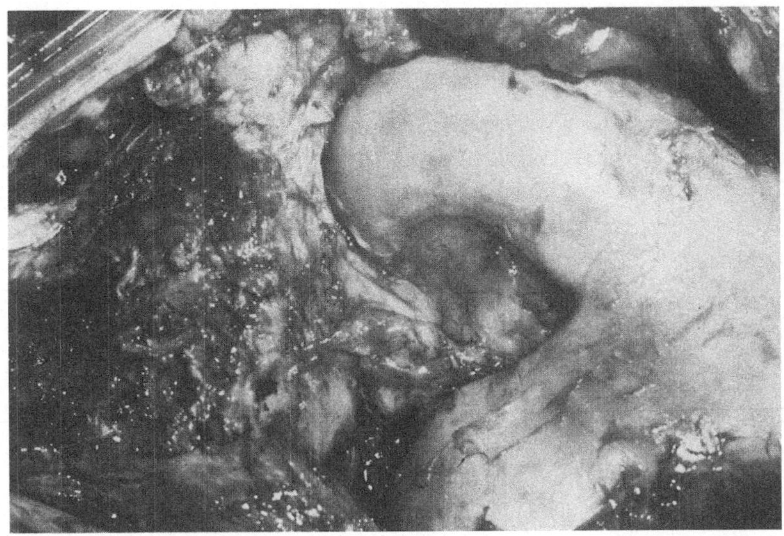

*Abb.1*

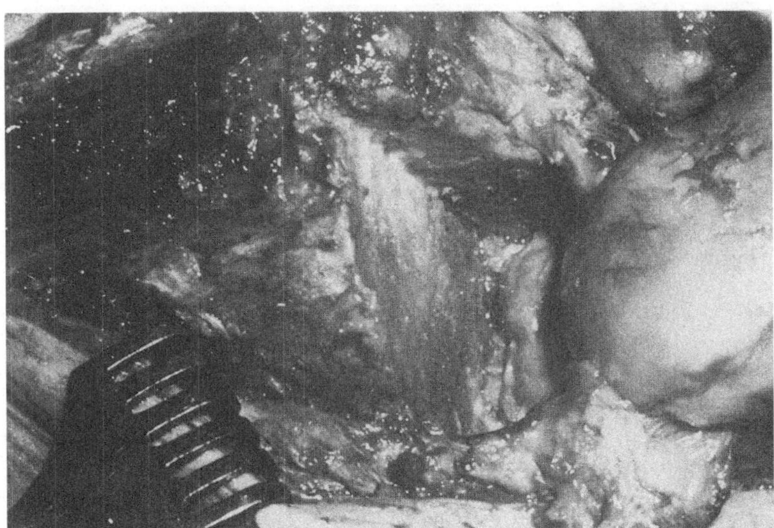

*Abb.2*

Klinik TSCHERNE wurde auf dem letzten Chirurgenkongreß von, meines Wissens, drei Fällen unter einer größeren Anzahl von Totalplastiken berichtet. Die Indikation hat zu berücksichtigen, daß es sich fast immer um einseitige Befunde, d. h. eine gesunde Gegenseite, handelt, und in einem höheren Maße Personen betroffen sind, für die ein totaler Kniegelenkersatz vom Alter her noch nicht vertretbar ist.

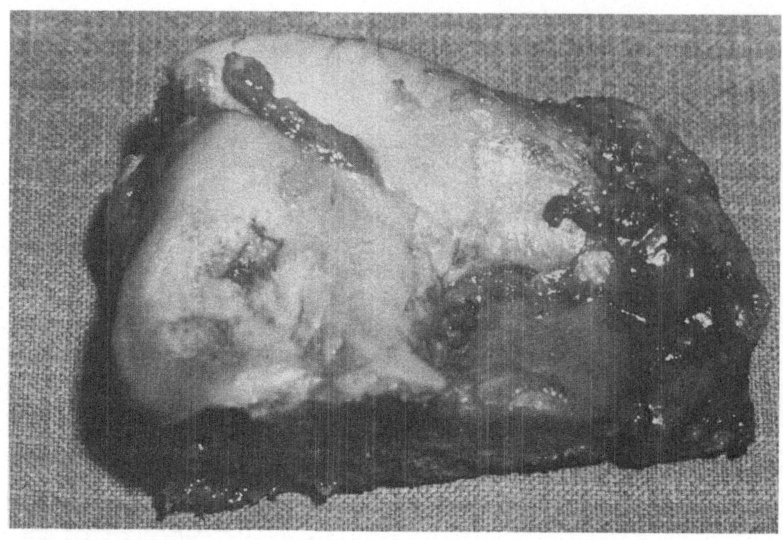

*Abb.3*

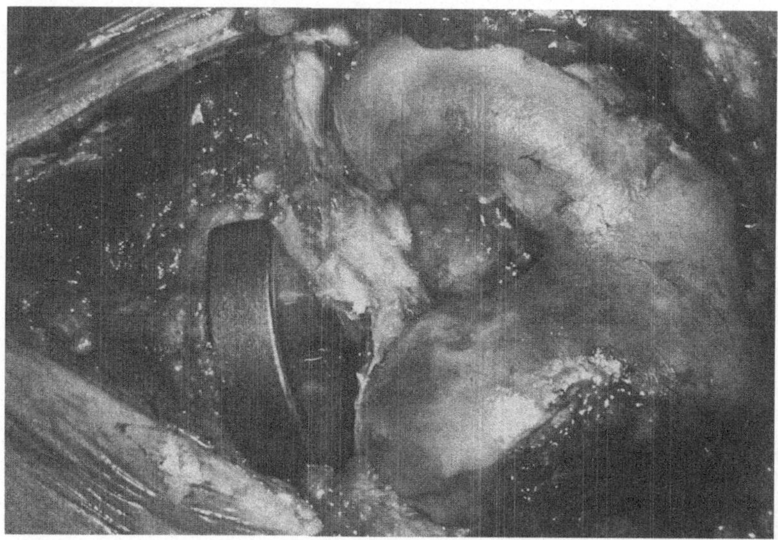

*Abb.4*

Tabelle 1 zeigt noch einmal die Bedeutung der Kniegelenksplastik unter den Behandlungsmöglichkeiten der Tibiakopfbrüche. Die Ausführungen sollten dazu beitragen, die Möglichkeiten bei einer sehr selten zu stellenden Indikation aufzuzeigen.

Tabelle 1. Die Gelenkplastik bei Tibiakopfbrüchen und ihren Folgezuständen

| | | |
|---|---|---|
| 1. Die Sofortplastik | = bei frischer Trümmerfraktur | = fragl. Indikation |
| 2. Die Frühplastik | = bei verbliebener In-Inkongruenz | = Tibiaplateauersatz n. Mc Inthosh o. Mc Keever |
| 3. Die Spätplastik | = bei sekundärer Arthrose def. | = totaler Gelenkers. |

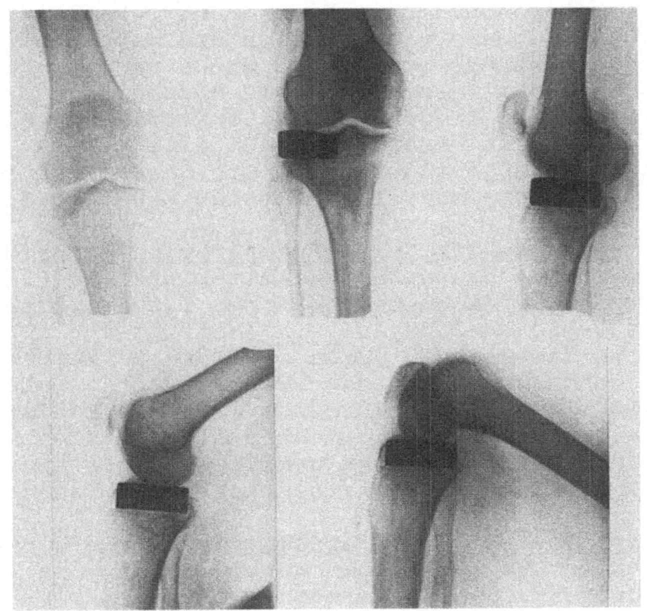

*Abb. 5*

B. Noesberger, A. Lehmann und R. Ganz, Bern

# Die Rekonstruktion des Tibiaplateaus

Tibiakopfbrüche verheilen gelegentlich in Fehlstellung. Die Verheilung in Valgus- oder Varusstellung ohne nennenswerte Form- und Stellenveränderung der Gelenkfläche kann durch eine Tibiakopfosteotomie korrigiert werden. Problematischer ist die Verheilung mit einer deutlichen Stufe oder mit einer wesentlichen Verbreiterung der Tibiagelenkfläche, wo eine rasche Entwicklung der Gonarthrose unvermeidbar ist. Häufig ist eine falsche Beurteilung der Fraktur, z. B. wegen ungenügender radiologischer Abklärung (fehlende Schrägaufnahmen), Ursache des Mißerfolges. Andere Faktoren sind die allzu frühzeitige Belastung oder eine Insuffizienz der Osteosynthese. Wir unterscheiden die Sofortrekonstruktion eines Tibiaplateaus bei vollständiger Zertrümmerung und großflächigem Fehlen des Knorpelbelages von der späten Rekonstruktion bei in Fehlstellung verheilten Tibiafrakturen.

Es gibt prinzipiell vier verschiedene Methoden, die Gelenkfläche wiederherzustellen.

1. Korrekturosteotomie eines Condylus. Ist ein Condylus der Tibia oder ein Teil davon stark abgesunken, was meist auf ungenügende oder fehlende Abstützung der Osteosynthese zurückzuführen ist, so muß das abgesunkene Fragment osteotomiert werden. Nach Reposition á niveau sichert eine stabile Osteosynthese die Stellung. Eine unter starker Verbreiterung geheilte Tibiagelenkfläche kommt bei ungenügender Kompression des auseinandergesprengten Tibiakopfes zustande. Der außen stehende Teil des Tibiaplateaus wird in der ehemaligen Bruchlinie abgemeißelt und die eingelagerte Callus- oder Bindegewebsmasse wird restlos entfernt. Das Fragment wird an seine ursprüngliche Stelle gesetzt, damit eine einheitliche Ebene gebildet wird. Die Stabilität der anatomisch reponierten Fragmente muß die sofortige Bewegung des Gelenkes erlauben.

2. Ausgleich der Gelenkfläche durch Unterfütterung. Ist das Tibiaplateau abgesunken und mit Eindellung verheilt, der Gelenkknorpel aber mehr oder weniger intakt, kann durch eine horizontale Osteotomie des Condylus ein Querfinger breit unterhalb der Gelenkfläche das Plateau durch zwei breite Meißel aufgebogen werden. Der Condylus bricht nahe der Eminentia intercondylica ein. Durch Einfügen eines Beckenspanes wird die Fehlstellung behoben. Eine Fixation des intraligamentär eingesetzten Spanes erübrigt sich. Freie Mobilisation ist unmittelbar postoperativ erforderlich, um eine verklebungsbedingte Gelenksteife zu verhindern.

3. Ersatz des Tibiaplateaus durch cortico-spongiösen Beckenspan. Bei einer vollständigen Zertrümmerung des Tibiaplateaus mit zahlreichen kleinen Fragmenten, wo eine akzeptable Reposition nicht möglich ist, kann anläßlich der Erstversorgung oder später bei Defektheilung mit Fehlstellung die Rekonstruktion mittels corticospongiösem Beckenspan vorgenommen werden. Der Span wird nach genauem Ausmessen des Tibiaplateaus von der Ala ilei entnommen, wobei er an der Crista ilica möglichst dick belassen wird. Der Span soll überhöht eingesetzt werden, da er sich bei der Bewegung noch etwas setzt. Es empfiehlt sich, den Span vorgängig mehrfach zu durchbohren - analog den Pridie-Bohrungen bei der Chondropathie. Es ist erstaunlich, daß trotz Fehlens jeglichen Knorpelüberzuges am meist großflächigen Span die vorbestehenden Schmerzen mit der Operation zum großen Teil beseitigt und auch die Langzeitresultate punkto Funktion und Beschwerden gut sind, auch wenn radiologisch eine Gonarthrose vorhanden ist.

4. Das Patellatransplantat. Die Verwendung der lateralen Patellafaszette als Transplantat hat sich ebenfalls bewährt. Der Einbau erfolgt prompt. Eine avaskuläre Nekrose des Fragmentes wurde nicht beobachtet. JACOBS (1) berichtete 1965 über 18jährige sehr gute

Resultate. Auch die homologe Patellatransplantation wurde erfolgreich versucht (2).

Wir haben bei zehn Patienten das Tibiaplateau rekonstruiert, wobei alle vier Methoden verwendet wurden. Die Anzahl ist für eine statistische Auswertung zu gering. Immerhin ergeben die Nachuntersuchungen einige interessante Aspekte. Keiner der Patienten mußte reoperiert werden. Die durchschnittliche Verlaufszeit bis zur Nachkontrolle betrug 4 Jahre. Der Streckausfall beträgt maximal 15°, die Flexion minimal 90°.

Die Rekonstruktion eines schwer zertrümmerten oder mit Stufenbildung und Verbreiterung geheilten Tibiaplateaus mittels Unterfütterung oder Ersatz durch Beckenspan oder Patellatransplantat hat sich klinisch als erfolgreich erwiesen. Die Resultate haben bestätigt, daß elektronenmikroskopische Untersuchungen, die bei kleinsten Knorpeldefekten über die Enzymfreisetzung eine Selbstzerstörung des Gelenkes postulieren, für die Klinik nicht tel quel übernommen werden können. Durch breitere Anwendung der rekonstruktiven Eingriffe kann die Indikation der Hemiprothese des Kniegelenkes in diesen Fällen auf Patienten in vorgeschrittenem Alter beschränkt werden.

Literatur

1. JACOBS, J. E.: Patellar graft for depressed comminutes fractures of the lateral tibial condyle. J. Bone Jt Surg. 47 A, 842 (1965).
2. STUART, F. A.: cit. bei JACOBS, J. E.

## b) Arthrodese

G. Hierholzer, Duisburg

# Arthrodese nach Schienbeinkopfbrüchen

Untersuchungen von RASMUSSEN nach Tibiakopffrakturen zeigen eine Korrelation zwischen Arthrose und schlechtem klinischen Ergebnis. Die Fehlstellung, die Instabilität und die Deformierung der Condylengelenkfläche sind danach die wichtigsten pathomechanischen Faktoren. Insofern ist bei Trümmerbrüchen des Tibiakopfes mit Gelenkbeteiligung die Osteosynthese nur dann gerechtfertigt, wenn es gelingt, die Gelenkfläche wiederherzustellen. WITT hat darauf hingewiesen, daß ansonsten der Patient mit einer sofortigen Arthrodese schneller rehabilitiert wird. Ist die Entscheidung zur Arthrodese allein aus dem Ausmaß einer Zertrümmerung der Gelenkfläche zu stellen, so empfehlen wir allerdings aus Gründen der Revitalisierung des Gewebes die Früharthrodese nach 4 bis 6 Wochen vorzunehmen.

Ist nach einer Tibiakopffraktur bereits eine schmerzhafte Arthrose eingetreten, so sollte die Ausbildung eines dystrophen Spätschadens nicht abgewartet werden. Die Indikation zum alloarthroplastischen Gelenkersatz wurde bereits abgehandelt. Wir sind derzeit mit dieser Indikation nach Tibiakopffrakturen aus folgenden Gründen zurückhaltend:

1. Handelt es sich in unserem Krankengut überwiegend um Patienten im arbeitsfähigen Alter, die eine körperliche Tätigkeit ausüben und
2. sind meist operative Eingriffe oder Komplikationen vorausgegangen, die zu Veränderungen am Weichteil- und Knochengewebe geführt haben und somit das ohnehin bestehende Infektionsrisiko für einen Gelenkersatz erhöhen.

Bei Patienten mit einer schmerzhaften Arthrose nach Tibiakopffrakturen bevorzugen wir somit die Arthrodese gegenüber der Alloarthroplastik. In der heutigen Zeit stellt allerdings das Hinführen des Patienten zu dieser Behandlungsform nicht selten ein Problem dar. Die Merkmale der Kniearthrodese sind in Schema 1 zusammengefaßt. Die speziellen Gesichtspunkte zur Indikation sind in Schema 2 aufgeführt. Insbesondere bei einer Infektion und einer Infektionsvorgeschichte bildet die mechanische Ruhigstellung dieses gelenktragenden Abschnittes die beste Voraussetzung für ein bleibendes Abklingen der Entzündungszeichen. Hinzuweisen ist allerdings auf die Kontraindikation der Operation zur Arthrodese des Kniegelenkes im Wachstumsalter und auf die relative Kontraindikation beim Vorliegen arterieller Durchblutungsstörungen, worauf WALCHER bzw. WIEGERT hingewiesen haben. Bei der Indikationsstellung ist schließlich auch zu berücksichtigen, daß HAMACHER nach Kniearthrodesen an den angrenzenden Gelenken sekundär arthrotische Veränderungen gefunden hat.

Schema 1. Kniearthrodese nach Tibiakopffrakturen

| Klinische Vorteile | Klinische Nachteile |
|---|---|
| Schmerzfreiheit | Beinverkürzung |
| Stabilität | Relative Behinderung |
| Belastungsfähigkeit | Sekundäre Veränderungen |
| Befriedigende Gehfunktion | an angrenzenden Gelenken |
| Geringes Infektionsrisiko | |

Schema 2. Kniearthrodese nach Tibiakopffrakturen

Schmerzhafte Arthrose als Indikation bei:

Deformierter Gelenkfläche
Rezidivierenden Reizzuständen
Bewegungseinschränkung
Instabilität
Infektion und Infektionsvorgeschichte

Zur operativen Tecknik: Wir führen die Kompressionsosteosynthese mit Fixateur externe durch, die gegenüber der Marknagelmethode mehr Stabilität hervorruft und gegenüber der Doppelplattenosteosynthese noch aufzuzeigende Vorteile aufweist. Da die Grundzüge standardisiert sind werde ich nur einige Punkte herausgreifen und schließlich zur Osteosynthese einen Änderungsvorschlag machen. Als Weichteilzugang hat sich uns der in Abb.1 S-förmige Schnitt bewährt, der beim Verschluß den Effekt einer Z-Plastik ergibt. Oft ist allerdings der Zugang durch vorbestende Narben festgelegt.

Bekanntlich wird nach der Resektion der Gelenkflächen eine Valgisation von 10° und eine Streckstellung von 170° empfohlen. Bei vorbestehender Beinverkürzung stellen wir eine Streckung von 175° ein (Abb.2). Die Resektion führen wir mit dem Meißel durch.

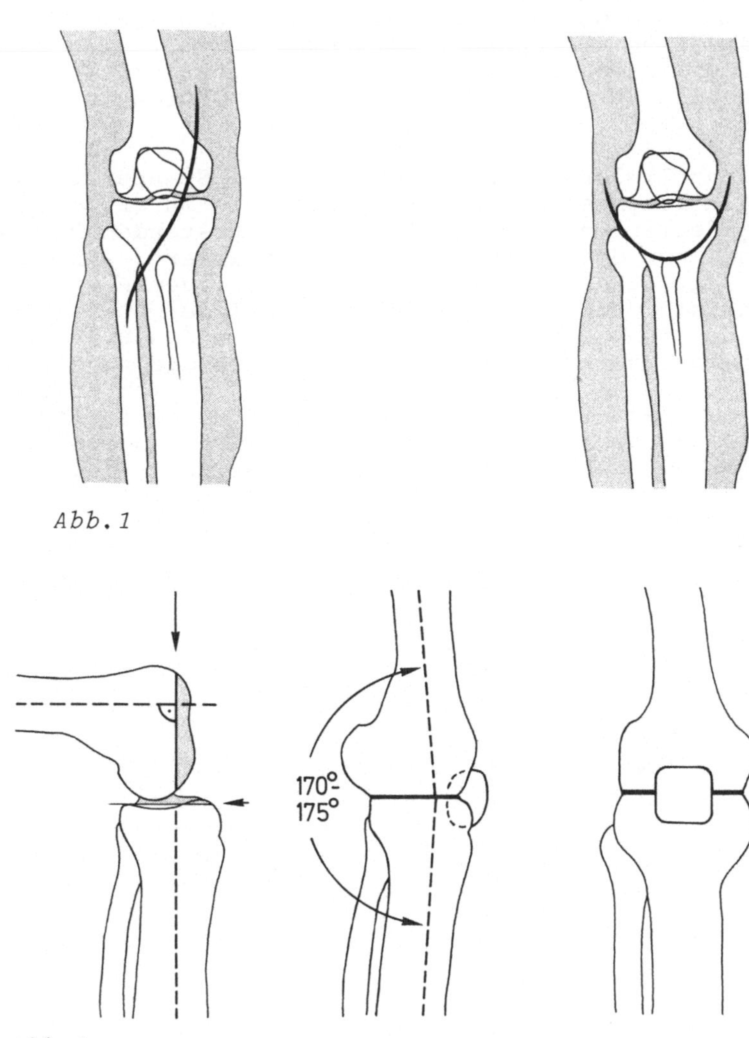


*Abb.1*

*Abb.2*

Da ausreichend breite Berührungsflächen erzielt werden sollen und die gewünschte Winkeleinstellung mit planen Flächen nicht ohne Schwierigkeiten zu erreichen sind, empfiehlt sich an der Oberschenkelrolle die Bildung einer angedeuteten Walze (Abb.3) und korrespondierend an der Tibiaoberfläche die Bildung einer angedeuteten Mulde. Es kann damit nicht nur die Kontaktfläche vergrößert werden, es sind bei oder nach der Einstellung ohne Kontaktverlust auch Korrekturen in der saggitalen Ebene möglich. Der Gefäß- und Nervenverlauf ist zu beachten und bei Beugekontrakturen eine Überdehnung der Arteria poplitea und des Nervus peronaeus zu vermeiden.

Die Technik der Kompressionsarthrodese von CHARNLY ist von M. E. MÜLLER dadurch verbessert worden, daß in der Frontalebene 4 Steinmann-Nägel eingebracht und beiderseits zur Fixation 2 parallel liegende Spanner verwendet werden. Die Osteotomieflächen werden mit den Fixateurs externes unter Druck gesetzt. Insofern kann hier der Begriff äußere Spanner durchaus verwendet werden (Abb.4).

Bei paralleler Anordnung der äußeren Spanner ist die gewünschte axiale Kompression ohne Schwierigkeit zu erzielen. Die bei der erforderlichen Frühmobilisation auftretenden Biegemomente werden jedoch nur dann ausreichend neutralisiert, wenn die Spanner relativ weit auseinanderliegen. Erfahrungsgemäß wird diese Forderung technisch nicht immer erfüllt, zumal der Operateur distal die Gefahr einer Peroneusverletzung durch das Einbringen des Steinmann-Nagels vermeiden will. Aber auch die regelrechte Anordnung reicht bei unvorsichtigen oder unkoordinierten Bewegungen nicht aus, um das einwirkende Biegemoment zu neutralisieren. Wir haben daher das technische Vorgehen geändert und eine räumliche Stabilisierung gewählt. Dabei werden proximal und distal des Spaltes

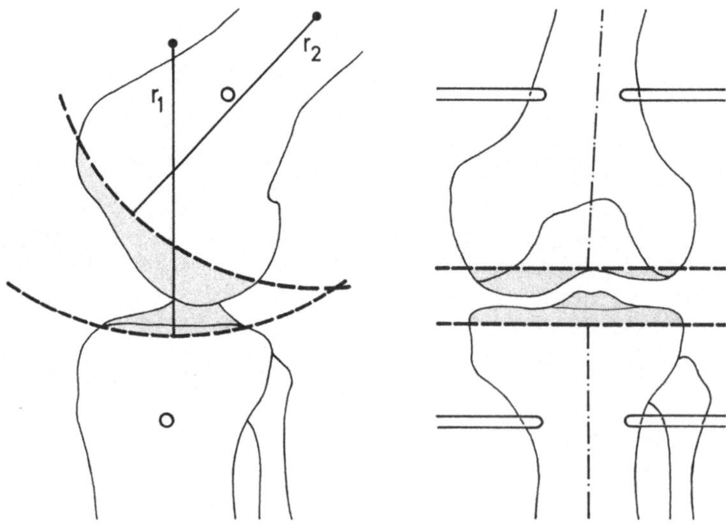


*Abb.3. Walzenförmige Osteotomie*

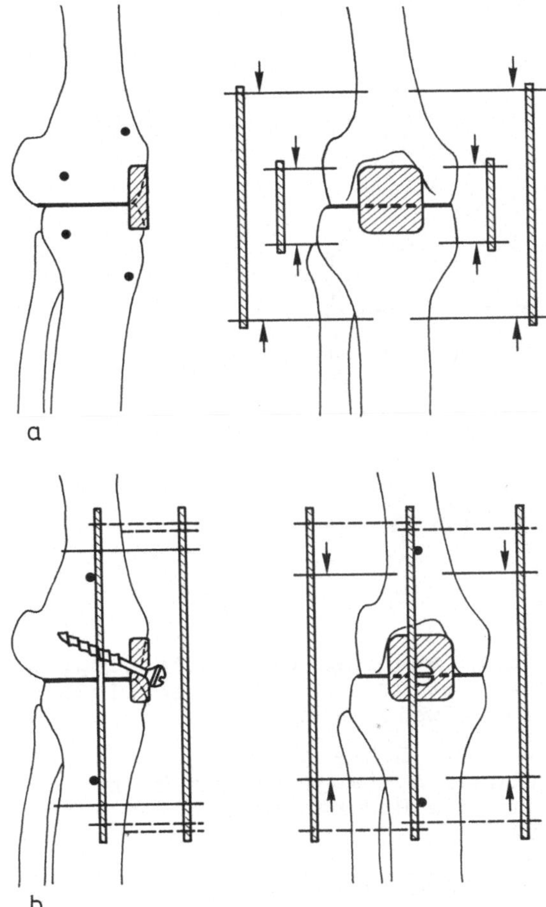


*Abb.4a u. b*

nur 1 Steinmann-Nagel sowie senkrecht dazu von vorn nach hinten jeweils 1 Schanzsche Schraube eingebracht und diese mit Rohrstangen und Muffen verstrebt (Abb.4b).

1. ist damit eine größere Stabilität zu erzielen. Über entsprechende biomechanische Untersuchungen berichtet R. KLEINING in einem gsonderten Referat
2. ist das Vorgehen technisch einfacher.

Die räumliche Anordnung zeigt eine hohe Steifigkeit und ist besser geeignet, einwirkende Biege- und Drehmomente auszugleichen. Unsere bisherigen Untersuchungen und die klinische Erfahrung rechtfertigen eine Teilbelastung nach wenigen Wochen. Diese scheint zur Erhaltung der funktionellen Knochenstruktur sogar notwendig. Die Methode hat damit Vorteile gegenüber der Doppelplattenosteosynthese (Abb.5), die mit einem vergleichsweise größeren Eingriff verbunden ist, die mit der Spongiosierung unter dem Metall einhergeht und somit eine zweizeitige Metallentfernung erfordert.

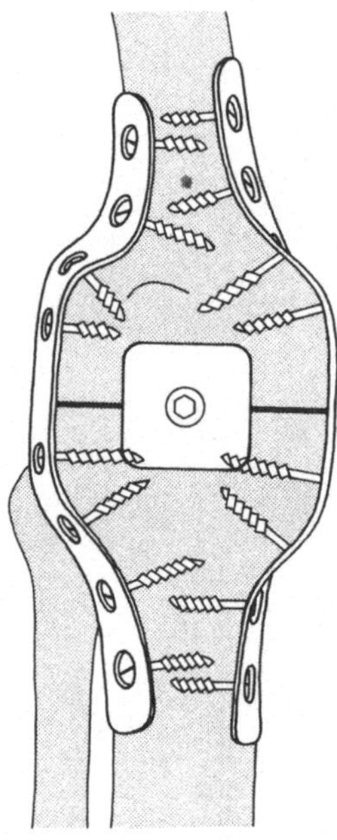

*Abb.5*

Wir sind außerdem der Auffassung, daß das weiterentwickelte Instrumentarium von MATHYS schließlich wesentliche technische Vorteile aufweist (Abb.6).

1. hat die Rohrstange gegenüber der bisherigen gewindetragenden dünneren Stange eine größere Biegefestigkeit und
2. ist die Handhabung mit dem Anbringen der Muffen schneller möglich.

Abschließend seien beispielhafte klinische Fälle und die tabellarische Zusammenfassung von Ergebnissen nach Operationen zur Arthrodese des Kniegelenkes gezeigt (Tabelle 1).

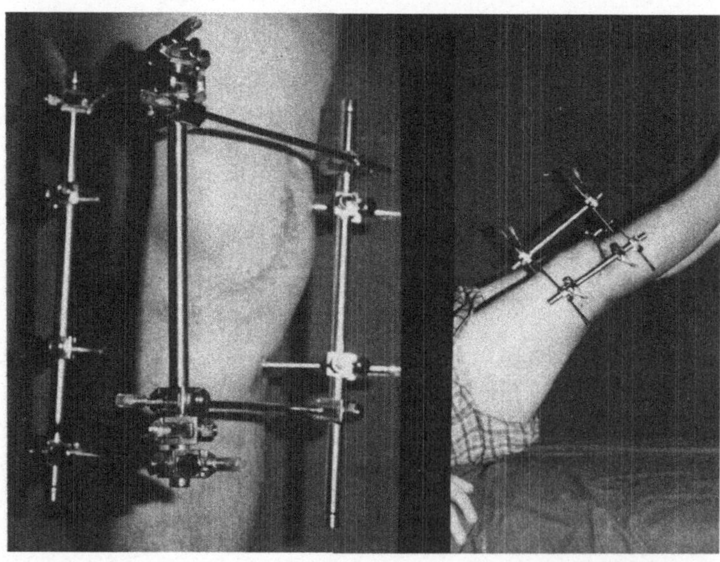

*Abb.6*

Tabelle 1. Kniearthrodesen

| | | Pat. Zahl n | Belastbar durchbaut nach t Wochen | Verkürzung in cm | Komplikationen |
|---|---|---|---|---|---|
| Aseptische Patienten | Tibiakopffrakturen | 13 | 12,4 | 3,0 | 2 Whst |
| | Andere Diagnosen | 11 | 10,7 | 1,8 | 1 Whst |
| Posttraumatische Osteomyel. | Proximale Tibia | 10 | 16,7 | 4,2 | 1 PS<br>1 Amp. |

Die obengenannte geänderte Technik führen wir seit 1 Jahr durch. Die angegebene Zeit, die im Mittel erforderlich war, um eine belastungsstabile knöcherne Durchbauung zu erreichen, bezieht sich jedoch auf die gesamte Gruppe, d. h. auf beide Operationsverfahren. Die bei den posttraumatischen Osteomyelitiden genannten Komplikationen sind mit dem Ausmaß der morphologischen Veränderungen und der Entzündungsform zu erklären und stellen somit keine eigentliche Komplikation der Arthrodesenoperation dar.

A. Schreiber, R. Razavi, A. Weber und C. Dietschi, Zürich

## Die Kniearthrodese heute

An der Orthopädischen Universitätsklinik Balgrist wurden in der Zeit von 1952 bis 1975 45 Kniearthrodesen ausgeführt. Davon waren 12 posttraumatische Fälle, von denen in der Folge die Rede sein wird. Es handelt sich dabei um 8 Männer und 4 Frauen. Das Durchschnittsalter bei der Operation betrug in dieser Gruppe 45 Jahre, während es im Gesamtmaterial mit durchschnittlich 57 Jahren deutlich höher lag. Alle 12 Patienten konnten, nach durchschnittlich 8jähriger Beobachtungszeit, nachkontrolliert werden.

Unsere Beurteilung basierte auf folgendem Punktschema:

| | |
|---|---|
| Arthrodese fest | 3 Punkte |
| Kein Schmerz/Spannungsgefühl | 2 Pukkte |
| Beinverkürzung weniger als 3 cm | 1 Punkt |
| Gute Stellung der Arthrodese | 1 Punkt |
| Total: | 7 Punkte |

Bei der Bewertung erhielten wir folgende Ergebnisse:

| | | |
|---|---|---|
| 7 Punkte | = sehr gutes Resultat: | 9 Fälle |
| 6-5 Punkte | = gutes " | 2 Fälle |
| 4-3 Punkte | = mäßiges " | 1 Fall |
| 2-0 Punkte | = schlechtes " | 0 Fälle |

Subjektiv waren 11 Patienten beschwerdefrei und mit dem Resultat des Eingriffes zufrieden. Klinisch wie radiologisch waren 11 Arthrodesen in einer Flexionsstellung von 10°, Valgusstellung von 5° und Außenrotationsstellung des Fußes von 10° fest. Nur bei einem Patienten war die Arthrodese in leichter Innenrotation von 10° und voller Streckung durchgebaut. Dieser Patient klagte über Schmerzen im homolateralen oberen Sprunggelenk. Die durchschnittliche Beinverkürzung betrug 3 cm. Alle Patienten sind über zwei Stunden gehfähig. In zwei Fällen liegt allerdings ein posttraumatisches Syndrom ohne nennenswerte Beschwerden vor.

Zur Illustration 2 Beispiele:

Abb.1 zeigt den radiologischen Verlauf bei einem 19jährigen Mädchen mit Zustand nach Tibiakopffraktur und durchgeführter Osteosynthese. Heute besteht volle Arbeitsfähigkeit in vorwiegend stehender Tätigkeit.

Abb.2. Hier soll ein röntgenologischer Langzeitverlauf demonstriert werden. Die der Arthrodese benachbarten Gelenke, wie gegenseitiges Kniegelenk, sowie Hüft- und Fußgelenke sind 20 Jahre nach der Versteifung klinisch und radiologisch unauffällig.

Zusammenfassend möchten wir folgendes festhalten:

1. Gesamthaft können die Resultate der Kniearthrodesen bei posttraumatischen Zuständen als gut bezeichnet werden. Subjektiv waren alle Patienten, außer einem, beschwerdefrei und auch nach mehrjähriger Beobachtungszeit mit dem Ergebnis zufrieden.
2. Klinisch und radiologisch wurden alle Arthrodesen fest und auch nach Jahren zeigten contralaterales Kniegelenk und benachbarte Hüft- und Fußgelenke keine degenerativen Abnützungserscheinungen.

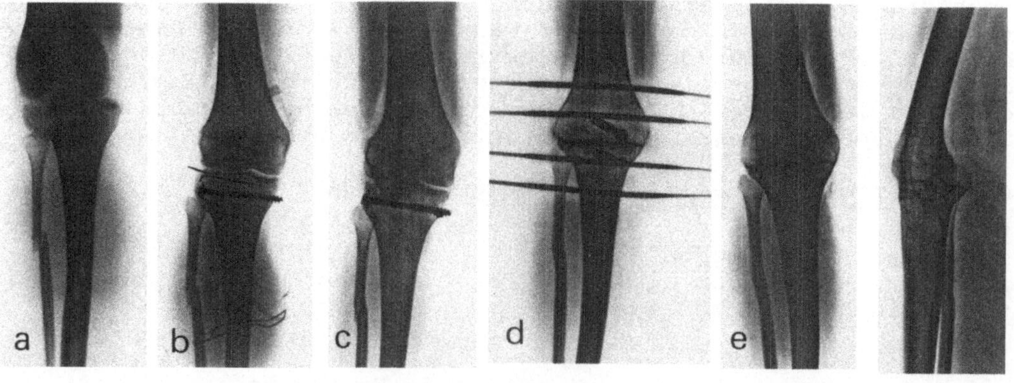


*Abb.1a-e. (a) Tibiakopf-Fraktur. (b) Osteosynthese und Spongiosa-Unterfütterung. (c) Zustand schmerzhafter Arthrose 1 Jahr postoperativ. (d) Zwei Monate später Arthrose mit 4 Steinmann-Nägeln. (e) Heute guter Zustand der solide durchgebauten Arthrodese in guter Stellung*

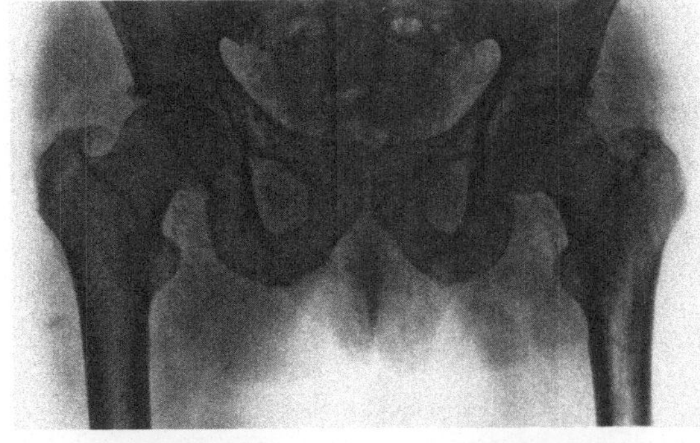


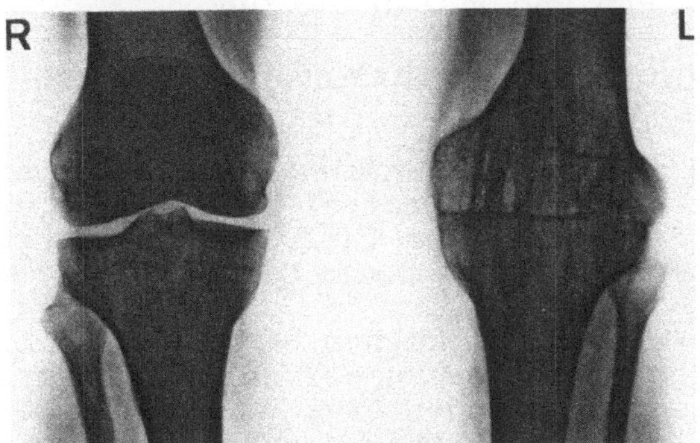


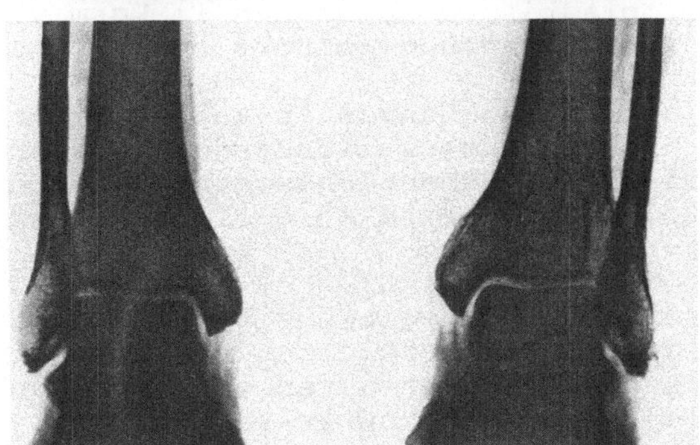


*Abb.2. Zustand gegenseitiges Knie- und benachbarte Gelenke 20 Jahre postoperativ*

3. Der Arthrodese nach CHARNLEY mit 4 Steinmann-Nägeln und Fixateurs externe in leichter Flexionsstellung von 10°, Valgusstellung von 5-10° und Außenrotation der Tibia von 5-10° geben wir den Vorzug.

4. Auch heute, im Zeitalter des endoprothetischen Kniegelenkersatzes, ist die Kniearthrodese als gute Methode anzusehen. Es

stellt sich aber die Frage, ob bei Patienten mit Arthrosen der benachbarten Gelenke oder bei Patienten mit chronisch venöser Insuffizienz, das Knie nicht beweglich erhalten werden sollte. Beim scharnierlosen Gelenkersatz mit geringer Knochen-Resektion kann bei Fehlschlägen immer noch eine technisch einfache Versteifung ohne wesentliche Beinverkürzung durchgeführt werden. Langzeitresultate werden beweisen, ob dieses Vorgehen in Zukunft - wenigstens bei nicht mehr zu jungen Patienten - gerechtfertigt ist.

H. Klems und M. Talke, Berlin

## Kompressionsarthrodese nach Schienbeinkopfbrüchen

Das Ziel der Behandlung von Schienbeinkopfbrüchen - ein achsengerechtes, schmerzfrei belastbares und bewegliches Kniegelenk - wird nur in einem Teil der Fälle erreicht. Nicht selten resultiert eine posttraumatische Gonarthrose.

In Frühstadien können achsenkorrigierende Maßnahmen mit dem Ziel der Normalisierung der Belastungsverhältnisse lang anhaltende Besserung bringen. Zur Behandlung der Spätstadien sind - entsprechend der Tendenz zu bewegungserhaltenden Eingriffen - alloarthroplastische Maßnahmen in Form von Teil- und Totalprothesen in den Vordergrund gerückt.

Die unsicheren Langzeitergebnisse nach endoprothetischem Ersatz des Kniegelenkes lassen jedoch die Arthrodese weiterhin als zuverlässigste Behandlungsmethode für das instabile, stark destruierte, schmerzhafte Kniegelenk nach Tibiakopffraktur erscheinen. (2).

Ausreichende Beweglichkeit der angrenzenden Gelenke und des kontralateralen Kniegelenkes vorausgesetzt, steht mit der Arthrodese ein Behandlungsverfahren zur Verfügung, das in der Mehrzahl der Fälle in relativ kurzer Zeit zu schmerzfreier Belastbarkeit des Beins führt.

Die Hauptindikation zur Arthrodese ist dann gegeben, wenn bei fortgeschrittener Arthrose nur mehr schmerzhafte Restbewegungen möglich sind. Bei weitgehend aufgehobener Beweglichkeit wird die endgültige Versteifung nicht als Verschlechterung beurteilt, da der Eingriff die Schmerzen beseitigt, ohne den funktionellen Zustand wesentlich zu verändern. Vorausgegangene oder bestehende Infektionen stellen ein weiteres Hauptanwendungsgebiet der Arthrodese nach Tibiakopfbruch dar. Ein prothetischer Ersatz kommt wegen der ungünstigen Weichteilverhältnisse auch nicht in Kombination mit antibiotikahaltigem Knochenzement in Frage.

Bei Spätzuständen mit ausgeprägten arthrotischen Veränderungen konkurrieren Teil- oder Totalprothese mit der Arthrodese, wobei in der Regel auf Grund der ungewissen Prognose des künstlichen Gelenkersatzes jüngeren Patienten zur Arthrodese, älteren eher zur prothetischen Versorgung geraten wird. Während bei Spätzuständen nach Tibiakopffraktur der Entschluß zur Arthrodese, abgesehen von Grenzfällen, unproblematisch ist, ergeben sich Schwierigkeiten bei der Indikation zur primären und zur Früharthrodese.

Bei frischen Schienbeinkopftrümmerbrüchen mit ausgedehnter Knorpeldestruktion gelingt es oft trotz subtiler Operationstechnik nicht, ein schmerzfrei belastbares und ausreichend bewegliches Kniegelenk zu erhalten. Nach langwierigen Mobilisierungsbemühungen wird später doch ein endgültiger Eingriff - sei es Gelenkersatz oder Versteifung - erforderlich. In derartigen Fällen kann die Sofortarthrodese im Rahmen der primären Frakturversorgung in Ausnahmefällen in Erwägung gezogen werden (5) (Abb.1).

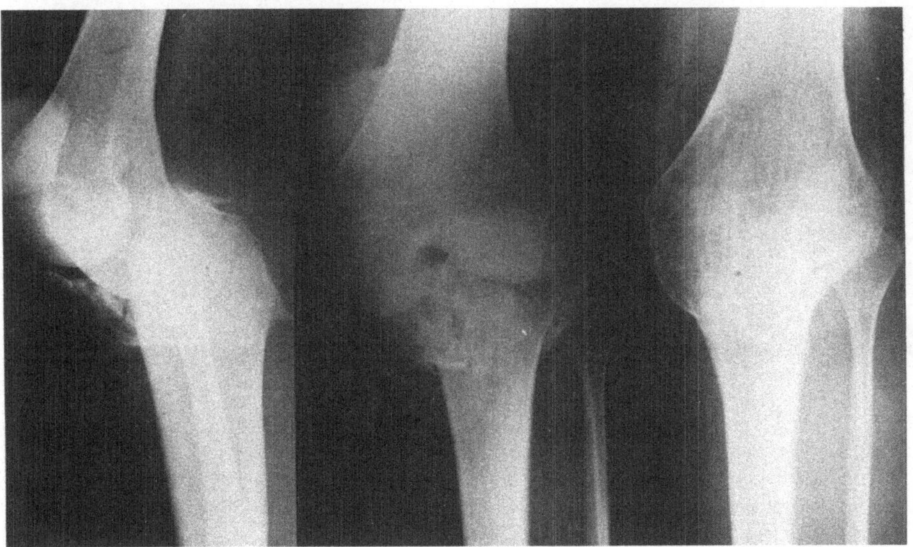

*Abb.1. Offene Tibiakopftrümmerfraktur mit vollständiger Destruktion der Gelenkflächen und Zerreißung aller Bänder. - Knöcherner Durchbau nach Druckarthrodese*

Weitere Indikationen zur Primärarthrodese sind offene, verschmutzte Schienbeinkopf-Trümmerbrüche mit weitgehender Zerstörung der Knorpelflächen sowie begleitende Nerven- und Gefäßverletzungen. Die zuverlässige Stabilisierung mit äußeren Spannern bietet die beste Infektionsprophylaxe und sichert Nerven- und Gefäßnaht (3).

Wenn nach einer sachgerecht durchgeführten Rekonstruktion mit einer ausreichenden Gelenkfunktion nicht zu rechnen ist, sollte die Früharthrodese 6 bis 8 Wochen nach der Erstversorgung in die Überlegungen mit einbezogen werden.

Die Schwierigkeit bei der Entscheidung für oder gegen die Früharthrodese ist darin zu sehen, daß das Ausmaß der zu erwartenden

Funktionseinschränkung und der erforderlichen Behandlungszeit nur schwer abzugrenzen ist. Ähnlich wie die Primärarthrodese bleibt die Früharthrodese des Kniegelenkes deshalb ausgesuchten Fällen vorbehalten (1) (Abb.2). Es gilt im Einzelfall abzuwägen, ob weitere Eingriffe zur Erhaltung des Gelenkes zu vertreten sind oder ob die Versteifungsoperation als die Methode, die am zuverlässigsten in kurzer Zeit zu Schmerzfreiheit und dauernder Belastungsfähigkeit führt, vorgezogen werden sollte.

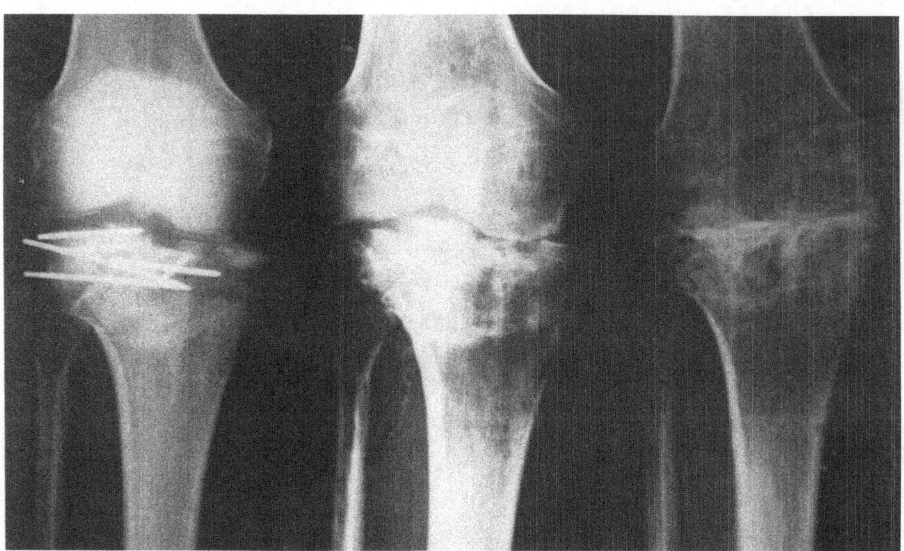

*Abb.2. Adaptationsosteosynthese bei offener Tibiakopftrümmerfraktur mit weitgehender Zerstörung der Gelenkflächen. - Osteomyelitis, schmerzhafte Wackelbeweglichkeit. - Früharthrodese nach 10 Wochen*

Neben den medizinischen Aspekten sind bei der Indikationsstellung zur Früharthrodese auch soziale Faktoren zu berücksichtigen, da durch die Sofort- oder Früharthrodese die Behandlungsdauer für die hier zur Debatte stehenden schwer geschädigten Gelenke erheblich verkürzt und damit u. a. auch wirtschaftlichen Gegebenheiten Rechnung getragen wird. Ein nicht zu unterschätzender Faktor ist schließlich die Persönlichkeit des Patienten, d. h. seine Bereitschaft zur Mitarbeit bei der oft langwierigen Prozedur, die Folgen einer schweren Tibiakopffraktur zu verbessern.

Die Konsolidierung ist bei den großen Spongiosaflächen und dem konstant aufrechtzuerhaltenden Druck zuverlässig. Die Kompressionsarthrodese mit äußeren Spannern hat sich wegen der sicheren Fixierung der Fragmente und der einfachen Technik gegenüber der Transfixationsarthrodese und der Doppelplattenfixation in den letzten Jahren zunehmend durchgesetzt (4). Die Patienten können wenige Tage nach der Operation aufstehen und nach Entfernung der Fäden ambulant weiterbehandelt werden. Die Steinmann-Nägel werden, abhängig vom Grad des röntgenologisch erkennbaren Durchbaus, in der Regel 8 bis 12 Wochen nach dem Eingriff entfernt. Mit einer ungepolsterten, gut modellierten Gipshülse, die für weitere 4 bis 8 Wochen belassen wird, kann das Bein voll belastet werden.

Literatur


1. GRONERT, H.-J.: Indikation und Technik der Frühartrodese. Z. Orthop. 111, 424 (1973).
2. HOLZ, U., WELLER, S.: Möglichkeiten der äußeren Fixation. Chirurg 46, 97 (1975).
3. MARTI, R.: Indications for Primary Arthrodesis. In: The Arthrodesis in the Restoration of Working Ability. Ed. G. Chapchal. Stuttgart: Thieme 1975.
4. PFISTER, U.: Zur Indikation und Technik der Kniegelenksarthrodese. Mschr. Unfallheilk. 78, 437 (1975).
5. WITT, A. N.: Einleitender Vortrag zum Hauptthema II: "Die Arthrodesen". 59. Tagung der DGOT, Berlin 1972 Z. Orthop. 111, 407 (1973).


## c) Umstellungsosteotomie

F. Schauwecker, Tübingen

## Umstellungsosteotomie nach Schienbeinkopfbrüchen

Klassifizierung

Unmittelbare Folgen der knöchernen Verletzung am Schienbeinkopf sind:

1. Verwerfungen der Gelenkflächen
2. Achsenfehler im Kniegelenk
3. Relative Bandinsuffizienzen

Die Verwerfungen der Gelenkfläche als Spätfolge sind streng genommen bereits Arthrosen und in der Regel nicht mehr kausal korrigierbar. Sie sollen hier nicht behandelt werden. Bei den Achsenfehlern und relativen Bandinsuffizienzen jedoch handelt es sich zunächst um Praearthrosen, welche sehr gut beseitigt werden können.

Achsenfehler

Funktionelle Anatomie

Man kann davon ausgehen, daß die Traglinie des Beines sich etwa über die Mittelpunkte der drei großen Gelenke des Beines - also auch über die Mitte des Kniegelenkes - hinweg projiziert (BRAGARD, BOULETT, PAUWELS) und zwar unabhängig davon, ob man bei gleichmäßigem Stehen, beim Einbeinstand oder bei wechselnder Belastung im Gehen untersucht.

In jedem Fall ergibt sich auf das Kniegelenk physiologischerweise bereits ein seitliches Biegemoment im Sinne einer Varusbelastung. Eine Vorstellung über die auftretenden Kräfte mag die folgende Abbildung geben.

Auffällig ist die Erscheinung, daß bei Varusfehlern häufig an beiden Tibiacondylen Arthrosen auftreten, dagegen bei Valgusfehlern eher isoliert am lateralen Condylus. Dies hängt wahrscheinlich damit zusammen, daß für Varusfehler im Tractus iliotibialis ein gewisser Kompensationsmechanismus vorhanden ist. Er entlastet den medialen Condylus von exzessiven Druckspitzen - allerdings für den Preis einer Druckerhöhung im gesamten Kniegelenk.

Für Valgusfehler ist solch ein Mechanismus nicht vorhanden, hier gibt es nur den passiven Halt der Bänder, so daß er erklärlich ist, daß hier bereits geringe Überlastungen des lateralen Condylus durch Vermehrung des physiologischen X-Beines zu rasch fortschreitender Dekompensation führen.

## Untersuchung

Die Aufstellung aus einer Arbeit von FRANK, OEST und RETTIG, welche Auskunft darüber gibt, um wieviel nach der Operation die Traglinie neben der Kniegelenkmitte liegt, zeigt wohl besser als viele Worte die Bedeutung einer qualifizierten Röntgenuntersuchung. Es zeigt sich, daß nur die Röntgenganzaufnahme praeoperativ zu einer exakten Verlagerung der Traglinie in die Kniegelenkmitte führen kann (unterstützt natürlich von einer exakten intraoperativen Fixierung). Die "konventionelle" Diagnostik nur mit klinisch gewonnenen Meßdaten und Routineröntgenbildern, sollte aufgrund dieser Zahlen zu den Akten gelegt werden bzw. darf nur mehr als grobe Orientierungshilfe dienen.

## Operationstechnik

Es gibt verschiedene Operationsverfahren. Nach der Art der Osteotomie sind zu unterscheiden:

Pendelosteotomie - V-Osteotomie - Rundosteotomie
Vorteil: Breite Kontaktflächen, wenig Risiko für eine unbeabsichtigte Achsänderung in der 2. Ebene.
Nachteil: Schwierig, wenn nicht streng ap oder seitlich: Exakte Fixierung etwas problematisch.

Keilosteotomie
Vorteil: Exakte Korrekturmöglichkeit durch Entnahme oder Interposition eines Keiles auch bei Achsfehlern in 2 Ebenen.
Nachteil: Sehr präzise Operationstechnik bei der Osteotomie.

Plane Osteotomien, wenn nur Drehfehler korrigiert werden müssen (kommt nach Tibaikopffrakturen sehr selten vor).

Ort der Osteotomie: noch im spongiösen Bereich, aber so, daß proximal noch 2 Schrauben Halt finden = dicht proximal der Tuberositas tibiae.

Nun zur Frage Unter- oder Überkorrektur oder Korrektur bis zur Neutralen. Die Meinungen darüber gehen sehr stark auseinander. Bei einer exakten stabilen Osteosynthese sollte sich nach den eingangs erwähnten biomechanischen Überlegungen die Korrektur zur Neutralen empfehlen. Die meisten Autoren sagen: auf keinen Fall sind mehr als 5 Grad tolerierbar. Allerdings liegen 5 Grad bereits im Bereich der erreichbaren operativen Genauigkeit. Ich würde aufgrund der Biomechanik sagen: wenn möglich neutral, - aber lieber etwas Varus lassen, als auch nur gering Valgus zu riskieren, wobei ich die Kompensationsmöglichkeit durch den Tractus iliotibialis mit einkalkuliere.

Nach der Art der Fixierung sind zu unterscheiden:

Gipsverband
Vorteil: Frühzeitige Belastung
Nachteil: Sekundäre Achsabweichungen, unsichere Fixierung der beabsichtigten Achskorrektur. Gefahren für Immobilisationsschäden am Gelenk.

Plattenosteotomie intern
Fixateur externe
} Schnelle Mobilisation des Gelenkes. Exakte Retention der Achskorrektur.

Als zusätzliche Eingriffe seien hier nur erwähnt:

Gelenktoilette
Verlagerung des Patellasehnenansatzes
Meniscusentfernung
Interpositionsplastik
Bandplastiken

## Bandinsuffizienz

### Funktionelle Anatomie

Durch Depression eines oder beider Tibiacondylen kann es zu sogenannten relativen Bandinsuffizienzen kommen. Diese betreffen allerdings im wesentlichen die Collateralbänder und, wenn man so will, auch das Ligamentum patellae (obwohl hier der M. quadriceps in der Regel reichlich Kompensationsmöglichkeiten hat).

Auch diese relativen Bandinsuffizeinzen, welche direkt eine Instabilität des Gelenkes verursachen und dadurch eine Praearthrose darstellen, können durch eine sogenannte interligamentäre Tibiakopfosteotomie beseitigt werden.

Ort der Osteotomie

Diese Osteotomie muß zwischen den Bandansätzen liegen, d. h. oberhalb des Bandansatzes an der Tibia. Eine Osteosynthese ist hier natürlich nur bedingt möglich und meist auch nicht nötig. Der eingebrachte Keil sitzt zwischen den spongiösen Flächen fest, da der Tibiakopf möglichst nach Art einer Grünholzfraktur nicht vollständig durchtrennt wird. So kann trotzdem sofort eine funktionelle Behandlung begonnen werden.

Nachbehandlung

Kurz einige Angaben, wie wir die Nachbehandlung durchführen:

Nach jeder Korrekturosteotomie als Schutz gegen unkontrollierte Varus-/Valgusbelastung eine Gipsschale. Bis zur Entfernung der Redondrainage isometrische Muskelübungen, anschließend aktive Bewegungsübungen aus der Schale. Wenn nach 2 Wochen nicht $90^{\circ}$ Kniebeugung erreichbar ist, Einsatz von Bewegungsschienen, z. B. Bimmler-Schiene, Frankfurter Schiene oder Sympondgerät. Sind die $90^{\circ}$ erreicht, aufstehen ohne Belastung. Das operierte Bein wird "beigestellt", d. h. das Bein führt ohne Belastung den Gehablauf aus. Nach 6-8 Wochen folgt dann zunehmende Teilbelastung, bis dann nach 10-12 Wochen Vollbelastung erreicht ist.

Abschließend sei nochmal ganz besonders auf die einwandfreie praeoperative Röntgendiagnostik mit Ganzaufnahmen beider Beine im Stehen hingewiesen. Ohne sie sollte eine Osteotomie im Bereich des Kniegelenkes nicht ausgeführt werden. Genauso muß man sich überlegen, ob Fixierung allein durch Gipsverband das Korrekturergebnis genügend zuverlässig stabilisiert. Denn Achsfehler von $5^{\circ}$ sind schwer zu kontrollieren, bedeuten aber für die Belastungsverhältnisse am Knie sehr viel, ganz besonders natürlich nach einer Korrekturosteotomie.

Zusammenfassung

Nach Tibiakopffrakturen sind vor allem Achsenfehler und relative Bandinsuffizienzen korrekturfähig. Letztere sowie Varusfehler ab $5-10^{\circ}$ und alle Valgusfehler sind korrekturbedürftig. Bei Achsenfehlern ist die praeoperative Röntgen-"Ganzaufnahme" wichtig. Diese in Verbindung mit einer stabilen Osteosynthese bietet allein Gewähr für eine ausreichende Achsenkorrektur.

# E. SPÄTERGEBNISSE

H. Jahna, E. Vlasich und B. Zifko, Wien

## Spätergebnisse von primär stark verschobenen Schienbeinkopfbrüchen (konservative Behandlung und Minimalosteosynthese)

Aus der Böhlerschule wurden in einer Reihe von Arbeiten die Behandlungs- und Nachuntersuchungsergebnisse von Schienbeinkopfbrüchen, die vorwiegend konservativ behandelt wurden, veröffentlicht. So wurde aus dem Unfallkrankenhaus Wien XX schon 1953 von ENDER (1) über 303, 1968 von THIELE (5) über 486 und aus dem Unfallkrankenhaus Wien XII 1969 von VLASICH und ZIFKO (6) über 310 Schienbeinkopfbrüche berichtet. Von diesen insgesamt 1099 Patienten konnten 588 klinisch und röntgenologisch genau nachuntersucht werden. Bei allen Patienten wurden, wenn überhaupt, nur Minimalosteosynthesen früher mit Bohrdrähten, später zunehmend mit Doppelgewindebolzen - gemacht. Die unicondylären Brüche wurden schon primär im Gipsverband ruhiggestellt (Oberschenkelgips oder Gipshülse), Belastung nach 4 bis 6 Wochen erlaubt, die Gesamtfixationszeit betrug 10 bis 12 Wochen. Die bicondylären Brüche wurden primär nach Reposition in der entsprechenden Stellung gegipst und zusätzlich extendiert und nach 6 Wochen ein Oberschenkelgipsverband angelegt.

Die gefundenen Spätergebnisse waren gut, aber - wie erwartet - durch die Schwere der Verletzung nicht immer optimal. BÖHLER hat das Behandlungsziel folgendermaßen fixiert: "Ein gerades, standfestes Bein mit größtmöglicher beschwerdefreier Beugung aus voller Streckstellung des Kniegelenkes".

Es ist begrüßenswert, daß in den letzten Jahren unter dem Eindruck der AO-Methoden auch von den Schienbeinkopfbrüchen eine große Zahl von Fällen nach diesen Prinzipien operiert und ohne Gipsverband behandelt wurde. So wurden Vergleichsmöglichkeiten geschaffen, um zu sehen, ob sich die Spätergebnisse dieser schweren Verletzungen durch operative Behandlung verbessern lassen. Genaue Arbeiten liegen von MUGGLER, et al. (4), HELL und MÜLLER (3) u. a. m. vor.

Wir haben uns für diesen Kongreß die Aufgabe gestellt, aus den Fällen des Arbeitsunfallkrankenhauses Wien XII noch einmal Schienbeinkopfbrüche nachzuuntersuchen und nur primär stark verschobene Brüche auszuwählen. Es soll nun über Spätergebnisse von 86 Patienten berichtet werden. Die Nachuntersuchungszeit liegt zwischen 5 und 19 Jahren, im Durchschnitt bei 9 Jahren. Bei den Bruchformen haben wir uns an die Einteilung von ENDER (1) gehalten.

Als schwer verschoben werden Brüche bezeichnet, die mindestens 10 mm verbreitert sind, eine Stufe von mindestens 10 mm oder eine Achsenknickung von über 10° haben, oder - was sehr häufig war - Kombinationen von zwei oder drei Merkmalen aufwiesen. Bei den infracondylären Brüchen wurde außerdem eine Schaftseitenverschiebung von einer halben Breite und mehr gefordert.

Von den 86 Nachuntersuchten waren 73 geschlossene und 13 offene Frakturen.

Behandlung

| | | unicondylär | Bi-, dia- und infracondylär |
|---|---|---|---|
| Rein konservativ | 38 | 9 | 39 |
| Reposition u. Minimalosteosynthese, Bohrdrähte | 48 | 1 | 2 |
| Doppelgewindebolzen | | 20 | 25 |
| | | 30 | 56 |

Rund ein Drittel wurde konservativ, zwei Drittel wurden mit Minimalosteosynthese behandelt.

Beschwerden

Bei der Nachuntersuchung klagten 4 über starke Schmerzen, 4 gaben mittelstarke Beschwerden an, 34 hatten Schmerzen leichter Art und 44 waren schmerzfrei.

Achsenknickung

| | |
|---|---|
| Achsengerecht: | 73 |
| - 5° | 5 |
| - 10° | 6 |
| - 15° | 1 |
| - 20° | 1 |
| | 86 |

Kniegelenksbeweglichkeit

Streckung 2 Ancylosen
7 mal eine Streckhemmung von 5°
3 mal eine Streckhemmung von 10°
74 mal war die Streckung seitengleich

Beugung. Hier zum Vergleich die Beugung bei 177 von ZIFKO und VLASICH nachuntersuchten Fällen aus dem Unfallkrankenhaus (Tabelle 1).

Arthrosen

| | | |
|---|---|---|
| Keine | 48 | = 56% |
| leichte Arthrose | 21 | |
| mittlere Arthrose | 9 | = 44% |
| schwere Arthrose | 6 | |
| Ancylose | 2 | |

Tabelle 1. Schienbeinkopfbrüche Beugefähigkeit bei der NU

| | Ancylose | unter 80° | 80-90° | 90-100° | 100-110° | 110-120° | <120° |
|---|---|---|---|---|---|---|---|
| 177 Fälle davon 8 offen (ZIFKO-VLASICH) | | 3 | 2 | 2 | 13 | 61 | <96 |
| | | 1,7% | 1,1% | 1,1% | 7,3% | 34,5% | 54,3% |
| | 2,8% | | | 97,2% | | | |
| 86 nur schwere Fälle davon 13 offen (JAHNA-ZIFKO-VLASICH) | 2 | 0 | 2 | 4 | 11 | 44 | 23 |
| | 2,3% | | 2,3% | 4,7% | 12,8% | 51,2% | 26,7% |
| | 4,6% | | | 95,4% | | | |
| | 1 Infektion<br>1 Arthrodese | | | | | | |

Es ist sehr interessant, die Arbeit von DUSTMANN und SCHULITZ (2) zu lesen. Sie vergleichen darin konservativ und operativ behandelte Schienbeinkopfbrüche und finden eine deutliche Abhängigkeit von der Nachuntersuchungszeit und außerdem eine geringere Arthrose bei den konservativ behandelten Fällen.

Wir liegen mit einer Arthrosehäufigkeit von 44% bei einer Nachuntersuchungszeit von durchschnittlich 9 Jahren im Vergleich zu dieser Statistik sehr günstig.

Das Problem der offenen Reposition bei den stabilen Osteosynthesen liegt darin, daß der Operateur zwar eine ideale Reposition und exakte Herstellung der Gelenkfläche anstrebt, daß aber - wie wir jetzt aus einer Sammelstatistik großer und ausgezeichneter AO-Kliniken wissen - in einem Viertel der Fälle doch Stufen im Gelenk bestehenbleiben oder sekundär wieder auftreten. Ein offen reponiertes Gelenk aber, das nicht ideal wiederhergestellt wird, ist - wie wir glauben - arthroseanfälliger als ein Gelenk, bei dem derselbe Zustand nach konservativer Behandlung eintritt. Es wird nämlich bei der Operation zwangsläufig noch ein nicht unbeträchtlicher zusätzlicher Durchblutungsschaden durch die notwendige breite Freilegung gesetzt.

Erlauben Sie mir nun, daß ich Ihnen an einer Reihe von Fällen Spätergebnisse zeige:

25jähriger Landwirt, Mopedsturz. Geschlossener Abscherungsbruch des rechten äußeren Schienbeincondyls und Bruch des Wadenbeinköpfchens.

Am Unfalltag in Narkose Reposition, Condylenschraube, Oberschenkelgipsverband für insgesamt 10 Wochen.

Bei der Nachuntersuchung nach 15 Jahren hat der Patient leichte Beschwerden. Der laterale Condyl ist angedeutet verbreitert, achsengerechte Stellung, keine wesentliche Arthrose. Kniebeweglichkeit 0-0120 (s. Abb.1).

53jähriger Aufseher bei der Gemeinde Wien, Mopedsturz. Geschlossener Depressionsbruch des lateralen Schienbeincondyls mit Verbreiterung von 10 mm. Bruch der Wadenbeinmitte. Primär Reposition,

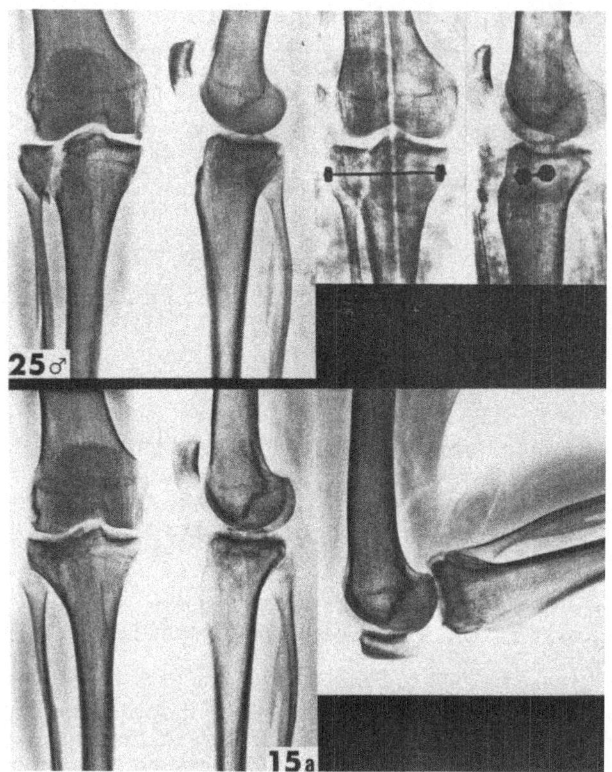


*Abb.1. 25jähriger Landwirt, Mopedsturz. Geschlossener Abscherungsbruch des rechten äußeren Schienbeincondyls und Bruch des Wadenbeinköpfchens. Am Unfalltag in Narkose Reposition, Condylenschraube, Oberschenkelgipsverband für insgesamt 10 Wochen. Bei der Nachuntersuchung nach 15 Jahren hat der Patient leichte Beschwerden. Der laterale Condyl ist angedeutet verbreitert, achsengerechte Stellung, keine wesentliche Arthrose. Kniebeweglichkeit 0-0-120*

Condylenschraube, Oberschenkelgipsverband für 10 Wochen (hat 4 Wochen entlastet). Bei der Nachuntersuchung nach 6 Jahren keine Schmerzen, der Bruch in idealer Stellung geheilt. Freie Gelenksbeweglichkeit.

50jähriger Landwirt beim Heumachen vom Wagen gestürzt. Geschlossener Impressionsbruch des linken äußeren Schienbeincondyls mit schmalem Rand und 15 mm tiefer Impression. Da der Rand zu schmal ist, um den Oberschenkelcondyl abzustützen, wird offen die Impression reponiert, mit Spänen vom Darmbeinkamm unterfüttert, ein Oberschenkelgipsverband für insgesamt 12 Wochen angelegt (6 Wochen Entlastung).

Bei der Nachuntersuchung nach 13 Jahren hat der Patient zeitweise leichte Beschwerden. Der Bruch selbst ist in idealer Stellung geheilt. Keine wesentliche Arthrose. Kniebeweglichkeit 0-7-95.

49jähriger Hilfsarbeiter, der in einen Kanalschacht stürzte. Bruch des äußeren Schienbeincondyls rechts mit Impression, Verbreiterung und 2 cm breitem lateralen Rand. Es wird deshalb unter Vernachlässigung der Impression der Bruch nur durch Halten im Varus reponiert und percutan mit einer Condylenschraube versorgt. Oberschenkelgipsverband für 10 Wochen (6 Wochen Entlastung).

Bei der Nachuntersuchung nach 6 Jahren ist der Bruch in achsengerechter Stellung ohne Verbreiterung geheilt, der Patient hat zeitweise leichte Beschwerden. Geringe Arthrose. Kniebeweglichkeit 0-0-115.

18jähriger kaufmännischer Angestellter, Motorradsturz. Schwerster hinterer Abscherungsbruch des medialen Schienbeincondyls links mit Subluxation des Unterschenkels nach außen, Valgusstellung von 20°. Reposition auf dem Extensionstisch, percutane Condylenschraube, Oberschenkelgipsverband und Extension am Fersenbeinnagel mit 6 kg. Dann Oberschenkelgipsverband für weitere 8 Wochen.

Röntgen nach der Reposition zeigt die Teilverrenkung behoben. Die Condylenschraube liegt - da es sich um einen hinteren Beugungsbruch handelt - hinter der Mitte.

Bei der Nachuntersuchung nach 14 Jahren ist der Bruch ohne Verschiebung und ohne Achsenknickung geheilt. Mittelstarke Arthrose im Bereich des medialen Condyls. Keine Beschwerden. Kniebeweglichkeit 0-0-130.

Bei diesem Fall war der mediale Condyl in sich nicht wesentlich gebrochen (s. Abb.2).

41jähriger Portier, Zusammenstoß Mopedfahrer mit Tieflader. Schwerer hinterer Abscherungsbruch des medialen Schienbeincondyls links, wobei das Bruchstück in zahlreiche kleine Fragmente zersplittert ist. Reposition auf dem Extensionstisch durch Streckung des Kniegelenkes und starken Längszug. Wegen der zahlreichen Fragmente des medialen Condyls wird rein konservativ behandelt. Extension und Oberschenkelgipsverband für 6 Wochen, dann Oberschenkelgehgipsverband für weitere 4 Wochen. Röntgen bei Gipsabnahme nach 10 Wochen: Der Bruch ist in idealer Stellung geheilt.

Wahrscheinlich wegen der starken Zertrümmerung des medialen Schienbeincondyls mit entsprechender Knorpelbildung kommt es aber im Laufe der Jahre zu einer sehr schmerzhaften Arthrose, das Kniegelenk nur 0-10-30 beweglich. Es wurde deshalb eine Kompressionsarthrodese gemacht, mit der der Patient wieder schmerzfrei gehen kann.

41jähriger Landwirt, von einem Pflug am rechten Unterschenkel getroffen worden. Dia- und infracondylärer Schienbeinbruch rechts und Bruch des Wadenbeinköpfchens mit Verbreiterung des Schienbeinkopfes außen um 1 cm, vermehrter Knievalgus von 10°. Reposition auf dem Extensionstisch, manuelle Kompression, Fersenbeingelenkextension mit 7 kg für 6 Wochen, dann Oberschenkelgehgipsverband für weitere 4 Wochen.

Bei der Nachuntersuchung nach 14 Jahren ist der Bruch in achsengerechter Stellung ohne Verbreiterung des Schienbeinkopfes geheilt

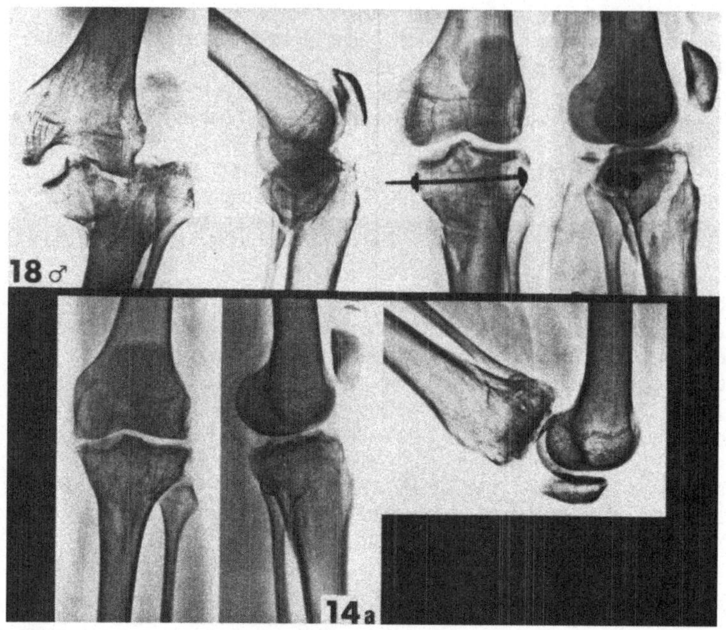


*Abb.2. 18jähriger kaufmännischer Angestellter, Motorradsturz. Schwerster hinterer Abscherungsbruch des medialen Schienbeincondyls links mit Subluxation des Unterschenkels nach außen. Valgusstellung von 20°. Reposition auf dem Extensionstisch, percutane Condylenschraube, Oberschenkelgipsverband und Extension am Fersenbeinnagel mit 6 kg. Dann Oberschenkelgehgipsverband für weitere 8 Wochen. Röntgen nach der Reposition zeigt die Teilverrenkung behoben. Die Condylenschraube liegt - da es sich um einen hinteren Beugungsbruch handelt - hinter der Mitte. Bei der Nachuntersuchung nach 14 Jahren ist der Bruch ohne Verschiebung und ohne Achsenknickung geheilt. Mittelstarke Arthrose im Bereich des medialen Condyls. Kniebeweglichkeit 0-0-130. Keine Beschwerden. Bei diesem Fall war der mediale Condyl in sich nicht wesentlich gebrochen*

- angedeutete Arthrose am medialen Condyl. Der Patient ist beschwerdefrei. Kniebeweglichkeit 0-2-120 (s. Abb.3).

36jähriger Betriebsleiter, Mopedsturz. Bicondylärer Beugungsbruch des linken Schienbeines mit Bruch des Wadenbeinköpfchens und Verbreiterung des Schienbeincondyls um 2 cm. Reposition auf dem Extensionstisch, manuelle Kompression, Oberschenkelgipsverband gespalten und Extension mit 6 kg für 6 Wochen, dann Oberschenkelgehgipsverband für weitere 6 Wochen.

Bei der Nachuntersuchung nach 9 Jahren ist der Schienbeinkopfbruch ohne Verbreiterung achsengerecht geheilt. Leichte Arthrose am medialen Condyl. Kniebeweglichkeit 0-10-95. Keine Beschwerden.

61jähriger Mechaniker, als Motorradfahrer mit Kombiwagen zusammengestoßen. Bicondylärer Schienbeinkopfbruch links mit Bruch

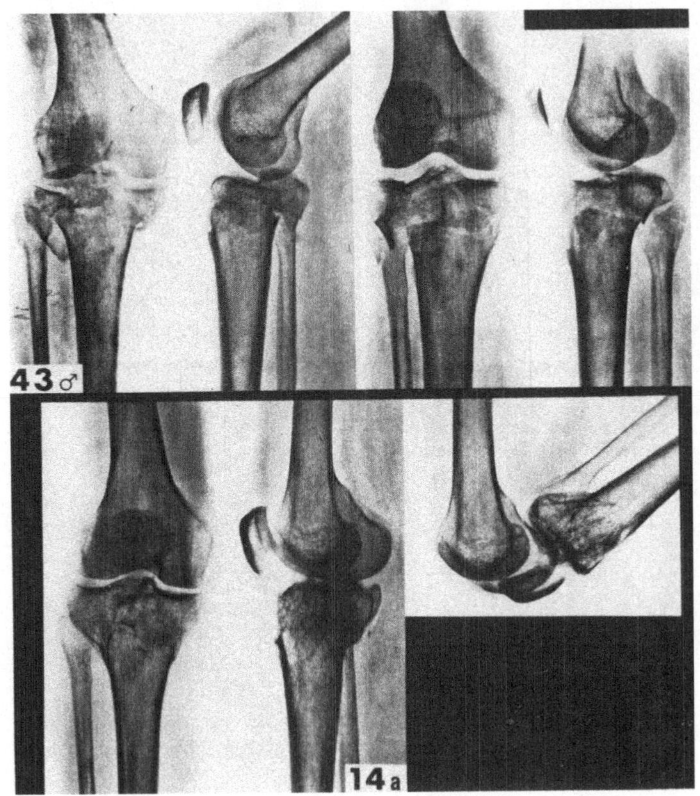


*Abb.3. 43jähriger Landwirt, von einem Pflug am rechten Unterschenkel getroffen worden. Dia- und infracondylärer Schienbeinbruch rechts und Bruch des Wadenbeinköpfchens mit Verbreiterung des Schienbeinkopfes außen um 1 cm, vermehrter Knievalgus von 10°. Reposition auf dem Extensionstisch, manuelle Kompression, Fersenbeinnagelextension mit 7 kg für 6 Wochen, dann Oberschenkelgehgipsverband für weitere 4 Wochen. Bei der Nachuntersuchung nach 14 Jahren ist der Bruch in achsengerechter Stellung ohne Verbreiterung des Schienbeinkopfes geheilt, angedeutete Arthrose am medialen Condyl. Der Patient ist beschwerdefrei. Kniebeweglichkeit 0-2-120*

des Wadenbeinköpfchens, Verbreiterung im Bereich des lateralen Schienbeincondyls (breiter Rand) und 1 cm tiefer, medial davon gelegener Impression Reposition auf dem Extensionstisch, manuelle Kompression, Oberschenkelgipsverband gespalten, Fersenbeinnagelextension mit 6 kg für 6 Wochen, dann Oberschenkelgehgipsverband für weitere 8 Wochen.

Bei der Nachuntersuchung nach 14 Jahren hat der Verletzte keine Beschwerden. Der Bruch ist mit einer Verminderung des Knievalgus von 3 bis 5° knöchern geheilt. Der Schienbeinkopf ist nicht verbreitert, die Impression ist nicht mehr sicher zu erkennen. Keine wesentliche Arthrose. Kniebeweglichkeit 0-3-95.

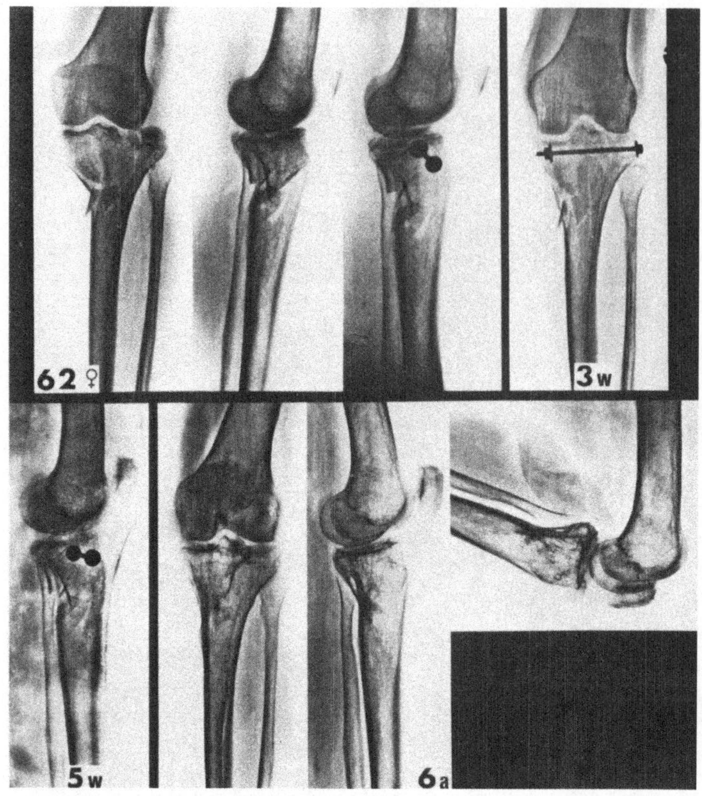


*Abb.4. 62jährige Pensionistin, Sturz von der Leiter. Bicondylärer Schienbeinbruch links mit Verbreiterung des lateralen Condyls um 2 cm (breiter Rand) und Impression medial davon. Valgusstellung von 10°. Reposition auf dem Extensionstisch, manuelle Kompression des Schienbeinkopfes und Verschraubung mit einer percutanen Condylenschraube. Oberschenkelgipsverband für weitere 6 Wochen. Bei der Nachuntersuchung nach 6 Jahren hat die Patientin keine Beschwerden. Der Bruch ist achsengerecht ohne Verbreiterung des Schienbeinkopfes und ohne wesentliche Arthrose geheilt. Kniebeweglichkeit 0-10-120*

62jährige Pensionistin, Sturz von der Leiter. Bicondylärer Schienbeinbruch links mit Verbreiterung des lateralen Condyls um 2 cm (breiter Rand) und Impression medial davon. Valgusstellung von 10°. Reposition auf dem Extensionstisch, manuelle Kompression des Schienbeinkopfes und Verschraubung mit einer percutanen Condylenschraube. Oberschenkelgipsverband und Extension für 6 Wochen, dann Oberschenkelgehgipsverband für weitere 6 Wochen.

Bei der Nachuntersuchung nach 6 Jahren hat die Patientin keine Beschwerden. Der Bruch ist achsengerecht ohne Verbreiterung des Schienbeinkopfes und ohne wesentliche Arthrose geheilt. Kniebeweglichkeit 0-10-120 (Abb. 4).

41jähriger Elektriker, Sturz von der Leiter aus 4 m Höhe. Bruch des lateralen Schienbeincondyls mit Verbreiterung von 1,5 cm (breiter Rand) und 1 cm tiefer Impression. Außerdem Unterschenkelschaftbruch der gleichen Seite mit Valgusstellung von 10° und Seitenverschiebung um Drittelbreite. Reposition auf dem Extensionstisch, Condylenschraube, Röntgen am Operationstag zeigt den Condyl sehr gut wiederhergestellt. Im Bereich des Schaftbruches besteht noch eine Valgusstellung von 5°. Extension für 6 Wochen, dann Oberschenkelgehgipsverband für weitere 6 Wochen.

Bei der Nachuntersuchung nach 6 Jahren hat der Patient keine Beschwerden. Der Condyl ist in idealer Stellung geheilt, keine Arthrose, der Schaftbruch ist achsengerecht mit Seitenverschiebung um Drittelschaftbreite nach außen knöchern geheilt. Kniebeweglichkeit 0-0-125.

42jähriger Landwirt, springt vom Traktor und wird mit einem schweren bicondylären Überstreckungsbruch mit Impression im Bereich des lateralen Schienbeincondyls, Verbreiterung des Condyls um 2,5 cm und Valgusstellung von 15° eingeliefert. Reposition auf dem Extensionstisch, percutane Condylenschraube, die vor der Mitte liegt, Oberschenkelgipsverband und Extension für 6 Wochen, dann Oberschenkelgehgipsverband für weitere 8 Wochen, Röntgen in Extension nach 20 Tagen zeigt den Schienbeincondyl gut reponiert.

Bei der Nachuntersuchung nach 10 Jahren ist der Patient beschwerdefrei. Der physiologische Knievalgus ist aufgehoben, es besteht nur eine leichte Arthrose, geringe Verbreiterung des Schienbeincondyls. Kniebeweglichkeit 0-5-110.

63jähriger Monteur, als Fußgänger von PKW niedergestoßen worden. Schwerer dia- und infracondylärer Schienbeinbruch und Bruch des Wadenbeinköpfchens rechts mit Valgus von 25°. Reposition, Oberschenkelgipsverband gespalten, Fersenbeinnagelextension mit 5 kg für 6 Wochen, dann Oberschenkelgehgipsverband für weitere 6 Wochen. Röntgenkontrolle nach 2 Wochen in Extension und Gips zeigt achsengerechte Stellung in beiden Ebenen.

Bei der Nachuntersuchung nach 7 Jahren ist der schwere Trümmerbruch achsengerecht geheilt, angedeutete Arthrose, Kniebeweglichkeit 0-5-135. Leichte Beschwerden (s. Abb.5).

40jähriger Forstarbeiter, Motorradsturz. Schwer offener supra- und diacondylärer Schienbeinbruch rechts und Wadenbeinbruch im proximalen Drittel mit Valgusstellung von 30°, Seitenverschiebung infracondylär um Drittelbreite nach außen und halbe Breite nach vorne. Primär Wundausschneidung, Reposition auf dem Extensionstisch, Oberschenkelgipsverband und Fersenbeinnagelextension mit 6 kg für 6 Wochen, dann Oberschenkelgehgipsverband für weitere 8 Wochen.

Bei der Nachuntersuchung nach 11 Jahren ist der Bruch in achsengerechter Stellung ohne Seitenverschiebung knöchern geheilt, keine Arthrose, keine Beschwerden. Kniebeweglichkeit 10-0-110 (s. Abb.6).

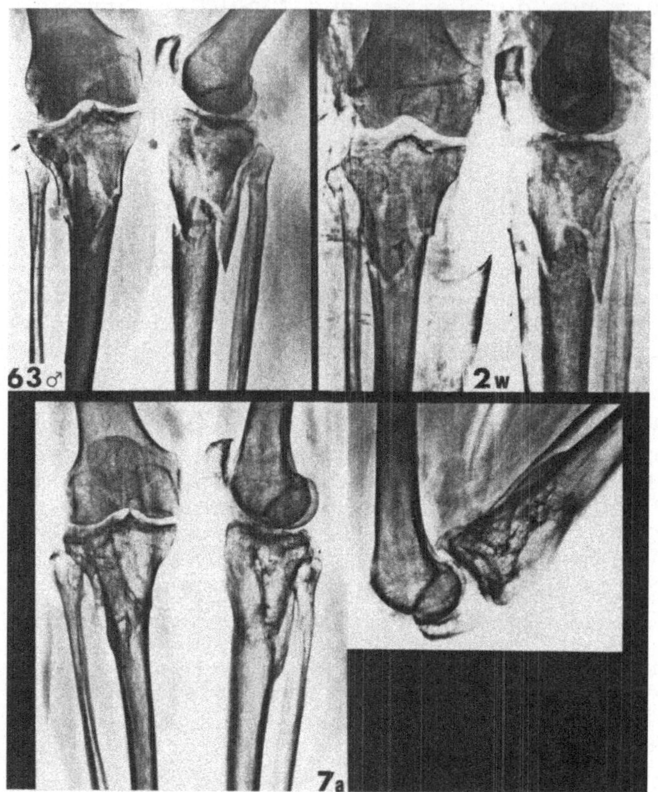


*Abb.5. 63jähriger Monteur, als Fußgänger von PKW niedergestoßen worden. Schwerer dia- und infracondylärer Schienbeinbruch und Bruch des Wadenbeinköpfchens rechts mit Valgus von 25°. Reposition, Oberschenkelgipsverband gespalten, Fersenbeinnagelextension mit 5 kg für 6 Wochen, dann Oberschenkelgehgipsverband für weitere 6 Wochen. Röntgenkontrolle nach 2 Wochen in Extension und Gips zeigt achsengerechte Stellung in beiden Ebenen. Bei der Nachuntersuchung nach 7 Jahren ist der schwere Trümmerburch achsengerecht geheilt, angedeutete Arthrose, Kniebeweglichkeit 0-5-135. Leichte Beschwerden*

Infektionen

Wir haben bei den 86 primär stark verschobenen Fällen eine schwere Infektion gehabt. Es handelte sich um eine schwere offene Fraktur mit Durchtrennung des Ligamentum patellae proprium, bei der es bedauerlicherweise im Endausgang zu einer Ancylose kam. Ich glaube aber, daß sich hier trotzdem besonders der Vorteil der rein konservativen Therapie und unsere Form der Minimalosteosynthese gegenüber den großen stabilisierenden Osteosynthesen zeigt. MUGGLER et al. (4) der über 225 nach AO-Prinzipien operierte Fälle berichtete, schreibt wörtlich: "Erschreckend hoch ist die Zahl der Infektionen mit 17 auf 225 Fälle (7,5%). Die Infektionszahl liegt bei 5 der beteiligten Kliniken im Bereich des Vertretbaren, bei 2 jedoch um 25%. Hier sind sicher grundlegende Überlegungen zur Anzeigestellung und Technik angezeigt."

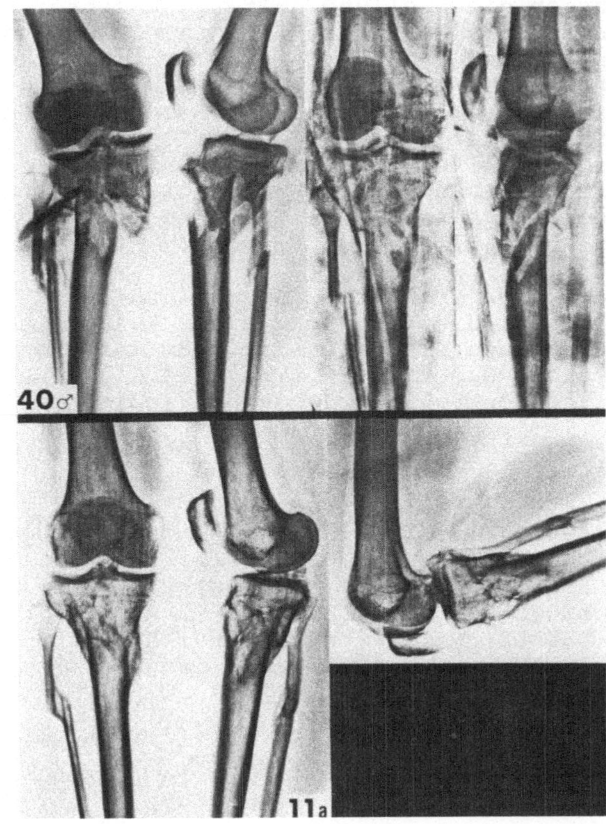


*Abb.6. 40jähriger Forstarbeiter, Motorradsturz. Schwer offener supra- und diacondylärer Schienbeinbruch rechts und Wadenbeinbruch im proximalen Drittel mit Valgusstellung von 30°. Seitenverschiebung infracondylär um Drittelbreite nach außen und halbe Breite nach vorne. Primäre Wundausschneidung, Reposition auf dem Extensionstisch, Oberschenkelgipsverband und Fersenbeinnagelextension mit 6 kg für 6 Wochen, dann Oberschenkekgehgipsverband für weitere 8 Wochen. Bei der Nachuntersuchung nach 11 Jahren ist der Bruch in achsengerechter Stellung ohne Seitenverschiebung knöchern geheilt, keine Arthrose. Kniebeweglichkeit 10-0-110. Keine Beschwerden*

## Zusammenfassung

Es sollte gezeigt werden, daß auch bei schweren Schienbeinkopfbrüchen mit der von uns geübten Behandlung gute bis sehr gute Spätergebnisse erzielt werden können. Man muß allerdings unter genauer Beachtung der Bruchform primär reponieren, wobei es im wesentlichen darauf ankommt, das Schienbeinplateau nur so weit wiederherzustellen, daß die Oberschenkelcondylen eine entsprechende Abstützung haben. Kleinere Impressionen können vernachlässigt werden. Mit Bohrdrähten oder noch besser mit dem Doppelgewindebolzen läßt sich in Kombination mit Gipsverband und Extension die Stellung halten. Achsenknickungen können ebenfalls konservativ korrigiert werden. Belastung ist im Oberschenkelgehgipsverband nach 6 bis 8 Wochen möglich. Wir fürchten eine Gipsruhigstellung von 10 bis 14 Wochen nicht und glauben, daß die Infektionsgefahr - wie sie bei den großen stabilisierenden Osteosynthesen zu erwarten ist (sie liegt bei 8%) - viel mehr bedacht werden sollte, denn dadurch werden leider häufig Dauerschäden gesetzt und schwere körperliche, seelische und wirtschaftliche Probleme ausgelöst. Eine Infektionsrate von 25%, über die uns berichtet wurde, ist ein unfallchirurgischer Alptraum.

Die konservative Methode mit und ohne Minimalosteosynthese erfordert aber die Beachtung einer Reihe von teilweise kleinen und unbedeutend erscheinenden, für das Endergebnis aber wichtiger Details, Nur eine intakte Behandlungskette und eine gut organisierte Kontrolle bringen befriedigende Dauererfolge.

## Literatur


1. ENDER, J.: Zbl. Chir. 78, 731 (1953).
2. DUSTMANN, H. O., SCHULITZ, K. P.: Chirurg 46, 358 (1975).
3. HELL, K., MÜLLER, C.: Hefte z. Unfallheilk. 120, 132 (1975).
4. MUGGLER, E., HUBER, D., BURRI, C.: Chirurg 46, 348 (1975).
5. THIELE, K.: Hefte z. Unfallheilk. 95 (1968).
6. ZIFKO, B., VLASICH, E.: Arch. orthop. Unfallchir. 66, 297 (1969).


K. Thiele, Wolfenbüttel

# Nachuntersuchungen von Schienbeinkopfbrüchen

Im Arbeitsunfallkrankenhaus Wien XX wurden von 1950-1959 unter Leitung von LORENZ BÖHLER 378 frische Schienbeinkopfbrüche behandelt.

Bei 315 Verletzten (83%) wurde eine rein konservative Behandlung durchgeführt, bei 25 (7%) wurde der Bruch entweder percutan mit einem Steinmann-Nagel eingerichtet oder die percutan oder konservativ erreichte Bruchstellung mit einer percutanen Bohrdrahtosteosynthese versorgt. Nur bei 38 Verletzten (10%) erfolgte die Einrichtung des Bruches in offener Wunde.

Die operative Einrichtung betraf vor allem (32mal - 18%) 182 mono- und bicondyläre Brüche mit Imprimat am Außenknorren, wobei die Indikation zur Operation bei den verschiedenartigen Impressionsbrüchen sehr unterschiedlich gestellt wurde. Von 196 mono- und bicondylären Brüchen ohne Imprimat wurden dagegen nur 6 (3%) operiert.

Unabhängig davon, ob ein Bruch mit einer Osteosynthese versorgt wurde oder nicht, wurde das verletzte Kniegelenk mit Ausnahme von

33 Fällen (9%) mit sehr leichten Brüchen immer bis zum Abschluß der Knochenbruchheilung 6-12 Wochen ruhiggestellt. Die Ruhigstellung erfolgte überwiegend nur im Oberschenkelgipsverband. Bei bestimmten Bruchformen (19%) wurde zusätzlich eine Fersenbeinnagelextension angelegt.

Von den so behandelten Verletzten habe ich 1964 durchschnittlich 8,8 Jahre nach dem Unfall 204 nachuntersucht. Über die schon 1968 veröffentlichten Ergebnisse soll hier nochmals zusammenfassend berichtet werden, da sie an einer größeren Fallzahl zeigen, welche Ergebnisse mit einer überwiegend konservativen Behandlung erzielt werden können.

Die Auswertung der Nachuntersuchungsröntgenbilder (Tabelle 1) zeigte, daß sich eine Verbreiterung des Schienbeinkopfes bei 73% der Fälle vermeiden ließ. Bei 33% der Nachuntersuchten blieben aber Gelenkstufen unter 5 mm zurück, bei weiteren 24% Stufen von 5 mm und mehr. Ein gerades Bein ohne Achsenknickung konnte bei 67% der Patienten erreicht werden, 20% hatten Achsenknickungen unter 5° und weitere 13% solche von 5° und mehr. Die Arthroserate war hoch. Nur 32% wiesen keine Arthrose auf, bei 35% bestand eine Arthrose 1. Grades und bei 33% eine Arthrose 2.-4. Grades.

Die Untersuchung der Kniegelenksbeweglichkeit (Tabelle 2) ergab bei 87% der Nachuntersuchten eine freie Streckung, bei 55% eine freie Beugung. Nur 9% erreichten bei der Beugung den rechten Winkel nicht. An sonstigen objektiven Befunden fand ich bei 14% eine meist nur leichte Seitenbandlockerung, bei 9% eine Kreuzbandlokkerung, bei 42% eine Verschmächtigung der Oberschenkelmuskulatur, bei 12% eine Unterschenkelschwellung und bei 34% ein meist nur leichtes Hinken.

Tabelle 1. Röntgenbefunde bei 204 Nachuntersuchten

| | | | gesunde Seite |
|---|---|---|---|
| Verbreiterung: | keine | 73% | |
| | $<$ 1/10 | 16% | |
| | $>$ 1/10 | 11% | |
| Gelenkstufe: | keine | 43% | |
| | $<$ 5 mm | 33% | |
| | $>$ 5 mm | 24% | |
| Achsenknickung: | keine | 67% | |
| | $< 5^{\circ}$ | 20% | |
| | $> 5^{\circ}$ | 13% | |
| Arthrose: | keine | 32% | 73% |
| | 1. Grad. | 35% | 19% |
| | 2-4. Grad. | 33% | 8% |

Keine Beschwerden hatten 52% der Nachuntersuchten, 19% geben leichte und 29% mittlere und starke Beschwerden an. Der Prozentsatz derer, die über mittlere und starke Beschwerden klagten, betrug bei den versicherten Arbeitsunfällen 48%, bei den Nichtversicherten nur 13%. Von denen, die Sport betrieben, hatten 47% die sportliche Betätigung eingestellt, 23% hatten ebenfalls un-

Tabelle 2. Funktionen bei 204 Nachuntersuchten

| | | | |
|---|---|---|---|
| Beschwerden: | keine | 52% | |
| | leichte | 19% | |
| | mittlere und starke | 29% | 45% bei Arbeitsunfällen<br>13% bei Nichtversicherten |
| Streckung: | frei | 87% | |
| Beugung: | frei | 55% | |
| Hemmung | $< 30^{\circ}$ | 36% | |
| | $> 30^{\circ}$ | 9% | |

fallbedingt den Beruf gewechselt oder ließen sich vorzeitig pensionieren. Eine zeitweilige Rente erhielten 63% der Nachuntersuchten, 29% eine Dauerrente mit einer durchschnittlichen Erwerbsminderung von 27%.

Die Ursache der meisten Beschwerden und objekitven Unfallfolgen nach einem Schienbeinkopfbruch ist ohne Zweifel die in einem hohen Prozentsatz entstehende Arthrose. Es stellt sich gerade nach konservativer Behandlung immer wieder die Frage, ob nicht durch häufigere operative Einrichtung die Arthroserate gesenkt und das funktionelle Ergebnis verbessert werden kann. In dem von mir untersuchten Krankengut konnte ich bei der geringen Anzahl der operierten Brüche zur Beantwortung dieser Frage nur 21 operativ versorgte Impressionsbrüche 17 gleichartigen und auch gleichschweren Brüchen gegenüberstellen. Es zeigte sich, daß die Befunde bei den operierten Patienten schlechter waren als bei den konservativ behandelten. Sie hatten mehr und stärkere Arthrosen und größere Beschwerden, die Kniegelenksbeweglichkeit war schlechter.

## Literatur

THIELE, K.: Schienbeinkopfbrüche, H. Unfallhk. 95, (1968).

E. Muggler, Ulm

# Spätergebnisse nach 225 operativ versorgten Tibiakopffrakturen

Im Rahmen einer AO-Sammelarbeit wurden die operativ versorgten Tibiakopffrakturen der letzten Jahre an sechs Deutschen und einer Schweizer Klinik zusammengestellt und in Ulm zentral ausgewertet. Die operative Versorgung lag im Zeitpunkt der Nachkontrolle im Mittel 34 Monate zurück. Die Arbeit erfaßt 82,4% aller in der betreffenden Zeitspanne an den betreffenden Kliniken operierten Fälle (Abb.1).

Die Einteilung der Frakturen erfolgte nach therapeutischen Gesichtspunkten in mono- und bicondyläre Spalt- und Depressions-, Impressions- und kombinierte Brüche. Monocondyläre Frakturen waren viermal häufiger als bicondyläre.

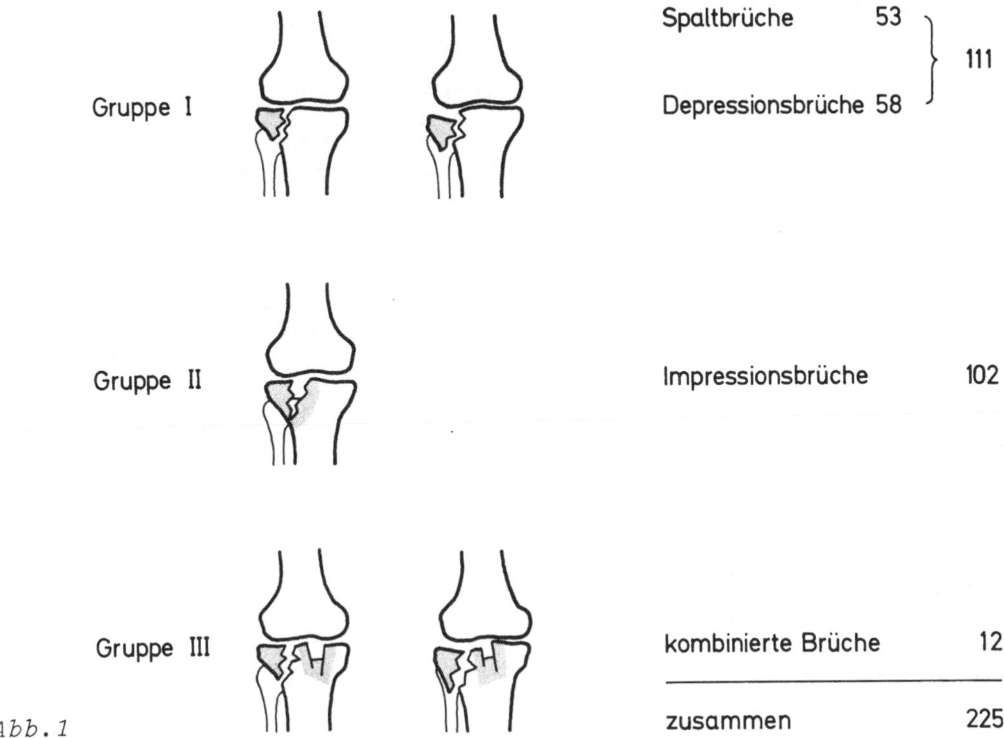


*Abb.1*

Mit 7,5% lagen erstaunlich wenig offene Frakturen vor, während dafür in 50% der geschlossenen Frakturen Weichteilschädigungen registriert wurden.

Bei den Nebenverletzungen am Unfallknie ist die Häufigkeit von Knorpeldefekten, Eminentiaausrissen sowie Außenmeniscusverletzungen bei den Impressions- und Depressionsbrüchen, sowie der Eminentia- oder Kreuzbandverletzungen bei den Spaltbrüchen auffällig. Der Außenmeniscus ist viel häufiger lädiert als der Innenmeniscus. Selten sind Patella- und Fibulaköpfchenfrakturen. Die Impressionsfrakturen beanspruchen mit 109 über 50% aller Nebenverletzungen.

Die operative Versorgung erfolgte in den meisten Fällen nach den Prinzipien der AO. Gewindebolzen sind Seltenheit geworden, Spickdrähte wurden in der Regel nur noch zur zusätzlichen Fixation kleiner instabiler Fragmente verwendet. Spongiosa wurde vor allem bei den kombinierten und den Impressionsfrakturen übertragen, und zwar in insgesamt 57%.

45 Menisci mußten wegen ausgedehnter Schädigung excidiert, 19 konnten reinseriert werden. Kreuzbänder und Eminentiaausrisse wurden 23mal, Seitenbänder 13mal und Ligamenta patellae 8mal genäht oder reinseriert.

Unter den postoperativen Komplikationen dominieren bei den leichteren das Wundhämatom, Hautnekrosen und Gelenkserguß, bei den schwereren der Infekt, sekundäre Dislokationen, Thrombosen und lagerungsbedingte Peronäusparesen.

Die durchschnittliche Wiederholbelastbarkeit variierte in den einzelnen Gruppen nicht sehr stark: eine vermehrte Teilbelastung wurde durchschnittlich von der 11. Woche an gestattet. Der Frakturtyp hat keinen wesentlichen Einfluß auf den Wiedereintritt der Arbeitsfähigkeit (Tabelle 1).

Tabelle 1

| Nachkontrolle | | subjekt. Beschwerden | | | | subjekt. Gesamteindruck | | | |
|---|---|---|---|---|---|---|---|---|---|
| | | Ø | leicht | mittel | stark | sehr gut | gut | mäßig | schl. |
| Gruppe I | 111 | 17 | 55 | 33 | 6 | 34 | 45 | 22 | 8 |
| Gruppe II | 102 | 13 | 32 | 35 | 11 | 36 | 32 | 23 | 10 |
| Gruppe III | 12 | 2 | 5 | 4 | 1 | 3 | 5 | 4 | 0 |
| Total | 225 | 32 | 92 | 72 | 18 | 73 | 82 | 49 | 18 |
| | 100% | 15% | 43% | 33% | 9% | 33% | 37% | 22% | 8% |

Die Nachkontrolle der Patienten ergab bei 58% praktisch Beschwerdefreiheit, in 33% mittlere und in 9% starke Beschwerden. Entsprechend zeigten sich bei der Befragung nach dem subjektiven Gesamteindruck mit 70% auch erstaunlich viele Patienten mit dem Resultat zufrieden bis sehr zufrieden. Einen schlechten Gesamteindruck hatten lediglich 8%, wobei bei der Befragung die Auswirkung anderer Verletzungen und postoperativer Komplikationen nicht ausgeschlossen werden konnte. 79% nahmen die Arbeit im gleichen Beruf wieder auf, 15% mußten einer anderen Tätigkeit nachgehen, 14 Patienten traten altershalber oder aus anderen Gründen aus dem früheren Beruf zurück.

Der Gang war in 75% frei, bei 25% mehr oder weniger behindert. 14% waren auf Stockhilfe angewiesen. Die Gehstrecke betrug in 21% über 10 km, in 19% 5 bis 10 km und in 60% 5 km und weniger. Eine Beinverkürzung von mehr als 1,5 cm wurde in 7 Fällen = 3% registriert.

Bei der Funktionskontrolle wiesen 80% der Fälle keinen Streckausfall und lediglich 4% einen solchen von über 10° auf. Rund 92% aller Patienten konnten das Knie über 90°, nur 7,7% unter 90° biegen.

In der radiologischen Nachkontrolle schließlich finden wir in 32,4% eine Gelenkstufe, in 21% eine Varus- oder Valgusfehlstellung und in gar 50% Zeichen einer Arthrose. Demgegenüber steht das klinische Bild der praktischen Beschwerdefreiheit und des guten bis sehr guten Gesamteindrucks der Patienten in 60, respektive 70% aller Fälle.

Unsere Untersuchungen zeigen, daß heute der Verkehrsunfall mit 54% die häufigste Ursache für Schienbeinkopfbrüche darstellt, entgegen der Lehrbuchansicht des Sturzes auf das gestreckte Bein. Erstaunlich groß ist mit 215 auf 225 Patienten die Zahl der Nebenverletzungen, das heißt, eine isolierte Fraktur des Schienbeinkopfes ist eher selten. Dank der operativen Frakturversorgung wird die Hospitalisationszeit bedeutend herabgesetzt. Unter dem verwendeten Osteosynthesematerial stehen Schrauben und Platten gemäß den Empfehlungen der AO heute weit im Vordergrund. Intraoperativ mußte inspektorisch bei einem Fünftel der Fälle, postoperativ radiologisch in 32,4% eine Stufe festgestellt werden, arthrotische Zeichen bei der Nachkontrolle gar bei der Hälfte. Dabei ist allerdings zu bedenken, daß beim 50jährigen in weit über einem Drittel der gesunden Männer bereits Arthrosezeichen nachweisbar sind. Das wichtigste Kriterium bleibt unseres Erachtens der subjektive Gesamteindruck des Patienten, der in 70% gut bis sehr gut, in 22% mäßig und in 8% schlecht war. Die Bewegungsausmaße bei der Nachkontrolle sind erfreulich. Erschreckend hoch ist hingegen die Zahl der Infektionen mit 17 auf 225 Fälle = 7,5%, wobei allerdings zwei Kliniken mit einer Rate von 25% das Mittel der restlichen fünf Kliniken stark beeinflussen.

Zusammenfassend zeigen unsere Untersuchungen, daß mit einer stabilen Osteosynthese und Unterfütterung des Gelenkplateaus mit Spongiosa gute Ergebnisse möglich sind. Die Häufigkeit jedoch von postoperativen Gelenkinkongruenzen, Arthrosen und insbesondere auch von Infekten fordern grundsätzliche Überlegungen zu Indikationsstellung und Operationstechnik. Die operative Versorgung gehört in die Hand des versierten Chirurgen und verlangt größtmögliche Weichteilschonung.

R. Spring, F. Magerl und F. Freuler, St. Gallen

## Spätergebnisse der operativen Therapie von Tibiakopffrakturen

In den Jahren 1961-1972 wurden an der orthopädisch-traumatischen Klinik des Kantonsspitals St. Gallen insgesamt 238 Patienten mit Tibiakopffrakturen behandelt, 75 davon konservativ, 163 operativ. Konservativ wurde behandelt, wenn einerseits die Patienten sehr alt oder inoperabel, andererseits der Frakturtyp genügend stabil und die Dislokation sehr gering war.

Von den 163 operierten Fällen konnten wir 101 Patienten nachuntersuchen, im Durchschnitt 7,5 Jahre postoperativ. Fast die Hälfte machen die lateralen Condylenbrüche, ca. 43 die bicondylären Frakturtypen aus. 8% der Brüche waren offen.

Einfache Spaltbrüche ohne Impression des Gelenkanteiles wurden mit einer einfachen Osteosynthese verschraubt. Frakturtypen mit Impression operierten wir im Sinne einer stabilen Osteosynthese mit zusätzlicher Spongiosaplastik. Die Bewertungskriterien zur Beurteilung der Spätresultate legten wir wie folgt fest: Sehr gut und gut ergeben zusammen die befriedigenden oder akzeptablen Resultate, mäßig und schlecht die unbefriedigenden oder nicht akzeptablen.

Um das Prädikat sehr gut zu erhalten, darf der Patient über keinerlei Schmerzen im Kniegelenk klagen. Das Gelenk muß seitengleich und anatomisch rekonstruiert sein. Die Beweglichkeit soll uneingeschränkt und der Gang normal sein.

Anhand dieser Kriterien ergeben sich die morphologisch-funktionellen Gesamtresultate: Die 30% mit seitengleichen Verhältnissen ergeben zusammen mit den 52% guten Resultaten insgesamt 82% akzeptable Ergebnisse nach durchschnittlich 7,5 Jahren. Betrachtet man die rein funktionellen Ergebnisse, so wird das Resultat wesentlich besser, weil funktionell viele Fälle unter excellent eingestuft werden können, die gesamthaft nur gut sind. Die Begründung liegt in der oftmals vorhandenen Arthrose, die das Resultat verschlechtert. Unter den Fällen mit postoperativen Komplikationen fanden wir 14 Patienten mit Infektionen, das sind 8,6%. Die Nachuntersuchung dieser Fälle, bei denen Infektionen aufgetreten waren, zeigte aber, daß erstaunlicherweise das Gelenk davon nicht berührt wurde. Nur 2 der 14 Patienten zeigten Resultate, die als unbefriedigend taxiert werden mußten. Die Infektionen waren meist Folgen von Hautnekrosen, hervorgerufen durch ungeeignete Schnittführung. Ebenfalls konnte eine deutliche Abhängigkeit von Schweregrad des Frakturtypus mit vielen nekrotischen Fragmenten und Operationsdauer nachgewiesen werden. Standardisierung der Schnittführung, Verbesserung der Asepsis und Operationstechnik verringern die Infektionsrate.

Aufgrund unserer Nachuntersuchungen sind wir der Ansicht, daß eine volle Wiederherstellung der Funktion und der Form angestrebt werden muß. Eine vorhandene leichte Arthrose, eine kleine Stufe oder geringgradige Fehlstellung mag im Moment funktionell bedeutungslos, in der Zukunft aber wichtig sein.

M. Barac, B. Hranilović, S. Vikić, J. Hančević und V. Nikolić, Zagreb

## Operative Behandlung der Tibiakopffrakturen

Jede Fraktur in diesem Gebiet muß nicht unbedingt operativ behandelt werden. Die Indikation für die Operation ist von der Röntgenaufnahme, der Art der Fraktur, vom Lebensalter und von den technischen Möglichkeiten des Operateurs abhängig.

Die konservative Behandlung dieser Fraktur-Art machen wir nach Lorenz-Böhler-Methode, sowie mit der Extension mit Übungen (Gymnastik).

Zwischen 1964 und 1973 haben wir in dem Traumatologischen Krankenhaus und in der Chirurgischen Klinik in Zagreb mit konservativen Methoden 325 Patienten und mit operativen Methoden 79 Patienten mit verschiedenen Frakturformen behandelt.

Unicondyläre Brüche fixieren wir nach deren Form, am einfachsten mit der Andreesen-Schraube. Das größere Fragment fixieren wir mittels AO-Spongiosa-Schrauben.

Bei bicondylären Frakturen fixieren wir mit Halbkreis- und T-Plättchen an beiden Seiten der Tibia.

Bei Depressions- und Impressions-Brüchen heben wir die herabgedrückte Gelenkfläche der Tibia und den entstandenen Defekt füllen wir mit Spongiosa-Transplantaten.

Mehrsplitter-Brüche, welche die Zirkumferenz umfassen, fixieren wir mit einer zirkulären Draht-Fixation auf zwei Plättchen. Bei Imprimaten, bei welchen die Gelenkfläche vernichtet ist, kann man auch die Plastik mit der lateralen Hälfte der Patella vollführen.

Subcondyläre Brüche stellen wir mit zwei Platten, von welchen eine mit 4 Öffnungen kürzer ist.

Kombinierte und mehrfach gesplitterte Brüche fixieren wir mittels T- oder krummen AO-Plättchen.

In der postoperativen Behandlung nach dem Eingriff stellt man die Extremität 2 Tage in erhöhter Lage und in Immobilisation ruhig. Nach dem dritten postoperativen Tag fangen wir mit der Übung der Extremität und langsamen Bewegungen des Kniegelenkes an, und als isometrisches Training beginnen die Übungen der Anspannung der Muskulatur. Die Belastung wird zwischen 8 und 10 Wochen erlaubt.

Ein entsprechender biomechanischer Fortschritt in der Behandlung des Schienbeinkopfbruches besteht nicht nur in der primär idealen Reposition und, vom Standpunkt der Mechanik gesehen, in der stabilen Osteosynthese, sondern auch in der ununterbrochenen Kontrolle und in der anhaltenden Beobachtung aller biomechanischen Erscheinungen im Kniegelenk nach einem Trauma.

Das Kraftgleichgewicht im Kniebereich kann sehr leicht gestört werden, und schon kleine Veränderungen im Kraftgleichgewicht, falls sie eine längere Zeit vorhanden sind, verursachen bedeutende Veränderungen in der Funktionsstruktur.

Bei der Belastungsänderung wird eine funktionelle Knochenadaption hervorgerufen, was sich sehr bald in der Veränderung des trajektorischen Bildes der Spongiosa und später in der Formveränderung des Durchschnittes der Diaphyse des Rohrknochens äußert (KOCH, WOLF, ROUX, PAUWELS, KUMMER). PAUWELS war der erste, der klar darauf hingewiesen hat, daß die lokale Knochenmenge den lokalen mechanischen Spannungen proportional ist. Die Form des Röntgenbildes der kondensierten subchondralen Spongiosa, wie das PAUWELS bemerkte, ähnelt frappant dem Spannungsdiagramm in diesem Bereich.

Diese Prinzipien in Betracht ziehend, sind wir der Meinung, daß die Knochenstrukturanalyse, besonders die Analyse der Schienbein- und Oberschenkelspongiosaarchitektur, darauf hinweist, auf welche Weise und in wechem Maße die Belastung im Kniegelenkbereich gestört wird.

Dabei beachten wir besonders die Form und die Größe des Bildes der kondensierten subchondralen Spongiosa in den Schienbeincondylen, welches uns das Bild des Spannungsdiagramms in diesem Bereiche aproximiert.

Bei den Standard a.-p. und e.-e. sowie einer Schrägaufnahme und eventuellem Tomogramm des Kniegelenkes, können wir das Raumbild der kondensierten Spongiosa bestimmen. Mit Hilfe der mikrodensitometrischen Methoden oder Photodensitometrie auf dem Agfakonturfilm nach KONNERSMANN und KUMMER können wir auch einigermaßen eine quantitative Materialverteilung in diesem Knochen bestimmen und dadurch wertvolle Angaben über Kniebelastungsbedingungen nach einer Schienbeinplateaufraktur bekommen. Durch eine gute Anamnese, eine ausführliche funktionelle und klinische Knieuntersuchung, eine Röntgen-Untersuchung sowie eine eventuelle Arthrographie und Arthroskopie werden wir genug Informationen bekommen, die uns eine Zustandsabschätzung der Prognose und der weiteren Behandlung des Patienten nach solchen Traumata im Bereich des Schienbeinkopfes ermöglichen.

Auf Grund unserer Erfahrungen schließen wir, daß nicht einmal die anatomisch am besten vollbrachten operativen Eingriffe im Bereich der Schienbeinkopfbrüche eine Garantie für ein gutes funktionelles Ergebnis leisten.

K. P. Schulitz und H.O. Dustmann, Heidelberg

## Spätschäden nach Tibiakopffrakturen

Spätschäden nach Tibiakopffrakturen sind vor allem
- Bandinsuffizienz,
- Achsenfehlstellungen und
- Inkongruenz der Gelenkflächen,

die alle zur posttraumatischen Gonarthrose führen.

### Bandinsuffizienz

Nachuntersuchungen an unserer Klinik an 180 konservativ und operativ behandelten Schienbeinkopfbrüchen ergaben, daß bei 20 Verletzten (11%) eine Seitenbandinsuffizienz festgestellt wurde (9 schwer, 11 leicht); 7 Patienten (4%) hatten nach dem Unfall eine Lockerung der Kreuzbänder (2 stark, 5 leicht) (Abb.1).

Bei der Versorgung frischer Tibiakopffrakturen sollte also stets auf Bandläsionen geachtet und bei operativer Versorgung evtl. eine Bandruptur therapiert werden.

### Achsenfehlstellungen

Hinsichtlich der Achsenfehlstellungen zeigten von 180 Verletzten 37, das sind ca. 20%, eine Valgus-, Varus- bzw. Rekurvationsdefor-

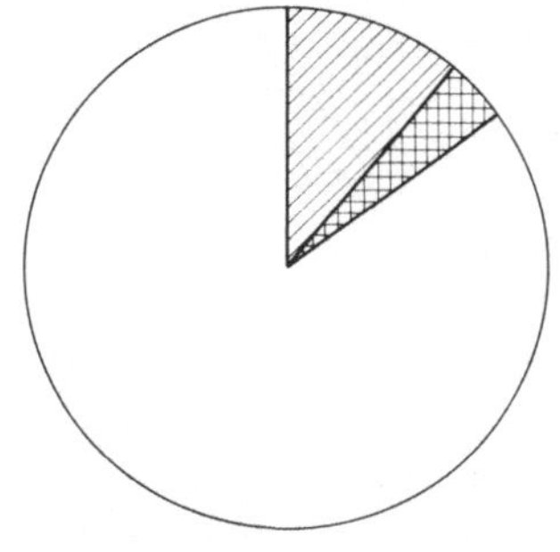


*Abb.1. Bandinsuffizienz nach Tibiakopffrakturen 180 Fälle*

mität; 10 Patienten hatten eine Valgusfehlstellung von über, 8 von unter 20°, während 5 Verletzte eine Varusdeformität von über, 8 von unter 20° aufwiesen. Eine Rekurvation von über 20° wurde nicht beobachtet, 6 Verletzte zeigten nach dem Unfall eine Rekurvation von unter 20° (Abb.2). Da vorwiegend Impressionsfrakturen zu einer Achsenfehlstellung führen, sollte bei stärker eingestauchten Brüchen eine sorgfältige Reposition mit Anheben und Spongiosaunterfütterung der Fragmente erfolgen. Die Fixierung muß mit einer ausreichend langen Abstützungsplatte vorgenommen werden.

## Posttraumatische Gonarthrose

Hinsichtlich des Arthroseproblems nach Schienbeinkopfbrüchen stellen sich - sehen wir von therapeutischen Gesichtspunkten ab - im wesentlichen drei Fragen

1. Wie häufig und nach welcher Zeit treten Arthrosen auf?
2. Welche Umstände begünstigen die Arthroseentwicklung?
3. Welche pathogenetischen Faktoren sind bekannt?

## Arthrosehäufigkeit

Unsere Nachuntersuchungen an 180 Fällen ergaben, daß schon nach 5 Jahren über 55% der traumatisierten Gelenke klinisch und röntgenologisch eine Arthrose aufwiesen. Die exakte Aufschlüsselung zeigt, daß nach 10 Jahren ca. 75% und nach 20 Jahren ca. 78% der Verletzten eine Arthrose hatten.

## Posttraumatische Arthroseentwicklung

Die posttraumatische Arthroseentwicklung nach Schienbeinkopfbrüchen wird im wesentlichen durch drei Faktoren bestimmt, nämlich durch

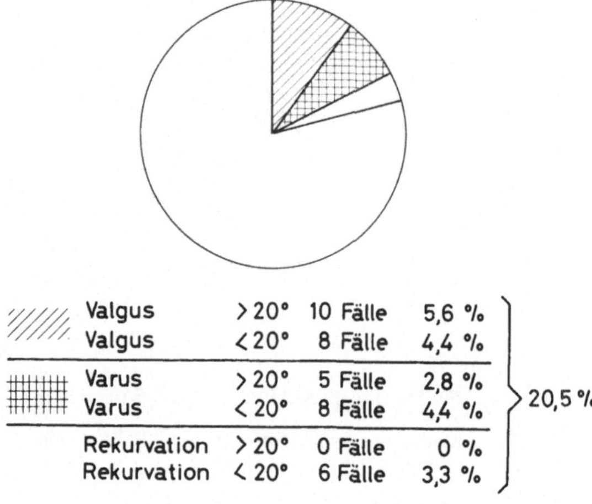


*Abb.2. Achsenfehlstellung nach Tibiakopffrakturen 180 Fälle*

a) Bruchform und Behandlungsverfahren
   konservativ - operativ
b) Zeitdauer der Ruhigstellung
c) Lebensalter des Verletzten

Schlüsseln wir die posttraumatische Arthrosebeteiligung nach den einzelnen Bruchformen operativ und konservativ behandelter Fälle auf, so zeigt sich, daß die operative Behandlung nicht immer vor der Arthrose schützen kann. Hiernach scheint die Gefahr der Arthroseentwicklung bei operativ versorgten Spalt- und bicondylären Brüchen größer als bei konservativem Vorgehen zu sein, während bei Impressions- und Trümmerbrüchen die Unterschiede nicht so stark ausgeprägt waren.

Die Indikation zur operativen oder konservativen Therapie richtet sich im wesentlichen nach Bruchform, dem Alter und Allgemeinzustand sowie nach den Hautverhältnissen und Begleitverletzungen des Patienten. Nach unseren Ergebnissen sollten Spaltbrüche vorwiegend konservativ, Stauchungsbrüche operativ versorgt werden. Für Trümmerbrüche ist vor allem eine konservative funktionelle Behandlung vorteilhaft.

Wie bereits JÄGER et al. (5) feststellte, so konnten auch wir nachweisen, daß der Schienbeinkopfbruch ein typischer Bruch alter Menschen ist. Mit steigendem Alter nimmt aber nicht nur die Häufigkeit der Verletzungen zu - das Maximum liegt im 7. Dezennium -, sondern auch die Arthroserate steigt beträchtlich.

## Pathogenese der posttraumatischen Arthrose

Bereits 5 Jahre nach dem Unfall wiesen über 55% der traumatisierten Gelenke eine deutliche Arthrose auf (2, 6, 3, 4). Unter diesen 55% waren ca. 20%, bei denen, meist durch operative Versorgung, primär ein einwandfreies Repositionsergebnis erzielt wurde. So stellt sich die Frage: Gibt es nach intraarticulären Frakturen neben der Inkongruenz der Gelenkflächen andere Faktoren, die für Veränderungen im Sinne der Arthrose verantwortlich zu machen sind?

Die Arthroseentwicklung wird durch einen Matrixverlust mit konsekutiver Freilegung der Kollagenfibrillen eingeleitet, wie dieses elektronenmikroskopische Bild des Arthroseknorpels aus einem unserer Tierversuche zeigt. Dabei spielen trophische Störungen eine entscheidende Rolle, die auf eine Blockade der intracapsulären Transitstrecke, Gefäßveränderungen sowie auf Minderdurchblutung bei Immobilisierung und Fehlzusammensetzung der Gelenkflüssigkeit zurückgeführt werden. Ferner kommt es zu einer enzymatischen Schädigung des Gelenkknorpels durch knorpeleigene und -fremde Enzyme sowie zu einem mechanischen Verschleiß.

Literatur

1. DUSTMANN, H. O., PUHL, W., SCHULITZ, K. P.: Knorpelveränderungen beim Hämarthros unter besonderer Berücksichtigung der Ruhigstellung. Arch. orthop. Unfall-Chir. 71, 148 (1971).
2. DUSTMANN, H. O., SCHULITZ, K. P.: Konservative oder operative Behandlung von Schienbeinkopfbrüchen? Z. Orthop. 111, 160 (1973).
3. DUSTMANN, H. O., SCHULITZ, K. P., PUHL, W.: Der Schienbeinkopfbruch als Präarthrose. Z. Orthop. 112, 637 (1974).
4. DUSTMANN, H. O., SCHULITZ, K. P.: Das Problem der Arthrose nach Schienbeinkopffrakturen. Chirurg, 46, 358 (1975).
5. JÄGER, M., GASTEIGER, W., WESELOH, G.: Die Tibiakopffraktur des alten Menschen. Bruchform, Therapie und Nachuntersuchungsergebnisse. Mschr. Unfallheilk. 73, 228 (1970).
6. SCHULITZ, K. P., DUSTMANN, H. O., PUHL, W.: Die Entwicklung der posttraumatischen Arthrose am Beispiel des Schienbeinkopfbruches. Arch. orthop. Unfall-Chir. 77, 136 (1973).

J. Stipicic, I. Engler und E. Reiner, Bad Häring

# Medizinische Rehabilitation nach Schienbeinkopfbrüchen

Die Unfallfolgen im Bereiche des Kniegelenkes stellen für die Rehabilitation eine nicht leichte Aufgabe dar. Die Anzahl der Verletzten dieser Gruppe ist relativ beträchtlich. In den letzten 2 Jahren haben wir 119 Patienten mit Beschwerden nach schweren Verletzungen im Bereiche des Kniegelenkes zur Nachbehandlung aufgenommen (das sind fast 10% aller bei uns aufgenommenen Patienten).

Von den Patienten mit Knieverletzungen haben wir 50 Versehrte, die mit Zustand nach Brüchen im Schienbeinkopfbereich in dieser Zeit zu uns kamen, herausgenommen.

Tabelle 1. RZ-Häring, Tirol

| 50 Rehabilitierte mit Brüchen im Schienbeinkopfbereich | |
|---|---|
| Fract. cond. med. tibiae | 13 |
| Fract. cond. lat. tibiae | 26 |
| Tibiakopf, X, diacond. Brüche | 11 |
| | 50 |

4 x aperta
25 x mit Polytrauma
5 x mit Fettembolie, Lungeninfarkt

Tabelle 2. 50 Patienten

Beschwerden bei:

| Aufnahme: | | Entlassung: |
|---|---|---|
| Einschränkung der Beweglichkeit | 50 x | Besserung durchschn. um 25° |
| Schmerzen | 44 x | 25 x |
| Gangstörung | 45 x | 20 x |
| Schwellung | 36 x | 14 x |

Durchschnittliche Aufenthaltsdauer im RZ 7 Wochen
MdE Durchschnittlich 30%
Besserung: gut 21, mäßig 23, keine 6

Mehr als 50% dieser Rehabilitierten erlitten den Unfall im Strassenverkehr. Das durchschnittliche Alter betrug 45 Jahre (der Jüngste war 17 Jahre, der Älteste 73 Jahre alt). 75% der Behandelten waren Männer und ein ebenso großer Prozentsatz waren Arbeitsunfälle. Die Seitenlokalisation war praktisch ausgeglichen.

Die Hälfte der Verletzten wurden primär und 5 Fälle sekundär operativ versorgt. Die durchschnittliche Ruhigstellung des Kniegelenkes betrug 9 1/2 Wochen und die durchschnittliche Zeit vom Unfall bis zur Aufnahme in das Rehabilitationszentrum 36 Wochen. Nur ca. 25% der Patienten wurden vorher nachbehandelt. Fast alle Patienten befanden sich bei der Aufnahme noch im Krankenstand.

Röntgenologisch wurde bei 40% der Fälle keine exakte Reposition, sondern eine Stufenbildung oder Condylenkippung festgestellt. Weitere 40% hatten schon arthrotische Veränderungen im Kniegelenksbereich.

Die Hauptbeschwerden entfielen der Reihenfolge nach auf:

1. Gangstörung mit Unsicherheit im Kniegelenk
2. Eingeschränkte Beweglichkeit
3. Schmerzen
4. Schwellung

Bei der ersten gründlichen Untersuchung der Patienten haben wir sehr oft eine Bandlockerung sowie eine Verbackung der Kniescheibe festgestellt. Die Einschränkung der Beweglichkeit stand nicht immer im Einklang mit dem röntgenologischen Befund. Auch bei exakter Reposition haben wir eine starke Einschränkung der Beweglichkeit des Kniegelenkes sowie arthrotische Veränderungen beobachtet.

Unsere Rehabilitationsmaßnahmen bestanden besonders in Hydrotherapie, wobei wir bekannte Maßnahmen wie Schwimmen, Medizinalbäder - wie z. B. Heublumenbäder, Unterwassermassagen und Tretbäder - angewandt haben. Im besonderen möchten wir auf das Tretbad hinweisen. Der Boden der Wassergrube soll mit rundem und grobem Schotter belegt sein, das sprudelnde Wasser soll unbedingt bis über die Mitte des Oberschenkels reichen. Ideal ist es, wenn ein Wassergraben mit warmem Wasser (32-34°) und der zweite mit kälterem Wasser gefüllt ist. Die Krankengymnastik, besonders aber die Einzelgymnastik, ist von maßgebender Bedeutung. Trotz allen diesen konservativen Therapiearten blieb die Patella wiederholt verbacken. 12 Patienten haben wir am funktionellen Webplatz für die Kniebeugung und Kniestreckung in der Ergotherapie behandelt. Wir haben dadurch gute Kräftigung der Muskulatur und Besserung der Beweglichkeit erzielt. In diesem Zusammenhang möchten wir darauf hinweisen, daß die moderne Rehabilitation ohne funktionelle Beschäftigungstherapie nicht denkbar ist. Bei der Bekämpfung von Schwellneigung hat uns ein hoher elastischer Strumpf über das Kniegelenk einen sehr guten Dienst erwiesen.

Die manuelle Lymphdrainage in diesem Fall wäre eine zusätzliche Hilfe - wir sind aber noch nicht so weit, daß wir über diese Therapie eigene Erfahrungen bringen können. Ebenso über einzelne Behandlungen mit Akupunktur und angefangene Chirotherapie der peripheren Gelenke müssen wir noch Erfahrungen sammeln. Es scheinen uns aber beide Methoden im Rahmen der allgemeinen Rehabilitation sehr zukunftsreich.

Wie vorher erwähnt, haben wir häufig eine Bandapparatlockerung des Knies beobachtet. Die Patienten klagten dabei über unsicheren Gang besonders in unebenem Gelände. Wir haben diese Patienten mit einer seitenverstärkten Kniekappe, welche die Schwäche der Seitenbänder kompensiert, mit sehr gutem Erfolg versorgt.

Bei verzögerter Bruchheilung und bei dem Verdacht auf eine Pseudoarthrose im Bereich des Schienbeinkopfes empfehlen wir die Versorgung mit einem Teilentlastungsapparat. Die Contracturen im Kniegelenk sollte man unserer Meinung nach nicht in Narkose mit Redressement zu korrigieren versuchen. Wir bevorzugen in indizierten Fällen einen speziellen Beuge- bzw. Streckquengel. Die Gehübungen spielen ebenso eine wichtige Rolle bei der Behebung des angewöhnten schlechten Ganges bzw. des schlechten Ganges durch Belastungsschmerz.

Wir haben manchmal beobachtet, daß es beim Ansetzen der intensiven Therapie zu einer entzündlichen Reaktion mit Schmerzen und Schwellung, sogar mit leichtem Reizerguß gekommen ist. In diesem Fall sollte man einige Tage Ruhepause einlegen, klassiche Umschläge, antiphlogistische Medikamente und Salben verabreichen und dann mit dosierter Einzelkrankengymnastik fortsetzen.

Die durchschnittliche Behandlungsdauer unserer Patienten war etwas knapp über 7 Wochen, was sich mit unserer durchschnittlichen Behandlungsdauer deckt.

Bei der Auswertung der Ergebnisse sind wir von einer Besserung der Kniebewegungen, aber auch durch Abklingen der Schwellung, Besserung der Gangleistung, Beseitigung der Muskelhypotrophie sowie durch subjektive Aussagen des Patienten über Schmerzen und Gangsicherheit ausgegangen. Durchschnittlich haben wir die Kniebeweglichkeit um 25$^{o}$ gebessert.

Unsere Ergebnisse haben wir wie folgt eingeteilt:

| gut | mäßig | keine |
|---|---|---|
| 21 | 23 | 6 |

Die durchschnittliche Minderung der Erwerbsfähigkeit betrug 30%. Wir machen nochmals darauf aufmerksam, daß es sich bei der Hälfte der Patienten um schwere Polytraumen handelte.

Die Patienten kamen meist mit 2 Stützkrücken und als arbeitsunfähig zu uns. Fast alle Patienten wurden ohne Stützhilfe, einige jedoch nur mit Stöcken entlassen und waren mit einigen Ausnahmen so weit, daß sie ihrer Arbeit wieder nachgehen konnten.

H.G. Ender, Wien

## Die Bearbeitung der Frakturtype durch die EDV: Schienbeinkopfbrüche

Auf die Frage nach dem Wert der EDV bei der Bearbeitung medizinischer Probleme hört man oft extreme Meinungen. Die einen machen sich allzugroße Hoffnungen, was die Erleichterung der Arbeit angeht, andere sind wiederum sehr enttäuscht.

Meist liegt es aber daran, daß Ärzte mit falschen Vorstellungen an die EDV herangehen.

Begonnen hat ihre Entwicklung in den Österreichischen Unfallkrankenhäusern 1951/52 bei der Bearbeitung von Schenkelhalsfrakturen und anschließend der Unterschenkelfrakturen von ENDER, JAHNA und KROTSCHECK, und zwar aus diesem Aspekt heraus, daß ein so großes Material auf Strichlisten nicht mehr vergleichbar war. Es wurde dazu das Hollerith eingesetzt.

1965, im Rahmen der Eröffnung des UKH Heidling, war die Verwaltung willens die Abrechnung mit dem Kostenträger über das Hollerith durchzuführen. Dabei wurde dem verwaltungstechnischen Teil ein medizinischer Teil zugefügt, für den KROTSCHECK einen speziell auf die Unfallchirurgie zugeschnittenen Code erstellte, der sich auf Dauer gesehen als gut und sehr brauchbar erwiesen hat.

Dabei ging er von der Überlegung aus, daß dieser Code so einfach sein muß, daß ihn eine Sekretärin in kurzer Zeit auswendig und selbständig mit ihm arbeiten kann.

Er verzichtete deshalb absichtlich auf komplizierte Brucheinteilungen und diagnostische Feinheiten, weil sich diese ja auch mit der Zeit ändern. Dieser Code wurde auch beibehalten, als durch das elektronische System theoretisch eine unbegrenzte Fragezahl offen stand. Dieser Überlegung ist es auch zu danken, daß wir heute nicht vor einem ungenützten Datenfriedhof stehen, sondern uns eine sehr brauchbare Superdiagnosenkartei mit raschestem Zugriff zur Verfügung steht, mit der es in kurzer Zeit möglich ist, einen groben Überblick über eine Frakturtype zu gewinnen.

Bei unseren Schienbeinkopfbrüchen wurden in den Jahren 1966-1974 eine Gesamtzahl von 4332 Fällen behandelt. Davon waren 51% Arbeitsunfälle, 19% reine Verkehrsunfälle, zusammen mit den Arbeitsunfällen machen sie über 33% aus, 7% die Sportunfälle und 23% die sogenannten Privatunfälle.

Dabei verhält sich der Anteil der Männer zu den der Frauen wie 2:1.

Die fein aufgeschlüsselte Altersverteilung habe ich hier grob in 3 Gruppen zusammengefaßt:

unter 30 Jahren sind es 15%
zwischen 30 und 59 Jahren sind es 59%
und über 60 Jahren 26%.
Dabei ist es interessant, daß in der ersten Gruppe die Männer etwa 80% ausmachen, mit 50 Jahren macht der Anteil der Männer etwa 50% aus und sinkt im fortgeschrittenen Alter auf 30% und darunter.

Zur Behandlung:

70% wurden konservativ,
19% mit Minimalosteosynthese und Gipsverband und
11% mit großer Osteosynthese behandelt.
Die Behandlungsdauer war bei den konservativen Fällen 46 Tage, bei Minimalosteosynthese 164 Tage und bei großer Osteosynthese 161 Tage.

Es zeigt sich aber, daß die großen Osteosynthesen bei einer jüngeren Gruppe, die konservative Behandlung bei einer älteren Gruppe, die Minimalosteosynthese mit Gipsverband jedoch nicht so altersabhängig angewendet wird, es findet sich eine beträchtliche Anzahl auch in den höheren Altersgruppen.

Eine sehr interessante und ins Auge springende Wende im Gleichgewicht der Behandlungsarten zeigte sich in den österreichischen UHK im Jahr 1970. In diesem Jahr wurde die große Osteosynthese am Schienbeinkopf abrupt zurückgedrängt. Die Minimalosteosynthese nahm jedoch sprunghaft zu.

Wenn an Einzelfällen irgendwelche Auffälligkeiten abzulesen sind, ist die Möglichkeit zum Ausdruck einer Kurzkrankengeschichte eine wertvolle Hilfe, um mit einem Blick die wichtigsten Daten im Heilverlauf zu überblicken.

Bei richtiger Einschätzung der Aussagekraft der uns in der EDV zur Verfügung gestellten Daten sind wir in der glücklichen Lage, schnell eine grundsätzliche Orientierung in einer Frakturtype abrufen zu können.

Auf Dauer hat sich auch die Beschränkung auf diese Superdiagnosekartei bewährt.
Wie sich auch aus der Entwicklung in Amerika gezeigt hat, ist die Hoffnung auf eine Verlaufsdokumentation, aus der man ohne Mühe alle Fragen befriedigen kann, zu weit gespannt.

Wenn ein spezielles Gebiet mit der elektronischen Datenverarbeitung bearbeitet werden soll, wird man sich die Mühe nicht ersparen können, einen dem jetzigen Stand der Wissenschaft entsprechenden Code auszuarbeiten und durchzuarbeiten.

## Podiumsgespräch (Leitung: S. Weller, Tübingen)

Teilnehmer: J. Baltensweiler (Zürich), H. Erdmann (Frankfurt/M.) G. Friedebold (Berlin), G. Hierholzer (Duisburg), H. Jahna (Wien),, J. Müller (Basel), F. Schauwecker (Tübingen), W. D. Schellmann (Frankfurt/M.)

Unter den knöchernen Verletzungen des Kniegelenks spielen die Schienbeinkopfbrüche eine bedeutsame und für das weitere Schicksal des Gelenkes richtungsweisende Rolle. Das Ausmaß der Schädigung des knorpeltragenden Tibiakopfplateaus und die begleitenden Bandschädigungen mit Instabilität sind dabei für die Prognose ebenso wichtig wie der Grad einer Fehlstellung der Gelenkachse.

Um die Folgen eines Traumas exakt beurteilen und die Erfolgschancen der Behandlung frischer und veralteter Verletzungen abschätzen zu können, ist die genaue Kenntnis von Anatomie und Funktion eine unabdingbare Voraussetzung.

Beim Rundtischgespräch werden nachfolgende Hauptpunkte besprochen:

1. Anatomische Besonderheiten
   Kinematik
2. Diagnostik Röntgen
   Arthrographie
   Szintigraphie
   Arthroskopie
3. Behandlung frischer Schienbeinkopfbrüche
   konservativ
   operativ
4. Behandlung von Folgezuständen
   Osteotomie
   Arthroplastik
   Arthrodese

In dem Gespräch, an welchem auch das Auditorium sehr lebhaft teilnimmt, kommt nochmals zum Ausdruck, daß die Schienbeinkopfbrüche pathologisch-anatomisch und gelenkmechanisch nicht allein

Verletzungen des Knochens, sondern in der Regel auch solche des Gelenkknorpels, der Menisken und des Bandapparates sind. In Ergänzung der klinischen Untersuchung spielt die Röntgendiagnostik unter Beachtung einer exakten Einstellung (u. a. Schrägaufnahmen etc) mit zusätzlichen Schichtaufnahmen eine wichtige Rolle. Im Rahmen der Beurteilung von Spätfolgen haben sowohl Arthrographie als auch Arthroskopie zusätzlichen Aussagewert.

Bei der Behandlung frischer Schienbeinkopfbrüche ist zu beachten, daß sich kein einheitliches, starres Schema aufstellen läßt. Das Spektrum der Behandlungen reicht von der klassischen konservativen Therapie mit Ruhigstellung im Gipsverband über verschiedene Abwandlungen und Modifikationen mit Frühfunktion und Extension bis hin zur ultraoperativen Einstellung mit Bemühung um möglichst anatomisch exakte Wiederherstellung des gesamten Gelenkes. Es spielen viele Faktoren bei der Erstversorgung und im Behandlungsablauf eine Rolle, so daß es auch schwierig ist, vergleichbare Patientenkollektive hinsichtlich des Behandlungsergebnisses einander gegenüberzustellen. Die operative Behandlung eines Schienbeinkopfbruches mit Hebung eines imprimierten Gelenkflächenanteiles und funktionsstabiler Osteosynthese verlangt operationstechnische Fertigkeit und große Erfahrung. Andererseits muß auch die konservative Behandlung alle Möglichkeiten der geschlossenen Reposition ausschöpfen.

Insgesamt ist festzustellen, daß die konservative Behandlung wie auch die operativen Verfahren ihr gerechtfertigtes Anwendungsgebiet haben und in der Hand des Geübten in aller Regel zu guten Früh- und befriedigenden Spätergebnissen führt. Es gilt in diesem Zusammenhang der bekannte Satz, daß ein schlechtes konservatives Ergebnis immer noch besser als ein schlechtes operatives ist. Dabei ist zu beachten, daß erfahrungsgemäß an die Ergebnisse nach operativer Behandlung immer ein sehr viel strengerer Maßstab gelegt wird.

Für die Behandlung von schmerzhaften Folgezuständen nach Schienbeinkopfbrüchen sind in der Reihenfolge Osteotomie, Arthrodese und bei alten Patienten Teil- und Totalplastiken geeignete und leistungsfähige Behandlungsverfahren. Die Osteotomien erfahren ihre Anwendung und Durchführung entsprechend der nicht unfallbedingten Gonarthrose. In speziellen Fällen gelingt es, durch die sogenannte interligamentäre Tibiakopfosteotomie zusätzlich einen gelockerten Seitenbandapparat zu stabilisieren.

Die Indikation zur Teil- oder Totalendoprothese beschränkt sich auf Patienten in hohem Alter. Die frühen Behandlungsergebnisse sind infolge der sofortigen Bewegungs- und Belastungsfähigkeit überaus gut. Die Langzeitergebnisse dagegen werden durch die bekannten Nachteile der Alloarthroplastik belastet.

Die Arthrodese eines schwerstgeschädigten schmerzhaften Gelenkes nach einem Schienbeinkopftrümmerbruch ist auch heute im Zeitalter der Arthroplastik noch eine gute und dauerhafte Behandlungsmethode. Die größte Schwierigkeit besteht heute darin, die Verletzten mit dem Vorteil und der Dauerhaftigkeit dieser Behandlung vertraut zu machen.

Operationstechnisch steht im Vordergrund die Durchführung der Arthrodese mittels äußerer Spanner. Dieses Verfahren wird neuerdings durch ein dreidimensionales Haltegerät verbessert.

Am Ende eines Kongreßtages, an welchem lange und ausführlich über das Kniegelenk, insbesondere über die Schienbeinkopfbrüche und deren Behandlung gesprochen und diskutiert wurde, kann festgestellt werden, daß das Kniegelenk eben doch nicht so ganz einsam und unbeachtet durch die Welt geht, wie das vor Zeiten der Dichter CHRISTIAN MORGENSTERN zum Ausdruck gebracht hat.

# *III. Freie Vorträge*

W. Zimmer, Hamburg

## Die medizinische Basisdokumentation im Bereich der gesetzlichen Unfallversicherung

Die medizinische Basisdokumentation, über welche Schautafel und Informationsschrift Auskunft geben, ist das Ergebnis arbeitsteiliger, kooperativer und - ich möchte das besonders hervorheben - auch correlativer Bemühungen von Mitarbeitern aus acht Berufsgenossenschaftlichen Unfallkliniken und deren geschäftsführenden Verwaltungen.

Medizinische Basisdokumentation ist für uns gemeinsame Sammlung, Lagerung und Verwaltung von Kerninformationen über unsere Patienten zu Person, Diagnose und Therapie. Demnach gibt sie im Klinik-Alltag keine Hilfe zur aktuellen Informationsübermittlung und ist somit auch kein System zur Unterstützung von Diagnostik und Therapie durch Auskunfts- und Bibliotheksprogramme. Auf ihrer jetzt erreichten Entwicklungsstufe ist sie vor allem eingerichtet für den Bedarf medizinisch wissenschaftlicher und administrativer Benutzer. Die elektronisch gespeicherten Kerninformationen erlauben es, Behandlungsfälle nach Merkmalen und Merkmalverknüpfungen beliebig zu ordnen und abzurufen. Damit werden Klartext und Röntgenbild in den acht Krankenhausarchiven zugänglich.

Die Aufzählung der gespeicherten Daten gibt einen Eindruck von der Vielfalt der Aussagemöglichkeiten. Wir dokumentieren:

Identifizierungs-Nummer des Patienten, Name
Familienstand
Staatsangehörigkeit
Postleitzahl
Beschäftigung zur Zeit des Unfalles
Unfalldatum, Unfalluhrzeit, Wochentag
Behandlungsbeginn, Datum, Uhrzeit
Behandlungsende, Datum
Beginn der Arbeitsunfähigkeit
Wegfall der Arbeitsunfähigkeit
Kenn-Nr. des Einweisers
Aufnahme-Nr. der Behandlungsstätte
Kenn-Nr. der Behandlungsstätte
Kenn-Nr. des Kostenträgers
Auf wessen Veranlassung eingewiesen?
Wie eingeliefert?
Versicherungsrechtliche Unfallart
Zweifel an der Unfallentstehung
Tod durch Unfall
Diagnosen - Schädigungen - Verletzungen - Berufskrankheiten

Nebendiagnosen
Komplikationen
Therapien - Vorbehandlungen, jetzige Behandlungen
Operationen, Versorgung mit orthopädischen Hilfsmitteln
Weiterer Verlauf

Dem Benutzer bietet die medizinische Basisdokumentation im Rahmen sogenannter Standardauswertungen:

1. Tabellarische Übersichten
2. Diagnosen- und Therapielisten.

Sie bemüht sich dabei um Benutzerfreundlichkeit, allerdings muß der Benutzer wissen, wonach er fragen will und seine Frage unmißverständlich formulieren können.

Die Verständigung, das heißt die Übermittlung von Bedeutungsinhalten ist dabei so gut und so schlecht wie die Informationsübermittlung im Mensch-Mensch-Dialog oder im Mensch-Maschine-Dialog. Dabei muß in der Regel Umgangssprache in Fachdialekt oder Fachjargon und dieser wieder in Dokumentationssprache übertragen werden. Damit will ich nur andeuten, daß vom richtigen Sprachgebrauch und Sprachverständnis die Qualität der Informationsübermittlung und damit der medizinischen Dokumentation abhängt. Schlüsselfragen sind zwar von Bedeutung, haben aber weit weniger Einfluß auf den Informationsgehalt gespeicherter Daten, als landläufig angenommen wird. Schließlich kann keine noch so intelligent programmierte EDV-Auswertung aus dem lückenhaften Unklartext eines medizinischen Originaldokuments mehr Information pressen, als dieser eben enthält.

In zwei Richtungen ist die medizinische Basisdokumentation weiterzuentwickeln:

1. Auf zunehmende Integrationsfähigkeit in das übergreifende Kommunikationssystem der Unfallversicherungsträger mit seinen statistischen Auswertungen.
2. Auf zunehmende Integrationsfähigkeit in dem medizinischen Alltag.

H. Kolbow, G. Luska, W. Reicke und K. Sydow, Hannover

## Langzeitbeatmung – Tracheotomie oder Intubation? Erfahrungen und Nachuntersuchungsergebnisse bei 86 Patienten

Auf der chirurgischen Intensivstation der Medizinischen Hochschule Hannover mußten vom 1. 4. 1972 bis 31. 3. 1974 198 Patienten, d. h. 20,35% des Intensivkrankengutes, wegen respiratorischer Komplikationen beatmet werden. 153 Patienten waren intubiert und 45 tracheotomiert worden, 22 davon erst nach vorangegangener Langzeitintubation.

151 Patienten verstarben. Zur Frage der Spätschäden konnten insgesamt 47 Fälle per sectionem untersucht werden. Gemäß einer modifizierten Einteilung der Tracheotomie- und Intubationsschäden nach DEANE (1) und LINDHOLM (3) fanden sich bei den tracheotomierten Patienten (15 Fälle) 22 mal ausgeprägte Schäden der Trachea, - 5 mal oberhalb, 10 mal unterhalb und 7 mal in Höhe des Tracheostoma - , mit Zeichen ausgedehnter Chondritis, Chondromalacie, Granulomen, tiefen Ulcera und Nekrosen über mehr als die halbe Tracheacircumferenz. Im Glottisbereich wurden nur 2 leichte, umschriebene Veränderungen im Sinne von Entzündung, Ödem und oberflächlichen Ulcerationen gefunden. Bei den intubierten Fällen dagegen (32 Fälle) wurden subglottisch neben 12 schweren und 13 mäßiggradigen Schäden zusätzlich oberhalb der Glottis 14 schwere und 6 leichtere Veränderungen festgestellt.

Diese Sektionsergebnisse zeigen, daß bei Langzeitintubation neben trachealen Schäden zusätzlich supraglottische Veränderungen im Gegensatz zur Tracheotomie in Kauf genommen werden müssen. Diese Erfahrungen sind in der Literatur genügend veröffentlicht.

Von den insgesamt 47 überlebenden Patienten konnten 31 ehemals langzeitintubierte und 9 tracheotomierte auf mögliche Spätschäden untersucht werden. Dabei fanden röntgenologische Aspekte besondere Aufmerksamkeit.

Bei dem tracheotomierten Kollektiv stellten sich in allen Fällen narbige Verziehungen in Höhe des ehemaligen Stomas dar, allerdings ohne funktionell bedeutsame Stenosebildung. Erhebliche Wulstbildungen in das Lumen verhinderten in 2 Fällen die Expectoration und korrelierten zu anamnestisch gehäuften bronchopulmonalen Infekten. Umschriebene Ektasien nach ventral fanden sich 2 mal, größere Granulome 3 mal. 5 Patienten zeigten unregelmäßige Wandauflagerungen im Sinne umgewandelter Fibrinbeläge.

Bei dem langzeitintubierten Kollektiv wurden dagegen in 3 Fällen keinerlei pathologische Befunde erhoben. Wandunregelmäßigkeiten und Auflagerungen bestanden 12 mal, umschriebene Ektasien 7 mal. Narben und Stenosen wurden nicht beobachtet.

Als ungewöhnlichste Veränderung konnten in deutlicher Relation zur Höhe der ehemaligen Tubus- oder Kanülenmanschette bei 10 der Intubierten und 4 der Tracheotomierten durch röntgenologische Funktionsaufnahmen unter Saugen und Pressen Kaliberveränderungen der Trachea im Sinne einer zirkulären "funktionellen Wandinstabilität" beobachtet werden, wie folgender Fall Ihnen demonstrieren soll (Abb.1).

35jähriger Patient. 7-faches Polytrauma mit instabilem Thorax. Tracheotomie und 32 Tage Dauerbeatmung. Im Röntgenbild 13 Monate nach Entlassung zeigen sich Kaliberveränderungen der Trachea bis zu 68% ihres Durchmessers bei Über- bzw. Unterdruck. Subjektiv hat der Patient bei forcierter Atemtätigkeit Stenosegefühle. Laryngoskopisch und pulmologisch wurde allerdings bei der Nachuntersuchung kein auffälliger Befund erhoben. Die inspiratorische 1-sec-Kapazität befand sich im unteren Normbereich.

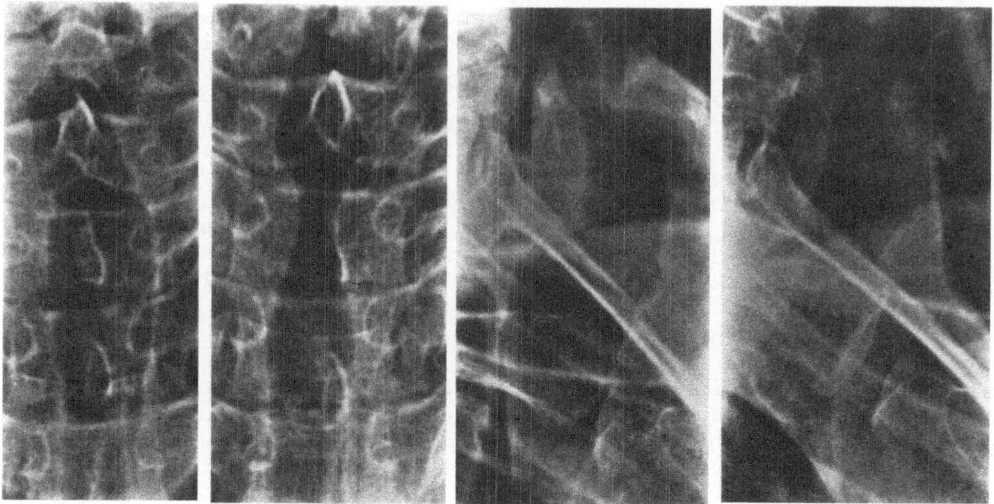

*Abb.1. "funktionelle Wandinstabilität" der Trachea 13 Monate nach Tracheotomie und Dauerbeatmung für 32 Tage bei Polytrauma*

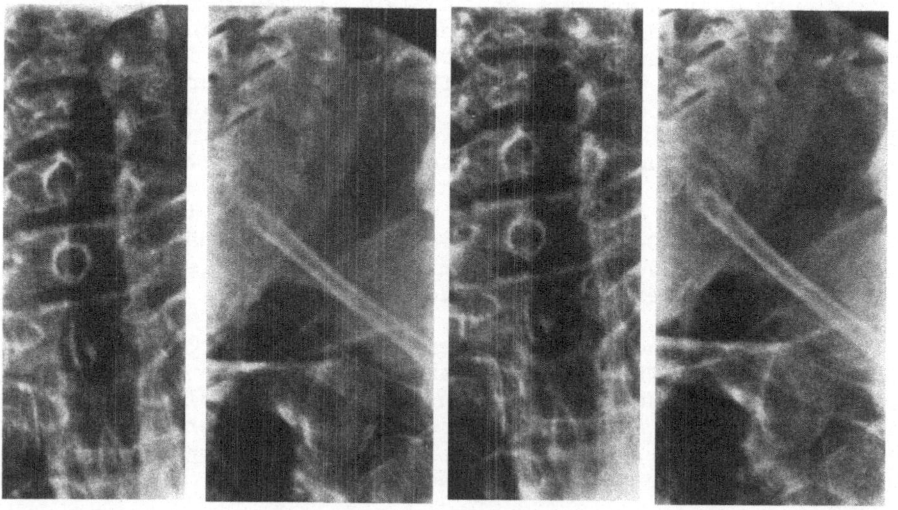

*Abb.2. Intakte Trachea 18 Monate nach Langzeitintubation und Beatmung über 37 Tage bei Tetanus*

Diese 48jährige Patientin (Abb.2) wurde wegen Tetanus 37 Tage dauerintubiert und beatmet. Die Untersuchung 1 1/2 Jahre nach Entlassung zeigt eine intakte Trachea. Laryngoskopisch bot sich kein auffälliger Befund.

Zusammenfassend sei gesagt: Sektions- und Nachuntersuchungsergebnisse begegnen sich diametral. Die Tracheotomie scheint im Stadium der Beatmung Vorteile zu haben, durch sie gesetzte Schäden bleiben zumindest lokal, wenn auch nicht in der Tiefe begrenzt. Im Gegensatz jedoch zur naturgewollten Defektheilung nach Tracheotomie bringt die Langzeitintubation, auch wenn sie ausgedehntere, aber eben weniger tief reichende Schäden setzt, bei richtiger Handhabung in Verbindung mit der reparativen Potenz des Organismus das bessere Endergebnis.

Literatur

1. DEANE, R. S., MILLS, E. L.: Prolonged Nasotracheal Intubation in Adults. Anaesth. Analg. 49, 89 (1970).
2. KUCKER, R., et al.: Spätschäden der Trachea nach Tracheotomie. Anaesthesist 16, 157 (1967).
3. LINDHOLM, C. E.: Prolinged endotracheal Intubation. Acta anaesth. scand. Suppl. 33 (1969).
4. RÜCKERT, U., HEGENDÖRFER, U.: Morphologie der Trachealschäden nach Langzeitintubation und Tracheotomie. Zbl. allg. Path. Anat. 113, 415 (1970).
5. STÖCKEL, H., BEDUHN, D.: Spätkomplikationen nach Tracheotomie. Langenbecks Arch. Chir. 323, 18 (1968).

H. Mittelmeier, Homburg/Saar

# Neuentwicklung von verschleißfesten zementfrei zu implantierenden Keramik-Metall-Verbundprothesen mit Tragrippenschaft

Die am Anfang der Entwicklung stehenden Hüftkopf-Prothesen aus Polyacrylharz von R. und J. JUDET führten infolge von Ermüdungsbrüchen und Abrieb des Materials mit erheblichen chemischen Fremdkörperreaktionen um die Abreibpartikel sowie Prothesenlockerungen infolge fortschreitender osteoklastischer Knochenresorption des Prothesenlagers (vor allem bei transversaler Implantation) größtenteils zum Mißerfolg. Bei biomechanisch günstiger steiler Implantation wurde jedoch auch eine dauerhaft stabile Verankerung gesehen, was grundsätzlich die Möglichkeit einer direkten Prothesenverankerung (ohne Knochenzement) beweist. Sie wird vor allem durch Knochenanbauvorgänge an der Prothesenoberfläche bewirkt, was zur Kraftverteilung und damit Druckreduzierung führt. Infolge der relativ kleinen Verankerungsoberfläche der Prothesen wurde trotz der günstigen Anpassungsvorgänge des Knochens jedoch meistens kein Verankerungsgleichgewicht erreicht. Schon 1956 haben wir deshalb eine Wellung der Verankerungsteile zur Vergrößerung der Kraftaufnahmeflächen und somit Druckreduzierung empfohlen (MITTELMEIER und SINGER, 1956).

Die Entwicklung verlief jedoch zu den Metall-Teilprothesen, die mit längerem Stiel steil in den Femur-Schaftkanal implantiert wurden (MOOR, THAMSON u. a.). Ein Teil der Fälle wurde dauerhaft stabil, was wiederum die grundsätzliche Möglichkeit zementfreier Verankerung beweist. Meist kam es jedoch zur Pfannenresorption und Stiellockerung, was zur Entwicklung von Totalprothesen mit zusätzlicher künstlicher Pfanne (McKEE und FARRAR, 1958) und Verankerung der Prothesen mit Knochenzement führte (CHARNLEY, 1960). Bei den Metall-Paarungen entsteht jedoch bei hoher Reibung ein erheblicher Metallabrieb mit Metallose-Arthritis. Durch die Paarung des Metalls mit Kunststoff wurde die Reibung vermindert, der Verschleiß jedoch nur auf den Kunststoffteil beschränkt (CHARNLEY, M. E. MÜLLER u. a.). Die Zementverankerung mit Polyacrylharz entspricht im Grunde nur einer mittelbaren Oberflächenvergrößerung der Prothese, unterliegt jedoch den gleichen Ermüdungsbrüchen und Fremdkörperreaktionen wie die aus dem gleichen Material gefertigte Judet-Prothese. Die daraus resultierenden Prothesenlockerungen führen teilweise schon nach wenigen Jahren zu erheblichen Mißerfolgsquoten. Nach dem bisherigen Stand der Entwicklung sollte die Gelenkprothetik deshalb möglichst auf alte Menschen jenseits des 60. Lebensjahres mit nur relativ kurzer Lebenserwartung beschränkt werden.

Infolge angeborener Störungen, Erkrankungen und Unfallverletzungen leiden jedoch auch viele jüngere Menschen bereits an schweren Hüftschäden und wünschen einen Gelenkersatz, da sie die Alternativen der Arthrodese bzw. Resektionshüfte mit ihrem schwerwiegenden Nachteil ablehnen. Dies erfordert die Neuentwicklung von abriebarmen Prothesen ohne Zementprobleme.

In Anbetracht der sich häufenden Prothesenlockerungen nach Zementimplantation nahmen wir 1969 die Entwicklung einer zementfrei zu implantierenden Hüftgelenks-Totalprothese auf, die auf dem Prinzip der Oberflächenvergrößerung und damit Druckreduzierung basiert und die wir "Tragrippen-Endoprothese" nennen. Sie hat eine stumpfkegelige, kopfstabile Pfanne mit konischem Außengewinde (Oberflächenvergrößerung 40-50 $cm^2$) und einen grobgerippten Schaft (Oberflächenvergrößerung 20-30cm). Zunächst bestand die Konstruktion aus einer Metallpfanne und Metallstiel mit einem austauschbaren, fest klemmenden Kopf aus Polyäthylen. Dann sind wir jedoch bezüglich der Gleitkörper (Pfanne und Kopf) auf Aluminiumoxyd-Keramik übergegangen, da diese neben Korrosionsfestigkeit und überlegener Gewebeverträglichkeit auch hervorragende Gleiteigenschaften aufweist. Nach Simulatorversuchen schleift sich das Gelenk - im Gegensatz zu den bisher bekannten Paarungen - nicht ab, sondern ein, so daß die Reibung abnimmt und dem natürlichen Gelenk sehr nahe kommt, während der Verschleiß so gering ist, daß das Gelenk als praktisch lebenslang abriebfest angesehen werden kann (BEUTLER, DÖRRE u. a.). In Tierversuchen an Hunden zeigte sich (HARMS, BIEHL, MÄUSLE), daß sich das Knochengewebe bei primär fester Verklemmung trotz sofortiger Bewegungsfreigabe abgußartig dem gerippten Oberflächenprofil der Prothese durch Einwachsen callusartigen Knochengewebes in die Tragrippenbuchten anpaßt, so daß eine entsprechend vergrößerte Druckaufnahmezone entsteht, die sich mit verstärkter Spongiosa auf die äußere Knochencorticalis abstützt.

Bei positivem Verlauf der Tierversuche haben wir im November 1973, also vor gerade 2 Jahren, in ausgewählten Fällen begonnen,

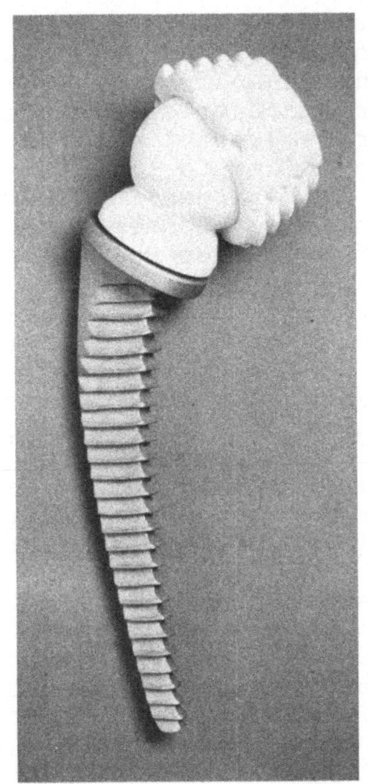

*Abb.1. Zementfrei implantierbare "Tragrippen-Endoprothese" für das Hüftgelenk (Keramikpfanne und -kopf, Metallstiel)*

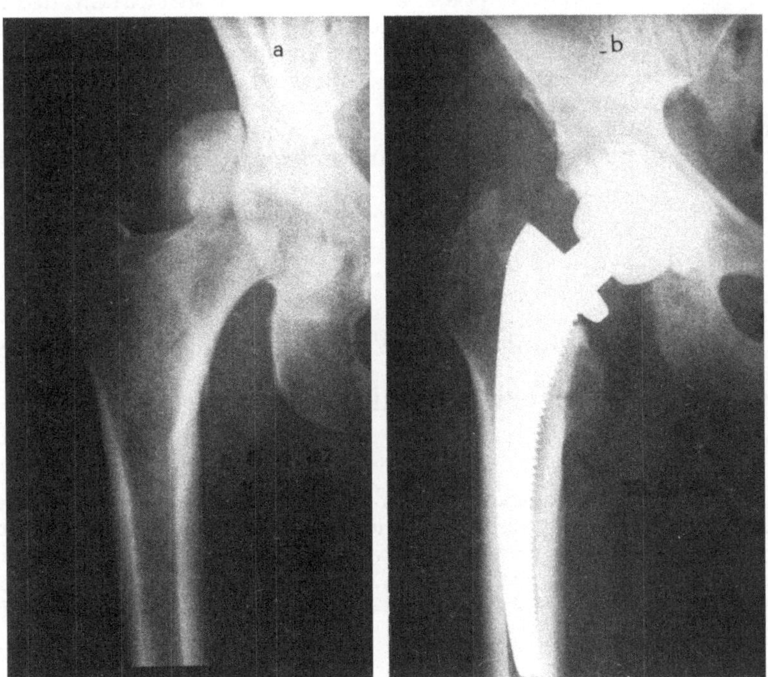


*Abb.2a u. b. (a) Veraltete Hüftluxationsfraktur rechts mit nekrotischen Kopfteilen; (b) Nach Implantation einer Keramik-Metall-Tragrippenendoprothese*

derartige Tragrippen-Prothesen bei jüngeren Menschen einzusetzen, zunächst in 2 Fällen noch in der ursprünglichen Metall-Polyäthylen-Ausführung, seit 1974 dann den Keramik-Typ. Die Pfanne wird nach entsprechender Fräsung und Gewindeschnitt eingeschraubt, der Femurstiel so groß gewählt, daß er sich beim festen Einschlagen an der Corticalis verklemmt. Um möglichst primäre Stabilität an der Pfannen- und Femurcorticalis zu erhalten, werden vier verschiedene Pfannen- und Stielgrößen sowie entsprechende Köpfe mit verschiedenen Halslängen benötigt.

Die Indikation erstreckt sich auf alle schweren Gelenkzerstörungen, die keine gelenkerhaltenden Operationen mehr zulassen und bei denen die Patienten die Alternativmöglichkeiten ablehnen sowie die Chance wahrnehmen wollen, die in der Neuentwicklung liegt. Eine starke Osteoporose erscheint uns vorerst als Contraindikation. Um jedoch auch älteren Patienten mit Osteoporose die Überlegenheit des keramischen Materails zugute kommen zu lassen, haben wir auch eine zementierbare Ausführung der Prothese mit halbkugeliger Pfanne und glattem Stiel geschaffen.

Unsere Erfahrungen erstrecken sich mittlerweile auf fast 100 Fälle, von denen zwei Drittel mit dem zementfrei implantierbaren Prothesentyp und ein Drittel mit der zementierbaren Ausführung versorgt wurden. Die bisherigen Verläufe sind im allgemeinen zufriedenstellend. Insbesondere scheinen die Schraubpfannen ausnahmslos stabil zu bleiben. Bei den zementfrei operierten Fällen zeichnen sich einige Stiellockerungen ab, die wir jedoch durch eine derzeit laufende Optimierung der Stiele mit größerer Kipp- und Rotationsstabilität zukünftig zu verhüten hoffen. Keramikbrüche sind bisher in keinem Fall beobachtet worden. Endgültiges läßt sich aufgrund der kurzen Beobachtungszeit natürlich noch nicht sagen. Wir hoffen jedoch mit dem neuen Prothesentyp aus praktisch verschleißfestem Material bei zugleich niedriger Reibung und unter Vermeidung des Zementproblems auch jüngeren Menschen die Möglichkeit einer endoprothetischen Versorgung eröffnen zu können.

G. Feldkamp, K. Junghanns, W.D. Prall und G. Bühler, Heidelberg

## Der typische Verkehrsunfall des Jugendlichen: Der Motoradunfall

Die tägliche Konfrontation mit dem schwerverletzten jugendlichen Motorradfahrer ist zur beängstigenden Routine jeder Unfallabteilung geworden. Der Fahrzeugbestand steigt rapide. Vor allem die Mopeds und Mofas, die fast ausschließlich von Jugendlichen gefahren werden, sind von 1972 bis 1974 von rund 1,2 Mill. auf 1,53 Mill. angestiegen.

Die Gefährlichkeit des Motorradfahrens zeigt der Vergleich des Unfallrisikos Motorrad - PKW, welcher für die Motorräder eine fünfmal höhere Unfallwahrscheinlichkeit nachweist und im Falle eines Unfalles einen sechsmal höheren tödlichen Ausgang.

Von 1968 bis 1974 wurden in der Chirurgischen Universitätsklinik Heidelberg 467 motorisierte Zweiradfahrer stationär behandelt. Dabei sahen wir folgende Verletzungszahlen (Abb.1): 285 Frakturen der unteren Extremität, 234 Schädel-Hirntraumen, 133 Frakturen der oberen Extremität, 48 Bauchtraumen, 40 Thoraxtraumen, 31 Gefäß- und Nervenverletzungen, darunter allein 6 irreparable Plexusausrisse, 13 Wirbelsäulen- und 10 Beckenbrüche.

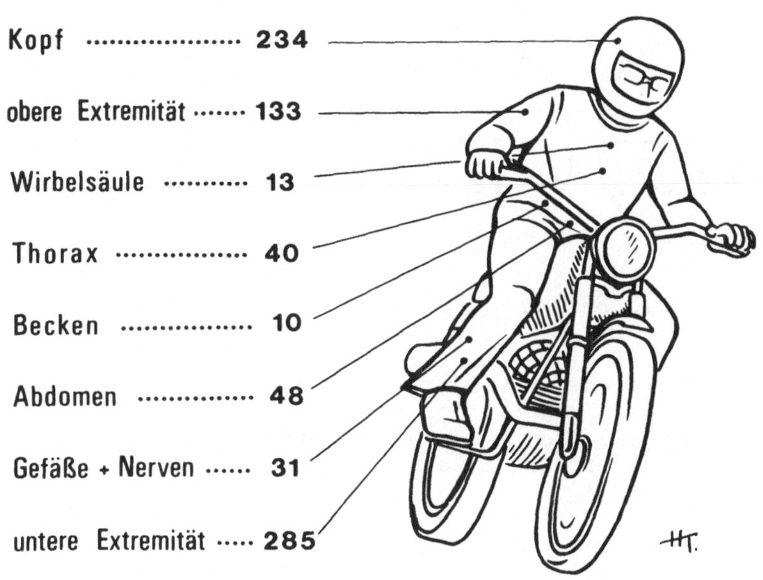


*Abb.1. Gesamtzahl der Verletzungen (n = 467 Pat.) 1968-1974*

Die Schwere der Unfälle drückt sich im Anteil der gefährlichen Verletzungen aus, der nach einem Gipfel von 52% im Jahre 1972 im Schnitt bei 45,6% liegt.

Der hohe Anteil der Jugendlichen ist erschreckend: Waren es 1968 nur 58%, so sind 1974 bereits 78,5% unserer stationären Motorradfahrer 16 bis 25 Jahre alt (s. Abb.2); allein die 16- bis 17jährigen machen 37% aus.

In einer prospektiven Studie von 124 Patienten haben wir versucht, die Unfallursachen zu ergründen und den Wert von Schutzmaßnahmen wie Helm und Schutzkleidung zu prüfen. Wir fanden, daß 82% der Verletzten entweder den Führerschein oder das Unfallfahrzeug weniger als 6 Monate besaßen und daß 74,2% der Patienten schuldhaft an dem Unfall beteiligt waren.

Als Unfallort dominiert das Stadtgebiet in 46,3%, gefolgt von der Landstraße in 31,5%, der Bundesstraße in 19% und der Autobahn in 2,6%. Die häufigsten Unfallmonate waren der Juni und Juli sowie der Oktober. Als Unfallhergang wurde die Kollision mit einem PKW oder LKW in 41,2% vor dem Sturz oder Aufprall auf ein stehendes Hindernis in 27,6% angegeben.

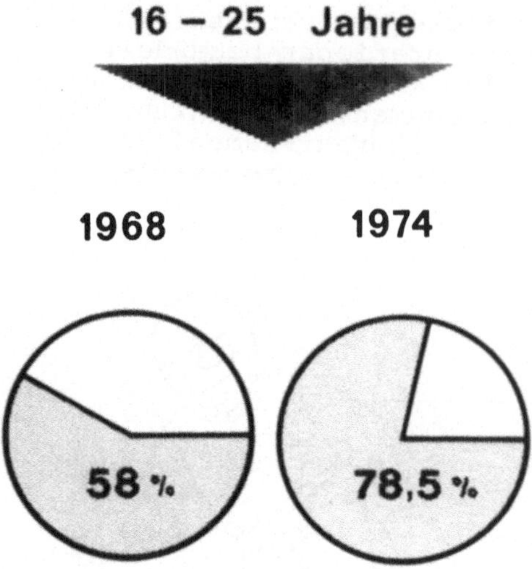


*Abb.2. Unfallbeteiligung*

Sehr wichtig erscheint uns, daß der Schweregrad einer Verletzung nicht mit der Schwere des Motorrads parallel geht; im Gegenteil ist der Anteil der gefährlichen Verletzungen bei den Mofas mit 50% am höchsten und außerdem völlig unabhängig von der möglichen Geschwindigkeit.

Schauen wir uns die beiden häufigsten Verletzungsformen, die Extremitätenfrakturen und die Kopfverletzungen, nochmals an. Zuerst die Kopfverletzungen: Die höchste Quote haben die Mofafahrer, nämlich 64%. Sie trugen in keinem Fall Helm oder Schutzkleidung. Entgegengesetzt verhielten sich die 41 Motorradfahrer - die in 30 Fällen einen Helm und in 23 Fällen Schutzkleidung trugen. Von 124 Patienten trugen 51 einen Sturzhelm und 73 keinen. Von diesen hatten 60% Kopfverletzungen gegenüber nur 45% bei den Helmträgern. Oder noch deutlicher: Die Sturzhelmträger erlitten in nur 21,8% eine Contusio cerebri gegenüber 41% bei den Nicht-Helm-Trägern.

Nun zu den führenden Extremitätenverletzungen: 52,5% der Unterschenkelbrüche - die häufigste Extremitätenverletzung überhaupt - und 14,6% der Oberschenkelbrüche waren offen. Das könnte durch das Tragen von Schutzkleidung anders werden. Die Zahl der offenen Frakturen wurde durch Schutzkleidung von 25,9% auf 7,7% gesenkt.

11 Motorradfahrer starben an den schweren Verletzungsfolgen, davon allein 9 an Kopfverletzungen. 7 dieser Toten trugen keinen Helm.

Intensive Überlegung und Planung von Verkehrsexperten, Psychologen, Ärzten, Werbefachleuten und der Industrie in einem neutralen Gremium sind dringend nötig, um das Motorradfahren so sicher wie möglich zu machen.

Literatur

1. HAVEMANN, D.: Zur Epidemiologie des Straßenverkehrsunfalls, Schriftreihe aus dem Gebiete des öffentlichen Gesundheitswesens, Heft 33, Stuttgart: Thieme 1972.
2. Mitteilungen des Statistischen Bundesamtes Wiesbaden.

Z. Živorad, Belgrad

## Bruch des Sternums bei Autofahrern und seine Heilmethoden

Die verschiedenartigen Formen der Verletzungen des menschlichen Körpers sind bis zu einem solchen Grade entwickelt worden, daß alle Systeme dabei gleichmäßig exponiert werden; es besteht jedoch - mit der Ursache der Verletzungen im Zusammenhang - auch eine gewisse Spezifität, die meistens bei den Verkehrsverletzungen zum Vorschein kommt. Die Kombination der Verletzungen von verschiedenen Systemen, im Verkehrswesen als Polytrauma bekannt, gestattet uns nicht eine schematische Darstellung der Symptome und Behandlungen der Ersten Hilfe und Heilung zu entwickeln, denn die Verletzung eines jeden Systems stellt, mit Rückblick auf die klinischen Manifestationen und Heilung, einen abgesonderten und nosologisch bestimmten Begriff dar. Solche Zusammengesetztheit der Verletzungen befreit uns nicht beim Empfang des Verletzten von der Pflicht der Entdeckung aller anderen Verletzungen, besonders jener Verletzungen, die dominant sind und respiratorische Insuffizienz, Hypovolämie oder andere schwere Störungen hervorrufen.

Durch die jähe Vermehrung der Verkehrsunfälle in den letzten Jahren vermehrte sich in unserem Land auch die Zahl der Verletzungen der Brustgegend. Bei der Analyse von Polytraumatisierten unserer Klinik stellten wir fest, daß bei 328 Fällen der Verletzten (57,6%) der Brustkorb erfaßt worden ist und bei 110 Fällen der Verletzten (36%) sind die Thorakalverletzungen dominant gewesen. Nach Angaben von DE PALME erleiden beinahe 40% der Verletzten im Verkehr Rippenbrüche; die Schwerverletzungen der Innenorgane des Thorax stellen nicht nur Komplikationen dar, sondern in 25% der Fälle sind sie auch die direkte Ursache für den Tod des Verletzten. Von unseren 110 Verletzten starben an dominanter Thorax-Verletzung 12 (3,9%).

Mit dem obigen Einführungsteil wollten wir nur zeigen, wie der Brustkorb des Verkehrsteilnehmers gefährdet ist, wobei die Sitzanordnung der Fahrgäste im Fahrzeug unberücksichtigt blieb; unser Referat hat zum Ziel, den Brustbeinbruch als eine besonders exponierte Stelle unter Brustkorb- und Fahrerverletzungen zu analysieren. Jeder Bruch des Brustbeins, sollte er isoliert oder mit Rippen- oder Segmentalbrüchen der Brustwand vom Typ "Volet thoracique" kombiniert sein, muß beim Arzt Zweifel erwecken, daß der Verletzte als Fahrer verunglückt ist. Diese Voraussetzung, daß man "fractura sterni" als eine spezifische Fahrerverletzung zu betrachten vermag, trifft aber nicht immer zu, weil die Analysen uns gezeigt haben, daß man Brustbeinbrüche auch bei anderen verletzten Fahrgästen finden kann. Am Obduktionsmaterial der Anstalt für die Gerichtsmedizin in Belgrad, nach Angaben von S. PANDUROVIC , war das Brustbein bei den Fahrern in 22% der Fälle gebrochen und bei den Mitfahrern in 19% der Fälle. Diese Angaben können uns nicht zum Wanken bringen, daß wir den Brustbeinbruch auch weiterhin, im klinischen Sinne wenigstens, nicht mehr als "spezifische Fahrerverletzung" betrachten. Obgleich wir uns der Gefahr des Risikos im gerichtsmedizinischen Gutachten bewußt sind, wo wir berufen sind, auch die anderen Umstände zu würdigen, z. B. Fahrzeugeigentum, Besitz des Führerscheins, Geschlecht, Stelle im Fahrzeug zur Zeit des Verkehrsunfalles.

Mit Hinblick auf die Konstruktion des Fahrzeuges, daß sich das Lenkrad nicht direkt vor dem Fahrer befindet und daß sich ein dicker Fahrer schon beim Normalfahren in der Lage der teilweisen Anlehnung mit Brust und Bauch auf Lenkrad befindet, glauben wir, daß das Verständnis vom Mechanismus des Brustbeinbruches einfach und klar ist. Die Stellen der Verletzung und des Bruches des Sternum befinden sich beim Fahrer meistens zwischen Manubrium und Sternum-Körper. Der Bruch des "processus xiphoides" kommt seltener vor, weil man ihn röntgenologisch nur schwer feststellen kann, obwohl er zugleich durch seine Schmerzhaftigkeit auffällt.

Beim Bruch zwischen Manubrium und Sternum-Körper wird das Unterteil nach vorn (Abb.1) oder nach hinten (Abb.2) dislociert. Klinisch tastet man die Stufe; sie ist schmerzhaft und angeschwollen; manchmal findet man auch - bei gleichzeitiger Läsion der Blutgefäße Arteria mammaria interna oder Arteriae intercostales - den vergrößerten Bluterguß.

Öfters wird auch das ganze Segment verschoben und wir haben eine komplette Läsion, an welcher auch die Rippen beteiligt sind, ggf. mit schweren Störungen der Respiration und Cardiozirkulation. Beispiele solcher Verletzungen - und nicht selten auch die isolierten Brüche des Brustbeins - stehen mit dem Bluterguß in Mittelbrust in Verbindung, wobei man im Röntgen-Apparat das Bild des erweiterten Mediastinums sieht.

Um die Diagnose zu stellen, berücksichtigen wir die Angaben aus der Anamnese, ob es der Fahrer ist und welchen Platz er im Wagen gehabt hatte. Ist der Verletzte bewußtlos, wird die klinische Untersuchung vorgenommen. Die Belastung der deformierten Stellen und die Erklärung des Verletzten, daß er beim Atmen und besonders beim Husten Schwierigkeiten hat und gleichzeitig ein Gefühl der Brustkorbverminderung, können unsere Zweifel an einem Bruch nur erhärten. Die Aufnahme nur in a.-p. Richtung genügt nicht! Manchmal sind die frischen Sternumbrüche ohne Dislokation, besonders auf dem nassen Röntgenogramm, sehr schwer richtig zu interpretieren, weswegen man die Röntgenographie gleich danach oder im Laufe von 7-10 Tagen wiederholen muß.

Diskussion unserer Kranken: Insgesamt hatten wir 11 Kranke mit Brustbeinbruch. Neun davon waren Männer und alle Fahrer (82%), während nur zwei Verletzte Frauen (18%) und keine Fahrer gewesen waren. Eine von ihnen befand sich auf dem vorderen Mitfahrer-Sitzplatz, Glasscherben haben ihr Gesicht zerschnitten, die Brust

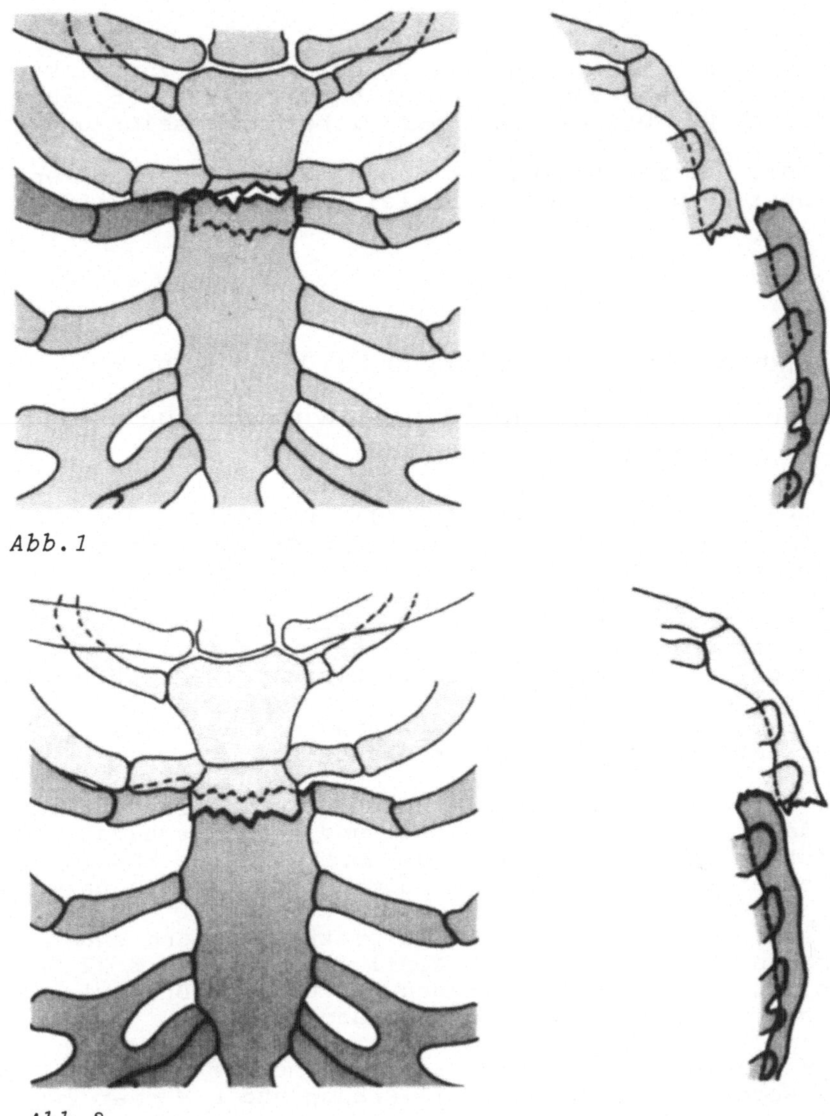

Abb.1

Abb.2

hat die Armatur der Unterkante von Windschutzscheibe angeschlagen. Bei der zweiten Verletzten ist der Mechanismus des Brustbeinbruches nicht genau geklärt worden. Sie befand sich hinter dem Mitfahrer und fiel beim Zusammenstoß aus dem Wagen und erlitt eine Gehirncontusion und die Verrenkung eines Hüftbeines. Der Brustbeinbruch mit mäßiger Dislokation wurde erst nach 14 Tagen entdeckt, denn die Verletzte hat ständig das Gefühl der Zusammendrückung der Brust und öfters Hustenreiz empfunden. Der Sternumbruch ist wahrscheinlich beim Anstoß auf die Hinterkante des vorderen Sitzes entstanden. Von den Männern erlitten 3 aus dieser Gruppe Verletzungen des vorderen Segments der Brustkorbwand, davon sind 2 operativ geheilt worden und der dritte nur durch assistierte Atmung am Pulmonat.

Literatur

1. PLAUE, R.: Experimentelle Untersuchungen zur funktionellen Wirbelbruchbehandlung. Mschr. Unfallheilk. 76, 395-702 (1973).
2. PLAUE, R.: Die Mechanik des Wirbelkompressionsbruches. Zbl. Chir. 98, 761-770 (1973).
3. VOGT, B.: Zur Behandlung der Kompressionsfrakturen der unteren Brust- und Lendenwirbelsäule. Praxis 20, 515 (1962).

O. Wendt, B. Petracic, H.-D. Lang und K. Vogel, Koblenz

# Behandlung der Brust- und Lendenwirbelbrüche mit dem 3-Punkt-Stützkorsett

Die Behandlung bestimmter Wirbelfrakturen mit dem 1962 von VOGT und BÄHLER entwickelten 3-Punkt-Stützkorsett bringt große Vorteile für Patient, Arzt und Kostenträger.

Zwar nimmt nach PLAUE (1, 2) die Tragfähigkeit eines Wirbels in Abhängigkeit der Dichte seiner Spongiosabälkchen zu, doch ist klinisch und röntgenologisch im Einzelfall nicht zu entscheiden, ob das Trauma die Spongiosa des Wirbelkörpers bereits soweit komprimiert hat, daß eine im Ausmaß dem Ausgangswert entsprechende Tragfähigkeit des Wirbels erreicht ist.

Eine Wiederaufrichtung, die ohnehin zu Lasten der Festigkeit ginge und daher unerwünscht ist, soll und kann durch das 3-Punkt-Stützkorsett nicht erreicht werden. Ein sekundäres Zusammensintern kann bei bestimmten Frakturformen nicht immer vermieden werden.

Das sekundäre Sintern verläuft protrahiert und unbemerkt. Im Zeitraum von November 1973 bis April 1975 haben wir 32 Patienten mit stabilen Wirbelkörperfrakturen der unteren Brustwirbelsäule und der oberen Lendenwirbelsäule behandelt.

Davon konnten 25 Patienten 6 bis 20 Monate nach dem Unfall nachuntersucht werden, nämlich 17 Frauen und 8 Männer zwischen 13 und 73 Jahren.

Die Verletzten wurden nach durchschnittlich 12tägigem Krankenhausaufenthalt in ambulante Weiterbehandlung entlassen. Sie trugen das 3-Punkt-Stützkorsett ausnahmslos für 12 Wochen.

In der Darstellung der Ergebnisse werden die bei der Nachuntersuchung vorgebrachten subjektiven Beschwerden in ihrem Ausmaß in Abhängigkeit vom Alter gezeigt (Abb.1).

Die 8 Fälle mit einem röntgenologisch objektivierten Vorschaden der Wirbelsäule werden aus dem Kollektiv hervorgehoben.

Von den 25 Patienten waren 6 beschwerdefrei, alle 8 Patienten mit Vorschaden wurden nicht beschwerdefrei.

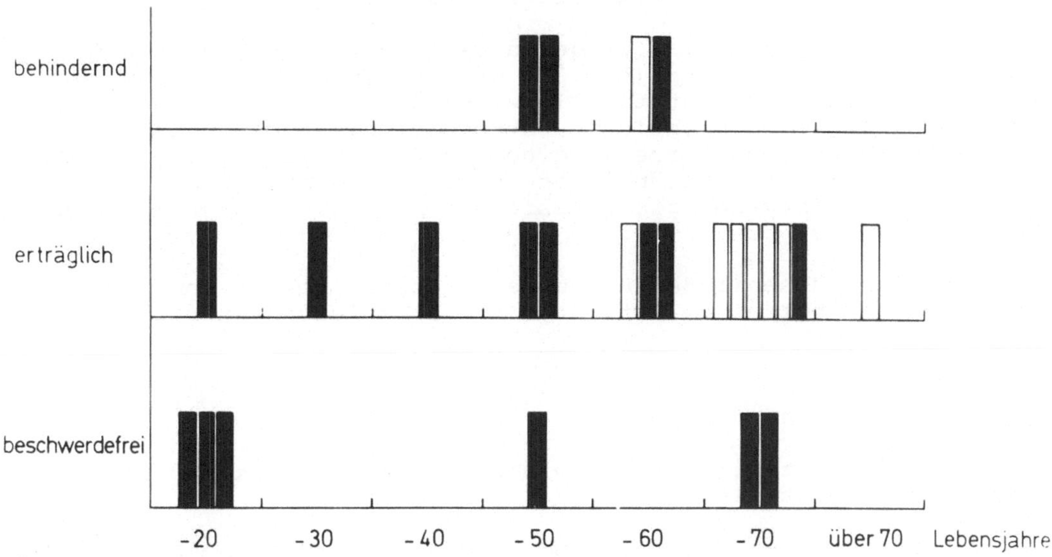


*Abb.1. Beschwerden in Abhängigkeit vom Lebensalter. (Weiße Säulen: Pat. mit Vorschäden der Wirbelsäule)*

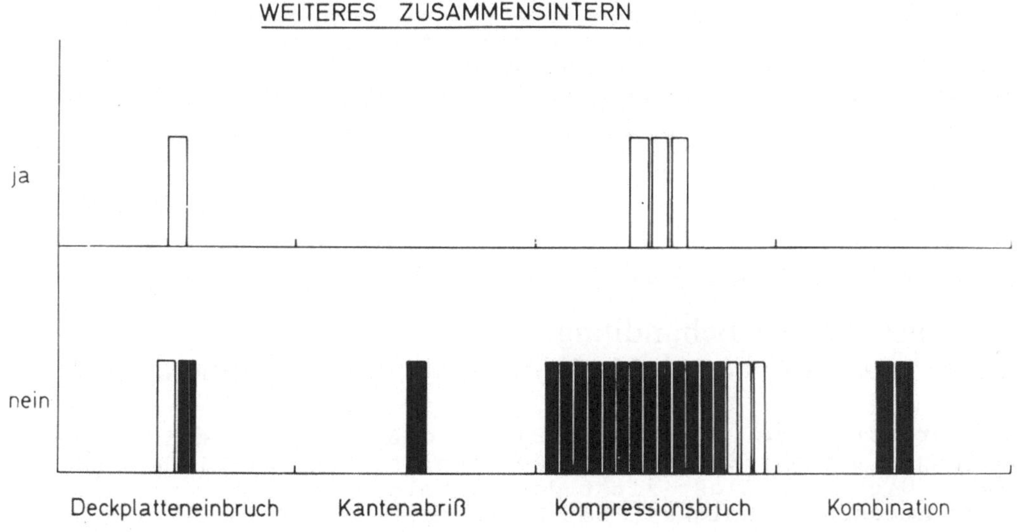


*Abb.2. Sekundäre Höhenminderung des Wirbels in Abhängigkeit von der Art der Fraktur*

Eine Beziehung zwischen Beschwerdeausmaß und Frakturtyp läßt sich nicht erkennen.

In der Diskussion um die Anwendung des 3-Punkt-Stützkorsettes ist die Frage der sekundären Sinterung unter der Belastung der aufrechten Körperhaltung die wichtigste Frage.

Die beiden folgenden Dias zeigen dies in Beziehung zum Lebensalter und zum Frakturtyp (Abb.2). Eine sekundäre Sinterung wurde bei 4 Patienten beobachtet. Alle waren älter als 60 Jahre. Die dadurch bedingte Gibbusbildung betrug bei allen mehr als $10^{o}$; die Wirbelkörperhöhe wurde in einem Fall auf die Hälfte, in zwei Fällen auf 2/3 der ursprünglichen Höhe gemindert. Alle 4 Patienten hatten einen röntgenologisch gesicherten präexistenten Schaden der Wirbelsäule.

Die sekundäre Höhenminderung wurde nur bei 3 von 19 Kompressionsfrakturen und bei einem Patienten mit Deckplatteneinbruch beobachtet.

## Schlußfolgerungen

Die Behandlung stabiler Wirbelbrüche mit dem 3-Punkt-Korsett bringt große Vorteile.

Die psychologischen Momente sind besonders hervorzuheben. Das Problem einer vermehrten sekundären Sinterung stellt sich nach unseren Untersuchungen nur bei alten Patienten mit Vorschäden der Wirbelsäule. Aber gerade bei sehr alten Patienten ist die Frühmobilisierung außerhalb des Bettes enorm wichtig.

Daher ist zu überlegen, ob diese kleine Gruppe nicht doch besser mit einem individuell angefertigten Stützmieder versorgt werden soll, weil hier die noch verbliebene Kompensationsfähigkeit des Achsenorgans besonders gering und die Trainierbarkeit begrenzt ist.

K. Parsch und V. Paeslack, Heidelberg

# Ergebnisse bei der Behandlung von 65 traumatischen Querschnittlähmungen im Kindesalter

Die Durchsicht der Literatur ergibt, daß sich nur wenige Mitteilungen mit der Behandlung querschnittgelähmter Kinder beschäftigen. Die große Elastizität der Wirbelsäule und die nicht minder große Anpassungsfähigkeit des Rückenmarkes während eines Traumas ist für vergleichsweise kleine Zahl zu beobachtender Rückenmarksläsionen in dieser Altersgruppe verantwortlich.

Zwischen 1949 und 1975 als z. B. in Heidelberg über 1000 Erwachsene mit Querschnittlähmungen zur Behandlung kamen, waren es nur 65 Kinder bis 15 Jahre. Da diese Zahl dennoch einmalig in der Weltliteratur ist, erlauben wir uns, über die dabei gesammelten Erfahrungen zu berichten.

Sowohl bei den kindlichen Querschnittlähmungen mit, wie bei denen ohne Wirbelfraktur ist das Brustmark am häufigsten verletzt.

Halsmarkverletzungen gehen vor allem auf Badeunfälle mit Hyperflexionstrauma zurück. Ansonsten spielt der Verkehrsunfall durch PKW, landwirtschaftliche Trecker oder Fahrrad die Hauptrolle.

Auch bei Absturz vom Baum oder Steinbruch sowie Fensterstürze sind mehrfach vertreten. Über die Organisation "Terre des Hommes" kamen auch mehrere in Vietnam und Biafra durch Minen verletzte Kinder zu uns.

Bei den 31 Kindern mit Para- bzw. Tetraplegien in der Altersgruppe bis 8 Jahre handelt es sich praktisch ausschließlich um Rückenmarksläsionen ohne sichtbare Wirbelsäulenverletzung. Man mußte eine traumatisierte Hämatomyelie bzw. eine Überzerrung des Rückenmarks annehmen. Bei der Gruppe der 9-15jährigen ist praktisch immer eine Wirbelsäulenluxations- seltener eine Kompressionsfraktur röntgenologisch nachweisbar gewesen.

Entscheidend für die klinische Rehabilitation und das spätere Leben der Kinder ist natürlich die Tatsache, ob die Lähmung inkomplett oder komplett war.

Bei cervicalen und lumbalen Läsionen waren häufiger inkomplette Lähmungen zu beobachten, die sich zum Teil im Laufe der Behandlung völlig zurückbildeten.

Die primäre Therapie der traumatischen Querschnittlähmungen im Kindesalter sollte grundsätzlich konservativ sein.

Die Entlastungslaminektomie wird erfahrungsgemäß die Lähmungen nicht beeinflussen und wird beim Kind noch mehr als beim Erwachsenen zu katastrophalen Problemen der Wirbelsäulenstatik führen.

Lassen sie mich die Bilder eines 10jährigen Jungen demonstrieren, der in Portugal verunglückte, zweifach laminektomiert worden war und dessen Wirbelsäule zum jetzigen Zeitpunkt kaum noch eine stabile Überbrückung des Defektes erwarten läßt.

Bei der traumatischen Tetraplegie im Kindesalter wird die Luxationsfraktur durch Hyperextensionslagerung reponiert und im Zuge der Crutchfield-Zange in 8-10 Wochen ausheilen können.

Ich demonstriere Ihnen hierzu das Bild einer 11jährigen Sportschwimmerin mit kompletter Tetraplegie unterhalb C6.

Auch die Luxationsfraktur im Brust- und Lendenbereich wird in Hyperextension gelagert. Das 3stündige Umlagern, die gymnastische Behandlung sowie die Überwachung der vegetativen Funktionen mit intermittierendem Katheterisieren und späterem Blasentraining wird wie bei Querschnittgelähmten im Erwachsenenalter durchgeführt.

Bei mangelhafter Vorsorgung oder gar Anlegung eines Gipsmieders drohen Druckgeschwüre mit Eiweißverlust und Marasmus, wie an diesem 15jährigen Oberschüler demonstriert sei.

Alle Kinder mit traumatischer Paraplegie werden mit Stützapparaten versorgt. Auch relativ hoch gelähmte Kinder lernen bei entsprechender Mitarbeit der Familie begrenzt gehen. Parallel läuft die Versorgung mit kindgerechtem entsprechendem Zubehör.

Drei Besonderheiten der kindlichen Paraplegie seien zum Abschluß skizziert:

1. Dem wachsenden Achsenorgan des paraplegischen Kindes droht die Lähmungsskoiose. Frühzeitig ist die Versorgung mit einem Stützmieder einzuleiten. Ebenso wichtig sind natürlich die täglichen Stehübungen im Apparat. Trotz optimaler Vorkehrungen sind vor allem bei starker Rückenmarkspastizität rasche Verschlechterungen des Krümmungswinkels zu erwarten. Am Beispiel des 11jährigen Heinz mit Schußverletzung bei Th 2 sei dies demonstriert.
2. Bei traumatischen Querschnittlähmungen distal L3 mit muskulärem Ungleichgewicht zwischen Hüftbeugern und -streckern entwickelt sich innerhalb von 1-2 Jahren eine Lähmungsluxation. Hier läßt sich durch eine posterolaterale Iliopsoasverpflanzung mit intertrochanterer Umstellung eine Stabilisierung am Hüftgelenk und somit die Gehfähigkeit sicherstellen.
3. Der rasche Knochenstoffwechsel des Kindes führt bei mangelhafter Mobilisation oder gar bei Gipsruhigstellung einer gelähmten Extremität zu einer Inaktivitätsosteoporose mit nachfolgenden pathologischen Frakturen. Die frühzeitige Mobilisation hat sich ebenso wie häufiges Stehen und Gehen als hervorragende Prophylaxe gegen diese pathologischen Frakturen erwiesen.

Zusammenfassend stellen wir fest, daß heute auch für traumatische Querschnittlähmungen im Kindesalter eine optimale Rehabilitation möglich ist, sofern den allgemeinen Grundsätzen der Behandlung erwachsener Querschnittgelähmter Rechnung getragen wird und gleichzeitig die spezifischen Besonderheiten des wachsenden Organismus berücksichtigt werden.

R. Szyszkowitz und M. Wannske, Hannover

# Behandlung und Ergebnisse bei posttraumatischer Arthritis

Mit Zunahme der komplizierten und ausgedehnten Gelenkverletzungen und der erweiterten Operationsindikation bei intraarticulären und gelenknahen Frakturen werden wir auch häufiger mit den Problemen der posttraumatischen Gelenkinfektion konfrontiert.

Das Entstehen und Fortschreiten der posttraumatischen Arthritis unterteilen wir klinisch, röntgenologisch und histologisch in zwei Verlaufsformen:

1. Die akute, agressive Gelenkinfektion mit collateralem Ödem, Rötung, Erwärmung, starken Schmerzen, Erguß, Kapselphlegmone,

typischen Veränderungen in den Laborbefunden, Fieberzacken sowie herabgesetztem Allgemeinzustand. Therapeutisch ist nach der Arthrotomie mit Debridement unter folgenden Umständen die Frühartrhrodese angezeigt:

Bei einem Motorradunfall erlitt ein 19jähriger Patient eine offene Kniegelenkszerreißung und einen offenen Unterschenkelbruch, sowie eine traumatische Amputation des linken Armes. Sofortiges Wunddebridement und die Stabilisierung des Kniegelenkes und Unterschenkelbruches mittels Fixateur externe wurden durchgeführt. Trotzdem kam es zur akuten Osteoarthritis mit subchondraler Infektion. Bei der Revision war der Knorpel teilweise zerstört und ließ sich leicht abheben. Die Wunde blieb offen, zeigte aber eine so gute Granulationstendenz, daß nach 7 Tagen eine Spalthautplastik erfolgen konnte. Nach 3 Monaten bestand eine schmerzfreie und volle Belastbarkeit des linken Beines, die von besonderer Bedeutung wegen der gleichzeitigen Armamputation war.

Besteht eine geringergradige akute Gelenkinfektion, wobei der überwiegende Teil des Knorpels und Knochens noch nicht infiziert ist, so führen wir nur ein Debridement mit Entfernung nekrotischer Fragmente durch, belassen die Implantate solange sie stabilisieren, installieren wir eine Spül-Saugdrainage für einige Tage, verabreichen Antibiotica hochdosiert und stellen die Extremität ruhig. Danach kann es zur vollen Wiederherstellung der Funktion kommen (Abb.1 und 2).

2. Entsteht primär oder sekundär eine chronische Gelenkinfektion mit langdauernder Fistelung, Defekt oder schlechter Funktion, so erreichen wir die Infektsanierung und die schmerzfreie Belastung häufig erst durch eine sekundäre Arthrodese.

## Krankengut

Von 49 posttraumatischen Gelenkinfekten während der letzten vier Jahre (1. 7. 1971 bis 1. 7. 1975) wurden uns 27 zugewiesen. Während an der oberen Extremität das Schultergelenk dreimal, das Ellenbogengelenk siebenmal und das Handgelenk nur zweimal betroffen waren, mußten wir an der unteren Extremität bei sechs Hüftgelenken, siebzehn Kniegelenken und vierzehn Sprunggelenken einen Infekt diagnostizieren. Dieser trat 33 mal nach einer Osteosynthese, dreimal nach einer offenen Gelenkzerreißung, einmal nach einer Umstellungsosteotomie, zweimal nach Bandplastiken, sechsmal nach Injektionen oder Punktionen eines Gelenkes, zweimal nach Synovektomie und zweimal bei Tuberkulose auf.

## Behandlung

Bei 37 Patienten wurde aktiv, teilweise notfallmäßig vorgegangen. Nach einer Arthrotomie und Debridement führten wir eine gezielte Antibioticatherapie und eine Ruhigstellung der Extremität durch. Bei 26 von ihnen installierten wir auch eine Spül-Saugdrainage. Zusätzlich resezierten wir bei 5 Patienten die Gelenkanteile, je einmal am Schulter- und Ellenbogengelenk und dreimal am Hüftge-

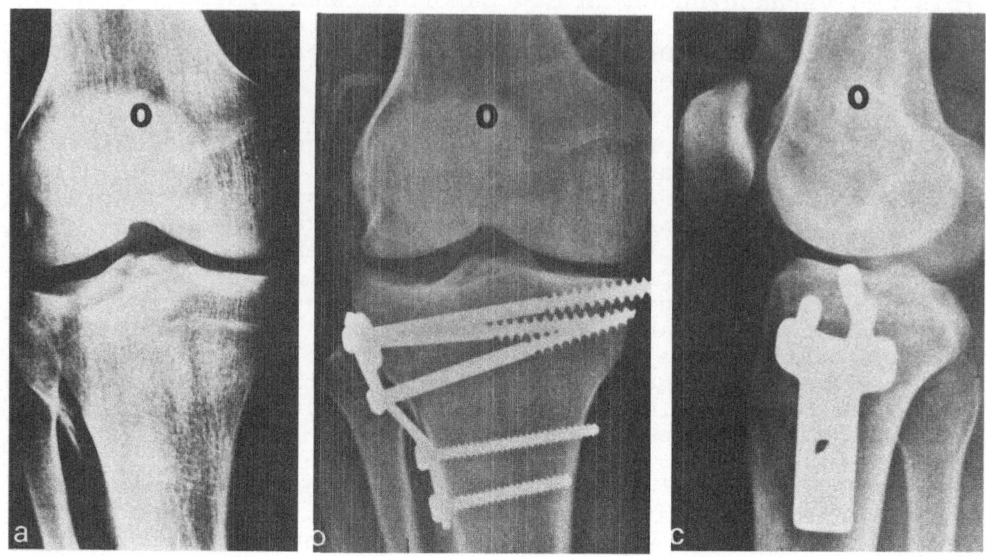


*Abb.1a-c. 20jähriger Mann, Pferdetritt gegen den Schienbeinkopf rechts (a), Osteosynthese und Spongiosaplastik (b, c). Mikrokokkeninfekt, Arthrotomie, Debridement, Sequestrektomie , geschlossene Spüldrainage, stabilisierendes Metall belassen. Sekundäre Spalthautplastik*

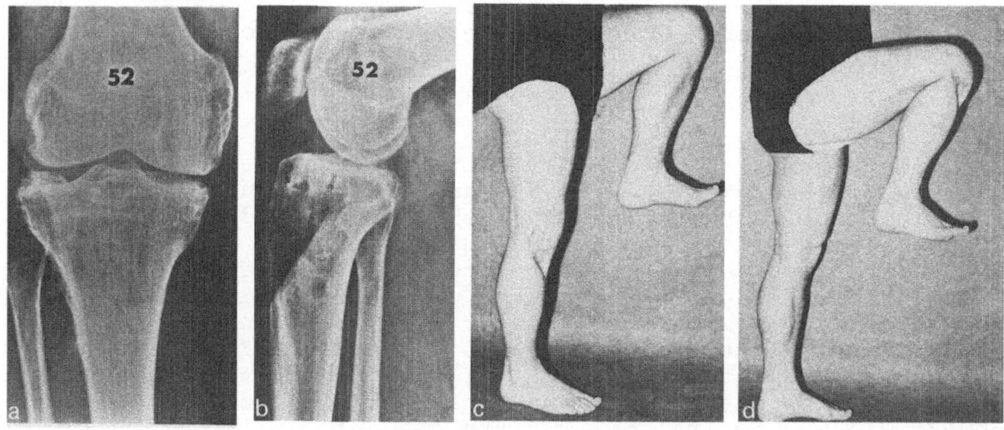


*Abb.2a-d. Metallentfernung desselben Patienten (Abb.1) und Kontrolluntersuchung nach einem Jahr: Erhebliche Arthrose (a, b). Schmerzfreie uneingeschränkte Funktion bei stabilem Kniegelenk, Infekt abgeheilt (c, d)*

lenk. Von den letzten drei Patienten bekamen zwei später eine Totalendoprothese eingesetzt. Je ein Gelenk versteiften wir bei zwei Patienten primär, bei neun sekundär. Zur Ankylose kam es bei drei Patienten.

Eine konservative Behandlung mit Funktion, Antibioticaapplikation und Ruhigstellung führten wir bei neun Patienten durch. Eine Amputation wurde drei Tage nach der Übernahme eines Patienten mit phlegmonös infiziertem Unterschenkel und Sprunggelenksempyem für notwendig erachtet.

Ergebnisse

Bei der Nachuntersuchung fanden wir bei 47 Patienten den Infekt abgeheilt, während bei 2 Patienten, die noch in ambulanter Behandlung stehen, eine Fistel ohne wesentliche Entzündungszeichen besteht. Die Gelenkbeweglichkeit war bei 18 gut, bei 10 eingeschränkt, bei 9 schlecht. Bei der Beurteilung der Gesamtfunktion ergeben sich noch bessere Ergebnisse, nämlich bei 25 Patienten eine gute, bei 17 Patienten eine eingeschränkte und nur bei 7 Patienten eine schlechte Funktion der entsprechenden Extremität. Schließlich fanden wir 26 Patienten schmerzfrei, während 15 geringe und nur 8 erhebliche Beschwerden angaben. Aufgrund dieser Ergebnisse können wir das aufgezeigte, frühzeitige aktive Vorgehen beim akuten Infekt empfehlen. Bei der ausgeprägten Osteoarthritis führt in der Regel nur die Arthrodese zur Sanierung der Infektion und zur baldigen schmerzfreien Belastbarkeit.

H. Krebs, Heidelberg

## Die Behandlung pathologischer Frakturen

Pathologische Frakturen sind im Vergleich zu sonstigen Frakturen selten. In unserem Krankengut der letzten 10 Jahre kamen bei insgesamt über 20 000 Frakturen nur 48 pathologische Frakturen der Extremitäten zur Behandlung. Sowohl gutartige als auch bösartige Erkrankungen können zu einer pathologischen Fraktur führen. Unter den benignen Erkrankungen dominiert die juvenile Knochencyste, deren erstes Symptom in fast 50% eine Spontanfraktur ist. Bei 51 juvenilen Knochencysten der Jahre 1943-1970 war 20 mal eine pathologische Fraktur das 1. Symptom. In diesen Fällen ist die Behandlung nicht schwierig. Sie besteht in der Regel in der Exkochleation und Auffüllung mit Spongiosa bei äußerer Gipsfixation, oder Osteosynthese bei älteren Patienten. Bei Jugendlichen kann man zur Stabilisierung anstelle einer Marknagelung in Ausnahmefällen auch eine Fibulabolzung mit der Spongiosaplastik kombinieren (Abb.1). Im Gegensatz hierzu bieten die pathologischen Frakturen bei malignen Erkrankungen wesentlich größere Probleme. Knochenmetastasen kommen ursächlich wesentlich häufiger vor als primäre Knochentumoren.

Die Tabelle 1 läßt die Lokalisation von 40 pathologischen Frakturen unseres Krankengutes in den letzten 10 Jahren erkennen. Frauen waren in unserem Krankengut mehr als doppelt so häufig betroffen wie Männer (Tabelle 2). Am häufigsten führen Metastasen beim Mamma-Carcinom zu einer pathologischen Fraktur (Tabelle 3).

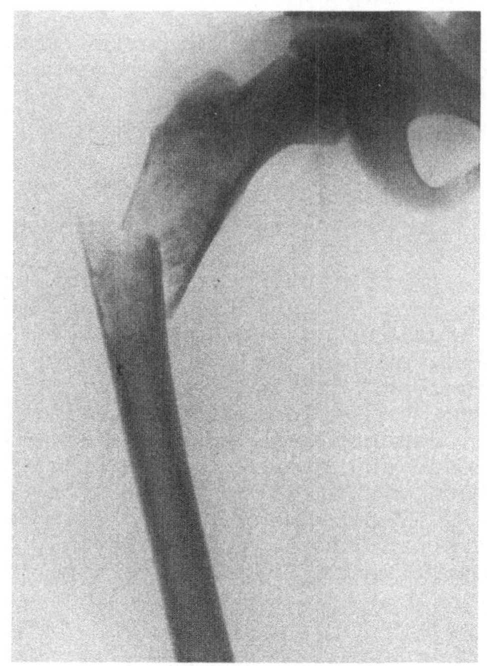

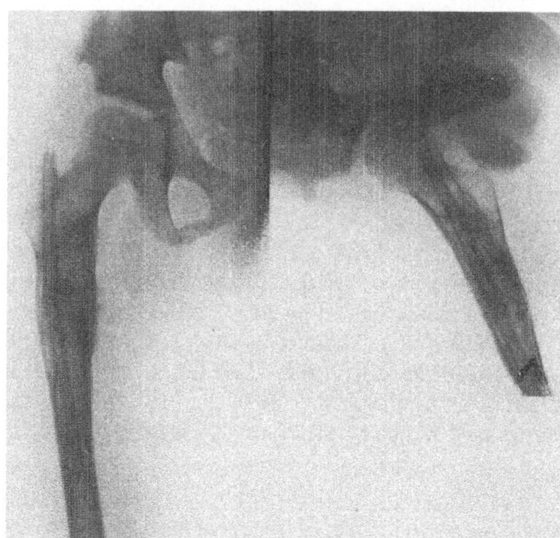

*Abb.1a u. b. (a) Pathologische Oberschenkelfraktur bei juveniler Knochencyste. (b) Befund nach Spongiosaplastik und Fibulabolzung*

Tabelle 1. Lokalisation von 40 pathologischen Frakturen

| | |
|---|---|
| Oberschenkelschaft | 22 |
| Schenkelhals | 12 |
| Oberarm | 5 |
| Schienbein | 1 |
| | 40 |

Tabelle 2. Alters- und Geschlechtsverteilung bei 40 pathologischen Frakturen

| | |
|---|---|
| Frauen: 28 | |
| Männer: 12 | |
| Alter: | Anzahl: |
| Bis 20 | 1 |
| 21 - 30 | 0 |
| 31 - 40 | 0 |
| 41 - 50 | 6 |
| 51 - 60 | 13 |
| 61 - 70 | 15 |
| 71 - 80 | 5 |
| | 40 |

Tabelle 3. Ätiologie bei 40 pathologischen Frakturen

| | |
|---|---|
| Mamma-Ca | 20 |
| Hypernephrom | 5 |
| Solides oder tubuläres Ca ohne Primärtumor | 4 |
| Bronchial-Ca | 1 |
| Prostata-Ca | 1 |
| Melanom | 1 |
| Plasmocytom | 1 |
| Leber-Ca | 1 |
| Reticulo-Sarkom | 1 |
| Ewing-Sarkom | 1 |
| Heamangiopericytom | 1 |
| mal. RZT | 1 |
| Osteoporose bei Lebercirrhose | 1 |
| Radionekrose | 1 |
| | 40 |

Die Diagnose des die pathologische Fraktur verursachenden Tumors ist in der Regel nur nach Freilegung und histologischer Untersuchung möglich. Von der Diagnose wird das weitere Vorgehen entscheidend sein. So wird sich bei der Hypernephrom-Metastase die Nephrektomie, beim metastasierenden Mamma-Carcinom die Ovariektomie und zusätzliche medikamentöse Behandlung und bei der malignen Struma die Radiojod-Behandlung zur Erzielung eines optimalen Behandlungsergebnisses anschließen müssen.

Die Bedeutung der pathologischen Frakturen ist schon deshalb besonders groß, weil der Femur nach der WS am häufigsten befallen ist und eine pathologische Fraktur an der unteren Extremität ohne entsprechende operative Behandlung gleichbedeutend mit bleibender Bettlägerigkeit und Pflegebedürftigkeit bei oft unerträglichen Schmerzen ist. Dank den heute zur Verfügung stehenden Möglichkeiten der modernen Unfallchirurgie unter Verwendung spezieller Implantate, neuer Kunststoffe und der Arthroplastik kann heute in fast allen Fällen auch an der unteren Extremität eine stabile Osteosynthese erreicht und der Patient rasch wieder gehfähig und schmerzfrei gemacht werden. Instabile Osteosynthesen, die eine zusätzliche äußere Fixation notwendig machen, bringen keine Vorteile. Als Osteosyntheseart ist in der Regel die Plattenosteosynthese als Verbund-Osteosynthese vorzuziehen. Diese ermöglicht einmal die Sicherung der Diagnose bei unbekanntem Primärtumor, gewährleistet andererseits meist eine bessere Stabilität als die Marknagelung. Bei der Plattenosteosynthese ist von Wichtigkeit, daß der Knochenzement nicht nur die Tumorhöhle ausfüllt, sondern weit proximal und distal in die Markhöhle reicht.

Eine alleinige Ausfüllung der Tumorhöhle mit Knochenzement ohne zusätzliche Osteosynthese ist wegen der Gefahr einer Fraktur an der Übergangszone abzulehnen. In unserem Krankengut wurde bei 40 pathologischen Frakturen 19 mal eine Plattenosteosynthese, 13 mal eine Nagelung und 6 mal ein prothetischer Gelenkersatz vorgenommen (Tabelle 4). Bei pathologischen Schenkelhalsfrakturen bringt der totalprothetische Gelenkersatz die beste Lösung, eine Winkelplattenosteosynthese bringt keine ausreichende Stabilität.

Tabelle 4. Behandlungsart bei 40 pathologischen Frakturen

| | |
|---|---|
| Nagelung | 13 |
| Winkelplatte | 13 |
| Totalprothese | 6 |
| Condylenplatte | 4 |
| Gerade Platte | 2 |
| Excochleation und Palacos | 1 |
| Exartikulation | 1 |
| | 40 |

Pertrochantere und subtrochantäre Frakturen lassen sich dagegen gut mit Winkelplatten als Verbundosteosynthese stabilisieren. In ausgewählten Fällen kann man auch die Marknagelung wählen. Im supracondylären Bereich bringt die Condylenplatten-Verbund-Osteosynthese die beste Stabilisierung.

Als Zusatzmaßnahme erfordern pathologische Frakturen oft eine zusätzliche Strahlen-Therapie. Diese ist heute auch beim Vorliegen von Metallimplantaten möglich, da im Gegensatz zur konventionellen Bestrahlung die Sekundärstrahlung auf ein Minimum reduziert werden kann. Beim Knochenzement besteht keine Gegenindikation für eine Strahlen-Therapie. Bei Vorliegen von Metallimplantaten sollte der Bestrahlung mit Kobalt 60 der Vorzug gegeben werden, da hierbei keine initiale Erhöhung der Streustrahlung nachzuweisen ist.

Die operative Behandlung pathologischer Frakturen bei malignen Erkrankungen, sei es mit Gelenkersatz, Nagelung oder Platte, gibt den an sich inkurablen Krebskranken eine echte palliative Chance, zumal die durchschnittliche Überlebenszeit nach der pathologischen Fraktur mehr als 1 Jahr beträgt. Einige Beispiele sollten die Möglichkeiten der Osteosynthese demonstrieren. Die Funktion der betroffenen Gliedmaße wird hierdurch zurückerlangt, der vorher dauernd Bettlägerige wird wieder gehfähig. Anstelle eines langen, qualvollen Siechtums kann dem Kranken Schmerzlinderung gebracht werden und der Rest seines Lebens wird wieder lebenswert.

## Literatur

1. BÜNTE, H., BECK, H.: Pathologische Frakturen in Skeletmetastasen maligner Tumoren. Chir. Praxis 14, 361 (1970).
2. GANZ, R., FERNANDEZ, D.: Die Behandlung pathologischer Frakturen bei Metastasen. Ther. Umsch. 30, Heft 4, 307 (1973).
3. PEREZ, A. C., BRADFIELD, J. S., MORGAN, H. C.: Management of pathologis fractures. Cancer, 29, 684 (1972).
4. RINECKER, H. DÖLLE, V.: Zur Therapie maligner Extremitätenfrakturen. Münch. med. Wschr. 117, 1791 (1975).
5. WELLER, S., SCHAUWECKER, F.: Pathologische Frakturen und Möglichkeiten der Behandlung. Bruns Beitr. klin. Chir. 217, 124

J. Seifert, J. Ring, E. Patzelt, G. Lob, J. Probst und W. Brendel,
München und Murnau

# Orale Vaccine-Behandlung bei chronischer Osteomyelitis

Abgesehen von veränderten Durchblutungsverhältnissen, möglichen Instabilitäten und resistenten Bakterien ist sicherlich die immunologische Abwehrlage der Patienten verantwortlich für das Nichtheilen einer chronischen Knocheninfektion. Theoretisch gesehen kann eine Abwehrschwäche sowohl durch eine hypoerge bzw. anerge als auch durch eine hyperer ge Reaktionslage bedingt sein. Während man eine verminderte Abwehrlage therapeutisch durch eine Immunpotenzierung, etwa durch Gammaglobuline oder Vaccination erfolgreich beeinflussen kann, wird eine pathologisch gesteigerte Immunantwort durch eine Immundepression oder durch ein Desensibilisierung wieder normalisiert.

Bevor man jedoch solche Therapiemaßnahmen ergreift, muß man Anhaltspunkte dafür haben, ob und in welcher Weise die immunologische Abwehrlage verändert ist. Bei 80 Patienten wurde deswegen die humorale Infektabwehr (Zusammensetzung der Immunglobuline; präcipitierende Antikörper gegen die jeweiligen Erreger; antihämolysierende Antikörper gegen Alphastaphylolysin bzw. Streptolysin), aber auch die celluläre Abwehrlage (gemischte Lymphocytenkultur; Hautteste) untersucht.

Die Hälfte der Patienten weisen präcipitierende Antikörper gegen das Wundsekret, aber auch einen erhöhten Antistaphylalysintiter auf. Die Untersuchung der Immunglobuline zeigt, daß wesentlich mehr als die Hälfte der Patienten, veränderte IgG,-IgM- und IgA-Werte aufweisen, wobei meistens nur ein oder maximal zwei Globuline verändert sind. Während bei Normalpersonen mit definierten Bakterienantigenen der Hauttest negativ bleibt, kann man bei Patienten mit chronischer posttraumatischer Osteomyelitis in über 70% der Fälle einen positiven Hauttest beobachten, wobei der verzögerte Typ auf eventuell beteiligte celluläre Phänomene hinweist.

Nur nach spezifischer Stimulation mit Alphastaphylalysin ist die Thymidin-Einbaurate als Ausdruck einer veränderten cellulären Immunantwort signifikant erhöht, und zwar gerade bei solchen Patienten, die einen normalen Antistaphylalysintiter aufweisen.

Dieses Screening läßt den berechtigten Schluß zu, daß es Patienten mit einer chronischen posttraumatischen Osteomyelitis gibt, bei denen sowohl die humorale als auch die celluläre Infektabwehr gestört ist. 25 solcher Patienten wurden nun herausgegriffen und oral mit einer Autovaccine unter der Vorstellung behandelt, daß dadurch die gestörte, abgeschwächte Infektabwehr wieder stimuliert bzw. normalisiert wird. Durchschnittlich bekamen diese Patienten über 11 Wochen $10^{11}$- $10^{14}$ aus dem Wundsekret gezüchtete, hitzeabgetötete Keime in aufsteigender Dosierung. Die schwierige Beurteilung einer Verbesserung oder Verschlechterung des Krankheitsbildes wurde durch eine Punktebewertung gelöst. Dabei wurden für die Beurteilung der äußeren Wundverhältnisse differenziert bis zu maximal 30 Punkte vergeben. Je höher die Punktzahl, desto schlechter war das Krankheitsbild. Für Veränderungen im Röntgenbild wurden ebenfalls bis zu maximal 30 Punkte und für Veränderungen der Blutsenkungsgeschwindigkeit bis zu maximal 40 Punkte vergeben. Die Blutkörperchensenkungsgeschwindigkeit wurde stärker betont, weil sie eine der frühesten Zeichen für die Besserung einer Infektion ist.

Unter der oralen Autovaccinebehandlung konnten beachtliche Erfolge registriert werden. Während die Patienten vor der Therapie durchschnittlich 60 Punkte hatten, verbesserten sie sich bis zum Ende der Therapie bzw. bis zum Zeitpunkt der Entlassung auf durchschnittlich 20 Punkte. Dabei sprechen Patienten mit einer anergen Immunabwehr besser auf diese Therapieform an als Patienten mit einer gestörten cellulären Immunantwort oder Patienten mit einer hyperergen Infektabwehrlage (s. Tabelle 1).

Tabelle 1. Klinische Punktebewertung (s. Text) und immunologische Untersuchungsergebnisse bei Patienten mit einer chronischen posttraumatischen Osteomyelitis; Mittelwerte und mittlere Fehler des Mittelwertes bei n = 18 Patienten

| | vorher | Therapieende | Entlassung |
|---|---|---|---|
| Klinische Punktebewertung | 62 u. 3,5 | 30 u. 2,9 | 22 u. 3,5 |
| Humorale Immunreaktion (Anti-Staphylolysine) | 2,2 u. 0,3 | 1,7 u. 0,3 | 1,3 u. 0,2 |
| Cellurläre Immunrekation ($^3$H,Index) | 3,2 | --- | 0,6 |

Dieser Therapieerfolg läßt sich nicht nur klinisch verfolgen, sondern wird auch durch eine Normalisierung der immunologischen Testergebnisse (Lymphocytentransformationstest; Antistaphylalysintiter) angezeigt.

Diese sicherlich noch vorläufigen Ergebnisse zeigen, daß durch eine gezielte Unterstützung der Immunantwort eine chronische Infektion beeinflußt werden kann.

H. Kehr, Duisburg

## Technik und Ergebnisse der Behandlung von Schlüsselbeinpseudarthrosen

Den ganz überwiegend guten Resultaten der konservativen Therapie frischer Claviculafrakturen steht in zahlreichen Literaturstatistiken eine erhebliche Zahl von Komplikationen nach operativer Behandlung gegenüber, deren häufigste die Pseudarthrose darstellt. In unserem Krankengut von 16 Schlüsselbeinpseudarthrosen waren auswärts operativ vorbehandelte mit 6 Fällen verhältnismäßig häufig vertreten. Die Klassifizierung - nach der biologischen Aktivität - zeigte reaktionsarme oder Defektpseudarthrosen vorwiegend nach operativer Behandlung und hypertrophe Formen, die häufiger nach konservativer Behandlung auftreten. Weitaus die meisten Pseudarthrosen waren im mittleren Abschnitt lokalisiert, nur jeweils eine fand sich am sternalen und am acromialen Ende.

Die Therapie der Claviculapseudarthrosen ist ausschließlich operativ. Die Indikation ergibt sich bei Schmerzen, Belastungsinstabilität und Kraftminderung der betroffenen Extremität, im Einzelfall können auch einmal kosmetische Gesichtspunkte mitbestimmend sein.

Wegen der spezifischen anatomischen Gestalt des Knochens und seiner funktionellen Beanspruchung innerhalb des Schultergürtels bietet die Osteosynthese an der Clavicula nicht unerhebliche Probleme. Intramedulläre Methoden ergeben wegen mangelnder Rotationsstabilität keine ausreichende Retention, je Rushpin, Markdraht oder Küntscher-Nagel fördern eher die Ausbildung oder das Fortbestehen einer Pseudarthrose, da durch partielle Verklemmung der Implantate im Markraum eine Sperrwirkung entsteht und so die zur Heilung erforderliche Verkürzung nicht eintreten kann. Lediglich am acromialen Ende kann die Fixation mit Kirschner-Drähten und zusätzlich mit Zugschraube erfolgen.

Bei der stabilen Plattenosteosynthese ergaben sich im Zuge ihrer Anwendung als Gerade- oder Halbrohrplatte Schwierigkeiten im Hinblick auf eine ausreichende Anpassung an die physiologische Claviculakrümmung und Torsion. Zwar erlaubt die Schränkung der Platte eine Ausgleichung an die Torsion, die S-förmige Hauptkrümmung kann jedoch meist nicht ausreichend nachgeahmt werden. Dies führt zu der bei Osteosynthesen immer unerwünschten Situation, daß der Knochen dem Implantat angepaßt wird, und es resultiert eine mehr oder weniger gewaltsame Begradigung der Clavicula, was einerseits zur Desintegration im Schultergürtel und andererseits zu vorzeitiger Auslockerung der Platte führen kann.

Die Bemühung um eine funktionsgerechte, maximale Festigkeit der Osteosynthese führte in unserer Klinik zur Erprobung einer neuen Osteosyntheseplatte [1], deren Vorteil in ihrer leichten Verformbarkeit liegt. Mit dieser Platte, die wir seit 2 Jahren ausschließlich anwenden, ist eine optimale Anpassung an die physiologische Claviculaform möglich, wobei auch individuelle Besonderheiten des Einzelfalles Berücksichtigung finden können.

Unser operatives Vorgehen an der Clavicula weist gegenüber der üblichen, standardisierten Pseudarthrosenbehandlung am übrigen Skelet einige Besonderheiten auf.

1. Eine Druckosteosynthese ist wegen der damit verbundenen Verkürzungsgefahr für den Schultergürtel nur selten möglich.

2. In der Mehrzahl der Fälle wird entgegen den sonstigen Gepflogenheiten eine Resektion der Pseudarthrosen vorgenommen und in den entstandenen Defekt ein corticospongiöser Span unter

---

[1] Herstellerfirma: Mathys, Bettlach

Wiederherstellung der ursprünglichen Länge der Clavicula eingebracht. Der Span ist entweder als V-förmiger Dübel oder T-förmig gestaltet und wird absolut stabil in die Osteosynthese miteinbezogen (Abb.1). Um die angreifenden Zug-, Druck-, Torsions- und Biegungskräfte sicher auszuschalten, ist auf ausreichende Plattenlänge zu achten. Mindestens 3 Schrauben sollten in jedem Fragment verankert sein.

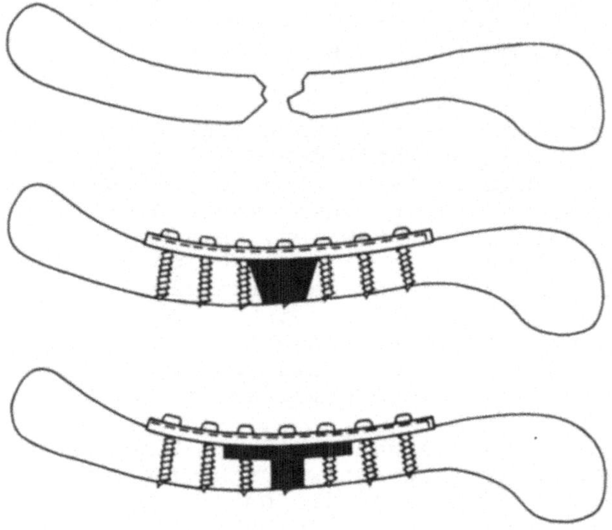

*Abb.1. Osteosynthese mit Beckenkammspan*

In der geschilderten Weise behandelt, kamen von 16 Schlüsselbeinpseudarthrosen 15 sicher zur Ausheilung. In einem Falle bestand nach Entfernung der gelockerten Platte die Pseudarthrose weiter. Von einem neuerlichen Eingriff, der dem Patienten empfohlen wurde, ist aber die Ausheilung noch zu erwarten. Die Nachuntersuchung ergab weiterhin anhand ausgemessener Übersichtsaufnahmen des Schultergürtels in keinem Falle eine Verkürzung. Bewegungseinschränkungen, die sämtlich bereits vor Therapiebeginn bestanden, wurden in 4 Fällen beobachtet. Von diesen Patienten wurden auch entsprechende subjektive Beschwerden angegeben.

In der Nachbehandlung kann zwar in den meisten Fällen auf äußere Ruhigstellung verzichtet und ohne Belastung frei bewegt werden, es empfiehlt sich jedoch, in jedem Einzelfalle kritisch zu prüfen, ob die erreichte Stabilität für eine funktionelle Nachbehandlung wirklich ausreicht. Im Zweifelsfalle sollte man sich nicht scheuen, einen Brustarmgips anzulegen.

Literatur

1. KOCH, F., PAPADIMITRIOU, G., GROHER, W.: Mschr. Unfallheilk. 74, 330-337 (1971).
2. MEVES, H.: Acta chir. aust. 4, 78-81 (1973).
3. PROBST, J.: Mschr. Unfallheilk. 73, 464-473 (1970).
4. RUSSE, O.: Hefte Unfallheilk. 114, 190-191 (1972).
5. SCHEWIOR, TH,: Acta traumatol. 4, 113-125 (1974).
6. WALCHER, K.: Hefte Unfallheilk. 114, 187-190 (1972).

J.E. Beltran, F. Jimeno-Urban und R. Barjau, Barcelona

# Eine vereinfachte Kompressionsarthrodese beim Schultergelenk

Die Indikation zur Versteifung des Schultergelenkes ist gegeben als letzte Behandlungsmöglichkeit bei Patienten mit Bewegungseinschränkung und starker Schmerzen bei aller Art von Gelenkstörungen. Diese Operation hat auch einen großen Wert in der Behandlung der gelähmten Schulter verursacht durch Verletzung des Plexus brachialis oder Kinderlähmung.

Die Versteifung des Schultergelenkes ist schwer zu erreichen, die Gründe sind:

1. Die Kontaktflächen zwischen Glenoid des Schulterblattes und Oberarmkopfes sind klein.
2. Die Gelenksfläche des Glenoid fossa ist oft flach und wird während der Operation mehr abgeflacht. Die Gelenksfläche des Oberarmkopfes ist espherisch.
3. Das Gewicht des Armes zieht die Kontaktflächen auseinander.
4. Im Fall von Kinderlähmung und Lähmung des Plexus brachialis Knochen und Muskel sind atrophisch. Die normale Kompressionskraft der Muskulatur fehlt.
5. Das Schultergelenk ist schwer ruhigzustellen.

1971 haben wir mit einer neuen OP-Methode begonnen. Wir haben alle Schwierigkeiten, wie oben beschrieben, in Betracht gezogen und festgestellt, daß bei Vergrößerung der Kontaktflächen durch Verschieben des Oberarmkopfes noch oben und hinten und Fixation mit Osteosynthese, Pseudarthrosen vermieden werden und die äußere Fixationszeit verkürzt wird.

Die verwendete Technik in unseren 11 Fällen war folgendes: Zwei Tage vor der Operation wird ein Brustarmgips angelegt und es wird mit Hilfe von Röntgenbildern bestätigt, ob der Oberarm in einer Abduktion von 50°, einer Flexion von 20° und einer Innenrotation von 25° steht.

Falls der Arm wegen Steifheit nicht in ideale Position gebracht werden kann, wird nur der Brustteil des Gipses angelegt. Am Tag vor der Operation wird durch ein Fenster im Gips das Operationsgebiet freigelegt. Die Operation wird in halbsitzender Stellung des Patienten durchgeführt.

Die Incision beginnt am Acromio-Claviculargelenk, verläuft am vorderen Rand des Schlüsselbeines bis zum Coracoid und von dort entlang des vorderen Bandes des Deltoids bis zum Deltoid tuberositas. Der Clavicular-Ansatz des Deltoids wird incidiert und der Muskel nach außen geschoben. Anschließend wird der Processus coracoideus osteotomiert, um einen besseren Blick auf das infraglenoide Tuberculum und den oberen Teil des äußeren Randes der Scapulae zu bekommen. Das Labrum wird entfernt und die Knorpel beider Gelenkflächen exoidiert und modelliert, um größere Kontaktflächen zu erreichen. Die Corticalis des Acromions wird auch entfernt. Dann wird der Oberarm in die richtige Stellung gebracht und mit einer Putti-Kompressionsschraube von der Außenseite des Oberarms zum Zentrum des Glenoid fossa fixiert (Abb.1).

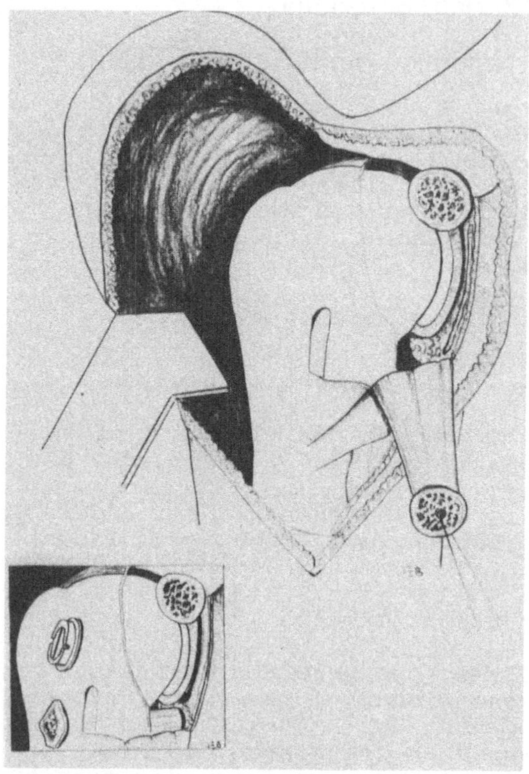

*Abb.1. Zugang zur vereinfachten Schultergelenksarthrodese. Der M. Deltoideus ist nach außen geschoben. Der Processus Coracoideus ist osteotomiert und mit seinen Muskelansätzen nach unten geschoben. Es kommt zur Darstellung der vorderen Gelenkkapsel- sowie des oberen Teils des äußeren Randes der Scapula. Im kleineren Bild wird der Kopf der Putti-Schraube gezeigt sowie die Position des Fibularis-Spans*

Anschließend wird ein etwa 10 cm langer autologer Span der Fibulae excidiert. Ein Ende wird wie eine Bleistiftspitze modelliert und durch ein Bohrloch von der Außenseite des proximalen Endes des Oberarm-Schaftes bis zum infraglenoiden Tuberculum geschoben. Zum Schluß wird eine Spongiosa-Schraube vom Acromion zum Oberarmkopf gebohrt.

Der durchschnittliche Blutverlust bei unseren 11 Operationen war 370 cc, die Operationsdauer 110 Minuten.

Nachbehandlung:

Brustarmgips für zwei Wochen und anschließend zwei Wochen Abduktionsschiene. Vier Wochen nach der Operation keine äußere Fixation mehr (Abb.2).

Die Indikation unserer 11 Operationen waren folgende:

2 Zustand nach Tuberkulose
2 Zustand nach traumatischer Plexus brachialis-Lähmung
6 Zustand nach Trümmerbrüchen des Schultergelenkes
1 Zustand nach Arthroplastik vor 20 Jahren

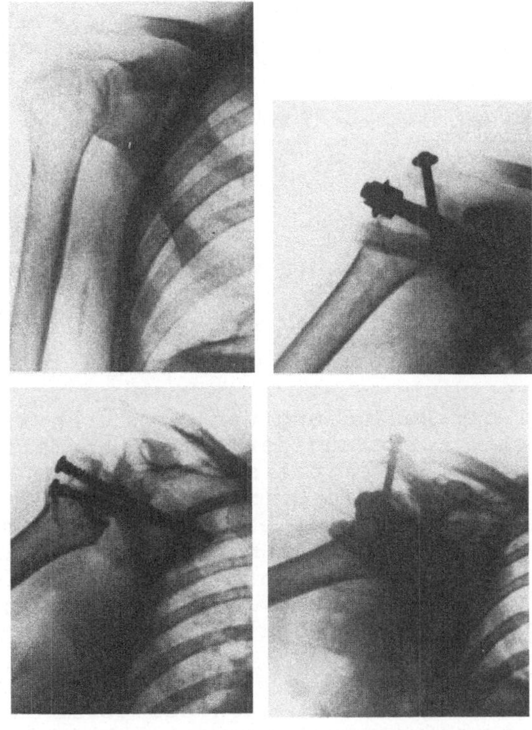

*Abb.2. Oben: Rechtes Schultergelenk eines 25jährigen Schlossers mit einer traumatischen Plexus-Brachialis-Lähmung. Zustand nach vereinfachter Schulterarthrodese. Unten: 44jährige Frau mit Schulterarthrodese rechts, vor 2 Jahren erfolglos durchgeführt. 4 Monate nach vereinfachter Arthrodese, diese ist knöchern durchgebaut*

Ergebnisse:

Von den 11 Arthrodesen hatte nur ein Patient Schmerzen am Oberarm-Amputationsstumpf.

Bei 3 Patienten hat die Arthrodese in zu starker Abduktionsstellung konsolidiert.

Alle Patienten können mehr als 20 kg hochheben.

Literatur

1. BLANQUET BENIDICTO, A., MADRIGAL ESCUDER, J. J., MATEO MONTANES, J.: La tecnica del doble stornillado en las fracturas intracapsulares del cuello de femur. Barcelone quirurg. 15, 81-84 (1971).
2. BRITTAIN, H. A.: Architectural Principles in Arthrodesis. Edinburgh: Livingstone 1942.
3. CABOT, J. R.: Cirurgia del aparato locomotor. Barcelona: Salvat 1969.
4. CAMPBELL, C. W.: Operative Orthopaedics, Ed. 4. Herausgegeben von A. H. CRENSHAW. St. Louis: Mosby 1963.
5. CHARNLEY, J.: Compression Arthrodesis of the Ankle and Shoulder. J. Bone Jt Surg. 33 B, 180-191 (1951).
6. TECHNIQUES CHIRURGICALES. Orthopédie et traumatoligie. In: Encyclopédie médico-chirurgical. Paris: Séguier 1970.

A. Grünert, G. Ritter und H.-J. Walde, Mainz

## Spezielle Verbundosteosynthese für den Oberarm: Experimentelle Untersuchungen und klinische Erfahrungen

Bei der Behandlung von Frakturen alter Menschen besteht die wichtigste Forderung darin, die normale Funktionsfähigkeit der verletzten Extremität möglichst rasch wieder herzustellen. Am Oberarm stellen die proximalen Schaftfrakturen ein besonderes Problem dar, da sich hier einmal aus allgemeinen Gründen z. B. Thoraxabduktionsgipsverbände verbieten, zum anderen aber übliche Osteosyntheseverfahren oft kein befriedigendes Ergebnis erzielen lassen, wie beispielsweise die Bündelnagelung wegen der proximal sehr weiten Markhöhle, oder Plattenosteosynthesen wegen der oft extrem dünnen Corticalis.

Grundsätzlich hat sich bei verminderter Knochenstabilität, wo übliche Osteosynthesemittel keinen genügenden Halt im Knochen finden, die Verbundosteosynthese unter gezieltem Einsatz mit strenger Indikationsstellung bei bestimmten Frakturen alter Menschen bewährt.

Zwischen der oberen und unteren Extremität bestehen hinsichtlich der Anforderung an eine Verbundosteosynthese prinzipielle Unterschiede. An der unteren Extremität treten erhebliche Druckkräfte auf, weshalb in einer Verbundosteosynthese die Markhöhle mit Knochenzement zur Übernahme dieser Belastungen aufgefüllt wird. Das Metallimplantat wird dabei so eingesetzt, daß es neben der Schienung der Fraktur die auftretenden Biegungskräfte kompensiert.

Gewichtige Nachteile der Markraumausfüllung mit Zement bestehen in einer erheblichen Störung der Blutversorgung des Knochens, woraus sich die nicht selten zu beobachtende verzögerte bis ausbleibende Heilung des frakturierten Knochens erklärt.

Aufgrund der anderen biomechanischen Beanspruchungsweise der oberen Extremität liegt das Problem einer funktionsstabilen Osteosynthese hier nicht in einer genügend stabilen Druckübertragung, sondern vielmehr in der stabilen Fixierung eines geeigneten Metallimplantates am Knochen. In Gelenknähe allgemein und beim älteren Menschen in weit erhöhtem Ausmaß ist die Corticalis so dünn, daß eine primär stabile Fixierung durch Schrauben allein oft unmöglich ist.

Um einerseits die Störungen der Frakturheilung durch eine totale Markraumfüllung mit Knochenzement zu vermeiden und andererseits aber doch eine stabile Fixation des Osteosynthesemittels zu erreichen, wenden wir am Oberarm eine modifizierte Technik der Verbundosteosynthese an:

Nach Reposition der Fraktur wird eine breite AO-Platte aufgelegt und mit Lambotte-Zangen am Knochen fixiert. In die der Platte anliegende Corticalis werden die erforderlichen Schraubenlöcher gebohrt. Über jedes Bohrloch werden mit einer Einmalspritze je 1-2 ml Knochenzement in die Markhöhle eingebracht. Erst nach Verfestigung des Zementes werden die endgültigen Schraubenlöcher gebohrt und mit Gewinde versehen. Dann erfolgt das Eindrehen und Festziehen der Schrauben.

Im Gegensatz zu dem üblichen Vorgehen, die Schrauben noch in den weichen Zement einzudrehen, erbringt unsere Technik, nämlich die Gewinde erst in den erhärteten Zement zu schneiden, viel höhere Stabilitätswerte, wie unsere Messungen zeigen.

Ziel experimenteller Untersuchungen war, die durch die modifizierte Technik in der Praxis erreichbaren Festigkeitswerte der Schraubenverankerung im Vergleich mit der zementfreien Osteosynthese zu messen: An frischen Leichenknochen alter Menschen werden jeweils am rechten Humerus eine breite Platte mit Corticalisschrauben, am linken Humerus unter zusätzlicher Verwendung von Knochenzement in der beschriebenen Technik befestigt.

Mit einer Materialprüfmaschine werden die Festigkeitswerte der Schraubenverankerung an den verschiedenen Knochenabschnitten in Ausziehversuchen gemessen. Wie die Ergebnisse hier am Humerus einer 74jährigen Frau beispielhaft zeigen, liegen in Schultergelenknähe die bis auf 10 kp absinkenden Festigkeitswerte weit unter den für eine stabile Schraubenverankerung erforderlichen Minimalwerten (Abb.1).

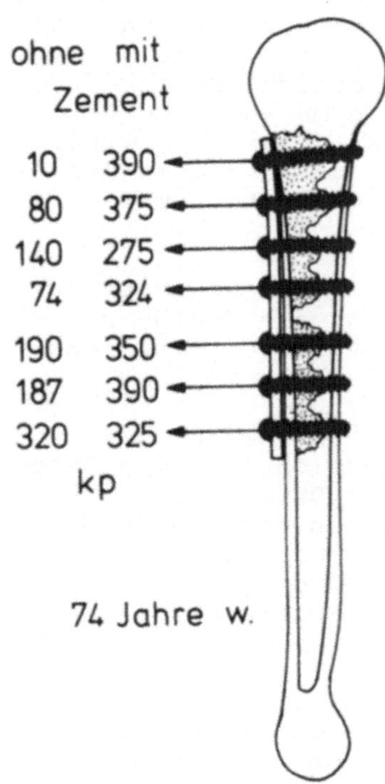


*Abb.1. Zugfestigkeit der Schraubenverankerung im proximalen Humerus, vergleichende Meßergebnisse ohne und mit spezieller Anwendung von Knochenzement*

Dagegen erbringt die als Schraubenmutter dienende Zementplombe in allen Knochenbereichen mit Werten von 275 bis 390 kp eine für alle Anforderungen ausreichende, hohe Stabilität (Abb.1).

Einige klinische Beispiele sollen Ihnen Indikation und Anwendung der beschriebenen Verbundosteosynthese verdeutlichen:

1. 79jährige Frau mit Schaft- und zusätzlicher proximaler Spiralfraktur des Humerus. Verbundosteosynthese mit breiter 10 Loch-AO-Platte, nach 8 Wochen Fraktur knöchern fest.
2. 76jähriger Mann mit kombinierter Schaft- und stark dislozierter subcapitaler Humerusfraktur, Verbundosteosynthese mit breiter 9 Loch-AO-Platte, sofortige Funktionsstabilität.
3. 73jähriger Mann mit kombinierter Schaft- und nicht dislocierter subcapitaler Humerusfraktur, bei dem aufgrund einer Handamputation auf der anderen Seite eine besonders dringliche Indikation zu einer primär vollfunktionsstabilen Osteosynthese bestand. Funktionsbild 7 Tage nach der Operation, normaler Gebrauch des operierten Armes.

Wie unsere experimentellen Untersuchungen und klinischen Erfahrungen zeigen, lassen sich mit der für die besonderen Anforderungen an der oberen Extremität modifizierten Technik der Verbundosteosynthese hohe Stabilitätswerte erreichen, wobei gleichzeitig durch die nur partielle Auffüllung der Markhöhle mit Zement die eigentliche Frakurheilung viel geringer als bei üblichen Verbundosteosynthesen beeinträchtigt wird.

Literatur

1. MÜLLER, M. E.: Die Verwendung von Kunstharzen in der Knochenchirurgie. Arch. orthop. Unfall-Chir. 54, 513 (1962).
2. RITTER, G., GRÜNERT, A.: Biomechanische Untersuchungen zur Stabilität von Schenkelhalsfrakturen mit Verbundosteosynthesen. Arch. orthop. Unfall-Chir. 79, 153 (1974).
3. TSCHERNE, H., SZYSZKOWITZ, R.: Zur Behandlung pertrochanterer Frakturen im hohen Alter: Osteosynthese mit AO-Winkelplatte und Palacos. Act. chir. aust. 1, 142 (1969).

R. Scholz, Graz

# Zur Radialisverlagerung bei der Plattenosteosynthese von Oberarmschaftbrüchen im mittleren Drittel

Angeregt durch die Publikation von BRÜCKE 1971 über einen Fall einer beugeseitigen Verlagerung des nervus radialis bei der offenen Osteosynthese bei Oberarmfrakturen im kritischen Bereich, haben wir an der Universitätsklinik für Chirurgie in Graz seither 7 Verlagerungen des nervus radialis durchgeführt.

Von den 7 Patienten hatten 3 eine primäre, komplette Radialislähmung, jedoch keine Durchtrennung des Nerven in seiner Kontinuität im Sinne einer Neurotmesis. Zwei von ihnen haben wir innerhalb der ersten 8 Stunden operiert. Den dritten konnten wir erst nach 4 Wochen operativ behandeln. Die übrigen 4 Patienten operierten wir einmal wegen eines Polytraumas, die anderen drei wegen Pseudarthrosenbildung. Die Oberarmfrakturen waren immer im mittleren Drittel bzw. an den Übergangsbereichen zum proximalen bzw. distalen Drittel lokalisiert. Die längste Beobachtungszeit betrug 3 Jahre 8 Monate, die kürzeste 7 Monate. Da die ersten Reinervationszeiten bei 2 Fällen erst nach 4 und 6 Monaten eintreten, muß man eine Radialisschädigung im Sinne einer Axonotmesie annehmen. Die volle Wiederherstellung war bei diesen Fällen nach 18 Monaten gegeben.

Postoperativ hatten wir bei 2 Fällen eine Sensiblitätsstörung im Sinne einer Neurapraxis, die in einigen Tagen abklang.

Auf die Indikationsstellung zur Osteosynthese der Oberarmschaftbrüche mit oder ohne Verletzung des nervus radialis kann ich in diesem Rahmen nicht eingehen und möchte auf die zahlreichen Publikationen hinweisen.

Hat man sich entschlossen, eine offene Reposition durchzuführen, so erfolgt die Freilegung der Fraktur von dorsal in Bauch- oder Seitenlage des Patienten bei herunterhängendem Unterarm.

Wir durchtrennen die Muskulatur in der Faserrichtung. Der nervus radialis muß bei Brüchen im mittleren Schaftdrittel und im Bereich der Übergangszonen immer freigelegt werden. Bei frischen Frakturen suchen wir den Nerven entweder direkt im Bereich der Fraktur oder aber proximal davon meist zwischen den caput laterale und caput mediale auf. Begleitet wird der nervus radialis von der arteria collateralis radialis, deren Äste oft den ersten Hinweis auf die Nähe des Nerven anzeigen. Inwieweit die Äste des nervus radialis freipräpariert werden müssen, hängt von der Höhe der Fraktur einerseits und der Höhe der Abgänge derselben weitgehend ab.

Bei Späteingriffen bzw. bei Pseudarthrosen ist die Präparation sehr mühsam und fordert subtile Operationstechnik und Geduld. Oft ist die Freilegung nicht mehr möglich und man ist gezwungen, den in das Narbengewebe eingebetteten Nerven insgesamt zu verlagern. Die Verlagerung erfolgt durch den Bruchspalt hindurch auf die Beugeseite des Oberarmes (Abb.1). Die Einbettung erfolgt in gesunde Muskulatur.

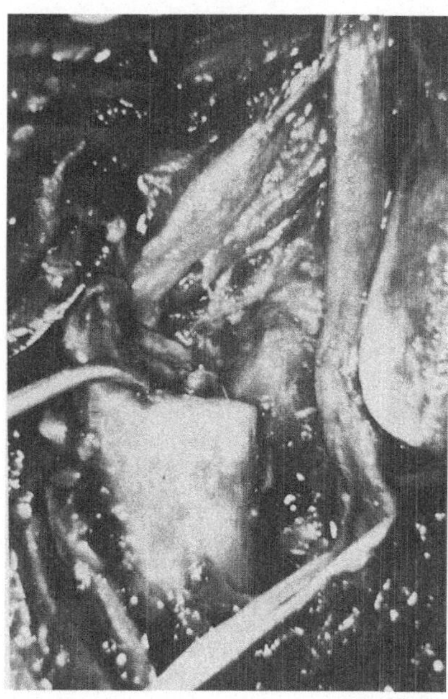

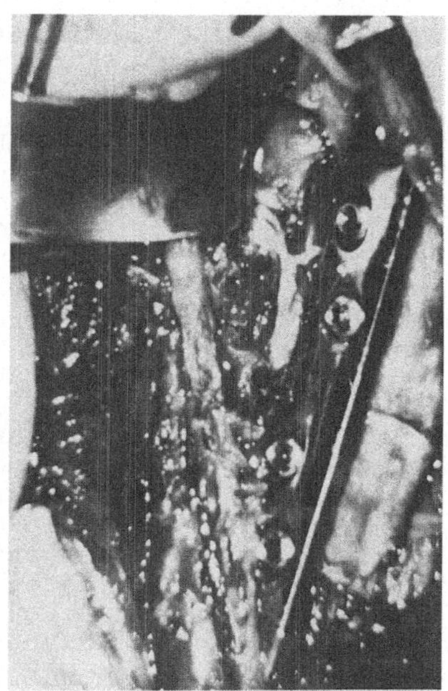

*Abb.1. Intraop. Aufnahmen während der Verlagerung des nerv. rad. auf die Beugeseite des Oberarmes und nach Plattenosteosynthese*

Anschließend erfolgt die Reposition des Bruches und die Fixation mit einer geraden breiten Platte, wobei das proximale und distale Hauptfragment mindestens von 6 corticales erfaßt werden müssen. Zwischen dem Knochen und dem Nerven versuchen wir Muskulatur zu interponieren.

Wir sehen in der Verlagerung des nervus radialis beugeseitig folgende Vorteile:

1. Eine Dehnungsentlastung bei der Plattenosteosynthese, und zwar dann, wenn der nervus radialis über die Platte zu liegen käme. Nach unseren Untersuchungen bedarf es einer Verlängerung des

nervus radialis von ca. 10 mm bei der Plattenosteosynthese. Dies würde automatisch zu einer Dehnung des Nerven führen.

2. Einbettung des Nerven in gesunder Muskulatur.
3. Vermeidung von Mitbeteiligung des Nerven bei entzündlichen Prozessen im Bereich der Osteosynthese. (Metallose, abakterielle Entzündungen etc.).
4. Gefahrlose Reosteosynthese bei Plattenlockerung oder Bruch (Abb.2).

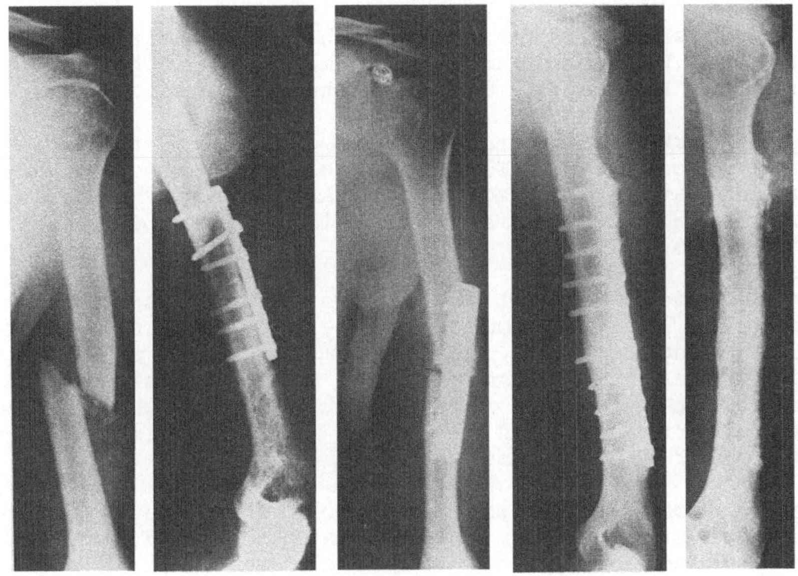

*Abb.2. Pseudarthrose linker Oberarmschaft, Osteosynthese mit beugeseitiger Radialisverlagerung, Plattenlockerung, Reosteosynthese, Heilung*

Die sogenannte Verlängerung des nervus radialis bei der Verlagerung beträgt niemals 3 bis 5 cm, wie BRÜCKE dies betont. Unsere Untersuchungen ergaben bei der Mobilisation des Nerven in einer Länge von 10 bis 12 cm und anschließender Verlagerung, eine Verlängerung von durchschnittlich 5 mm.

Durchtrennt man zusätzlich das caput ulnare des musculus triceps, so tritt eine Verlängerung von durchschnittlich 15 mm auf. Außerdem hängt die Beanspruchung des Nerven auf Dehnung von der Rotation des Oberarmes und von der Stellung desselben zur Schulter ab.

Wir glauben, daß diese relative Verlängerung des nervus radialis bei primärer oder sekundärer Naht, mit oder ohne Resektion, zu gering ist. Viel eher erscheint es uns zweckmäßig, die relative Verlängerung durch eine Verkürzungsosteotomie zu erreichen. Wie wir und andere Autoren feststellen konnten, zeigen Verkürzungen des Oberarmschaftes bis zu 6 cm keine funktionellen Nachteile.

K. Schwencke, Hamburg

# Operative Versorgung distaler Bicepssehnenabrisse

Über das seltene Ereignis der hauptsächlich bei Männern zu beobachtenden Ruptur der distalen Bicepssehne wird stets nur anhand kleiner Serien berichtet. Im Krankengut der Grazer Unfallklinik mit jährlich über 35 000 Verletzten kamen beispielsweise innerhalb von 25 Jahren nur 5 Fälle zur Beobachtung.

Da wir bisher 9 Risse operiert haben und einen konservativ behandelten Fall nachuntersuchen konnten, möchte ich hier einige Worte zur Behandlung dieser seltenen Verletzung sagen.

Es sei kurz daran erinnert, daß der Biceps neben seiner Funktion als Hauptbeuger des Ellenbogengelenkes auch der Hauptinitiator des Unterarmes ist, so daß ein Abriß seiner distalen Sehne zu einem erheblichen Leistungsabfall der betroffenen Extremität führen muß.

Die überwiegende Zahl von Bicepssehnenabrissen entsteht dann, wenn eine in ihrem Gewicht fehleingeschätzte Last bei gebeugtem Ellenbogengelenk und supiniertem Vorderarm aufgefangen werden soll. Andere Mechanismen treten dagegen stark zurück. Die Sehne reißt fast immer von ihrem Ansatz an der Tuberositas radii ab. Die Verletzten spüren dabei ein Knacken oder ein Gefühl wie einen Schlag auf die Ellenbeuge.

Der Verdacht einer distalen Bicepssehnenruptur taucht bei sorgfältiger Erhebung der Anamnese auf und wird durch die klinische Untersuchung bestätigt. Praktisch immer ist, wie hier auf den Dias sehr schön zu sehen, die Ellenbeuge leer, wenn der Unterarm rechtwinkelig gebeugt und maximal supiniert wird. Ebenfalls gut sichtbar ist die Schwellung im unteren Oberarmdrittel, die dem hochgerutschten Muskelbauch entspricht.

Die einzig erfolgversprechende Behandlung besteht in Übereinstimmung mit den Erfahrungen anderer Autoren in der Operation. Wir operieren in der modifizierten Technik nach BUNNELL, die ich Ihnen hier zeigen möchte.

Operation in pneumatischer Blutleere. Freilegung von einem Doppelrechtwinkelschnitt in der Ellenbeuge. Hier sieht man bereits die Sehne und das kolbig veränderte abgerissene Ende. Jetzt gilt es, die Tuberositias radii übersichtlich darzustellen, wobei Verletzungen der Arteria brachialis oder Cubitalis sowie des tiefen Astes des Nervus radialis peinlich zu vermeiden sind. Bei voller Supination des Unterarmes gelingt die Präparation leichter. Mit einem AO-Bohrer wird nunmehr der Radius durchbohrt und die mit 3 Lengemann-Nähten armierte Sehne fest an den Radius herangezogen bei rechtwinkeliger Beugung des Ellenbogengelenkes. Hier im Bild sehen Sie den Endzustand der Operation bei einem veralteten Riß unter Zuhilfenahme lyophilisierter Dura und die Befestigung der Drähte mit den üblichen Bleikugeln.

Im Anschluß an die Operation geben wir für 6 Wochen einen Thorax-Abduktionsverband in Beugestellung des Ellenbogengelenkes.

In der Literatur wird das hier beschriebene Vorgehen von den meisten Autoren befürwortet. Es gibt nur vereinzelte Stimmen gegen diesen Eingriff, die in dem Verfahren eine zu große Gefahr für den tiefen Ast des Nervus radialis sehen.

Unsere Verletzten waren ausschließlich Männer im Alter zwischen 35 und 55 Jahren. Der eingangs geschilderte Mechanismus zur Entstehung des distalen Bicepssehnenrisses traf bei ihnen ausnahmslos zu. Es sei mir erlaubt zu erwähnen, daß unserem heutigen Vorsitzenden das Ereignis beim Graben im Garten widerfuhr, als unerwartet Erdreich wegbrach.

Die zwischen 6 Monaten und 1,5 Jahren nach der Reinsertion der Sehne von uns nachuntersuchten Operierten bewegten ihre Ellenbogengelenke aktiv frei. Die grobe Kraft, sofern sich diese überhaupt objektiv messen läßt, war kaum noch herabgesetzt. An Beschwerden wurden Narbenschmerzen bei Wetterumschlag, Taubheitsgefühl in der Narbenumgebung und zunächst vorzeitige Ermüdung des Biceps bei Dauerleistung angegeben.

Der distale Bicepssehnenabriß ist ein seltenes Ereignis. Die Diagnose sollte aus Anamnese und klinischem Befund gestellt werden. Die Ergebnisse der operativen Behandlung übertreffen die der konservativen bei weitem. Da der Einzelne jedoch stets nur sehr kleine Zahlen vorweisen kann, wäre vielleicht eine Nachuntersuchung in größerem Rahmen anzuregen.

P. Thümler, W. Müller und W. Kurock, Mainz

## Rupturen der Bicepssehne und ihre Behandlung

Bicepssehnenrupturen zählen zu den relativ seltenen Verletzungen der oberen Extremität. Dabei gehören die Risse der distalen Sehne zu den echten Raritäten.

Die Bedeutung dieses zweigelenkigen und zweiköpfigen Muskels für die Bewegungen im Schulter- und besonders im Ellenbogengelenk zwingt uns, auf eine möglichst optimale Wiederherstellung seiner Funktion zu trachten.

Wir müssen aufgrund der Entstehung, des Funktionsausfalls und der möglichen Therapie zwischen Rupturen im Ursprungs- und Ansatzbereich unterscheiden. Die distalen Läsionen entstehen meist durch Einwirkung einer stumpfen Gewalt auf den Ansatzteil des Biceps, während dieser maximal kontrahiert ist, oder wenn größere Lasten bei gebeugtem Ellenbogengelenk und supiniertem Unterarm aufgefangen oder hochgerissen werden sollen. (1) Ihnen liegt also in den meisten Fällen ein eindruckvolles Unfallereignis zugrunde.

Bei den proximalen Rissen, die in der Regel die Sehne des langen Bicepskopfes betreffen, finden wir nur selten ein adäquates Trauma. Sie fallen also in den Kreis der pathologischen oder spontanen

Rupturen. Diese Unterscheidung spielt bei der versicherungsrechtlichen Beurteilung eine nicht unerhebliche Rolle (2).

Die Diagnose einer Bicepssehnenruptur bietet allgemein keine Schwierigkeiten und wird durch Anamnese und Klinik gestellt.

Ein 48jähriger Beamter spürte beim Geräteturnen, welches er nur gelegentlich betrieb, plötzlich einen reißenden Schmerz im distalen Oberarm. Die Beugefähigkeit war sofort aufgehoben. Bei der Aufnahme zeigte sich ein flächenhaftes Hämatom im Bereich der Ellenbeuge, die distale Bicepssehne war am anatomischen Ort nicht tastbar. Intraoperativ sahen wir diesen Totalabriß der distalen Bicepssehne aus der Tuberositas radii (Abb.1).

Um eine optimale Wiederherstellung der Funktion bei distalen Bicepsrupturen zu erreichen, ist eine operative Refixierung unumgänglich. Dafür sind mehrere Methoden angegeben worden.

THOMSEN führte von einem dorsalen und einem zweiten seitlichen Schnitt die gespaltene Sehne durch 2 parallele Bohrlöcher im Radius.

BUNNELL hat mit seiner bekannten "Pull-out-wire" Methode eine sehr elegante Operation angegeben.

Wir haben uns im anfangs aufgezeigten Fall zu einer Operation nach PLATT entschlossen, da sich intraoperativ ausreichend funktionsfähiges Sehnenmaterial für die Anlegung einer Schlinge fand.

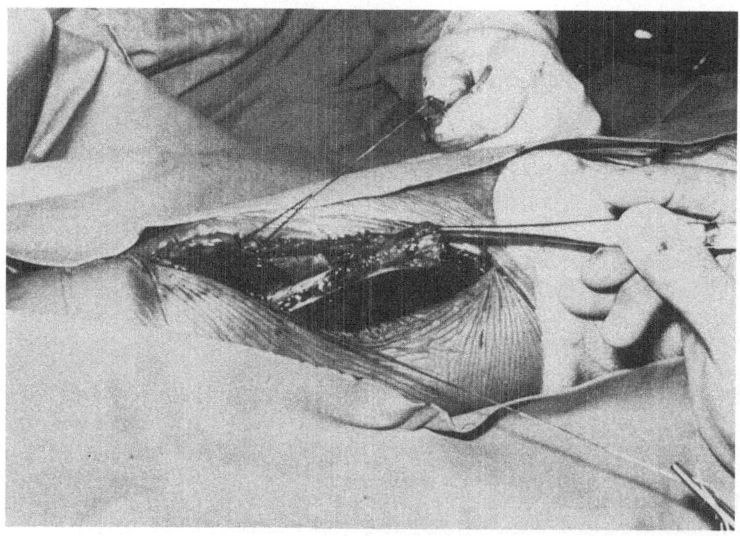

*Abb.1. Distale Bicepssehnenruptur. Die Sehne war im Bereich der Tuberositas radii gerissen und nicht degenerativ verändert.*

Ist die rupturierte distale Sehne stark degenerativ verändert oder aufgefasert und eine der aufgezeigten Operationsmethoden nicht durchführbar, kann man nach Schmieden die Bicepssehne mit dem Musculus brachialis und dem Lacertus fibrosus vereinigen. Dabei muß aber der Supinationsausfall in Kauf genommen werden.

Bei den proximalen Rupturen ist eine Rekonstruktion in aller Regel nicht möglich und bei intakter kurzer Bicepssehne auch nicht erforderlich. Eine konservative Behandlung sollte aber auch dann nur vorgenommen werden, wenn keine Störung der Funktion vorliegt.

Ein 44jähriger Maurer verspürte beim Hochheben einer normal gewichtigen Steinplatte plötzlich reißende Schmerzen im rechten Oberarm. Bei der Aufnahme sahen wir einen schlaffen Muskelbauch im Bereich des rechten Oberarmes, der sich bei Beugebewegung nach ellenbogenwärts verschob. Die aktive Beugung war möglich, die grobe Kraft gegenüber der gesunden Seite aber deutlich vermindert.

Intraoperativ zeigte sich die am Ursprung rupturierte Sehne des langen Bicepskopfes schon makroskopisch stark degenerativ verändert (Abb.2). Sie mußte zum größten Teil reseziert werden. Wir haben außer der Vereinigung mit kurzem Bicepskopf zur besseren Stabilisierung den proximalen Sehnenrest durch ein Bohrloch im Humerus gezogen und zu einer Schlaufe vernäht. Die histologische Untersuchung der resercierten Sehne bestätigte uns stärkste degenerative Veränderungen.

Bei einem anderen Patienten bestand klinisch das Bild einer proximalen Sehnenruptur. Bei der Operation fanden wir die lange Bicepssehne jedoch intakt. Es war zu einer Teilzerreißung des cranialen Muskelbauches gekommen.

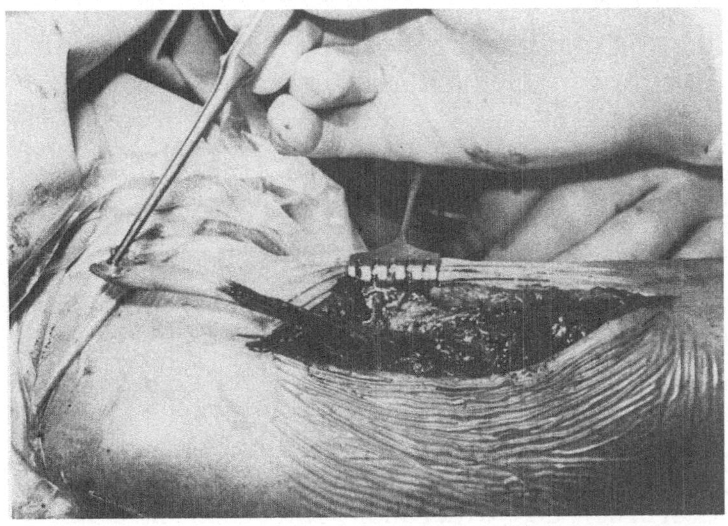

*Abb.2. Proximale Ruptur der langen Bicepssehne. Die Sehne war kurz unterhalb des Tuberculum supraglenoidale gerissen und zeigte starke degenerative Veränderungen*

Hier bedurfte es nur einer Muskelfascienraffung. Nach Ruhigstellung mit einer Oberarmgips- oder Thoraxabduktionsschiene über 4-6 Wochen und anschließender intensiver krankengymnastischer Bewegungstherapie, war es in allen Fällen zu einer Wiederherstellung der Funktion gekommen.

Übereinstimmend mit den Mitteilungen anderer Autoren stellen wir fest, daß sich proximale Sehnenrupturen fast ausschließlich bei Ausführung eines sonst gewohnten Arbeitsganges bei körperlich schwer arbeitenden Männern mittleren Alters ereignen. Für die degenerativen Veränderungen müssen ursächlich sowohl arthrotische Veränderungen im Schultergelenk, wie auch allgemeine Alters-, Ermüdungs- und Abnutzungsprozesse in der Sehne selbst verantwortlich gemacht werden. Inwieweit dies auch für distale Rupturen zutrifft, ist noch nicht ausreichend geklärt. Eine über die eigene Klinik hinausgehende Untersuchung von Bicepssehnenrupturen ist besonders aus versicherungsrechtlichen Gründen erforderlich und wird angeregt.

Literatur

1. HEMPEL, K., SCHWENCKE, K.: Über Abrisse der distalen Bicepssehne. Arch. orthop. Unfall-Chir. 79, 313-319 (1974).
2. STUCKE, K., BÖTTGER, G.: Zur Therapie und versicherungsrechtlichen Beurteilung der distalen Bicepssehnenrupturen. Mschr. Unfallheilk. 59, 358 (1956).

H. Rudolph, H. Dölle, U. Mommsen und K.H. Jungbluth, Hamburg

## Indikation und Ergebnisse der Osteosynthese von Trümmerbrüchen im Ellenbogengelenksbereich besonders bei älteren Patienten

Osteosynthesen bei Trümmerbrüchen im Ellenbogenbereich bei älteren Patienten gehören zu den Eingriffen, bei denen zur Komplikation Gelenkbeteiligung die Altersosteoporose und häufig eine schwierige postoperative Mobilisierung hinzukommen.

In unserer Abteilung wurden vom August 1973 - August 1975 27 Patienten mit einer derartigen Verletzung operiert. Frauen waren 3 mal häufiger beteiligt als Männer. Das Durchschnittsalter der Männer - meist PKW-Unfälle - lag mit 30,4 Jahren deutlich unter dem der Frauen mit 60,4 Jahren, die sich ihre Verletzung meist durch Sturz auf den Ellenbogen zugezogen hatten (Tabelle 1a).

Bei den 19 Patienten der Gruppe I fanden sich Trümmerbrüche im distalen Humerus. Die 7 Patienten der Gruppe II hatten einen Trümmerbruch des Olecranon, 1 Patientin eine schwere proximale Unterarmfraktur (Tabelle 1b). Knapp 30% der Frakturen waren erst- und zweitgradig offen.

Tabelle 1a. Geschlechts- und Altersverteilung bei 27 Patienten mit Trümmerfraktur des Ellenbogengelenkes (August 1973 - August 1975)

| | | |
|---|---|---|
| Geschlechtsverteilung: | ♂ : ♀ | = 1 : 3 |
| Durchschnittsalter: | 49 J. | ♂ = 30,4 Jahre<br>♀ = 60,4 Jahre |
| Jüngster Patient: | 21 J. | ältester Patient: 89 J. |

Tabelle 1b. Eingliederung von 27 Patienten mit Trümmerfraktur des Ellenbogengelenkes nach Bruchlokalisation

| Gruppe | Frakturlokalisation | (n) |
|---|---|---|
| Gruppe I | = distaler Humerus | (19) |
| Gruppe II | = Olecranon | ( 7) |
| Gruppe III | = proximaler Unterarm | ( 1) |

Die Beurteilung des postoperativen Ergebnisses - besonders im Hinblick auf die älteren Patienten - erfolgte nach der Wertung sehr gut bis schlecht (Tabelle 2a). Aus dieser Aufstellung geht natürlich nicht hervor, daß in verschiedenen Fällen Patienten mit objektiv unbefriedigendem Behandlungsergebnis subjektiv völlig zufrieden waren, wenn sie z. B. die Haare kämmen, sich anziehen oder wieder mit Messer und Gabel essen konnten. Voraussetzung für das subjektive Wohlbefinden bei stark eingeschränkter Beuge- und Streckfähigkeit ist allerdings eine nicht oder nur kaum reduzierte und schmerzfreie Drehbeweglichkeit des Unterarmes.

Die Behandlungsergebnisse bei unseren Patienten sind aus Tabelle 2b ersichtlich.

Tabelle 2a. Postoperative Beurteilungskriterien bei Ellenbogentrümmerfrakturen

| | |
|---|---|
| sehr gut | = keine oder endgradige Bewegungseinschränkung |
| gut | = Bewegungseinschränkung $< 1/3$ |
| genügend | = Bewegungseinschränkung 1/3 - 1/2 |
| ungenügend | = Bewegungseinschränkung $> 1/2$ |
| schlecht | = Wackelbewegungen oder Versteifung |

Tabelle 2b. Behandlungsergebnisse bei 27 Patienten mit Trümmerfrakturen des Ellenbogengelenkes

| Behandlungsergebnisse: | sehr gut | gut | genügend | ungenügend | schlecht |
|---|---|---|---|---|---|
| Gruppe I | 3 | 6 | 7 | 3 | - |
| Gruppe II | 2 | 4 | - | 1 | - |
| Gruppe III | - | - | - | 1 | - |

Entscheidend für die Wiederherstellung der Funktion war neben der bestmöglichen Rekonstruktion die postoperative Dauer der Immobilisierung und die Mitarbeit der Patienten.

Einige Patienten konnten nach anfänglich schlechter Gelenkfunktion durch intensive Bewegungsübungen die Beweglichkeit kontinuierlich bessern. Bei anderen kam es nach anfänglich gutem Resultat durch Brückencallus oder parartikuläre Verkalkungen zur Verschlechterung. Eine Patientin mit Spätversorgung einer distalen Humerustrümmerfraktur bekam einen Infekt, der jedoch nach Metallentfernung ausheilte. Bei 1 Patientin wurde bei der Metallentfernung der Nervus ulnaris verletzt.

2 Krankheitsverläufe sollen die Problematik dieser Verletzungen besonders bei alten Patienten aufzeigen:

1. 81jährige Patientin mit distaler offener Humerusfraktur 2. Grades nach Sturz auf den Ellenbogen. Schraubenosteosynthese mit Abmeißelung des Olecranon, anschließend 3 Wochen Oberarmgips. 12 Monate nach Operation und Metallentfernung waren Beugung und Streckung um mehr als die Hälfte, Supination und Pronation endgradig eingeschränkt. Trotz der Beuge-Streckhemmung war die Patientin beschwerdefrei und zufrieden.
2. 73jährige Patientin mit offener Trümmerfraktur von proximaler Ulna und Radiusköpfchen und völliger Zerreißung des Band- und Kapselapparates. Da eine Wiederherstellung der ulnaren Gelenkfläche nicht mehr möglich war, Gelenkrekonstruktion mit Palacos und Radiusköpfchenresektion. Postoperativ zunächst sehr gute Beweglichkeit, dann zunehmende Funktionsminderung besonders der Rotation.

   Endresultat nach 1 1/2 Jahren und Metallentfernung: Drehbewegungen durch Brückencallus zwischen ulnarem Palacos und Radius gleich Null. Die Beugefähigkeit beträgt 35°. Die Patientin ist beschwerdefrei und kann ihre Hausarbeit wieder verrichten.

Selbst unter Berücksichtigung der relativ häufigen röntgenologisch oder funktionell nicht befriedigenden Resultate halten wir die Operation auch bei alten Patienten für angezeigt.

H. Schöttle, K. H. Jungbluth und H. Dölle, Hamburg

## Brückencallus nach Plattenosteosynthese bei Unterarmfrakturen

Jedem Chirurgen ist die Bedeutung des Unterarmes für die Pro- und Supination der Hand in besonderem Maße bewußt. Schon geringgradige Veränderungen im komplexen anatomischen Aufbau des Unterarmes führen nicht selten zu gravierenden Funktionseinbußen an den Greiforganen.

So kann aus einer Verletzung der Membrana interossea ein Brückencallus entstehen, der durch knöcherne Verbindung von Radius und

Ulna die Pro- und Supination blockiert. Die Zwischenknochenmembran entwickelt sich aus dem Periost, daher ist ihre starke Neigung zur Verknöcherung erklärbar (1). Brückencallus tritt manchmal in der Folge von Frakturen, seltener nach Weichteilverletzungen und Infektionen des Unterarmes auf.

Es wird behauptet, daß man nach Osteosynthesen am Unterarm ein erhöhtes Risiko der Brückencallusbildung in Kauf nehmen muß. Von einigen Autoren wurde diese Komplikation in 5-10% der operativ versorgten Unterarmfrakturen beobachtet (2, 3).

Allerdings führten sie keine Kompressionsosteosynthesen durch. MÜLLER (4) dagegen sah bei 62 Osteosynthesen am Unterarm nach den Prinzipien der AO nur einen Brückencallus. Im eigenen Krankengut beobachteten wir bei 29 Kompressionsosteosynthesen des Unterarmes seit 1973 eine Synostose zwischen Radius und Ulna. Ist der Brückencallus einmal aufgetreten, ergeben sich erhebliche therapeutische Probleme. Wenn nur die Knochenbrücke reseziert wird, ist die Rezidivgefahr groß.

Folgende Behandlungsmethoden wurden beschrieben:

1. Resektion des Brückencallus und Interposition eines lappenförmigen Implantates zwischen die Unterarmknochen.
2. Resektion der gesamten Membrana interossea und des Brückencallus (1).
3. Belassen des Brückencallus. Schaffen einer Pseudarthrose des Radius distal oder der Ulna proximal der Synostose. Diese Methode ist bei uns wegen des schweren Funktionsausfalles nicht üblich.
4. Umstellungsosteotomie in Gebrauchsstellung nur ausnahmsweise bei Brückencallus im Ellbogenbereich.

Wir verwenden das erstgenannte Verfahren, die Resektion des Brückencallus und interponieren in eigener Modifikation einen Cutisstreifen. Der Zugang erfolgt von ulnar. Extirpation des Brückencallus und der angrenzenden Membrana interossea. Entnahme eines Cutisstreifens vom Oberschenkel. Dieser Lappen wird radialseits an der Speiche befestigt. Nach flügelförmigen Falten des anderen Endes wird er in Mittelstellung zwischen Pro- und Supination streck- und beugeseits am Periost der Ulna fixiert. Danach liegt im gesamten Gebiet des resezierten Brückencallus ein gedoppelter Cutisstreifen. Dieses Transplantat ist für neu gebildeten Knochen ein unüberwindliches Hindernis.

Wir verwendeten diese Methode bisher zweimal mit gutem Erfolg: Bei dem hier gezeigten Fall handelt es sich um eine Beobachtung von JUNGBLUTH aus früheren Jahren. 1 Jahr nach der Resektion der Synostose und Interposition eines Cutusstreifens waren Pro- und Supination jeweils nur um 10° eingeschränkt. Der andere Patient, ein 30jähriger Hafenarbeiter, zog sich im Rahmen einer Mehrfachverletzung eine geschlossene Ulnaschrägfraktur im proximalen Drittel zu, die mit einer 5-Lochplatte versorgt wurde. Trotz funktioneller Therapie entwickelte sich innerhalb von 3 Monaten ein Brückencallus. Eineinhalb Jahre nach der Cutisinterposition waren Pro- und Supination frei.

Selbst wenn keine komplette Brücke zwischen den Unterarmknochen entsteht, kann es durch Callus im Bereich der Membrana interossea zu gravierenden Funktionseinschränkungen kommen. Bei einer 33jährigen Patientin mit spätversorgter proximaler Ulnatrümmerfraktur und Radiusköpfchenluxation waren 2 Jahre nach der Osteosynthese die Pronation um 10, die Supination um 80° eingeschränkt.

Nur am Rande sei vermerkt, daß auch distale Humerusfrakturen mit Gelenkbeteiligung Brückencallus verursachen können, wie der dargestellte Fall eines 65jährigen Patienten beweist. Die Verkalkungen im Bereich der Membrana interossea stellen selbst für korrekt durchgeführte Plattenosteosynthesen eine nicht kontrollierbare funktionelle Gefährdung dar. Mit der Cutisinterposition sind wir in der Lage, der Blockade der Unterarmrotation durch Brückencallus wirksam zu begegnen.

## Literatur


1. FERRAND, J., CHITOUR, S., ZIDANE, CH., HAMLADJI, O.: Les synostoses radio-cubitales posttraumatiques. J. Chir. (Paris) 94, 365 (1967).
2. MONTICELLI: Le Fratture Recenti dell' Antibraccio. Kongress der italienischen Gesellschaft für Orthopädie. Rom, 25.-27. 10. 1965.
3. PATRICK, J.: A study of supination and pronation with especial reference to the treatment of forearm fractures. J. Bone Jt Surg. 28, 737 (1946).
4. MÜLLER, M. E.: Die Vorderarmschaftfrakturen. Hefte Unfallheilk. 89, 16 (1966).


M. Sarvestani, D. Wessinghage und H. Staudte, Mainz

# Das posttraumatische Carpaltunnelsyndrom

Das Carpaltunnelsyndrom wird durch eine Kompression des Nervus medianus im Carpaltunnel hervorgerufen. Das Krankheitsbild entsteht aufgrund eines Mißverhältnisses zwischen dem aus Handwurzelknochen und Ligamenten carpi transversum gebildeten Carpaltunnel und seinem Inhalt: den dort verlaufenden Fingerbeugesehnen, ihren Sehnenscheiden und dem Nervus medianus. Das Carpaltunnelsyndrom äußert sich durch subjektive und objektive Symptome.

subjektiv werden Schmerzen:
a) lokal im Kompressionsbereich,
b) Ausstrahlungen nach distal in das Innervationsgebiet des Nervus medianus - den dreieinhalb radialen Fingerbeugeseiten -,
c) Ausstrahlungen nach proximal über afferente Bahnen angegeben.

Es bestehen ferner Par- und Hyperaesthesien, ferner eine Hypobis Aneaesthesie, angegeben als Pelzigkeitsgefühl. Das Symptom der Brachialgia paraesthetica nocturna ist vor allem für dieses

Krankheitsbild typisch. Der Patient versucht, durch Heraushängenlassen der Hände aus dem Bett, durch ihr Aneinanderreiben und Schütteln oder mittels Aufnahme verschiedener Tätigkeiten die nächtlichen Beschwerden zu bessern. Früh besteht meist eine Greifunfähigkeit. Der Patient gibt ein Einschlafen der Finger, ein Kribbeln, Prickeln und Ameisenlaufen an. Es bestehen Schwierigkeiten beim Greifen und Halten von kleinen Gegenständen. Liegt ein Carpaltunnelsyndrom über eine längere Zeit vor, so fällt die taktile Gnosis aus: das Erkennen von Gegenständen durch den Tastsinn, worauf vor allem MOBERG hingewiesen hat.

An objektiven Veränderungen lassen sich posttraumatisch Fehlstellungen oder Deformierungen im Bereich des Handgelenks, gelegentlich aber auch eine Schwellung über der Handgelenksbeugeseite feststellen. Trophische Störungen im Medianusinnervationsgebiet: im frühen Stadium eine Hyperhydrosis, in späteren eine Anhidrosis werden gefolgt von einer Hyperkeratose und Ulcerationen sowie Nagelwachstumsstörungen, vor allem im Bereich der beteiligten Fingerkuppen. Typisch ist die Artrophie der Daumenballenmuskulatur. Neben der Inspektion und der Prüfung der Sensibilität - nicht durch Nadeln bzw. das Nadelrad, sondern durch leichtes Bestreichen mit den Fingerkuppen, wobei der Untersucher gleichzeitig den Grad der Schweißsekretion beurteilen kann - läßt sich die Ausdehnung des Sensibilitätsverlustes nachweisen. Charakteristisch ist ein Unterschied in den Gefühlsqualitäten zwischen der radialen und der ulnaren Hälfte der Ringfingerbeugeseite. Die Irritation des Nervus medianus kann durch die Auslösung des Hoffmann-Tinnelschen Zeichens nachgewiesen werden. Durch den sogenannten Flaschentest, wobei sich an der geschädigten Hand beim Umfassen eines Flaschenbodens ein Abstand zwischen der 1. Interdigitalfalte und dem Flaschenboden im Gegensatz zur gesunden Seite ergibt, wird ein wesentlicher Funktionsausfall nachgewiesen. Häufig ist auch eine mangelnde Opposition, so daß die Daumenkuppe nicht die Beugeseite des 5. Fingergrundgelenkes erreicht. Röntgenologisch sind Aufnahmen der Handgelenke bzw. der Hände in mehreren Ebenen, darüberhinaus die Carpaltunnelspezialaufnahmen erforderlich. Ferner sollte eine elektromyographische Untersuchung erfolgen, um die Leitfähigkeit des Nervus medianus zu bestimmen.

An Ursachen für ein traumatisch bedingtes Carpaltunnelsyndrom finden sich primäre und sekundäre Veränderungen. Bei etwa 250 Fällen mit Carpaltunnelsyndrom konnten wir in ca. 10% aller Fälle ein Trauma als Ursache feststellen. An primären Veränderungen sind zu nennen: Frakturen (u. a. am distalen Unterarm, distalen Radius, einzelnen Handwurzelknochen) und Luxationen im gesamten Handgelenksbereich (z. B. perilunäre Luxation).

Sekundär findet sich gelegentlich eine Medianuskompression durch einen nicht erfolgten Ausgleich von Fehlstellungen, als Folge einer operativen Behandlung und schließlich durch überschüssige Callusbildung oder eine Sekundärarthrose. Auch die Weichteile können geschädigt werden, so daß sich ein Mißverhältnis von Carpaltunnel und seinem Inhalt einstellt: sei es durch eine Narbenbildung direkt durch eine Schnittverletzung oder indirekt als Blutungsfolge. Schließlich müssen Dauerschädigungen berücksichtigt werden. So fanden wir in einem Fall durch eine ausgedehnte Schwielenbildung im Bereich der Handferse ein Carpaltunnelsyndrom.

Abb.1a zeigt eine distale Radiusfraktur mit Fehlstellung, bei der es gleichzeitig zu einer Ruptur des distalen Radioulnargelenkes mit Dislokation des Ulnaköpfchens nach volar gekommen war. Hierdurch wurde eine Kompression des Nervus medianus, aber auch des Nervus ulnaris hervorgerufen (Abb.1b). Die partielle Resektion des Ligamentum transversum, Tenosynovektomie und Resektion des in Fehlstellung stehenden Ulnaköpfchens bei der älteren Patientin führten zum völligen Rückgang der Beschwerden.

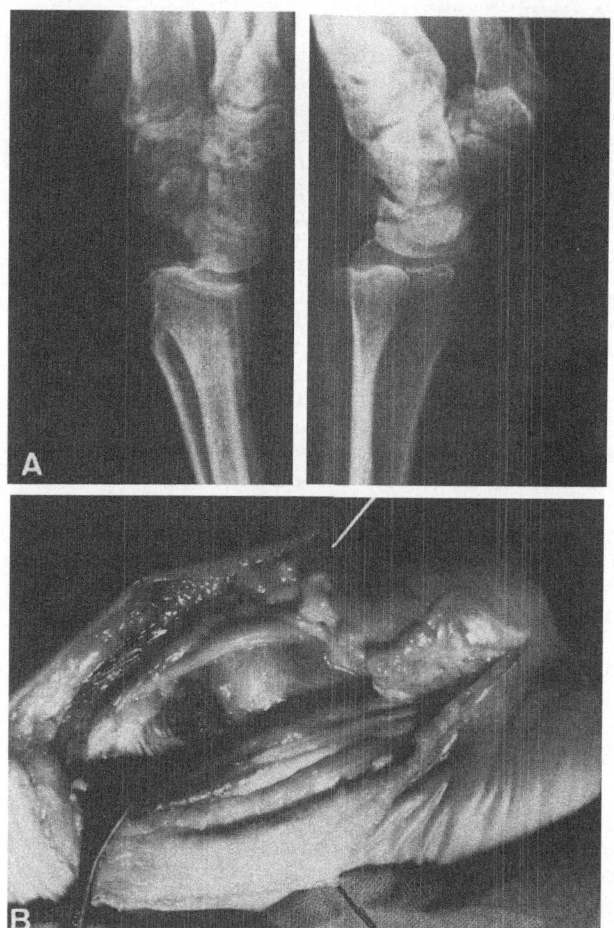


*Abb.1a u. b. (a) Seitliche Röntgen-Vergleichsaufnahme beider Handgelenke: distale Radiusfraktur rechts mit Fehlstellung und Dislokation des Ulnaköpfchens nach volar. (b) Die intraoperative Aufnahme zeigt zwischen Sehnen und Nerven das nach volar luxierte Ulnaköpfchen bei instabilem distalem Radioulnargelenk. Hierdurch bestand eine Kompression von Nn. medianus et ulnaris. Unterarmdrehbewegungen waren stark schmerzhaft eingeschränkt*

Auch als Spätfolge kann eine Medianuskompression eintreten (Abb.2a): So nach einer im Krieg erlittenen Splitterverletzung

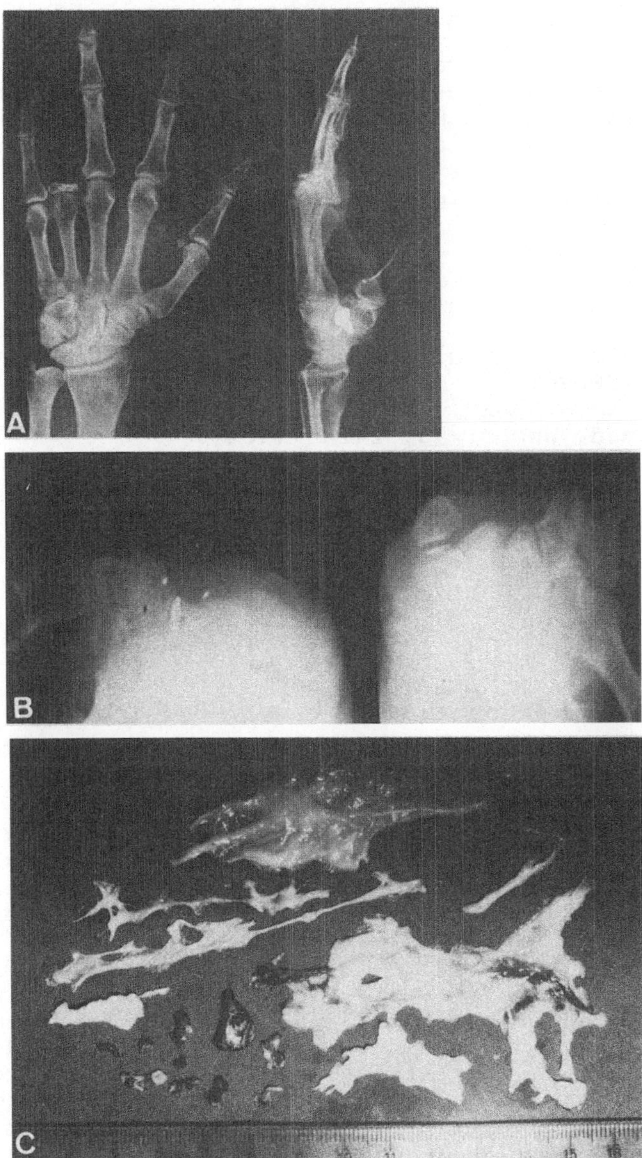


*Abb.2a-c. (a) Röntgen-Aufnahme: Zustand nach Splitterverletzung linke Hand mit Verlust des 4. Fingers. (b) Die Carpaltunnelspezialaufnahme beider Hände zum Vergleich zeigt links die im Carpaltunnel liegenden Splitter. (c) Operativ entferntes tenosynovitisches Gewebe und Splitter*

im Bereich der linken Handwurzel (Abb.2b). Übersichtsaufnahme wie auch die Carpaltunnelspezialaufnahme zeigt die Granatsplitter im Bereich der Handwurzel (Abb.2c). Es erfolgte hier eine operative Dekompression der Nerven und die Entfernung der die Reiztenosynovitis mit Narbenbildung verursachenden Splitter, do daß auch hier Beschwerdefreiheit eintrat.

## Zusammenfassung

Aufgrund von traumatischen Schädigungen im Bereich der Handwurzel kann es zu einer Kompression des Nervus medianus kommen. Sind die Symptome typisch, so ist eine operative Revision mit Dekompression des Nervus medianus und meist die Tenosynovektomie erforderlich. Gelegentlich ist eine Erweiterung des Eingriffs auf Knochen bzw. Gelenk notwendig.

## Literatur

1. CALBERG, G.: Die chirurgische Behandlung des Carpaltunnelsyndroms. Münch. med. Wschr. 117, 1091 (1975).
2. MOBERG, E.: Dringliche Handchirurgie. Stuttgart: Thieme 1964.
3. MIMENTHALER, M.: Die Therapie des Carpaltunnelsyndroms. Dtsch. med. Wschr. 98, 2424 (1964).
4. WESSINGHAGE, D.: Das Carpaltunnelsyndrom. Materia Medica 26, 169 (1974).
5. WILHELM, K.: Das Carpaltunnelsyndrom als Traumafolge. Arch. orthop. Unfall-Chri. 72, 87 (1972).

K. Wilhelm und Ch. Feldmeier, München

# Ein neues Verfahren zur Behandlung von Kahnbein-Pseudarthrosen

Unter der Vielzahl der operativen Verfahren zur Versorgung von Naviculare-Pseudarthrosen ist die Anwendung der Naviculare-Zugschraube mit Spongiosaplastik durchaus zu nennen. In der einschlägigen Literatur wird die Konsolidierungsquote dieses Verfahrens mit 40-75% der Fälle angegeben.

Von 41 Fällen des eigenen Krankengutes kam es nach Verschraubung in 28 Fällen, das sind 66% zu einer Konsolidierung. Erwähnenswert erscheint uns hierbei, daß in 90% Beschwerdefreiheit eintrat, d. h. auch in den Fällen, die knöchern nicht konsolidierten. Der Grund ist in der stabilen Schienung der Fragmente zu sehen.

Um die Konsolidierungsquote zu steigern, haben wir die Verschraubungstechnik im Sinne der elektro-dynamischen Knochenbruchbehandlung nach dem System W. KRAUS modifiziert. Wir entwickelten dazu einen für das Os naviculare dimensionierten Übertrager, dessen Elektroden von der Navicularschraube und einem etwa 12 mm langen Kirschner-Draht gebildet werden. Das Prinzip der elektrischen Wechselpotentiale beträgt 20 Hertz bei einer elektrischen Feldstärke von 50-100 mV/cm$^2$, einer magnetischen Feldstärke von 10-100 Gauß sowie einer Anfangsstromdichte von 6 Mirkoampere/mm$^2$ Oberfläche der Elektroden. Die Operationstechnik entspricht dem Verfahren mit der AO-Schraube bei der Schnittführung nach McLAUGHLIN. Die Elektrodenschlaufe kommt beim Implantieren der Schraube unterhalb des Schraubenkopfes zu liegen. Der Elektrodenstift wird in einem Abstand von 5 mm parallel zur Schraube so in den Knochen eingebracht, daß er die Pseudarthrosenzone überragt (Abb.1). Anschließend bekommt der Patient für 10 Tage eine Gipslonguette. Nach Fädenentfernung wird für weitere 2 Wochen ein zirkulärer Light Cast-Verband angelegt. Ab dann wird das Handgelenk freigegeben. Am 1. postoperativen Tag beginnt die elektrische Feldbehandlung mit 3 x 2 Stunden täglich. Die Behandlungsdauer ist auf 6 Wochen begrenzt.

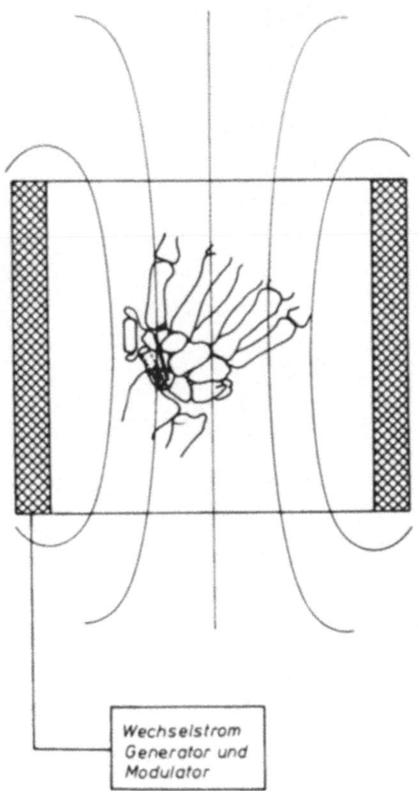


*Abb.1. Modifizierte Schrauben-Osteosynthese mit der Naviculare-Schraube nach dem Prinzip W. KRAUS*

## Dazu einige Fallbeispiele

Fall 1: 28jähriger Patient. 3 Jahre bestehende Pseudarthrose des Os naviculare im mittleren Drittel. Nach 3, 6 und 9 Wochen Röntgenkontrollen mittels Naviculare-Serie. Zu diesem Zeitpunkt besteht Arbeitsfähigkeit. Entfernung des Materials nach 6 Monaten. Bei der Materialentfernung wurde der Elektrodenstift übersehen bzw. nicht gefunden (Abb.2).

Fall 2: 23jähriger Student. Seit 4 Jahren bestehende Pseudarthrose im proximalen Drittel des Os naviculare. Nach 3, 6, 9 und 12 Wochen Röntgenkontrollen, weitgehender Durchbau, Entfernung des Materials nach 5 Monaten.

Fall 3: 30jährige Patientin. Zugschrauben-Osteosynthese vor 3 Jahren nach 4 Jahre bestehender Naviculare-Pseudarthrose. Immer noch bestehende Pseudarthrose 2 Jahre nach Verschraubung. Entfer-

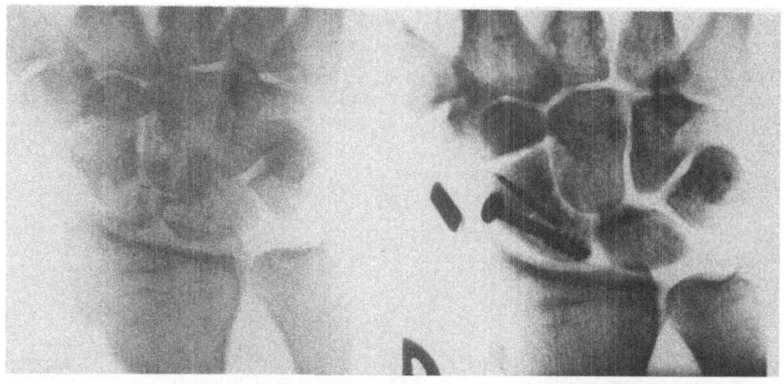

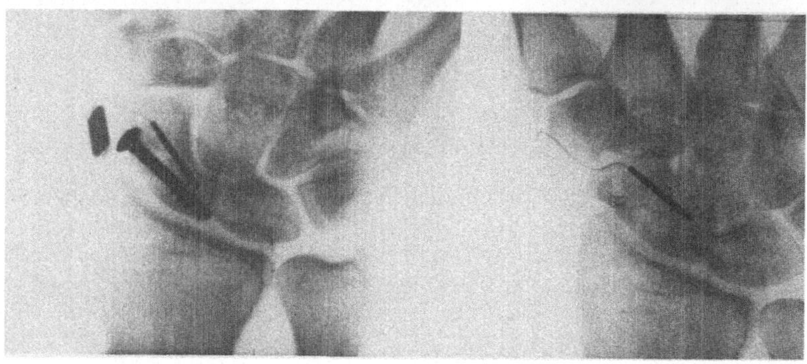

*Abb.2. 28jähriger Patient. 3 Jahre bestehende Naviculare-Pseudarthrose. Verschraubung mit Naviculare-Zugschraube. Spongiosaplastik. Anbringen eines Übertragers mit Elektrodenstift und Elektrodenschlaufe. Röntgenkontrolle nach 3 und 9 Wochen. Entfernung des Materials nach 6 Monaten. Bei der Materialentfernung übersehener Elektrodenstift*

nung der Schraube und Anwendung der modifizierten Schraubentechnik 9 Wochen nach Operation. Zustand nach Materialentfernung nach 7 Monaten.

## Ergebnisse

Innerhalb von 2 Jahren wurden auf der handchirurgischen Abteilung der Chirurgischen Universitätsklinik München nach dieser Methode insgesamt 26 auswertbare Naviculare-Pseudarthrosen behandelt. Die Naviculare-Pseudarthrosen bestanden mindestens 12 Monate, durchschnittlich 3 bis 4 Jahre. In allen Fällen führte ein erheblicher Beschwerdezustand zur Operation. In dreiwöchigen Abständen wurden postoperativ radiologische Kontrollen durch Naviculare-Serien nach PERSCHEL routinemäßig durchgeführt.

Von den 26 operierten Naviculare-Pseudarthrosen waren 22 nach 10-14 Wochen postoperativ knöchern ausreichend konsolidiert. In 4 Fällen versagte bisher das Verfahren. Als Ursache sind hier technische Fehler, Materialbruch sowie falsche Indikationsstellung zu nennen. Die durchschnittliche Dauer der Arbeitsfähigkeit bei Konsolidierung betrug 14 Wochen.

Zusammenfassend kann gesagt werden, daß mit der von uns modifizierten Schrauben-Osteosynthese gegenüber der einfachen Verschraubung eine um 20% höhere Konsolidierungsquote erreicht wurde, die damit insgesamt bei 85% liegt. Neben der verbesserten Erfolgsquote erscheint mir der Vorteil dieses Verfahrens vor allem in der kurzen Immobilisationsdauer von 3 Wochen zu liegen. Damit vermeiden wir Sekundärschäden im Handgelenksbereich, die bei anderen Verfahren infolge monatelanger Immobilisation in hohem Maße auftreten.

Literatur

1. BASSETT, C. A. L., PAWLUK, R. J., BECKER, R. O.: Effects of currents on bone in vivo. Nature 204, 652-654 (1964).
2. FUKADA, E., YASUDA, I.: On the piezoelectric effect of bone. J. Phys. Soc. Jap. 12, 1158-1162 (1957).
3. KRAUS, W., LECHNER, F.: Die Heilung von Pseudarthrosen und Spontanfrakturen durch strukturbildende elektrodynamische Potentiale. Münch. med. Wschr. 42, 1814-1819 (1972).
4. WEIGERT, M.: Die Beeinflussung der Knochenbruchheilung durch Gleich- und Wechselstrom. Tagung der Deutschen Gesellschaft für Orthopädie 1970.
5. WILHELM, K., FELDMEIER, CH., HAUER, G.: Die Behandlung von Naviculare-Frakturen und Navikulare-Pseudarthrosen mit elektrischen und magnetischen Potentialen. Münch. med. Wschr. 116, 2191-2194 (1974).

W. E. Vaubel, Berlin

# Indikation und Technik des arterialisierten Lappens zur Deckung großer Defekte im Handbereich

In den letzten Monaten ist in zahlreichen Publikationen über die Deckung von großflächigen Defekten durch freie Transplantation von Fetthautlappen mit Gefäßanschluß berichtet worden.

In den meisten Fällen wurde ein Lappen mit der gesamten Subcutanschicht aus der Inguinalregion entnommen und die epigastrischen Gefäße mit Gefäßen im Defekt anastomosiert. Die Ergebnisse sind nach den vorliegenden Berichten ausgezeichnet. Die sonst bei der Anwendung von gestielten Lappen erforderliche Ruhigstellung entfällt. Die Dauer der stationären Behandlung läßt sich bei erfolgreicher Anwendung dieser Technik auf ein Minimum reduzieren.

Allerdings ist dieses operative Verfahren technisch aufwendig und weist eine Reihe von Nachteilen auf

1. Operateur und Assistenten bedürfen mikrochirurgischer Erfahrung.

2. ist die Anwendung eines Operationsmikroskopes unerläßlich,
3. beträgt die Operationsdauer erfahrungsgemäß sechs und mehr Stunden pro Eingriff und
4. stimmt der Gefäßverlauf im Defektbereich nur in wenigen Fällen mit dem Verlauf der Gefäße im Transplantat so überein, daß eine spannungsfreie Anastomose möglich ist und damit ist dieser Eingriff nur bei einer relativ kleinen Zahl von Patienten durchführbar.

Soll ein Fetthautlappen frei übertragen werden, so stellt sich im Grunde nur das Problem, die Blutversorgung so lange aufrechtzuerhalten, bis das Transplantat einen Gefäßanschluß zum Wundgrund gefunden hat und von dort ausreichend versorgt wird.

Aus diesem Grunde empfiehlt sich in einigen Fällen nicht der definitive Gefäßanschluß, sondern eine temporäre Versorgung des Transplantates über eine AV-Fistel im Sinne eines arterialisierten Lappens.

Zur Deckung großflächiger Defekte im Handbereich mit freiliegenden Sehnen und/oder Skeletanteilen empfiehlt sich hierbei folgendes Vorgehen:

1. Anlage einer AV-Fistel im Sinne eines Cimino-Shunts zwischen Arteria radialis und einer Unterarmvene.
2. Umschneidung des für die Transposition oder Transplantation vorgesehenen Lappens am Unterarm, so daß seine Blutzufuhr retrograd nur über die AV-Fistel erfolgt (Abb.1a).

Dabei läßt sich ohne Schwierigkeiten der Lappen so anlegen, daß er später spannungsfrei den Defekt deckt und Eintritt und Austritt des arterialisierten Gefäßes mit den Anastomose-Stellen im Defektbereich übereinstimmt.

Bleibt der Lappen vital, so kann er nach einigen Tagen entweder unter Erhalt der AV-Fistel oder aber als freies Transplantat in den Defekt eingesetzt werden. Das Kaliber der Gefäße ist so groß, daß eine Anastomose ohne Mikroskop und unter Sicht des Auges ohne Schwierigkeiten mit fortlaufender 6-O Naht möglich ist. Der so transplantierte Lappen bleibt durch Zufuhr arterialisierten Blutes über die Vene vital (Abb.1b) und gewinnt nach einigen Tagen Anschluß an den Wundgrund.

Wie bei allen freien Transplantaten ist auch bei diesem Vorgehen zunächst eine relativ starke Schwellung des Transplantates zu beobachten, die nach einigen Tagen abklingt. Sie ist an der unteren Extremität besonders ausgeprägt, wenn der venöse Abfluß durch vorangegangene Thrombosen verzögert ist. Ist der Lappen vollständig eingeheilt, so kann zu einem späteren Zeitpunkt die AV-Fistel durch einfache Ligatur verschlossen werden.

Abb.2 zeigt die Strömungsverhältnisse des transplantierten Lappens in situ.

Das Shunt-Volumen eines AV-Shunt am Unterarm beträgt etwa 600 ml pro Minute. Routinemäßige Anwendung des Cimino-Shunts in der

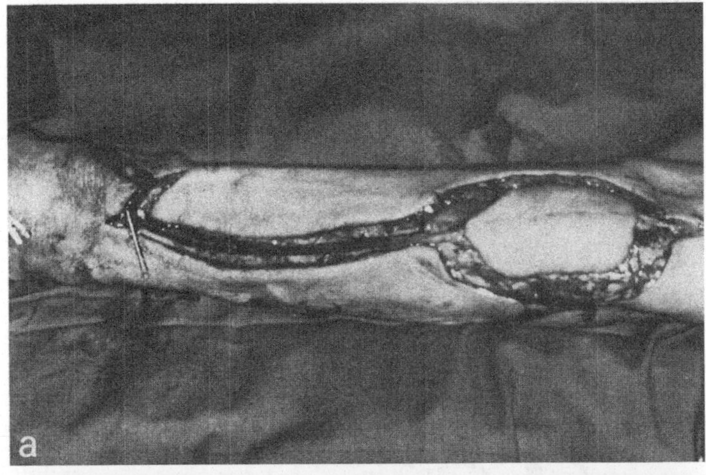


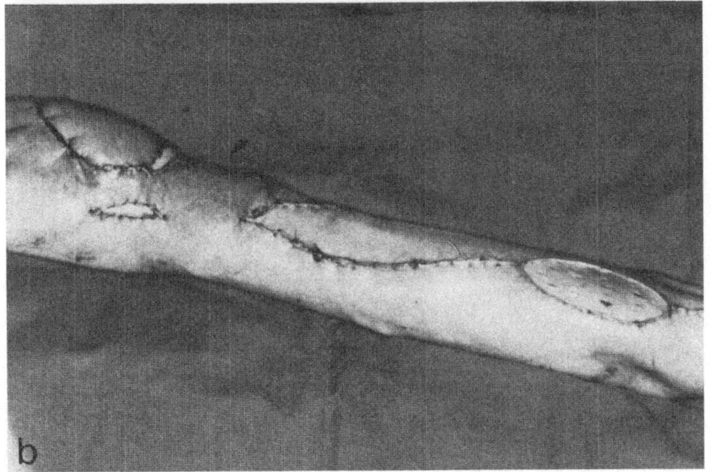


*Abb.1a u. b. Zustand nach Anlage einer AV-Fistel und Umschneidung des zur Transplantation vorgesehenen Lappens. (b) Abschluß der Transposition und Deckung der Entnahmestelle mit Spalthaut*

Nephrologie hat gezeigt, daß dieses Shuntvolumen ohne nennenswerte kardiale Belastung von den Patienten über einen längeren Zeitraum toleriert wird.

Das hier angegebene operative Verfahren ist technisch einfach, eine Immobilisation der Extremität nicht erforderlich. Die Operationsdauer wird auch ohne spezielle mikrochirurgische Erfahrung weit unter den Zeiten liegen, die zur Transplantation eines Fetthautlappens mit direktem Gefäßanschluß erforderlich sind.

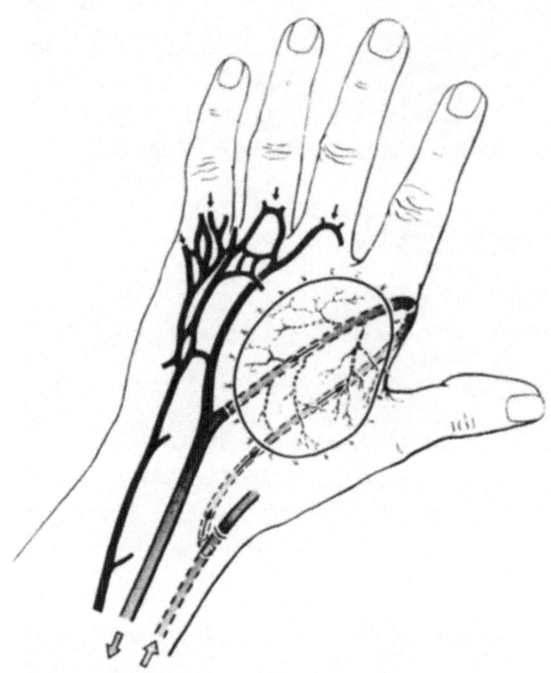

*Abb.2. Strömungsverhältnisse bei einem auf den Handrücken transponierten, arterialisierten Lappen*

Literatur


1. BRUCK-GRAMCKO, D., EPPING, W.: Der Leistenlappen in der Handchirurgie. Handchirurgie 6, 55-63 (1974).
2. BAUDET, J., LEMAIRE, J. M.: Le labeau abdominal en chirurgie de la main. Ann Chir. plast. 20, 215-126 (1975).
3. IKUTA, J., WATARE, S., KAWAMURA, K., SHIMA, R., MATSUESHI, J., MIYOSHI, K., TSUGE, K.: Free flap transfers by end-to-side arterial anastomose. Brit. J. plast. Surg. 28, 1-7 (1975).


G. Zrubecky, Tobelbad

# Die Tobelbader Hand

Während zum Gehen beide Beine erforderlich sind, können die meisten Verrichtungen auch mit einer Hand durchgeführt werden. Daher werden auch "schlechte" Beinprothesen regelmäßig verwendet, Arm- und Handprothesen aber oft abgelegt und nicht benützt.

Die prothetische Versorgung der oberen Extremität ist auch aus diesem Grund wesentlich problematischer als die des amputierten Beines.

So kann auch durch technisch noch so perfekt konzipierte und konstruierte Fremdkraftprothesen bzw. Orthesen die von Geburt aus fehlende, amputierte oder gelähmte Hand auch heute noch nicht funktionell befriedigend ersetzt werden.

Die fehlende Hand kann ersetzt werden

1. Stumpf mit mechanischen Behelfen. Der Stumpf kann tasten (Oberflächensensibiltät) und die Bewegung wird muskulär dosiert (Tiefensensibilität).

   a) Zur Verrichtung von schweren Arbeiten: mechanische (selbst unbewegliche) "Verlängerungen" des Stumpfes durch Hacken, Klauen und Ringe. Diese Arbeitsprothesen werden nicht als Körperersatzstück, sondern als Werkzeug eingesetzt.

   b) Schmuckhand.

2. Eigenkraftprothesen. Diese werden durch eigene Muskelkraft gesteuert und bewegt. Dieser Prothese fehlt das Tastgefühl, sie hat aber Tiefensensibilität. Durch das Muskelgefühl wird:

   a) der Greifakt dosiert und dadurch erfolgt

   b) eine Rückmeldung über die Position der Prothese. Die funktionelle Bedeutung des Muskelgefühles zur Betätigung einer Prothese wird durch Erfahrungen mit der Sauerbruch-Hand erhärtet.

   c) Das fehlende Tastgefühl wird zusätzlich durch das Auge teilweise kompensiert.

3. Fremkraftprothesen. Diese werden durch eine fremde Kraft (Motor) bewegt und entweder mechanisch oder durch Myosignale gesteuert. Diese Fremkraftprothese hat daher kein Tastgefühl und kein Muskelgefühl. Beim Greifakt wird diese künstliche Hand ausschließlich vom Auge geführt. Die Kraft und Geschwindigkeit des Greifens ist vom Motor und von der Steuerung der myoelektrischen Hand abhängig.

Wir haben uns im Rehabilitationszentrum Tobelbad besonders mit dem Problem der Eigenkraftprothesen zum Ersatz der amputierten Hand befaßt. Entwickelt und praktisch erprobt haben wir eine einfache Prothese zur Versorgung von Stümpfen der Handwurzel (Tobelbader Hand).

Die noch erhaltene aktive Beugung und Streckung des Handgelenkes wird durch eine einfache Hebelübersetzung (Abb.1a u.b) zum Öffnen und Schließen der Kunsthand eingesetzt.

Da die Tobelbader Hand muskulär gesteuert und bewegt wird, kann das fehlende Tastgefühl durch das Muskelgefühl teilweise ersetzt werden. Die Tobelbader Hand entspricht funktionell einer Sauerbruch-Prothese. Diese Tobelbader Hand ist aber zwangsläufig von der aktiven Beweglichkeit des noch erhaltenen Handgelenkes abhängig. Da aber diese Amputationshöhe relativ selten ist, haben wir einen Weg gesucht, um diese Eigenkraftprothese nicht nur bei Handwurzelstümpfen, sondern auch bei langen Unterarmstümpfen einsetzen zu können. Durch die Bildung eines künstlichen Handgelenkes wird dies möglich.

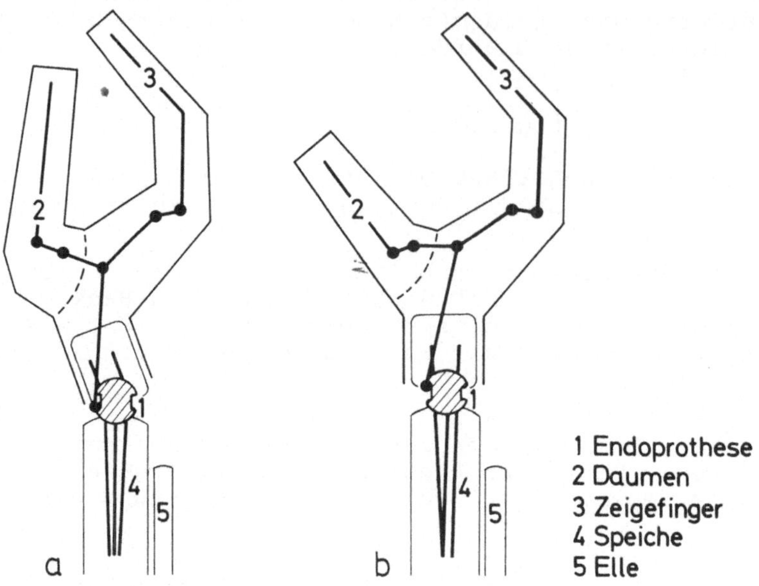


*Abb.1a u. b. Tobelbader Hand. Unterarmstumpf, künstlicher Ersatz des amputierten Handgelenkes durch eine Endoprothese. Durch ein solches operativ gebildetes Handgelenk kann zukünftig auch ein Unterarmstumpf mit einer Eigenkraftprothese (Tobelbader Hand) versorgt werden. (a) Die aktive Beugung des implantierten Handgelenkes wird genützt, um durch einen einfachen Hebelmechanismus den Spitzgriff der Tobelbader Prothese zu schließen. (b) Durch die aktive Streckung der Endoprothese wird der Spitzgriff geöffnet*

Im peripheren Anteil der Speiche kann eine Endoprothese implantiert und das amputierte durch ein künstliches Handgelenk ersetzt werden. Dieses wird durch die Muskeln des Stumpfes aktiv bewegt. Auf diese Weise kann auch ein Unterarmstumpf mit einer Eigenkraftprothese versorgt und daher der Greifakt mit Muskelgefühl dosiert durchgeführt werden (Abb.1a u.b).

## Literatur

1. BOENICK, U.: Die österreichische Unterarmprothese mit myoelektrischer Steuerung. Orth. Techn. 9, (1968).
2. HENNINGER, H.: Das Training von Armamputierten für die Versorgung mit myoelektrischen Prothesen. 1. Intern.Kongreß für Prothesentechnik und funktionelle Rehabilitation. Wien: Egermann-Druckereiges. m. b. H.
3. KUHN, G. G.: Kunstarmbau und Gießharztechnik. Greifarme mit Kraftzugbandagen. Stuttgart: Thieme 1968.

4. MARQUARDT, E.: Die Winkelosteotomie an Oberarmstümpfen; Indikation, Operationstechnik, Prothesen und bisherige Resultate. MOT 2, 26 (1975).
5. SCHÖLLNER, D.: Die prothetische Versorgung von Hand- und Unterarmstümpfen. Handchirurgie 4, 139 (1972).
6. ZEMANN, L.: Die Entwicklung der bioelektrischen Prothese. Med. OT 3, 68 (1974).

L. Gotzen, G. Muhr und O. Anna, Hannover

# Biochemische Untersuchungen zur Vorbiegung von AO-Osteosyntheseplatten

Bei der Plattenosteosynthese ist die interfragmentäre Kompression von entscheidender Bedeutung für die Stabilität. Bei einer allseitigen, sich über den ganzen Knochenquerschnitt erstreckenden Abstützung der Fragmentenden unter Druck wird ein Höchstmaß an Festigkeit gegenüber Biegebeanspruchung und über die Flächenreibung gegen Torsions- und Scherbelastung erzielt.

Bringt man an einen intakten Knochen eine Platte oberflächenkonform mit der Vorspannung F an, so wird F im Knochen kompensatorisch induziert (Abb.1a). Da die Platte aber asymmetrisch am Knochenrohr liegt, resultiert folgende Spannungsverteilung: In Plattennähe Druckspannung, plattenfern Zugspannung. Ist der Knochen durchtrennt, wird lediglich die plattennahe Corticalis unter Druck gesetzt, während der plattenferne Bereich klafft. Das Ausmaß des Aufklaffend ist abhängig von der aufgebrachten Vorspannkraft, der Plattenfestigkeit und dem Radius des Knochenrohres. Mit steigender Kompressionskraft nimmt das durch die ungleiche Spannungsverteilung infolge der asymmetrischen Implantatlage bedingte Drehmoment auf die Fragmente zu. Die Fragmentenden stützen sich dabei auf einen zunehmend kleiner werdenden Corticalisbereich unter der Platte ab. Entsprechend ihrer geringeren Steifigkeit biegen sich die schmalen Platten weiter durch als die breiten.

Alleinige Vorspannung ergibt keine maximale Stabilität und optimale Bedingungen für eine primäre Knochenheilung (4). Durch winkeliges Vorbiegen der Platten und deren elastische Rückbiegung beim Spannen läßt sich das Drehmoment kompensieren und damit eine bilaterale Kompression erreichen (Abb.1b). Erstmals wurde von BAGBY (1) eine Vorbiegung empfohlen. Die AO hat immer wieder auf diese wichtige Maßnahme hingewiesen. Im Manual (3) ist aber noch eine bogige, wenig effektive, sich über die ganze Plattenlänge erstreckende Überbiegung angegeben.

Ziel der eigenen Untersuchungen war, die optimale Vorbiegung, die bei den gebräuchlichen geraden Plattentypen in Abhängigkeit von der Vorspannkraft eine gleichmäßige Druckverteilung gewährleistet, zu ermitteln. Hierzu wurden zwei Meßverfahren entwickelt, die ausführlich an anderer Stelle vorgestellt sind (2). Die Untersuchungen wurden an querosteotomierten Tibia und Femora vorgenommen.

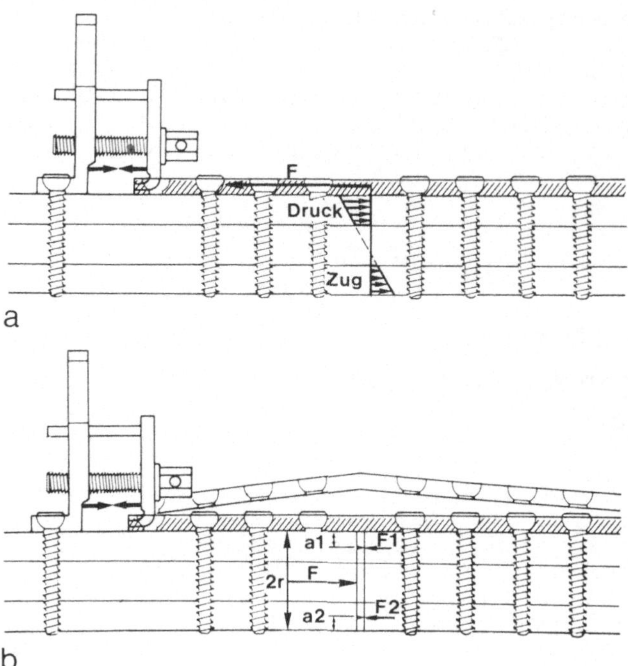


*Abb.1a u. b. (a) Spannungsverteilung bei longitudinal vorgespannter Platte am intakten Knochenrohr. (b) Verteilung der Vorspannkraft F auf die gesamte Osteotomiefläche bei vorgebogener Platte*

1. Zinndrahtverfahren

   Mit diesem Verfahren lassen sich hinreichend exakte Aussagen über die Kräfte an zwei Stellen im Osteotomiespalt machen. Zwei Zinndrähte wurden parallel zum Plattenquerschnitt in den Osteotomiespalt eingebracht. Wegen des plastischen Verhaltens dieses Materials kann man davon ausgehen, daß die Abplattung der Drähte bei Belastung eine Funktion der Kraft ist, die pro Längeneinheit des Drahtes wirkt.

2. Optische Verfahren

   Mit dieser wesentlich einfacheren Methode ist lediglich festzustellen, wann eine gleichmäßige Spannungsverteilung vorliegt.

Beide Verfahren ergeben weitgehend übereinstimmende Beziehungen zwischen Vorspannkraft und Vorbiegung.

## Ergebnisse

Wegen ihrer geringen Steifigkeit muß die schmale DC-Platte zur Erzielung einer gleichmäßigen Druckverteilung am stärksten vorgebogen werden. Die schmale Rundlochplatte hat kleinere Lochbohrungen und somit eine größere Steifigkeit, wodurch sich die erforderliche Vorbiegung verringert. Insgesamt ist die Vorbiegung bei den breiten Platten wegen des erheblich größeren Gesamtquerschnittes geringer. Ihrer speziellen Lochgeometrie wegen muß die breite DC-Platte stärker vorgebogen werden als die breite Rundlochplatte.

Obwohl die Platten aus dem gleichen Material bestehen und der Profilquerschnitt bei den DC-Platten größer ist als bei den Rundlochplatten, weisen die DC-Platten eine Reduktion ihres Plattenquerschnittes und damit ihrer Steifigkeit durch die sich über eine größere Strecke in der Plattenlängsrichtung hinziehenden ovalen Bohrungen auf.

In der Abb.2 ist die optimale Vorbiegung als Funktion der Vorspannkraft für die vier Plattentypen, zusammenfassend dargestellt. Für jede Vorspannung F kann der Vorbiegewinkel $\alpha$, der bei den einzelnen Implantaten unabhängig von ihrer Lochzahl eine gleichmäßige bilaterale Druckverteilung gewährleistet. direkt abgelesen werden.

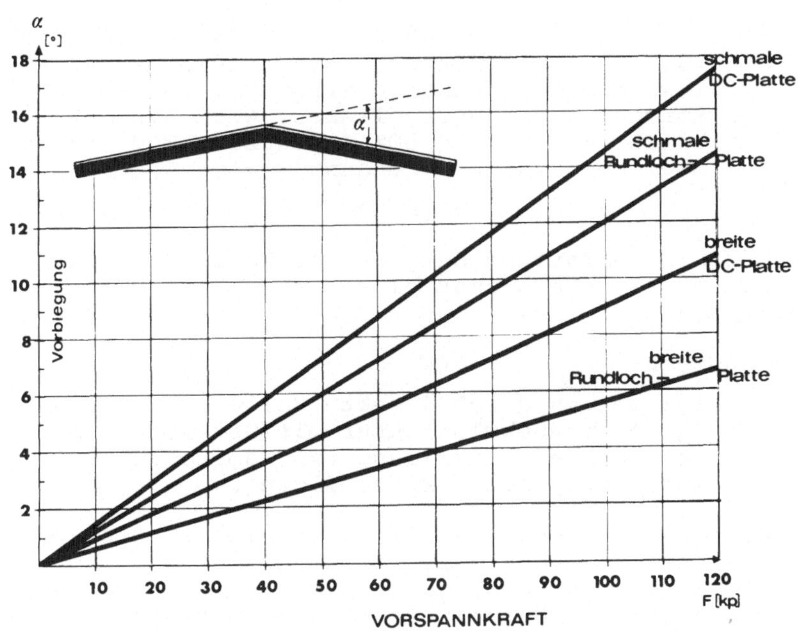


*Abb.2. Optimale Vorbiegung in Abhängigkeit von der Vorspannkraft für die einzelnen Plattentypen. Der Vorbiegewinkel $\alpha$ ist in Grad angegeben*

Zusammenfassend läßt sich feststellen, daß die Kenntnis der optimalen Vorbiegung in Abhängigkeit von der Vorspannkraft eine wesentliche Bereicherung darstellt, die Kompressionsosteosynthese mit der Platte nach biomechanischen Gesichtspunkten zu erstellen.

## Literatur

1. BAGBY, G. W., JANES, J. M.: The effect of compression on the rate of fracture healing using a special plate. Amer. J. Surg. 95, 761 (1958).

2. GOTZEN, L., HÜTTER, J.: Meßverfarhen zur Ermittlung der optimalen Plattenvorbiegung bei der Kompressionsosteosynthese. Biomedizinische Technik (im Druck).
3. MÜLLER, M. E., ALLGÖWER, N., WILLENEGGER, H.: Manual der Osteosynthese (AO-Technik). Berlin-Heidelberg-New York: Springer 1969.
4. PERREN, S. M., WAYES, W. C.: Biomechanik der Plattenosteosynthese. Med. Orthop. Technik 94, 56 (1974).

D. Geduldig, Frankfurt

# Die traumatische Hüftkopfnekrose – Unfallzusammenhang – Diagnostik und Therapie

Die traumatische Hüftkopfnekrose nach medialer, seltener nach lateraler Schenkelhalsfraktur, nach traumatischer Epiphysenlösung, nach Hüftluxation oder Luxationsfraktur, sowie nach schwerer Prellung und Stauchung des Hüftgelenkes, wird als Spätfolge bei Literaturdurchsicht mit bis zu 50% angegeben. Für die Entstehung werden zwei mögliche Ursachen genannt.

1. Vasculär

Durch die Verletzung der den Hüftkopf ernährenden Gefäße entsteht je nach Ausmaß eine partielle oder totale Hüftkopfnekrose.

2. Mechanisch

Hierbei kommt es durch direkte Verletzung des Hüftkopfes zum Einbruch der Trabekelstruktur mit Zerstörung der capillären Knochengefäße und Ausbildung von Hämatomen und Mikrotraumen meist zur partiellen Nekrosebildung.

In unserem Patientengut - wir haben bisher 10 Zusammenhangsgutachten erstellt - konnte die traumatische Hüftkopfnekrose nicht vor 4 Monaten nach Unfallgeschehen röntgenologisch diagnostiziert werden, so daß der Unfallzusammenhang retrospektiv festgestellt werden muß. Voraussetzung hierfür ist eine genaue Erhebung der Unfallanamnese sowie eine Röntgenuntersuchung, die am Unfalltag oder spätestens innerhalb der folgenden 3 Monate durchgeführt werden muß, um eine Hüftkopfnekrose anderer Genese auszuschließen. Hierfür sind meist die üblichen Röntgenaufnahmen in 2 Ebenen - ap- und Lauenstein-Aufnahme ausreichend. Bei Verdacht auf das Vorliegen einer Hüftkopfnekrose haben sich zur Frühdiagnostik die Tangentialaufnahmen nach SCHNEIDER bewährt (Abb.1-2). Die Röntgenaufnahmen werden in Rücklagerung des Patienten mit 30° und 60° Beugung des Beines im Hüftgelenk bei ap-Strahlengang sowie bei gestrecktem Bein und 30° Kippung der Röntgenröhre nach cranial durchgeführt. Durch diese Röntgentechnik werden 2 cranio-ventrale und 1 cranio-dorsaler Kopfsektor dargestellt und so eine zuverlässige Diagnostik über die Lokalisation und Ausdehnung eines Nekroseherdes über einen Gesamtsektor von 90° ermöglicht. Besonders

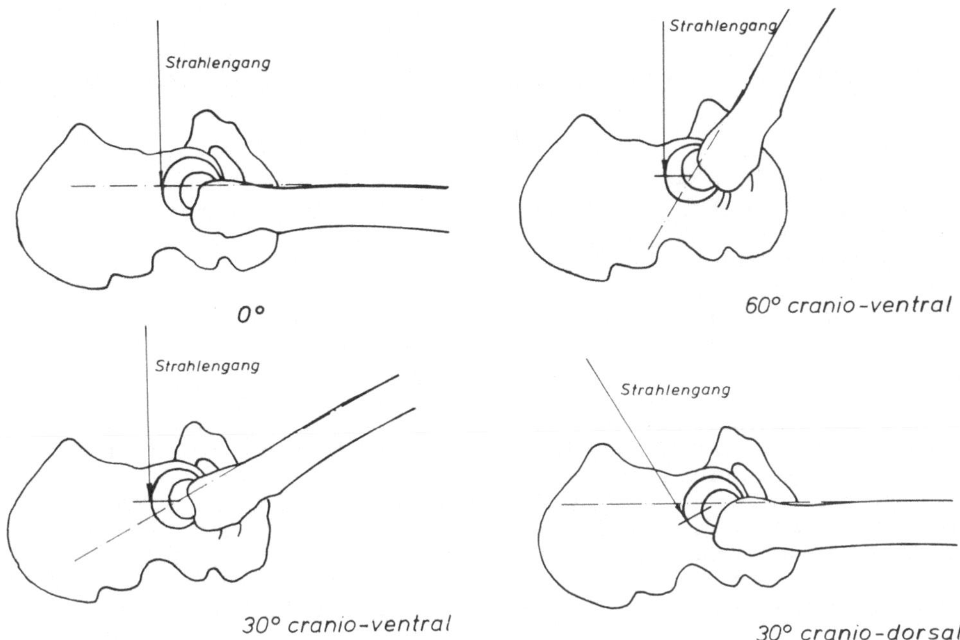


*Abb.1. Schematische Darstellung zur Durchführung der Tangential-Röntgenaufnahmen nach SCHNEIDER*

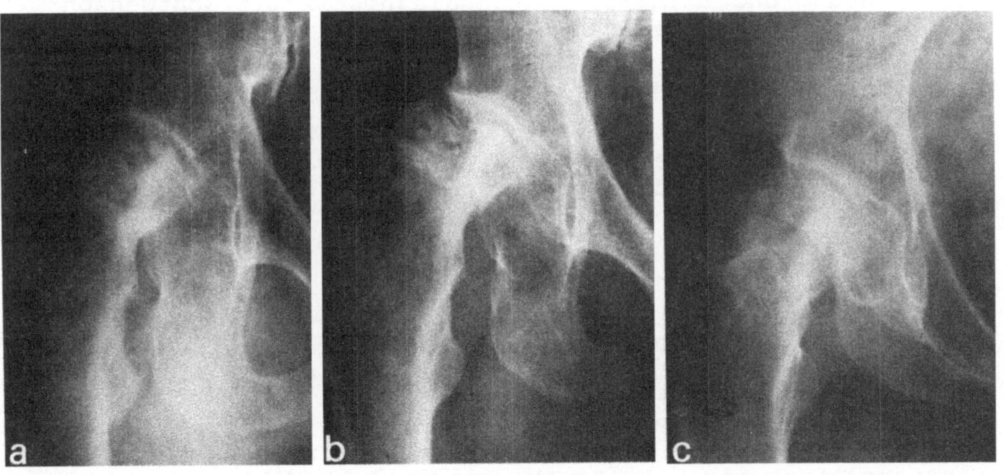


*Abb.2a-c. Röntgenaufnahmen eines 43jährigen Patienten. Hüftkopfnekrose nach medialer Schenkelhalsfraktur. (a) cranio-ventraler Kopfsektor 30°. (b) cranio-ventraler Kopfsektor 60°. (c) cranio-dorsaler Kopfsektor 30°*

wichtig erscheint mir auch dann diese Röntgenaufnahme, wenn bei fraglichem Trauma und mangelnden Brückensymptomen bei primär fehlender röntgenologisch nachweisbarer knöcherner Verletzung eine doppelseitige oder einseitige idiopathische Hüftkopfnekrose ausgeschlossen werden soll. In diesen Fällen ist dann ein Unfallzusammenhang anzuzweifeln, eine unfallbedingte Verschlimmerung jedoch durchaus möglich.

Die Behandlung der traumatischen Hüftkopfnekrose richtet sich sowohl nach der Ausdehnung des Nekroseherdes als auch nach dem Alter des Patienten. Für den älteren Menschen ist die Gelenkendoprothese bei ausgedehnter Kopfnekrose die Methode der Wahl. Für den jüngeren Patienten steht die varisierende oder die valgisierende intertrochantere Osteotomie oder die Arthrodese zur Diskussion. Ist jedoch durch die Röntgenaufnahme nach SCHNEIDER eine genaue Lokalisation und Ausdehnung der Hüftkopfnekrose möglich, so bietet sich die Kopfumstellung im Sinne einer intertrochanteren Flexionsosteotomie an, die sich bereits bei der Behandlung der segmentalen ischämischen Hüftkopfnekrose bewährt hat (2). Operativ ist hierfür die Entnahme eines Keiles mit ventraler Basis, falls erforderlich kombiniert mit einem medialen Keil zur Varisation, notwendig. Der erforderliche Flexionswinkel wird durch die Röntgenaufnahme nach SCHNEIDER festgelegt. Durch diese Maßnahme kann der Nekroseherd aus der Hauptbelastungszone herausgedreht und eine noch intakte Kopfzone eingestellt werden. Somit sind die Voraussetzungen für eine mögliche Regeneration verbessert.

Zusammenfassend darf ich feststellen:

1. Die Beantwortung der Zusammenhänge für die Entstehung einer Hüftkopfnekrose als Unfallfolge ist nur bei genauester Anamneseerhebung und primärer Röntgendiagnostik mit Röntgenkontrollen beider Hüftgelenke möglich.
2. Zur Frühdiagnose einer Hüftkopfnekrose und zur genauen Lokalisation des Herdes sind die Tangentialaufnahmen nach SCHNEIDER wertvoll.
3. Als weitere operative Behandlung bei traumatischer Hüftkopfnekrose bietet sich die intertrochantere Flexionsosteotomie an.

## Literatur


1. NYGA, W., GEDULDIG, D.: Zur Diagnostik, Therapie und Begutachtung der posttraumatischen Hüftkopfnekrose. Beitr. Orthop. Traum. 22, H. 7, 385-390 (1975).
2. WILLERT, H.-G., SAFERT, D.: Die Behandlung segmentaler, ischämischer Hüftkopfnekrosen mit der intertrochanteren Flexionsosteotomie. (Im Druck, persönliche Mitteilung).

W. Puhl und M. Weber, Heidelberg

# Die Indikationen zur isolierten Femurkopfprothese

Mit der Entwicklung des totalen Hüftgelenkersatzes verlor die isolierte Femurkopfprothese an Bedeutung. Die Ergebnisse des isolierten Hüftkopfersatzes wurden als nicht befriedigend abgewertet ohne Berücksichtigung der unterschiedlichen Operationsindikationen und Operationsverfahren mit Verwendung verschiedenartiger Implantate.

Inzwischen hat sich auch gegenüber dem totalen allo-arthroplastischen Ersatz eine zunehmend kritischere Haltung eingestellt, die auf eine nicht unerhebliche Anzahl unbefriedigender Behandlungsergebnisse zurückzuführen ist. Um die Verwendbarkeit der Femurkopfprothesen zu überprüfen, haben wir die in unserer Klinik implantierten Endoprothesen nachuntersucht.

Bei 96 Patienten wurden Hüftkopfprothesen vom Typ Moore, vereinzelt auch Rotationsprothesen mit Polyesterkopf, implantiert.

Von diesen leisteten 32 Patienten der Aufforderung zur Nachuntersuchung nicht folge, von den verbliebenen 64 Patienten wurden in der Zwischenzeit 32,8% mit einer Totalendoprothese versorgt. Es verbleiben 43 Patienten mit einer Hüftkopfprothese.

In 65,8 % Der Fälle erfolgte die Arthroplastik nach frischer medialer Schenkelhalsfraktur, in 22,8% wegen Schenkelhalspseudarthrose und in 11,4% wegen posttraumatischer Hüftkopfnekrose.

Zum Zeitpunkt der Operation lag das Alter der Patienten zwischen 35 und 86 Jahren, mehr als die Hälfte der Patienten war zum Operationszeitpunkt über 70 Jahre alt.

Die Nachuntersuchung erfolgte nach einer Zeit zwischen 1 bis 7 Jahren, im Mittel 3,3 Jahre.

Die in der Literatur oftmals betonte Diskrepanz zwischen röntgenologischem und klinischem Befund konnten wir in Einzelfällen ebenfalls feststellen. Im Allgemeinen entsprach jedoch ein schlechter Röntgenbefund auch einem schlechten klinischen Befund.

Bei 4,1% der Patienten fanden wir eine Protusion, bei 22% war röntgenologisch eine Gelenkspaltverschmälerung und zunehmende Pfannensklerose nachweisbar, in 20% fanden sich paraarticuläre Ossifikationen und in 29% röntgenologische Lysezeichen im Schaftbereich.

Die Abb.1 zeigt einen 71jährigen Patienten mit Hüftkopfersatz wegen Trümmerfraktur des coxalen Femurendes, der selbst nach 6 Jahren keine Beschwerden von der operierten Hüfte angab.

Ungünstige Verläufe mit raschem Abrieb des Hüftpfannenknorpels, Einmahlen des Prothesenkopfes in die knöcherne Hüftpfanne, Einsinken der Prothese in den Femurschaft mit daraus folgenden Beschwerden waren am ehesten bei Übergewichtigkeit, Osteoporose oder bei Hüftkopfnekrosen zu beobachten.

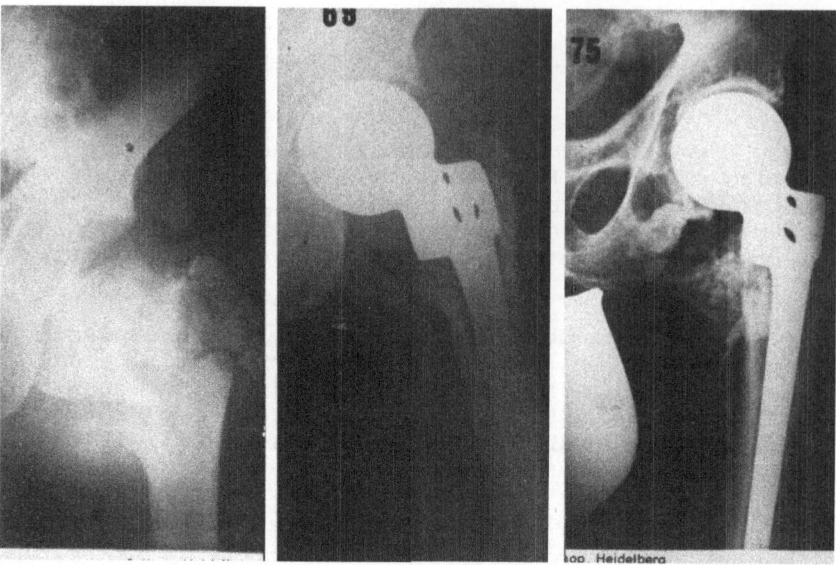

*Abb.1. 71jähriger Mann, Leimbach-Endoprothese nach Trümmerfraktur des coxalen Femurendes. Trotz paraarticulärer Ossifikationen klinisch guter Verlauf*

Bei der klinischen Auswertung unseres Krankengutes nach den Kriterien von MERLE d' AUBIGNE fanden wir folgende Ergebnisse (Tabelle 1): Hinsichtlich Schmerzen konnte ein schlechtes oder ausreichendes Resultat in nur 11,3% der Fälle festgestellt werden, 20% zeigten ein gutes und 68,7% ein sehr gutes Resultat. Interessant ist, daß die Ergebnisse hinsichtlich der Schmerzhaftigkeit bei zunehmendem Alter besser werden. Hinsichtlich der Beweglichkeit konnte immerhin bei 68,6% ein sehr gutes Ergebnis festgestellt werden. Bei der Überprüfung der Gehfähigkeit kann die Hälfte aller Patienten in die Gruppe sehr gut eingeordnet werden.

Die im Durchschnitt besten klinischen Ergebnisse fanden wir bei frischen medialen Schenkelhalsfrakturen, während bei Pseudarthrosen die klinischen Ergebnisse gut bis ausreichend waren, einheitlich schlecht waren die Ergebnisse bei Hüftkopfnekrosen. Bei diesen Fällen muß erklärend auf die Vorschädigung des Pfannenknorpels hingewiesen werden.

Zusammenfassend sind wir der Ansicht, daß der isolierte Hüftkopfersatz bei medialen Schenkelhalsfrakturen, Schenkelhalspseudarthrosen und Hüftkopffrakturen dann indiziert ist, wenn eine intakte Hüftpfanne vorliegt und gelenkerhaltende Osteosynthesen nicht möglich sind, oder eine Immobilisierung das Leben des Patienten gefährden würde.

Übergewichtigkeit, Osteoporose und Hüftpfannenarthrose mit und ohne Kopfnekrose stellen eine Kontraindikation für die Femurkopfprothese dar. Die Wahl der Behandlungsmethode wird ganz wesentlich

Tabelle 1. Zusammenstellung der einzelnen bei den Nachuntersuchungen zu berücksichtigenden Faktoren

| Punkte | Schmerzen | Gehfähigkeit | Beweglichkeit |
|---|---|---|---|
| 0 | dauernde, schwere 5,7% | unmöglich - | Ankylose in schlechter Stellung - |
| 1 | schwere, in Intervallen auftretend 2,8% | nur mit Krücken - | nur leichte Wackelbewegung in guter oder schlechter Stellung - |
| 2 | beim Gehen stärker im Sitzen geringer 2,8% | mit 2 Handstöcken 22,8% | Beugung 180-140° Abduktion u. Adduktion Ø Rotation Ø 5,7% |
| 3 | beim Gehen mittelstark, im Sitzen keine - | mit 1 Handstock ohne Handstock unsicher 11,4% | Beugung 180-120° Abd. u. Add. angedeutet mögl. Rotation Ø 5,7% |
| 4 | nur bei Arbeit 20% | teilweise ohne Stock 14,2% | Beug. 180-100° Abd. Add. Rot. mittelstark eingeschränkt 20% |
| 5 | bei Arbeit geringer 14,5% | ohne Stock - | Beug. 180-90° Abd.u.Add. frei. Rot. mittel eingeschränkt 40,1% |
| 6 | keine 54,2% | ohne Stock 51,6% | keine Einschr. 28,5% |

0 Punkte schlechtes Resultat 3-4 Punkte gutes Resultat
1-2 Punkte ausreichendes Resultat 5-6 Punkte sehr gutes Resultat

durch internistische Begleiterkrankungen bestimmt. Insbesondere ist bei Risikopatienten die Femurendoprothese der totalen Endoprothese vorzuziehen, da unsere Untersuchungen gezeigt haben, daß beim alleinigen Hüftkopfersatz der intra- und postoperative Blutverlust nur halb so groß ist wie bei der Totalendoprothese.

Das Auswechseln einer Femurendoprothese gegen eine Totalendoprothese stößt im Allgemeinen auf keine operationstechnischen Schwierigkeiten, nach Möglichkeit sollte ein Prothesentyp Verwendung finden, der ohne Auswechseln des Stiels die Implantation einer zusätzlichen Kunstpfanne erlaubt.

H. Schöttle, K.H. Jungbluth und H. Rudolph, Hamburg

# ENDER-Nagelung oder AO-Winkelplatte bei pertrochanterer Fraktur

Zu Beginn dieses Jahrhunderts war eine Fraktur im Schenkelhalsbereich meist gleichbedeutend mit einem Todesurteil für den älteren Patienten. Durch Einführung der verschiedenen operativen Verfahren gelang es, die Sterblichkeit bei dieser Verletzung, die meist Patienten im Greisenalter betrifft, auf etwa 10% zu senken.

Von vitaler Bedeutung für die alten Patienten ist, daß durch einen risikoarmen Eingriff die frühzeitige Vollbelastbarkeit des frakturierten Knochens wieder hergestellt wird. Mit Hilfe der Trochanternagelung nach KÜNTSCHNER (1) und der Bündelnagelung, modifiziert nach SIMON-WEIDNER (2) und ENDER (3) sind wir heute in der Lage, bei den meisten Formen der pertrochanteren Fraktur diesen Anforderungen gerecht zu werden.

Winkelplatten, Laschenschrauben und ähnliche Kraftträger sind biomechanisch ungünstiger und vermögen besonders bei den instabilen Bruchformen nicht eine sofortige Belastbarkeit herbeizuführen. Dagegen werden die medial in den Verlauf der Trajektorien gebrachten Nägel durch Verkürzung des Hebelarmes deutlich weniger auf Biegung beansprucht und sind dadurch biomechanisch günstiger. Das Risiko des Eingriffes ist durch die im Vergleich zu anderen Verfahren kurze Operationsdauer von durchschnittlich 20 Minuten wesentlich reduziert.

Die Trochanternagelung nach KÜNTSCHNER (1) und die Bündelnagelung nach SIMON-WEIDNER (2) und ENDER (3) beruhen auf dem gleichen Prinzip. Mit diesem Verfahren lassen sich die meisten pertrochanteren Frakturen belastungsstabil versorgen.

Ein Nachteil jedoch ist beiden Methoden gemeinsam:

Obwohl das Bein in Innenrotationsstellung auf dem Extensionstisch genagelt wird, beobachtet man immer wieder Außenrotationsfehlstellungen. Dieser Mangel fällt aber bei den alten Patienten nicht so sehr ins Gewicht gegenüber dem entscheidenden Vorteil der sofortigen Vollbelastbarkeit des operierten Beines.

Wegen mehrerer Vorteile gegenüber der Trochanter-Nagelung nach KÜNTSCHNER (1) verwenden wir seit Oktober 1974 beim greisen Patienten mit pertrochanterer Fraktur nur noch die Nägel nach ENDER (3).

Indikationen für die AO-Winkelplatte bei pertrochanteren Frakturen sehen wir weiterhin:

1. Beim relativ jungen Patienten im guten Allgemeinzustand, bei dem es auf eine exakte anatomische Rekonstruktion und nicht so sehr auf die Frühbelastbarkeit des operierten Beines ankommt.
2. Bei den subtrochanteren Frakturen, die durch die Nagelung nach ENDER nicht genügend fixiert werden können.

Hier kurz einige Bemerkungen zur Technik der Nagelung nach ENDER:

Die Nägel werden durch eine kleine Incision fernab der Fraktur und gewebeschonend proximal des medialen Femur conylus eingeschlagen. Im Oberarmschenkelkopf streben wir eine fächerförmige Aufspreizung der 3 oder 4 Nägel an, damit die Rotationsstabilität verbessert wird.

Nicht immer kann die Fraktur in korrekter anatomischer Stellung fixiert werden. Manchmal entsteht durch die Nagelung eine leichte Valgusstellung, die sich jedoch biomechanisch günstig auswirkt. Hier sehen Sie Röntgenkontrollen vor und nach Belastung.

Von Juli bis Oktober 1974 wurden an unserer Klinik 74 Patienten mit pertrochanterer Fraktur mit der Winkelplatte der AO versorgt. Demgegenüber stehen 52 Nagelungen nach ENDER (3) seit Oktober 1974. Das durchschnittliche Lebensalter der Patienten betrug in den Vergleichsgruppen jeweils 78 Jahre. Von den mit Winkelplatte versorgten Patienten durfte nur 1/4 postoperativ früh belasten, dagegen 50 der 52 Patienten mit Ender-Nägeln. In der ersten Gruppe verstarben 11, in der zweiten lediglich 3 Patienten.

Nach unseren Erfahrungen ist die Nagelung nach SIMON-WEIDNER und ENDER technisch einfach, die Operationsdauer kurz und das Risiko gering. Unsere Ergebnisse zeigen, daß sich mit dieser Methode bei den alten Patienten eine Senkung der Letalität im Vergleich mit der Winkelplatten-Osteosynthese erreichen läßt.

Literatur

1. KÜNTSCHER, G.: Zur operativen Behandlung der pertrochanteren Fraktur. Zbl. Chir. 91, 281 (1966).
2. SIMON-WEIDNER, R.: Die Fixierung trochanterer Brüche mit multiplen elastischen Rundnägeln nach Simon-Weidner. H. Unfallheilk. 106, 60 (1970).
3. ENDER, J.: Probleme beim per- und subtrochanteren Oberschenkelbruch. H. Unfallheilk. 106, 2 (1970).

J. A. Mijares Grau und J. Prat Dalfo, Barcelona

## Torationsstabile Condylennagelung pertrochanterer Frakturen

Bei der Behandlung von Patienten im Alter von über 60 Jahren mit pertrochanteren Frakturen sollte der Schwerpunkt unseres Erachtens auf folgenden Prinzipien liegen:

1. Frühzeitige Operation
2. Stabile Osteosynthese
3. Sofortbelastbarkeit

Diese Forderungen erfüllt die Condylennagelung nach KÜNTSCHNER einwandfrei, mit der wir von 1969 bis 1974 bei über 200 Osteosynthesen die besten Ergebnisse erzielt haben.

Bei hochgradiger Osteoporose besteht jedoch eine rotatorische Instabilität, die eine proximale Lockerung hervorruft, da die von der unteren Extremität ausgeübte Hebelwirkung schon bei leichten Drehbewegungen erheblich ist. Um diese ausgezeichnete Technik noch zu verbessern, hat daher bei uns PRAT einen elastischen Stab durch den Nagel geführt, der durch eine proximale Öffnung heraustritt.

Der neue Nagel ist ein Trochanternagel nach KÜNTSCHNER, der auf der concaven Seite 4 cm vom proximalen Ende entfernt eine Öffnung hat, durch die ein elastischer Stab mit schräggeformter, leicht gebogener Spitze und einem Durchmesser von 2,5 mm hinausgleitet. Um das zu ermöglichen, mußten die distale Öffnung des Nagels vergrößert und der Längsspalt verengt werden, so daß der Stab nicht durch den Spalt heraustreten kann (Abb.1).

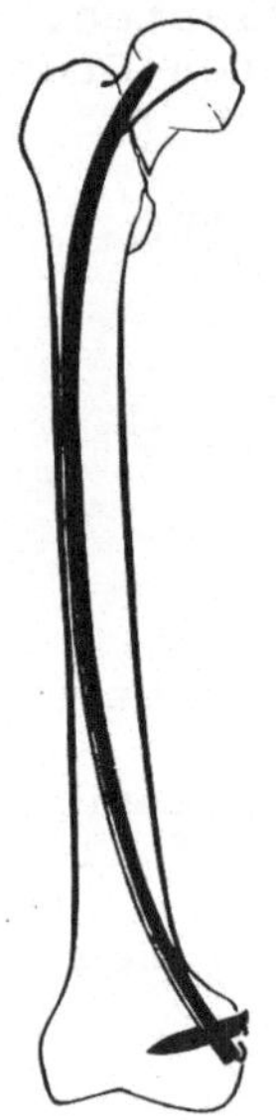

*Abb.1*

Die Operationstechnik ist die gleiche wie bei der Küntschner-Nagelung, nur daß zum Schluß noch der Stab eingeführt wird.

Biomechanik

Zur experimentellen Prüfung der Rotationsresistenz dieser verbesserten Methode wurden in unserem Anatomielabor der Freien Universität Barcelona (Prof. Dr. DOMENECH MATEU) Studien an verschiedenen Präparaten vorgenommen. Experimente mit dem Küntschner-Nagel wurden Versuchen mit dem modifizierten Nagel gegenübergestellt. Dazu wurde ein besonderer Apparat entworfen, bei dem einerseits das distale Nagelende an einer festen Basis fixiert und andererseits das proximale Ende an einem Schenkelkopf befestigt wurden, der wiederum mit einem gradual verstellbaren Belastungssystem versehen war sowie mit einer Meßvorrichtung für die Drehmomente und einer für den Drehwinkel. Die Meßwerte wurden grafisch registriert. Eine Kurve zeichnete die Rotationsgrade des Nagels im Knochen (Abszissen) und die Belastung in kg/cm (Ordinaten) auf.

Die Versuche mit dem herkömmlichen Nagel zeigten, daß die Kurve von $15^{\circ}$ an horizontal zu verlaufen beginnt bei einer maximalen Belastung von 30 bis 50 kg/cm. Die horizontale Linienführung der Kurve bedeutet, daß der Nagel keiner höheren Belastung mehr standhält und sich frei im Inneren der Spongiosa des Schenkelkopfes dreht.

Bei den Versuchen mit dem modifizierten Nagel stellt sich eine Kurve dar, deren erstes Aufsteigen (bis 15°) - verglichen mit der vorher beschriebenen - steiler ist und die von 15° bzw. 50 kg/cm an weiter ansteigt bis zu einer Höchstbelastung von 80 kg/cm, die die Meßvorrichtung zuließ. Das bedeutet, daß der neue Condylennagel von Anfang an höheren Drehkräften standhalt und in dem Moment, in dem der Küntschner-Nagel deutliche Schwächen aufzuzeigen beginnt, nämlich über 15° hinaus, besseren Widerstand zu bieten vermag (Abb.2).

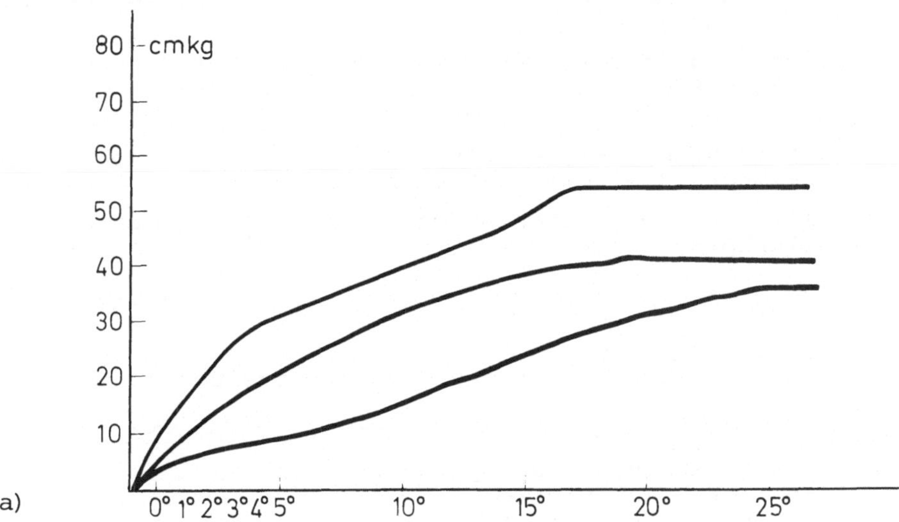


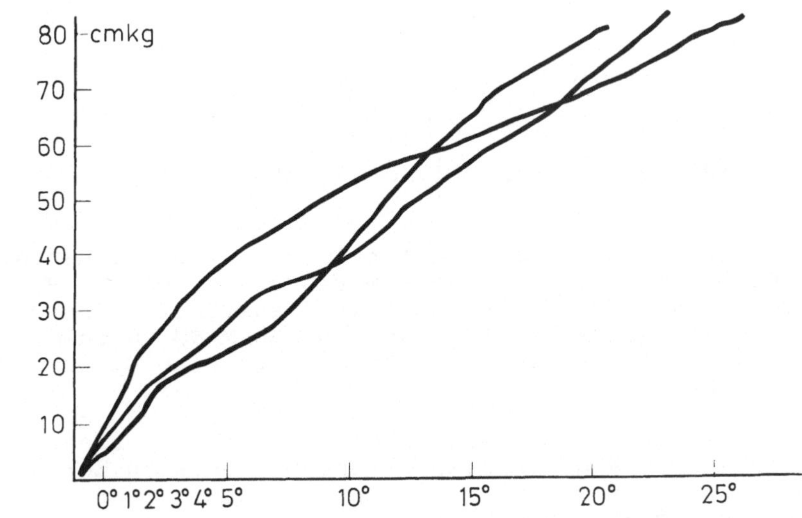


*Abb.2a u. b. (a) Condylennagel. (b) Modifizierter Condylennagel*

Abschließend stellen wir fest, daß der von uns modifizierte Nagel schon vom Beginn der einwirkenden Kräfte an eine höhere Rotationsresistenz bietet und sich bis zu einer Drehung von 28° bzw. einer Belastung von 80 kg/cm nicht deformiert.

## Kasuistik

Seit 1974 haben wir 89 Osteosynthesen durchgeführt. An bemerkenswerten Daten hierüber sollen nur die dabei aufgetretenen Komplikationen erwähnt werden:

In 4 Fällen sind bei Patienten mit hochgradiger Osteoporose supracondyläre Femurfrakturen beim Einschlagen des Nagels aufgetreten.

18 Fälle hatten Kniebeschwerden zur Folge in Form von vorübergehender leichter Beweglichkeitseinschränkung und Gelenkerguß.

Bei 3 Fällen von genagelten Brüchen mit Spaltung drang der Nagel in der Gelenkpfanne ein.

## Vorteile

Unserer Ansicht nach bietet die Condylennagelung folgende Vorteile:

1. Schonender Eingriff
2. Leichte und kurzdauernde Operation
3. Geringes Infektionsrisiko
4. Kurzer Hospitalaufenthalt
5. Höhere Stabilität als beim originalen Küntschner-Nagel
6. Sofortbelastbarkeit
7. Kein Bestrahlungsrisiko für den Chirurgen.

K. Rauterberg und W. Becker, Heidelberg

# Grundlagen der Epiphysiolysis capitis femoris

Als eigenständiges Krankheitsbild des jugendlichen Alters wurde die Epiphysiolysis capitis femoris bzw. juvenile Hüftkopflösung erstmalig von MÜLLER im Jahre 1888 ausführlich beschrieben. Legt man die statistischen Angaben von KAUFMANN zugrunde, dann sind in etwa 27% der Fälle Coxarthrosen auf eine Epiphysenlösung zurückzuführen.

Primär beruht die Hüfterkrankung auf einer Veränderung der biologischen Vorgänge im metaphysennahen Bereich der proximalen Femurwachstumsfuge und einer daraus resultierenden verminderten mechanischen Beanspruchbarkeit.

Bei einem Mißverständnis zwischen Beanspruchung und Festigkeit des Fugenknorpelgefüges und einem partiellen Lösungsvorgang zwischen Periostschlauch und angrenzendem Knochen erfolgt sekundär akut oder auch latent eine Dislokation des Hüftkopfes gegenüber dem Schenkelhals. Der bevorzugte Dislokationsweg ist die dorso-caudale Richtung.

Fragt man nach den lokalen Ursachen dieser mit einer Festigkeits-minderung einhergehenden Entwicklungsstörung des Fugenknorpels, dann werden zweifellos die pathomorphologischen Besonderheiten im Stadium der Fugenknorpellockerung von Bedeutung sein.

Aufgrund eigener Untersuchungen an Biopsiematerial seien einige typische Veränderungen angeführt:

Unter physiologischen Bedingungen zeigt der Wachstumsknorpel eine schichtenmäßige Aufgliederung. Begrenzt von den epiphysären sowie den metaphysären Gefäßen unterscheidet man eine Zone der germinativen Zellen, eine Zone der proliferativen Zellen, eine Zone der hypertrophischen Zellen sowie eine Zone der degenerativen Zellen, die in die Eröffnungszone übergeht.

Im Frühstadium der Erkrankung zeigt sich hingegen eine regellose Anordnung der in Zellhaufen formierten Chondrozyten. PONSETI et al. (1956) sowie WAGNER (1962) sprechen daher von einer Desor-ganisation des gewöhnlich zonenmäßig aufgegliederten Fugenknor-pelgefüges. Desweiteren imponierten eine fibröse bzw. faserige Umwandlung des hyalinen Knorpels, verbunden mit einer Abnahme der basophilen Eigenschaften in den Interterritorien sowie in den Interterritorien longitudinal verlaufender Dehiszenzen.

Bei einer Eskalation dieser Fugenknorpelveränderungen entstehen unter gleichzeitigem Vordringen von Plasma und Blutzellen aus den Capillaren der Metaphyse weiträumige und zerklüftete Lösungs-zonen, und zwar bevorzugt im metaphysennahen Abschnitt der Wachs-tumsfuge. Diese pathomorphologische Situation im Fugenknorpelge-füge dürfte allerdings schon einen Summationseffekt von primären Veränderungen und mechanisch bedingten Irritationen repräsentieren.

Die im Initialstadium der Erkrankung nachweisbare fibröse oder faserige Umwandlung der hyalinen Knorpelmatrix, d. h. also die Demaskierung der Collagenfasern in der Intercellularsubstanz, ist nach SCHALLOCK und LINDNER als ein Entmischungsvorgang im kolloidalen System der Grundsubstanz zu deuten.

Dabei besteht das kolloidale System der hyalinen Knorpelmatrix aus Collagenfibrillen sowie Proteoglykanen und Glykoproteinen, die unter gleichzeitiger Bindung von Wasser und Ionen ein drei-dimensionales Netzwerk bilden.

Dieses dreidimensionale Gittergel ist labil und durch chemische Substanzen zu beeinflussen. Wir haben in einem tierexperimentel-len Modellversuch mit Selen-Cystin, dem selenhaltigen Analogon der Aminosäure Cystin bei Ratten eine Fugenknorpellösung indu-zieren können. Nach intraperitonealer Gabe dieser Substanz fanden sich bevorzugt an den distalen Femurwachstumsfugen ausgedehnte Lösungszonen sowie zerklüftete Kontinuitätstrennungen.

Der biomechanische Angriffspunkt der in unserem Modellversuch verwandten Substanz war eine Behinderung der Ausbildung von

Schwefelbrückenbildungen. Diese Brückenbildungen haben eine Bedeutung bei der Aggregation von Proteinen zu Makromolekülen. Wird die Ausbildung von makromolekularen Strukturen in der Substanz des Knorpelgewebes gehemmt, verliert der Gewebsverband seinen Turgor und büßt an mechanischer Beanspruchbarkeit ein.

Von diesen theoretischen Überlegungen ausgehend suchen wir z. Zt. Besonderheiten des Fettstoffwechsels bei Patienten mit einer Epiphysenlösung zu erfassen, da zum einen gehäuft bei der Epiphysenlösung eine Fettsucht infolge Hyperalimentation beobachtet werden kann, zum anderen bei intensiviertem Fettstoffwechsel eine Hemmung der Disulfidbrückenbildung theoretisch möglich ist.

O. Trentz, H. Tscherne und G. Muhr, Hannover

## Operationstechnik und Ergebnisse bei distalen Femurfrakturen mit supracondylären und condylären Trümmerzonen

Die einfachen Bruchformen im supra- und diacondylären Femurbereich lassen sich in der von der AO erarbeiteten Standardtechnik mit Condylenplatten in der Regel problemlos stabilisieren. Sind jedoch Trümmerzonen mit zu versorgen, müssen bei Reposition, Osteosynthese und Implantatwahl andere Wege beschritten werden.

Bei supracondylären Trümmerzonen bieten sich bei Einsatz der Condylenplatte verschiedene Möglichkeiten: Soll die Beinlänge voll erhalten bleiben, wird die Trümmerzone mit dem Plattenschaft überbrückt und durch Spongiosa ersetzt. Liegen größere Längsfragmente vor, können diese zur besseren plattenfernen Abstützung medial eingekeilt werden (Abb.1). Auch hierbei wird eine Überbrückungsosteosynthese durchgeführt und der restliche Defekt mit Spongiosa aufgefüllt. Schließlich kann die Trümmerzone teilweise oder vollständig reseziert werden und der Schaftanteil unter Verkürzung in das Condylenmassiv eingestaucht werden (Abb.2). Die Indikation zu den einzelnen Verfahren richtet sich nach Allgemeinzustand, Alter und Begleitverletzungen des Patienten.

Condyläre Trümmerzonen bieten schwerere Probleme und haben schlechtere Prognosen, besonders wenn tragende Gelenkanteile betroffen sind. Die Versorgung beginnt mit der Rekonstruktion der Condylenrollen. Neben dem lateralen Standardzugang ist dazu manchmal eine kleine mediale Hilfsincision erforderlich. Zunächst werden die Condylenfragmente untereinander verschraubt - hintere Rollenabbrüche durch von ventral eingebrachte Schrauben-, kleinere Fragmente und schalenförmige Knorpel- Knochenstückchen mit Bohrdrähten oder versenkten Kleinfragmentschrauben fixiert. Zur Fixation der Condylenrollen untereinander und an den Schaft ist bei diesen Bruchformen die Condylenplatte nicht geeignet. Die von BURRI entwickelte Platte scheint uns für diese Osteosynthesen das geeignetste Implantat zu sein. Die T-Platte ist nur bei monocondylärer Zertrümmerung als Abstützplatte brauchbar, die Stabilisierung mit doppelten T-Platten hat sich nicht bewährt.

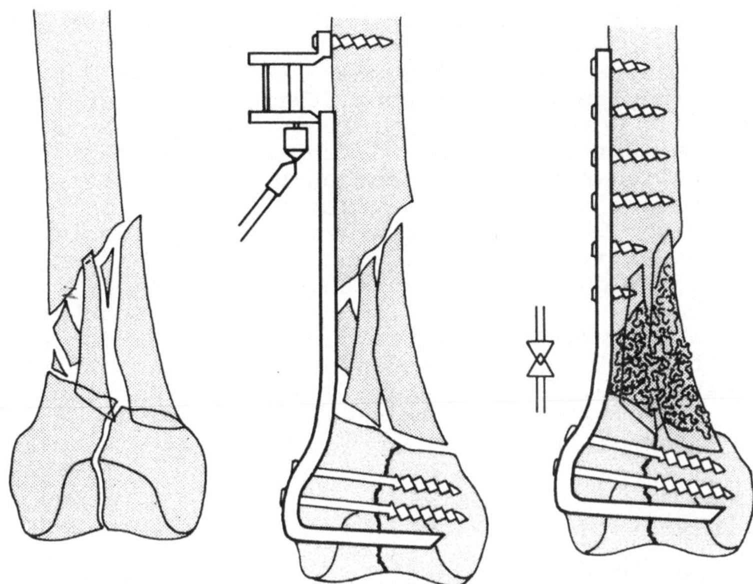

*Abb.1. Versorgung einer supracondylären Trümmerzone durch Einkeilen größerer Längsfragmente zur medialen Abstützung (nach MAGERL)*

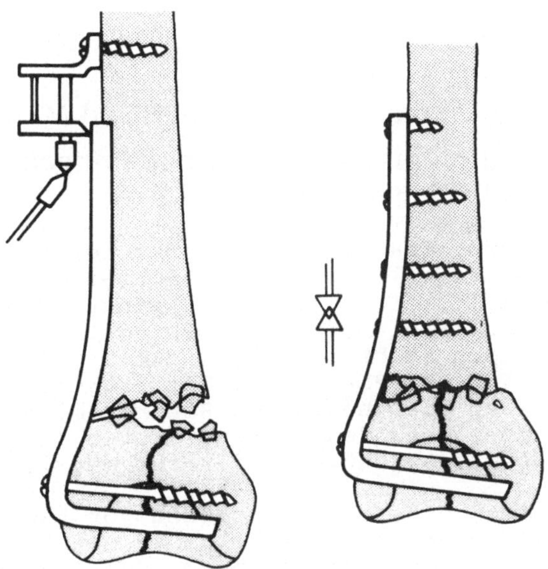

*Abb.2. Osteosynthese unter primärer Verkürzung nach Resektion einer supracondylären Trümmerzone (nach MAGERL)*

Die tragenden Gelenkanteile müssen immer mit Spongiosa unterfüttert und alle Defekte aufgefüllt werden.

Nach diesen Richtlinien haben wir an der Unfallchirurgischen Klinik der Medizinischen Hochschule Hannover vom 1. 11. 72 bis 30. 6. 75 21 Trümmerfrakturen am distalen Femur versorgt. 11 mal lagen supracondyläre Trümmerzonen vor, so daß die Osteosynthesen mit Condylenplatten durchgeführt werden konnten. Bei den 10 Brüchen mit Condylenzertrümmerungen wurden einmal eine DC-Platte, viermal Burri-Platten und funfmal doppelte T-Platten jeweils mit zusätzlichen Kleinfragmentschrauben und Kirschner-Drähten benutzt. 17 primäre Spongiosaplastiken waren erforderlich. Die Verwendung doppelter T-Platten haben wir wegen schlechter Resultate inzwischen völlig verlassen. Von den 21 Fällen konnten 19 nachuntersucht werden, zwei Patienten sind an Begleitverletzungen verstorben, in einem Fall ist es zu einem Knocheninfekt gekommen, 7 mal zur verzögerten Frakturheilung mit der Notwendigkeit von Zweiteingriffen. Unter den bei der Nachuntersuchung gefundenen Defekten zeigen 14 Instabilitäten des Kapselbandapparates, 8 leichtere Gelenkinkongruenzen und 7 Verkürzungen von mehr als einem cm deutlich die Problematik dieser schwierigen Bruchformen.

Literatur


1. MUHR, G.: Hefte Unfallheilk. 120, 9 (1975).
2. OLERUD, S.: J. Bone, Jt Surg. 54 A, 1015 (1972).
3. TRENTZ, O., KRISCHAK, G., HOLZ, U.: Hefte Unfallheilk. 120, 25 (1975).
4. TSCHERNE, H.: Acta traumatol. 2, 73 (1972).


H. Weigand, R. Rahmanzadeh und M. Sarvestani, Mainz

## Radiologische Spätbeobachtungen am Kniegelenk nach Menisceektomie

In der Traumatologie kommt der Beurteilung der Röntgenbilder und ihrer Verlaufskontrollen besondere Bedeutung zu. Sie lassen Lokalisation und Ausmaß einer knöchernen Verletzung oder Luxation direkt erkennen. Bei der häufig auftretenden Meniscusläsion jedoch steht die klinische Diagnostik mit einer Trefferquote bis 95% H. ZIPPEL (3) im Vordergrund. Ohne Zuhilfenahme eines positiven oder negativen Kontrastmittels ist eine direkte Darstellung eines gesunden, degenerierten oder traumatisierten Meniscus im normalen Röntgenbild nicht möglich.

Liegt ein Meniscusschaden vor, so bestätigen ihn erst nach einem längeren Zeitraum sekundär entstandene knöcherne Veränderungen an den Gelenkflächen. Das viel diskutierte Raubersche Meniscuszeichen (1944): eine Konsolenbildung am Gelenkrand des Tibiakopfes fand in zahlreichen Publikationen teils volle Zustimmung, teils skeptische Zurückhaltung oder gar Ablehnung. Eine weitere Präzisierung der im Gefolge einer Meniscusläsion auftretenden knöchernen Veränderungen am Tibiakopf nahm JONASCH (2) vor. Er hält Konsolenbildung, Verdichtungen der Corticalis und subchondrale Aufhellung am inneren Gelenkrand der Tibia vier bis sieben

Monate nach einer Meniscusläsion für ebenso typisch wie eine isolierte Konsolenbildung am äußeren Gelenkrand frühestens sechs Monate nach dem akuten traumatischen Ereignis. Diese Beobachtungen verlieren seiner Meinung nach allerdings ihre Bedeutung im Falle einer vorbestehenden Arthrose. Eine derart differenzierte Auswertung setzt nicht nur eine geschlossene Serie an Verlaufskontrollen mit Seitenvergleich in entsprechenden Zeitabständen voraus, sondern auch eine vergleichbare Einstellung und Bildqualität. Unter Berücksichtigung der Entstehungsmöglichkeiten eines Meniscusschadens:

1. Primäre Degeneration
2. Frischer Unfallriß
3. Sekundäre Degeneration (1)

gilt festzuhalten, daß in einem relativ hohen Prozentsatz nach Meniscektomie röntgenologisch erkennbare Veränderungen nach einem längeren Zeitraum nachweisbar werden. Sie entsprechen einer Sekundärarthrose, die in Übereinstimmung mit vielen Autoren von der veränderten Statik und Dynamik des Kniegelenkes sowie trophischen Störungen der Synovialis abgeleitet wird. Bei der röntgenologischen Beurteilung eines Gelenkes nach Meniscektomie wird daher besonderer Wert auf Art, Lokalisation und Ausprägung arthrotischer Veränderungen der Gelenkflächen gelegt. Wesentliche Charakteristika der Kniegelenksarthrose sind Randwulst- oder Konsolenbildung in symmetrischer Anordnung, randständige subchondrale Aufhellungen, Entrundungen und Abflachung der Gelenkflächen mit vermehrter Sklerosierung, Höhenminderung des Gelenkknorpels sowie Strukturveränderungen der angrenzenden Spongiosa.

Im Rahmen einer klinischen Nachuntersuchung von 56 Patienten 1 bis 11 Jahre nach ein- oder doppelseitiger Meniscektomie wurden Röntgenverlaufskontrollen in zwei Ebenen mit Seitenvergleich angefertigt und mit den Voraufnahmen verglichen. Häufig fehlten die präoperativen Vergleichsaufnahmen der Gegenseite. Trotzdem ließ sich durch Vergleichsaufnahmen anläßlich der Nachuntersuchung in fast allen Fällen anhand der eingetretenen arthrotischen Veränderungen der Ort der Meniscusentfernung ohne klinische Angabe bestimmen. Überwiegend fanden sich hier Randwulstbildungen, vielfach auf beiden Seiten des Gelenkspaltes, eine Höhenminderung des Gelenkknorpels, eine vermehrte Sklerosierung und eine Abflachung bzw. Entrundung der betroffenen Gelenkflächen. Eine Ausnahme bildete die Gruppe der jugendlichen Patienten, bei denen auch nach längerem Beobachtungszeitraum nur geringe oder keine Veränderungen nachzuweisen waren.

Es wurde ferner bei 24 der 56 nachuntersuchten Patienten zusätzlich eine Arthrose des femoropatellaren Gelenks (Chondropathia patellae) auf der Seite der Meniscusentfernung festgestellt. Die Befunde beschränkten sich weitgehend auf die Patellagleitfläche. Bei einem Durchschnittsalter dieser Patienten zum Zeitpunkt der Operation von 39 Jahren fanden sich überwiegend zipflige Ausziehungen am unteren und oberen Patellapol, Unebenheiten der Gleitfläche mit vermehrter Sklerosierung und vereinzelten Strukturveränderungen der gelenknahen Spongiosa.

Bei einer 54jährigen Patientin wurde vor sechs Jahren der Innenmeniscus rechts entfernt. Der präoperative Vergleich der Röntgenbilder mit den Aufnahmen anläßlich der Nachuntersuchung (Abb.1 u.2) läßt die Entwicklung einer Sekundärarthrose überwiegend auf der Seite der Meniscusentfernung erkennen, die zusätzlich mit einer Arthrose im Femoropatellargelenk verbunden ist.

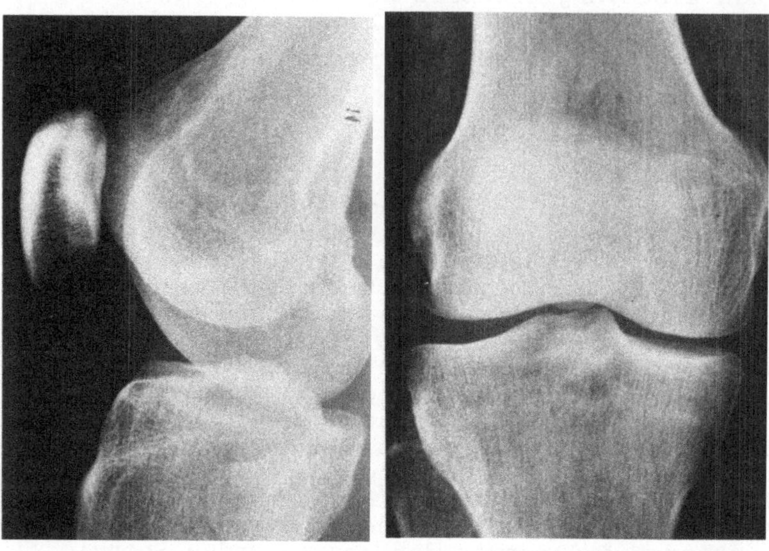

*Abb.1. Präoperative Röntgenaufnahme des rechten Kniegelenks einer 54jährigen Patientin bei Innenmeniscusläsion*

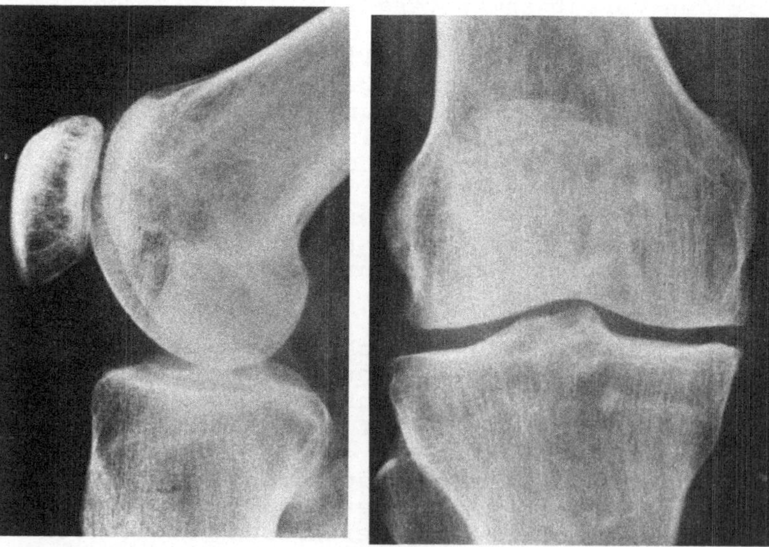

*Abb.2. Röntgen-Kontrolle ein Jahr post operationem mit degenerativen Veränderungen am medialen Kniegelenkspalt und der Patellagleitfläche*

Nach Angaben einiger Autoren soll kein Zusammenhang zwischen einem Meniscusschaden und der Arthrose im Femoropatellargelenk bestehen. Aufgrund unserer Untersuchungen teilen wir die Meinung von ZIPPEL (3), wonach die Chondropathia patellae mit anderen Veränderungen, vor allem aber mit Meniscusläsionen gemeinsam auftreten kann. Unsere Ergebnisse bestätigen, daß nach Meniscusläsionen und späterer Ektomie die Störung der funktionellen Einheit des Kniegelenks den Anstoß zu degenerativen Veränderungen nicht nur im Bereich der Kniegelenkflächen, sondern auch im Femoropatellargelenk gibt.

## Zusammenfassung

Die Diagnose eines Meniscusschadens stützt sich weitgehend auf die klinische Symptomatik. Die röntgenologische Beurteilung eines Zustandes nach Meniscusentfernung beschränkt sich im allgemeinen auf die Beschreibung der sekundär auftretenden knöchernen Veränderungen der Gelenkflächen von Femur und Tibia. Nach unseren Beobachtungen jedoch ließen sich in ca. 50% der Fälle neben den degenerativen Veränderungen am Ort des entfernten Meniscus zusätzlich eine Arthrose der Patellagleitfläche nachweisen.

## Literatur

1. BAUMGARTL, F.: Das Kniegelenk, Berlin-Göttingen-Heidelberg, New York: Springer 1964.
2. JONASCH, E.: Erkennung und Beurteilung der Meniscusverletzung des Kniegelenkes durch das gewöhnliche Röntgenbild. H. Unfallheilk. 90 , 1 (1967).
3. ZIPPEL, H.: Meniscusverletzungen und -schäden. Leipzig: Barth 1973.

H. J. Oestern, G. Muhr, Hannover und G. Kunitsch, Essen

# Aussagewert der röntgenologischen Untersuchung bei posttraumatischen Knorpelschäden des Kniegelenks

Trotz eingehender präoperativer Diagnostik ist intraoperativ häufig das Ausmaß eines Knorpelschadens überraschend. Neben der klinischen Beurteilung stehen uns röntgenologischerseits folgende Methoden zur Abgrenzung eines Knorpelschadens zur Verfügung:

1. Übersichtsaufnahmen (ap., seitlich, Défile-Aufnahmen)
2. Zielaufnahmen
3. Schichtaufnahmen
4. Arthrographien

Indirekt kann aus Knochenverletzungen durch Ziel- und Übersichtsaufnahmen auf Knorpelschäden geschlossen werden, dies gilt in besonderem Maße für Tibiakopffrakturen.

Durch tangentiale und seitliche Aufnahmen können außer Fehlbildungen der Patella und des Gleitlagers, die zu Knorpelschäden disponieren, osteochondrale Frakturen erkannt werden (Abb.1). Außerdem werden unregelmäßige Knochenstrukturen mit und ohne knöcherne Randanbauten dargestellt, die Ausdruck einer auf den Knochen übergreifenden Knorpelschädigung bei der Chondropathia patellae sind.

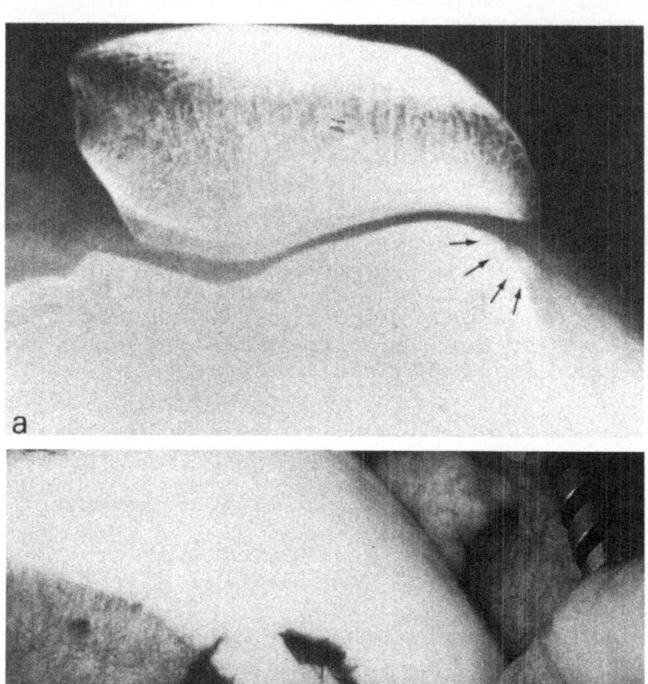


*Abb.1a u. b. Osteochondrale Fraktur bei einem 18jährigen Patienten nach Patellaluxation im tangentialen Röntgenbild der Patella (a) und intraoperativ (b)*

Bei Verdacht auf kleinere Läsionen, die mit Übersichtsaufnahmen oft nicht mehr erfaßt werden, ist eine Durchleuchtung mit anschließenden Zielaufnahmen zu empfehlen. Die genaue Lokalisation des Dissecates bei der Osteochondritis dissecans und das Ausmaß der Schädigung besonders bei Tibiakopffrakturen ist manchmal nur auf Schichtaufnahmen zu erkennen.

Die Arthrographie dient im wesentlichen der Diagnostik einer Meniscusverletzung, Kreuz- und Seitenbandläsionen können allein oder bei komplexen Knieverletzungen ebenfalls nachgewiesen werden. Schwierigkeiten bereitet auch im Arthrogramm die Diagnostik kleinerer Knorpelläsionen.

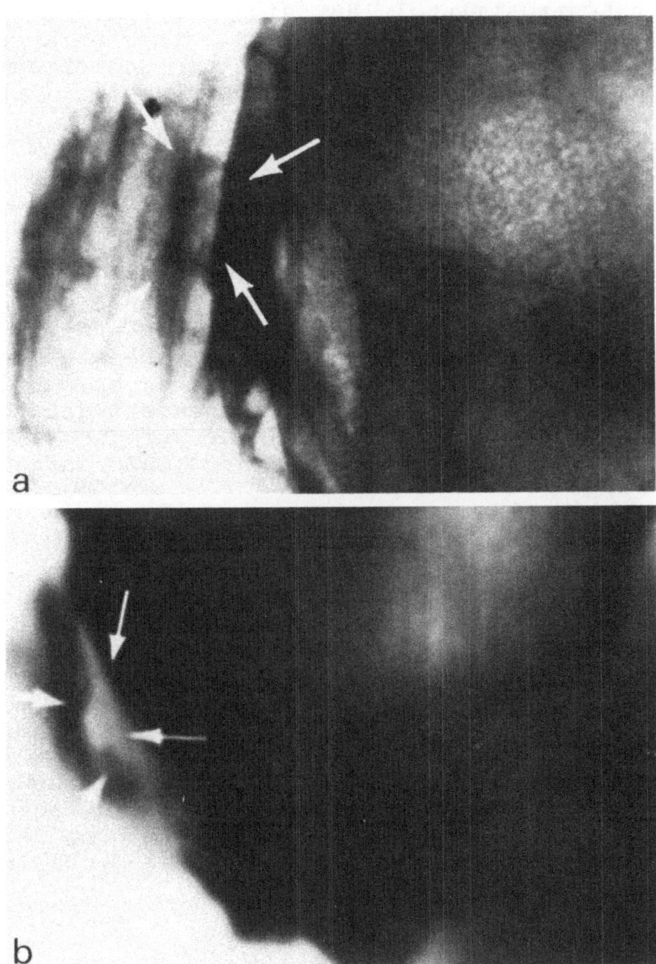


*Abb. 2a u. b. Darstellung eines experimentell erzeugten Knochenknorpeldefektes im seitlichen Arthrogramm (a) und in der seitlichen Schichtaufnahme (b). Der Knorpeldefekt kommt nicht zur Darstellung*

Zur Beurteilung des Leistungsvermögens röntgenologischer Methoden beim Knorpelschaden wurden an fünf Leichenknien nach vorher angefertigten Leeraufnahmen je ein Knorpeldefekt und ein Knochenknorpeldefekt an der Patellae gesetzt. Anschließend wurden die Kniegelenke verschlossen und Übersichts-, Ziel- und Schichtaufnahmen angefertigt. Weiterhin erfolgte die Doppelkontrastdarstellung des Kniegelenkes mit Übersichtsbildern, Zielaufnahmen und Schichtuntersuchungen. Das Programm wurde mit Feinstfocus 0,3 mm Kantenlänge und Mikrofocus 0,1 mm Kantenlänge durchgeführt.

Auf der Übersichtsaufnahme seitlich und axial sowie auf den Zielaufnahmen ist der Knochendefekt deutlich zu erkennen, während der Knorpeldefekt nicht nachweisbar ist.

Mit Kontrastmittel läßt sich der Knochendefekt im axialen und seitlichen Strahlengang noch besser herausarbeiten. Die optimalste Darstellung fand sich in den Schichtaufnahmen bei seitlicher aber auch senkrechter Lage der Patella (Abb.2).

Die Knorpeldefekte ohne Knochenzerstörung wurden mit keiner der Methoden nachweisbar. Die diagnostische Aussagekraft der mit Mikrofocus gemachten Aufnahmen gegenüber den Feinstfocusaufnahmen war nicht geringer. Die mit technischen Nachteilen behaftete Methode der Mikrofocusröhre erscheint deshalb nicht notwendig. Zusammenfassend läßt sich ein Großteil der Knorpelläsionen über direkte oder indirekte Zeichen mit den röntgenologischen Methoden erkennen. Schwierigkeiten ergeben sich vor allem bei akuten Knorpelläsionen und in frühen Stadien der Chondropathia patellae, wobei es klinisch und experimentell nicht gelang, die Defekte ohne zusätzliche Knochenveränderungen nachzuweisen. In diesen Fällen muß die Diagnose auf der klinischen Untersuchung bzw. einer zusätzlichen Arthroskopie aufgebaut werden.

## Literatur


1. ANDERSON, PH, W., MASLIN, PH.: Thomography applied to knee arthrography. Radiology 110, 271 (1974).
2. HORNS, J. W.: Single contrast knee arthrography in abnormalities of the articular cartilage. Radiology 105, 537 (1972).
3. KUNITSCH, G., MUHR, G., OESTERN, H.-J.: Die Bedeutung der Arthrographie für die Diagnostik von Meniscusschäden. Arch. orthop. Unfall-Chir. 79, 335 (1974).
4. RÜTTIMANN, A., KIESER, CH.: Die Bedeutung der Arthrographie nach Traumen des Kniegelenkes. Radiology 103, 311 (1972).
5. STAPLE, T. W.: Extrameniscal lesions demonstrated by double-contrast arthrography of the knee. Radiology 103, 311 (1972).


R. Kleining, Duisburg

# Der räumliche Fixateur externe – biomechanische Untersuchungen –

Die Hauptindikationen für die Osteosynthese mittels Fixateur externe sind bekannt. Der Fixateur externe wird vornehmlich am Unterschenkel angewandt. Bereitet die Anwendung im diaphysären Bereich wenig Schwierigkeiten, so treten im metaphysären Bereich Stabilitätsprobleme auf, insbesondere bei gleichzeitigem Knochendefekt. Die Probleme kommen dadurch zustande, daß bei kleineren gelenknahen Fragmenten aus anatomischen Gründen das Einbringen zweier Steinmann-Nägel in der Frontalebene nicht möglich ist. Wir haben daher nach Zusatzmontagen gesucht und deren Leistungsfähigkeit anhand biomechanischer Untersuchungen getestet, auf die hier kurz eingegangen werden soll.

Bei den biomechanischen Untersuchungen wurden die Durchbiegung der Steinmann-Nägel gemessen, die Verschiebung der Frakturenden gegeneinander, die Biegebeanspruchung der Rohrstangen sowie die

Druckbelastung in den Rohrstangen. Dabei konnten wir uns davon überzeugen, daß durch die Zusatzmontagen bei der Fixateur externe Anwendung im metaphysären Bereich fast dieselbe Stabilität zu erzielen war, wie bei der problemlosen Fixateur externe Anwendung im diaphysären Bereich. Die Zusatzmontagen sind der auf der Zugspannungsseite liegende Klammer-Fixateur-Externe mit möglichst 2 Schanzschen Schrauben im kleinen metaphysären Fragment und die räumliche Verstrebung des Klammer-Fixateur-externe mit dem Rahmen-Fixateur-externe. Auf dem Umweg über die gemessene Biegebeanspruchung konnten wir Rückschlüsse ziehen auf die Leistungsfähigkeit der Zusatzmontagen. Es zeigte sich, daß durch die Kombination beider Zusatzmontagen die größte Stabilität zu erreichen war.

Anhand der folgenden Diapositive soll die in unserer Klinik geübte Technik der Montage des räumlichen Fixateur externe gezeigt werden. Sie sehen zunächst den Weichteilbefund bei einer infizierten Unterschenkeldefektpseudarthrose. Unter Bildwandlerkontrolle werden durch Spickdrähte, die dicht oberhalb der distalen Tibiagelenkfläche und dicht unterhalb der Tibiakopffläche eingebracht werden, die Gelenkflächenebenen bei exakter Rotationsstellung markiert. Danach wird je 1 Steinmann-Nagel ebenfalls in der Frontalebene parallel zu den Spickdrähten in das proximale und distale Hauptfragment nach entsprechendem Vorbohren eingebracht. Beide Steinmann-Nägel werden mittels Rohrstangen miteinander verbunden. Ist der Rahmen durch 2 weitere Steinmann-Nägel vervollständigt, wird mit der Sanierung des Infektbereiches begonnen. Schließlich wird der Rahmen-Fixateur-externe durch den Klammer-Fixateur-externe und dessen Verstrebung mit dem Rahmen zum räumlichen Fixateur externe vervollständigt.

Zum Schluß möchte ich Sie auf einen wiederholt gesehenen klinisch negativen Effekt bei der Anwendung des äußerst stabilen räumlichen Fixateur externe anhand von Röntgendiapositiven hinweisen.

Sie sehen die Röntgenbilder eines offenen Unterschenkelbruches II. Grades, der in der oben gezeigten Weise stabilisiert wurde. Nach knöchernem Durchbau und Entfernung des Fixateur externe stellte sich anläßlich einer Begutachtung, 6 Monate nach der Operation, dieser röntgenologische Befund dar.

Bei einer weiteren Vorstellung in unserer Klinik, 10 Monate nach der 1. Operation, stellten wir folgendes fest:

Ohne adäquates Trauma war es zu einer Refraktur der Tibia gekommen, die in einem anderen Haus durch eine Plattenosteosynthese in der gezeigten Form versorgt worden war.

Dieses Phänomen, das wir insbesondere nach Defektauffüllungen mittels autologer Spongiosa beobachtet haben, führen wir auf eine mangelhafte Umstrukturierung des Knochens bzw. der Spongiosaplastik bei zu langer Lage des starren Fixateur externe zurück. Wir sind derzeit damit beschäftigt, Wege zu finden, die den Umstrukturierungsprozeß beschleunigen. Wir werden darüber zu gegebener Zeit berichten.

F. Meier, V. Echtermeyer und G. Sigismund, Hannover

# Histologische Veränderungen nach experimenteller Achillessehnenruptur

BARFRED (2) und WILHELM (5) haben experimentell gezeigt, daß auch eine gesunde Achillessehne rupturieren kann. Für die Beurteilung, Spontanruptur oder traumatische Zerreißung der Sehne, ist der histologische Befund an der Rupturstelle entscheidend. Degenerationsformen, die zu ihrer Ausprägung längere Zeit benötigen, wie die myxoide und fettige Degeneration oder Verkalkung und Verknöcherung, werden selten angetroffen. Typisch für die Spontanruptur sind jüngere degenerative Veränderungen in Faserstruktur und Mucopolysaccharidgefüge sowie der Zellverlust (1, 3, 4).

Zur Frage, ob posttraumatische Reaktionen sicher von diesen jüngeren Degenerationsmerkmalen zu differenzieren seien, wurden bisher nur tierexperimentelle Untersuchungen mit Durchschneidung oder Kerbung der Achillessehne durchgeführt (4). Ein neues Versuchsmodell wurde entwickelt, das den Verhältnissen einer menschlichen Achillessehnenruptur ähnlicher ist. Geprüft werden sollte, ob intravital wenige Tage nach Ruptur einer gesunden Achillessehne pseudodegenerative Veränderungen auftreten.

## Methodik

Beide Achillessehnen von Ratten wurden durch Zug an zwei Haltezangen rupturiert. Der hohe Reibungskoeffizient an den Halteflächen ermöglichte es, daß die Zangen die Sehne weder direkt durchtrennten noch abrutschten. Nach Wundverschluß wurden die Sehnen 1 bis 10 Tage später entnommen. Mit üblichen Färbemethoden (Paraffineinbettung: HE, Elastica-van-Gieson, Alzianblau, PAS, Azan, Gömöri, Sudan III; Methacrylateinbettung: Masson-Goldner, Gömöri und Morat) wurden 64 Achillessehnen auf frühe Degenerationszeichen histologisch überprüft.

## Ergebnisse

Die rupturierten Sehnen hatten ihre normale Farbe und Konsistenz behalten.

Histologisch ließen sich in gleicher Weise wie nach Spontanruptur zeitabhängig die bekannten Gewebsreaktionen nachweisen: Nach der rupturbedingten Blutung trat in den ersten zwei Tagen eine exsudative Entzündung auf. Deren wesentliches Kriterium war eine leukocytäre Infiltration. Danach folgte eine granulierende Entzündung mit Übergang in Vernarbung.

Als Teilkriterien einer frühen Degeneration kamen im Rupturbereich lediglich eine umschriebene Auflockerung und Verflechtung der Collagenfasern zur Darstellung. Die wichtigen Merkmale der frühen Degeneration fehlten (s. Tabelle 1).

Tabelle 1. Histologische Befunde nach experimenteller und Spontanruptur der Achillessehne

| | Exp. Ruptur | Spontanruptur |
|---|---|---|
| 1 Faserstruktur | | |
| Auflockerung | (plus) | plus |
| Auffaserung | - | plus |
| Verflechtung | (plus) | plus |
| Verquellung | - | plus |
| Fragmentation | - | plus |
| 2 Färberische Veränderungen | - | plus |
| 3 Fibrocytenschwund | - | plus |

Die Differenz der histologischen Bilder nach tierexperimenteller und nach Spontanruptur der Achillessehne beim Menschen wird in Doppelprojektion demonstriert.

Für die gutachterliche histologische Beurteilung von Rupturen der Achillessehne folgern wir: Degenerative Veränderungen sind für eine Vorschädigung der Sehne beweisend, auch wenn die intraoperative Gewebsentnahme erst innerhalb von 10 Tagen nach der Sehnenruptur erfolgt ist.

## Literatur

1. ARNER, O., LINDHOLZ, A., ORELL, S. R.: Histologic changes in subcutaneous rupture of the achilles tendon. Acta chir. scand. 116, 484 (1958/59).
2. BARFRED, T.: Experimental rupture of the achilles tendon. Acta orthop. scand. 42, 406 (1971).
3. KÖNN, G., EVERTH, H. J.: Morphologie der spontanen Sehnenzerreißungen. Hefte Unfallheilk. 91, 255 (1967).
4. LANG, J., VIERNSTEIN, K.: Degeneration, Riß und Regeneration der Achillessehne. Z. Orthop. 101, 160 (1966).
5. WILHELM, K., STEGER, E. R., SCHMIDT, G. PH.: Eine neue Versuchsanordnung zur Belastbarkeitsprüfung von Achillessehnen. Res. exp. Med. 160, 80 (1973).

M. Jekić, Belgrad

# Neue Aspekte zur Genese der Achillessehnenruptur

Genese und Rißmechanismus der subcutanen Achillessehnenruptur sind noch weitgehend ungeklärt und stehen im einschlägigen Schrifttum mit zunehmender Häufigkeit zur Diskussion.

## Pathomechanismus der Sehnenruptur

Eine verbindliche, einheitliche Erklärung für die Entstehung eines Achillessehnenrisses gibt es bisher noch nicht.

## Spontanruptur

Ein Riß der Sehne könne nur dann eintreten, wenn eine in ihrer anatomischen oder biomechanischen Struktur veränderte und damit geschädigte Sehne übermäßig beansprucht werde. Lediglich bei Vorliegen schwerer degenerativer Sehnenveränderungen, wie z. B. Tendoatheromatese, Tendolipomatese oder Tendosklerose könne eine Spontanruptur eintreten, da die Elastizität der Sehne vermindert und dadurch die Rupturgefahr erhöht würde. Außerdem fehle der Sehne die Elastizitätsbreite, wie sie beim Muskel zu finden ist. Andere Autoren führen die Entstehung des spontanen Sehnenrisses auf das wenig stoffwechselaktive, gering vascularisierte Sehnengewebe zurück. Sie nehmen dabei an, daß die wenigen Gefäße infolge chronischer übermäßiger Beanspruchung in ihrer Funktion beeinträchtigt werden. In diesem Zusammenhang werden entzündliche Vorgänge diskutiert.

Die Lokalisation der spontanen Achillessehnenruptur beschränkt sich überwiegend auf den Bereich der freien Sehnenlänge.

## Traumatische Ruptur

Eine traumatische Achillessehnenruptur wird nur dann anerkannt, wenn neben einem besonders rißgefährdenden Unfallereignis histologisch eindeutig normales Sehnengewebe nachgewiesen werden kann. In 74% der Achillessehenrupturen unseres eigenen Krankengutes zeigten die histologischen Untersuchungen keine Zeichen degenarativer Veränderung.

Wichtige Gesichtspunkte für die traumatische Genese der Achillessehnenruptur ergeben sich aus anatomisch-physikalischen Beziehungen, die unter bestimmten Belastungssituationen das kynetische System der Achillessehne unphysiologisch beanspruchen.

Nach unseren Erfahrungen nimmt mit der sportlichen Aktivität der Bevölkerung auch die Achillessehnenruptur zu.

Es besteht eine bekannte "Gesetzmäßigkeit des Entstehungsmechanismus der Achillessehnenruptur", d. h. um die Sehne zur Ruptur zu bringen, müssen eine Forsalflexion im Sprunggelenk, eine Verdehnung der Muskulatur und ein dynamisches Moment Fallhöhe oder Zug gleichzeitig wirksam werden.

## Eigene Untersuchungen

Rißgrenze. Wir konnten bestätigen, daß unter ungünstigen Belastungen, wie sie z. B. beim Sport auftreten, die Rißgrenze einer unbeschädigten Sehne durchaus erreicht werden kann.

Rißlokalisation. Da zudem der tendomuskuläre Übergang sowie die Insertionsstelle der Sehne am Calcaneus einen besonderen Schutzmechanismus aufweisen, ist der Bereich der freien Sehnenlänge bevorzugt rißgefährdet.

Sehnenquerschnitt. Anhand von Flächenbestimmungen einzelner Sehnenquerschnitte im Verlauf der Achillessehne konnte ferner gezeigt werden, daß die freie Sehnenlänge der Achillessehne zwischen 2,5 cm und 3 cm oberhalb des Calcaneushöckers eine Stelle des geringsten Querschnittes aufweist. Die Rißfestigkeit bei dynamischer und bei statischer Belastung der Sehne steht in Abhängigkeit vom geringsten Sehnenquerschnitt. Beide Größen nehmen mit dem Alter ab.

Rißformen in Experiment und Klinik. Besondere Bedeutung für die Klinik der Achillessehnenruptur messen wir dem Vergleich experimentell erzeugter Rißformen mit den Rißbildern subcutaner traumatischer Achillessehnenrupturen bei. Die beiden Rißformen sind weitgehend gleich.

In unserem Krankengut fanden sich 40 Achillessehnenrisse, 20 führten wir experimentell durch.

## Zusammenfassung

Die bisher in der Literatur meist vorherrschende Meinung, daß eine gesunde Achillessehne infolge einer Gewalteinwirkung subcutan nicht reißen könne, wird in Zweifel gezogen. Aufgrund neuerer experimenteller Untersuchungen hinsichtlich der maximalen Belastbarkeit der Achillessehne, der submikroskopischen Feinstruktur und einer neuen Querschnittsbestimmung wird die traumatische Genese der Sehnenstruktur mehr in den Vordergrund gestellt.

## Literatur

1. ALTMANN, K.: Z. Anat. Entwickl.-Gesch. 124, 57 (1963).
2. BIERWAG, K.: Zbl. Chir. 22, 750 (1969).
3. DAVIDSEN, L.: Ann. Chir. Gynaec. Fenn. 45, 61 (1956).
4. STUCKE, K.: Chirurg 22, 16 (1950).
5. WILHELM, K., HERZOG, M.: Med. Welt. Stuttgart: 19, 74 (827).
6. ZEUMER, G.: Dtsch. Gesundh.-Wes. 15, 53 (1960).

W. Kurock und P. Thümler, Mainz

# Die operative Versorgung von Frakturen und Luxationen des Talus

Verletzungen des Talus sind selten, sie werden in etwa 0,5% aller Knochenbrüche beobachtet. Die besondere anatomische Lage des Sprungbeines zwischen der Knöchelgabel und den anderen Fußwurzelknochen bietet einen weitgehenden Schutz, erst erhebliche Traumen führen zu Frakturen und Luxationen. Zwei Drittel der Talusoberfläche sind gelenkbildend. Knöcherne Verletzungen führen damit fast immer zu einer Gelenkbeteiligung. Die Mehrzahl der Frakturen betrifft den Talushals, den schwächeren Übergang vom Taluskörper zur Talusrolle. Daraus ergibt sich eine Gefahr für die Blutversorgung - die Hauptgefäße des Talus treten hier im Halsbereich von medial und lateral ein.

Die Indikation zur operativen Behandlung stellt sich bei den dislocierten Frakturen und bei den Luxationen. Jede Inkongruenz der Gelenkfläche führt hier zwangsläufig zu einer posttraumatischen Arthrose im oberen oder unteren Sprunggelenk. Im Hinblick auf eine drohende avasculäre Nekrose ist die sofortige Versorgung angezeigt. Wir legen dabei den Talus von medial frei. In manchen Fällen läßt sich allerdings die Osteotomie des Innenknöchels nicht vermeiden. Nach exakter Reposition erfolgt die Osteosynthese mit Spongiosaschrauben oder aber wegen der besonderen anatomischen Verhältnisse mit Kirschner-Drähten. In jedem Fall muß der mitverletzte Bandapparat rekonstruiert werden. Postoperativ ist eine Ruhigstellung im Unterschenkelliegegipsverband angezeigt. Von ausschlaggebender Bedeutung ist die funktionelle Nachbehandlung unter konsequenter Entlastung über mindestens 6 Monate.

Bei Talustrümmerfrakturen mit zusätzlichem Knorpel - und Bänderschäden muß fast immer mit einer schmerzhaften Sekundärarthrose gerechnet werden. Die Talusentfernung führt zwangsläufig zu einer Instabilität im Mittelfuß. Wir entschließen uns deshalb zu einer primären Arthrodese, die fallweise im oberen oder unteren oder aber in beiden Sprunggelenken, gegebenenfalls mit zusätzlicher Versteifung im Chopartschen Gelenk in Form der Tripel-Arthrodese vorgenommen wird.

Talusbrüche gehen fast immer mit einer Gelenkbeteiligung einher. Wie bei allen intraarticulären Frakturen an der belasteten Extremität ist eine exakte Rekonstruktion der Gelenkflächen erforderlich, um Sekundärarthrosen zu vermeiden. Der konservativen Behandlung sind damit enge Grenzen gesetzt. Die frühzeitige aktive Übungstherapie nach operativer Versorgung kann die Immobilisationsschäden verhindern. Die Revascularisation des Talus erfordert jedoch eine konsequente Entlastung über mehrere Monate. Konservative Behandlungsversuche bei Talustrümmerfrakturen sind im Hinblick auf die schlechten Ergebnisse nicht mehr indiziert.

## Literatur


1. BECHER, R., HAVEMANN, D.: Szintigraphische Befunde bei Verletzungen des Sprungbeins. Act. traumatol. 2, 181 (1972).
2. ECKE, H.: Die Behandlung von Talusbrüchen. Schriftenreihe Unfallmed. Tagungen der Landesverbände der gewerblichen Berufsgenossenschaften 12, 33 (1971).
3. NYGA, W.: Ergebnisse der Behandlung von Talusluxationsfrakturen. Mschr. Unfallheilk. 71, 341 (1968).
4. SEITZ, H. D., SPRINGORUM, H.W., KUNER, E.H.: Zur operativen Behandlung von Talusfrakturen. Mschr. Unfallheilk. 76, 326 (1973).

W. Belzer, M. Sarvestani und R. Rahmanzadeh, Wiesbaden, Mainz und Berlin

# Operative Versorgung der Calcaneuscyste

Zu den seltenen benignen Knochentumoren zählt die Calcaneuscyste. Die Ätiologie ist noch unklar. Als Gedankenmodell für die Pathogenese können jedoch die Untersuchungen von COHEN (2) herangezogen werden, der aufgrund von Elektrolyt- und Eiweißanalysen des Cysteninhaltes eine plasmaähnliche Zusammensetzung der Flüssigkeit feststellte. Er folgert daraus, daß durch eine Blockade des Abflusses der interstitiellen Flüssigkeit die Cysten entstehen und sich durch Druckatrophie der Spongiosa vergrößern.

Die Cysten sind fast immer in der vorderen unteren Calcaneuspartie unterhalb des Calcaneushalses lokalisiert, d. h. sie sind von den - dem Kräfteparallelogramm entsprechend - angeordneten Spongiosafrakturen umgeben und befinden sich somit biomechanisch in einer trabekelarmen Ruhezone. In Verbindung mit den Muskel- bzw. Bandzügen des Fußes erklärt dies, daß die Patienten schmerzfrei sind und bei Bagatelltraumen keine Frakturen auftreten, da die Anordnung der Calcaneustrabekel sowie die der Trajektorien des Fußes evtl. auf den Cystenbereich einwirkende Druck- und Abscherkräfte neutralisieren. Wird jedoch bei Größenzunahme der die Cyste schützende Trabekelrahmen durchbrochen, so besteht Frakturgefahr. Die Diagnose ist bei schmerzfreien Patienten nur röntgenologisch möglich und stellt fast immer einen Zufallsbefund dar. Differntialdiagnostisch ist die einkammerige und von einem Sklerosesaum umgebende Calcaneuscyste im Röntgenbild gut zu unterscheiden, z. B. von mehrkammerigen aneurysmatischen Cysten oder von malignen Knochentumoren.

Obwohl die Calcaneuscysten aufgrund ihrer Lokalisation kaum frakturgefährdet sind, jedoch nach unseren Röntgenverlaufskontrollen zur Vergrößerung neigen, schließen wir uns der in der Literatur vertretenen Meinung zur operativen Behandlung an.

Als Methode der Wahl bietet sich die autologe Knochentransplantation an. Die Cyste wird von einem - den Hautspannungslinien entsprechenden - leicht bogenförmigen Schnitt von medial her eröffnet. Nach ausgiebiger Curettage wird der Defekt mit autologer Spongiosa oder Corticospongiosa aus dem Beckenkamm aufgefüllt. Eine Redondrainage wird nicht eingelegt. Der Kompressionsverband wird am 6. postoperativen Tag entfernt. Bis zum Fädenziehen am 13. postoperativen Tag streben wir eine verbandfreie Wundbehandlung an. Das krankengymnastische Übungsprogramm ist ein wichtiger Bestandteil der Nachbehandlung. Nach abgeschlossener Wundheilung belasteten die Patienten innerhalb zweier Wochen zunehmend mit zwei Unterarmgehstützen. Nach vier Wochen konnten alle Patienten schmerzfrei voll belasten.

Wir behandelten bislang vier Patienten mit einseitiger und einen Patienten mit doppelseitiger Calcaneuscyste. Alle Patienten waren nicht über 25 Jahre alt.

Abb.1 zeigt bei einer 25jährigen Patientin intraoperativ die ausgeräumte Cyste und die Auffüllung mit autologem corticospongiösem Material.

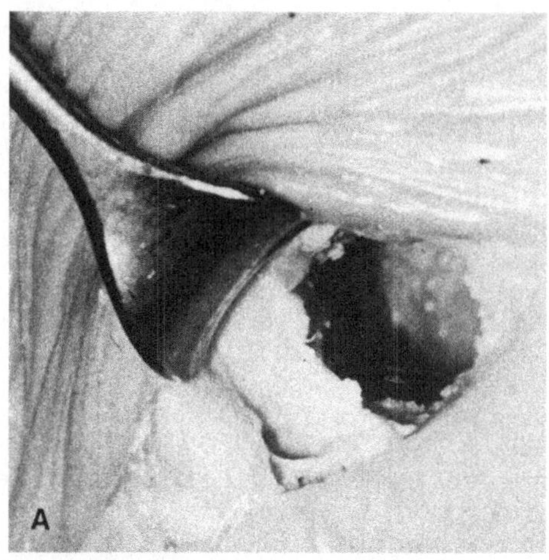


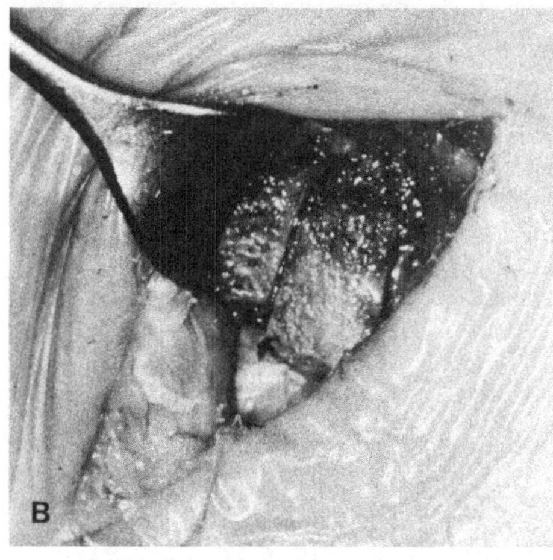


*Abb.1a u. b. Intraoperative Aufnahmen. (a) Nach Cürettage der Cyste und (b) nach Auffüllung mit autologer Corticospongiosa*

Abb.2. Fotomontage des prä- und postoperativen Befundes sowie eine Kontrolle nach eineinhalb Jahren bei der selben Patientin.

## Zusammenfassung

Die Calcaneuscysten sind den seltenen benignen Knochentumoren zuzuordnen und stellen einen röntgenologischen Zufallsbefund dar. Die Ätiologie ist noch unklar, eine Störung des Fließgleichgewichtes der Interstitialflüssigkeit wird jedoch diskutiert. Da sie - wie Röntgenverlaufskontrollen zeigen - zur Vergrößerung neigen, ist, um eventuellen Frakturen und/oder Beschwerden vorzubeugen, die autologe Spongiosafüllung angezeigt.

Die sehr guten postoperativen Ergebnisse rechtfertigen den Behandlungsaufwand.

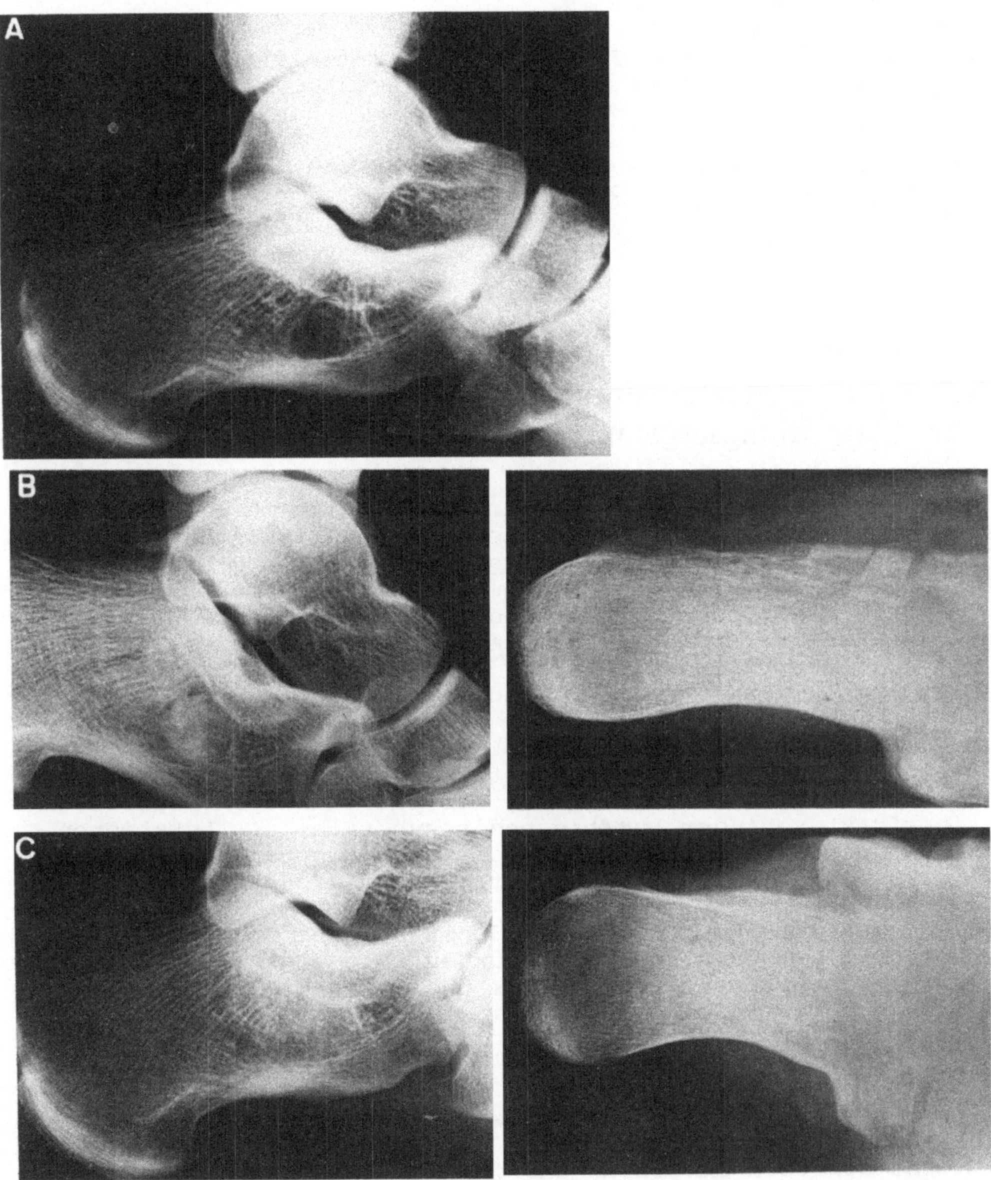


*Abb. 2a-c. (a) Präoperative Röntgenaufnahme einer Calcaneuscyste. (b) Nach Ausräumung und Auffüllung mit autologer Corticospongiosa. (c) Kontrolle eineinhalb Jahre post operationem*

Literatur

1. CARLSON, D. H., WILKINSON, R. H., BHAKKAVIZIAN, A.: Aneurysmal bone cysts in children. Amer. J. Roentgenol. 116, 644 (1972).
2. COHEN, J.: Simple bone cysts. J. Bone Jt Surg. 42 A, 609 (1960).

3. McGRATH, P. J.: Giant-cell tumor of bone. J. Bone Jt Surg. 54 B, 216 (1972).
4. SMITH, R. W., SMITH, C. F.: Solitary unicameral bone cyst of the calcaneus. J. Bone Jt Surg. 56 A, 49 (1974).
5. YUNG FU CHEN: Bilateral hemiphilic pseudotumors of the calcaneus and cuboid trated by irradiation. J. Bone Jt. Surg. 47 A, 517 (1965).
6. ZINI, G. C., CELLI, L., LUPPINO, T.: Su tre casi di cisti ossea solitaria del calcagno. Clin. artop. 22, 180 (1970).

M. Jekić, Belgrad

# Luxationen und Luxationsfrakturen im Fußwurzelbereich und ihre Behandlungsergebnisse

Für die Entstehung dieser Verletzungsformen ist in den meisten Fällen eine beträchtliche indirekte Gewalteinwirkung erforderlich-wie sie besonders bei Stürzen aus größerer Höhe und bei Verkehrsunfällen eintritt. Eine weitere Gemeinsamkeit besteht hinsichtlich der Prognose insofern, als jede nicht beseitigte Gelenkinkongruenz wegen der erheblichen statischen und dynamischen Belastung des Fußwurzelbereiches zur sekundären Arthrose mit entsprechender schmerzhafter Gehbehinderung führen muß.

Unter dem Begriff "Luxationen und Luxationsfrakturen im Fußwurzelbereich" möchten wir die verhältnismäßig seltenen Verletzungsformen der Luxatio pedis cum talo, der Talusluxation, der Talusluxationsfrakturen, der Luxatio pedis sub tale, der Luxationen und Luxationsfrakturen im Chopartschen und Lisfrancschen Gelenk sowie die Luxationen und Luxationsfrakturen des Os naviculare pedis und anderer Fußwurzelknochen zusammenfassen. Luxationsfrakturen des oberen Sprunggelenkes und des Calcaneus blieben hierbei unberücksichtigt, da diese Verletzungen ihre eigene und immer noch sehr häufig diskutierte Problematik besitzen.

## Eigenes Krankengut

Luxatio teli totalis. Bei der Talusluxation hat sich der Talus aus allen Verbindungen zu seinen 4 Nachbarknochen gelöst; somit liegt eine Luxation im oberen und im unteren Sprunggelenk vor. Diese Verletzung gehört zu den seltensten Luxationen überhaupt: wir behandelten nur eine isolierte Talusluxation nach lateroventral.

Am Unfalltag erfolgte Operation, da die unblutige Reposition mißlang. Er hat eine Arthrose leichten Grades und geringfügige Schmerzen. Wir haben das Ergebnis als befriedigend eingeschätzt.

Talusluxationsfrakturen. Diese kommen wesentlich häufiger als die isolierten Talusluxationen vor. Nicht selten werden an der selben Extremität zusätzliche Calcaneus-, Unterschenkel- oder

Oberschenkelfrakturen beobachtet. Entscheidend für die Prognose ist der Grad der Zerstörung des Talus und besonders seiner Gelenkflächen. Das Problem der posttraumatischen Talusnekrose, nach Talusluxationen und -luxationsfrakturen, wird in der Literatur mit einer Häufigkeit zwischen 33% und mehr als 50% angegeben, was wir bei unseren Fällen jedoch nicht beobachten konnten.

Wir selbst haben 8 Talusluxationsfrakturen behandelt, worunter sich eine offene Verletzung befand. Die Reposition der Talusluxationsfraktur erfolgte im Zuge der Osteosynthese der anderen Frakturen in offener Wunde.

Von den 4 nachuntersuchten Patienten wiesen 2 ein befriedigendes und 2 ein schlechtes Ergebnis auf. Insgesamt können die Ergebnisse der konservativen Behandlung der Talusluxationsfrakturen also nicht befriedigen. Über Erfahrungen mit der Osteosynthese derartiger Verletzungen verfügen wir zur Zeit noch nicht.

Luxatio pedis sub talo. Voraussetzung für die Entstehung der meisten dieser verhältnismäßig häufigen Verletzungen ist eine erhebliche Gewalteinwirkung mit drehenden Komponenten. Die manuelle Reposition gelingt mit Hilfe des sogenannten Stiefelausziehgriffes gewöhnlich leicht. Die Prognose der Verletzung ist günstig, wenn keine zusätzlichen Knochensprengungen vorliegen.

In unserem Krankengut fanden wir 11 Verletzte mit einer Luxatio pedis sub talo. Die Reposition gelang immer konservativ. Bei 7 Nachuntersuchungen fanden wir 5 gute und 2 schlechte Ergebnisse.

Luxationen und Luxationsfrakturen im Chopartschen Gelenk. Die sehr seltene Luxation im Chorpartschen Gelenk ist immer mit zusätzlichen Knochenverletzungen am Kuboid, Naviculare oder Calcaneus verbunden. Wir haben nur einen Verletzten behandelt. Die versuchte konservative Reposition gelang nur unvollkommen, weswegen einige Tage später die Nachreposition und die Fixation mit Steinmann-Nägeln erfolgte. Nachuntersuchung zeigte: die Beweglichkeit im oberen Sprunggelenk war erheblich eingeschränkt, das untere Sprunggelenk war weitgehend versteift.

Luxationen und Luxationsfrakturen im Lisfrancschen Gelenk. Diese sind ebenfalls Motorradfahrerverletzungen. Wir selbst haben 6 Patienten mit Luxationen und Luxationsfrakturen im Lisfrancschen Gelenk behandelt. 4 Luxationen wurden konservativ behandelt, 2 operativ reponiert. Bei 2 Patienten wurde bei der Nachuntersuchung ein gutes Ergebnis gefunden, während 2 Fälle schlechte Resultate erbrachten.

Die Tatsache, daß nicht einmal in der Hälfte der Fälle gute Ergebnisse erreicht werden konnten, weist auf die Schwere dieser Verletzungen und auf die Problematik ihrer Behandlung hin. Grundsätzliche Hinweise auf eine verbesserte Behandlung können wir nicht geben; im Einzelfall könnte jedoch der Entschluß zu einer frühzeitigen Arthrodese der betroffenen Gelenke von Nutzen sein.

Zusammenfassung

Luxationen und Luxationsfrakturen im Fußwurzelbereich sind verhältnismäßig selten, aber häufig trotz kunstgerechter Behandlung mit erheblichen Spätfolgen belastet. Der Autor hat 27 derartige Verletzungen beobachtet, die hinsichtlich Unfallhergang, Behandlung und funktionellem Spätergebnis besprochen werden. Auch bei den Nachuntersuchten des eigenen Krankengutes hat sich gezeigt, daß eine Restitutio ad integrum nur ausnahmsweise zu erreichen ist.

Literatur

1. ALLGÖWER, M.: Luxationen und Luxationsfrakturen des Talus. Z. Unfallmed. Berufskr. 52, 56-64 (1959).
2. BÖHLER, J.: Vollständige Luxation des Talus, Arch. orthop. Unfall-Chir. 48,507-511 (1956).
3. EHALT, W.: Frakturen und Luxationen der Fußwurzelknochen. Hefte Unfallheilk. 81, 152-155 (1965).
4. JEKIĆ, M.: Indikationsfehler bei Versorgung der Frakturen des oberen Sprunggelenkes. 87. Tagung der Deutsch. Gesellsch. f. chir. München, April 1970.
5. TEUBNER, E., ZIMMERMANN, B.: Spätergebnisse nach Talusverletzungen. Zbl. Chir. 96, 1621-1636 (1971).

R. Rahmanzadeh und F. Gaiao, Berlin

# Operationsindikation und Technik bei der Behandlung der Frakturen im Bereich des Mittelfußes

Die Heilungstendenz der Vorfußfrakturen ist verhältnismäßig schlecht. Sie hängt weitgehend vom begleitenden Weichteiltrauma ab, so daß posttraumatische Umlaufstörungen resultieren können.

Isolierte, nicht dislocierte Metatarsalfrakturen bauen in der Regel nach acht Wochen durch. Die Konsolidierung multipler und dislocierter Frakturen, insbesondere im Hals- und Kopfbereich der Metatarsalia und das Erreichen der Gehfähigkeit kann viele Monate in Anspruch nehmen.

Die Behandlung nicht dislocierter - auch offener Frakturen - im Metatarsalbereich wird vorwiegend konservativ durchgeführt. Eine geschlossene Reposition von Frakturen mit Fehlstellungen ist jedoch in vielen Fällen schwierig oder nicht möglich. Soll eine beschwerdefreie statische und dynamische Funktion des Fußes erreicht werden, so ist eine blutige Reposition und Retention der dislocierten Fragmente durch eine Osteosynthese sicher günstiger.

Dafür stehen die drei folgenden Möglichkeiten zur Verfügung:

1. Osteosynthese mit Kirschner-Drähten

2. Osteosynthese mit Platten
3. Kombinations-Osteosynthese von I und II.

Zur einfachen Durchführung der Kirschner-Draht-Osteosynthese legt man von einem 1 bis 1,5 cm großen, längs verlaufenden Schnitt am Fußboden in unmittelbarer Nähe der Fraktur die Fragmentenden frei (Abb.1). Der Kirschner-Draht wird zunächst von der Fraktur in die distale Markhöhle durch das Metatarsalköpfchen und die Haut gebohrt. Nach der Reposition mit einem kleinen Einzinker-Haken erfolgt das retrograde Bohren des Drahtes in das proximale Fragment und die Fixation in der Fußwurzel. Das distale Ende des Drahtes wird durch einen sterilen Korken abgedeckt. Nach Ablauf von 3 bis 6 Wochen werden die Spick-Drähte entfernt.

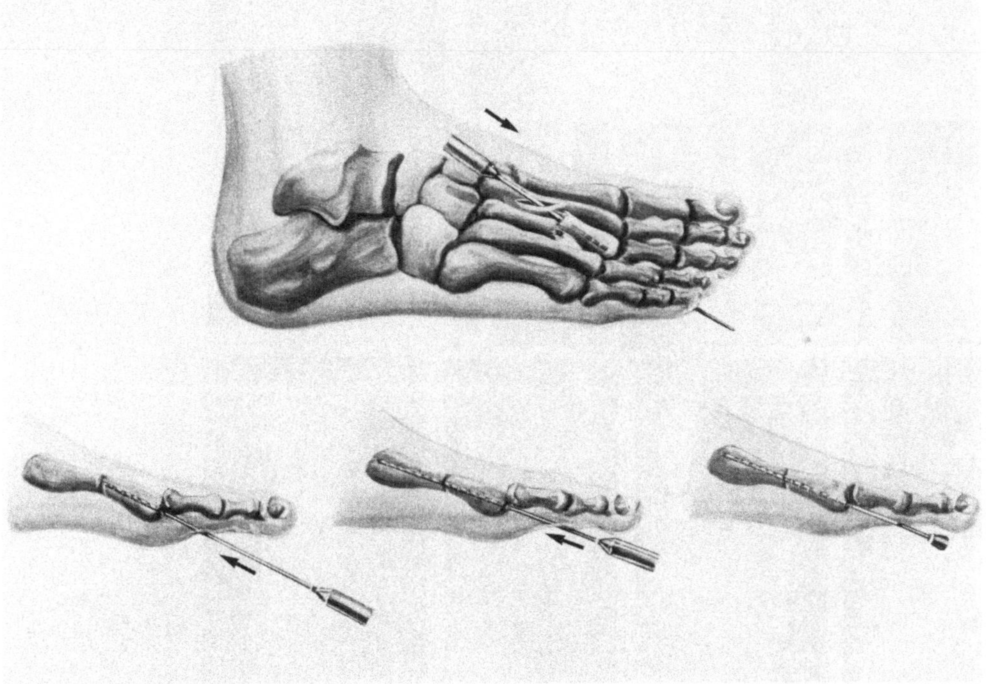

*Abb.1*

Bei der Osteosynthese mit der Platte wird die Fraktur durch einen dorsalen Längsschnitt freigelegt und nach der Reposition eine Stabilisierung mit einer Platte des Kleinfragment-Instrumentariums der AO durchgeführt. Die Platte wird aus anatomischen Gründen dorsal angebracht, obwohl vom biomechanischen Standpunkt (Zuggurtungsprinzip) die plantare Fixierung vorzuziehen wäre.

Mit einer Plattenosteosynthese versorgte Frakturen sind belastungsstabil. Die Patienten können nach Entfernung der Redon-Drainage zunehmend belasten und nach Abschluß der Wundheilung bei voller Belastbarkeit normale Schuhe anziehen.

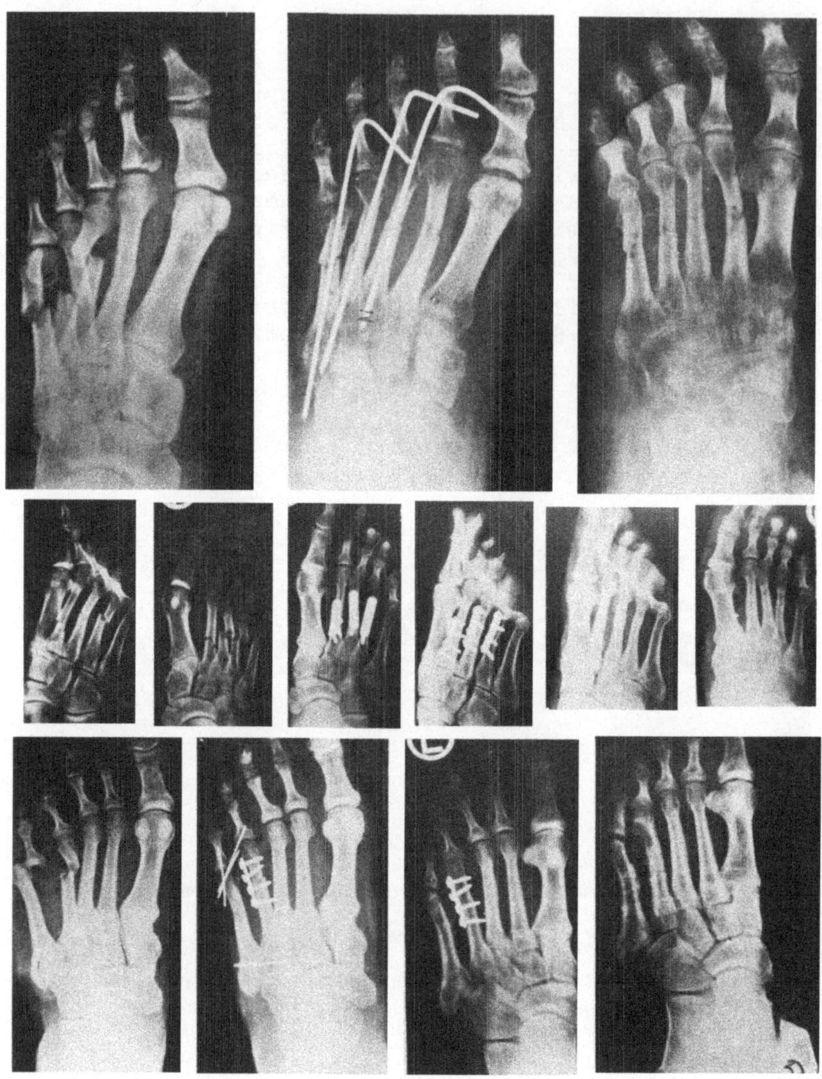

*Abb. 2*

Bei der Wahl der Operationsmetode hat sich die von uns zusammengestellte Tabelle 1 bewährt:

Tabelle 1. Wahl der Operationsmethoden kann wie folgt zusammengesetzt werden

| | |
|---|---|
| Frische oder veraltete Frakturen von MT 1<br>Frische dislocierte Frakturen von MT 2-4: | Versorgung mit Platten |
| a) im mittleren Schaftbereich<br>b) im distalen Schaftbereich<br>c) im Halsbereich<br>d) im Kopfbereich | Versorgung mit Kirschner-Drähten |

Tabelle 1. (Fortsetzung)

| | |
|---|---|
| Veraltete Frakturen von MT 2-4: | |
| a) im mittleren Schaftbereich | Versorgung mit Platten |
| b) im distalen Schaftbereich | |
| c) im Halsbereich | Versorgung mit Kirschner-Drähten |
| d) im Kopfbereich | |
| Frakturen von MT 5: | |
| a) im Schaftbereich | Versorgung mit Platten |
| b) im Apophysenbereich | Versorgung mit Zuggurtung oder Schrauben |

Bei allen dislocierten Frakturen im Bereich des Metatarsale I wird eine Stabilisierung durch eine Platte durchgeführt. Bei frischen, dislocierten Serienfrakturen der Metatarsalia II bis IV wird die Kirschner-Draht-Osteosynthese bevorzugt (Abb.2). Im Gegensatz dazu werden die veralteten Frakturen von Metatarsale II bis IV im mittleren und distalen Schaft mit Platten im Hals- und Kopfbereich mit Hilfe von Kirschner-Drähten versorgt.

Anatomisch ungünstige Blutversorgung führt zu einer verzögerten Knochenbruchheilung bei Schaftfrakturen des Matatarsale V, so daß hier von Fall zu Fall eine Plattenosteosynthese diskutiert werden kann.

Die Frakturen der Tuberositas metatarsi quinti werden in der Regel durch eine Zuggurtung stabilisiert.

Eine Kombinations-Osteosynthese von Spick-Drähten und Platten sind häufig bei veralteten Frakturen indiziert.

Auch die schwersten Fußverletzungen können mit Hilfe der oben genannten Osteosyntheseverfahren, mit Erfolg behandelt werden; wie im Falle einer 28jährigen Patientin, die mit einer traumatischen Teilamputation des Vorfußes bis auf eine 3 cm breite Hautbrücke zur stationären Aufnahme kam. Aufgrund der guten Durchblutung wurde als Erhaltungsversuch eine Osteosynthese mit einigen Schrauben und transarticulären Spickdrähten durchgeführt. Die Patientin ist jetzt bei guter Funktion wieder gehfähig.

D. Haid, Salzburg

# Gehen mit Gipsverbänden

Fixierende Verbände, ob aus Gips oder neuerdings aus Kunststoffen, werden in der Frakturen-Nachbehandlung trotz der Fortschritte der Osteosyntheseverfahren ihren Platz behalten. Wir alle kennen die mühsame Fortbewegungsart der Beingipsträger, die mit Gehen nicht viel gemein hat. Ein Grund dafür sind die an der Sohlenfläche der Verbände befestigten Gehabsätze oder -stöckel, die eine bessere Gangart nicht zulassen. Daß diese Behinderung nicht zwangsweise an einen Beingips gebunden sein muß und eine funktionelle Gestaltung dieser am Gips befestigten Gehhilfe möglich und praktisch erprobt ist, möchte ich Ihnen jetzt in einem Film zeigen.

Filmkommentar

1. Titelbild und Schrift
2. Das Abrollen mit variablem Holzkeil an Oberschenkel Probeschiene
3. Schienbeinfläche, Rist, Knöchelgegend werden mit Filzstreifen abgepolstert
4. Zusätzlich zur hinteren wird eine vordere Gipslinguelle aufgelegt
5. Der Fuß steht in Rechtwinkelstellung, die Zehen sind etwas angehoben und eine Longuette zu ihrem Schutz wird aufgelegt
6. Die Wiege schneidet mit der Fußspitze ab, der hinterste Punkt, zugleich der höchste, liegt einige cm vor der Ferse
7. Im Unterschenkelgips mit Wiege geht man ohne Zwangshaltung vollkommen ungezwungen ruhig und rollt über die Fußspitze ab. Unter Ausnutzung der Wiegenlänge gewinnt man mit 5 Schritten ca. 1m Wegstrecke
8. Der Blick von oben zeigt die natürliche unverdrehte Körperhaltung und das seitengleiche ausgewogene Schrittmaß noch deutlicher (Abb.1).

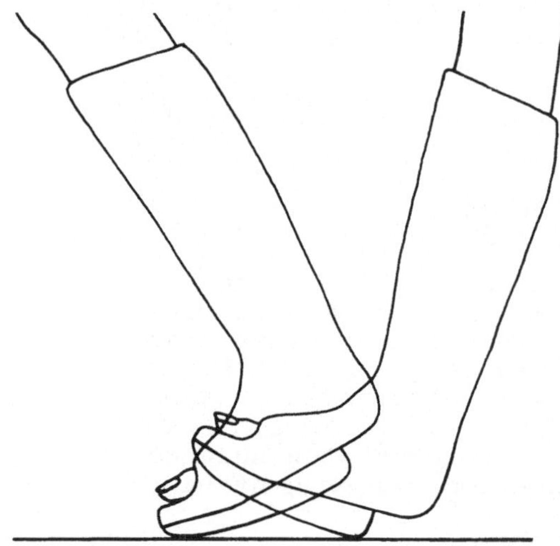

*Abb.1. Abrollen über die Gipsspitze*

9. Die Trägerin eines Oberschenkelgipses ohne Wiege spreizt das Bein ab, dreht es nach außen. Die Fußspitze ist ein Hindernis.
10. Die Vogelperspektive zeigt das Ausbleiben einer Zwangsrotation bei Verwendung einer Wiege am Gips.
11. Das Gehen mit Oberschenkelgips und Stöpsel sieht vom gleichen Standpunkt so aus. Die gesunde Körperseite ist nach vorn gedreht, das Bein ziemlich weit abgespreizt.
12. Mit Wiege am Oberschenkelgips geht man sichtlich müheloser, auch ohne Stock.
13. Dieser Jugendliche trägt den Gips schon länger. Auch er spreizt das Gipsbein ab, dreht es in der Hüfte nach außen und geht im Halbseitengang, wie alle Gipsträger mit Stöpseln (Abb.2).

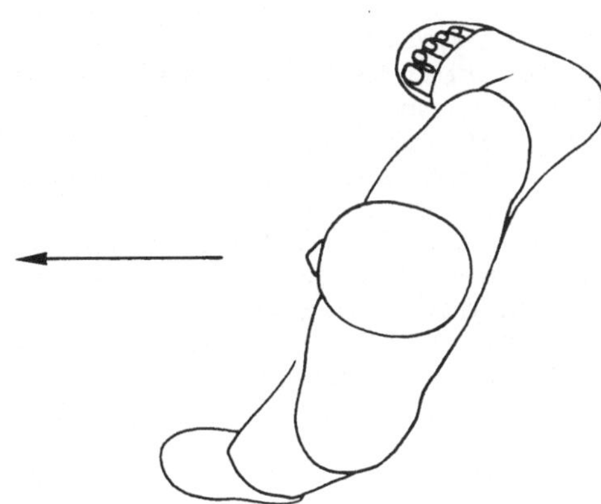

*Abb.2. Erzwungene Verdrehung Halbseitengang*

14. Ein Gangbildvergleich einer Patientin mit Oberschenkelgips und Wiege mit einer solchen mit Unterschenkelgips und Stöpsel fällt in der Ansicht von oben und
15. in der Szene von vorne sehr zu Gunsten der Oberschenkelgipsträgerin aus. Auch beim kurzen Unterschenkelgips mit Stöpsel sind die erzwungenen Verdrehungen sehr beschwerlich.
16. Dieser 14jährige hat sich beim Schifahren beide Unterschenkel gebrochen. Nach Entreten der Belastbarkeit wurde er beiderseits mit Oberschenkelgips und Wiegen versorgt. Er ist durch die Mitfixation der Kniegelenke sichtlich behindert, geht aber im wesentlichen wie mit beidseitigen Oberschenkelgipshülsen.
17. Von oben gesehen zeigt sich, daß er recht gut vorankommt. Mit den üblichen Gipsstöpseln wäre er sicher nicht so mobil.
18. Das sind Schwestern. Tragen etwa beide Gipsverbände? Die Schulterregion ist nicht auffällig.
19. Ohne Gipsverband ist das nicht anders zu erwarten.
20. Da sind beide wieder. Warum eigentlich? Weil dieses Mädchen hier mit 2 Beingipsen erstaunlich gut geht. Sie rollt völlig normal ab und kommt zügig voran mit ihren Gehwiegen. Genau so schnell und bequem wie ihre Schwester ohne Gips.

Mir erscheint besonders wichtig, daß der Patient vom Arzt aufgefordert wird, aktiv zu gehen. Das heißt, daß er bei jedem Schritt im Gips eine dosierte Plantarflexion des Vorfußes durchführt und so den Gips als hohen Schuh und nicht als Prothese benützt. Weil es um mehr als die Bequemlichkeit geht, lohnt es sich vielleicht doch, Anfangsschwierigkeiten mit Fußstellung, Gipstechnik und Wiegemontage zu überwinden. Dazu muß das Hilfspersonal entsprechend angeleitet und anfangs beaufsichtigt werden. Man kann nicht auf irgend einen Gips eine Wiege montieren, weil Gips und Wiege ein funktionelles Ganzes bilden. Eine schlechte Wiegenform oder eine Spitzfußstellung machen durch Verlagerung des Auftrittpunktes nach vorne die Wiegenfunktion illusorisch. Auch eine labile Verbindung zwischen Gips und Wiege läßt ein seitliches Herauskippen zu und beeinträchtigt die Trittsicherheit.

Folgende Vorteile der Wiege seien abschließend erwähnt:

1. Ein normaler Abrollvorgang ist möglich und die Schrittlänge bleibt erhalten.

2. Der eingeschliffene Gangmechanismus wird durch das Tragen des Gipsverbandes nicht unterbrochen.
3. Die Beinmuskulatur wird bei jedem Schritt zur Tätigkeit angeregt und aktiviert. Stauungen, Durchblutungsstörungen und Muskelatrophie werden vermieden.
4. Die Drehstellung des Körpers und die unphysiologischen und besonders für ältere Menschen beschwerlichen Ausgleichsrotationen des Hüftgelenkes waren unnotwendig.
5. Durch den dauernden Funktionsreiz wird nach Gipsabnahme die normale Gehfähigkeit und Belastbarkeit des Vorfußes schneller wieder erreicht.

G. Muhr, J. Blömer und S. Behrens, Hannover

# Korrektureingriffe nach posttraumatischen Verkürzungen – Behandlung und Ergebnisse

Während posttraumatische Verkürzungen an der oberen Extremität nur geringe Bedeutung besitzen, beeinträchtigen ungleiche Beinlängen Hüftgelenk und Wirbelsäule. Da orthopädische Hilfsmittel den biomechanischen wie ästhetischen Ansprüchen mit zunehmender Längsfifferenz immer weniger gerecht werden, ist eine operative Korrektur zu erwägen.

Bei der Indikationsstellung sind neben medizinischen Fakten, in besonderem Maße auch psychische und soziale Gesichtspunkte zu berücksichtigen.

Operationstechnisch bieten sich folgende Wege an:

1. Eingriffe am <u>verletzten</u> Bein, die 1.1. <u>einzeitig</u> durchzuführen sind als: 1.1.1. Achsenkorrektur bei hochgradigen Verbiegungen mit relativer Verkürzung oder 1.1.2. als einzeitige Verlängerung, die weichteilmäßig am Femur auf 3-4 cm und an der Tibia auf 2 cm beschränkt sind. 1.2. Verlängerungen, die darüber hinausgehen, werden <u>kontinuierlich</u>, z. B. mit der Methode nach WAGNER (1, 2) durchgeführt.
2. Im Gegensatz hierzu steht die Intervention am <u>gesunden</u> Bein durch <u>Verkürzung</u>.

Vom 1.1.1971-31.12.1974 wurde an der Unfallchirurgischen Klinik der Medizinischen Hochschule Hannover bei 15 posttraumatischen Beinlängendifferenzen die Indikation zur Korrektur gestellt. Bei einem Durchschnittsalter von 30,5 Jahren (die jüngste war 21, der älteste 60 Jahre alt) wurde 7 mal am gesunden und 9 mal am verletzten Bein operiert. Ursache der Symmetriedifferenz waren 11 Femurfrakturen, 2 Epiphysentraumen und 2 Unterschenkelfrakturen. Sämtliche Verkürzungsosteotomien wurden im subtrochanteren Bereich ausgeführt, die mittlere präoperative Differenz war 4,3 cm. Nach Resektion eines durchschnittlich 4 cm langen Schaftzylinders wurde die Osteotomie durch eine Hüftplatte stabilisiert. Vollbelastung war nach 8-12 Wochen möglich, bei allen Patienten kam es termingerecht zum ossären Durchbau. Bis auf eine passagäre Abduktionsinsuffizienz konnten keinerlei Komplikationen beobachtet werden. Der Funktionsumfang entsprach dem präoperativen Befund.

Von 9 Verlängerungen betrafen 7 das Femur. 2 davon wurden einzeitig und 5 kontinuierlich distrahiert. Am Unterschenkel wurden je ein Eingriff ein- bzw. mehrzeitig durchgeführt.

Die mittlere präoperative Längendifferenz lag bei 4,8 cm, 3 cm im Minimum und 9 cm als Maximalwert. Zwei Drittel der Patienten hatten neben dem Längenverlust weitere ausgeprägte Achsenfehler im Sinne einer Varusposition oder Fehlrotation, die den Entschluß zur Intervention an der verletzten Extremität erleichterten.

<u>1. Fall:</u> Als Beispiel 3,5 cm Längenverlust mit Varus-Rekurvationsstellung nach einem Unterschenkelbruch. Metallentfernung, Osteotomie und sofortige Distraktion um 2 cm. Knöcherner Durchbau 14 Wochen nach Plattenosteosynthese und Spongiosaplastik (Abb.1).

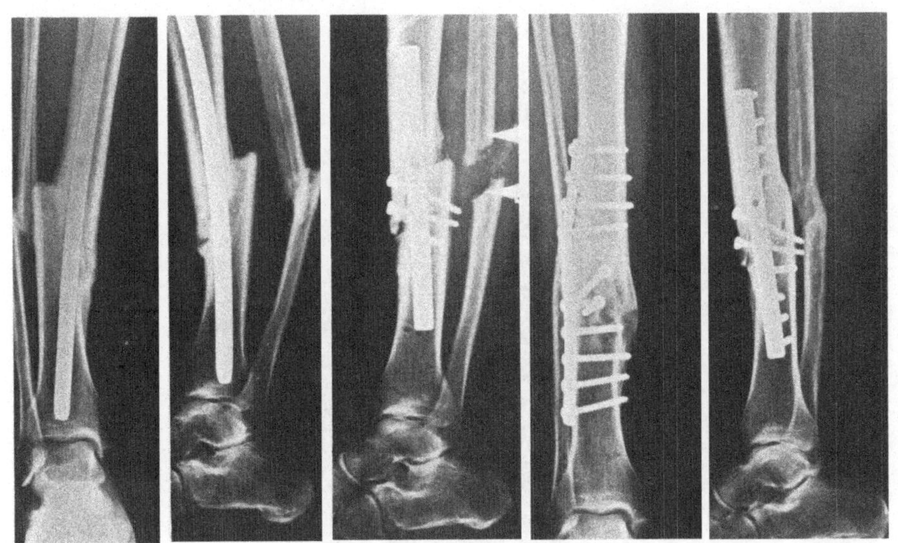

*Abb.1. 3,5 cm Verkürzung und Varus-Rekurvationsfehlstellung nach Unterschenkelmarknagelung. Korrekturosteotomie, einzeitige Distraktion um 2 cm und Plattenosteosynthese. Ausheilung nach 14 Wochen*

Bei zwei einzeitigen Korrekturen am Oberschenkel konnten Verlängerungen bis zu 3 cm erzielt werden. Die anderen 6 Osteotomien wurden nach der von WAGNER (1, 2) angegebenen Methode vollzogen, wobei in allen Fällen der komplette Ausgleich erreicht wurde.

Zum Zeitpunkt der Nachuntersuchung waren 7 der Verlängerungen verheilt. Zwei Patienten, bei denen es zwischenzeitlich zu Plattenlockerungen mit Reintervention gekommen war, stehen noch in ambulanter Kontrolle. Beide dürfen teilbelasten, der vollständige Durchbau ist demnächst zu erwarten. In den Fällen mit einer Korrektur von 6 und 9 cm kam es zum Infekt, der jedoch nach der Metallentfernung abgeklungen ist. Überraschend hoch ist die Zahl der 4 Implantatlockerungen, die auf die starke Beanspruchung der Platte durch Weichteilspannung oder zu frühe Belastung zurückzuführen ist. Einmal kam es zu einer passagären Peroneusparese.

Die Gelenkfunktion entsprach bei 5 der 9 Patienten dem präoperativen Status. Zweimal war die Kniebeugung auf 90°, einmal auf 60° begrenzt. Aus einer Tibiadistraktion resultierte eine Funktionsbehinderung des Sprunggelenkes um ein Drittel.

<u>2. Fall:</u> Hier die Verkürzung um 6 cm mit Varus-Antekurvationsstellung nach Femurtrümmerfraktur und mehreren Knochentransplantationen. Der Achsenfehler wegen und auf eindringlichen Wunsch der klein gewachsenen Patienten wurde eine korrigierende Verlängerung mit Plattenwechsel und weiteren Spongiosaplastiken durchgeführt. Trotz der eingeschränkten Kniefunktion ist der Patient mit dem Ergebnis sehr zufrieden (Abb.2).

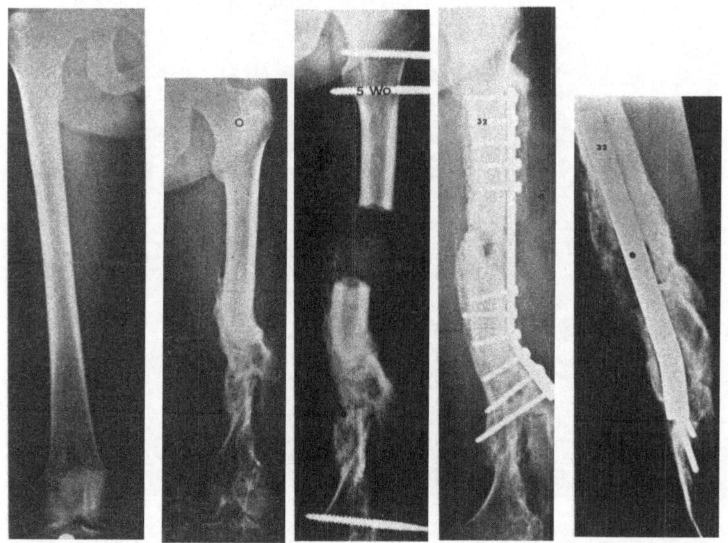


*Abb.2. 6 cm Verkürzung mit Varusfehlstellung nach Femurtrümmerfraktur. Kontinuierliche Distraktion mit vollem Längenausgleich. Nach Plattenosteosynthese und mehreren Spongiosaplastiken knöcherner Durchbau*

Betrachtet man letztlich den Aufwand der Verlängerungsoperation, so zeigt sich, daß für eine mittlere Heilungsdauer von 7,7 Monaten, durchschnittlich 4 Eingriffe erforderlich sind. Ein hoher Preis, den die Patienten jedoch gerne akzeptieren, um ihrer physischen wie psychischen Isolation zu entkommen.

Literatur

1. WAGNER, H.: Operative Beinverlängerung Chirurg 42, 260 (1971).
2. WAGNER, H.: Technik und Indikation der operativen Verkürzung und Verlängerung von Ober- und Unterschenkel. Orthopäde 1, 59 (1972).

H.J. Refior, München

# Mikrostrukturelle Veränderungen der menschlichen Corticalis nach Druckplattenosteosynthese

Die nach Plattenosteosynthese klinisch-röntgenologisch zu beobachtenden Veränderungen der Corticalis sind, wie tierexperimentell von UHTHOFF und DUBUS (6) belegt, auf mirkomorphologische Strukturumwandlungen zurückzuführen.

Das durch "stress protection" bedingte Phänomen der Spongiosierung der Corticalis, das zu einer weitgehenden Reduzierung der physiologischen Belastung des Knochens führt (4, 1), wurde serienmäßig bisher nur tierexperimentell untersucht.

Uns interessierte daher das Verhältnis der menschlichen Corticalis nach Plattenosteosynthese unter besonderer Berücksichtigung der Mikroarchitektur der Collagenfibrillenbündel.

Zu diesem Zweck wurden vergleichende lichtmikroskopische und rasterelektronenoptische Untersuchungen von Corticalispräparaten durchgeführt, die bei der operativen Entfernung von Hüftwinkelplatten am proximalen Femurende gewonnen werden konnten. Die Entnahme der Corticalisproben erfolgte bei 15-55jährigen Patienten 20 mal direkt unter der Platte sowie 6 mal aus den ventralen plattenabseitigen Corticalisabschnitten. Die Präparate wurden lichtmikroskopisch wie rasterelektronenoptisch aufgearbeitet. Primär rasterelektronenmikroskopisch untersuchte Präparate wurden zusätzlich lichtmikroskopisch aufgearbeitet und ausgewertet.

Histologisch zeigte sich als konstantes Phänomen das bekannte Bild der von intramedullär nach peripherwärts auf die Corticalis übergreifenden Spongiosierung, der eine Kaliberzunahme der Haverschen Kanäle zugrundeliegt.

Im polarisierten Licht fanden sich Kaliberschwankungen der Collagenfibrillenbündel. In den verbliebenen Anteilen der inneren Generallamelle ließen sich darüber hinaus Zonen nachweisen, die ein vollständiges Fehlen irgendwelcher fibrillären oder lamellären Strukturen aufwiesen.

Während die endostale wie auch die subperiostale Oberfläche der normalen Corticalis im Rasterelektronenmikroskop eine musterartige Anordnung und geordnete Ausrichtung der Collagenfibrillenbündel aufweist, zeigten die unter der Osteosyntheseplatte entnommenen

Corticalisproben einen umschriebenen Verlust der regulären Oberflächenstrukturierung. Im Vordergrund standen dabei der Verlust eines gerichteten Fibrillenverlaufes, die Herauslösung von Collagenbündeln sowie der Verlust einer normalen Konturgebung der Collagenfibrillenbündel, die teilweise dünner als normal und geschrumpft imponierten (Abb.1 u. 2).

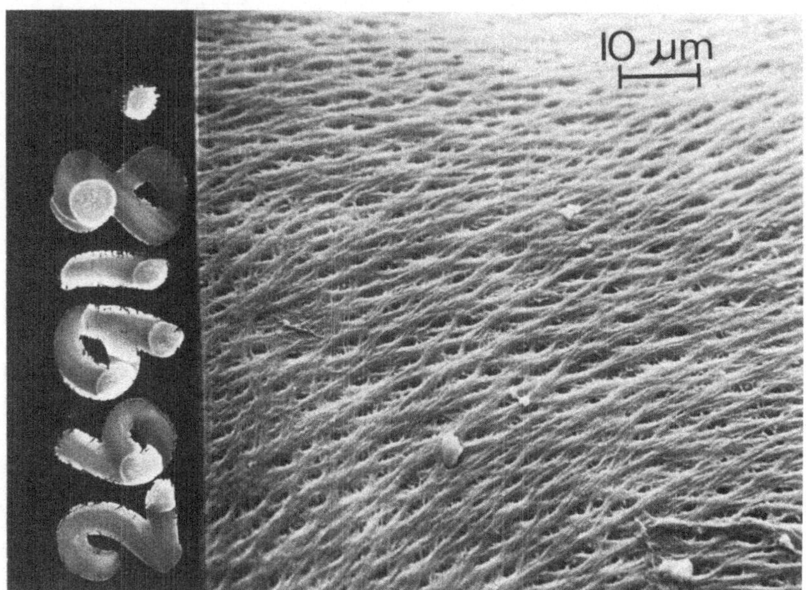


*Abb.1. Gesunde endostale Corticalisoberfläche*

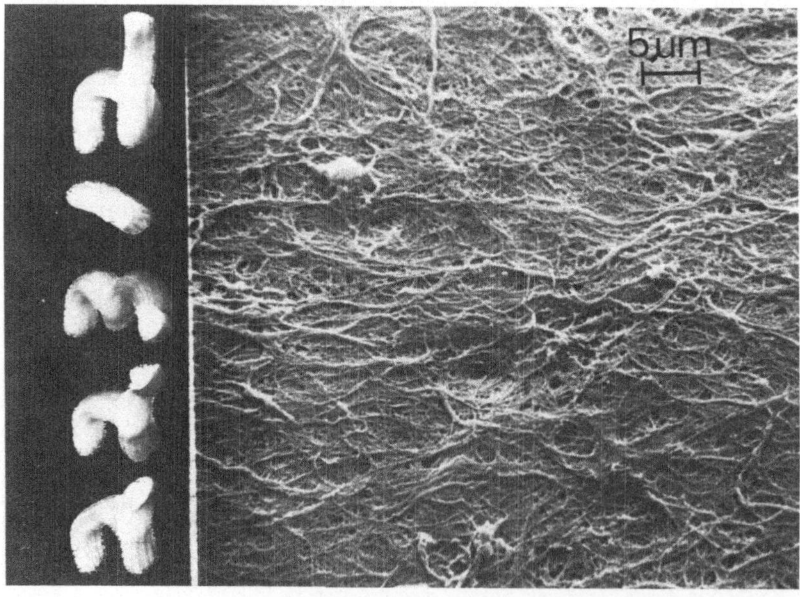


*Abb.2. Endostale Corticalisoberfläche nach Plattenosteosynthese*

Im Gegensatz dazu wiesen die von der Ventralseite des Femurs also plattenabseitig entnommenen Corticalisproben im histologischen Bild nur andeutungsweise eine Erweiterung der Haverschen Kanäle auf. Rasterelektronenmikroskopisch war das Collagenfibrillenmuster nicht gestört.

Daß die Corticalis unter Plattenosteosynthese einer Strukturumwandlung unterliegt, wurde durch verschiedene tierexperimentelle Untersuchungen belegt (6, 5, 3). Wie die vorliegenden Untersuchungen zeigten, weist auch die menschliche Corticalis eine von endostal peripherwärts ausgerichtete Spongiosierung auf.

Im Vergleich zu den zitierten tierexperimentellen Untersuchungen ergaben sich jedoch Unterschiede, die sowohl in der Verschiedenheit der untersuchten Species, wie auch in den unterschiedlichen Beobachtungszeiträumen begründet sein mögen.

Ein wesentlicher Faktor scheint jedoch die unterschiedliche Dimensionierung der verwendeten Osteosyntheseplatten in den einzelnen Untersuchungen zu sein. Neben dem deutlichen Funktionsverlust des corticalen Knochens direkt unter der Platte wird ein solcher auch in der plattenabseitigen Corticalis vermutet (1), so daß die gesamte Cirkumferenz des betroffenen Röhrenknochens, wenn auch in unterschiedlichem Ausprägungsgrad, einer corticalen Strukturwandlung unterliegen müßte. Einige Untersuchungen bestätigen diese Auffassung (6, 3). MATTER et al. (5) fand dagegen tierexperimentell lediglich direkt unter der Platte eine Spongiosierungszone.

Auch für die menschliche Corticalis ließen sich bei Verwendung einer Hüft-Winkelplatte in den plattenabseitigen Bereichen keine eindeutigen Spongiosierungszeichen nachweisen.

Als weitere Erklärung für die unterschiedlichen Untersuchungsbefunde muß das zeitliche Intervall zwischen Implantation und Entfernung des Osteosynthesematerials, das sicher für den Ausprägungsgrad der Spongiosierung eine nicht unwesentliche Rolle spielt, herangezogen werden. Ein Vergleich der eigenen Befunde mit den verschiedenen tierexperimentellen Untersuchungen erscheint hier nicht angezeigt, da bekanntermaßen knöcherne Reaktionen bei einigen Versuchstieren im Zeitraffereffekt ablaufen.

In Kenntnis der geschilderten Strukturveränderungen der Corticalis erscheint die Herabsetzung ihrer mechanischen Belastungsfähigkeit unumgänglich . Das umso mehr, als nach EVANS (2) die mechanischen Eigenschaften der Corticalis nicht so sehr durch den Grad der Mineralisation der Osteone, als vielmehr durch die Orientierung der Collagenfibrillen bestimmt werden.

Die normale mechanische Belastbarkeit und die Elastizität der Compacta ist an eine intakte Mikroarchitektur der Collagenfibrillen, die in mineralhaltiger Kittsubstanz eingelagert sind, gebunden. Die zueinander parallel verlaufenden Collagenfibrillen weisen jedoch von Lamelle zu Lamelle eine andere Verlaufsorientierung auf, so daß es zu einer Überkreuzung der Fibrillensysteme kommt. Dabei konnte nachgewiesen werden, daß der corticale Knochen einen höheren Elastizitätsmodul und eine höhere Widerstandsfähigkeit gegenüber Frakturen aufweist, wenn die untersuchte Knochenprobe einen höheren Anteil an vertikalen oder steilverlaufenden gegenüber zirkulär oder schrägverlaufenden Collagenfibrillen besitzt.

Es erscheint somit folgerichtig festzustellen, daß der in den vorliegenden Untersuchungen nachgewiesene Verlust der Verlaufsorientierung der Collagenfibrillenbündel neben dem zusätzlich zu berücksichtigenden quantitativen Verlust der Corticalissubstanz durch die Erweiterung der Haverschen Kanäle, zu einem Verlust der Elastizität sowie der mechanischen Belastbarkeit des kompakten Knochens führen muß.

## Literatur

1. DIEHL, K, MITTELMEIER, H.: Biomechanische Untersuchungen zur Erklärung der Spongiosierung bei der Plattenosteosynthese. Z. Orthop. 112, 235 (1974).
2. EVANS, F. G.: Mechanical properties of bone. Springfield Ill. Ch. D. Thomas 1973.
3. GÖRDES, W.: Versuche zur Kalksalzdichtebestimmung der osteotomierten und stabilisierten Tibia des Kaninchens mittels Profilscanning. Habilitationsschrift, München 1974.
4. KINZL, L., PERREN, S. M., BURRI, C.: Veränderungen mechanischer Qualität der unter Druckplatten liegenden Knochencorticalis (Streßprotection). Langenbecks Arch. Chir. Suppl. Chir. Forum 1974.
5. MATTER, P., BRENNWALD, J., PERREN, S. M.: Knochenumbau bei der Druckplattenosteosynthese. Zusammenfassender Bericht des Arbeitskreises "Osteosynthese". Z. Orthop. 111, 640 (1973).
6. UHTHOFF, H. K., DUBUC, F. L.: Bone structure changes in the dog under rigid internal fixation. Clin. Orthop. 81, 165 (1971).

H.-J. Walde, G. Ritter und A. Grünert, Mainz

# Experimentelle Untersuchungen zur Implantatverankerung im spongiösen Knochen

Die Qualität jeder Osteosynthese wird nicht durch die Stabilität des eingebrachten Metallimplantates, sondern durch die biomechanischen Funktionen des Gesamtsystems bestimmt, wobei den mechanischen Eigenschaften des Knochens an der Einleitungsstelle der Kräfte vom Implantat in den Knochen ganz besondere Bedeutung zukommt. Ein kritischer Parameter jeder Plattenosteosynthese ist z. B. die Verankerungsqualität der Schrauben im Knochen oder beim prothetischen Gelenkersatz die mechanische Qualität des Prothesenlagers. Ob eine Osteosynthese oder auch ein Gelenkersatz stabil bleibt, hängt letztlich davon ab, daß der Knochen durch die übertragenen Kräfte an keiner Stelle überlastet wird. Die biomechanischen Eigenschaften des Knochens sind daher im Gesamtsystem einer Osteosynthese von ausschlaggebender Bedeutung. Während genaue Kenndaten der Metallimplantate vorliegen, sind unsere Kenntnisse über die mechanischen Eigenschaften des Knochens eigentlich noch recht lückenhaft. Der Grund liegt u. a. darin, daß man am Knochen nicht, wie z. B. an einer Metallprobe, ein homogenes Material prüfen kann, sondern sozusagen eine komplizierte architektonische Konstruktion berücksichtigen muß, wie es besonders an der Spongiosa deutlich wird.

Im Rahmen unseres durchgeführten ausgedehnten Untersuchungsprogrammes über die besonders interessierenden biomechanischen Eigenschaften des corticalen und spongiösen Knochens, haben wir experimentell einmal das mechanische Verhalten der Spongiosa unter lang einwirkendem statischen Druck, wie er z. B. bei Druckosteosynthesen auftritt, zum anderen unter dynamischen Wechseldruckbelastungen, wie sie bei Funktion der Extremität an den Krafteinleitungsstellen zwischen Osteosynthesemitteln oder auch Prothesen am Knochen auftreten, untersucht.

Die experimentellen Untersuchungen wurden an der Spongiosa des Trochanter majors, des Tibiakopfes und des Humeruskopfes von frischen menschlichen Leichenknochen aus den verschiedensten Altersgruppen durchgeführt. Für die Prüfungen wurde eine Präzisionsmaterialprüfmaschine mit speziell für die Untersuchung angefertigter Halteeinrichtung benutzt. Für den Wert solcher mechanischer Untersuchungen ist es entscheidend, die am Knochen unter Belastung auftretenden plastischen und elastischen Verformungen bis in den mikroskopischen Bereich, d. h. im Bereich von wenigen Mikrometern nachweisen zu können. Hierfür wurde ein spezielles Meßverfahren mit Wechseldruckbelastungen entwickelt und eingesetzt. Die wichtigsten Ergebnisse der statischen und dynamischen Belastungsexperimente sollen hier kurz dargestellt und interpretiert werden: Die Spongiosa hat für statische Belastungen eine spizifische Druckbelastbarkeit variierend mit Lebensalter und Lokalisation von nur 15-25 kp/cm$^2$ (Tabelle 1 u. 2). Wie gering diese Dauerbelastbarkeit ist, wird im Vergleich mit der Corticalis deutlich, an der wir mit 1000-2000 kp/cm$^2$ 100-fach höhere Festigkeitswerte gemessen haben. Die Meßergebnisse sind sehr stark von den Meßbedingungen, z. B. der Prüfgeschwindigkeit abhängig. Unter Druckbelastung zeigt die Spongiosa bei Überschreiten der Elastizitätsgrenze ein besonderes plastisches Verhalten: Die Spongiosastrukturen brechen relativ langsam zusammen. Durch Verdichtung dieses Materials können kurzzeitig wesentlich höhere Drucke aufgenommen werden. Dieser Verdichtunseffekt täuscht bei einfachen Meßverfahren eine zu hohe Belastbarkeit vor, wie wir sie in manchen Literaturangaben finden. Das plastische Verhalten soll an dem Meßergebnis eines Trochanter major verdeutlicht werden: Im Versuch kann z. B. ein Druck von 100 kp, entsprechend einer spezifischen Belastung von 43 kp/cm$^2$ kurzzeitig aufgebaut werden. In wenigen Minuten gibt die Spongiosa durch Strukturzerstörung so nach, daß der Druck spontan weit absinkt. Die geringe spezifische Druckbelastbarkeit der Spongiosa wird im dynamischen Belastungsexperiment besonders deutlich. Die Belastungszone, d.h. der rein elastische Verformungsbereich ist dann bereits überschritten, wenn es zu auch nur mikroskopisch feinen Strukturzerstörungen kommt. Diese können schon im Bereich weniger Mikrometer durch das von uns eingesetzte Meßverfahren mit cyclischen Wechseldruckbelastungen quantitativ nachgewiesen werden. Die Zerstörung

Tabelle 1. Druckbelastbarkeit der Spongiosa im Trochanter Major-Bereich und den Femurcondylen bei axialer Belastung über eine breitflächige (2,3 $cm^2$) Stahlscheibe

| Trochanter major | Maximale Belastbarkeit im Versuch kp | Entspr. $kp/cm^2$ | Maximale Belastbarkeit ohne Strukturzerstörung kp | Entspr. $kp/cm^2$ |
|---|---|---|---|---|
| 21 Jahre m. | 250 | 108,7 | 92 | 40,0 |
| 31 Jahre m. | 154 | 66,9 | 36 | 16,0 |
| 41 Jahre w. | 140 | 60,7 | 50 | 21,7 |
| 43 Jahre w. | 130 | 56,5 | 46 | 20,0 |
| 50 Jahre m. | 150 | 65,2 | 45 | 19,5 |
| 57 Jahre m. | 148 | 64,3 | 54 | 23,4 |
| 63 Jahre w. | 152 | 66,0 | 44 | 19,1 |
| 69 Jahre w. | 133 | 57.8 | 37 | 16,9 |
| 74 Jahre w. | 140 | 60,7 | 34 | 14,7 |
| 77 Jahre m. | 140 | 53,0 | 31 | 13,4 |
| Femurcondylen | | | | |
| 21 Jahre m. | 236 | 102,6 | 86 | 37,3 |
| 41 Jahre w. | 138 | 60,0 | 45 | 19,5 |
| 63 Jahre w. | 154 | 66,9 | 42 | 18,2 |
| 69 Jahre w. | 126 | 53,9 | 35 | 15,2 |
| 77 Jahre m. | 108 | 46,9 | 28 | 12,1 |

Tabelle 2. Druckbelastbarkeit der Spongiosa des Humeruskopfes bei axialer Belastung über eine breitflächige (2,3 $cm^2$) Stahlscheibe

| Humeruskopf | Maximale Belastbarkeit im Versuch | Entspr. $kp/cm^2$ | Maximale Belastbarkeit ohne Strukturzerstörung | Entspr. $kp/cm^2$ |
|---|---|---|---|---|
| 32 Jahre m. | 76 | 33,0 | 40 | 17,7 |
| 46 Jahre w. | 56 | 24,3 | 36 | 16,0 |
| 54 Jahre m. | 66 | 28,6 | 35 | 15,2 |
| 61 Jahre m. | 52 | 22,6 | 31 | 13,4 |
| 72 Jahre w. | 48 | 20,8 | 32 | 19,9 |

und Verdichtung des Knochenmaterials wird an dem gezeigten Dia hier am Einsinken des Drucklagers am Trochanter major unter längerer Belastung von nur 100 kp auch makroskopisch sichtbar.

Für die Praxis bedeuten die experimentellen Ergebnisse, die hier nur angedeutet werden konnten, daß wegen der geringen spezifischen Druckbelastbarkeit der Spongiosa Osteosynthesemittel, wie z. B. Schrauben mit nur sehr begrenzter Festigkeit verankert werden können. Echte Druckosteosynthesen, d. h. mit über längerer Zeit aufrechterhaltenem interfragmentärem Druck, sind damit nicht realisierbar. Das gleiche gilt für sogenannte Kompressionsnägel, die ihren Druck am spongiösen Knochen an der Einschlagstelle übertragen. Unsere speziellen Messungen zeigten, daß selbst mit großflächigen Lagern ein zur Stabilisierung von Schaftfrakturen notwendiger Kompressionsdruck von 50-100 kp in keinem Fall auch nur kurze Zeit aufrecht erhalten bleibt. Bei Verankerung von Prothesenanteilen in der Spongiosa müssen zur Erzielung einer wirklichen Dauerbelastbarkeit die Übertragungsflächen so groß gewählt werden, daß die zu erwartenden Belastungen sicher unter der Stabilitätsgrenze von 15.25 $kp/cm^2$ für die Druckbelastbarkeit der Spongiosa bleiben.

Zusammenfassend stellen wir fest: Während am intakten Knochen die spongiöse Gesamtkonstruktion erstaunliches leistet, ist die Spongiosa unter isolierten lokalen, d. h. unphysiologischen Beanspruchungen nur sehr gering belastbar. Diese Tatsache muß zur Vermeidung von Mißerfolgen bei Konstruktionen und Implantation von Osteosynthesemitteln und Prothesen unbedingt Beachtung finden.

## Literatur

1. FRANK, E., ZITTER, H.: Metallische Implantate in der Knochenchirurgie. Wien-New York: Springer 1971.
2. GRÜNERT, A., RITTER, G.: Meßverfahren zum Nachweis von plastischen Knochenveränderungen im um-Bereich. Res. exp. Med. 160, 213-219 (1973).
3. RITTER, G., GRÜNERT, A.: Experimentelle Untersuchungen zu den mechanischen Eigenschaften des Knochens im Hinblick auf die Druckosteosynthesen. Arch. orthop. Unfall-Chir. 75, 302-316 (1973).

M. Wannske, O. Trentz, R. Reschauer und G. Muhr, Hannover

# Qualität des Transplantatlagers und Zeitpunkt der Spongiosaplastik

Trauma und Operation hinterlassen im corticalen Knochenbereich und in seinem Weichteilmantel oft ausgedehnte devitalisierte Zonen, die zu verzögerter Bruchheilung führen. In diesen Fällen hat sich in der Klinik die autogene Spongiosatransplantation bewährt.

Sichere und schnelle Einheilung der transplantierten Spongiosa setzt jedoch ein gut vaskularisiertes Lager voraus.

In eigenen tierexperimentellen Untersuchungen wollten wir Informationen darüber erhalten, ob die primäre oder die sekundäre Anlagerung der Spongiosa nach Erholung und Revaskularisation des Lagers zu besseren Ergebnissen führt.

Material und Methode

Bei 20 Schwarzkopfschafen entfernten wir an der Tibia im mittleren Drittel das Periost zirkulär. Die vollständige Devitalisierung der Corticalis erreichten wir durch zusätzliche Devaskularisation der Markhöhle nach Entfernen des Markes, Coagulation und Auffüllen mit Knochenzement. Um eine Fraktur des geschädigten Knochens zu vermeiden, erzwangen wir die Entlastung des Beines durch Tenotomie der Achillessehne.

Bei 10 dieser Tiere wurde sofort autogene Spongiosa aus dem Beckenkamm angelagert. Bei weiteren 10 Schafen führten wir die Transplantation in einem 2. Eingriff nach 3 Wochen durch. Zu diesem Zeitpunkt hatte sich der Weichteilmantel erholt und wir fanden ein gut vaskularisiertes Transplantatlager vor.

Die Einheilung des Transplantates untersuchten wir unter anderem szintigrafisch und histologisch.

Ergebnisse

Die vergleichenden Szintigramme 10 Tage nach der Transplantation zeigten eine vermehrte Aktivität des Technitium-Diphosphonat nach sekundärer Anlagerung. Histologisch fanden sich 30 und 90 Tage nach der Transplantation keine einheitlichen Bilder der Transplantate.

Nach 30 Tagen zeigten beide Gruppen in weiten Arealen regen Knochenumbau. Die transplantierte Spongiosa wurde durch Osteoclasten abgebaut. An den Oberflächen lagerten Osteoblastensäume lammelär neuen Knochen an. Daneben fanden wir in der Umgebung der Transplantate ausgedehnte Geflechtknochenbildung. Diese zeigte sich auch unmittelbar an den Spongiosabälkchen ohne lichtmikrsoskopisch erkennbare Abgrenzung. Stellenweise war lamelläres Transplantat vollständig von Geflechtknochen eingeschlossen (Abb.1).

Durch Markierung mit fluorescierenden intravital gegebenen Farbstoffen sahen wir die Anbautätigkeit in beiden Gruppen gleich.

Neben diesen regen Umbautätigkeiten fanden wir aber auch in beiden Gruppen Areale, in denen das Transplantat nahezu unberührt erschien, lediglich stellenweise abgebaut wurde.

Nach 90 Tagen waren Transplantat und neugebildeter Knochen nicht mehr sicher voneinander zu trennen. Lediglich im polarisierten Licht zeigten sich die dichteren Zonen des Transplantates (Abb.2).

Aber auch nach dieser Zeit fanden wir in beiden Gruppen Zonen mit transplantierter Spongiosa ohne erkennbaren Umbau.

Bei dem Versuch, durch die Morphometrie zu einer Aussage der Wertigkeit der primären oder sekundären Spongiosaplastik zu kommen, fanden wir in beiden Gruppen nach 30 und 90 Tagen keine wesentlichen Unterschiede. Nach 30 Tagen waren bis zu 70% der Transplantatoberfläche im Umbau, dabei zeigten 20% der Oberfläche osteoclastären Abbau, 50% dagegen Osteoid.

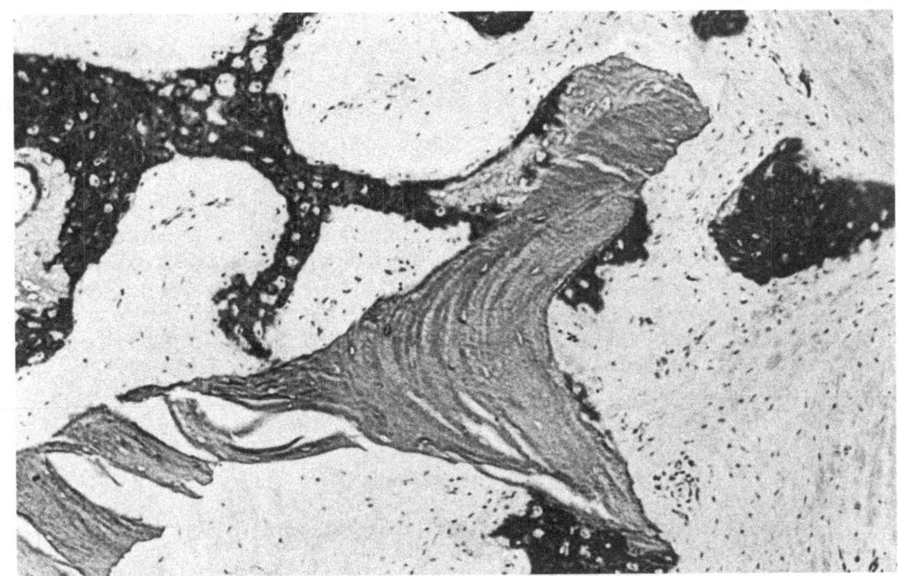

*Abb.1. Lamelläres Spongiosabälkchen und Geflechtknochenanbau*

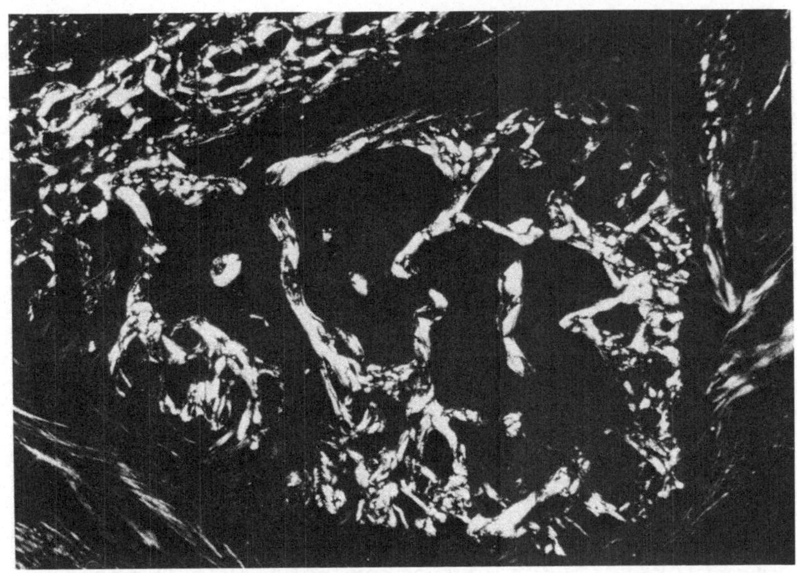

*Abb.2. Anteile der transplantierten Spongiosa und des neugebildeten Knochens sind nicht mehr sicher voneinander zu trennen. Aufnahme eines Knochenschliffes im polarisierten Licht*

## Schlußfolgerung

Die Erholungsphase des Weichteillagers mit erneuter Vaskularisation bringt nach diesen Ergebnissen nicht den Vorteil, der einen Zweiteingriff zu einem späteren Zeitpunkt rechtfertigen würde.

## Literatur

1. SCHRAMM, W.: Klinische und experimentelle Untersuchungen über die Transplantation autoplastischer Spongiosa. Hefte z. Unfallheilk. 104(1970).
2. SCHWEIBERER, L.: Experimentelle Untersuchungen von Knochentransplantaten mit unveränderter und mit denaturierter Knochengrundsubstanz. Hefte z. Unfallheilk. 103(1970).

W. Hesse, H. Tscherne, G. Muhr und I. Hesse, Hannover

# Die Transplantation – Experiment oder Standardmethode zur Behandlung von Knorpeldefekten

Traumatische Knorpeldefekte sind häufiger als allgemein angenommen wird. Als mögliche Behandlungsmethode ist die Transplantation grundsätzlich in Erwägung zu ziehen. Da ihre Ergebnisse bisher nur lichtmikroskopisch ausgewertet worden sind, haben wir zusätzlich transmissions- und rasterelektronenmikroskopische Untersuchungen nach klinischer (13 Patienten) und nach tierexperimenteller (125 Kaninchen) Knorpeltransplantation durchgeführt.

## Zur Methode

Im Experiment wurden in der Belastungszone des medialen Femurcondylus Knochenknorpeldefekte gesetzt, die fast die ganze Breite des Condylus einnahmen. Die Defekte wurden mit autologen und unterschiedlich konservierten homologen Knochenknorpeltransplantaten gedeckt.

## Aus unseren Ergebnissen

Makroskopisch gute Ergebnisse ergaben die autologen und in flüssigem Stickstoff konservierten homologen Transplantate. Eine zunehmende Arthrosebildung sahen wir bei anderen Konservierungsarten sowie bei unbehandeltem Defekt.

Lichtmikroskopisch haben die autologen und in flüssigem Stickstoff konservierten homologen Transplantate nach 2 Monaten die gleiche Schichthöhe und Dreischichtung wie das umgebende Transplantatlager. Auch bei stärkerer Vergrößerung sind die Transplantatzellen nicht eindeutig verändert.

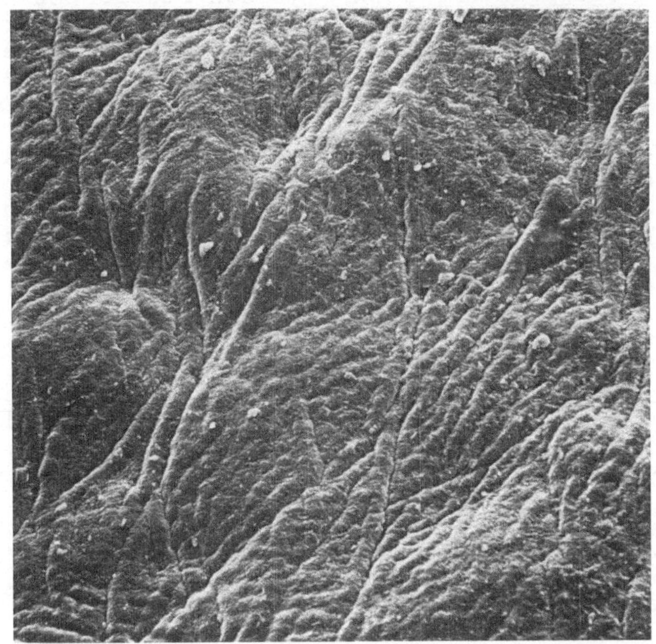

*Abb.1. Oberfläche eines autologen Knorpeltransplantates (Mensch) 12 Monate nach Transplantation. Vergrößerung: 1200 x*

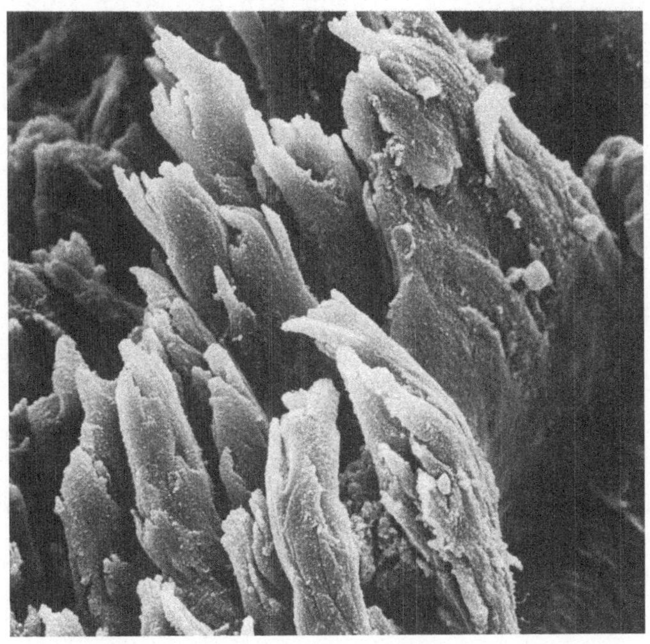

*Abb.2. Oberfläche von arthrotisch verändertem Gelenkknorpel (Mensch). Vergrößerung: 600x*

Im Elektronenmikroskop jedoch beobachtet man neben normalen Chondrocyten sehr viele untergehende und untergegangene Zellen. Letztere erkennt man an Bezirken, die mit unterschiedlich elektronendichten Massen ohne jede Zellstruktur angefüllt sind. Diese regressiven Veränderungen erreichen einen Gipfel nach 2-4 Monaten.

Nach 6-12 Monaten zeigt sich morphologisch ein neues Bild: Die Zellzahl nimmt zu. Schmale spindelförmige und größere runde Zellen kommen vor. Im Elektronenmikroskop stellen sich einerseits Fibrocyten mit großen unverzweigten Zellfortsätzen dar. Die zweite Zellform sind besonders aktive Chondrocyten. Sie haben ein ausgeprägtes rauhes endoplasmatisches Retuculum, einen gut ausgebildeten Golgiapparat, viele Mitchondrien und Mikroponicytevesikel. 2 Jahre nach Transplantation ist die Schichtdicke der autologen und in flüssigem Stickstoff konservierten homologen Transplantate noch etwas vermindert. Es fehlt eine normalerweise vorkommende Dreischichtung. Dennoch gleicht das Aussehen der Transplantate immer mehr hyalinem Gelenkknorpel. - Die experimentellen Befunde stimmen mit den klinischen weitgehend überein.

Rasterelektronenmikroskopisch ist die Oberfläche der Transplantate durch strangartige Vorwölbungen, die jeweils von rillenförmigen Vertiefungen begrenzt sind, gekennzeichnet. An zahlreichen Stellen hat sich eine Nivellierung vollzogen. Der Charakter der Oberfläche wird homogener.

Ein deutlicher Unterschied besteht zum Arthroseknorpel, der sich durch Risse, Höhlen, Defekte, Fetzen und Fasern mit scholligem Zerfall auszeichnet.

Was aber passiert, wenn ein größerer Knochenknorpeldefekt belassen oder operativ ausgeräumt wird? - Das neu gebildete Ersatzgewebe wies bei unserem Untersuchungsmaterial eine inhomogene und destruierte Oberfläche auf. Bei Rearthrotomien fanden wir teilweise ein Gewebe mit einem grobmaschigen Fasergeflecht vor.

Zusammenfassend läßt sich sagen, daß die Knorpeltransplantation unter bestimmten Voraussetzungen eine therapeutische Möglichkeit darstellt, zumindest eine zeitlich begrenzte Reparatur von Knorpelschäden unter Erhaltung der Gelenkfunktion zu bewerkstelligen.

## Literatur

1. CAMPBELL, C. J.: Homotransplantation of a half or whole joint. Clin. Orthop. 87, 146 (1972).
2. HESSE, W., HESSE, I., ZECH, G.: Regressive und reparative Vorgänge nach experimenteller Transplantation von homologem Gelenkknorpel. Arch. orthop. Unfall-Chir. 81, 89-103 (1975).
3. PAP, K., KROMPECHER, S.: Arthroplasty of the knee, experimental and clinical experiences. J. Bone Jt Surg. 43 A, 523 (1961).

H. Weiß, Essen und R. Szyszkowitz, Hannover

# Histologie der Verbundosteosynthese im Tierexperiment

Das Problem der Verankerung des Knochenzementes bei Verbundosteosynthesen und die Reaktion des Kontaktgewebes während und nach erfolgter knöcherner Heilung waren Ziel unserer tierexperimentellen Untersuchungen.

35 Schafe wurden am Metatarsus operiert. Bis zu 1,5 cm große keilförmige (21 Fälle) oder zylindrische (14 Fälle) Corticalisdefekte in Schaftmitte wurden nach Auskratzen des Markraumes und bewußter Traumatisierung des osteotomienahen Periostes mit einer intramedullären Zementplombe und dorsal angelegter AO-6-Lochplatte stabilisiert. 18 Tiere konnten über einen Zeitraum von 50-70 Wochen beobachtet werden.

Entsprechend den Stabilitätsverhältnissen und der Ausdehnung einer osteotomienahen Corticalisnekrose erfolgte die knöcherne Überbrükkung des Corticalisdefektes über eine mehr oder minder stark ausgeprägte Callusmanschette.

Nach dem Herauslösen der Zementplombe galt bei der histologischen Aufarbeitung folgenden Regionen unser Hauptaugenmerk:

## Grenze Knochenzement - osteotomienahe Corticalis

6 Wochen postoperativ ist eine ausgedehnte Nekrose der Corticalis erkennbar. Es findet sich ausschließlich periostale Callusbildung. An der Grenze zum Knochenzement hat sich eine schmale Bindegewebsmembran ausgebildet. Ein halbes Jahr später ist die ehemalige Corticalis fast vollständig abgebaut, gleichzeitig mächtige periostale Knochenneubildung und nach wie vor reaktionslose Bindegewebsmembran um den Knochenzement. Nach 50-70 Wochen haben sich zwischen der bindegewebigen Zementmanschette auch endostal einzelne Knochenlamellen als Zeichen einer stattgefundenen Revascularisierung der Corticalis ausgebildet.

## Osteotomienahe Corticalis zwischen Platte und Knochenzement

Hier ist die Nekrose der Corticalis am deutlichsten ausgeprägt. Der Knochen wird vollständig abgebaut und wegen des fehlenden Reizes zur Knochenneubildung (stress protection) durch fettreiches Bindegewebe ersetzt. Zeichen einer chronischen Entzündung fehlen.

## Grenze Knochenzement und neugebildeter Knochen

Im Bereich des ehemaligen Corticalisdefektes lagert sich neugebildeter Knochen unmittelbar an die Zementplombe an. Eine bindegewebige Membran ist an dieser Stelle nicht nachweisbar. Bei entsprechender Vergrößerung liegen die typischen Zementperlen dem neugebildeten Knochen ohne bindegewebiges Interponat unmittelbar an.

Grenze Knochenzement und Knochenmark

Das distale und proximale Ende der Zementplombe ist gegen das Knochenmark durch eine schmale und reaktionslose Bindegewebsmambran abgegrenzt. Das Knochenmark selbst ist zementnah durch ein zellarmes Gitterfasernetz ersetzt.

Unsere tierexperimentellen Untersuchungen über Verbundosteosynthesen zeigen, daß bei Stabilität der Osteosynthese auch große Corticalisdefekte knöchern überbrückt werden. Der Knochenzement wird unter diesen Bedingungen gut vertragen und ist bis auf den Bereich des ehemaligen Corticalisdefektes allseits von einer schmalen und reaktionslosen Bindegewebsmembran umgeben. Die osteotomienahe Corticalis unterliegt einer Knochennekrose, die besonders deutlich zwischen Platte und Knochenzement ausgeprägt ist. Nach Monaten kommt es durch Revascularisierung der nekrotischen Fragmentenden zur Ausbildung schmaler endostaler Knochenlamellen, die nach abgeschlossener periostaler Überbrückung der Corticalisdefekte secundär zur teilweisen knöchernen Verankerung der Zementplombe führen.

Literatur

SZYSZKOWITZ, R., WEISS, H,. WESTERMANN, C.: Die Pathophysiologie der Verbundosteosynthese. Acta traumatol. 4, 235-242 (1974).

R. Reschauer, O. Trentz, G. Muhr und M. Wannske, Hannover

## Das biologische Verhalten transplantierter Spongiosa an devitalisierter Corticalis im Tierexperiment

Bei der operativen Versorgung von Mehrfragment- und Trümmerbrüchen mit devitalisierten Fragmenten im Schaftbereich ist oft eine Spongiosaanlagerung erforderlich. Der zur Entnahme der autologen Spongiosa erforderliche Zweiteingriff erhöht den Blutverlust und verlängert die Operationszeit. Für große Eingriffe steht außerdem nicht immer eigener Knochen in ausreichedem Maße zur Verfügung. Diese Nachteile entfallen bei Verwendung frischer oder konserviert homologer Spongiosa.

Zur Klärung der biologischen Wertigkeit von allogener und autologer Spongiosa wurde An- und Umbau an devitalisierter Corticalis röntgenologisch szintigrafisch und histologisch untersucht (Abb.1).

Dazu wurde bei 20 Schafen der Tibiaschaft nach Art des bereits vorgestellten Modells zirkulär deperiostiert und das meduläre Gefäßnetz zerstört. Cerclagen begrenzen den deperiostierten Schaftzylinder.

An diesen Bereich wurde die autologe bzw. allogene Spongiosa primär nach Setzen der Nekrose angelagert. Postoperativ durchgeführte

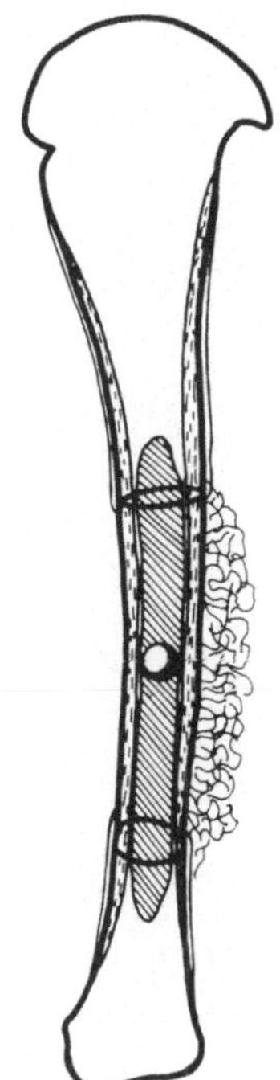

*Abb.1. Standardmodell zur Erzeugung einer Corticalisnekrose im Tibiaschaftbereich beim Schaf. Corticalis deperiostiert und verkocht mittels Kauter im Cerclagenbereich, nach Setzen eines Bohrloches Zerstörung des medullären Gefäßnetzes durch Kauter und Palacos, anschließend Spongiosaanlagerung*

Röntgenkontrollen lassen die Auffüllung des Markraumes erwarten, da beim Abbinden des Knochenzementes eine Knochenerwärmung bis 90° gemessen wurde. Zur Dokumentation der Ausgangsaktivität wurde nach Abklingen der postoperativen Hyperämie eine Szintigrafie vorgenommen.

Die Knochenszintigrafie wurde mit 99 m-Technetiumdiphosphonat 3 Stunden nach Gabe von 6 millicurie durchgeführt. Die Speicherung des Radionuclids erfolgt in neugebildeten Knochenstrukturen aber ebenso in entzündlichen Weichteilveränderungen und in Knorpel- und Sehnengewebe. Durchblutungsbedingte Veränderungen sind drei Stunden nach Applikation bei dem verwendeten Diphosphonat nicht zu erwarten (Abb.2).

Nach primär-autologer Spongiosatransplantation zeigte sich 11 Tage später im Szintigramm eine Aktivität an beiden Rändern der Periostresektionsstellen, welche bei der Kontrolle 6 Wochen später noch zugenommen hat. Am Transplantat selbst findet sich kein Hinweis für vermehrte Aktivität. Die Tiere wurden nach 30 bzw. 90 Tagen getötet. Bei der histologischen Untersuchung nach 30 Tagen ist das autologe Transplantat von Bindegewebe umgeben, es findet sich allenthalben intensive Geflechtknochenbildung bzw. ein Anbau lamellären Knochens. Nach 90 Tagen ist ein fließender Übergang von transplantierter Spongiosa und neugebildetem Knochen eingetreten, die homogene Struktur läßt eine Differenzierung nicht mehr zu.

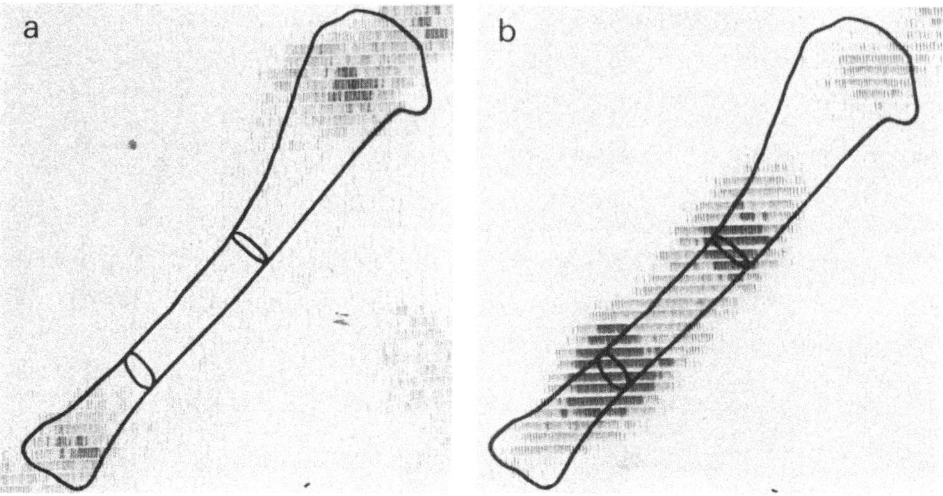


*Abb.2a u. b. Szintigramm mit 99 m Technetin-Disphosphonat und Spongiosaanlagerung, deutlich vermehrte Aktivität beidseits an der Periostresektionsstelle nach 6 Wochen*

Die allogene Spongiosa wurde aus dem Beckenkamm der Tiere entnommen und anschließend in Cialit konserviert. Cialit ist eine lichtstabile Quecksilberverbindung mit ausgedehnten baktericiden und fungiciden Eigenschaften. Die Erstkonservierung der Transplantate erfolgte bei Kühlschranktemperatur in 1/1000 verdünnter Lösung. Nach 24 Stunden wurde bei gleichzeitig bakteriologischer Kontrolle auf eine Lösung von 1/5000 umgetopft.

Nach primär-allogener Transplantation fanden wir im Szintigramm 10 Tage später eine vermehrte Reaktion an der Periostgrenze, jedoch keine vermehrte Aktivität im Transplantationsbereich. Dies entspricht völlig dem szintigrafischen Befund nach autogener Transplantation. Bei einer histologischen Durchmusterung fanden sich jedoch nach 30 Tagen um die transplantierte Spongiosa nur geringfügige Zeichen für eine osteogene Aktivität. Die Spongiosa zeigt kaum Zeichen von An- oder Umbau und liegt im wesentlichen reaktionslos im Bindegewebe. Das allogene Transplantat hinkt also hier bereits deutlich nach. Nach 90 Tagen zeigt sich in der Histologie jedoch intensive Aktivität. Geflechtknochenbildung und lamellärer Anbau liegen neben Formationen mit Um- bzw. Abbau. Es zeigte sich also histologisch bei Verwendung allogen konservierter Spongiosa nach 90 Tagen etwa dasselbe Bild wie nach 30 Tagen bei Anlagerung autologer Spongiosa.

Unsere Ergebnisse bestätigen die Ansicht, daß die autologe Spongiosa bezüglich Potenz und Anbaugeschwindigkeit der allogenen Spongiosa in der Anfangsphase überlegen ist. Die Um- und Anbauvorgänge bei allogener Spongiosa erreichen letztlich jedoch die gleiche Intensität. Aufgrund dieser biologischen Verhaltensweise halten wir auch in der Klinik die zunehmende Verwendung von allogen konserviertem Material für gerechtfertigt.

Literatur

1. SCHMIT-NEUERBURG, K. P., WILDE, CH, D.: Defektübertragung an den langen Röhrenknochen. Experimentelle Untersuchung zur Einheilung massiver Corticalistransplantate. Hefte Unfallheilk. 113, (1973).
2. SCHRAMM, W.: Klinische und tierexperimentelle Untersuchung über die Transplantation autoplastischer Spongiosa. Hefte Unfallheilk. 104, (1970).
3. SCHWEIBERER, L.: Experimentelle Untersuchungen von Knochentransplantaten mit unveränderter und mit denaturierter Knochengrundsubstanz. Ein Beitrag zur causalen Osteogenese. Hefte Unfallheilk. 103, (1970).
4. VITTALI, H. P.: Knochenerkrankungen, Histologie und Klinik. Sandoz 1970.

# IV. Rettungsdienst und Katastrophenhilfe

H. Contzen, Frankfurt

## Einleitung

Im Auftrage des Präsidenten, Herrn Professor FAUBEL, eröffne ich die heutige wissenschaftliche Sitzung mit dem III. Hauptthema "Rettungsdienst und Katastrophenhilfe".

Zunächst begrüße ich alle Anwesenden und danke Ihnen für das erwiesene Interesse an diesem aktuellen Thema. Mein besonderer Gruß gilt den Herren aus verschiedenen öffentlichen und wissenschaftlichen Institutionen, die unserer Einladung gefolgt sind, um uns Ärzten ihre Erfahrungen und Kenntnisse bei der Verhütung und Behebung von Katastrophensituationen zur Verfügung zu stellen.

Bei der Aktualität dieses Themas und dem selbstverständlichen Interesse der Öffentlichkeit an diesem Komplex ist eine ausführliche Berichterstattung über das Ergebnis unserer heutigen Sitzung auch außerhalb der Fachzeitschriften zu erwarten. Ich möchte daher kurz erläutern, wo wir die Akzente setzen möchten.

Beim Thema "Rettungsdienst" sind aus ärztlicher Sicht eigentlich keine wesentlichen Fragen mehr offen. Es stehen ausreichende Erfahrungen sowohl über bewährte Organisationsformen als insbesondere auch über die Effektivität ärztlicher Sofortmaßnahmen und über die dafür notwendigen Hilfsmittel zur Verfügung. Bei diesem Thema ist somit aus ärztlicher Sicht lediglich eine Bestandsaufnahme zu erwarten, die uns die derzeitige Situation, sozusagen die erreichte Station auf dem Wege zum perfekten System erkennen läßt. Wann dieses Ziel erreicht sein wird, ist vor allem eine Frage der verfügbaren finanziellen Mittel.

Für das Thema "Katastrophenhilfe" sind völlig andere Voraussetzungen gegeben. Für vorbeugende Maßnahmen und für den Einsatz im Katastrophenfall sind im Etat der zuständigen Behörden zwar entsprechende Mittel vorgesehen, jedoch fehlen hier aus verschiedenen Gründen Erfahrungen über optimale Organisationsformen und effektive Einsatzplanung vor allem auch im ärztlichen Bereich. Unseren jüngeren Kollegen sind so wesentliche ärztliche Maßnahmen in der Katastrophenmedizin, wie z. B. die Triage nicht nur vom Begriff her völlig unbekannt.

Damit sind die Schwerpunkte für unsere heutige wissenschaftliche Sitzung skizziert.

Außer der Vermittlung von Kenntnissen und Erfahrungen in der Katastrophenmedizin erhoffen wir uns aber auch Hinweise auf praktikable

Organisationsformen für den ärztlichen Einsatz und für den Rettungsdienst, die sich sicher auch auf die Kliniken auswirken werden; denn wir alle wissen, daß selbst die leistungsfähigste Unfallklinik bald überfordert ist, wenn mehrere Verletzte zur gleichen Zeit eingeliefert werden.

Schließlich wäre es für uns interessant, vielleicht beim Rundtischgespräch zu erfahren, wie die Organisation, damit die Aufgaben- und Kompetenzverteilung beim Katastrophenschutz unserer Nachbarländer geregelt ist und welche Erfahrungen vor allem im Hinblick auf dessen Effektivität gewonnen werden konnten. Denn diese drei, heute hier vertretenen Länder weisen schließlich eine vergleichbare, föderalistische Struktur auf.

Leider werden wir auf das Referat von Herrn BILL, dem Delegierten des Bundesrates für Katastrophenhilfe im Ausland im eidgenössischen politischen Departement der Schweiz und damit auf kompetente Informationen über die personellen und materiellen Dimensionen beim Aufbau eines Katastrophenhilfsdienstes verzichten müssen. Herr BILL hat mir mitgeteilt, daß seine Anwesenheit im Erdbebengebiet Anatoliens unumgänglich ist, um dort vor Wintereinbruch die von der Schweiz zur Verfügung gestellten Unterkünfte beziehbar und die Versorgungseinrichtungen funktionstüchtig werden zu lassen.

Nun aber medias in res.

P. Versen, Heidelberg

## Rechtsgrundlagen der Katastrophenhilfe

Rettungswesen und Katastrophenhilfe gehören in vielerlei Beziehung eng zueinander. So nimmt es nicht Wunder, daß auch hinsichtlich der Rechtsgrundlagen für beide die Situation ähnlich ist. Die Rechtsgrundlagen für das Rettungswesen wurden zumindest in der Bundesrepublik Deutschland in den letzten Jahren weitgehend verbessert. An die Vorschläge der Berufsgenossenschaften zur Vereinheitlichung des Rettungswesens aus dem Jahre 1970 sei in diesem Zusammenhang erinnert.

Inzwischen haben zahlreiche Bundesländer schon Rettungsgesetze erlassen, die weitgehend übereinstimmen. Leider ist der Bund mit dem Rettungssanitätergesetz und dem Gesetz über die Beförderung von Personen mit Krankenkraftwagen seit langem in Verzug (Abb.1).

Daß auch für die Katastrophenhilfe eine klare, umfassende rechtliche Grundlage erforderlich ist, hat einmal die Waldbrandkatastrophe in Niedersachsen gezeigt, zum anderen deutet der öffentliche Hinweis der Spitze des Deutschen Feuerverbandes darauf hin, wonach zuviele Organisationen im Katastrophenschutz tätig seien. Der Ruf, nicht zu konkurrieren, sondern zu kooperieren, ist laut vernehmlich.

Rettungswesen

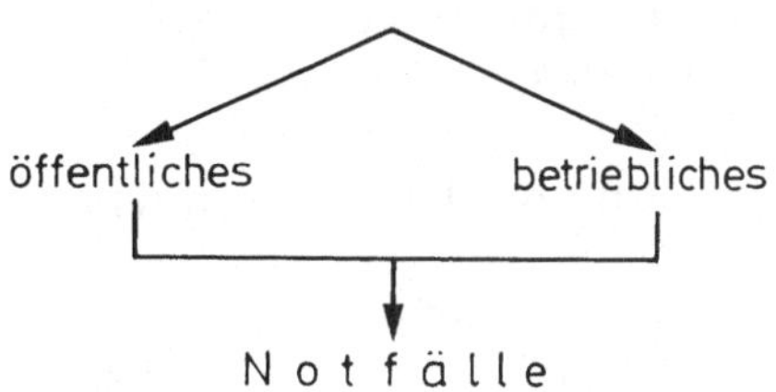


z. B. Verkehrsunfälle, Betriebsunfälle
akute, lebensbedrohliche Erkrankungen

*Abb. 1*

Diese Beispiele stammen zwar aus der Bundesrepublik, dürften aber zumindest in gewissem Umfange auf Österreich und die Schweiz übertragbar sein.

Es soll hierbei nicht verkannt werden, daß sicher in allen drei Ländern in der Praxis schon Hervorragendes für den Katastrophenschutz aufgebaut worden ist, hinsichtlich der Rechtsgrundlagen scheint mir aber noch einiges erforderlich zu sein. Denn was für das Rettungswesen sich als notwendig erwiesen hat, wird auch für die Katastrophenhilfe geschaffen werden müssen. Beide Bereiche sind heute - wie auch das Krankenhauswesen - dem Bereich der staatlichen Daseinsvorsorge zuzurechnen. Dies hat zur Folge, daß der Staat die Organisation und die Finanzierung sicherzustellen hat, wofür die rechtlichen, d. h. die gesetzlichen Grundlagen geschaffen werden müssen. Mit gutem Willen und mit der Bereitstellung von finanziellen Mitteln allein können die anstehenden Aufgaben nicht bewältigt werden.

Die derzeitige Situation in den drei Staaten, aus denen Sie kommen, meine Damen und Herren, deckt sich weitgehend. Alle drei sind Demokratien, sind ein Bundesstaat mit einem Bund und zahlreichen Ländern bzw. Kantonen mit eigener Legislativbefugnis. Bei aller Begeisterung für einen Föderalismus muß man sich immer wieder die Frage vorlegen, warum es bei einem derartigen Staatsaufbau nicht möglich ist, bei überall vorliegendem gleichen objektiven Sachzwang eine im wesentlichen übereinstimmende gesetzliche Grundlage zu schaffen. Das heutige Bild ist noch so buntscheckig, daß es mir nur möglich ist, Ihnen einen allgemeinen Überblick zu geben. Dabei möchte ich allen denen von hier aus danken, die mir bei der Materialsammlung behilflich waren.

Ich bin fast geneigt zu sagen, es ist eine Katastrophe mit der Hilfe. Und hier sind wir gleich vor die Notwendigkeit gestellt zu definieren, was in diesem Zusammenhang unter einer "Katastrophe" zu verstehen ist.

Das Wort selbst kommt aus dem Griechischen und heißt "Umkehrung, Umwendung". Sicher ist Katastrophe im Rechtssinne nicht alles, was wir als solche im Sprachgebrauch bezeichnen. Unter dem Begriff sind auch nicht die Schadenereignisse zu subsumieren, die innerhalb weniger Stunden mit den örtlich verfügbaren Mitteln der betroffenen Gemeinschaft, dem Rettungsdienst und der Polizei zu bewältigen sind. Dies sind Unglücksfälle oder Notfälle, die von den Bereichen des Rettungswesens erfaßt werden (Abb.2).

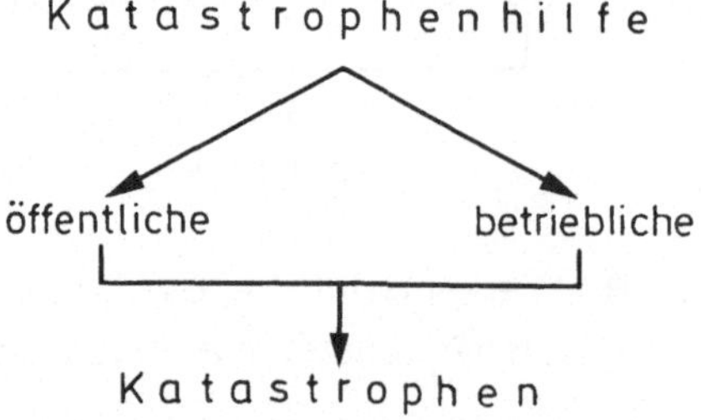


*Abb. 2*

In den meisten der vorliegenden Katastrophenschutzgesetze wird der Begriff "Katastrophe" definiert. So heißt es im § 1 Abs. 2 des Gesetzes über den Katastrophenschutz in Schleswig-Holstein vom 9. 12. 1974

> "Katastrophe im Sinne dieses Gesetzes ist eine insbesondere durch Naturereignisse oder schwere Unglücksfälle verursachte Störung oder Gefährdung der öffentlichen Sicherheit oder Ordnung, die so erheblich ist, daß ihre Bekämpfung einheitlich gelenkte Maßnahmen unter Einsatz von besonderen Einheiten und Einrichtungen erfordert.
>
> Eine Katastrophe nach Satz 1 liegt nicht vor, wenn die Störung oder Gefährdung der öffentlichen Sicherheit oder Ordnung durch Maßnahmen der örtlichen Ordnungsbehörden oder der Polizei nach den Bestimmungen des Landesverwaltungsgesetzes wirksam beseitigt werden kann."

Ähnlich wie diese Fassung, aber ohne den zweiten Satz, lauten die Definitionen in anderen Katastrophenschutzgesetzen in Österreich, der Schweiz und der Bundesrepublik Deutschland.

Beispiele:

Katastrophen durch

| | |
|---|---|
| Waldbrände | Gasausbruch |
| Überschwemmungen | Explosionen |
| Erdbeben | Großbrände |
| Bergstürze | Radioaktive Verstrahlung |
| Lawinen | Eisenbahnzusammenstoß |
| Epidemien | |

Die wohl größte Katastrophe im Sprachgebrauch, der Kriegsfall, sollte man in die Definition der Katastrophe im Sinne der Katastrophenhilfe nicht mit einbeziehen. Die in diesem Fall zu treffenden Maßnahmen werden begrifflich im allgemeinen mit dem "Zivilschutz im Verteidigungsfall" umschrieben. Es ist aber festzustellen, daß zuweilen die Hilfe im Frieden und die im Krieg in denselben Gesetzen behandelt werden. Im folgenden soll deshalb nur auf die Rechtsgrundlagen für die Katastrophenhilfe im Frieden eingegangen werden.

Hinsichtlich der Gesetzgebungskompetenzen finden wir in allen drei Staaten eine weitgehende Übereinstimmung. Der Bund hat sie in der Regel nur für den zivilen Bevölkerungsschutz im Verteidigungsfall, während für die Katastrophenhilfe sie grundsätzlich bei den Ländern bzw. Kantonen liegt. Wir finden deshalb nur wenige Vorschriften für den Katastrophenfall in Bundesgesetzen.

In Österreich enthalten Einzelbestimmungen das Wehrgesetz, das Wasserrechtsgesetz, das Forstbereinigungsgesetz und das Bundesstraßengesetz.

In der Schweiz ist der Katastrophenschutz durch das Bundesgebiet über den Zivilschutz vom 23. 3. 1962 angesprochen. Dieses Gesetz regelt den Zivilschutz als Teil der Landesverteidigung. Die ganze Organisation ist auf den Verteidigungsfall abgestellt. Für Männer, die nicht dienst- oder hilfsdienstpflichtig in der Armee sind, besteht grundsätzlich Schutzdienstpflicht. Artikel 4 sieht jedoch vor, daß die Kantone und die Gemeinden diese Zivilschutzorganisation jederzeit aufbieten können zur Nothilfe bei Katastrophen. Darüber hinaus haben nach Artikel 28 dieses Gesetzes die Gemeinden sich gegenseitig nachbarliche Hilfe zu leisten. Die näheren Bestimmungen haben die Kantone aufzustellen. Einschlägig in diesem Zusammenhang ist auch noch die Verordnung über die Alarmorganisation für den Fall erhöhter Radioaktivität vom 9. 12. 1966.

Einen entgegengesetzten Weg ist die Bundesrepublik Deutschland gegangen. Hier hat der Bundesgesetzgeber vorausgesetzt, daß nach landesrechtlichen Bestimmungen eine Selbstschutz- und eine Katastrophenschutz-Organisation für Friedenszeiten besteht. Durch das Gesetz über die Erweiterung des Katastrophenschutzes vom 9. 7. 1968 werden die Aufgaben dieser Organisation auch auf die Bekämpfung der im Verteidigungsfall drohenden besonderen Gefahren ausgedehnt. Der Bund übernimmt die hierfür erforderlichen Mehrkosten.

Im übrigen gibt es in allen drei Staaten Vorschriften, die den Einsatz der Streitkräfte im Katastrophenfall regeln. In der Bundesrepublik Deutschland ist darüber hinaus ausdrücklich festgelegt (Grundgesetz Art. 35 Abs. 3), daß, wenn eine Naturkatastrophe oder Unglücksfall das Gebiet mehr als eines Landes gefährdet, die Bundesregierung den Landesregierungen die Weisung erteilen kann, Polizeikräfte anderen Ländern zur Verfügung zu stellen.

| | |
|---|---|
| BRD | s. Art. 35 Abs. 2 und 3 Grundgesetz |
| Österreich | s. Art. 79 Abs. 2 Bundes-Verfassungsgesetz; § 2 Abs. 1 c Wehrgesetz |
| Schweiz | s. Weisung des Eidgenössischen Militärdepardements betr. den Einsatz von Truppen und Militärpersonen zu nichtmilitärischen Aufgaben i. d. Fassung vom 27.12.1962 |

Nun zu den Katastrophenschutzgesetzen der Länder und der Kantone. Die vielfach vorhandenen Feuerwehrgesetze können in diesem Zusammenhang grundsätzlich nicht berücksichtigt werden; sie befassen sich im allgemeinen mit dem Einsatz von Feuerwehren, allerdings auch bei Notzuständen.

Besondere Katastrophenschutzgesetze haben in der Bundesrepublik Deutschland nur die Länder Bayern und Schleswig-Holstein erlassen. Genannt werden können in diesem Zusammenhang aber auch die Verordnungen über die Erweiterung des Katastrophenschutzes aber auch die Verordnungen über die Erweiterung des Katastrophenschutzes vom 23, 3. 1974 des Landes Berlin, die im Zusammenhang mit dem Gesetz über den Brandschutz und die Hilfeleistung bei Notlagen für das Land Berlin in der Fassung vom 2. 7. 1974 gesehen werden sollte. Dieses Gesetz hat als Adressat nur die Feuerwehr, enthält aber die Rechtsgrundlage, um jede über 18 Jahre alte Person - soweit zumutbar - zu Hilfs- und Rettungsdiensten im Katastrophenfall verpflichten zu können. Ähnliche Regelungen enthalten auch andere Feuerwehrgesetze.

Das Landesgesetz über den Brandschutz und die technische Hilfe vom 7. 6. 1974 für das Land Rheinland-Pfalz kann noch erwähnt werden, weil es nicht nur für Brandgefahren, sondern auch für andere Gefahren, die infolge von Not- oder Unglücksfällen drohen, Regelungen vorsieht.

## Ländergesetze zum Katastrophenschutz - D

### Bayern

Bayrisches Katastrophenschutzgesetz
vom 31.07.1970

### Rheinland-Pfalz

Landesgesetz über Brandschutz und die technische Hilfe
vom 27.06.1974

### Berlin

Gesetz über den Brandschutz und die Hilfeleistungen bei Notlagen
vom 02.07.1974

VO über die Erweiterung des Katastrophenschutzes
vom 25.03.1974

### Schleswig-Holstein

Landes-Katastrophenschutzgesetz
vom 09.12.1974

In Östereich haben Katastrophenhilfe-Gesetze die Länder Oberösterreich, Niederösterreich, Tirol und Salzburg, während die anderen Länder lediglich Richtlinien für den Katastropheneinsatz herausgegeben haben - so die Länder Kärnten und Burgenland - oder sich mit Einzelbestimmungen z. B. in Feuerwehrgesetzen begnügen.

Ländergesetze zum Katastrophenschutz - A

Oberösterreich

Katastrophenhilfsdienstgesetz
vom 15.12.1955

Niederösterreich

Katastrophenhilfsdienstgesetz
vom 28.02.1973

Tirol

Katastrophenhilfsdienstgesetz
vom 23.10.1973

Salzburg

Katastrophenhilfsdienstgesetz
vom 23.10.1974

In der Schweiz sollen bereits acht Kantone über Artikel in ihrer Verfassung verfügen, die den Katastrophenschutz betreffen. Fünf Kantone sollen über Katastrophenschutzgesetze und elf über entsprechende Verordnungen verfügen. Als Beispiele seien angeführt:

Zürich

Verordnung über die zivile Kriegsorganisation des Kantons
vom 16.07.1970

Glarus

Gesetz über vorsorgliche Maßnahmen für den Fall von Katastrophen und kriegerischen Ereignisssen
vom 07.05.1972

Was enthalten nun die bereits vorliegenden Katastrophenhilfegesetze bzw. was sollten sie enthalten?

1. Erforderlich ist eine Begriffsbestimmung und eine Umschreibung des Anwendungsbereiches des Gesetzes.
2. Es müssen die Zuständigkeiten festgelegt werden, soweit sie den Gemeinden, den Kreisen oder dem Land zustehen. Man spricht in diesem Zusammenhang auch von den "Katastrophenschutzbehörden". Diese haben auch für jede Art von Katastrophen in allen zu schützenden Bereichen Katastrophenschutzpläne aufzustellen, die für den Einsatz maßgebend sind.
3. Es muß angegeben sein, wem die Einsatzleitung obliegt. Dies kann abhängig sein vom Ausmaß der Katastrophe.
4. Es müssen umschrieben sein die Einheiten und Einrichtungen, die bei der Katastrophenhilfe mitzuwirken haben. Neben der Polizei sind dies in aller Regel sämtliche einschlägigen Dienststellen, die Feuerwehr, Sanitätsorganisationen, das Technische Hilfswerk, die Verbände der Freien Wohlfahrtspflege.
   In diesem Zusammenhang ist auch der betriebliche Katastrophenschutz besonders zu erwähnen.

5. Es müssen niedergelegt sein die Voraussetzungen, unter denen Mitbürger zu Hilfs- und Leistungspflichten gegen angemessene Entschädigung im Rahmen der Zumutbarkeit herangezogen werden können.
   So kann z. B. ein Arzt nach den Bestimmungen der Katastrophenschutzgesetze verpflichtet werden, an einem Hilfseinsatz mitzuwirken. Die beiden deutschen Gesetze enthalten eine Einschränkung bis zu drei Tagen.
6. Sicherzustellen ist der Ersatz von entgangenem Arbeitsverdienst und der Versicherungsschutz bei Sachschäden und Unglücksfällen für alle eingesetzten Personen, und zwar nicht nur für den Katastropheneinsatz, sondern auch bei notwendigen Übungen.
7. Der Rechtsübergang von Schadensersatzansprüchen bei vorsätzlicher oder grob fahrlässiger Schadensverursachung muß gegeben sein.
8. Die Strafbestimmungen müssen so gefaßt sein, daß sie auch die "Gaffer" erfassen, die durch Nichtbefolgung der polizeilichen Anordnungen den Einsatz der Katastrophenhilfsdienste erschweren.

Mit dieser stichwortartigen Raffung des Inhalts der vorliegenden Katastrophenhilfsgesetze muß es schon aus Zeitgründen sein Bewenden haben. Die vorliegenden Gesetze zeigen, daß es durchaus möglich ist, auch den Bereich der Katastrophenhilfe in übersichtlicher Form zu kodifizieren. Es sollte nicht immer größerer Katastrophen bedürfen, um das Bewußtsein für die Notwendigkeit eines solchen Vorgehens zu fördern. Es bleibt zu hoffen, daß auch die übrigen Länder und Kantone, die bisher noch keine Regelung getroffen haben, in absehbarer Zeit klare Rechtsgrundlagen schaffen.

O. Keller, München

## Auswertung von Einsatzerfahrungen im Katastrophenfall

Aufgabe der Polizei im Katastropheneinsatz ist die Aufrechterhaltung und Wiederherstellung der öffentlichen Sicherheit und Ordnung. Die sich dabei ergebenden rechtlichen, strategischen, taktischen und logistischen Probleme sind zu komplex, als daß sie im Rahmen dieser Darstellung erschöpfend behandelt werden könnten. Ich will deshalb nur einige aus der Praxis abgeleitete allgemeingültige Leitsätze vortragen, die den polizeilichen Einsatz bestimmen, und die sowohl für die Bekämpfung technischer Katastrophen als auch für die Folgenbeseitigung bei Naturkatastrophen Gültigkeit haben:

1. Die "Anlauf-Phase" stellt die größten Anforderungen an die polizeiliche Einsatzleitung. Grundlage eines wirkungsvollen Katastropheneinsatzes ist deshalb dessen lückenlose personelle, organisatorische und materielle Vorbereitung. (Aktuelle Alarmkalender und Einsatzunterlagen; Nachweise über Hilfsmittel;

Diensteinteilung). Die Aus- und Fortbildung der Führungskräfte muß neben "Führungslehre" die Grundzüge des Rettungswesens und das Wissen um die elementaren Erkenntnisse aus den angewandten Naturwissenschaften umfassen.

2. Die Führungsaufgaben lassen sich nur mit einem übersichtlich gegliederten, straff geführten und mit qualifizierten (erprobten) Kräften besetzten Führungsstab als Lenkungsorgan bewältigen. Ohne klare Gliederung der Aufgabenbereiche und der Verantwortlichkeit keine geordneten Befehlsverhältnisse! Dies gilt umso mehr, als die Polizei in aller Regel bis zur Übernahme der Gesamteinsatzleitung durch die dazu berufenen Verwaltungsbehörden im ersten Ansatz die notwendigen Sofortmaßnahmen auslöst und den Einsatz der Fachdienste koordiniert.

3. Voraussetzung für gezielte Maßnahmen ist eine präzise, rasche und erschöpfende Lagebeurteilung. Von ihr hängt es ab, in welchem Umfang, in welcher Folge und mit welchen Einsatzmitteln die Alarmierung und Heranführung der Fachdienste durchzuführen ist. Rechtzeitiges Erkennen der Ursachen kann den K-Einsatz personell und materiell reduzieren, zeitlich verkürzen und die weiteren Gefahren für lebende Katastrophenopfer, Einsatzkräfte und Bevölkerung im Zentrum des Einsatzes verringern.

4. Nur der frühzeitige Einsatz modernster Führungs- und Hilfsmittel (Funk, Fernschreiben, Telebild, Hubschrauber u. a.) ermöglicht eine optimale Information und rationelle Zusammenarbeit mit allen Einsatzkräften in den einzelnen Ebenen. Dies gilt insbesondere auch für Einrichtungen der elektronischen Datenverarbeitung, die Aufschluß über überregionale Einsatzmittel, Hilfskräfte und -einrichtungen geben.

5. Bei Sicherheitsstörungen größeren flächenmäßigen und zeitlichen Ausmaßes muß die Alarmierung und Marschbereitschaft überörtlicher Kräfte unverzüglich durchgeführt werden. Erfahrungsgemäß werden für die äußere und innere Absperrung des Katastrophenortes (-gebiete), für das Freihalten der Anfahrtwege für andere Fachdienste, für Verkehrslenkung und -umleitung, für die Sicherung des Eigentums, für die Verhinderung und Erforschung von Straftaten, wie auch für die laufende Aufklärung im Einsatzraum starke Kräfte gebunden und entsprechende Reserven benötigt.

6. Da die Entscheidungskriterien für die Einleitung und Durchführung von Katastrophenschutzmaßnahmen zumeist in Widerstreit mit den Forderungen stehen, die sich aus der Katastrophenursachenforschung, der Strafverfolgungspflicht und den Ordnungsaufgaben ergeben, ist es notwendig,

   - die Kräfte des ersten Einsatzes über das methodische Vorgehen im Einsatzraum erschöpfend zu informieren,
   - die Hektik und gelegentliche Rivalität am Katastrophenort zu bezwingen, um einen geordneten Einsatz sicherzustellen,
   - die eigene taktische Konzeption mit den anderen Fachdiensten abzustimmen und das Verständnis für eigene Prioritäten zu wecken.

7. Die Fortschritte der Notfallmedizin ermöglichen neue, wesentlich erweiterte Hilfsmaßnahmen an Ort und Stelle und während des Transportes. Durch verbesserte Technik und eine bessere

Organisationsform des Rettungsdienstes sind die Sofortmaßnahmen am Notfallort, die sachgerechte Beförderung und die klinische Versorgung der Notfallpatienten wirkungsvoller geworden.

Die Polizei hat dieser Entwicklung Rechnung zu tragen durch

- die Schaltung einer unmittelbaren Querverbindung zwischen Polizeieinsatzleitung und Rettungsleitstelle, damit Alarmierung wie Heranführung der Rettungs- und Bergungsdienste umfassend und zeitsparend durchgeführt werden,
- die Gestellung von Lotsenfahrzeugen, die bodengebundenen Rettungsfahrzeugen den Weg zu den klinischen Aufnahmestationen weisen und freihalten,
- die Erkundung und Sicherung geeigneter Hubschrauberlandeplätze, die rund um die Uhr angeflogen werden können,
- die Errichtung einer zentralen Nachrichtensammelstelle, die gemeinsam mit den Einsatzgruppen zur Klärung von Vermißtenfällen und zur Leichenidentifizierung sowie mit der Rettungsleitstelle eine Übersicht über Zahl, Identität, Verletzungsgrad und Verbleib der Opfer erarbeitet.

8. Die aktuelle Unterrichtung der Öffentlichkeit über den K-Fall durch die Medien bietet die Möglichkeit, notwendige Sofortmaßnahmen bekanntzugeben und die im Einsatzraum anwesenden Personen unmittelbar zu bestimmten Verhaltensweisen aufzufordern (z. B. Evakuierung, Strom abschalten, Rauchen einstellen, Stallungen abdichten). Nicht selten wird der Einsatz der Absperr- und Rettungskräfte durch derartige Meldungen erschwert, weil Sensationshungrige sich ebenfalls angesprochen fühlen. Der Einsatzleiter wird daher in jedem gesonderten Fall zu entscheiden haben, ob, wann,inwieweit und durch welche Nachrichtenmittel Katastrophenmeldungen abzusetzen sind. Dem allgemeinen Informationsbedürfnis gehen K-Abwehrmaßnahmen vor.

9. Zivilkräfte sind im überörtlichen Einsatz in ihrer Funktion vielfach nicht erkennbar; sie kennen i. d. R. auch nicht die Funktionsträger der Fachdienste. Befehlsstellen sind daher für jeden Berechtigten bei Tag und Nacht kenntlich zu machen, freiwillige Helfer sind zu kennzeichnen (z. B. Armbinden), Einlaßstellen und Ausfahrten sind durch geeignete Kontrollorgane gegen den Zutritt Unbefugter konsequent zu sichern.

10. Die Leiter der Fachdienste sind anzuhalten, die Personalstärken, Kfz- und Fernmeldeeinheiten, sowie die Eintreff-, Ablösungs- und Abrückzeiten der Polizeieinsatzleitung mitzuteilen, damit jederzeit ein Überblick über die am Katastrophenort eingesetzten Kräfte und deren Verbindung gewährleistet ist.

E. Jeannet, Lausanne

# Einsatz-Planung für Katastrophenfälle

In unserem technischen Zeitalter ist die Möglichkeit, daß es zu Katastrophen kommt nicht nur besonders groß, sondern sind sie auch viel gefährlicher als früher; sie bedrohen alle bewohnten Gebiete.

Ich lebe in der Schweiz, in Lausanne, dem Hauptort des Kantons Waadt, der für 600 000 Einwohner über 18 öffentliche Krankenhäuser und 800 praktizierende Ärzte verfügt.

Wie in anderen Kantonen der Eidgenossenschaft, haben die Behörden der Waadt vor fünf Jahren (1970) die Katastrophenhilfe organisiert - den sogenannten ORCA Plan (= Organisation Catastrophes). Die medizinischen Fakultäten haben deren Wichtigkeit rasch erkannt und Kurse über Katastrophenmedizin in ihre Lehrpläne aufgenommen: Zürich, Basel und Lausanne seit dem Jahre 1973; Bern und Genf etwas später.

Da praktische Erfahrungen in diesem Gebiet weitgehend fehlen, wird ein Meinungsaustausch über die verschiedensten Probleme besonders fruchtbar sein.

Wir bezeichnen als Katastrophe eine ungewöhnliche Situation, zu deren Normalisierung der sofortige Einsatz außerordentlicher Mittel erforderlich ist. Diese Normalisierung erfolgt in drei Phasen:

Phase 1: Rettung der bedrohten Personen und möglichste Verminderung des Sachschadens.
Phase 2: Stabilisierung der Lage.
Phase 3: Wiederherstellung des Status quo ante.

## Auftrag des Sanitätsdienstes

Der Sanitätsdienst wird eingesetzt, wenn es gilt Verletzte zu versorgen und/oder hygienische Maßnahmen zu treffen. Er ist verantwortlich für das Überleben einer möglichst großen Zahl der Betroffenen. In Folge des Andrangs ungewöhnlich vieler Patienten (= "Mass Casualties" der Angelsachsen) stellt jede Katastrophe die Sanitätsdienste vor schwierige Aufgaben. Die Kriegschirurgie ist mit ihnen vertraut, die meisten unserer zivilen Organisationen aber ungenügend vorbereitet. Die Zahl der Verletzten, die Disorganisation der öffentlichen Dienste, die mögliche Panik, der Andrang von Neugierigen, unter Umständen die Zerstörung der Verkehrswege würden die Ankunft der ersten Hilfe behindern und die Evakuationen verlangsamen. Konsequenzen: vermehrte Wundinfektionsgefahr und - unter normalen Bedingungen vermeidbare - Schocktodesfälle.

Ungenügende Information und infolgedessen Fehldispositionen, wie zum Beispiel die Überfüllung bestimmter Spitäler, könnten weitere Katastrophen herbeischaffen. Nur durch rechtzeitige Planung ist diesen Problemen beizukommen und zwar vor allem durch zwei Maßnahmen:

1. Die Triage der Verletzten an Ort und Stelle, zur Feststellung der Dringlichkeit ihrer Evakuation.
2. Gemäß rechtzeitiger Planung, die Katastrophenhilfe ausführen unter Berücksichtigung aller zur Verfügung stehenden Mittel.

## Triage

Herr MEISSNER wird dieses Thema behandeln. Die Triage ist von allergrößter Wichtigkeit, die Qualifikation deren verantwortlichen Ärzte ausschlaggebend. Für alle hospitalitsierten im Zivilleben Verunfallten, beträgt die Sterblichkeitsziffer 5%, sie steigt auf 25% bis 30% für die Verkehrsverletzten mit schweren multiplen Läsionen. Mit nur 2% Todesfällen aller Verletzten wurde der Beweis des Erfolges eines best organisierten Sanitätsdienstes, im Vietnamkrieg (1970), von der US Army geliefert. Es ist klar, daß ein ziviler Sanitätsdienst nicht über die dort eingesetzten Mittel verfügen könnte.

Hauptbedingung für die erfolgreiche Tätigkeit der Triageärzte ist ihre praktische Erfahrung. Wird die Katastrophenhilfe organisiert, so sind diese vordringlich zu bestimmen. Nur rasch erreichbare, die Traumatologie beherrschende Chirurgen kommen für diese Posten in Betracht. Während der ersten Stunden nach einer Katastrophe ist ihre Anwesenheit im Krankenhaus nicht unerläßlich. Außer der Triage, verordnen und überwachen die Triageärzte die von den ihnen zugeteilten Ärzten und ihrem Hilfspersonal ausgeführten Behandlungen. Es ist wichtig, jedem Patienten mit dem Dermatographen eine Nummer aufzuzeichnen. Diese Nummer, später durch den Zivilstand ergänzt, wird auf allen für die rückwärtigen Krankenhausärzte bestimmten Dokumenten notiert. Im Triageposten selbst werden Listen aufgestellt mit den Nummern der Verletzten, deren Dringlichkeitskategorien und den Bestimmungsorten der Evakuation.

## Einsatz der Katastrophenhilfe

Die ersten, meist aus der Umgebung, an eine Katastrophenstelle eintreffenden Ärzte haben außer der vorläufigen Triage folgende drei Aufgaben zu erfüllen:

1. Sofortbehandlung bei Asphyxie- und/oder kardiovasculärer Kollapsgefahr.
2. Maßnahmen zur Herstellung der Transportfähigkeit (Verbände, Schienen, Schmerzstillung usw.).
3. Beistand für die Moribunden und Behandlung der Transportunfähigen.

Ein Krankenhaus mit 100 der chirurgischen Abteilung zugeteilten Betten kann im Notfall bis zehn schwer Verletzte und ungefähr 30 leicht Verletzte aufnehmen, unter der Bedingung, daß das für Notfälle vorgesehene Hilfpersonal eingesetzt wird.

Der ORCA Plan rechnet mit 100 Schwerverletzten, deren 30 wären in der chirurgischen Universitätsklinik des Kantonspitals unterzubringen, die übrigen siebzig in den sieben Zonenkrankenhäusern. Für die leicht Verletzten sind die Bezirkspitäler und Privatkliniken in Lausanne vorgesehen (Abb.1a).

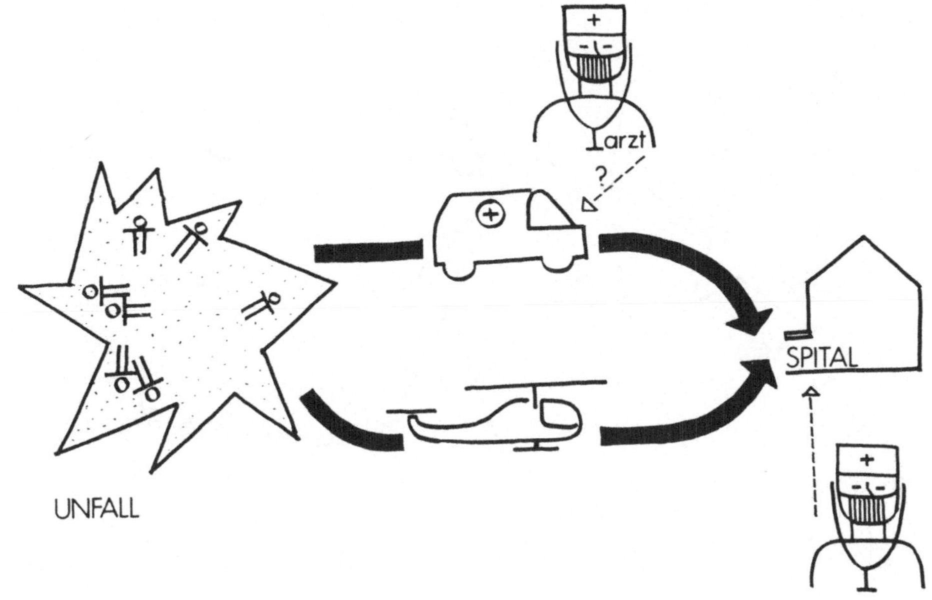


*Abb.1a. Evakuation bei Unfall*

Unter normalen Verhältnissen ist ein Verletzter zunächst dem Sanitätspersonal des Ambulanzwagens anvertraut, eventuell im Beisein eines in Wiederbelebung erfahrenen Arztes. Nach meist höchstens einer Stunde übernimmt dann der Spitalchirurg die Behandlung. Im Katastrophenfall sind wegen der Zahl der Verletzten und der Verzögerung der Transporte besondere Maßnahmen vorzusehen (Abb.1b).

1. Triage und erste Hilfe an Ort und Stelle.
2. Zur Sicherung der Koordination der Hilfeleistungen sind die nötigen Verbindungsorgane unerläßlich (Chefarzt und OP-Chef).

Wo in bestimmten Gegenden besondere und dauernde Katastrophengefahr besteht, müssen zum Voraus möglichst allgemeine Richtlinien aufgestellt werden, wie die Abgrenzung von Sicherheitszonen und die Bestimmung nötiger Polizeisperren. Was die Ausrüstung des Personals betrifft, sind auch die meteorologischen Verhältnisse zu berücksichtigen. Ohne die entsprechenden Vorkehrungen könnte eine Hilfsaktion versagen.

Einer der ersten Ambulanzwagen bringt einen der vier Anhänger für 30 Verletzte zum Triageposten. Er enthält Sanitätsmaterial und Medikamente, zwei Zelte für die Triage und die untransportablen Verletzten, sowie eine provisorische Wasserreserve. Ein mobiles, per Lastwagen transportiertes Reservoir für drei bis fünftausend

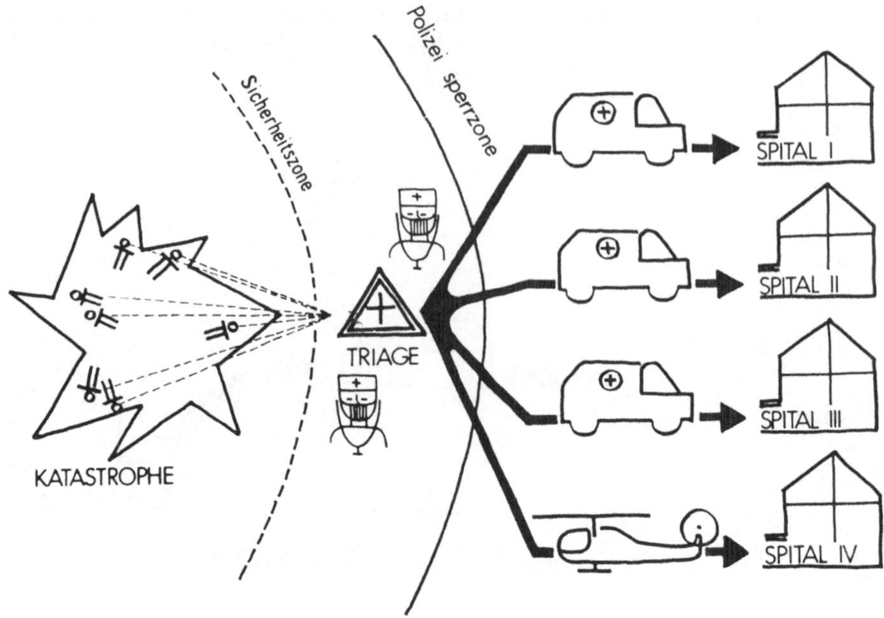


*Abb.1b. Evakuation bei Katastrophe*

Liter vervollständigt später die Wasserversorgung. Ein geländegängiger Polizeiwagen dient als vorgeschobener Kommandoposten. Von dort aus gibt der für die gesamte Hilfsaktion zuständige Chefarzt (nicht zu verwechseln mit dem Triagearzt) seine Anweisungen. Die rückwärtige Zentralstelle informiert unter anderem fortlaufend über die Zahl der verfügbaren Betten und ist in ständigem Kontakt mit 25 der 50 im Kanton Waadt vorhandenen Ambulanzwagen (Abb.2a).

Außer der Sanität sind der Katastrophenhilfe, im ORCA Plan, fünf weitere Abteilungen angeschlossen: Polizei, Feuerwehr, Transportdienst, Wasserversorgung und Pollutionsbekämpfung, Nachschub. Wenn nötig stehen auch die Installationen und das Material des Zivilschutzes und der Armee zur Verfügung (Abb.2b).

Eine Liste der im Notfall erreichbaren Ärzte wird von der Polizei regelmäßig kontrolliert. Jedes Krankenhaus hat seinen Katastrophenplan aufzustellen, insbesondere für die Bereitstellung der nötigen Betten (Entlassung der Rekonvaleszenten, usw.).

Wären mehr als 100 schwer Verletzte zu betreuen, sollte die Mithilfe der angrenzenden Kantone angefordert werden. Bei ganz schweren Katastrophen (Eisenbahnunglück, Sturz eines Transportflugzeuges mitten in eine Stadt, Naturkatastrophe, Staudammbruch, usw.) wäre die Hilfsaktion auf nationaler Ebene zu organisieren. Die Zentralstelle für Katastrophenhilfe stellt während des ganzen Jahres gerade im Dienst stehende Einheiten der Armee zur Verfügung (Luftschutz und Sanität).

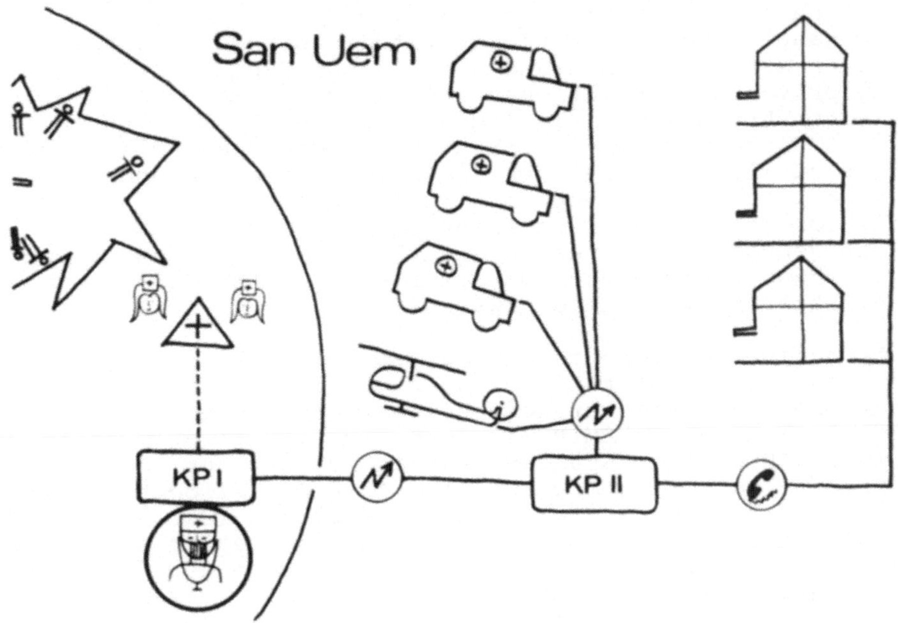


*Abb.2a. Planung der Übermittlungen*

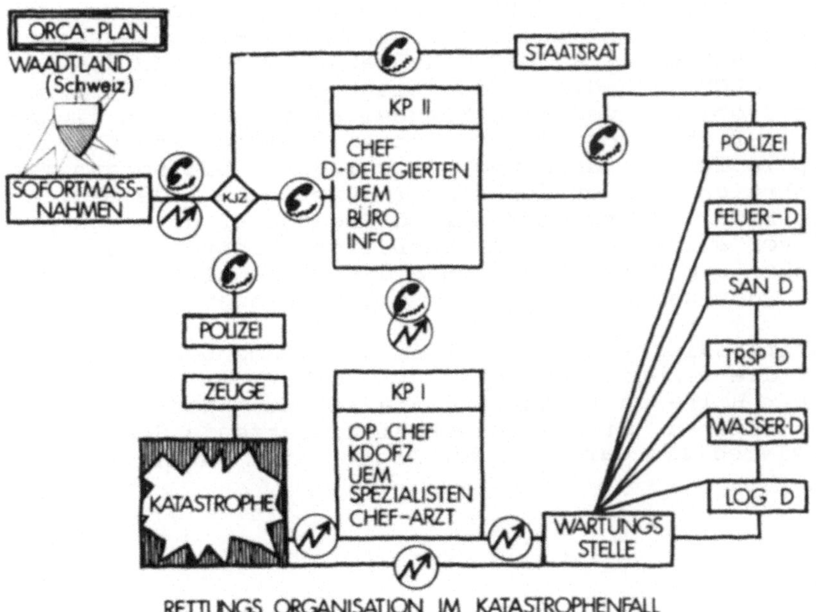


*Abb.2b. ORCA-Plan (Waadtland)*

Die Vereinheitlichung des Sanitätsdienstes auf nationaler Basis, der sogenannte "Koordinierte Sanitätsdienst" ist in absehbarer Zeit zu erwarten. Verhandlungen in diesem Sinn zwischen den Behörden, privaten Institutionen (wie zum Beispiel dem Schweizerischen Roten Kreuz), dem Zivilschutz und der Armee sind im Gang. Auch wenn diese Vereinheitlichung zustandekommen sollte, bleiben doch die zivilen Behörden für die öffentlichen Gesundheitsdienste verantwortlich. Sie würden auch in Zukunft die Impfungen anordnen, im Fall von Epidemien die nötigen Maßnahmen treffen und dafür sorgen, daß genügend Reserven an Sanitätsmaterial und Medikamenten (entsprechend einer Liste von etwas mehr als hundert unentbehrlichen Präparaten) vorhanden wären.

Im internationalen Bereich ist Katastrophenhilfe während der Phase 1 (Rettung der Verletzten) nur dann möglich, wenn unabhängige Organisationen in kürzester Zeit einsatzbereit sind. In Frankreich zum Beispiel kann der EMIR (= Elément mobile d'Intervention repide) innerhalb weniger Stunden, ein in personeller und materieller Hinsicht voll ausgerüstetes Spital bis 6 000 Kilometer weit transportieren. Die Internationalen Organisationen (UNO, WGO, IOZS, IKRK, Liga der Rotkreuz Gesellschaften), sowie der Schweizerischen Korps für Katastrophenhilfe im Ausland, kommen für die Phasen 2 und 3 in Betracht, mit Einschaltung der UNDRO, deren Hauptsitz sich seit 1972 in Genf befindet.

## Schlußfolgerungen

Dieser Überblick über Katastrophenhilfe ist leider unvollständig. Ihre große Bedeutung wurde zuerst in Frankreich erkannt, wo schon im Jahre 1952 der Plan ORSEC aufgebaut wurde. In den USA befaßte sich die MEND (= Medical Education for National Defense) vor allem mit Problemen des Atomkrieges, mußte aber aus finanziellen Gründen auf ihr Programm verzichten. Sie gab aber in den USA den Impuls für die Gründung verschiedener Hilfsorganisationen. In Frankreich leisten der SAMU (= Système d'Aide médicale Urgente) und der SMUR (= Service Mobile d'Urgence et de Réanimation) erste Hilfe, vor allem bei Verkehrsunfällen, könnten aber auch bei Katastrophen zum Einsatz kommen und auf breiterer Basis weiterentwickelt, den ganzen sanitären Sektor übernehmen.

Der Sanitätsdienst darf nicht im Rückstand bleiben; den Ärzten obliegt die wichtige Aufgabe für die Verbreitung der Kenntnisse in erster Hilfe zu sorgen und die Katastrophen- und Notfallhilfe zu organisieren. Dieses menschenlebenrettende Spezialgebiet der Präventivmedizin darf von der Ärzteschaft nicht vernachlässigt werden.

M. Rossetti, Liestal

# Grundbegriffe und Besonderheiten der Katastrophenmedizin

Katastrophenmedizin ist die Lehre der medizinischen Massenversorgung unter erschwerten Bedingungen. Sie gehört zur Grundausbildung des Arztes und ist Baustein einer wirksamen Katastrophenhilfe. Sie erfordert ein Umdenken von der aufwendigen, oft perfektionistischen Individualmedizin nach Maß zur einfacheren, standardisierten Behandlung mit der harten Notwendigkeit der Selektion.

Unter Katastrophe verstehen wir ein Schadenereignis, dessen Folgen durch die lokalen Mittel nicht beherrscht werden können und Hilfe von außen verlangen. Es entsteht ein Mißverhältnis zwischen Hilfsbedürftigkeit und optimaler Hilfeleistung, zwischen Notwendigem und Möglichem, zwischen Aufgaben und ihrer Bewältigung. Katastrophenhilfe bleibt eine Mischung von Improvisationstalent und Organisation. Je mehr sie vorbereitet wird, je weniger wir dem Zufall und der Verwirrung der ersten Stunde überlassen, umso erfolgreicher der Einsatz. Diese Hilfe erfordert von allen mehr als Aufopferungsgeist und Tatkraft; sie erfordert Disziplin. Katastrophenhilfe ist keine individuelle Leistung, sondern ausgesprochene technische und fachliche Zusammenarbeit. Ihre medizinischen Aspekte sind nur ein wichtiger, aber relativ kleiner Teil des Gesamtproblems. Wir Ärzte sind machtlos, wenn man uns nicht den Weg zu den Opfern und Behandlungsstellen eröffnet und offen hält.

Katastrophenmedizin ist kein neues Sonderfach, sondern ein integrierter Bestandteil zeitgemäßer Heilkunde. Sie geht uns alle an, und zwar nicht nur das medizinische und technische Fachpersonal, sondern die ganze Bevölkerung. Sie unterscheidet sich von der Friedensmedizin des Alltags nicht in Grundsätzen und Zielen, sondern in der Art, in der Härte, in den Einschränkungen von personellem und materiellem Einsatz. Lehre und Inhalt bezieht sie aus allen Fachgebieten, in erster Linie aus Kriegschirurgie und Wehrmedizin. Ihre spezifischen Merkmale sind:

1. Der Massenanfall an Verletzten und Kranken verlangt ungewohnte Entscheidungen und Leistungen, Festlegung von Prioritäten, Vereinfachungen und Schematisierungen, wie wir sie in gewohntem Rahmen unseres liberalen, oft betont individualistischen Berufes nicht kennen und nicht ohne Mühe akzeptieren.

2. Die Panik eine akute kollektive Psychose, kann im Ablauf einer Katastrophe eine entscheidende Rolle spielen. Die Streß-Reaktion des großen und des kleinen Mannes ist erfahrungsgemäß nicht voraussehbar. Fehlentscheidungen und Fehlleistungen können das Chaos erheblich vergrößern. Psychotherapie und psychiatrischer Beistand erweisen sich in Katastrophensituationen als außerordentlich nützlich.

3. Unvermeidlich sind Verzögerungen in Behandlung und Transport mit entsprechenden Rückwirkungen auf das therapeutische Ergebnis. Die Dekompensation auf personellem und materiellem Sektor gehört zum Wesen der Katastrophe. In dieser Situation ist die Erhaltung des Lebens möglichst vieler Opfer die Hauptaufgabe.

4. Unter den Sekundärauswirkungen der meisten großflächigen Katastrophen steht die Epidemiegefahr im Vordergrund.

Die Triage ist Beurteilung und Auswahl von Patienten für Behandlung und Transport und in der Massenversorgung das entscheidende medizinische Element und die Aufgabe des Erfahrendsten. Hier die in unserem Armeesanitätsdienst gültige Nomenklatur: Zur Behandlungspriorität gehören Notsituationen mit unmittelbarer Gefährdung der vitalen Funktionen, die man an Ort und Stelle erkennen und beherrschen muß. Zur Transportpriorität gehören aus chirurgischer Sicht Verletzungen von Körperhöhlen und Weichteilwunden, deren Prognose eng mit dem Zeitpunkt der Operation zusammenhängt. Zur dritten Dringlichkeit gehören jene Verletzten, die ohne Gefahr für Leben und Wiederherstellung warten können. Leichtverletzte sollen die Leistungsfähigkeit der Sanitätsinstallationen während der kritischen Zeit nicht beeinträchtigen. Sie bedürfen einer korrekten Ersten Hilfe und sonst vorläufig nichts. In der Triage sind jene Schwerverletzten zu berücksichtigen, die voraussichtlich nicht mehr kurativ behandelt werden können. Unter Katastrophenbedingungen ist der Begriff "Hoffungsloser" ausgesprochen relativ und ebensosehr von den momentanen Begleitumständen wie von der Art der Verletzung abhängig. Die Triage erfordert Festlegung von Prioritäten zugunsten der voraussichtlich Rettbaren. Optimale kurative Behandlung für alle ist unmöglich und man wird versuchen, das Maximum zu erreichen, ohne durch unvernünftigen Einsatz hochwertiger Mittel bei extremen Situationen andere Menschenleben zu gefährden. Die gleichzeitige Behandlung von 10 Schwerverletzten im Schock wäre bei kanppen Volumenmitteln fragwürdig; jedem eine symbolische Therapie zu verschreiben, ist nicht nur eine falsche Gerechtigkeit, sondern eine sinnlose Handlung. Die Notwendigkeit der Selektion bleibt in der Katastrophenmedizin die ethisch bitterste Begleiterscheinung ärztlichen Handelns.

Die medizinische Katastrophenhilfe kann in einem Grundschema zusammengefaßt werden, das für alle Situationen Gültigkeit hat. Die Hilfeleistung erfolgt in mehreren Phasen, in verzettelter Form mit erheblichen Nachteilen und Verzögerung gegenüber der Normalbehandlung. Die Prognose hängt von drei Hauptfaktoren ab:

1. Von der Art und Promptheit der Ersten Hilfe
2. von der kritischen Zeitspanne zwischen Verwundung und Spitalbehandlung, d. h. von der Art und Schnelligkeit des Transportes
3. vom Leistungsvermögen der Spitäler in der Katastrophenzone.

In unmittelbarer Nähe des K-Gebietes werden in improvisierten Einrichtungen die Opfer betreut, die dringendsten ärztlichen Maßnahmen zur Herstellung der Transportfähigkeit verrichtet und die Transportprioritäten festgelegt. Die Koordination zwischen dem Hauptaufnahmespital oder Leitspital, den Nachbarspitälern und den Sanitätshilfsstellen ist entscheidend, wenn Anzahl der Opfer und Schwere der Verletzungen das Aufnahmevermögen rasch übersteigt.

Das Spital ist in der Infrastruktur das Kernstück. Eine Alarmorganisation und ein Katastrophendiapositiv sind für Krankenhäuser jeder Größe und Lokalisation unbedingte Voraussetzung für die im Ernstfall erforderliche akute Leistungssteigerung.

Die beste Katastrophenorganisation bleibt ein Papiertiger, eine sterile Stabsarbeit, wenn die entsprechende breitbasige Ausbildung fehlt. Ein Grundunterricht in Erster Hilfe muß von der Schule aus die ganze Bevölkerung erfassen. Die medizinischen Fakultäten in der Schweiz beschäftigen sich seit einigen Jahren mit der Integration der Katastrophenmedizin in den medizinischen Unterricht. Entsprechende Kurse sind seit einigen Jahren an den meisten Fakultäten bereits eingeführt. Hier die Empfehlungen der Interfakultätskommission:

Der Student soll kennen:

1. Definition und Form der Katastrophe
2. Organisation, Technik und Taktik der Katastrophenhilfe vom Standort bis zum Spital
3. Begriff des Massenanfalles und seine medizinischen Auswirkungen
4. Triage als Lehre der situationsbezogenen Festlegung von Prioritäten für Behandlung und Transport
5. Atomare, chemische (Intoxikationen) und bakteriologische (Epidemien) Katastrophen
6. Psychologische Probleme der Katastrophe (Panik)
7. Hilfsorganisationen (nationale und internationale Hilfe) und ihre Mittel

Ferner betrachten wir die ärztliche Notfallhilfe als Grundlage und Fortsetzung für den Unterricht in Katastrophenmedizin. Die Massenmedizin besteht aus vielen Einzelschicksalen. Sie ist umso wirksamer, je prompter und korrekter die individuelle Hilfe. Es wird deshalb eine Standardisierung der ärztlichen Notfallhilfe in Vorlesungen und individuellen praktischen Übungen sehr empfohlen.

R. Lanz, Herisau

# Grundsätze für die Versorgung von Verletzten unter Katastrophenbedingungen

Chirurgie unter Katastrophenbedingungen umfaßt alle operativen Maßnahmen bei einem Massenanfall von Verwundeten, bei dem die vorhandenen personellen und materiellen Mittel nicht mehr genügen und deshalb chirurgische Taktik und Technik den veränderten Umständen angepaßt werden müssen. Die wesentlichste Besonderheit liegt wohl darin, daß die gewohnte chirurgische Indikation nicht mehr angewendet werden kann und darf. Der Zwang zur Indikation nach Prioritäten und besserer Überlebenschance verlangt eine beträchtliche Umstellung im Denken und Handeln des Chirurgen. Diese Notwendigkeit stellt die genaue Umkehr der normalen ärztlichen Gewohnheiten dar und muß das Gesetz, zuerst für die Schwerverletzten zu sorgen, bewußt verletzen. An der Zahl der Überlebenden und nicht an der Zahl der durchgeführten großen Operationen wird der Erfolg der Chirugie unter Katastrophenbedingungen gemessen.

Die Besonderheiten der Verletzungsfolgen, Verzögerung in Behandlung und Transport implizieren zudem Therapie-Richtlinien und Methoden, die von den gewohnten unfallchirurgischen abweichen. Andere Normen sind überall notwendig, damit unter dem dauernden Zeitdruck und dem ununterbrochenen Zustrom vom Verletzten ein neuer durch die Umstände erzwungener Behandlungs-Standard erreicht werden kann. Ohne diese Unterordnung unter die völlig veränderten Verhältnisse würden Chaos und Regellosigkeit, die noch immer mögliche Hilfe verunmöglichen. Auch unter schwierigsten Verhältnissen muß der Chirurg Leben retten und Glieder erhalten.

Im Gegensatz zu der gewohnten Unfallversorgung mit einem raschen und ungestörten Transport des Verletzten in das operative Endbehandlungszentrum ist beim Massenanfall die etappenweise chirurgische Versorgung die Regel.

Das Ziel der primären Behandlung auf jeder Stufe muß darin bestehen, möglichst günstige Voraussetzungen für die nächste zu schaffen. Die klassischen Etappen lassen sich nach ihrer Aufgabe wie folgt gliedern:

1. Erste Hilfe
2. Erste ärztliche Behandlung
3. Erste chirurgische Behandlung
4. Definitive oder Nachbehandlung

## 1. Erste Hilfe

Im Mittelpunkt der Maßnahmen steht ohne Zweifel der Kampf gegen den Verblutungstod. Die Hand ist im Krieg und in der Katastrophe der erste Verband. Im weiteren ist die adäquate Lagerung des Verletzten oft entscheidend.

## 2. Erste ärztliche Behandlung

Sie umfaßt die lebensrettenden Sofortmaßnahmen, Schock-, Schmerz- und Infektionsbekämpfung sowie Erstellen der Transportfähigkeit.

Der Schock ist die wichtigste und häufigste Verletzungsfolge in der Katastrophe. Beatmung und Wiederbelebung treten unter massenmedizinischen Umständen zugunsten der Schockbehandlung völlig in den Hintergrund. Am häufigsten liegt ein Volumenmangelschock vor. Für dessen Behebung lassen sich folgende allgemeine Richtlinien aufstellen:

Blutverluste bis 1 000 ml können durch körpereigene Ausgleichsvorgänge gedeckt werden.
Blutverluste über 1 500 ml benötigen möglichst rasch Vollblut.
Zwischen diesen beiden Verlustmengen liegt die lebensrettende Wirkung der Ersatzpräparate oder ihre günstige Kombination: 1,8% Dextran-Ringerlaktat.

Es muß aber festgehalten werden, daß im allgemeinen die Bedeutung der Blutersatzmittel für die Massenmedizin überschätzt wird. Außerdem hat eine intensive Schockbehandlung nur dann Aussicht auf Erfolg, wenn sie in die adäquat notwendige Operation mit Hämatostase übergeführt werden kann. Damit bestimmen also auch logistische Probleme die medizinischen Indikationen.

Die intravenöse Morphin-Atropin-Mischspritze ist die wichtigste menschliche und medizinische Aufgabe zur Schmerzbekämpfung unter Katastrophenbedingungen. Mangel an Anaesthesisten, Narkosemitteln und Geräten verpflichten die Chirurgen vermehrt zur praktischen Anwendung der Lokalanaesthesie auch unter normalen Bedingungen. Die Lokalanaesthesie muß vermehrt wieder in die chirurgischen Ausbildungsprogramme aufgenommen werden.

Trotz der stürmischen Entwicklung auf dem Sektor der Chemotherapie ist die Infektion das zentrale Problem des Verletzten im Krieg und in der Katastrophe geblieben: Jede Wunde ist primär infiziert. Ungünstige Wundverhältnisse durch ausgedehnte Devitalisation, Fremdkörper, Sequester, Cavitationen bei Schußverletzungen, unsachgemäße Notverbände und ungenügende Ruhigstellungen, große Muskelwunden und Gefäßverletzungen mit Hämatomen, sekundäre Verschmutzungen bestimmen das bakteriologische Milieu. Das Zeitintervall bis zur chirurgischen Versorgung bestimmt die Entwicklung der Wundinfektion in der bereits primär kontaminierten Wunde. Bakteriologisch finden sich vor allem pyogene Kokken, coliforme Darmbakterien und anearobe Sporenbildner.

## 3. Die erste chirurgische Behandlung

Die wichtigsten operativen Maßnahmen umfassen

a) die 2-phasige chirurgische Wundbehandlung mit primärem Wunddébridement und verzögertem Wundverschluß
b) die primäre Frakturbehandlung (Fixation)
c) die operative Blutstillung
d) die primäre Amputation

## Zur Technik des Débridement

Der ursprünglich französische Ausdruck débrider = durchtrennen, abzäunen, wurde erstmals von HENRI FRANCOIS LA DRAN 1739 gebraucht. Synonyma für diese Form der chirurgischen Erstversorgung sind Wundexcision, Wundtoillette. Der Begriff wurde im NATO-Handbuch 1958 übernommen und in der deutschen Ausgabe 1961 mit "Enttrümmerung" übersetzt. Wir verstehen unter Débridement die erste chirurgische Wundbehandlung.

Die von der Wunde ausgehenden Komplikationen (Infektionen, Blutung) sollen dadurch eingedämmt und die natürlichen Heilkräfte unterstützt werden. Je kürzer die Zeit bis zur Vornahme des Eingriffes dauert, desto günstiger ist die Prognose. Da die Weichteilverletzungen beim Massenanfall zahlenmäßig weitaus an erster Stelle stehen, kommt dem Débridement entscheidende Bedeutung zu.

Für das Verständnis der praktischen Durchführung des Débridement ist auf einige wichtige klinische Unterschiede in der Anfälligkeit auf Infektionen hinzuweisen:

Die Haut weist eine relativ große antibakterielle Resistenz auf. Bindegewebe und Subcutis dagegen sind sehr infektanfällig. Solange die Blutversorgung in der Muskulatur intakt ist, sind eitrige Infekte selten, sobald aber devitalisierte Muskelpartien vorliegen, bilden diese ideale Nährböden für die gefürchteten anaeroben

Sporenkeime. Der Knochen spielt im devitalisierten Zustand die Rolle eines Fremdkörpers und unterhält die Infektion. Für seinen Schutz ist das intakte Periost von größter Wichtigkeit. Dasselbe gilt auch für die das Gelenk umschließende Synovia. Wegen der außerordentlich guten Durchblutung und des geringen Fettgewebes zeigen die Haut im Gesicht und die Kopfschwarte eine große Heilungstendenz. Die großen Muskelzerstörungen und kombinierten Verletzungen führen besonders an der unteren Extremität zu wesentlich schwereren Infektionen als sie an der oberen zu beobachten sind.

Im Gegensatz zur alltäglichen Unfallchirurgie sind primäre Hautnähe verboten. Die Wundbehandlung mit oder ohne Fraktur erfolgt nach denselben Grundsätzen. Die Fraktur ist lediglich eine lokale Komplikation der Weichteilwunde. Das primäre Hineinbringen von Metallimplantataten in die kontaminierte Kriegs- oder Katastrophenwunde würde noch katastrophalere Folgen nach sich ziehen.

Experimentelle sowie Erfahrungen aus Transplantationsstudien haben ergeben, daß die günstigsten Wundheilungsbedingungen zwischen dem 4. und dem 7. Tag nach dem Débridement für die Vornahme des verzögerten Wundverschlusses vorliegen. Vom Aufwand her wird der sekundäre Wundverschluß wegen der fehlenden medizinischen Infrastruktur oft nicht vorgenommen werden können. Unter diesen Umständen wird die spontane Sekundärheilung die Regel sein. Sanitätstaktische Konsequenzen hat außerdem die Tatsache, daß im Anschluß an den verzögerten Wundverschluß eine stationäre Kontrolle während 8-10 Tagen notwendig ist.

Beim Massenanfall wird die aufwendige zeitgerechte mehrzeitige chirurgische Versorgung einer Wunde oft nicht möglich sein. Wir haben damit zu rechnen, daß viele Wunden erst im manifest infizierten Stadium um Stunden und Tage verspätet in unsere Behandlung gelangen. Das radikale Débridement ist in diesem Stadium nicht mehr möglich. An seine Stelle tritt dann eine begrenzte operative Wundrevision. Sie hat Wundspannungen zu beheben, den Sekret- und Eiterabfluß zu gewährleisten, infizierte Hämatome auszuräumen und die Zirkulationsverhältnisse zu verbessern. Das seinerzeit von ISELIN angegebene Verfahren der Urgence diffeée kann bei ganz bestimmten Verletzungen der Hand in Frage kommen. Keinesfalls aber darf diese Verzögerung des Débridement generell auf die Katastrophenverletzungen übernommen werden.

## Die Bedeutung der Frakturbehandlung und der Fixationen

Die Extremitätenverletzungen machen weitaus die größte Anzahl der in einer Katastrophe chirurgisch zu versorgenden Verletzungen aus. Sie sind in über 40% mit Frakturen kombiniert. Das zentrale Problem stellt die Femurfraktur dar. Der große primäre Blutverlust mit Schock und Gefahr der Fettembolie führt bei ungenügender Fixation zu hoher Mortalität. Eine befriedigende primäre Ruhigstellung ist nur mit einem gleichzeitigen Längszug möglich. Als beste Fixation hat sich unter Kriegsverhältnissen die Thomas-Schiene bewährt. Sie ist in verschiedenen Ländern und verschiedenen Modifikationen im Gebrauch (z. B. die Feldtransportschiene der Bundeswehr, Bergwachtschienen der alpinen Rettungsorganisationen des Deutschen Roten Kreuzes, DUBS-Schiene in der Schweizer Armee).

Das Extensionsverfahren hat sich bei den Anglo-Amerikanern in den zwei Weltkriegen, in Korea und Vietnam als Standard-Methode eingeführt.

Nach erfolgter Wundversorgung können besonders am Unterschenkel äußere Spanner frakturfern eingeführt werden.

Demonstration eines Beispieles einer primär falsch versorgten infizierten Unterschenkelverletzung:

Primäre Nähte unter Spannung, sekundäre Eröffnung, ausgedehnte Incisionen und anschließend Behandlung im aufgehängten Schwebeverband mit einwandfreier lokaler Wundkontrolle.

Auch für den Oberschenkel kommen nach Vornahme des Débridement äußere Spanner, besonders aber der Tobruk-Splint sowie unter massenmedizinischen Verhältnissen auch der Gipsverband nach TRUETA mit dem Occlusivverfahren in Frage.

## Zur Blutstillung und Amputation

Beim Massenanfall wird eine reparative Gefäßversorgung die Ausnahme, die Gefäßligatur die Regel sein. Wir haben aber dafür zu sorgen, daß keine Ligaturen am Orte der Wahl mehr vorgenommen werden, sondern ausschließlich am Orte der Verletzung. Dabei gehen wir bewußt das Risiko der Nachblutung über Kollateralen ein. Während die totale Amputationsrate von 36% der Gefäßverletzungen im Zweiten Weltkrieg auf 3,8% in Vietnam gesenkt werden konnte, würde sie beim Massenanfall unter Katastrophenbedingungen wiederum ebenfalls über 50% betragen. Diese Problematik führt uns zwangsläufig zur Frage der Amputationsursachen. Aus dem modernen kriegschirurgischen Schrifttum lassen sich diese wie folgt zusammenfassen:

70% ausgedehntes Trauma
20% Folge isolierter Arterienverletzungen (Poplitea!)
10% Infektionen

Da beim Massenanfall die logistischen Voraussetzungen für eine reparative Chirurgie der Gefäße fehlen werden, wird die Indikation zur primären Amputation erheblich erweitert werden müssen. Sie kann aber unter diesen Umständen eventuell in Hinsicht auf die Erhaltung des Lebens die konservativste sein! Da die Absetzung eines Gliedes in der Regel eine Notoperation darstellt, muß eine möglichst distale Amputation mit dem Zirkelschnitt oder dem dreizeitigen Kulissenschnitt gefordert werden. Ausnahmen bilden lediglich die Clostridienmyonekrose sowie schwere Infekte unmittelbar distal von Knie und Ellbogen. In der Nachbehandlung nimmt die Hautextension eine Schlüsselstellung ein.

Lassen Sie mich zusammenfassend auf die wichtigsten praktischen Maßnahmen hinweisen, die unter Katastrophenbedingungen unser technisches Vorgehen zu bestimmen haben:

- Nach dem Débridement sind die Wunden offen zu lassen
- Die Haut ist sparsam zu excidieren
- Faszie muß ausgedehnt incidiert, der Muskel ausgedehnt excidiert werden

- Kein nutzloses Suchen nach Metallfremdkörpern
- Keine Entfernung größerer Knochenfragmente
- Keine primären Osteosynthesen
- Keine zirkulären Verbände
- Wenn möglich verzögerter Wundverschluß nach 4-7 Tagen
- Femurfrakturen primär immer mit einem Längszug fixieren!
- Gefäßligaturen ausschließlich am Orte der Blutung
- Notamputation am besten als 3-zeitiger Kulissenschnitt mit anschließender Hautextension

4. Nachbehandlung

Klassische Prinzipien der Wiederherstellungschirurgie, die sich nicht wesentlich von den Methoden der Individualmedizin unterscheiden.

K. Meissner, Salzburg

# Triage

Der Begriff "Katastrophe" wird von mehreren Wesensmerkmalen geprägt. Eines davon ist der Massenanfall Versorgungsbedürftiger, welcher durch Überforderung der persönlich oder regional betroffenen Gemeinschaft zum - mitunter krassen - Mißverhältnis zwischen Wunschdenken und Wirklichkeit umfassender ärztlicher Versorgung führt (5). Die vordringlichste ärztliche Aufgabe besteht daher zunächst in einer Prioritätseinstufung für Versorgung und Transport. "Triage" ist somit jene ärztliche Selektionsfunktion, die - angesichts einer offenkundigen Diskrepanz zwischen Auftrag einerseits und der Möglichkeit einer optimalen gleichzeitigen Individualversorgung andererseits - die Verluste in der Summe der Fälle auf das erreichbare Minimum reduziert. Diese Auslesepflicht erfordert grundsätzliches Umdenken von der alltäglich geübten unbegrenzten ärztlichen Anstrengung für die leidende Einzelperson zur rationalen ethischen Verantwortlichkeit für die leidende Gruppe.

## Lage bei Katastrophen, ärztliche Vorkenntnisse

Der Ersteindruck am Katastrophenort ist das Chaos - verschärft durch Außeneinflüsse wie Witterung, Gelände, Beleuchtung - die psychische Erstreaktion häufig die Panik, welche in regelloses und damit ebenfalls chaotisches ärztliches Handeln auszuarten droht. Die Zurückstellung ärztlicher Hilfsmaßnahmen am Einzelnen zugunsten eines Gesamtüberblickes ist Voraussetzung für die Erfüllung des Sofortauftrages. Er besteht in der Erhaltung des Lebens, der Herstellung und Erhaltung der Transportfähigkeit und der Erzielung von Zeitgewinn durch Herabsetzung der Dringlichkeit.

Die erforderlichen ärztlichen Kenntnisse liegen demnach nur zum Teil in der Beherrschung der Berufstechnik. Wesentlich erscheint die Fähigkeit zur dringlichkeitsgerechten Notversorgung und zielorientierten Transportreihung, die Eignung zu laufender Lagebeurteilung und zum flexiblen Einsatz verfügbarer Mittel (5), verbunden mit diskussionsloser Anerkennung eines auf Erfahrung beruhenden Führungsprinzips.

Diese besonderen ärztlichen Vorkenntnisse werden in Österreich derzeit nicht von den Hochschulen, sondern - beschränkt auf eine begrenzte Anzahl männlicher Akademiker - von Fortbildungseinrichtungen des höheren militärmedizinischen Dienstes vermittelt.

## Spezielle Triage am Katastrophenort

Falls der Einsatz einer Ärztegruppe am Katastrophenort möglich ist, steht die Errichtung eines Triageraumes und die Sichtung der Verletzten an allererster Stelle. Dabei ergeben sich erfahrungsgemäß 4 Dringlichkeitskategorien, für deren wahrscheinliche mengenmäßige Zuordnung empirische Richtwerte bekannt sind (1, 3, 4).

Kategorie I (Tabelle 1) umfaßt etwa 20 Prozent der Verletzten, bei denen nur sofortige Notversorgung das Leben erhalten kann. Dazu gehören schwere Atemstörungen (2), traumatischer Schock und bedrohliche äußere Blutungen. Bei dieser Patientengruppe geht es nicht um Diagnosen, sondern um lebenserhaltende Sofortmaßnahmen, die klar von der aufgeschobenen kausalen Therapie abzugrenzen sind.

Tabelle 1. Kategorie I (20%)

| Kategorie I |
|---|
| Asphyxie |
| Traumatischer Schock |
| Schwere Blutung |

Kategorie II (Tabelle 2) beinhaltet jene 20 Prozent der Fälle, welche nach einfacher erster Hilfe mit aufgeschobener Dringlichkeit behandelt werden können. Unterschiedliche Schweregrade der in dieser Gruppe zusammengefaßten Verletzungsarten bedingen die Unterteilung der Fälle in Kollektive mit verschiedener Transportpriorität. Die Fülle von Verletzungsmöglichkeiten schließt jeden Anspruch auf Vollständigkeit der Aufzählung in Tabelle 2 aus.

Tabelle 2 Kategorie II (20%)

| Transportpriorität 1: | Transportpriorität 2: |
|---|---|
| Bauchtrauma | Ausgedehnte Weichteilwunde |
| Urogenitaltrauma | Notamputation |
| Offener Knochenbruch | Geschlossener Knochenbruch |
| Offene Gelenksverletzung | Geschlossene Gelenksverletzung |
| Schädel-Hirnverletzung | Verbrennung und Überlebenschance |
| Große Arterienläsion | |
| Perforierende Augenverletzung | |
| Wirbelverletzung mit Teillähmung | |

Kategorie III (Tabelle 3), etwa 40 Prozent des Verletzenanfalles, umfaßt Leichtverletzte, deren ärztliche Versorgung sowie deren organisierter Abtransport zunächst vernachlässigt werden darf.

Tabelle 3. Kategorie III (40%)

| |
|---|
| Leichte Verbrennung |
| Weichteilwunde |
| Handverleztung |

Kategorie IV (Tabelle 4) sammelt sogenannte Wartefälle von infauster Prognose, wie Mehrfachverletzte, schwerste Verletzungen der Körperhöhlen und des Zentralnervensystems sowie drittgradige Verbrennungen von mehr als 40 Prozent der Körperoberfläche (6). Es muß hier klar und unzweideutig zum Ausdruck kommen, daß - unter dem Zeitdruck des Massenanfalles Verletzter - jede Maßnahme, die über nichtärztliche Fürsorge und medikamentöse Linderung bei Patienten der Kategorie IV hinausgeht, zur Vorenthaltung erfolgversprechender ärztlicher Leistung an Patienten der Kategorie I und II führen muß. Dadurch werden in der Endbilanz mehr Leben verloren als gewonnen (1, 3, 5, 6). Verpflichtend ist die enge Begriffsbestimmung der Einstufung "hoffnungslos" (1) sowie die regelmäßige Überprüfung dieses Triageergebnisses (5). Zunehmende Entschärfung der Gesamtsituation kann die Behandlung der aussichtsreichsten Fälle der Kategorie IV erlauben.

Tabelle 4. Kategorie IV:

| |
|---|
| Polytrauma |
| Verletzung der Körperhöhlen |
| Verletzung des ZNS |
| Verbrennung mit geringer Überlebenschance |

Eine auf Erfahrung gestützte Forderung im Rahmen der Triage ist die Markierung jedes gesichteten Verletzten mit einem Begleitschein, der vorläufige Diagnose und bisherige Behandlung dokumentiert (3).

Spezielle Triage im Krankenhaus

Das Leistungsniveau von Akutspitälern ist auf die notfallmäßige Endversorgung einer Patientenanzahl ausgerichtet, die etwa 5 bis 8 Prozent des Geamtbelages entspricht. Da jedoch etwa 20 Prozent von Katastrophenopfern sofortiger chirurgischer Betreuung bedürfen, führt die Anwendung der im Alltag bewährten Vorgangsweise zum absehbaren Zusammenbruch der Arbeitsfähigkeit infolge Dekompensation des Systems (5). Bei Masseneinlieferungen muß deshalb eine vorgeplante Organisation zum Einsatz kommen (5).

Die Übersicht über das Akutkrankengut kann nur durch Sperre aller Nebeneingänge und Bezug eines gut erreichbaren Stau- und Triageraumes erhalten werden (3). Es ist unwidersprochene Aufgabe des erfahrendsten Chirurgen, diese Sichtungsstelle - den ersten Engpaß - zu besetzen und von dort alle weiteren Maßnahmen anzuordnen (1, 3,). Befunde und Röntgenbilder bleiben am Patienten. Die Dringlichkeitskategorien sind mit den im Rahmen der Soforttriage besprochenen identisch.

Vom Triageraum sind die gehfähigen Leichtverletzten (Kategorie III etwa 40%) sofort an ein "Ambulatorium" weiterzuleiten. Sterbende und Schwerstverletzte (Kategorie IV, etwa 20%) müssen abgesondert werden. Patienten, die ohne oder trotz vorangegangener Notversorgung der Kategorie I zugeordnet werden müssen (Kreislaufstillstand, Asphyxie, Schock) werden unverzüglich einer Schock-und-Intensiveinheit abgegeben. Die restlichen Patienten (Kategorie II, etwa 20%) werden nach Maßgabe der Möglichkeiten nach einer vom Triagearzt (Chefarzt) bestimmten Akutdiagnostik der endgültigen chirurgischen Versorgung zugeführt oder - wobei jedes Prestigedenken zurückzutreten hat - in zentrifugaler Richtung vom Katastrophenort unausgelasteten Spitälern weitergegeben.

Dieses etappenweise Versorgungsmodell wird nach Maßgabe der Notwendigkeit abzuändern sein. Kleine Krankenhäuser werden sich auf vordringlichste Notmaßnahmen zur Herstellung der Transportfähigkeit beschränken müssen. In Einzelfällen kann die funktionsorientierte Direktverlegung an Spezialkliniken erwogen werden, falls Transportkapazität, Personalreserve und Material ausreichen.

## Zusammenfassung

Das Wesen von Katastrophen wird unter anderem von Unvermögen gekennzeichnet, dem Massenanfall von Verletzten und Kranken mit der Routine des ärztlichen Alltages zu begegnen.

Die Leistungs- und Erfolgsgarantie liegt demnach in der notwendigen Selektion, jener Auswahl in Bezug auf Priorität für Behandlung und Transport, welche über Leben und Tod vieler Betroffener entscheidet. Anhand einschlägiger Richtzahlen und Erfahrungswerte wird die Organisation der Triage, das Schema der Dringlichkeitskategorien und das Modell der etappenweisen Versorgung einer Maximalzahl Verletzter besprochen, nach dem Leitsatz: "Das Bestmögliche für die größte Zahl zur rechten Zeit am rechten Ort" (5).

## Literatur

1. BÖHLER, J.: Behandlungsgrundsätze bei kritisch Mehrfachverletzten. Bayr. Ärzteblatt 12, 1191-1195 (1969).
2. FREY, R.: Anaesthesie und Wiederbelebung bei Katastrophen und unter primitiven Bedingungen. Schweiz. Z. Milit.-Med. 49, 43-45 (1972).
3. KOSLOWSKI, L.: Die Sichtung (Triage) der Verletzten bei Massenkatastrophen. Katastrophenmed. 46-49 (1969).
4. KRAUSS, H.: Chirurgische Dringlichkeitskategorien bei Massenkatastrophen. Langenbecks Arch. klin. Chir. 308, 22-29 (1964).
5. LANZ, R.: Vom Feldscher zur Katastrophenmedizin. Schweiz. Rundschau f. Med. 11, 339-342 (1973).

6. SAITMACHER, F.: Überlegungen zur Einteilung und Erstversorgung Verbrennungsgeschädigter im Katastrophenfall. Z. ärztl. Fortbild. (Jena) 64, 1282-1286 (1970).

H. Sorantin, Wien

# Strahlenschutz, organisatorische und technische Möglichkeiten der Vorbeugung und Behandlung

## Übersicht

Nach kurzer Beschreibung der Arten, Ursachen und Häufigkeit ziviler Katastrophen werden verschiedene Vorbeugungsmaßnahmen durch Gesetz , Ausbildung von Personal, technische und organisatorische Maßnahmen, Messung der Umweltradioaktivität und Aufstellung von Einsatztrupps etc. besprochen. Anschließend wird auf die Alarmierung der Einsatzkräfte, Bildung von Führungsspitzen, Einsatzpläne, Evakuierungsmöglichkeiten etc. eingegangen und darauf hingewiesen, daß Katastrophen nur nach Durchführung von verschiedenen Vorsorgemaßnahmen erfolgreich bekämpft werden können.

Sofortmaßnahmen bei Katastrophen in Verbindung mit radioaktiven Stoffen sollen die Ermittlung des Verstrahlungsbildes, die Versorgung der verletzten und verstrahlten Personen sowie die Durchführung von Absperrmaßnahmen umfassen.

Zu den Folgemaßnahmen gehören Lageberichte sowie die Bereitstellung von Hilfstruppen, während weitere Maßnahmen die Beweissicherung und Normalisierung zum Ziele haben sollen.

## Allgemeine Betrachtungen

### Begriffsbestimmungen

Eine Katastrophe ist aus der Sicht einer Organisationseinheit wie Krankenhaus, Fabrik, Kernanlage etc. ein Schadensereignis, das nicht allein mit eigenen Kräften und Mitteln bekämpft werden kann, eine große Zahl von Angestellten in Mitleidenschaft zieht, über die eigenen Kompetenzgrenzen hinausgreift und sehr große Schäden verursacht.

Die Katastrophe steht daher am äußersten Ende einer Schadenspyramide, die an der Basis mit Schadensfällen und Unfällen beginnt und mit tödlichen Unfällen und Verheerungen endet.

## Arten von Katastrophen

Je nach ihrer Entstehung unterscheidet man

a) Naturkatastrophen:
   Seuchen, Erdbeben, Überschwemmungen, Orkane, Wirbelstürme, Vulkanausbrüche und Trockenheiten

b) Technische Katastrophen:
   Explosionen, Feuer, Verkehrsunfälle (Eisenbahn, Flugzeug, Schiffe, Straßenfahrzeuge), chemische oder radioaktive Kontaminationen

c) Kriegerische Auseinandersetzungen:
   Sabotage, zivile Unruhen, Einsatz von ABC-Waffen.

## Ursachen von Katastrophen

Wie aufgezeigt, können verschiedene naturbedingt sein oder durch Naturereignisse wie Blitz etc. eingeleitet werden. Verschiedene sind jedoch nicht vorhersehbar und begründen daher einen vorbeugenden Katastrophenschutz.

Technische Schadensereignisse entstehen meist durch eine Kette von Fehlleistungen und Fehlhandlungen. Die Gründe dafür können bereits in einer fehlerhaften Planung und Konstruktion oder fehlerhaften Ausführung liegen. Außerdem kann noch mangelnde Schulung des Personals, zu geringe Übung, mangelnde Hinweise auf Unfallverhütungsmaßnahmen, mangelhafte Arbeitsbedingungen, ungeeignete Arbeitsmethoden, schlechte direkte Überwachung sowie menschliches Versagen zu Fehlern führen. Statistiken haben ergeben, daß Störungen, Schadensfälle und Katastrophen sich gewöhnlich nicht während des Normalbetriebes ereignen. Sie laufen sehr oft außerhalb der Dienstzeit ab und treten insbesondere bei außergewöhnlichen Betriebsweisen, z. B. beim An- oder Abfahren einer Anlage oder nach Improvisionen auf.

Auseinandersetzungen mit Waffengewalt wie Bürgerkriege und Kriege lassen sich meist im voraus durch Krisensituationen erkennen, während Sabotageakte in den meisten Fällen unerwartet erfolgen und ebenfalls vorbeugende Schutzmaßnahmen erfordern.

## Häufigkeit ziviler Katastrophen

Oft erscheinen Anlagen, in denen explosionsgefährliche oder toxische bzw. radioaktive Stoffe oder Kernmaterialien verarbeitet werden, als besonders risikogefährdet. Die Statistik zeigt jedoch (Abb.1), daß in gerade diesen Anlagen es wesentlich seltener zu Unfällen oder Katastrophen kommt, da es von vornherein bekannt war, daß es sich hier um einen Umgang mit gefährlichen Substanzen handelt und gleich beim Bau entsprechende Maßnahmen getroffen wurden und zusätzlich die Anlage erst nach Erteilung einer Betriebsbewilligung angefahren werden durfte.

Strahlenschutzmaßnahmen bei Katastrophen in Verbindung mit radioaktiven Stoffen

Obwohl radioaktive Stoffe und Kernanlagen, wie Abb.1 beweist, am unteren Ende der Risikoskala stehen, sollte im Rahmen des Katastrophenschutzes auch für einen ausreichenden Strahlenschutz Vorsorge getroffen werden, um für den Fall einer kriegerischen nuklearen Auseinandersetzung das nötige Hilfspotential zur Verfügung zu haben.

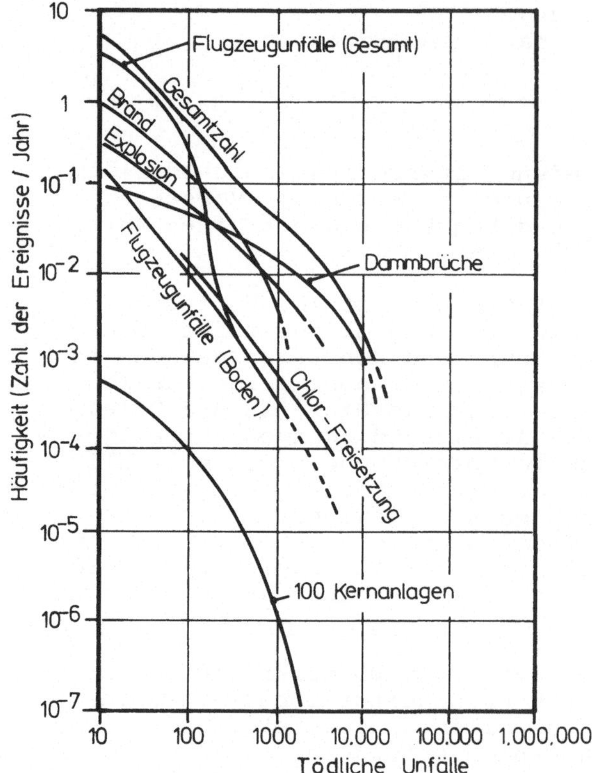


*Abb.1. Häufigkeit von Unfällen mit tödlichem Ausgang bei zivilen Katastrophen (1)*

## Vorbeugung durch gesetzliche Vorschriften

Der Umgang mit radioaktiven Stoffen und der Betrieb von Strahleneinrichtungen sowie Verfahren zur Zulassung von Bauarten wird in Österreich durch das Strahlenschutzgesetz (BGBl. Nr. 227 vom 11. Juni 1969) geregelt, das auch für den gebotenen vorgebeugten Strahlenschutz sorgt. Es enthält ferner Bestimmungen über die Abgabe und den Bezug von radioaktiven Stoffen, über Meldepflichten sowie über den Verlust und den Fund radioaktiver Stoffe. Die besonderen Auswirkungen ionisierender Strahlen erfordern schließlich die Statuierung medizinischer und physikalischer Kontrollen von

Personen, die einer bestimmten Strahleneinwirkung ausgesetzt sind. Das Strahlenschutzgesetz enthält keine Details über Schutzmaßnahmen, es bildet jedoch die Grundlage für Verordnungen, mit denen die erforderlichen Bestimmungen näher determiniert werden können. Die Durchführungsmaßnahmen wurden in einer eigenen Verordnung (BGBl. Nr. 47 vom 12. Januar 1972) zum Strahlenschutzgesetz bekanntgegeben.

Aufgrund dieser Bestimmungen ist bereits die Errichtung von Gebäuden, in denen mit radioaktiven Stoffen umgegangen werden soll bzw. Strahleneinrichtungen zum Einsatz kommen, oder für Kernanlagen genehmigungspflichtig. Durch diese Maßnahme soll sichergestellt werden, daß bereits beim Bau der notwendige Strahlenschutz berücksichtigt wird. Der Betrieb von Anlagen, die radioaktive Stoffe über die Freigrenze enthalten oder von Strahleneinrichtungen ist ebenfalls bewilligungspflichtig. Das heißt, der Betrieb wird erst nach Überprüfung durch die Behörden gestattet. Neben den technischen Voraussetzungen wird noch die Nominierung eines Strahlenschutzbeauftragten gefordert. Dabei handelt es sich um eine Person, die körperlich und geistig für die Tätigkeit geeignet ist und nachweislich Kenntnisse im Strahlenschutz besitzt.

Verschiedene Bundesländer wie Niederösterreich, Tirol etc. haben bereits Katastrophenschutzgesetze erlassen.

Einen vorbeugenden Katastrophenschutz bzw. Strahlenschutz stellen auch die weiteren gesetzlichen Bestimmungen dar, wie sie z. B. für den Transport von gefährlichen Gütern bzw. radioaktiven Stoffen erlassen wurden.

## Vorbeugung durch Ausbildung

Planmäßig werden in Österreich Angehörige der Polizei, Gendarmerie, Feuerwehr, des Roten Kreuzes und anderer Einsatzorganisationen in der Zivilschutzschule des Bundesministeriums für Inneres ausgebildet. Daneben existiert in Österreich noch ein Zivilschutzverband, der sich ebenfalls intensiv mit Fragen des aktiven Strahlenschutzes befaßt. Das österreichische Bundesheer verfügt über eine eigene Luftschutztruppenschule, in der laufend Präsenzdiener für den Einsatz bei Katastrophenfällen ausgebildet werden.

Durch diese Maßnahmen stehen in Österreich bei einer Einwohnerzahl von 7,2 Millionen ca. 3 500 im Strahlenschutz ausgebildete Personen zur Verfügung.

Zur Aufrechterhaltung eines gewissen Standards wurden von der Österreichischen Studiengesellschaft für Atomenergie GmbH, Wien, Strahlenschutz-Leistungsabzeichen in Bronze, Silber und Gold geschaffen, die nach Absolvierung von meßtechnischen Aufgaben und Erreichung einer bestimmten Punktzahl an Angehörige der Einsatzorganisationen verliehen werden.

## Vorbeugung durch technische Maßnahmen

Der Strahlenschutz beginnt bereits bei der Standortwahl für eine neue Anlage. Neben bekannten Naturereignissen wie Erdbeben, Überschwemmungen soll noch auf Umweltschutzgesichtspunkte Rücksicht genommen werden. Es soll z. B. darauf geachtet werden, daß Anlagen, die ein inhärentes Risiko einschließen, nicht in der Nähe von selbstgefährdenden Anlagen wie z. B. Tanklagern angelegt werden. Es soll auch geprüft werden, ob Emissionen von luftfremden Stoffen, Lärm und Erschütterung nicht von in der Nähe befindlichen anderen Anlagen übertragen werden können. Es sollte ebenfalls sichergestellt werden, daß eine größere Anlage von zwei unabhängigen Energiegesetzen angespeist wird und es sollte ein Notstromsystem vorhanden sein. Der neue Standort soll auch von mehreren Seiten sicher mit Verkehrsfahrzeugen angefahren und von auswärtigen Feuerwehr- und Ambulanzeinheiten leicht erreichbar sein.

Primäre technische Vorsorgemaßnahmen betreffen die Bauausführung, wobei von vornherein auf äußere Einwirkungen wie Flugzeugabstürze, Sabotageakte etc. geachtet werden soll. Weiters soll bereits bei der Planung auf die Ausbildung von Schutzzonen, Sicherheitsabständen, Brandschutzmauern etc. Rücksicht genommen werden, um bei Schadenfällen gefährliche Auswirkungen auf Menschen und Umgebung auf ein vertretbares Minimum zu beschränken (3, 4).

Bei der Übergabe sollen die Bauausführung, die Dichtigkeit der Anlage, die Zuverlässigkeit der Meß- und Regelgeräte sowie die Brandmeldeeinrichtungen überprüft werden sowie gewährleistet sein, daß die Beständigkeit von Behältern gegenüber Druck- und Temperaturschwankungen sowie gegenüber aggressiven Stoffen gegeben ist.

Vor jeder Inbetriebnahme soll sichergestellt werden, daß die Anlagenteile für die vorgesehenen Betriebsbeanspruchungen geeignet sind. Es soll außerdem getestet werden, ob die bei der Planung zugrundegelegten Betriebsdaten eingehalten werden. Es soll weiters dafür gesorgt werden, daß im Störungsfall das Überschreiten der Auslegungsdaten auf ein zulässiges Maß begrenzt wird.

Zur Erreichung eines gezielten und umfassenden technischen Strahlenschutzes müssen bei Kernanlagen folgende Forderungen eingehalten werden:

- Redundante Auslegung von sicherheitstechnisch wichtigen Komponenten
- Extreme Qualitätsmaßstäbe
- Überprüfung der Komponenten vor Einbau
- Funktionsprüfung aller für die Sicherheit relevanten Einrichtungen vor Anfahren
- Laufende Betriebsüberwachung durch registrierende Überwachung
- Möglichkeit einer automatischen Korrektur bei Abweichung vom geplanten Betriebsverhalten
- Mehrfache und voneinander unabhängige Stromversorgungsnetze zum gefahrlosen Abfahren des Reaktors
- Einschluß des Reaktors in mehrfache Schutzhüllen, damit auch bei angenommenen Unfallketten, z. B. Bruch einer dicken Druckrohrleitung mit dem Ausfließen eines Teiles des Kühlmittels keine Abgabe von Radioaktivität an die Umwelt erfolgen kann.

Durch diese aufwendigen sicherheitstechnischen Vorkehrungen konnte bisher nach RASSMUSSEN (1) das Unfallrisiko eines Kernreaktors unter dem Risiko von Naturkatastrophen gehalten werden.

## Vorbeugung durch organisatorische Maßnahmen

Bei Kernanlagen wird ebenfalls von den Behörden die Ausarbeitung von Betriebs- und Verhaltensvorschriften sowie die Aufstellung eines Alarmplanes für Zwischenfälle und Strahlenunfälle vorgeschrieben.

## Vorbeugung durch Aufstellung von Einsatztrupps

Die wohl wichtigste Vorsorgeeinrichtung ist die Werksfeuerwehr. Die Hauptaufgabe dieser ist die schnelle Bekämpfung eines Schadensereignisses. Daneben nimmt sie noch eine Reihe von wichtigen Aufgaben vor. So führt sie die Brandverhütungsschau durch, kontrolliert und wartet die Feuerlöscher und Atemschutzgeräte des Betriebes und bringt die brandverhütungstechnischen Gesichtspunkte in die Anlagenplanung ein. Sie leistet außerdem Hilfe bei Zwischenfällen, beim Unfall mit gefährlichen Gütern, beim Transport auf Straßen, Schienen und Wasserwegen. Sie stellt außerdem Körperschutzeinrichtungen zur Verfügung und betreut und überwacht die entsprechenden gefährlichen Arbeiten.

In Betrieben, die mit radioaktiven Stoffen umgehen, oder in Kernanlagen wird die Einsatztruppe noch durch verschiedene Strahlentrupps und Dekontaminationstrupps ergänzt, die unter Leitung des Strahlenschutzbeauftragten stehen. Diese sind nicht nur mit Strahlenmeßgeräten zur Ortung und Feststellung der Strahlendosisleistung ausgerüstet, sondern verfügen auch noch über solche Ausrüstungen wie Atemschutzgeräte, Strahlenschutzanzüge etc., da sie auch kontaminierte Zonen betreten können, um dort Rettungsaktionen durchzuführen.

Zur weiteren Einrichtung gehört auch das Rote Kreuz und der betriebsärztliche Dienst.

Die Einrichtung eines sicherheitstechnischen Dienstes und unter Umständen auch eines Werkschutzes gehört ebenfalls zu den weiteren vorbeugenden Maßnahmen.

Alle diese Einheiten sollen dann unter einer genau definierten Führungsspitze zusammengefaßt werden (Abb.2).

Einen wesentlichen Bestandteil der vorbeugenden Maßnahmen stellt, wie bereits erwähnt, die Ausarbeitung eines Alarmplanes und Alarmierungsplanes dar und in weiterer Folge sollen ebenfalls für jeden Anlagenteil gewisse Einsatzpläne für diese Einsatztruppe aufliegen. Das Zusammenspiel der einzelnen Trupps sollte mehrmals im Jahr durch eine Übung kontrolliert werden.

Ebenso gehört noch zum vorbeugenden Katastrophenschutz die Einrichtung geeigneter Lager, in denen sich neben Verbandszeug auch noch Geräte, Decken, Tragen etc. befinden sollten. Bei der Anwesenheit von radioaktiven Stoffen gehört zu den vorbeugenden Maßnahmen ebenso die Einrichtung einer Personendekontaminationsanlage und die Bereitstellung von Ersatzkleidung.

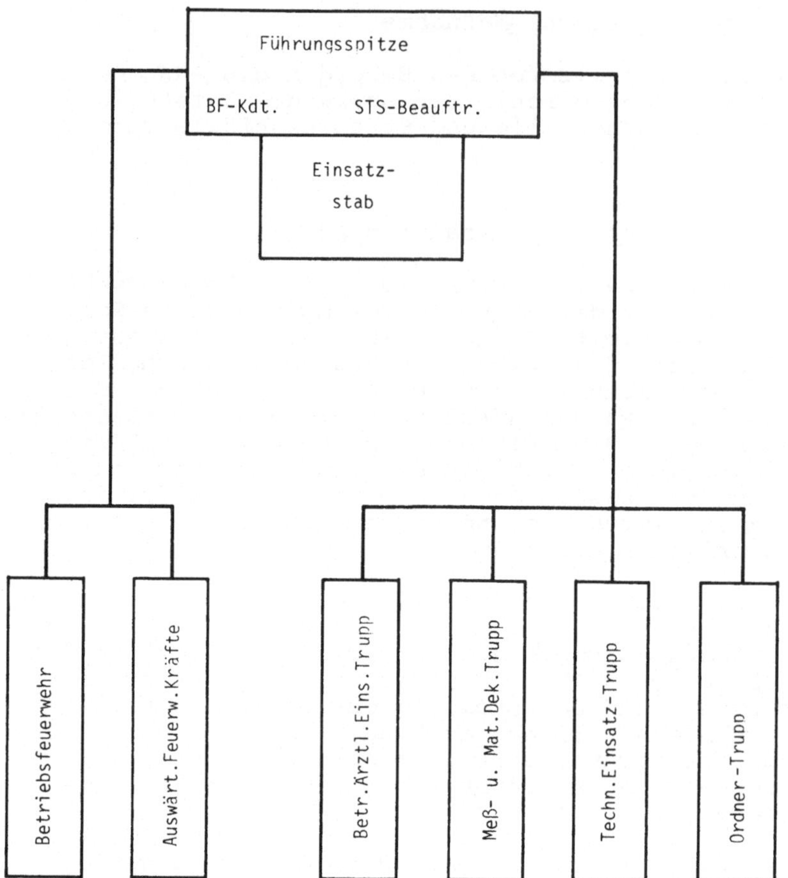


*Abb.2. Organisationsschema*

## Vorbeugung durch laufende Messung der Umweltradioaktivität

Österreich verfügt über ein gut ausgebautes Netz für die Routineüberwachung der Radioaktivitätskonzentrationen der bodennahen Atmosphäre. Von diesen kann durch die täglich analysierten Luftproben sofort ein Ansteigen des Aktivitätspegels festgestellt werden.

## Alarmierung bei Schadensfällen, Strahlenzwischenfällen oder Strahlenunfällen

## Weitere Definitionen

Bei Schadensfällen in Verbindung mit Radioaktivität, bei denen es noch zu einer Strahleneinwirkung auf Personen kommen kann, wurden noch weitere Begriffe definiert.

Als Strahlenzwischenfall wird ein unvorhersehbares Ereignis bezeichnet, welches die Möglichkeit einer unbeabsichtigten Bestrahlung mit sich bringt, während ein Strahlenunfall ein unvorhersehbares Ereignis, das das Risiko einer Bestrahlung mit sich bringt, bei der die höchstzulässigen Dosen überschritten werden, ist.

## Alarmierung und Alarmgebung

Bei Schadensfällen können im Rahmen des örtlichen Alarmplanes betriebseigene Einsatzkräfte oder auch Feuerwehrkräfte herangezogen werden. Dementsprechend ist meistens zwischen einer Alarmierung der betriebseigenen Einsatzkräfte während der normalen Dienstzeit und außerhalb der Dienstzeit zu unterscheiden. Die Alarmgebung wird meist mit einer Sirene ausgelöst, kann aber auch durch Megaphon oder durch Folgetonhorn von Einsatzfahrzeugen erfolgen.

Für die Alarmierung von betriebseigenen Einsatzkräften müssen entsprechende Rufnummern vereinbart sein, Die Alarmierung von auswärtigen Kräften, insbesondere Feuerwehrkräften, wird auf Anordnung der Führungsspitze durchgeführt. Sie erfolgt meist über Funkstationen.

Nach einer Alarmgebung haben alle anwesenden und von der Alarmierung betroffenen Personen ihre Arbeit sofort in einer Weise zu unterbrechen, daß die notwendigen Sicherheitsvorkehrungen eingehalten werden. Die Personen selbst begeben sich in die vorher festgelegten Sammelräume.

## Einsatzkräfte

Die Einsatzkräfte setzen sich entsprechend dem in Abb.2 gezeigten Schema zusammen.

Die Einsatzleitung bildet der Strahlenschutzbeauftragte zusammen mit dem Kommandanten der Betriebsfeuerwehr. Diese Führungsspitze entscheidet bei einem Schadensfall über die durchzuführenden Maßnahmen. Bis zum Eintreffen dieser Personen ist die Einsatzleitung der Diensthabende in der Meldezentrale.

Der Strahlenschutzbeauftragte ist bei einem Schadensfall weiters für alle Personen, die in der Anlage anwesend sind, mit Ausnahme der Feuerwehrkräfte, weisungsberechtigt. Der Kommandant der Betriebsfeuerwehr sowie für alle zum Einsatz gelangenden auswärtigen Feuerwehrkräfte. Die Anweisungen des Strahlenschutzbeauftragten sind dabei zu berücksichtigen.

Der Diensthabende in der Meldezentrale löst den Alarm aus und stellt die Einsatzleitung bis zum Eintreffen des Strahlenschutzbeauftragten bzw. des Kommandanten der Betriebsfeuerwehr dar. Die Führungsspitze hat den Einsatzablauf zu koordinieren und Maßnahmen durchzuführen, die zum Schutz und der Sicherheit der anwesenden Personen erforderlich sind und eine Ausbreitung des Schadensfalles möglichst verhindern.

Der Strahlenschutzbeauftragte wird bei der Durchführung seiner Aufgaben durch einen Einsatzstab unterstützt, dem u. a. die Sicherheitsingenieure, der Leiter des betriebsärztlichen Dienstes, der Leiter des Meß- und Materialdekontaminationstrupps, der Leiter des technischen Einsatztrupps, der Leiter des Ordnertrupps, ein Mann der Betriebsfeuerwehr, ein Abteilungsleiter der Administration sowie Sekretariatspersonal und, wenn möglich, der Kommandant der örtlichen Gendarmerie- oder Polizeidienststelle sowie weitere Personen, die nach Ermessen der Führungsspitze beigezogen werden können, angehören.

Die Alarmierung der Personen des Einsatzstabes erfolgt nur auf Anordnung des Strahlenschutzbeauftragten entweder telefonisch, durch Boten, Megaphon oder durch die allgemeine Alarmgebung durch die Sirenenanlage. Die Personen des Einsatzstabes haben sich nach einer Alarmierung unverzüglich an der örtlichen Leitstelle einzufinden.

## Einsatzpläne

Die Einsatzpläne enthalten Richtlinien für die Sofort- und Folgemaßnahmen bei Schadensfällen. In den Richtlinien sind Angaben über die Messung des Strahlenpegels, Abgrenzung und Kennzeichnung des jeweiligen Bereiches der Strahlengefährdung, technische Maßnahmen zur Verhinderung der Ausweitung der Folgen von Zwischenfällen und Strahlenunfällen sowie der Lokalisierung des hervorgerufenen Schadens enthalten.

## Evakuierungsplan

Im Evakuierungsplan sind Maßnahmen angeführt, die zur Evakuierung von Personen aus der Anlage erforderlich sind. Weiters enthält der Evakuierungsplan Angaben über die Sammelplätze für die Beschäftigten in- und außerhalb des Betriebes, den Einsatz von Kraftfahrzeugen und die Unterbringung von Personen in Krankenanstalten.

## Katastrophenbekämpfung

Diese hat nur Aussicht auf Erfolg, wenn die entsprechenden Vorsorgemaßnahmen bereits durchgeführt wurden. Zu ihnen gehört nicht nur der Aufbau eines Warnsystems, sondern auch die Einteilung des zu schützenden Gebietes in verschiedene Zuständigkeitsbereiche mit Meldestellen, Meldezentralen und Auswertstellen, ebenso der Bau von Schutzräumen, die Ausbildung und Bereitstellung von Spürtrupps, die über Hubschrauberfahrzeuge, verschiedene Meßgeräte, Markierungsmaterialien und Nachrichtenmittel verfügen sollen (5).

Darüber hinaus sollen noch Depots mit zusätzlichen Ausrüstungsgegenständen, Ersatzkleidung, Wasserdekontaminationsanlagen, Lebensmittelreserven u. dgl. vorhanden sein.

Gleichlaufend dazu muß ein medizinischer Katastrophendienst nominiert sein, ebenso solche Spitäler, die zur Aufnahme von Strahlenverunfallten geeignet sind, d. h. die über die geeigneten Dekontaminationseinrichtungen verfügen (6). Ebenso sollen Medikamente zur Dekorporation und nach Möglichkeit solche, die die Strahlenresistenz von Einsatzpersonal erhöhen, vorhanden sein.

## Alarmierung

Katastrophenalarm wird gegeben, wenn durch das Warnsystem (7) angezeigte erhöhte Strahlenpegel verifiziert wurden oder der Einsatzleiter erkennt, daß die eigenen einsetzbaren Kräfte und Mittel nicht ausreichen. Wichtig für die Alarmierung ist, daß vorher schon eine Aufteilung in einzelne Warnzonen festgelegt wurde und diesbezügliche Alarmpläne existieren.

## Sofortmaßnahmen

Das erste Ziel bildet die Ermittlung eines Verstrahlungsbildes aufgrund der Spürtruppmeldungen und die Berechnung einer eventuellen Ausbreitung von radioaktiven Wolken als Entscheidungsgrundlage zur Einleitung der Gegenmaßnahmen. Nach dem Erkennen der Gefahr und der Bewertung des Risikos ist zu untersuchen, wie der eingetretene Katastrophenfall beherrscht und unter Kontrolle gebracht werden kann. Meistens muß man dabei mit Schätzungen operieren, dazu muß die Art der Schadensquellen, die Entwicklung des Schadens, dann eventuell Ausbruchszeit, Wetter, Windrichtung etc. bekannt sein, damit der mögliche Schaden bzw. die voraussichtliche Zahl der Opfer etc. möglichst rasch an die überörtliche Leitstelle weitergegeben werden kann (8, 9).

Die sofortigen Hilfsmaßnahmen umfassen ebenfalls die Versorgung der verletzten bzw. verstrahlten Personen aufgrund von Triage-Durchführungen sowie die nachfolgende Behandlung, Dekontamination, Verabreichung von Exkorporationsmitteln etc. (10), die von einer mobilen Einsatzstelle geleitet werden sollen, während die übergeordnete Leitstelle gleichzeitig bestimmte Sperren wie Verkehrssperren für bestimmte Gebiete nach einem vorher festgelegten Programm veranlaßt, um die Rettungsarbeiten nicht zu behindern.

## Folgemaßnahmen

Zu diesen gehört ein Lagebericht für die Massenmedien, die Kontrolle der angeordneten Dekontaminationseinheiten, Wasserreinigungsanlage, sowie Kontaktaufnahme mit Nachbarorganisationen, Entlastung von Erstaufnahmespitälern und eventuell bereits Abtransport von kontaminiertem Material sowie die Dekontamination von Sachen.

## Maßnahmen zur Beweissicherung und Normalisierung

Nach Durchführung der Sofort- und Folgemaßnahmen bildet das nächste Ziel, die notwendigen Beweissicherungsmaßnahmen durchzuführen und einen Endbericht zu erstellen, während die weiteren Maßnahmen auf eine Normalisierung des Lebens gerichtet sein sollten.

Literatur

1. RASSMUSSEN, N.: Reactor Safety Study - An Assessment of Accident Risks in U.S. Commercial Nuclear Power Plants. US Report Wash-1400 (1974).
2. SCHULZE HENNE, K.: ZV Bonn O I PC/10453. Katastrophenschutz in Betrieben 1, 47-48 (1973).
3. KRAUSE, H., PILLAT, R., ZANDER, E.: Arbeitssicherheit-Handbuch 4/49. Freiburg: Haufe-Verlag 1972.
4. WEBSTER, I. J.: Proc. 1st Int. Loss Prevation Symp.. Den Haag/ Delft, Mai 1974, Amsterdem: Elsevier 1974.
5. HEIDENREICH, W.: ZS Magazin Köln. Katastrophenschutz in Betrieben 12, 16-23 (1974).
6. ROSETTI, M.: SZM - Basel OIPC 10338, Integration der Katastrophenmedizin in den medizinischen Unterricht 1, 3-10 (1972).
7. Internationale Organisation für Zivilverteidigung, Genf: SE/200/2. Automatisches Alarmdosimeter für hochradioaktive Zonen XIX, Nr. 200. Febr. 1972.
8. HELLER, A. W.: Z. v. Bad Honnet OIPC/10351. Leitung, Management oder Führung im Katastrophenschutz 4, 27-32 (1972).
9. MICHAUD, B.: ZS-Bau OIPC/10121, Maßnahmen gegen die radioaktive Gefährdung im Falle einer Atombombenkatastrophe in Friedenszeiten 4, 109 (1972).
10. BIRCHER, J. L.: SZM-Basel OPIC/10339m Umstellung eines Friedensspitals im Katastrophenfall 1, 10-13 (1972).

G. Dotzauer, Köln

# Identifizierung von Katastrophenopfern

Die Identifizierung von Katastrophenopfern kann einfach, schwierig - sogar unmöglich sein.

Sie steht in Abhängigkeit von Art und Schwere der Katastrophe.

Ein Autobus stürtzt einen Abhang hinunter; Brand, 20 verkohlte Leichen (Abb.1).

Bei einem Flugzeugabsturz werden die Körper von 100 Insassen bzw. Besatzungsmitgliedern zerstückelt (Abb.2). Während eines Erdbebens werden tausend Menschen verschüttet etc.

Kardinalprobleme für die Agnoscierung

1. Wieviele Opfer sind zu identifizieren?
2. Welchen Einwirkungen waren sie ausgesetzt?
   Kälte, Hitze, Wasser, Drücken. Unterlagen die Körper verschiedenen Gewalten wie Kompression und Hitze?
3. Handelt es sich um erhaltene oder zerstückelte Körper; über welche Fläche sind sie verteilt?

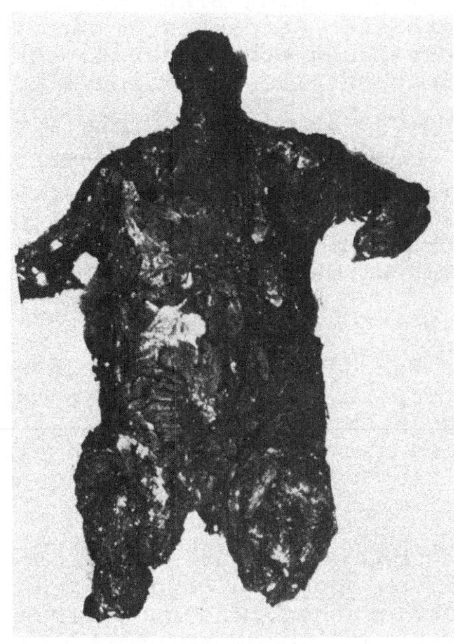

*Abb.1. Carbonisation, Abkohlung der Unterschenkel, Unterarme und Hände. Zerstörung der individuellen Merkmale der Körperoberfläche*

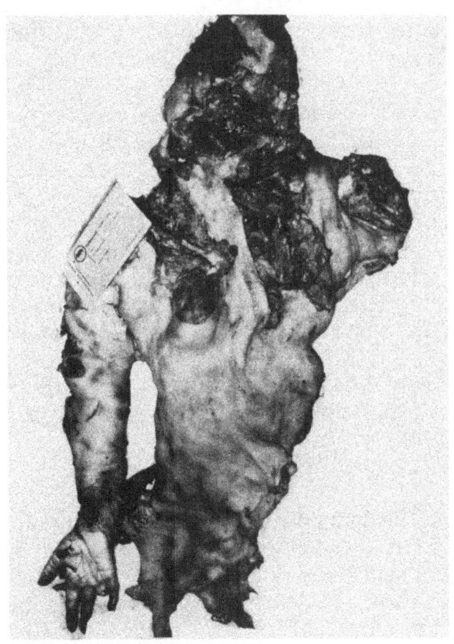

*Abb.2. Zerreißung bzw. Zerquetschung mit Stückelung. Entkleidung z. T. auch bedingt durch Druckeinwirkung. Nur ein kleiner Teil der Körperoberfläche könnte zur Identifizierung herangezogen werden. Aufnahme Prof. Dr. HOLZER - Innsbruck*

Die Zuordnung einzelner Körperteile setzt die Erfassung eines größeren Bereiches voraus, ist viel zeitraubender als die Beurteilung erhaltener Körper. Bei einem Flugzeugabsturz waren Leichenteile über eine Fläche von 220 : 40 Metern verstreut.

4. Welche Zeit verging bis zur Bergung aus einem evtl. unzugänglichen Katastrophengebiet?

   Indirekt nimmt die Witterung Einfluß: Hochsommerliche Hitze (Erdbebenopfer in Scopje) oder rascher Fäulniseintritt bei Brandopfern nach Aufheizung des Körperinneren und verhinderter Wärmeabgabe durch die Carbonisierung.

Ein weiteres Problem:

Alle Fahrgäste auf einer Schiffsreise stammen aus einem Altersheim; persönliche Daten, Krankheiten, Körperersatzstücke, Kleidung, Schmuckstücke sind bekannt, die den Einzelnen zugewiesenen Kabinennummern erfaßt. Nach einem Schiffsuntergang ist eine Identifizierung der Kabineninsassen als ein Bestätigen bekannter Daten sehr leicht.

Kommt bei einem Warenhaus- oder Hotelbrand jedoch eine anonyme Zahl von anonymen Personen zu Tode, sinkt die Zahl erfolgreicher Agnoscierungen. Die Anforderungen an das medizinische wie erkennungsdienstliche Untersuchungsteam werden größer, die Erhebungen zeitraubender; alle Untersuchungsmöglichkeiten bzw. -techniken müssen bis ins Letzte eingesetzt werden.

Sind Körper durch die äußere Besichtigung (Kleidung, Körperoberfläche) im ersten Angriff nicht zu identifizieren, müssen weitergehende Untersuchungen (Röntgen, Sektion, Zahnstatus) vorgenommen werden.

Ist dies wegen der großen Zahl von Leichen zunächst nicht zu verwirklichen, stehen Kühlräume nicht zur Verfügung, oder stammen die zu Tode gekommenen Menschen aus anderen Ländern, sollen sie überführt, um in der Heimat identifiziert zu werden, müßte eine rasche Einbalsamierung vorgenommen werden.

Bei einer großen Zahl von Opfern sind Agnoscierungen nur bei überregionaler Einsatzplanung möglich. Schlagartig sollten Experten alarmiert und eingesetzt werden.

Bei den letzten, uns beschäftigten Fällen, ist eine einzelne Institutsmannschaft trotz Unterstützung von Kriminalbeamten und des Erkennungsdienstes kaum in der Lage, mehr als 20 Fälle an einem Tage abzuklären.

Rechtsmediziner, Pathologen, Röntgenologen, Zahnärzte, Sektionsgehilfen, Röntgenassistentinnen, Schreibkräfte (und Diktiergeräte!) müssen rasch zum Einsatz kommen, Schreibmaterial, Briefumschläge, Locher, Heftmaschinen und -klammern, Fett- und Filzstifte etc. sollten sofort zur Verfügung stehen, weiterhin Plastiksäcke und Kunststoffgefäße zur Aufnahme von Kleidungsstücken bzw. Schmuck und anderen persönlichen Habseligkeiten, sowie für Leichen bzw. Leichenteile; ferner Kunststoffolien zum Auslegen des Bodens.

Ein Katastrophenplan sollte auf seine Durchführbarkeit hin geprüft in gewissen Abständen geprobt werden.

Folgende Untersuchungsschritte sind angezeigt:

1. Nicht-ärztliche Inaugenscheinnahme:

a) Visuelle Identifikation über körperliche Merkmale, z. B. durch Angehörige,
b) Erkennen an Hand vorgelegter Kleidung, Schmuck, von Briefen, Ausweisen.

Cave: Zerstörung von Unterlagen anläßlich der Sicherstellung von Papieren nach Wasser- oder Hitzeeinwirkung.

2. Ärztlicher Einsatz.

Nach Bergung der Überlebenden ist die Arbeit am Katastrophenort aufzunehmen; dann sind Leichenteile und komplette Leichen einer Sammelstelle zuzuführen, die mit allen Untersuchungsmöglichkeiten ausgestattet ist. Eine Registrierungs- und Informationssammelstelle nimmt die ärztlichen Untersuchungsbefunde entgegen (Abb.3).

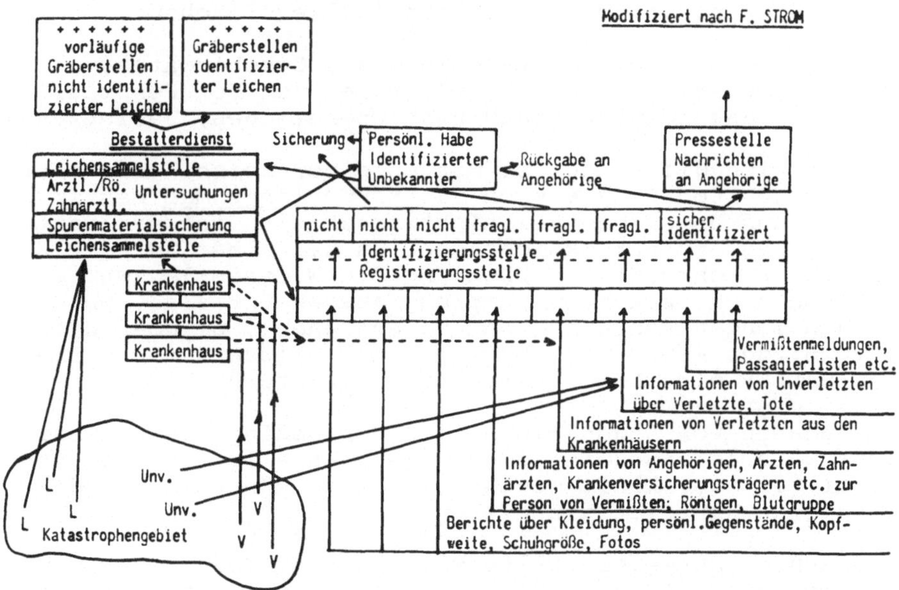


*Abb.3. Schaubild über Aufgaben und Zusammenspiel der verschiedenen Einsatzgruppen. (UNV = Unverletzter, V = Verletzter, L = Leiche)*

Bei Einwirkung hoher Drucke (Flugzeugabsturz) werden Körper sowie Körperteile völlig entkleidet. Es entfällt die Möglichkeit einer Identifikation über die Kleidung; eine Kleiderkarte kann nicht angelegt werden. Liegen Kleidungsstücke in der Nähe von Körpern, legen ordnende Hände diese auf die nächstliegende Leiche. In einem derartigen Fall könnte eine Identifizierung allein unter diesem Aspekt zu falschen Ergebnissen führen.

Kleidung, Ausweise, Schmuckstücke, individuelle körperliche Eigenschaften wie Narben, Muttermale, Tätowierungen dienen der Erkennung, werden registriert. Daktyloskopie, Photoaufnahmen geben Hinweise. Der äußeren Besichtigung schließen sich Röntgenuntersuchungen, Sektion und Erhebung des Zahnstatus an. Die Röntgendiagnostik ist bei Älteren erfolgversprechender als bei Jungen, da bei ersteren häufiger verwertbarer Befund:

chronische Erkrankungen oder zurückliegende Skeletverletzungen etc nachzuweisen sind.

Bei Brandleichen fehlen viele der z. B. von LIEBHARDT und HAUCK aufgelisteten Identifizierungsmerkmale. Die Kleidung ist verkohlt, der Schmuck infolge unsachgemäßer Bergung abhanden gekommen. Ringe, Armbänder, Uhren sind wegen Abkohlung bzw. Abfallen von Händen und Unterarmen (s. Abb.1) oder während des Transportes des Torso zu einer Sammelstelle in Verlust geraten. Werden Bergungsaktionen von kundiger Hand vorgenommen, sind trotz der Schwere der Einwirkungen noch am Katastrophenort Feststellungen möglich: Entdeckung von Teilen einer Uhr mit eingravierter Kennzeichnung, das Monogramm des Besitzers, Reparaturmarkierungen eines Uhrmachers oder aber kleinste Kleidungsfetzen z. B. in den Körperfalten bzw. bei Rückenlage im Bereich der Aufliegeflächen.

Obduktionen dienen der Feststellung des Geschlechtes, der Schätzung des Lebensalters, der Körpergröße oder der Feststellung innerer Erkrankungen, Zustand nach Operationen, Verletzungsfolgen.

Es erhebt sich die Frage, ob man an einer leicht- bis mittelschwer verkohlten Leiche noch das Körperlängenmaß bestimmen kann. Sind Füße und Unterschenkel nicht abgekohlt, ist der Faktor "Hitzeschrumpfung" zu berücksichtigen. Da bei einer auf die Körperoberfläche beschränkten Verkohlung die Weichteile zwar einer Hitze, jedoch nicht einer Schrumpfung ausgesetzt sind, wäre es möglich, die langen Röhrenknochen zu entnehmen, um über die Längsmaße z. B. des Femur bzw. Humerus unter Einsatz der Formeln von MARTIN-SALLER eine Längenberechnung durchzuführen.

Cave: Angaben von Angehörigen sind nur bedingt verwertbar. Zumindest wäre es angezeigt die Frage zu stellen, ob der Vermißte groß, mittel oder klein gewesen ist. Man könnte z. B. die Leichen unter diesen Kautelen gruppieren.

Bei bekannter Hutweite sollte man den Kopfumfang messen. Dieser betrug bei einer Leiche 57 cm, bevor sie einer Hitzeeinwirkung von 3 Stunden mit Verkohlung des Gesichtes bzw. der Kopfschwarte ausgesetzt wurde. Der Kopfumfang bei noch heißer Leiche betrug 56 cm und nach Abkühlung und Trocknung 54,8 cm. Grobe Anhaltspunkte ergeben sich demnach. Die Verwertbarkeit steht in Abhängigkeit von der Intensität der Vertrocknung.

Unter bestimmten Umständen müßte von der üblichen Sektionsmethode abgewichen werden, und zwar bei weitgehender Verkohlung der Körperoberfläche. Man hat u. U. Schwierigkeiten, die Sektionsschnitte entsprechend zu führen und es müßte in Kauf genommen werden, daß Kohlebröckchen bzw. verkrümelte Gewebe in die freien Bauchhöhlen bzw. über die Handschuhe des Obduzenten hineingerät. Die verkohlte

Oberflächenschicht könnte vor Sektionsbeginn vorsichtig abgetragen werden, um dann wie üblich vorzugehen. Wir bevorzugen bei einem Brandtorso eine Längshalbierung (Abb.4), dadurch sind einerseits etwaige Unfallfolgen im Bereich der Wirbelsäule sehr gut zu erkennen, andererseits aber auch Organerkrankungen, sofern die Leichenöffnung gewissermaßen von innen her vorgenommen wird.

Immer wieder ist man erstaunt, über den wohlerhaltenen Zustand der Organe, der es erlaubt, makroskopische wie mikroskopische Befunde zu erhalten. Auf dem Mantel der Verkohlung folgt eine Schicht, die wie angekocht aussieht, dann der z. T. gut erhaltene Kern.

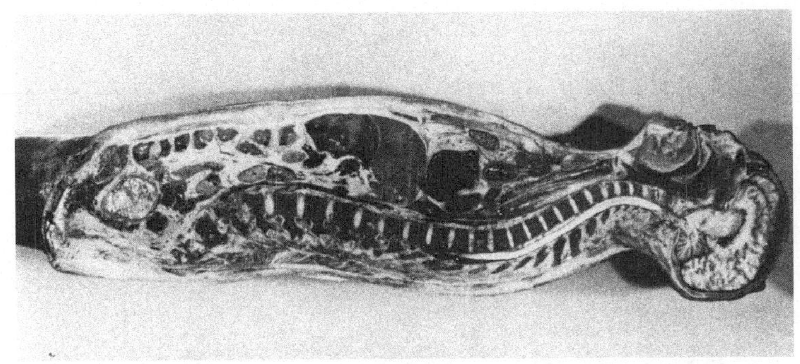

*Abb.4. Sektionstechnik bei starker Carbonisation: Längsschnitt*

In den Blutgefäßen ist sehr häufig noch flüssiges Blut vorhanden, wie z. B. in den Beckenvenen. Blutgruppen als Identifizeriungsmerkmal sind zu befunden sowie Geschlechtsbestimmungen vorzunehmen wie z. B. Fahndung nach den Y-Chromosomen. Siehe hierzu unsere Untersuchungen im Knochenmark, Knorpel und Periost in Abhängigkeit von Temperatureinflüssen.

Aufgabe der Obduktion: Versuch der Einschätzung des <u>Lebensalters</u> aus der biologischen Alterung der Organe.

- Die Skeletuntersuchung vermittelt viele Hinweise, speziell auch bei jungen Menschen. WEISS hatte zur Altersbestimmung Röntgenaufnahmen mit Erfolg verwendet. Wenn obduziert werden kann und Kenntnisse über die Altersveränderungen am Skeletsystem vorliegen, wird ein Obduzent durch Befunderhebungen am mazerierten Präparat kaum schlechtere Ergebnisse vorlegen, zumal die Altersveränderungen an den Organen ebenfalls in die Schätzung des Lebensalters einbezogen werden können. -

Bei den am schwersten Verletzten könnte eine <u>odontologische Expertise</u> weiterhelfen. Diese Erfahrungen hatten bereits dazu geführt, einen odontologischen "Steckbrief" für besonders gefährdete Berufe zu schaffen (Abb.5). Weitergehende Überlegungen betreffen die Markierung von Brücken, Prothesen etc. mit der Identifizierungsnummer eines Patienten bzw. des Zahnarztes. Der Zahnstatus der Lebenden sollte verschlüsselt werden; postmortale Be-

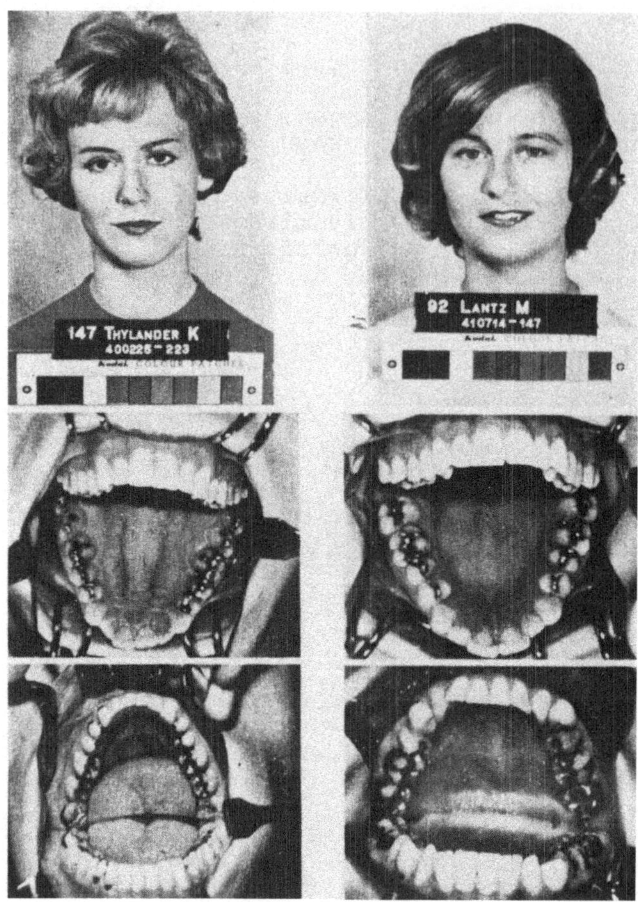


*Abb.5. Zahnstatus, visuell erhoben*

funderhebungen werden über den Computer erfaßt, mit Antemortem-Ergebnissen verglichen. Der Kreis der in Frage kommenden Personen ist eingeengt (Abb.6). Man hat Erfolg bereits bei Einsatz von 2 Variablen: Zahnfüllungen, Zahnverlust. Angaben von Angehörigen über den Zahnstatus sind wohl kaum verwertbar.

Selbst bei einem Brandtorso ist der Zahnstatus festzustellen (Abb.6). Weshalb sind die Zähne noch relativ gut erhalten? Unter der Hitzeeinwirkung kommt es zu einer Verkochung, später Verdampfung von Körper- bzw. Gewebeflüssigkeiten, zu einer die Zähne schützenden Aufquellung der Lippen, Vorquellung der Zunge sowie Auslaufen von Flüssigkeit aus dem Munde und dann erst zur Retraktion der Lippen (Abb. 7, 8 und 9).

Bei einer Massenkatastrophe könnte man auch folgendermaßen vorgehen: Unterkiefer und Oberkiefer werden der Leiche entnommen und asserviert bzw. nach einer vorsichtigen Mazeration von einem Zahnarzt befundet.

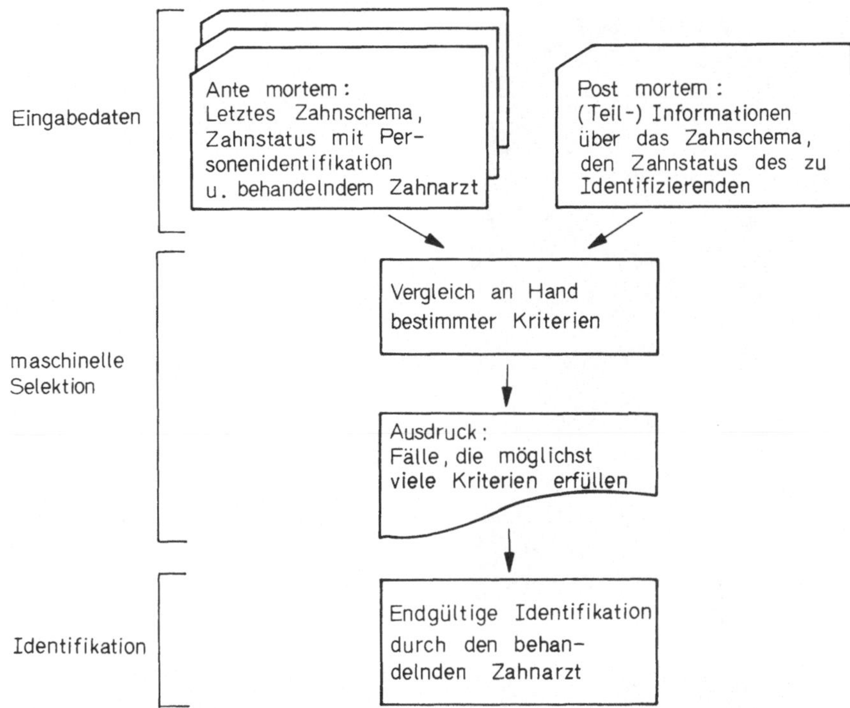


*Abb.6. Computererfassung des Zahnstatus bei Lebenden, Gegenüberstellung der Befunde Unbekannter*

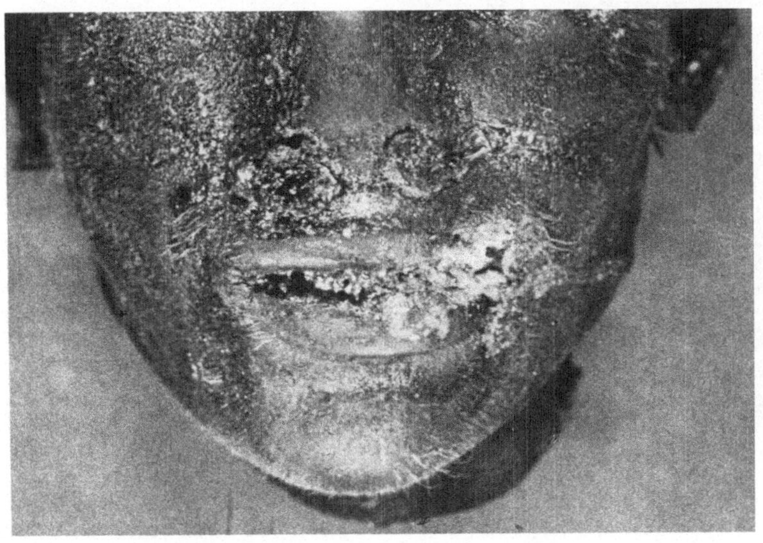

*Abb.7. Einsetzende Hitzewirkung mit beginnendem Aufheizen von Körperflüssigkeit*

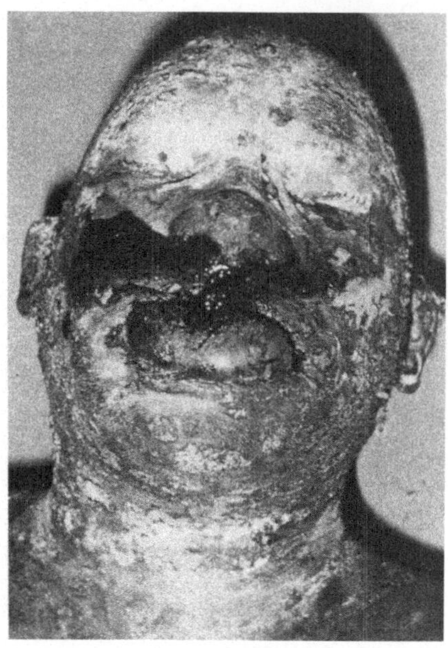

*Abb.8. Verkochung, nachfolgende Verdampfung der Gewebsflüssigkeit mit Ausfließen sowie Aufquellung von Lippen und Zunge. Zähne völlig bedeckt*

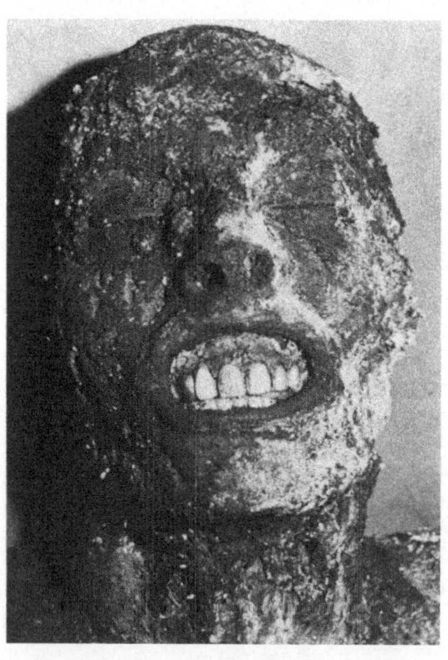

*Abb.9. Retraktion der Lippen, Freilegung der Frontzähne*

Eine Weißcarbonisation erfordert einen speziellen Einsatz am Katastrophenort, da bei unvorsichtiger Bergung Skeletreste zerfallen oder während eines Transportes zerbröckelt (Abb.10). Selbst aus Teilstücken eines Kiefers können noch Identifizierungsmerkmale ermittelt werden (Abb.11).

Engste Zusammenarbeit zwischen Gerichtsmediziner, Pathologen, Röntgenologen, Zahnarzt verspricht Erfolg. Wird ein Teil der

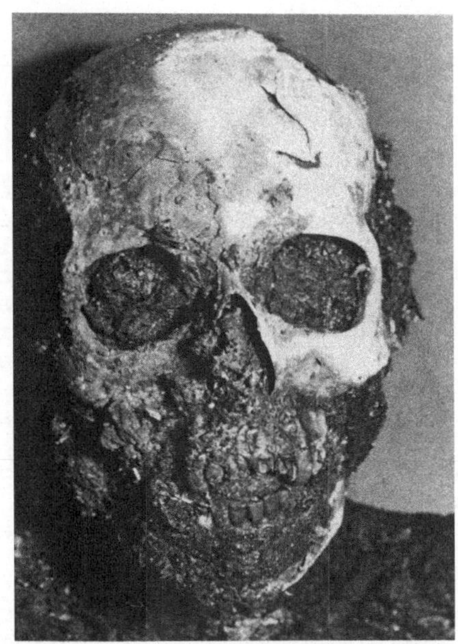

*Abb.10. Sog. "Metallisation" der Zähne, eine Hitzeeinwirkung. Weißcarbonisation. Hitzesprünge der Schädelknochen*

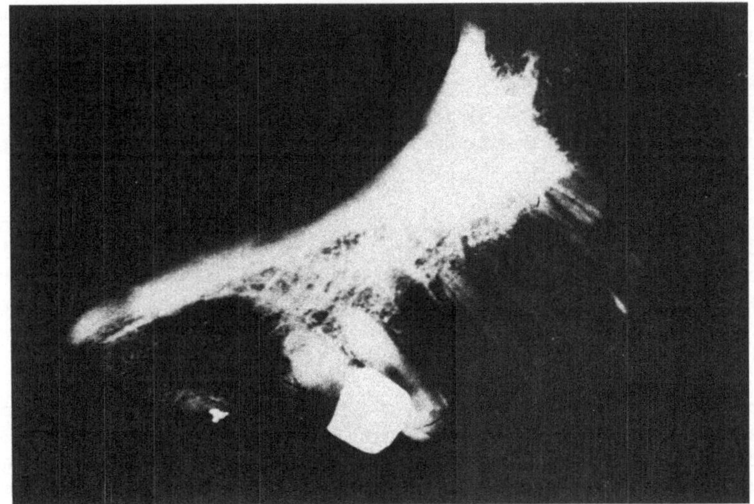

*Abb.11. Rö-Aufnahme eines Unterkieferstückes mit Nachweis zahnärztlicher Behandlung*

Leichen identifiziert, entfallen noch nicht ausgeschöpfte Informationen, Daten und Befunde auf die Zahl der übriggebliebenen Nichtidentifizierten, so daß mit jeder Identifikation gezielter an die bisher noch unbekannt gebliebenen herangetreten werden kann.

H. Contzen, Frankfurt

# Organisierter Rettungsdienst in Stadt und Land

In den vergangenen 10 Jahren ist in der Bundesrepublik Deutschland das System des organisierten Rettungsdienstes entwickelt worden, mit dem die frühzeitige ärztliche Hilfe am Notfallort zur Behebung bzw. Verhütung lebensbedrohlicher Zustände, insbesondere auch zur Erhaltung bzw. Wiederherstellung der Transportfähigkeit bei einem Notfallpatienten und schließlich dessen risikoarme Beförderung in ein für die endgültige Versorgung geeignetes Krankenhaus sichergestellt werden soll.

Die kommunalen Gebietskörperschaften sind im Auftrag des jeweiligen Bundeslandes Träger dieses organisierten Rettungsdienstes, der vor allem von den Sanitätsorganisationen sowie von den Berufs- und freiwilligen Feuerwehren ausgeübt wird. Die wichtigsten Rettungsmittel sind heute die Rettungswagen (RTW) bzw. Notarztwagen (NAW) nach DIN 75080 und die Rettungshubschrauber.

Durch Ländergesetze oder durch entsprechende Verfügungen wird die Einheitlichkeit in der Organisation des Rettungsdienstes gewährleistet, die in einem Musterentwurf des Bund-Länder-Ausschusses "Rettungswesen" vom 15.6.1972 konzipiert ist. Danach sollen in den Bundesländern Rettungsdienstbereiche mit überregionalen Rettungsleitstellen eingerichtet werden, deren Standort nach verkehrs- und fernmeldetechnischen Gegebenheiten ausgewählt und von denen der Einsatz aller vorhandenen Rettungseinrichtungen zentral gesteuert wird. Sinngemäß müssen bei diesen Rettungsleitstellen auch sämtliche Notrufe aus dem entsprechenden Rettungsdienstbereich auflaufen.

Am 20.9.1973 ist zwischen Bund und Ländern vereinbart worden, den münzfreien, einheitlichen Notruf 110 mit automatischer Standortkennung einzuführen. Nach Auskunft des Bundespostministeriums war am 30.9.1975 von den insgesamt 3 785 Fernsprechortsnetzen in 1 935 Ortsnetzen der Notruf 110, in weiteren 875 Ortsnetzen der Notruf 112 (=Feuerwehrnotruf) geschaltet.

Von der Realisierung solcher organisatorischen und technischen, insbesondere fernmeldetechnischen Einrichtungen und vor allem von der Einsatzmöglichkeit qualifizierter Rettungssanitäter in ausreichender Anzahl ist die Effektivität des organisierten Rettungsdienstes unter der Maxime abhängig, innerhalb von 10 Minuten jeden Notfallort erreichen zu können. Während sich in Großstädten und Ballungsräumen diese Forderung mit den bereits vorhandenen Einrichtungen erfüllen läßt, wären zur Sicherstellung gleicher Rettungschancen in dünnbesiedelten, ländlichen Bereichen dafür noch erhebliche Investitionen erforderlich.

Nach einer Hochrechnung, die auf dem 3. Rettungskongreß des Deutschen Roten Kreuzes 1974 vorgelegt worden ist, müßten bei einer Toleranzzeit von 10 Minuten in der Bundesrepublik etwa 250 Rettungsleitstellen mit rund 2 500 Rettungswachen eingerichtet werden, für die zwischen 5 000 und 6 000 Krankentransportwagen und nahezu 35 000 hauptamtliche, qualifizierte Rettungssanitäter und

Mitarbeiter erforderlich wären. Unter Berücksichtigung der bereits vorhandenen Einrichtungen werden die Investitionskosten dafür mit 278 Millionen DM, die jährlichen Betriebskosten unterschiedlich zwischen 500 Millionen und nahezu 1,5 Milliarden DM veranschlagt.

Bei solchen Kosten ist es verständlich, daß der zügig begonnene Ausbau des organisierten Rettungsdienstes bei den augenblicklichen finanziellen Schwierigkeiten langsamer verläuft. Außerdem ist der im Juni 1973 vorgelegte Gesetzentwurf über das Berufsbild des Rettungssanitäters noch nicht verabschiedet, so daß dieser geplante Lehrberuf keine ausreichende Anzahl von Bewerbern aufweist.

Wie stellt sich nun die derzeitige Situation des organisierten Rettungsdienstes in der Bundesrepublik dar?

In den meisten Großstädten, wie z. B. in Hamburg, Bremen, Köln, Frankfurt am Main und München wird das Notarztwagen-System sowohl personell als insbesondere auch technisch und organisatorisch weitgehend von den Berufsfeuerwehren praktiziert. Die hier gegebenen optimalen Voraussetzungen vor allem im fernmeldetechnischen, organisatorischen und personellen Bereich lassen im überschaubaren Ballungsgebiet mit ausgebautem Straßennetz eine optimale Effektivität des Rettungsdienstes erwarten.

So hat die Auswertung von 10 000 einheitlich dokumentierten NAW-Einsätzen in Frankfurt am Main ergeben, daß jeder Notfallort im 195 $km^2$ großen Stadtgebiet von einem der drei, verkehrstechnisch günstig stationierten Notarztwagen in durchschnittlich 7 Minuten nach Auslösung des Alarms erreicht worden ist. Die mittlere Entfernung des Notfallortes vom Stationierungsort des jeweils zuständigen Notarztwagens betrug 5,6 km; der Gesamtzeitaufwand pro Einsatz wurde mit 28 Minuten errechnet. Bei obligatorischer Anwendung des Einsatzkataloges durch den Leiter der zentralen Einsatzstelle betrug die Quote der Fehleinsätze 10,4%. Herauszuheben ist, daß von 3 547 perakut lebensbedrohlich Verletzten oder Erkrankten 2 049 = 57,77% lebend in die Klinik eingeliefert werden konnten.

In der Bundesrepublik Deutschland sind aber die Sanitätsorganisationen für die weit überwiegende Zahl von Notfällen zuständig. Nach den vorliegenden Daten waren die Berufs- und freiwilligen Feuerwehren mit 27%, das Deutsche Rote Kreuz jedoch mit 68,5% an den Rettungseinsätzen beteiligt.

Dafür standen dem DRK mit Stichtag vom 15.10.1975 4 232 hauptamtliche Rettungssanitäter, 1 118 nebenamtliche und 15 016 ehrenamtliche Sanitäter, an wesentlichen Hilfsmitteln vor allem 520 RTW nach DIN 75080 zur Verfügung. Die Rettungseinsätze wurden von 23 Leitstellen aus koordiniert und von 1 115 Rettungswachen ausgeführt.

Bei der sicher noch nicht optimalen Versorgung großräumiger, ländlicher Gebiete durch den bodengebundenen Rettungsdienst kommt dem Ausbau des Hubschrauber-Rettungssystems eine besondere Bedeutung zu.

Der Einsatz eines Rettungshubschraubers (=RTH) erfolgt unter den gleichen Gesichtspunkten wie der eines Notarztwagens vor allem auch unter der Maxime, im Einsatzbereich jeden Notfallort innerhalb von 10 Minuten erreichen zu können. Daraus ergibt sich für den Rettungshubschrauber ein Aktionsradius von rund 50 km, so daß das Gebiet der Bundesrepublik mit etwa 20 Hubschrauber-Rettungsstationen abgedeckt wäre. Zur Zeit sind 16 Rettungshubschrauber-Stationen einsatzbereit, bis Ende 1976 soll nach der erklärten Absicht des dafür zuständigen Bundesinnenministeriums der Ausbau des Hubschrauber-Rettungssystems abgeschlossen und damit die notärztliche Versorgung auch im großflächigen, ländlichen Bereich verbessert worden sein.

Aus den bisher gewonnenen Erfahrungen kann gesagt werden, daß das Hubschrauber-Rettungssystem eine äußerst wertvolle Ergänzung des bodengebundenen Rettungsdienstes darstellt, ohne diesen jedoch ersetzen zu können. Denn der alarmmäßige Einsatz des Rettungshubschraubers ist ausschließlich unter Sichtflugbedingungen möglich, die einmal nur bei Tageslicht gegeben sind und die zum anderen durch ungünstige Witterungskonstellationen weiter eingeengt werden können.

Sicher ist, daß der organisierte Rettungsdienst in der Bundesrepublik Deutschland erheblich verbessert worden ist und bereits einen beachtlichen Standard erreicht hat. Genau so sicher ist aber auch, daß noch viel Zeit vergehen wird, viel Arbeit und vor allem viel Geld investiert werden muß, um dem Anspruch aller Bürger auf eine optimale Versorgung im Notfall zu genügen.

## Literatur


1. Bericht 3. Rettungskongreß des DRK 1974. Schriftenreihe DRK, Bonn, Nr. 51 (1974).
2. SCHIEFEL, W.: Bald lückenloses Hubschraubernetz. ZS-Magazin, Heft 10, 20-23 (1974).
3. WEITZ, B.: Untersuchungen über die Effektivität ständig ärztlich besetzter Rettungswagen. Inaugural-Dissertation Johann-Wolfgang-Goethe-Universität Frankfurt am Main, 1974.


E. Jenny, Innsbruck

# Organisierter Rettungsdienst im Gebirge

Das alpine Rettungswesen ist so alt wie die Erschließung der Alpen selbst. Seine Entwicklung ist eng verknüpft mit der Geschichte der alpinen Vereine. Der Aufbau eines eigenen Rettungssystems im Gebirge wurde notwendig aus der Erkenntnis der großen Unterschiede des Unfalls im Gebirge zu jenem im Flachland insbesondere hinsichtlich Geländebeschaffenheit, klimatischer Verhältnisse, Nachrichtenübermittlung, Bergung, Transportwege und Zeitfaktor.

Der Rettungsdienst im Gebirge wird heute in Österreich wahrgenommen vom Österreichischen Bergrettungsdienst (ÖBRD), welcher ein funktionstüchtiges bodenständiges Rettungssystem für Bergung,

Erstversorgung und Transport von Verunglückten im Gebirge darstellt.

Von zweitrangiger Bedeutung - trotz größter technischer Fortschritte in den letzten Jahren - ist der Flugrettungsdienst. Zweitrangig deshalb, weil er - abgesehen von finanziellen und organisatorischen Belangen - von Wetter, Tageszeit und Sichtverhältnissen abhängig ist.

In vielen Fällen, besonders im Katastrophenfall, stützt sich der ÖBRD auf die Mithilfe des qualifizierten Alpinpersonals bzw. der Alpineinheiten der Bundesgendarmerie, Zollwache und des Bundesheeres.

Ein Bild über Organisation und Ausrüstung des ÖBRD ergibt Tabelle 1.

Tabelle 1. Organisation und Ausrüstung des ÖBRD (Stand 1974)

| | |
|---|---|
| Ortsstellen | 287 |
| Meldestellen | 1 464 |
| Rettungsmänner | 7 450 |
| Lawinenhunde | 174 |
| Ausrüstung | |
| Stahlseilgeräte | 262 |
| Rettungsseile | 1 273 |
| Akja | 732 |
| Lawinensonden | 4 943 |
| elektronische Lawinensuchgeräte "Pieps I" | 745 |
| Beatmungsgeräte | 44 |
| Funkgeräte | 457 |
| Einsatzfahrzeuge | 21 |
| Diensthütten | 59 |

Darüberhinaus kann sich der ÖBRD bei seinen Einsätzen auf die Bergrettungs- und Sanitätsgeräte der 450 AV-Schutzhütten im ganzen österreichischen Alpengebiet stützen, welche einen Gesamtwert von rund 4,5 Millionen ÖS darstellen.

Neben der bereits weit fortgeschrittenen Ausstattung der einzelnen Ortsstellen des ÖBRD mit tragbaren Sprechfunkgeräten leisten bei Anforderung und Durchführung von hochalpinen Rettungseinsätzen die stationären Nachrichtenanlagen auf den AV-Schutzhütten wertvollste Hilfe (siehe Tabelle 2).

Über die Einsatztätigkeit des ÖBRD sowie erfolgte Hubschrauberrettungseinsätze geben Tabelle 3 und 4 Aufschluß.

Der Bergrettungsmann ist auf Grund seiner vielseitigen und gediegenen Ausbildung als hochqualifizierter Helfer im Gebirge anzusehen, an den höchste charakterliche, bergsteigerische, rettungstechnische und sanitätsmäßige Ansprüche gestellt werden. Eine entsprechende Sonderausbildung gewährleistet die erforderli-

Tabelle 2. Nachrichtenverbindungen der Av-Hütten

| | OeAv-Hütten 1975 | (1972) | DAv-Hütten 1975 | (1972) |
|---|---|---|---|---|
| Telefon | 33 | (26) | 15 | (14) |
| Sprechfunk | 21 | (11) | 30 | (12) |
| Funktelefon | 8 | ( 1) | 11 | ( 0) |
| | 62 | (38) | 56 | (26) |
| | 118 | | | |

Tabelle 3. ÖBRD-Tätigkeit 1974

| Winter | | | Sommer | | |
|---|---|---|---|---|---|
| Einsatzgebiet | Zahl der geborg. Personen | %-Anteil | Einsatzgebiet | Zahl der geborg. Personen | %-Anteil |
| Piste | 6 020 | 71,49 | Fels | 683 | 8,11 |
| Fels und Eis | 394 | 4,68 | Eis | 155 | 1,84 |
| Sonstige alpine Region | 753 | 8,94 | Sonstige alpine Region | 416 | 4,94 |

Hubschraubereinsätze 1974

851

BMfl 659 — BMfLV 195, davon 44 Windenbergungen

Schipisten 14,1%
hochalpines Gelände 85,9%

Winter 39,13% — Sommer 46,77%

Tabelle 4. ÖBRD-Tätigkeit 1974
terrestrische Bergungen und Hubschraubereinsätze

| Gesamtzahl der geborgenen Personen | unverletzt | verletzt | tot |
|---|---|---|---|
| 8421 (Ausländer 4475, Inländer 3946) | 437 | 7781 | 203 |

ÖBRD-Tätigkeit 1945-1974

| Gesamtzahl der geborgenen Personen | unverletzt/verletzt | tot |
|---|---|---|
| 109 592 | 104 254 | 5338 |

che Heranbildung von Spezialisten (Lawinenhundeführer, Bergrettungsärzte, Sanitätswarte, Flugretter).

Was alle diese Männer auszeichnet, ist der große Idealismus, mit dem sie ihre Aufgabe erfüllen. Dementsprechend gering ist auch die finanzielle Entschädigung, welche der Bergrettungsmann für seinen anstrengenden und gefährlichen Einsatz erhält. Während mehrere Landesleitungen des ÖBRD bereits zum Nulltarif übergegangen sind, werden in den übrigen Bundesländern die reinen Bergungskosten dem Verunglückten noch verrechnet.

Wenn der im Gebirge Verunglückte das nicht seltene Glück hat, von einem österreichischen Rettungshubschrauber - in den meisten Fällen mit einem Arzt an Bord - geborgen zu werden, dann entstehen ihm überhaupt keine Kosten, da die Flugrettung in Österreich bis heute ohne jede Kostenverrechnung gegenüber dem Verunglückten arbeitet.

Der erste Flugrettungseinsatz in den österreichischen Alpen geht nach HAID schon auf das Jahr 1942 zurück, als durch einen Fieseler-Storch ein schwerverletzter Schifahrer vom Gurgler Gletscher nach Innsbruck befördert wurde. Der Gedanke, in Österreich einen Flugrettungsdienst einzurichten, wurde geboren aus den Erkenntnissen der schweren Lawinenkatastrophen in Österreich in den Jahren 1951 und 1953. Im Winter 1956/57 wurde in Innsbruck vom BMfI das erste einmotorige Flächenflugzeug vom Typ Piper stationiert, mit welchem nach dem Vorbild des Schweizer Gletscherpiloten HERMANN GEIGER die ersten Rettungsaufträge im Gebirge erfüllt wurden.

Bis zum Beginn der Hubschrauber-Ära Anfang der 1960er Jahre wurden von wenigen, mutigen, alpinerfahrenen Piloten tausende Flugrettungseinsätze - zum Teil unter heute unvorstellbar schwierigen Verhältnissen - erfolgreich durchgeführt. So hat der bekannteste österreichische Rettungspilot jener Zeit, EDUARD BODEM, mit dem Flächenflugzeug 3200 Außenlandungen im Gebirge durchgeführt und 496 Personen - größtenteils Schwerverletzte - abtransportiert.

Seit dem Jahre 1962 werden in Österreich in zunehmendem Maße Hubschrauber des BMfI und BMfLV für hochalpine Rettungszwecke - durchwegs in enger Zusammenarbeit mit dem ÖBRD - eingesetzt.

Das BMfI verfügt in jedem Bundesland über eine Flugeinsatzstelle mit Maschinen der Typen Jet Ranger (Bell 206) und Bell 47, während die Rettungseinsätze von militärischen Stützpunkten aus früher mit der Bell 47 oder Aloutte II erfolgten und heute fast nur mehr mit der Alouette III durchgeführt werden. Für ausgesprochene Katastrophenfälle im Land wie im Gebirge wird auch der Großhubschrauber Sikorsky Ö 65 eingesetzt.

Nach dem Muster der Schweizerischen Rettungsflugwacht wurde vom Österreichischen Bundesheer im Jahre 1970 mit großem ideellen und materiellen Einsatz die Bergung vom schwebenden Hubschrauber aus mittels Seilwinde in Österreich eingeführt und mit eigener Technik sowie neuartigen Rettungsgeräten weiterentwickelt. Alle bisher durchgeführten Hubschrauberwindenbergungen aus Routen bis zum Schwierigkeitsgrad V der UIAA-Skala (Großer Turm-Südpfeiler-Rätikon, Roggalnordkante, Lafatscher-Nordwand u. a.) sind unfallfrei verlaufen. Mit einer Direktbergung aus der steinschlaggefährdeten Pallavicinrinne dürfte diese Methode allerdings ihre Grenzen erreicht haben.

Tabelle 5. Schicksal des Schwerverletzten im Hochgebirge

abhängig von

| Bergung | Zeitfaktor | Transport |
|---|---|---|
| 1) Direktbergung (Windenbergung) = schonend und rasch<br>2) Antransport von Bergrettungsmannschaften, -ärzten, Lawinenhunden, Rettungsgeräten (z. B. Stahlseilgerät, Spaltenbergenetz) | 1) Verkürzte Suche<br>2) Verkürzung des Zeitraumes zwischen Unfallereignis und Bergung<br>3) Rasche sachkundige Erste-Hilfe-Leistung durch Bergrettungsarzt, Sanitätswart oder Flugretter. | 1) Rasch<br>2) Sicher (vor objektiven alpinen Gefahren)<br>3) Schonend (= erschütterungs- und schmerzfrei, psychisch nicht belastend, kälte- und nässegeschützt)<br>4) Weitere Möglichkeiten:<br>a) Laufende Schockbehandlung,<br>b) ständige Überwachung der lebenswichtigen Funktionen,<br>c) verletzungsadäquate Lagerung,<br>d) Direkteinlieferung in medizinische Spezialabteilungen unter Außerachtlassen linearer Versorgungseinrichtungen;<br>Beispiele:<br>Lawinenopfer-Intensivstation, Schädelverletzung-Neurochir. drohende Crushniere-Dialysestation (schwere Muskelverletzung, freies Hängen im Seil, schwere lokale Erfrierungen). |

Hubschraubereinsatz

↑

Verbesserung der Prognose

Der Hubschrauberrettungseinsatz ist in den einzelnen österreichischen Bundesländern außergewöhnlich unterschiedlich und erreicht in Tirol mit 80% der gesamten Einsätze die weitaus höchste Frequenz.

Insgesamt werden in Österreich pro Jahr zwischen 850 und 900 Flugrettungseinsätze im Gebirge durchgeführt. Die wesentlichen Vorteile des Hubschraubereinsatzes für den Schwerverletzten im Hochgebirge sind in Tabelle 5 aufgezeigt.

Diese Vorteile sind so gravierend, daß wir trotz bekannter Störfaktoren und Flugreize durch den Lufttransport für den Hubschraubertransport von Schwerverletzten im Gebirge grundsätzlich keine medizinische Kontraindikation kennen, wenn wir davon absehen, daß für die Hubschrauberwindenbergung natürlich intakte Atmung und Herzkreislauftätigkeit Voraussetzung sind.

Trotzdem wird - auf Grund der bereits erwähnten, zum Großteil nicht voraussehbaren Einschränkungen des Hubschraubereinsatzes - auch in Zukunft für Rettungseinsätze im Gebirge den eindeutigen Schwerpunkt immer der bodenständige Bergrettungsdienst bilden.

E. Hentschel, Kiel

# Organisierter Rettungsdienst – Wasser- und Seenotrettung

Der spezielle Bereich der Wasser- und Seenotrettung unterscheidet sich vom allgemeinen Rettungswesen durch einige grundlegende Dinge.

Zu den bekannten Umständen des Unfallgeschehens ist der Einfluß der Elemente Wasser und Wind mit in Betracht zu ziehen. Die Rolle des Laienhelfers tritt, zumindest was den Seerettungsdienst betrifft, fast ganz in den Hintergrund, und die technischen und handwerklichen Fähigkeiten des Helfers sind oft entscheidender als seine rein sanitätsdienstlichen Kenntnisse.

Grundsätzlich unterscheiden wir die Wasserrettung, die im wesentlichen die Binnengewässer betrifft, von der Seenotrettung, die das offene Meer betrifft, wobei dies keine geographischen, sondern rein funktionelle Begriffe sind.

## Rettungsmittel

Bei der Betrachtung der Rettungsmittel, die zur Verfügung stehen, unterscheiden wir zwei Gruppen, die passiven Rettungsmittel, die von außen herangebracht werden - Rettungsringe, Rettungsboote, Schiffe, Flugzeuge - und die aktiven Rettungsmittel, die der Verunglückte, das Schiff oder der abgestürzte Flieger mit sich führt - Schwimmwesten als Einzelrettungsmittel, Boote und Rettungsinseln als Gruppenrettungsmittel.

## Wasserrettung

Für die Wasserrettung trifft die öffentliche Hand Vorsorge in Form von Rettungsringen, Stangen oder Leinen, die an Brücken, Anlegestellen oder Kaimauern bereitgestellt, leicht zugänglich sind und dem Verunglückten zugereicht oder zugeworfen werden können. Die Wasserrettung wird im deutschen Bereich von der Deutschen Lebensrettungsgesellschaft (DLRG), den Angehörigen der Wasserwachten der freiwilligen Hilfsverbände und den Wasserrettungstrupps der Berufsfeuerwehr durchgeführt.

Die DLRG, 1913 gegründet, ist eine der größten Selbsthilfsorganisationen mit ca. 400 000 Mitgliedern. Sie überwacht nicht nur die Badestrände und die Sporttaucher, betreut nicht nur Segler bei ihren Regatten und rettet Ertrinkende, sondern versucht aktiv an der Verhütung von Wasserunfällen zu helfen. Die Ausbildung und die praktische Arbeit steht unter dem Aspekt der Vorsorge - d. h. Vermehrung der Zahl der Schwimmer und damit Verminderung der Zahl der Ertrunkenen - und dem Aspekt des Helfens, des Rettens durch eine intensive Ausbildung im Schwimmen, Tauchen, in der Ersten Hilfe, der Eisrettung und seit neuestem auch im Tauchen mit Geräten.

Neben diesen freiwilligen Helfern stehen, vor allen Dingen in den größeren Städten, die Wasserrettungstruppe der Berufsfeuerwehr zur Verfügung mit ihrer speziellen Ausrüstung und Ausbildung im Schwimmen und Tauchen - bis hin zur Ausführung schwieriger Arbeiten unter Wasser und der Beherrschung bestimmter artgebundener Eigenheiten, z. B. Kanalisation oder unterirdische Höhlen.

## Seenotrettung

Für die Seeschiffahrt ist die Ausrüstung mit Rettungsmitteln durch die Londoner Konvention von 1960 festgelegt. Bei den Gruppenrettungsmitteln geht hier der Trend mehr und mehr zu den aufblasbaren Rettungsmitteln hin, weil diese überdacht sind und somit besser gegen Nässe und Kälte schützen, besser zu lagern sind und besser zu Wasser gelassen werden können. - Das Problem hier ist die Seekrankheit.

Bei den Einzelrettungsmitteln haben sich die Schwimmwesten, z.B. vom Typ "Secumar 15" durchgesetzt, zwei unabhängig voneinander aufblasbare Schwimmkörper, der eine durch Preßluft, der andere durch ein Mundaufblasventil, beide für sich allein in der Lage einen Menschen sicher über Wasser zu halten.

Die Aufgabe der Seenotrettung ist in Deutschland der "Deutschen Gesellschaft zur Rettung Schiffbrüchiger" übertragen worden. Diese Organisation hat ihren Sitz in Bremen. Hier befindet sich auch die Seenotzentrale, in der alle Meldungen zusammenlaufen.

Die deutschen Küsten sind in genau definierte Seenotbereiche eingeteilt. Für jeden Bereich ist der Aktionsradius "1 Stunde", d.h. der Ort, den der Rettungskreuzer von seiner festen Position innerhalb einer Stunde erreichen kann, genau bekannt. So ergeben sich gewollte Überschneidungen, die bewirken, daß z. B. der Bereich der Deutschen Bucht mit den Häfen Hamburg und Bremen mehrfach abgedeckt ist.

Die Anforderungen, die im Seenotrettungsdienst an die dort verwandten Schiffe und Boote gestellt werden müssen, sind hoch und gehen weit über das hinaus, was an Konstruktionsbedingungen für Seeschiffe allgemein üblich ist.

Sie haben zur Entwicklung eines ganz neuen Schiffstyps geführt, dem Rettungskreuzer mit seinem Tochterboot.

Die in den 70er Jahren in Dienst gestellten Rettungskreuzer haben eine Leistung der Maschinen von 2 400 PS. Sie erreichen damit eine Geschwindigkeit von 24 Knoten. Ihre Tochterboote, die selbst unter schlechten Bedingungen noch zu Wasser gelassen werden und selbständig operieren können, erreichen immerhin noch eine Geschwindigkeit von 13 Knoten. Die Rettungskreuzer haben einen Aktionsradius von 450 Seemeilen - bei Marschfahrt 1 500 Seemeilen.

Sende- und Empfangsmöglichkeiten sind im weitesten Sinne vorhanden, ebenso eine selbstschreibende Echolot-Anlage, die zentimetergenau die Wassertiefen bis 50 cm angibt und aufzeichnet. Obwohl diese Schiffe sich in Fahrverhalten und Manövrierfähigkeit gut bewährt haben, sind z. Zt. Neuentwicklungen im Bau. Schiffe, die bei einer Leistung von 7 200 PS eine Höchstgeschwindigkeit von 30 Knoten erreichen. Neu an diesem Typ ist ein Arbeitsdeck für einen Hubschrauber und eine leistungsfähige Feuerlöschanlage mit Schaummitteltanks.

Die Rettungskreuzer und Boote haben feste Liegeplätze im Bereich der Ost- und Nordsee oder aber sie befinden sich auf ihren Seepositionen, von denen sie aus dann operieren.

Die Besatzung, 3-5 Mann, wird entlohnt. Während ihrer Borddienstzeit wohnt und schläft sie ständig an Bord. 20 Tagen Borddienst stehen 10 Tage Freizeit gegenüber. Der Kapitän - oder Vormann - des Bootes ist mit Ausnahme seiner Urlaubszeit ständig im Dienst. Er wird durch ein Selektivrufgerät herbeigerufen, ebenso wie im Bedarfsfalle der freiwillige Seenotarzt. Die kleinen Strand- und Motorrettungsboote sind dem gegenüber mit Freiwilligen besetzt.

Im Falle eines empfangenen Notrufes laufen die Seenotkreuzer und Rettungsboote selbständig und zunächst ohne weitere Anweisung von der Zentrale aus auf den Ort des Geschehens zu. Erst während der Fahrt wird der Einsatz mit der Zentrale, den benachbarten Seenotkreuzern und den zu Hilfe eilenden Schiffen abgesprochen.

Um jeden Notruf auffangen zu können, sind die Funkgeräte sowohl der Seenotwachen, als auch die der Zentrale ständig auf Empfang geschaltet. Die Sicherheitsfrequenzen im internationalen Seefunkverkehr werden außerdem ununterbrochen von den 10 Küstenfunkstellen der deutschen Bundespost überwacht.

Im Bereich der Nordsee werden Notrufe noch zusätzlich von Peilfunkstellen angepeilt. Dadurch kann die evtl. ungenaue Positionsangabe des Aussendenden korrigiert werden.

Damit auch der schwache Sender gehört wird, gibt es für die Notfrequenzen festgelegte Zeiten absoluter Funkstille. Im UKW-Sprechfunk haben Seenotmeldungen Vorrang, damit sie als solche erkannt werden, gehen ihnen international gültige Alarmzeichen voraus. Dreimal "mayday" kündigt die Abgabe einer Seenotmeldung an, dreimal "PAN" ist anzuwenden bei sehr dringender und bevorstehender Gefahr für die Sicherheit eines Schiffes oder Luftfahrzeuges.

Die eigentliche Bergung oder Rettung durch die Seenotkreuzer oder Rettungsboote hängt von den Umständen des Unfallortes ab. Durch die Kombination von Rettungskreuzer und Tochterboot ist die früher übliche Rettung, das Hinüberschießen einer Leine und die Bergung mittels der sog. Hosenboje kaum noch notwendig. Dennoch müssen Kranke und Verletzte auch heute noch häufig mit der Transporthängematte - eine Art Krankentrage, in die der Verletzte fest verschnürt wird - mittels Leinenverbindung über die hohe Bordwand der Superschiffe geborgen werden. Für evtl. Notfälle sind Rettungssprungnetze oder für hohe Bordwände Kletternetze an Bord der Rettungskreuzer.

Die Behandlung der Geborgenen erfolgt im Bordhospital. Behandlung bedeutet hier häufig nicht Behandlung einer Verletzung, sondern einer Unterkühlung. Brände werden durch bordeigene Pumpen, Schläuche und Strahlrohre, Wassereinbrüche mit Hilfe von an Bord befindlichen Lenzpumpen bekämpft.

Enge Zusammenarbeit auf dem Gebiet der Seenotrettung hat sich seit Jahren mit dem Such- und Rettungsdienst der Marine (SAR) ergeben.

Zwischen der Seenotzentrale der Deutschen Gesellschaft zur Rettung Schiffbrüchiger und der SAR-Leitstelle (Rescue Coordinations Center RCC) in Glücksburg/Holstein besteht eine störungsfreie, ständig geschaltete Telefonverbindung, die im Bedarfsfall neben der gegenseitigen Unterrichtung den reibungslosen Einsatz von Schiffen- und Rettungsflugzeugen garantiert.

Von der Organisation her gibt es in der Bundesrepublik zwei sog. SAR-Bereiche, einmal den Landbereich und den in diesem Zusammenhang interessierenden Bereich "See" in Glücksburg. Dieser umfaßt die Nord- und Ostsee, das Land Schleswig-Holstein und Hamburg sowie die dem Land Niedersachsen vorgelagerten Inseln.

Zur Erfüllung des Auftrages stehen die sofort einsetzbaren SAR-Mittel ersten Grades, die Hubschrauber vom Typ Sea-King bereit. Daneben sind einsetzbar sog. SAR-Mittel zweiten Grades, Flächenflugzeuge für den Krankentransport sowie Flugzeuge für die Suche über weitere Strecken und längere Zeiträume.

Die Hubschrauber haben sich im Seenotrettungsdienst bisher hervorragend bewährt.

Die elektronische Ausrüstung macht sie fähig, für den Nacht- und Blindflug. Ihr Aktionsradius beträgt ca. 540 Seemeilen, ihre Flugzeit ca. sechs Stunden.

Bei der Suche folgen die eingesetzten Hubschrauber oder Flächenflugzeuge bestimmten, festgelegten Suchverfahren. Dadurch bekommt die Suchaktion eine Systematik und die hohe Effektivität. Die Bergung erfolgt durch eine mittels einer Rettungswinde herabgelassenen "Schlinge", die dem zu Rettenden unter die Arme um den Leib gelegt wird. Ist der zu Rettende wegen Verletzung, Bewußtlosigkeit u. ä. dazu nicht fähig, wird er im sog. Doppelwinchverfahren geborgen, d. h. ein Besatzungsmitglied läßt sich vom Hubschrauber zu ihm herab und birgt ihn.

## Podiumsgespräch (Leitung: O. Wruhs, Wien)

Aus dem vielschichtigen Themenkreis der Katastrophenmedizin voller Probleme auf allen Ebenen, wurden die Fragen der legistischen Voraussetzungen, der Organisation am Katastrophenort und im Krankenhaus und der Ausbildung von Ärzten und Helfern als vordringlich angesehen.

Gesetzliche Regelung: In allen drei Staaten sind entsprechend ihrer föderalen Struktur, vor allem die Länder für den Katastrophenschutz zuständig. Die Vertreter der BRD und der Schweiz stellen fest, daß in ihren Ländern eine moderne Katastrophenmedizin auf Grund der bestehenden Gesetze durchaus praktiziert werden kann. Trotz der Regelung durch Landesgesetze sei auch in Katastrophenräumen, die über Landesgrenzen hinausgehen und damit mehrere Länder mit zum Teil unterschiedlichen Katastrophenhilfsgesetzen betreffen, eine Koordinierung des Vorgehens möglich. Dagegen bestehen in Österreich nur in vier der neun Bundesländer gesetzliche Regelungen. Ein bundeseinheitliches Katastrophengesetz gibt es nicht, wenngleich das Wehrgesetz der Armee die Hilfeleistung bei Elementarereignissen und Unglücksfällen besonderen Ausmaßes aufträgt. Vom Vorsitzenden wird nochmals darauf hingewiesen, daß in der Medizin der Begriff der Katastrophe für Schadensereignisse benützt wird, die mit den örtlichen Möglichkeiten nicht beherrscht werden können. Für die Diskussion soll das Katastrophenereignis als Kriegsfolge nicht besprochen werden, weil im Kriegsfall besonders gesetzliche Regelungen gelten.

Die rechtliche Deckung und der Versicherungsschutz der Helfer bei Einsätzen sind in der BRD und der Schweiz gegeben. Dagegen ist in Österreich die Entsendung von zivilen Helfern nur auf freiwilliger Basis möglich. Insbesondere können Spitalärzte nicht außerhalb des Krankenhauses eingesetzt werden, was etwa die Triage am Orte des Geschehens durch einen Oberarzt eines Krankenhauses ausschließt.

### Organisation am Katastrophenort

Im Vordergrund steht die umfassende und rasche Lagebeurteilung. KELLER formulierte, "daß es vor allem darauf ankommt, daß einer die Verantwortung übernimmt, und sich umgehend die richtigen Berater und Helfer holt". Neben der Triage ist am Katastrophenort die Direktion der Verletztentransporte die vordringlichste Aufgabe. Dazu ist eine fächerförmige Verteilung möglichst in alle umliegenden Krankenhäuser und die Einrichtung einer Hubschrauberluftbrücke in medizinische Zentren anzustreben.

## Organisation im Krankenhaus

Bereits in der Anlaufphase hat die Alarmierung der als Aufnahmekrankenhäuser vorgesehenen Spitäler zu erfolgen. Die Umstellung des Normalbetriebes hat nach einem Katastrophenplan, der geübt sein muß, zu erfolgen. In einzelnen Schweizer Kantonen wird nach den Katastrophenplänen in den Spitälern regelmäßig geübt, die sich auch in der Praxis bereits bewährt haben. In Österreich und der BRD sind die Verhältnisse weniger günstig. Nur manche Krankenhäuser verfügen über Katastrophenpläne, geübt wird nur selten oder nie. Die Entlassung von stationären Patienten zur Vergrößerung der Aufnahmekapazität, stellt in der Schweiz weder rechtlich noch organisatorisch ein Problem dar. Ebenso funktioniert dort auf Grund wiederholter Übungen die Eliminierung der Besucher, die Sperre aller Nebeneingänge im Krankenhaus und die Alarmierung der dienstfreien Mannschaft gut. Die Vertreter Österreichs und der BRD wiesen darauf hin, daß ihnen diesbezügliche Erfahrungen fehlen.

## Ausbildung

Erhebliche Unterschiede bestehen auch in der Ausbildung. So werden Medizinstudenten in Österreich und der BRD in erster Hilfe und in Notfallmedizin ausgebildet. Die Grundsätze der Katastrophenmedizin dagegen, stellen keinen Vorlesungsstoff dar. Grundsätzlich wurde festgehalten, daß die Katastrophenmedizin kein neues Fachgebiet für einige wenige Interessierte ist, sondern angewandte moderne Medizin, die viele Fächer angeht. Sie erfordert eine Änderung der Vorgangsweise unter Berücksichtigung der erschwerten Bedingungen. Wichtig für die Lehre und Praxis ist die Koordinierung und Abstimmung in allen medizinischen Gremien, wie Kollegien der Fakultäten, Spitalverwaltungen und in der staatlichen und kommunalen Administration. Da die häufigste Katastrophenfolge der Massenanfall Verletzter ist, kommt sinngemäß die Rolle des Koordinators daher dem Traumatologen, beziehungsweise dem Chirurgen zu.

In drei Schweizer Universitäten werden Vorlesungen über Katastrophenmedizin gehalten und mehrtägige Praktika, beziehungsweise Seminare veranstaltet. Diese sind vorerst keine Pflichtübungen, werden aber gut besucht. In Zukunft sollen diese Katastrophenseminare obligat werden.

Zur Vergrößerung des Stockes von ausgebildeten Laienhelfern wurde der von WRUHS vor Jahren angeregte Vorschlag wiederholt, die ausgebildeten Sanitätssoldaten der Armeen nach dem Abrüsten als freiwillige Helfer in die humanitären Organisationen, wie Rotes Kreuz, Samariterbund u. a. f., zu integrieren. Österreich hat prozentuell die größte Zahl an Absolventen von Strahlenschutzkursen. Sie verfügen über die erforderlichen Grundkenntnisse, um als Strahlenschutzbeauftragte bei den Einsatzorganisationen (Bundesheer, Feuerwehr, Gendarmerie, Polizei) eingesetzt zu werden.

Da die Katastrophenmedizin über die spezielle, medizinische Problematik hinaus alle angeht, wird der Unterricht in erster Hilfe in den Elementarschulen gefordert.

# V. Sektion Berufskrankheiten

## ASBEST UND ASBESTOSE

W. Ulmer

## Begrüßungsansprache

Die Sektion Berufskrankheiten - wenn ich dies etwas vereinfachend sagen darf - hat als Thema für ihre Sitzung "Asbest und Asbestose" gewählt.

Die Bedeutung dieses Themas sowohl im berufsgenossenschaftlich-versicherungstechnischen Bereich wie im Bereich der Präventivmedizin braucht hier vor diesem Kreis nicht weiter ausgeführt werden.

In den drei deutschsprachigen Ländern unserer Gesellschaften wurde in der zurückliegenden Zeit auch auf dem Gebiet der Asbestose und Asbestforschung Hervorragendes geleistet. Wir können jedoch nicht übersehen, daß andere Länder in fundamentalen Bereichen Pionierarbeit geleistet haben. Dies hatte seine Gründe in unterschiedlicher Schwerpunktbildung der berufsgenossenschaftlichen medizinischen Forschung wie sicher auch in prinzipiell unterschiedlichen industriellen Strukturen.

In den letzten Jahren wurden, insbesondere von den Berufsgenossenschaften in der Bundesrepublik Deutschland, in Österreich und in der Schweiz von anderen Versicherungsträgern und Institutionen, erhebliche Aktivitäten entwickelt, um das Asbestproblem so weit wie möglich in den Griff zu bekommen. Präventivmedizinisch haben umfangreiche Vorsorge- und Überwachungsuntersuchungen begonnen, nachsorgende Untersuchungen sind abgeschlossen. Spezielle Forschungsvorhaben epidemiologischer Art sind an verschiedenen Stellen angelaufen. Tierversuche wurden mit verschiedenen Fragen in Angriff genommen.

Bei der Vielzahl der Aktivitäten schien es uns gut, genau zu wissen, wie der Stand der Dinge nicht nur bei uns steht, sondern vor allem in den Ländern, die auf Grund hervorragender Forschergruppen so entscheidend zu unserem heutigen Wissensstand, der ja schon von größter praktischer Bedeutung ist, beigetragen haben.

Wir danken den Kollegen aus Canada, den Niederlanden, aus Belgien, aus den USA wie aus Südafrika ganz besonders, daß sie die z. T. so lange Reise auf sich genommen haben. Wenn wir von ihnen auch vorwiegend Information erwarten, so hoffen wir, wir Deutschen zusammen mit unseren österreichischen und schweizerischen Freunden, daß sie nicht ganz ohne Gewinn für ihre eigenen Arbeiten diese Tagung wieder verlassen werden.

Wir haben diese Tagung sozusagen in zwei Abschnitte geteilt. Der heutige Tag soll uns sagen, was die verschiedenen Forschergruppen zu den verschiedenen Themen, welche der Asbest aufwirft, als gesicherte Erkenntnis in ihren Ländern ansehen.

Der morgige Vormittag soll dann in einem Workshop-Gespräch vorwiegend unter den Referenten versuchen, das herauszustellen, was sich z. Zt. in den verschiedenen Arbeitsgruppen in der Forschung z. T. auch der Forschungsplanung befindet.

Diese zwei Tage sollen somit vor allem dazu dienen, die Effektivität unserer Arbeit anzuheben, die Arbeiten auf internationaler Ebene aufeinander abzustimmen und damit das Asbestproblem ein wenig von seinem Problematischen zu befreien.

Ich würde mich sehr freuen, wenn Sie sich an diesen Tagen hier in Berlin wohlfühlen. Heute abend gibt es den Berliner Abend im Hilton Hotel, den Sie nicht versäumen sollten. Vielleicht reicht die Zeit für den einen oder anderen, manches in dieser vom Schicksal schwer geprüften Stadt, anzusehen.

Ich hoffe, daß wir gute Arbeit leisten können und eröffne diese gemeinsame Sitzung der Sektion "Berufskrankheiten".

I.J. Selikoff, New York

# Epidemiologic Investigations of Asbestos-exposed Workers in the United States

Comparatively few studies were undertaken in the United States concerning asbestos-associated disease until the 1930s, Then, stimulated by the brillant series of British reports 1927-1929 concerning asbestos, a number of buctory surveys were undertaken 1930-1935 and showed a significant prevalence of asbestosis. At this time LYNCH nad SMITH reportet that lung cancer might also result from asbestos exposure.

Thus, by 1935, the main directions of the problem were known. Chrysotile asbestos, virtually the only fiber then used, could produce widespread disease, this disease could be fatal, and malignancy might be a result of exposure.

With this background, it is difficult to explain the curious quiet of the next 25 years. Little was done, regulations were few, and goverment inspections and supervision were infrequent. It is of interest to note that during these years when no attention was paid to this problem, 1935-1960, the use of asbestos grew approximately fivefold in a rapidly expanding industry making thousands of products, and that approximately one million men and women in the United States began work for shroter or longer periods, often largely unprotected. Many of the cases of asbestos disease now being seen in the United States had their origin in uncontrolled excessive exposures during this time.

Towards the end of this "silent era" disquiet appeared, regarding the question of asbestos-induced cancer. Asbestos disease in the United States began to attract much more attention. A number of studies identified two major problems, which we have not solved and with which we are now concerned.

First and perhaps more important, it soon became evident that asbestosis was not the principal hazard of exposure to the fiber, but that the chief difficulty was cancer, both in the factory production of asbestos products and among workers using these materials.

In our experience, approcimately 40% of deaths among asbestos insulation workers in recent jears have been due to malignancy. We followed a cohort of 632 asbestos insulation workers in the New York metropolitan area from January 1, 1943 - December 31, 1974; they continue under observation. Altogether 305 deaths were expected. Four hundred and fifty-one occurred. The excess was lergely due to cancer. Fifty-two deaths were expected 200 occurred. Analysis of the cancer deaths by site indicated that 12 lung cancer deaths were likely to have occurred; 89 were found. Some two or three times as many cancers of the esophagus, stomach, colon and rectum occured than were expected. And there were 35 deaths from mesothelioma, 10 pleural and 25 peritoneal. Of course, no deaths of this rare disease were expected (Table 1).

Similar findings have been obtained in other groups studied. In one, we have been following all members of the Insulation Workers' Union in the United States and Canada. On January 1, 1967 there were 17,800 such men. By the end of 1973, more than 1500 deaths had occurred. Again there were approximately three times as many cancers as expected (Table 2). And again, lung cancer, mesothelioma and gastrointestinal cancer were the principal categories of such the excessive neoplastic deaths. Sixty-seven deaths from lung cancer were anticipated; 321 occured. There were 103 deaths of mesothelioma (again, with a preponderance of peritoneal sites of origin) and a modest increase of cancer of the esophagus, stomach, colon, and rectum.

We have considered the possibility that the complex environment in which these insulation workers are employed (industrial construction) might in some way be associated with their increased cancer risk. This has led us to investigate the work force of two factories making insulation materials, exposed to asbestos but not to many of the other materials found at construction worksites. The first was a plant which made amosite asbestos insulation materials. From June, 1941, to the end of 1945, 953 men began work at the plant. Some worked for as little as 1 day, others for 1 or more months and a number for somewhat over 13 years, until the plant ceased operations in November 1954. We

Table 1. Expected and observed deaths among 632 N.Y.-N.J. asbestos insulation workers, January 1, 1943-December 31, 1974

| | Expected[a] | Observed |
|---|---|---|
| Total deaths, all causes | 305.20 | 451 |
| Total cancer - all sites | 52.02 | 200 |
| Lung cancer | 12.20 | 89 |
| Pleural mesothelioma | b | 10 |
| Peritoneal mesothelioma | b | 25 |
| Cancer of stomach, esophagus | 6.46 | 20 |
| Cancer of colon | 7,64 | 23 |
| Asbestoses | b | 37 |
| All other causes | 253.18 | 214 |

[a]Six hundred and thirty two members were on the union's rolls on January 1, 1943. Nine died before reaching 20 years from first employment. All others entered these calculations upon reaching the 20-year from onset of first exposure point. Expected deaths are based upon white male age-specific death rate data of the U.S. National Office of Vital Statistics from 1947-72. Rates were extrapolated 1943-48 from rates for 1949-55, and for 1954 from rates for 1969-1973.

U.S. death rates not available, but these are rare causes of death in the general population.

Table 2. Expected and observed deaths among 17,800 asbestos insulation workers in the U.S. and Canada, January 1, 1967 Dezember 31, 1973

| | Expected deaths a | Observed deaths | Ratio |
|---|---|---|---|
| Total deaths | 1131.11 | 1577 | 1.39 |
| Total cancer - all sites | 209.27 | 658 | 3.14 |
| Lung cancer | 66,99 | 321 | 4,79 |
| Pleural mesothelioma | b | 36 | -- |
| Peritoneal mesothelioma | b | 67 | -- |
| Cancer of stomach | 9.82 | 16 | 1.63 |
| Cancer of colon, rectum | 24.55 | 39 | 1.59 |
| Cancer of esophagus | 4.60 | 14 | 3.04 |
| All other cancer | 103.31 | 165 | 1.60 |
| Asbestosis | b | 119 | |
| All other causes | 921.84 | 800 | 0.87 |

[a]Expected deaths are based upon age-specific white male death rate data of the U.S. National Office of Vital Statistics from 1967-1973

[b] U. S. death rates not available, but these are rare causes of death in the general population.

Table 3. Deaths among 933 workers employed in an amosite asbestos factory, starting 5 years from onset of work 1941-1945 to December 31, 1974

| Cause of death | Deaths 1946-1974 Expected[a] | Observed | Ratio |
|---|---|---|---|
| All causes | 285.62 | 483 | 1.69 |
| Cancer - all sites | 50.10 | 157 | 3.13 |
| Lung cancer | 12.45 | 83 | 6.67 |
| G.I. cancer | 12.05 | 24 | 1.99 |
| Pleural mesothelioma | b | 5 | -- |
| Peritoneal mesothelioma | b | 5 | -- |
| "Asbestos" cancer | 24.50 | 117 | 4.78 |
| Other cancer | 25.60 | 40 | 1.56 |
| Asbestosis | b | 28 | -- |
| All other causes | 235.52 | 298 | 1.27 |

[a]Expected deaths are based upon white male age-specific death rate data of the U.S. National Office of Vital Statistica, 1949-1973. Rates were extrapolated for 1946-1948 from rates for 1949-1955 and for 1974 from rates for 1969-1973.

One hundred and twenty-eight workers were omitted, from these calculations: thirty-three had prior asbestos exposure; thirty-eight died in the first 5 years after onset of employment. Forty-nine were not completely traced; and eight had other asbestos employment after the 5 year from onset point.

[b] U.S. death rates not available but these are rare causes of death in the general population.

have traced this group of workers to December 31, 1974. Table 3 includes the mortality experience of these workers, starting 5 years from onset of their work. It should be noted that their experience was very much like that of the construction workers who used the products made in this factory. Again, there was a threefold increase of cancer of all sites (50 anticipated, 157 observed). Lung cancer, gastrointestinal cancer, and mesothelioma were also the major categories where excessive neoplastic deaths occurred.

In an epidemiologic investigation of workers in another asbestos factory (the largest in the United States), we are following the 611 male production employees in this factory who had begun work before January 1, 1939, and were still there January 1, 1959. By December 31, 1973, 213 were dead. Again cancer proved to be the major asbestos hazard (Table 4).

A second major difficulty now with us is derived from the appreciation that it may take much less asbestos to cause cancer than to result in asbestosis - sometimes, very little indeed. We are thus concerned not only with asbestos workers, but with the widespread dissemination of asbestos from the primary work site, exposing both other workers nearby as well as individuals not

Table 4. Expected and observed deaths among 611 New Jersey male asbestos factory employees January 1, 1959-December 31, 1973[a]

| Number of men | 611 | | |
|---|---|---|---|
| Person-years of observation | 7795 | | |
| | Expected | Observed | Ratio |
| Total deaths, all causes | 151.53 | 213 | 1.41 |
| Total cancer, all sites | 30.87 | 77 | 2.49 |
| Lung cancer | 10.16 | 30 | 2.95 |
| Pleural mesothelioma | b | 10 | -- |
| Peritoneal mesothelioma | b | 8 | -- |
| Gastrointestinal | 6.25 | 11 | 1.76 |
| Other cancer | 14.46 | 18 | 1.24 |
| Asbestosis | b | 23 | -- |
| All other causes | 120.66 | 113 | 0.94 |

a All these men began employment before January 1, 1939 and were still employed January 1, 1959.

b U.S. rates not available, but these are rare causes of death in the general population.

c Expected deaths are based upon white male age-specific death rate data of the U.S. National Office of Vital Statistica, 1959-1973.

associated with the work at all. Household contamination occurs from dust brought home by workers and there ist asbestos air pollution from asbestos-using facilities, contaminating surrounding neighborhoods and, to a lesser extent, the general environment.

## Current United States Approaches to Asbestos Disease

Perspectives which provide a background to approaches designed to control or eliminate asbestos disease in the United States are largely derived from epidemiologic experiences such as those above.

1. Asbestos-associated cancer of primary concern. Control measures are now based on the realization that it is necessary to prevent asbestos-associated cancer, as well as asbestosis. In general, this implies that permissible asbestos concentrations need be significantly lower than those calculated to minimize the risk of asbestosis alone.

2. Long period of clinical latency. In evaluating efficacy of measures designed to prevent cancer, it is appreciated that the long period of clinical latency of asbestos cancer must be taken into account. Our studies and those of others have demonstrated that cancers associated with asbestos exposure often do not become clinically evident for 20 or more years after onset of exposure. Frequently, the elapsed period is 30, 40 or more years.

3. Brief (excessive) exposure may produce later disease. Even brief exposure - a day, a week, a month - if excessive, can later result in disease. The inhaled fibers remain in the lung. Thus, the men employed in the amosite asbestos products factory mentioned above, 1941-1945, worked for varying periods of time. Approximately one-third worked for 3 months or less, one-third for 3 - 1 months and one-third for a year or more. Even less than 3 months of work resulted, during the next 30 or so years, in significantly increased cancer risk (Table 5). Nevertheless, those with longer periods of work were at an even greater risk.

4. Dose-response relationship. There is little doubt that a dose-response relationship exists for several asbestos-associated diseases. This is - well demonstrated by the experience of the amosite asbestos factory workers referred to above. Here, workers were exposed to the same fiber, during the same period of time, making the same products, in the same city; they varied, however, with regard to their total exposure.

The Table 6a and b indicates that the risk of death of lung cancer, for example, increased steadily with increassed exposure, taking into account equivalent lapsed periods from onset of exposure.

An unanswered question, related to the problem of "dose-disease response" relationship is whether or not a "safe" exposure exists. From a practical point of view one might consider that observations of a continous reduction in identifiable cancer risk with decrease in levels of exposure suggest that it may be feasible to reach levels at which it will not be possible to statistically define increased risk of cancer of those sites known to be associated with a neoplastic effect of asbestos.

5. Unresolved questions. Epidemiologic studies are also being undertaken in a number of areas in which data are still inadequate for evaluation of health effects. These include:

a) Industry efforts to control exposures. In recent years there has been a sharp increase in the scope and intensity of industry approaches to control exposures. Evidence is being sought concerning the effectiveness of these efforts.

b) End product use. Still unresolved is the control of exposures encountered in the use of asbestos products. This is not only true construction industry, shipyards, and power plants, but in such uses as brake repair and brake maintenance.

c) Demolition, waste disposal, maintenance, and repair. As with end product use, waste disposal, demolition of asbestos-containing structures, and the necessity for repair of facilities containing asbestos materials are thorny probleme. So far, little research has been devoted to the question of health effects associated with such work.

d) Other factors which may influence risk. It may be that risk also varies with other factors, such as intensity of exposure, peak exposures, type of fiber, individual susceptibility, etc.

Table 5. Expected and observed deaths subsequent to first year after onset of employment among 870 amosite asbestos factory workers first employed 1941-45 and observed to December 31, 1973. Distribution of duration of employment

| | 3 months work or less | | | 3-11 months work | | | 1 year + work | | |
|---|---|---|---|---|---|---|---|---|---|
| | Expected | Observ. | Ratio | Expected | Observ. | Ratio | Expected | Observ. | Ratio |
| Total deaths, all causes | 99.75 | 112 | 1.12 | 94.34 | 170 | 1.80 | 110.55 | 216 | 1.95 |
| Cancer - all sites | 16.92 | 28 | 1.65 | 16.29 | 46 | 2.82 | 18.99 | 81 | 4.27 |
| Lung cancer | 4.13 | 16 | 3.87 | 4.00 | 16 | 4.00 | 4.64 | 49 | 10.56 |
| Pleural mesothelioma | n.a.a | 0 | -- | n.a. | 2 | -- | -- | n.a. | -- |
| Peritoneal mesothelioma | n.a. | 0 | -- | n.a. | 1 | -- | n.a. | 4 | -- |
| Cancer stomach | 1.46 | 1 | 0.68 | 1,47 | 3 | 2.04 | 1.73 | 5 | 2.89 |
| Cancer colon, rectum | 2.38 | 4 | 1.68 | 2.27 | 7 | 3.08 | 2.67 | 5 | 1.87 |
| Asbestoses | n.a. | 1 | -- | n.a. | 2 | -- | n.a. | 23 | -- |
| All other causes | 82.83 | 82 | 1.00 | 78.05 | 122 | 1.56 | 91.56 | 112 | 1.22 |
| Number of workers | | 249 | | | 294 | | | 327 | |
| Person-years of observation | | 5747 | | | 6305 | | | 7061 | |

This table excluded 63 men. Ten died during first year of employment, 34 could not be traced after the first year, and 19 had prior occupational exposure to asbestos. Of the 870 men, 18 were partially traced and 16 had subsequent asbestos work. These remained in the calculations until lost to observation or until onset of subsequent asbestos work. Expected deaths are based upon white male age-specific death rate data of the U.S. National Office of Vital Statistics, 1949-71. Rates were extrapolated for 1941-48 from rates for 1949-55, and for 1972-73 from rates for 1967-71.

a U.S. death rates not available but these are rare causes of death in general population.

Table 6a. Deaths of lung cancer among 933 workers employed in an amosite asbestos factory, starting 5 years from onset of work 1941-1945 to December 31, 1974. Effect of duration of exposure

| Duration of employment | No. | Death of Lung Cancer 1946-1974 Expected[a] | Observed | Ratio |
|---|---|---|---|---|
| 1 month | 62 | 1.34 | 3 | 2.24 |
| 1 month | 92 | 1.44 | 5 | 3.47 |
| 2 months | 79 | 1.30 | 8 | 6.15 |
| 3-5 months | 145 | 2.24 | 8 | 3.57 |
| 6-11 months | 129 | 1.63 | 9 | 5.52 |
| 1 year | 105 | 1.53 | 12 | 7.84 |
| 2 years | 77 | 1.06 | 13 | 12.26 |
| 3-4 years | 51 | 0.87 | 9 | 10.34 |
| 5 years | 65 | 1.04 | 16 | 15.36 |
| Total | 805 | 12.45 | 83 | 6.67 |

[a] Expected deaths are based upon white male age-specific death rate data of the U.S. National Office of Vital Statistics. 1949-1973. Rates were extrapolated for 1946-1948 from rates for 1949-1955 an for 1974 from rates for 1969-1973.

One hundred and twenty-eight workers were omitted from these calculations: thirty-three had prior asbestos exposure; thirty eight died in the first 5 years after onset of employment. Forty-nine were not completely traced; and eigth had other asbestos employment, after the 5 year from onset point.

Table 6b. Deaths of lung cancer among 933 workers employed in an amosite factory, starting 5 years from onset of work 1941-1945 to December 31, 1974. Effect of duration from onset of esposure

| Years from onset of exposure | Number alive start of period | Deaths of lung cancer 1946-1974 Expect.[a] | Observ. | Ratio |
|---|---|---|---|---|
| 5 - 9 | 805 | 1.24 | 2 | 1.61 |
| 10 - 14 | 754 | 1.79 | 12 | 6.70 |
| 15 - 19 | 680 | 2.12 | 20 | 9.40 |
| 20 - 24 | 579 | 2.90 | 18 | 6.21 |
| 25 - 29 | 469 | 3.14 | 23 | 7.32 |
| 30 - 32 | 361 | 1.25 | 8 | 6.40 |
| Total | 805 | 12.45 | 83 | 6.67 |

[a] Expected deaths are based upon white male age-specific death rate data of the U.S. National Office of Vital Statistics, 1949-1973. Rates were extrapolated for 1946-1948 from rates for 1949-1955 and for 1974 from rates for 1969-1973.

One hundred and twenty-eight workers were omitted from these calculations: thirty-three had prior asbestos exposure; thirty-eight died in the first 5 years after onset of employment. Forty-nine were not completely traced; and eight had other asbestos employment after the 5 year from onset point.

## Conclusion

Asbestos disease and asbestos-associated deaths that have recently been seen in the United States are largely related to the inadequately controlled use of asbestos 1930-1940, when some 150,000 - 300,000 tons per year were used in the United States. At present, approximately 850.000 tons per annum are used (Table 7). It is sobering to consider that, to the extent that this use was inadequately controlled, we will see deaths of asbestosis and cancer in the year 2000.

Table 7. U.S. consumption of asbestos

| | Tons |
|---|---|
| 1930 | 120,000 |
| 1940 | 262,000 |
| 1950 | 727,000 |
| 1960 | 710,000 |
| 1973 | 862,000 [a] |

[a] Chrysotile 839,200 tons, amosite 4,273 tons, crocidolite 17,966 tons, and anthophyllite 1,162 tons. (Source U.S. Bureau of Mines)

## References


1. DRESSEN, W. C. et al.: A study of asbestosis in the asbestos textile industry. Washington, D.C.: Pub. Health Bull. 241 August 1938.
2. MANCUSO, T. F., COULTER, E. J.: Methodology in industrial health studies. The cohort approach, with special reference to an asbestos company. Arch. Envir. Health 6, 210-226 (1963).
3. SELIKOFF, I. J., CHURG, J., HAMMOND, E. C.: Asbestos exposure and neoplasia. J. Amer. Med. Assoc. 188, 22-26 (1964).
4. SELIKOFF, I. J., HAMMOND, E.C., CHURG, J.: Asbestos exposure, smoking and neoplasia. J. Amer. Med. Assoc. 204 (2), 106-112, (1968).
5. HAMMOND, E. C., SELIKOFF, I. J.: Relation of cigarette smoking to risk of death of asbestos-associated disease among insulation workers in the United States. In: Biological Effects of Asbestos, Ed. P. Bogoyski et al. pp. 209-216. IARC Sc. Publ. No. 8. Lyon/France, 1973.
6. WAGNER, J. C., BERRY, G., SKIDMORE, J. W., TIMBRELL, V.: The effects of the inhalation of asbestos in rats. Brit. J. Cancer 29, 252-269 (1974.

J. C. McDonald and M. R. Becklake, Montreal

# Asbestos-related disease in Canada

In Canada, as elsewhere, diseases recognized to have an assoziation with asbestos exposure include pulmonary fibrosis which may affect the lungs (giving rise to asbestosos) and/or the pleura (giving rise to pleural thickening and calcification), and malignant tumors which may be respiratory, mesothelial, or gastrointestinal in origin. The extent to which these diseases constitute a health problem in any exposed community can be examined in studies of mortality or in studies of their manifestations - radiologic, clinical, and functional - in life. Both approaches have been used by our research group at the Departement of Epidemiology and Health, McGill University, which since 1965 has been engaged in a comprehensive research programm on the health effects of asbestos exposure in Canada, and more recently in the USA. This programm was developed in the light of recommendations of a Working Group of the Internationel Union against Cancer (UICC) convened after the 1964 Conference on the Biological Effects of Asbestos organiszed by the New York Academy of Sciences. The Group recommended that priority in epidemiologic work be given to the study of mining populations exposed to one type of fibre; to the relationship between disease and exposure in terms of desage, composition, and physical state of dust; to the effects of withdrawal from further exposure and to the association with asbestos of past as well as all future diffuse mesothelial tumours (1).

Our studies, undertaken at the request of the Canadian and Quebec governments, were at first directed towards an evaluation of the health of past and present employees of the Quebec chrysotileproducing industry, with two main objectives in view; first, to provide data on persons exposed to pure chrysotile for comparison with the experience of those exposed to other types of fibre or to the same fibre at different stages of processing; and second, to give information which might provide the basis for establishing rationally based safety standards for chrysotile mine and mill workers. Approval for the programme was sougth and obtained initially, and agein in 1970, from the four trade unions and six mining companies concerned. The work has received financial and personnel support from several sources but has enjoyed scientific independance from all sponsorship, the only contract as such being with the U.S. government. Throughout our inquiries, the fullest collaboratorium has been given us by workers and management alike.

The scope of the research programme is reflected in Table 1 (see also refs. 2-14) with appropriate populations selected for each study from an initial census carried out to define the some 28.000 employees known to have worked in the industry since its inception in 1878 (2). Included are mortality studies with emphasis on cancer and respiratory disease (3, 4), prevalence and longitudinal studies of radilogic changes suggesting fibrosis of the lungs and/or pleura (5, 6), and of respiratory symptoms and lung function changes (7-10).

Table 1. Studies on the effects of asbestos exposure on health (McGill University 1966-1975)

| | No. | Years | Ref. |
|---|---|---|---|
| Quebec chrysotile mines and mills | | | |
| Total population | 28,000 | Past & present | 2 |
| Mortality | 11,500 | | |
| (Cohort born | (2457 deaths) | 1966 | 3 |
| 1891-1920) | (3270 deaths) | 1969 | 4 |
| | (4000 deaths) | 1973 | in prep. |
| Radiologic study | | | |
| Prevalence | 13,021 | 1936-1966 | 5 |
| Progression | 267 | 1936-1966 | 6 |
| Withdrawal | 129 | 1950-1970 | in prep. |
| Clinical sutdy | | | |
| (Symptoms, X-ray, lung function) | 1015 | 1967-1968 | 7-10 |
| Reecamination | 1015 | 1974 | in prep. |
| Malignant mesothelioma (national case-control studies) | | | |
| Canada | 312 | 1960-1972 | 11-14 |
| USA | 245 | 1972 | 35 |

In all studies the relationship to level and duration of exposure was examined. In addition case-control studies of mortality attributable to malignant mesothelioma in Canada (11-14) and in the United States of America examined the association between this tumour and an occuparional exposure to asbestos. These studies were preceded by efforts at complete ascertainment through contacting pathologists. The present paper will review the main findings in all the studies mentioned above. Additional reports deal with the geochemistry of chrysotile deposits (15), sample contamination (16), physicochemical features of asbestos fibre (17, 18), accuracy of death certification of mesothelioma (19), methodolgy in pulmonary function tests (23) and statistical analysis (24). These are cited to provide a more comprehensive list of references to our work but will not be considered further in the present report.

## Indices of Dust Exposure in the Quebec Chrysoltile Asbestos Mines and Mills

Since an improtant aspect of the present programme was to examine exposure-response relationships, considerable effort was directed towards the most accurate exposure index possible for each individual employee in the present series of studies. Comparatively few studies have estimated exposure except in terms of years of employment or nature of employment. In our studies these were combined in indices of exposure, calculated for each man on the basis of his work history and the best available measure or estimate of the dust exposure associated with the job he held for the years in question. Earlier records were often incomplete or missing and some sets had been destroyed. In all, 28.000 employees, mostly men, were identified and for each of these detailed work histories and other pertinent information were extracted. Some 13.500 named jobs were classified by GIBBS and LACHANCE (25) under nearly 6000 headings and the level of dust exposure in millions of particles per cubic foot (MPCF) was estimated year by year for each group based on records of environmental dust sounts or, of none were available, on the best estimate. A variety of indices of dust exposure were devised from duration and concentration to describe the exposure history of the individual worker, and were used in subsequent analyses of dose-response; some were weighted for time since first employent and for physical effort, others were not. In practice the various indices were highly correlated and we have confined most of our analyses to an index expressed in millions of pericles per cubic foot/years (MPCF-years).

A difficulty in occupational health studies of this sort is to extrapolate from experience under past conditions to the quite different circumstances of the present and future. Fig.1 illustrates the problem: in the 25 years since systematic measurements were first made in the Quebec mills average dust concentrations have fallen by about 95%. It ist thus a formidable statistical task to estimate doseresponse relationships for asbestosis and malignant disease which reflect some unknown parameters of exposure 20-50 or more years earlier. We are working on ways to improve this aspect of our analysis (6, 24).

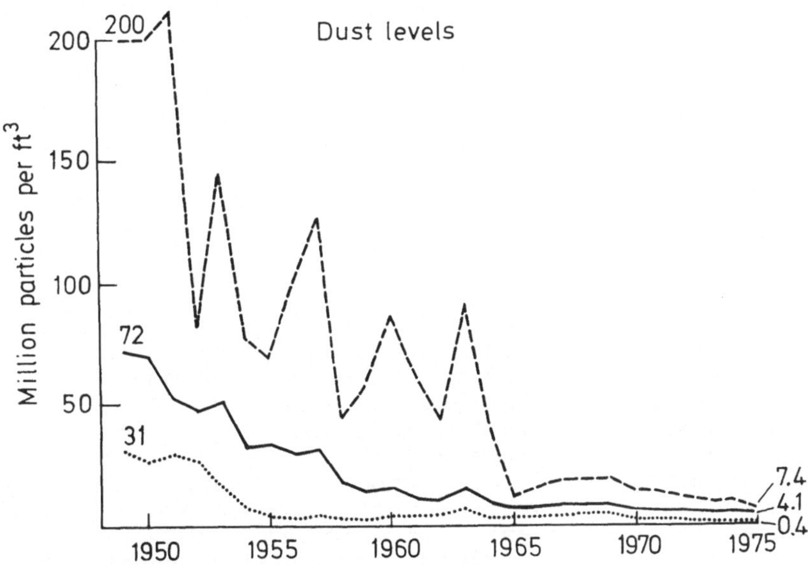


*Fig.1. Dust levels in Québec chrysotile mills, 1949-1975: ---- worst mill, _____ average, ...... best mill*

It should also be noted that exposure indices in our epidemiologic studies in chrysotile mining and milling were based on the information available about past environmental levels which had been measured in particle concentrations. These cannot be readily converted into fibres per cubic centimeters (FCC), the unit of measurement now often used in recommended standards (26). A series of paired measurements at the main work places in the Quebec mines indicate that the fibre content of airborne dust varies enormously (27). This has since been confirmed by a much larger series of measurements which show (Fig.2) that although the median ratio for converting MPCF to FCC is 5.27, it ranges from 0,34 to 28.82 (GIBBS, personal communication).

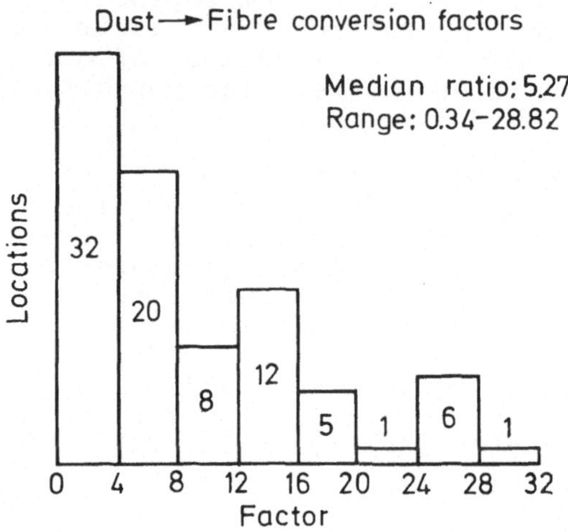


*Fig.2. Distribution of factors for converting concentrations in millions of particles per cubic foot (MRCF) to fibres per cc (FCC) at 85 locations in the Québec chriysotile asbestos industry*

## Mortality Studies

A cohort of some 11,500 was defined from the list of persons employed in the industry referred to above, and comprised those born 1891-1920 who had worked for 1 month or more. Much effort has been put into tracing these men and women and to keeping them under review. Analyses have been published based on mortality to the end of 1966 (2457 deaths) (3) and to the end of 1969 (3270 deaths) (4). Agestandardized death rates showed an abrupt rise in mortality from pneumoconiosis and a substantial increase in mortality from other respitatory disease and from circulatory disease in the highest dust category (Table 2). The mortality rate for respiratory cancer increased with exposure particularly in the two highest dust groups. The trend for gastrointestinal cancers was similar though of lesser degree. These mortality statistics has been subjected to further analysis by Eyssen and Liddell to avoid two possible weaknesses in the first analytical approach, namely that the association between length of employment and length of survival might have obscured differences in mortality in relation to exposure and, second, that deaths accu-

Table 2. Equivalent average death rates to December 1969 per 1000 men born 1891-1920 by dust index

| Cause of death | Dust index (mpcf - years) <10 | 10- | 100- | 200- | 400- | 800- |
|---|---|---|---|---|---|---|
| Respiratory cancer | 10 | 13 | 13 | 16 | 21 | 32 |
| Abdominal cancer | 18 | 14 | 19 | 12 | 26 | 29 |
| Pneumoconiosis | 2 | 2 | 1 | 5 | 5 | 26 |
| Other respiratory disease | 12 | 18 | 24 | 19 | 16 | 25 |
| Circulatory disease | 123 | 119 | 118 | 116 | 118 | 135 |

mulated over many years were used in a single calculated rate. Essentially the same gradient in relative risk for respiratory cancer in relation to dose was abtained (2).

Tracing is now complete to the end of 1973 and the findings, which also include smoking histories, are being analyzed. There have been some 4000 deaths in all, of which 3938 were in men including 224 from lung cancer and 7 from mesothelioma. These figures are provisional and subject to minor correction. Using the method of Eyssen and Liddell, relative risks were again calculated (Table 3). In the highest dust category the relative risk for lung cancer was 3.6, somewhat lower than that observed before. Mesothelioma continues to show an unconvincing dust-exposure relationship though the 7 recorded cades are too few for any degree of certainty.

Table 3. Relative risk of death from respiratory cancer and mesothelioma in men born 1891-1920 who died before 1974

| Dust index (mpsf - years) | Respiratory Cancer Cases | Controls | Relative risk | Mesothelioma relative risk |
|---|---|---|---|---|
| 10 | 58 | 299 | 1.0 | 1.0 |
| 10- | 64 | 209 | 1.07 | |
| 100- | 23 | 84 | 1.41 | |
| 200- | 25 | 114 | 1.13 | 2.1 |
| 400- | 31 | 75 | 2.13 | |
| 800- | 30 | 43 | 3.60 | |
| All | 231 | 924 | | |

## National Mesothelioma Surveys

Early in our cohort study of mortality it became clear that there would be very few deaths ascribed to malignant medothelioma. We therefore decided in 1967 to ascertain all fatal cases known to contact all pathologists in the country at intervals and the ascertainment process has now been carried to the end of 1972 (Fig.3). Each hospital at which a case was reported was visited and a control with pulmonary metastases from a known primary tumour (excluding repiratory cancer) was chosen, matched for sex, age, and date of death. Occupational, residential, and

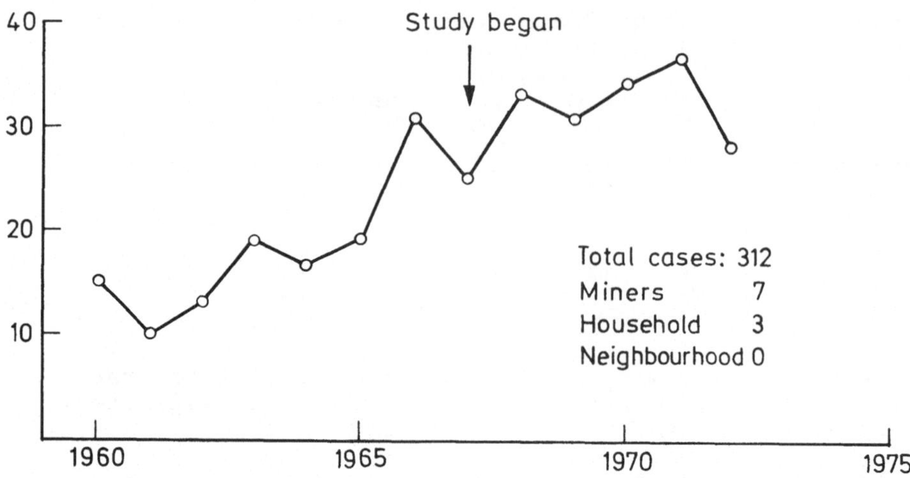


*Fig.3. Fatal cases of malignant mesothelioma reported by pathologists throughout Canada, 1960-1972*

smoking histories were obtained in a standard and unbiassed manner from relatives and friends of cases and controls. In an attempt to establish criteria for the pathological diagnosis a review was undertaken by members of the mesothelioma panel of the Canadian Tumour Reference Centre at a meeting held at McGill University in 1969. Material for subsequent cases was circulated to members of the panel and the review continued. Because the total number of cases in Canada was small and the occupational relationship found might not be representative of North America, a similar survey of cases in the United States was also made for one year (1972). Published results of the Canadian survey to the end of 1970 (11,12,13) are reviewed below and prelimanary findings presented on the recent Canadian and American surveys.

Incidence. The annual number of cases ascertained in Canada increased from 1960 through 1965 perhaps due to factors of memory, improvements in hospital filing systems, and increasing interest in the tumor (Fig.3). Since then any trend has been less clear; experience suggests that ascertainmant for 1972 may still be incomplete and surveillance should be continued. Two thirds of the cases recorded were in males and 70% of the tumours in Quebec was 2.5 per million population per annum compared with rates of 1.2 in Ontario and 1.0 for the rest of Canada. The higher incidence in Quebec was associated with a much lower proportion in which the diagnosis was accepted by the Canadian mesotheliomal panel, and may therefore be due to different diagnostic fashions in Quebec. The incidence of mesothelioma in the USA in 1972 was found to be 1.2 per million per annum, similar to Canada excluding Quebec. As this was our first approach to American pathologists there may have been some under-reporting and continuation is again desirable. The proportion of males was higher than in Canada, the proportion autopsied similar. In review of the first 58 cases by the American mesothelioma panel a higher proportion were accepted than in Canada.

Table 4. Malignant mesothelioma, Canada 1966-72, USA 1972 by site, sex, and whether diagnosis was accepted bi panel

| | Number of cases | Pleural % | Female % | Diagnosis accepted % | Rate per million |
|---|---|---|---|---|---|
| Canada:Québec | 104 | 75 | 36 | 37 | 2.5 (0.9)[a] |
| Rest | 115 | 70 | 35 | 61 | 1.1 (0,7)[a] |
| U.S.A. | 245 | 73 | 23 | 69 | 1.2 (0,8)[a] |

[a]Rate for cases in which diagnosis was eccepted by panel.

Asbestos exposure. Table 5 shows a comparison of occupational exposure to asbestos in cases and controls. The histories were elicited without the interviewer knowing which were the cases and which controls, and coding of the records was also done "blind". In Canada, definite or probable occupational exposure to asbestos was found in 26% of male cases compared with 7% of controls. Only one of the 96 female cases had such an exposure. On the other hand, five females were exposed at home to dust from the clothing of an asbestos worker, compared with one control (Table 6). The types of occupation showing greatest excess for cases over controls were manufacture of asbestos products and insulation work (Table 6). There were five men who had worked in the chrysotile-producing industry and one man and two women exposed at home to a miner or miller. Excluding these, there was one case and three controls in persons who lived within 20 miles of an asbestos mine. There was no indication that occupations involving less definite, though possible, exposure to asbestos were important since these were equally frequent in cases and controls (Table 5). In males there was no difference between cases and controls in the number of cigarettes smoked. In females there were rather more moderate smokers (11-29 cigarettes daily) among cases than controls, but the numbers who smoked 30 or more cigarettes daily were similar.

Table 5. Distribution (%) of mesothelioma cases and controls according to their occupational exposure to asbestos. Canada 1960-72[a] and USA 1972[a]

| Exposure to asbestos | Males Cases | Controls | Females Cases | Controls |
|---|---|---|---|---|
| Canada | (190) | (182) | (96) | (99) |
| Definite or probable | 26 | 7 | 1 | 0 |
| Possible | 29 | 32 | 5 | 4 |
| Unlikely | 45 | 61 | 94 | 96 |
| USA | (99) | (86) | (30) | (30) |
| Definite or probable | 48 | 20 | 3 | 0 |

[a]Provisional figures.

Table 6. Distribution of occupations classified under definite or probable exposure to asbestos for mesothelioma cases and controls (Canada 1960-72)[a]

| | Males Cases | Males Controls | Females Cases | Females Controls |
|---|---|---|---|---|
| Mining and milling | 5 | 1 | 0 | 0 |
| Manufacture | 9 | 0 | 0 | 0 |
| Insulation | 12 | 0 | 0 | 0 |
| Other | 24 | 11 | 1 | 0 |
| Domestic | 2 | 1 | 5 | 1 |

[a]Provisional figures

Pathology. Each member of the pathology panel gave an opinion on each case, without knowing the history, using a 5-point scale of probability that the tumour was a malignant mesothelioma. If the majority of members of the pathology panel thought it was probably or definitely a mesothelioma this was taken as the panel decision. A history of definite or probable exposure to asbestos was present in 28% of cases in which the diagnosis was approved by the panel compared with 23% in which it was rejected or uncertain. Cases were classified histologically as epithelial, mesenchymal, and mixed (or biphasic). There was an association between tumours of mixed cell type and asbestos exposure (14). This possible difference between asbestos-related and other mesotheliomas is being investigated further by the American panel. We have no clues to the etiology of mesothelial tumours in which there ist no history of asbestos exposure.

## Clinical Studies

Radiologic classification. At the onset it was apparent that for epidemiologic studies of this nature, we required a radiologic classification which could be used to grade changes seen in asbestos workers qualitatively and quantitatively. In collaboration with two other groups, one from the US Public Health Service and the other from the UICC, we helped to develop and test the UICC/Cincinnati system (20). It must be emphasised that this system, later adopted by the International Labour Office as the ILO/UC classification (21), is descriptive and not diagnostic. Its primary purpose is for use in epidemiologic studies and screening, and not for diagnosis of illness in the individual worker. The relationship between various grades of parenchymal or pleural change recorded, and the presence of the disease, asbestosis, in various clinical stages has yet to be established.

Though the classification has permitted epidemiological studies previously not possible, it remains subject to serious inter-observer variation specially in grading small opacities. These problems were discussed at a National Heart and Lung Institute Workshop in New Orleans last year (28), which re-emphasised the importance of readings made independently by at least three observers with inclusion in any series for study of a proportion of films from non-exposed subjects. Implicit was the need to ensure that the exposure histories were not known to the readers. Failure to appreciate the purpose and limitations of the classification and the way it should be used have led to serious misunderstanding of the changes so detected in the minds of the public and even among physicians.

Relationship of radiologic changes to dust indices. In our studies of workers in Quebec chrysotile asbestos mines and mills, the latest X-ray film for each employee was read in 1967, blind- and indepedently, by an international panel of six readers (5). Among 13,000 films classified were many from men with little or no exposure, included to ensure that dose-relationships were examined over as wide range as possible. At Thetford the prevalence of irregular small opacities rose steadily with increasing dust exposure and prevalence was highest in the older age-groups; at Asbestos there was a less consistent relationship to dose which was only seen in older subjects (Table 7).

Table 7. Radiologic changes in relation to dust in men aged 56-65 years ((prevalence rates %)

| Radiologic Change | Area (no examined) | <1o | 10- | 100- | 200- | 400- | 800- |
|---|---|---|---|---|---|---|---|
| Irregular opacities (1/O or more) | Thetford (744) | 0.0 | 7.4 | 9.5 | 12.9 | 21.2 | 34.0 |
| | Asbestos (679) | 9.5 | 6.2 | 17.1 | 22.5 | 15.4 | 20.0 |
| Pleural thic thickening (grade 1 or more) | Thetford (744) | 15.4 | 7.4 | 11.0 | 11.6 | 14.4 | 16.0 |
| | Asbestos (679) | 0.0 | 4.9 | 8.6 | 5.4 | 5.8 | 3.3 |

[a]All rates in this dust group are based on less than 25 sujects examined.

However, category 2 opacities (not shown here) were less related to age and more to dust. After allowance for age and exposure, pleural changes were more prevalent at Thetford than Asbestos: thus pleural thickening was about twice as common and pleural calcification, seldom seen in Asbestos, was recorded in 12% of men over 55 years of age in Thetford. Despite the generallly step-wise association between indices of dust exposure and measures of both pleural and parenchymal change, as shown in Table 1 for example, no correlation exceeded 0.3. The same modest correlation was obtained in a more detailed and sophisticated study of a sample of 267 men, each with a set of five chest films taken over a period of 20 years (6). The weak association between dust exposure and radilogical change, which is consistently found when variables such as age and smoking habit are taken into account, is perhaps not surprising in view of the fact that, at best, the indices reflect only the dust concentration to which men were exposed whereas disease depends on the amount of dust retained. It has been estimated that clearance of dust from the respiratory tract is of the order of 96% or more, so small changes in clearance efficiency could readily affect retention and its biological effects.

The effects of withdrawal from further exposure have proved difficult to investigate. In 1972 we examined radiologically a sample of 129 men who had left the industry between 1950 and 1961 and for whom an X-ray was available about the time of departure. The paired films for each man were read side-by-side by seven experienced readers. Presumptive evidence of radiologic progression or of onset of pleural or parenchymal change was recorded by four or more readers in a small number of cases. The analyisis will aim to determine the extent to which these changes are attributable to past or subsequent history of asbestos exposure.

Respiratory symptoms and function. During the summers of 1967 and 1968 an age-stratified random sample of current workers, weighted to include a higher proportion of older men, were invited to come for tests. One thousand and fifteen men, comprising 83% of the sample, answered an MRC respiratory questionnaire, with slight modification, and underwent a fairly comprehensive series of function studies (8). Because of the important influence of smoking on respiratory symptome and function, results were examined in smokers and non smokers separately. Chronic bronchitis, reflected in the symptome of cough and sputum, showed a dust-dose relationship in nonsmokers and smokers, with a steeper gradient in the former. Breathlessness on exercise increased steadily with dust exposure, irrespective of smoking habits (7). Forced vital capacity, forced expiratory volume (in 1 s), and diffusing capacity, at exercise both showed a relationship to dust exposure, and dust effects were more marked in nonsmokers that in smokers. The important effect of smoking was also clear, with values for nonsmokers remaining consistently above those of smokers for any given level of dust exposure (Fig.4). The observation that both FVC and FEVI showed a consistent dose=relationship to dust suggested to us that dust effects were occurring at both the airway and the parenchymal level. Thus, had airways been the prime target, FEVI would have shown a more consistent relationship to dust than FVC: had the airspaces and parenchyma been the prime target, the opposite would have been expected. To explore this further, the lung function profile of each individual studied was characterized on the basis of 5 tests (10); the prevalence of obstructive and restrictive profiles in nonsmokers and smokers in relation to dust are shown in Table 8. This condirms the fact that both profiles are equally frequent in smokers but neither are common in the nonsmokers. These findings suggest that at some stage in the disease process a synergism in evoking pulmonary fibrosis. This is in line with observations of WEISS (29) in respect of fibrosis, and may have some analogy to the recognized synergism in bronchogenic carcinoma (30). However, as shown by ROSSITER and WEILL (31) and by the results of our longitudinal study of X-rays (6) the statistical problems are considerable.

Forced vital capacita and forced expiratory volume apperared most sensitive to low levels of dust exposure and as such are

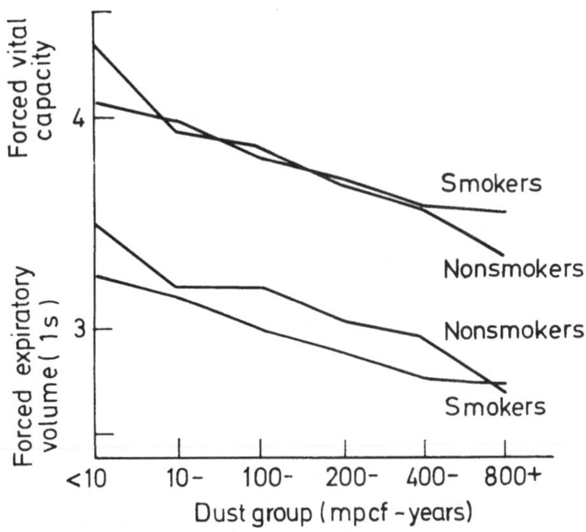


*Fig.4. Variation in forced expiratory volumes (liters) with dust group. (Results standardised for age, height and weight). Reproduced by courtesy of the Editor, Archives Environmental Health, from the paper "The Health of Chrysotile Mine and Mill Workers in Quebec" which was published in 28, 61-68 (1974)*

likely to be of value in the health surveillance of the exposed worker. Other date (32) suggested that the earliest target site for dust accumulation was the small airway, and that tests of small airway function, such as measurements of closing volume, would be more sensitive to early change. A study to examine this point is under analysis and preliminary findings suggest that this may be so.

Our current research aims to reexamine by longitudinal investigation the conclusions obtained from the prevalence studies. In 1974, the sample of 1015 men originally examined in 1967-68 were invited back for essentially edential tests and for a further chest X-ray. Over 90% of those still living returned for examination and we are now analysing the findings in terms of progression and attack (incidence) in the 7-year period which has elapsed.

## Conclusions

At the LARC Conference on the Bilogical Effects of Asbestos held in Lyon in 1972 our findings in the Quebec mines and mills were reviewed with those from other areas of chrysotile production in the USSR, Italy, Cyprus, South Arfica and Rhodesia (33, 34). Though somewhat scanty, such data as were available seemed reasonably consistent with our own. At least for asbestosis and lung cancer, it is clear that there is a direct relationship with length and level of exposure. Despite the poor correlations mentioned, which suggests that there are other factors than dust to be taken into account, we conclude that the risk of

Table 8. Esposure=response relationships for clinical and lung function measurements in the Quebec chrysotile mines and mills[a]

| Dust Index (mpcf-years) | >10 | 10- | 100- | 200- | 400- | 800- |
|---|---|---|---|---|---|---|
| Nonsmokers | | | | | | |
| Symptome | | | | | | |
| a) chronic bronchitis | 10 | 19 | 19 | 46 | 21 | 49 |
| b) dyspnea | 0 | 14 | 24 | 31 | 13 | 44 |
| Function Profile | | | | | | |
| a) restrictive | 3 | 3 | 3 | 1 | 1 | 1 |
| b) obstructive | 0 | 1 | 0 | - | - | - |
| % fall in lung function[2] | | | | | | |
| a) VC | 0 | -10 | -16 | -18 | -19 | -23 |
| b) FEVI | 0 | - 9 | - 9 | -13 | -15 | -22 |
| c) Dco SS (rest) | 0 | -11 | -15 | -18 | -12 | -15 |
| d) do (exercise) | 0 | - 8 | - 9 | -18 | -18 | -20 |
| Smokers | | | | | | |
| Symptome | | | | | | |
| a) chronic bronchitis | 23 | 22 | 30 | 29 | 46 | 45 |
| b) dyspnea | 4 | 15 | 18 | 21 | 30 | 32 |
| Function Profile | | | | | | |
| a) restrictive | 8 | 14 | 16 | 10 | 4 | 13 |
| b) obstructive | 12 | 12 | 13 | 12 | 23 | 12 |
| % fall in lung function[b] | | | | | | |
| a) VC | 0 | -3 | -7 | -10 | -13 | -14 |
| b) FEVI | 0 | -3 | -8 | -10 | -15 | -15 |
| c) Dco SS (rest) | 0 | -4 | -3 | - 5 | - 3 | - 0 |
| d) do (exercise) | 0 | 0 | -2 | 0 | - 5 | - 7 |

[a]Symptome and % fall in lung function based on a sample of 1015 man and age standardised to the total work force as of October 31, 1966; function profiles based on a sample of 995 men, age standardised as above.

[b]Standardised for age, height, weight, and surface area differences between dust esposure groups.

clinical manifestation of these two diseases can be reduced to an acceptable level by adequate environmental control. Dust control measures in the best mills of Quebec, in which a substantial proportion can probably be achieved.

We do not believe that our findings in chrysotile production can be directly applied to other types of industrial exposure, specially involving amphiboles or mixtures of asbestos and other materials. Fibre type, length, width and shape, and the presence of other substance, almost certainly have considerable influence on the risk of disease. It seems most improhable therefore that the same numerical safety standards would be appropriate in all circumstances.

Table 9. Proportional mortality (%) from lung cancer and mesothelioma in asbestos workers and in general populations (Derived from data presented at Brighton Conference 1975 (35))

| | Lung cancer | Mesothelioma | No. of Surveys | No. of Men |
|---|---|---|---|---|
| Asbestos work | | | | |
| Insulation-mixed fibre | 18-26 | 5-9 | 6 | 26,500 |
| Manufacture-mix. fibre | 8-21 | 1-7 | 5 | 10,800 |
| Manufacture-amosite | 15 | 1 | 1 | 933 |
| Production-chrysotile and anthophyllite | 2-10 | 0,2 | 3 | 13,700 |
| General populations | | | | |
| England and Wales | 9 | 0.0001 | | |
| U.S.A. | 5 | 0.0001 | | |
| Canada | 5 | 0.0001 | | |

Table 10. Ratio of observed to expected numbers of cases of mesothelioma based on Canadian incidence (Derived from data presented at Brighton Conference 1975 (35)).

| | | | |
|---|---|---|---|
| France | ? | Nantes | 7 |
| German Democratic Republic | 1 | Dresden | 17 |
| German Federal Republic | ? | Hamburg Wilhelmshaven | 22 |
| Great Britain | 2 | Clydeside | 6 |
| | | Merseyside | 5 |
| | | Plymouth | 14 |
| Italy | ? | Trieste | 8 |
| Netherlande | 2 | Haarlem | 7 |
| | | Rotterdam | 7 |
| | | Walcheren | 23 |
| Sweden | 1 | Malmö | 7 |
| United States of America | 1 | Manville (N.J.) | 27 |

We are less confident that environmental control at work will eliminate the problem of malignant mesothelioma. Despite the low frequency of this tumour, except in certain occupational groups, its epidemiology and exact relationship to asbestos exposure, in terms of fibre type and dose, are still not fully understood. A recent analysis of all available data (35) showed a gradient in porportional mortality in various industrial cohorts (Table 9) and a considerable excess in mainly shipyard cities (Table 10). These findings point to a gradient in mesotherlioma-inducing potential for the different types of asbestos fibre which surely has implications for control. Asbestos is well-nigh essential in modern technology and of society is to retain its benefits it is urgent that the dose-response relationships underlying these gradients in the mesothelioma risk be sought and the results applied.

References

1. Report and recommendations of the UICC Working Group on Asbestos and Cancer. Arch Environ Health 11, 221-229 (1965).
2. McDONALD JC, BECKLAKE MR, GIBBS GW, McDONALD AD, ROSSITER CE: The health of chrysotile mine and mill workers of Quebec. Arch Envirom Health 22, 61 - 68 (1974).
3. McDONALD JC, McDONALD AD, GIBBS GW, SIEMIATYCKI J, ROSSITER CE: Mortality in the chrysotile asbestos mines and mills of Quebec. Arch Envirom Health 22, 677-686 (1971).
4. McDONALD JC, ROSSITER CE, EYSSEN GE, McDONALD AD: Mortality in the chrysotile producing industry of Quebec: A progress report. Read before the Fourth International Pneumocconiosis Conference, Bucharest: Roumania 1971.
5. ROSSITER CE, BRISTOL IJ, CARTIER PH, GILSON JC, GRAINGER TR, SLUIS-CREMER GK, McDONALD JC: Radiographic changes in chrysotile asbestos mine and mill workers of Quebec. Arch Environ Health 24, 388-400 (1972).
6. LIDDELL FDK, EYSSEN GE, THOMAS D, McDONALD JC: Radiological changes over 20 years in relation to chrysotile exposure in Quebec. Proceedings of the British Occupational Hygiene Society Fourth International Symposium on Inhaled Particles, Edinggurgh 1975 (in press).
7. McDONALD JC, BECKLAKE MR, FOURNIER-MASSEY G, ROSSITER CE: Respiratory symptoms in chrysotile asbestos mine and mill workers of Quebec. Arch Environ Health 24, 358-363 (1972).
8. BECKLAKE MR, FOURNIER-MASSEY G, ROSSITER CE, McDONALD JC: Lung function in chrysotile asbestos mine and mill workers of Quebec. Arch Environ Health 24, 401-409 (1972).
9. BECKLAKE MR, FOURMIER-MASSEY G, McDONALD JC, SIEMIATYCKI J, ROSSITER CE: Lung function in relation to chest radiographic changes in Quebec asbestos workers. Bull physiopath Resp. 6, 637-659 (1970).
10. FOURNIER-MASSEY G, BECKLAKE MR: Pulmonary function profiles in Quebec asbestos workers. Bull Physiopath Resp 11, 429-445 (1975).
11. McDONALD, HARPER A, EL ATTAR OA, McDONALD JC: Epidemiology of primary malignant mesothelial tumors in Canada. Cancer 26, 914-919 (1970).
12. McDONALD AD, McDONALD JC: Epidemiologic surveillance of malignant mesothelioma in Canada. Can med Assoc J 109, 359-362 (1973).
13. Report by Mesothelioma Panel of the Canadian Tumor Reference Center: Primary malignant mesothelial tumours in Canada, 1960-1968: A pathological review. Cancer 31, 869-876 (1973).

14. MAGNER D, McDONALD AD: Malignant mesothelial tumours: Histological type and asbestos exposure. N Eng J Med 287, 570-571 (1972).
15. GIBBS GW: The organic geochemistry of chrysotile asbestos from the Eastern Townships, Quebec. Geochem Cosmochim 35, 485-502 (1971).
16. GIBBS GW: Some problems associated with the storage of asbestos in polyethylene bags. Amer Indust Hyg Ass J 30, 458-464 (1969).
17. GIBBS GW, HUI HY: The organic content of Canadian chrysotile. Amer Indust Hyg Ass J 32, 519-528 (1971).
18. GIBBS GW, HWANG CY: Physical parameters of airborne asbestos fibres in various work environments - preliminary findings. Amer Indust Hyg Ass J June: 459-466 (1975).
19. Ducis S: L'exactitude des causes de décès. Canad J Public Health 62, 395-402 (1971).
20. UICC/Cincinnati classification of the radiographic appearances of pneumoconioses. Chest 58, 57-67 (1970).
21. ILO U/C International Classification of Radiographs of Pneumoconioses, 1971 (No. 22, revised). Occupational Safety and Health Series, Geneva, International Labour Office, 1972.
22. EYSSEN GE: Methods for assessing radiographic progression in the pneumoconioses. Ph.D.Thesis, McGill University, March 1975!
23. FOURNIER-MASSEY G, BECKLAKE MR: Appendice: épreuves de fonction respiratoire. Bull Physiopath Resp 6, 661-667 (1970).
24. LIDDELL FDK: Occupational mortality in relation to exposure. Arch Environ Health 30, 266-267 (1975).
25. GIBBS GW, LACHENCE M: Dust exposure in the chrysotile asbestos mines and mills of Quebec. Arch Environ Health 24, 189-197 (1972).
26. British Occupational Hygiene Society: Hygiene standards for chrysotile asbestos dust. Ann Occup Hyg 11, 47-69 (1968).
27. GIBBS GW, LACHANCE M: Dust-fibre relationships in the Quebec chrysotile industry. Arch Environ Health 28, 69-72 (1974).
28. Report of Workshop on the Chest X-ray as an Epidemiologic Tool, March 25-26, 1974, New Orleans, sponsored by Division of Lung Diseases, NHLI. Arch Environ Health (in press).
29. WEISS W: Cigarette smoking, asbestos, and pulmonary fibriosis. Amer Rev Resp Dis 104: 223-227 (1971).
30. HAMMOND EC, SELIKOFF IJ: Relation of cigarette smoking to risk of death of asbestos-associated disease among insulation workers in the United States. In Biologixal Effects of Asbestos, LARC Scientific Publication No. 8, Lyon, pp. 312-317 (1973).
31. ROSSITER CE, WEILL H: Synergism between dust exposure and smoking: an artefact in the statistical analysis of lung function? Bull Physiopath Resp 10, 717-725 (1974).
32. JODOIN G, GIBBS GW, MACKLEM PT, McDONALD JC, BECKLAKE MR: Early effects of asbestos exposure on lung function. Amer Rev Resp Dis 104, 525-535 (1971).
33, McDONALD JC: Asbestosis in chrysotile mines and mills. In Biological Effects of Asbestos, IARC Scientific Publication No. 8, Lyon, pp. 155-159, 1973.
34. McDONALD JC: Cancer in chrysotile mines and mills. in Biological Effects of Asbestos, IARC Scientific Publication No. 8, Lyon, pp. 188-194, 1973.
35. Mc.DONALD JC, McDONALD AD: Epidemiology of mesothelioma from estimates of incidence. Presented ad XVIII International Congress on Occupational Health, Brighton 1975 (to be published).

E. Hain, Hamburg

# Neuere Ergebnisse epidemiologischer Studien zum Asbestoseproblem in Norddeutschland

Die überschaubaren Verhältnisse des Großraums Hamburg erlauben es, epidemiologische Daten unter einheitlichen Gesichtspunkten zu repräsentieren. - Mit dem Ingangkommen der BG-lichen Vorsorgeuntersuchungen ist die Zahl festgestellter Asbestosen etwa auf das Doppelte angestiegen, wobei es sich in der Hauptsache um das Ausräumen der Dunkelziffer bzw. um das Erschließen neuer Personengruppen handelt:

In Hamburg wurden 1973/1974 folgende Fälle von Asbestose festgestellt (nach BRASSOW _et al._):

| | |
|---|---|
| bei Asbestarbeitern | 28 Fälle |
| bei Isolierern | 23 Fälle |
| bei Tischlern | 15 Fälle |
| bei Gummiarbeitern | 6 Fälle |
| bei Werftarbeitern | 5 Fälle |
| bei Sonstigen | 7 Fälle |
| zusammen: | 84 Fälle |

davon sind 44 Fälle entschädigungspflichtig,
die übrigen 40 Fälle geringfügig (<20% MdE)

Die Häufigkeit des Asbestkrebses (Ziff. 31 der 7. BKVO: Krebs im Bereich von Bronchien, Lunge, Pleura neben Asbestose) wird 1973/74 mit 14 Fällen angegeben (davon 9 Fälle bei Asbesttextilarbeitern, Spritzern, Isolierern). Dies sind 14,3% Asbestkrebsfälle neben allen vorgenannten Asbestosen, bzw. 24,1% der Fälle von entschädigungspflichtiger Asbestose. Diese Häufigkeit läßt vermuten, daß die amtliche BG-Statistik in dieser Hinsicht bedeutende Lücken aufweist.

Aus einem Asbest-Textil-Betrieb konnten 236 Beschäftigte, die dort zwischen 1924 und 1945 eingetreten waren, nachgehend untersucht werden. Davon waren 32 Personen an Krebs verstorben:

| Ursprungsort/Primärsitz | männl. | weibl. |
|---|---|---|
| Respirationstrakt-Lunge-Pleura | 3 | 9 |
| Magendarmkanal und Anhangsgebilde, Bauchfell | 2 | 4 |
| Uterus, Ovar | - | 8 |
| andere und ungeklärte | 1 | 5 |
| zusammen: | 6 | 26 |

Hiervon wurden 4 Fälle als "Asbestkrebs", 3 Fälle als Mesotheliom beschrieben. Nur bei 26 an Krebs verstorbenen Frauen war eine statistische Bearbeitung sinnvoll: deren mittleres Sterbealter lag bei $\bar{x}$ = 57,3 Jahren (gegenüber 67,4 Jahren bei der Hamburger Bevölkerung). Gegenüber diesem Bezugskollektiv lag die Krebssterblichkeit für Frauen in den Altersklassen 30-40 J., 50-60 J. und 60-70 J. signifikant höher (nach dem z-Verfahren).

Bei 170 dieser 236 Asbest-Textil-Arbeitern ergaben sich folgende Zuordnungen der Gefahrenjahre (= Gefahrenklasse nach WOITOWITZ x Expositionsjahre):

| Röntgenbefund bzw. Todesursache | Mittelwert $\bar{X}$ |
|---|---|
| s 0/0 mit geringen pleuralen Veränderungen | 6,27 |
| s 0/0 oder x 10/0, dabei diverse pleurale Reaktionen | 6,47 |
| Asbestose, anerkannt bzw. im BK-Verfahren | 14,84 |
| Tod an oder bei Asbestose (ohne Asbestkrebs) | 16,80 |
| Tod an Krebs bei Männern | 9.17 |
| Tod an Krebs bei Frauen | 12,85 |

Hieraus ergibt sich, daß die vorgenannten Effekte durch Dosis-Wirkungsbeziehungen zumindest mitbestimmt werden.

In den Prosekturen Hamburger Krankenhäuser wurden 1961-1972 251 Fälle.von Mesotheliom autoptisch festgestellt, von denen 150 katamnestisch abgeklärt werden konnten. Im Vergleich zur matched control ergaben sich hinsichtlich Schwere und Häufigkeit der beruflichen Asbestexplosion folgende Gegenüberstellungen:

| | Mesotheliomfälle | Kontrollfälle |
|---|---|---|
| a) Starke Asbestexposition | 18 | 0 |
| b) Mittlere oder geringe Asbestexposition | 67 | 35 |
| zusammen: | 85 (56,7%) | 35(23,3%) |

Außerdem kam in jeder Gruppe 1 Fall von intradomicilärer Exposition vor.

Die Häufigkeitsunterschiede sind für die Expositionsarten a) und b) hoch gesichert, dies gilt auch für die Differenzierungen zu b) (Werften, Handels- und Kriegsmarine, wobei das Schiffsmaschinenpersonal eine bevorzugte Gefährdung aufwies).

Aus dem vorgenannten Mesotheliomkollektiv und aus weiterem Krankengut konnten 48 Mesotheliomfälle ermittelt werden, bei denen sich weder eine berufliche noch auch eine intradomiciläre Gefährdung ergab, die aber die Annahme einer Umgebungsgefährdung nahelegten. Diese Fälle ordnen sich auf Karten des Stadtgebietes schwarmartig um bestimmte Asbestbetriebe herum an, hingegen sind die Fälle aus der matched control zufallsweise über das Stadtgebiet verteilt. Legt man für die Wirkungsweise der Asbestzone das quadratische Abstandsgesetz zugrunde - was bei gleichzeitiger Anwendung auf die Mesotheliom- und die Kontrollgruppe zulässig ist - so erweist sich die Gefährdung der ersteren als ca. 30 mal höher; diese Verhältnisse werden, unter Mitberücksichtigung der jeweiligen Wohndauer (=Expositionsdauer) deutlich, wenn die Fälle beider Gruppen in einem doppelt logarithmischen Netz eingetragen werden (BOUCHE) s. Abb.1.

Die vorgetragenen Beobachtungen beruhen auf Asbestexpositionen, die zumeist mehrere Jahrzehnte zurückliegen. Obwohl die in Betracht kommenden Betriebe teils aufgelöst, teils für die Arbeitsplatzsituation, teils für die Umgebungsbelastung entschei-

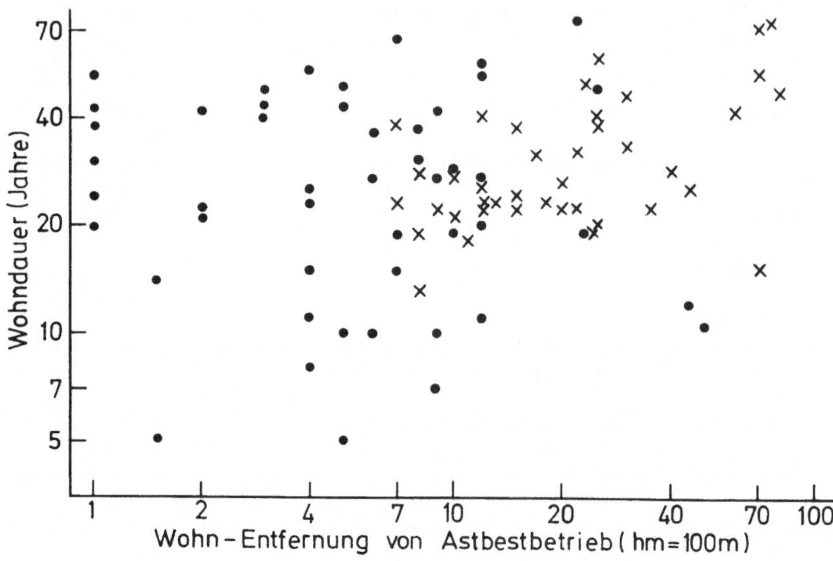


*Abb. 1*

dend saniert wurden, sind die gewonnenen Erkenntnisse nützlich, weil sie analoge Anwendungen auf die gewandelten Formen der Asbestverwendung erlauben, die insbesondere bei manchen Kleinbetrieben noch zu wünschen übrig läßt. Es ist das Bestreben, Asbest sicherer zu machen, nicht aber seine Verwendung abzuschaffen.

B. Goldstein, I. Webster, W.O. Harrison
and J. Talent, Johannesburg

# Epidemiological Studies on Asbestos-exposed Workers in South Africa

There are few epidemiological studies in South Africa on workers exposed to asbestos or asbestos products. In the mining industry the defining of a population at risk is a real problem as will be apparent from an outline of a study at present in progress and it was only in recent years that the National Research Institute for Occupational Diseases has been able to investigate non-mining industries. It was only possible to establish an Epidemilogy-Biostatistic departement in the Institute last year.

The survey of miners and ex-miners was planned with a view to determining the incidence of pleural changes, asbestosis, bronchogenic carconoma, and mestohelioma in employees of the asbestos mines of the Northwest Cape and possibly later at Penge.

A great problem is to establish the population at risk as some of the labourers are migrants who return to their home countries at the end of their employment period. Others have no fixed address and some were employed on a casual basis with very inadequate records. In addition the survey area is extensive and arid in nature.

To obtain the names of the employees the engagement records from 1956 onwards (the date when these miners became controlled) of two Mining Companies have been consulted; in the one case this consists of ledgertype books which appear to be complete and in the other case there are filling cards for each individual employee but there is no certainty that they have been maintained in consecutive order. From these records the population identity numbers are obtained and from the National Population Register it can be ascertained where the individual was domiciled at the time of his last tax payment. The names of employees who are likeley to be resident in the Kuruman area (Buthabutswana) can now be obtained and a medical officer on the staff of the Institute is attempting to trace these people to obtain an exposure history and carry out a medical examination which includes chest X-rays and certain lung function tests (vital capacity, maximum mid-expiratory flow (MMF)). The use of the identity number precludes a case being counted twice if he has been re-employed after a break.

The numbers involved (at the end of 18 months) are shown in Table 1).

Table 1. Employees being investigated

| | No. | % |
|---|---|---|
| Employees identity numbers | 2296 | |
| Exclude foreign employees | 470 | 20,5 |
| Submitted for tracing | 1826 | 79,5 |
| Number traced to date | 721 | 39,4 |

The X-rays are read by the radiologist of the National Research Institute for Occupational Diseases and all the data is being prepared for computerisation. No conclusions can as yet be drawn from the findings but Table 2 shows the pattern that is emerging from a study of the first 500 completed cases of which all, with the exception of 4, had started to work on the asbestos mines more than 12 1/2 years ago. their services varying from 2 months to 27 years in underground or surface jobs.

Table 2. Findings in 500 Cases of Asbestos Miners

| | Nil | Parenchymal Change | Pleural Changes | Both | TB & Asb | TB | Meso. | Ca | Deceased no Records |
|---|---|---|---|---|---|---|---|---|---|
| No. | 196 | 53 | 80 | 36 | 66 | 28 | 3 | 1 | 37 |
| % | 39,2 | 10,6 | 16 | 7,2 | 13,2 | 5,6 | 0,6 | 0,2 | 7,4 |

In The case of the deceased people it is not possible to establish the cause of death with any accuracy as the death certificates are inadequate.

## Cumulative Dust Exposure Records

Following on the recommendations of the 1969 Pneumoconiosis Conference it was agreed that in South Africa it should be possible to determine not only the fibrogenic effect of the three main types of asbestos, namely corcidolite, chrysotile, and amosite, but also other pathology. The information that was availiable consisted of many years of records of the dust conditions on the asbestos mines as a mine mean. The mine mean dust concentration was calculated from the criss-cross strategic sampling.

Such strategic scampling was again carried out at Penge (amosite), Msauli (chrysotile), and one of the mines in the Northern Cape (crocidolite). At the same time personal samplers were worn by selected personnel in the different occupations making up a mining operation. It was then considered that the results of the personal sampling could be related to the mine mean of previous years, and in this way determine the occupational exposure of the employees in previous years.

A few years ago every White miner was interviewed and his previous and current mining service was recorded on a yellow card. These cards are kept in the mine offices and are updated at regular intervals so that at any time an accurate record of service is available. Master cards are kept in the Instiute. Such records will in time be correlated with alterations in the radilogical pattern or the pathology found at the postmortem examination.

Some 2000 White miners from the different asbestos areas now have their cards and when a miner moves to another mine the yellow card is sent to that mine by the Mine Manager's Office.

At present feasibility studies are being carried out to determine whether a similar study will yield valid results in Black mine workers.

## Asbestos Cement

Several asbestos cement factories have been surveyed. Chest X-rays were obtained from all members regardless of length of service and those with more than 3 years service were examined clinically, screening lung function tests were carried out, and a full industrail history obtained. The radiological examination was designed to detect parenchymal asbestosis and pleural changes. An industrial hygiene survey was also carried out and the different parts of the factory where relatively high fibre counts were detected, were defined and the results correlated with the clinical and radiological findings. The findings are shown in Table 3.

A selected group of employees who had been in one of the factories for some time and could be considered as having had relatively low exposure were examined more thoroughly and their immunological profiles were also assessed. Of 69 (12 were women) individuals examined 30 (43,5%) showed pleural thickening which was definitely related to increasing dosage of exposure although several had had less than 5 years' exposure.[1]

---

[1]J. CRAIG-COCHRANE, Personal Communication.

Table 3. Asbestos Cement Factory Employees With Over 3 Years Service

| | Cape White | Coloureds and Black | Transvaal White | Colourede and Black |
|---|---|---|---|---|
| Total Examined: | 140 | 440 | 123 | 405 |
| Parenchymal: | 2 (1,4%) | 3 (0,7%) | 9 (7,3%) | 7 (1,7%) |
| Pleural Thickening | 19 (13,6%) | 24 (5,5%) | 8 (6,5%) | 75 (18,5%) |
| Pleural Calcification | 0 | 0 | 0 | 5 (1,2%) |

The individuals with pleural thickening showed delayed hypersensitivity cutaneous reactions, except with 2,4-dinitrochlorobenzene. They had decreased serum IgG levels, normal circulating T-lymphocytes and 52% of the cases had a high incidence of serum lymphocytotoxins. Anti-nuclear factor was absent and 18% had rheumatoid factor.

The majority of individuals with parenchymal changes had depressed delayed hypersensitivity cutaneous reactions. They showed significantly increased levels of secretory IgA and serum concentrations of IgA, IgG, IgM, and IgE. They had decreased circulating T-lymphocytes and depreased lymphocyte profilerative assays. Eighty-four percent had a high incidence of serum lymphocytotoxins. Anti-nuclear factor occurred in 8% and rheumatoid factor in 28%.[2]

Table 4. Mesothelioma cases (November 1975)

| | | No. | Total | % |
|---|---|---|---|---|
| Mining | Cape crocidolite | 81 | | |
| | Transversal crocidolite | 1 | | |
| | Amosite | 4 | | |
| | Chrysotile | - | | |
| | Cobbing | 20 | 106 | 21,7 |
| Non-mining | | -- | | |
| General | | 43 | | |
| Railways | | 19 | 62 | 12,7 |
| Environmental | | | | |
| N.W. Cape | | 97 | | |
| Pietersburg | | 1 | 98 | 20,0 |
| No exposure known | | | 65 | 13,3 |
| History unknown | | | 133 | 27,2 |
| Diagnose not final | | | 18 | 3,7 |
| Peritoneal | | | 7 | 1,4 |
| | | | 489 | |

[2]E. KAGAN, Personal Communication.

## Mesothelioma Cases

The number of mesotheliomas diagnosed to date at the Institute is shown in Table 4. The 1975 cases have, however, not yet been studied by the Asbestos Tumour Reference Panel and a number of cases from other laboratories have also not yet been received.

A. Hany und H. Schlegel, Winterthur/Luzern

# Asbestose-Probleme in der Schweiz

Die Schweiz mit ihren zur Zeit knapp 6 1/2 Millionen Einwohnern führt allen benötigten Asbest ein. Sie verfügt nur über geringe, jetzt nicht mehr abbauwürdige Lager in den Alpen. Im wesentlichen widerspiegelt die ganze Asbestose-Problematik unseres Landes das, was in anderen Staaten sich in größerem Maßstab beobachten läßt, teils mit einer zeitlichen Verschiebung von 30-50 Jahren. Heute sind wir in Wort und wahrscheinlich auch in der Tat zeitgemäß Asbest-bewußt.

Der erste Fall wurde in der Schweiz 1958 publiziert. Aber bereits 1939 übernahm die SUVA (Schweizerische Unfallversicherungsanstalt) eine Asbestose eines Asbestzement-Arbeiters, der dann 1942 der Krankheit erlag. Seit 1952 ist die Asbestose in der Schweiz eine gesetzlich anerkannte Berufskrankheit. Die jährlichen Neuanerkennungen halten sich bis 1966 mehr oder weniger konstant, um dann 1968 sprunghaft anzusteigen (Abb.1). Die Zunahme der Fälle erklärt sich einerseits durch die vermehrte Zunahme der Asbestverwendung nach dem ersten Weltkrieg und andererseits durch die damals vollkommen ungenügende Prophylaxe. Die Mehrzahl der rasch progredienten Fälle und der Verstorbenen (Abb.1) sind oder waren Asbestspritzer. Wir fanden bei Spritzern bis zur Diagnosestellung der Krankheit eine durchschnittliche Expositionsdauer von 9 Jahren, im Gegensatz zu 17 Jahren bei Nichtspritzern.

Nachdem von 1962 an die prophylaktischen Maßnahmen verbessert wurden, nahmen diese malignen Fälle an Häufigkeit ab. Es ist meines Erachtens aber noch mit einer weiteren Zunahme zu rechnen, die dadurch begründet ist, daß die geringer Exponierten der 40er- bis 60er-Jahre entsprechend später ins Krankheitsstadium treten werden und daß in diesem Zeitintervall zunehmend mehr Berufstätige mit Asbest Kontakt hatten.

Bis 1974 waren insgesamt 97 Asbestosen anerkannt, davon sind 22 in unterschiedlichem Ausmaße invalid. 17 sind gestorben, drei an Mesotheliomen, zwei an Bronchus-Carzinomen und die übrigen meist an den Folgen des Cor pulmonale bei fortgeschrittener Fibrose. 1974 wurden ca. 1 Million Franken für Invaliden- und Hinterlassenenrenten ausgegeben, was etwa 7% des Wertes des im gleichen Jahr eingeführten Roh-Asbestes ausmacht. Wir kennen keine außerberuflich exponierten Asbestosefälle.

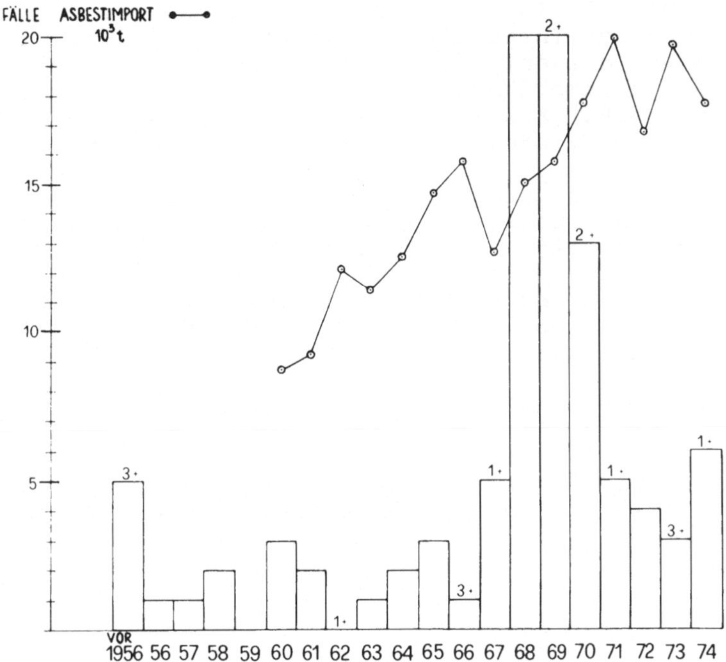


*Abb.1. Graphische Darstellung der durch die SUVA anerkannten Asbestosen 1956-1974 und der Rohasbestimporte in die Schweiz 1960-1974. + = Anzahl der im betreffenden Jahr Verstorbenen*

Zur Zeit sind 34 Betriebe mit Asbeststaub-Gefährdung mit 732 zu untersuchenden Versicherten der SUVA unterstellt. Verschiedene Umstände sind dafür verantwortlich, daß nicht alle Asbeststaub-Exponierten der Schweiz erfaßt werden, wobei aber der Anteil dieser Nichtkontrollierten sehr klein sein dürfte. Die Versicherten sind in der Asbestzement- bzw. Platten- und Pappen-Industrie (ca. 50%), Isolation, textile Fertigung, Gummi- und Kittherstellung etc. (ca. 30%), und in Brems- und Kupplungsindustrie (ca. 20%) beschäftigt.

Die durch die SUVA festgelegte technische Prophylaxe basiert bei uns auf der Messung der Gesamtstaubmenge. Die MAK für Asbest, berechnet als Gesamtstaub, beträgt 1 mg pro $m^3$. Bei Misch-Stäuben mit Asbestkonzentrationen unter 10% ist der Grenzwert 10 mg% Gesamtstaub pro $m^3$. Asbest wird als potentiell carzinogener Stoff angesehen.

Die medizinische Prophylaxe der unterstellten Betriebe wird durch Eignungsuntersuchungen, d. h. Eintrittsuntersuchungen und periodische Kontrolluntersuchungen durchgeführt. In den beiden letzten Jahren waren es etwas über 200 Untersuchungen jährlich, d. h. ca. 43% aller Asbest-Exponierten. Diese Eignungsuntersuchungen werden durch praktizierende oder Spitalärzte vorgenommen und umfassen neben der Anamnese, dem cardio-vasculären Status eine Thoraxaufnahme (36 x 43 cm) und minimal eine Messung der Vitalkapazität und der 1-Sekunden-Kapazität. Eine Beurteilung der Röntgenbilder durch den klinisch erfahrenen, pulmonologisch interessierten Untersuchenden Internisten scheint uns mindestens so wertvoll zu sein, wie diejenige des Radiologen. Erstrebenswert wäre die alleinige Durchführung der Eignungsuntersuchungen an wenigen Zentren unter Zuhilfenahme der Atemmechanik und der Messung der arteriellen Blutgase in Ruhe und bei Arbeit.

Bei der Durchführung von Lungenbiopsien sind wir eher zurückhaltend. Sie scheinen uns nur dann indiziert zu sein, wenn die Diagnose zweifelhaft ist und sich allfällige therapeutische, prophylaktische oder finanzielle Konsequenzen ergeben würden, bzw. wenn es der Patient ausdrücklich wünscht. Wir führen dann die offene Biopsie durch und senden das Gewebe ins Histopathologische Institut Zürich (Prof. J.R. RÜTTNER).

Zwei alle beschäftigende Probleme scheinen mir besonders erwähnenswert:

Die Frühdiagnose. Persönlich bin ich der Ansicht, daß es Asbestosen gibt, die sich uns in einem Stadium präsentieren, in dem das Rönt-

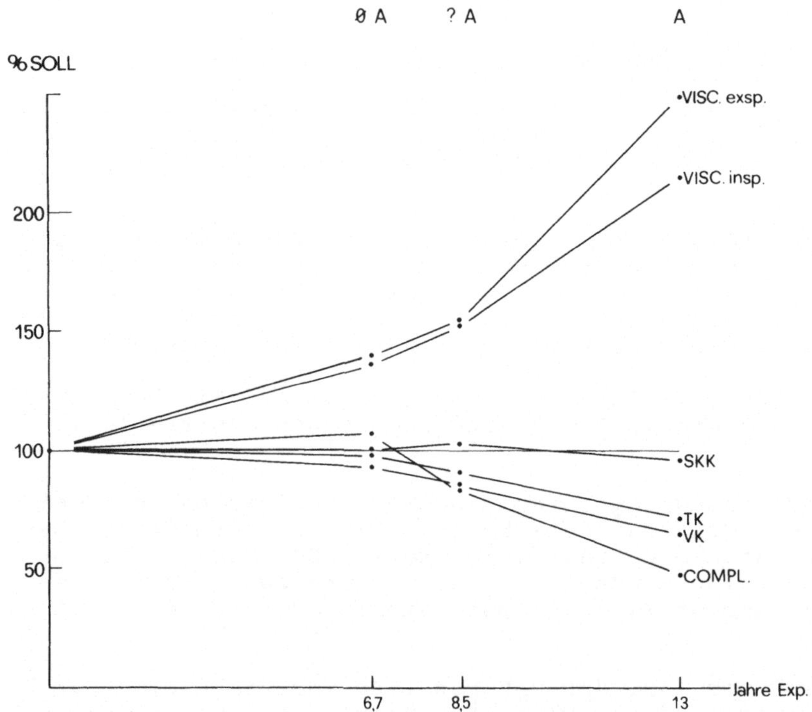


*Abb. 2. Vitalkapazität (VK), Totalkapazität (TK), 1-Sekundenkapazität (SKK), Viscance (Visc.) und dynamische Compliance (Compl.) bei 35 Asbestosen (A), 69 fraglichen Asbestosen (?A) und 50 gesunden Asbestosen (ØA). Letztere beiden Gruppen haben alle eine Mindestexposition von 2 Jahren. Mittelwert in % der Sollwerte, bezogen auf die durchschnittliche Expositionsdauer der betreffenden Gruppen*

genbild höchstens verdächtige Veränderungen aufweist, die Lungenfunktionsprüfungen aber wiederholt oft nur leicht pathologisch ausfallen, insbesondere die verminderte Vitalkapazität und Compliance und die erhöhten viscösen Atemwiderstände. In solchen ausgewählten Fällen scheint es mir gerechtfertigt zu sein, den Patienten auch mit einem negativen Röntgenbefund als Asbest-untauglich zu erklären. Die in Abb.2 dargestellten Werte wurden Ende 1973 ermittelt. Zwischenzeitlich haben aus der Gruppe der Verdächtigen, bei denen nach den bisher üblichen Maßstäben eine Asbestose nicht eindeutig hat diagnostiziert werden können, einige alle Kriterien der sicheren Asbestosediagnose erfüllt. Wir müssen unsere Tauglichkeits-Kriterien stetig kritisch prüfen, dies umso mehr, als wir nichts Sicheres wissen über den Verlauf von Früh-Asbestosen, die der Staubexposition entzogen wurden.

Das zweite Problem ist die Erfassung aller Asbest-Exponierten. Meines Erachtens ist der alleinig gangbare Weg in unserem Land und auch in anderen nicht Asbest abbauenden Staaten, die Kontrollpflicht aller Asbestverwendung vom Moment der Einfuhr an. Wenn man daran denkt, daß die Importkosten eines Stoffes sich durch prophylaktische Maßnahmen und durch Renten um fast 10% erhöhen, abgesehen von aller menschlicher Tragik, scheint es gerechtfertigt zu sein, eine Kontrolle aufzubauen, die die lückenlose Erfassung der Asbestverwendung gewährleistet.

Zusammenfassend kann gesagt werden, daß in der Schweiz die weltweit beobachtete Entwicklung der Asbestoseprobleme durch die zunehmende Verwendung des Minerals gleichgeartet sind wie in anderen Staaten, daß wir in keiner Weise Spektakuläres zu bieten haben und daß bei aller medizinischer Faszination in der Entstehung dieser Krankheit der Schwerpunkt des ärztlichen Handelns auf einer rigorosen Prophylaxe liegen muß.

M.L. Newhouse, London

## Asbestos. Smoking, and Lung Cancer

There are two tumours that have been accepted without reservations as being associated with asbestos exposure, the mesothelioma of pleura or peritoneum and bronchial carcinoma. The mesothelial tumours have been shown by animal experiment and epidemiological studies to be particularly a hazard of exposure to crocidolite asbestos. These tumours are not invariably associated with asbestosis, though both conditions may be found and they do not appear to be related to smoking (McDONALD *et al.*, 1964). Bronchial carcinoma, in contrast, is not associated with any particular fibre type, all studies of populations exposed t asbestos, whether crocidolite, amosite, chrysotile, or anthophylite show an excess mortality from cancer of lung. Asbestosis is invariably present to some degree. In 1968 SELIKOFF showed the important influence of smoking (Table 1). There were no deaths from cancer of lung in the 48 non-smokers. My colleague, Mr. BERRY, and I determined to study the smoking habits of men and women at an East London Asbestos Factory, in Order to examine the interrelationship between cigarette smoking and exposure to asbestos in the aetiology of lung cancer (BERRY, et al., 1972). Cohorts of men and women had already been established and consisted of all males employed at any time since the implementation of the asbestos regulations in 1933, and all females first employed between 1936 and 1942 (NEWHOUSE, 1969; NEWHOUSE et al., 1972).

For the smoking study it seemed desirable to establish a cohort of an age where the expectation of dying of cancer of lung was relativeley high. Therefore, the 1834 men born between 1900 and 1930 who were alive on January 1st, 1960 and were first employed at the factory between April 1933 and December 1955 were selected. The women included were the 658 alive on January 1st, 1960 and first employed between 1936 and 1942, a period chosen when information available to ourselves was expected to link up with mortality records available at the National Health Service Registry. All these women were by 1960 at least 36 years of age.

The period of study was January 1st, 1960 - March 31st, 1970.

Retrospective information was obtained on the deaths that had occurred from enquiries from hospitals, general practitioners, and occasionally with consent of the general practitioner, from a relative. For the survivors a questionaire was circulated by the Department of Health and Social Security. There were 3 circularisations followed by limited personal visiting.

Table 2 shows the results of the enquiries both among the survivors and the deceased. The response rate was approximately 72% and Table 3 shows the smoking habits as at 1960. Thirty percent of the women had never smoked, compared to 6% of the men. It was necessary to make adjustments to both the observed and expected figures. It was found the smoking histories were more frequently recorded in those who died of lung cancer than among those who died of other cancers, and this was allowed for. The expected figures were adjusted from the national figures to those for the Greater London Area and secondly for smoking habits using figures published by DOLL and HILL, 1964.

The results for male workers are shown in Table 4 and for female workers in Table 5.

There is a very marked difference between both the mortality of persons with low exposure and high exposure and between smokers and non-smokers. The risk is undoubtedly much reduced in non-smokers. The calculation makes allowance for smoking habits so that any excess risk may be attributed to the occupational.

Two theories have been considered for the combined effect of the two carcinogens, the additive and the multiplicative. In the former it is assumed that the asbestos and the smoking carcinogen act independently and that the excess risk when both are present is equal to the sum of the two excess risks. In the multiplicative hypothesis it is suggested that if the one carcinogen increases the risk tenfold and the other fivefold, the excess risk when both act together would be fiftyfold. The data is presented in Table 6. For the men the results are indecisive, but those for the women clearly favour the multiplicative hypothesis.

SELIKOFF and HAMMOND have calculated that heavily exposed asbestos workers who smoke have a ninetyfold excess risk compared to non-smoking unexposed workers. However, even those with low exposure are at risk if followed for sufficiently long periods (Table 7). This data has not been analysed in relation to smoking habits, but the mortality study is continuing and it is proposed to analyse the data which have been collected on a prospective basis within the next few years.

M. Haider, M. Neuberger und A. Raber, Wien

# Mesotheliom-Fälle und Asbestexposition in Österreich

Österreich importiert jährlich ca. 25 000-30 000 t Rohasbest. Diese Zahl ist mit dem für die BRD geschätzten Import von ca. 200 000 t (relativ zur Einwohnerzahl der beiden Länder) durchaus vergleichbar. Eine Rohasbestgewinnung gab es in Österreich nur vorübergehend bis zum Jahre 1945.

Um eine Abschätzung der mit dem Asbest verbundenen gesundheitlichen Risiken, vor allem auch hinsichtlich der Mesotheliome, zu erhalten, wurden von uns sowohl die Krebsmeldungen, als auch die Meldungen über Berufskrankheiten erhoben und analysiert, weiter auch Sektionsstatistiken und Erhebungen über endemische Vorkommen von Pleuraveränderungen herangezogen.

Die Sektionsstatistik des Pathologisch-Anatomischen Institutes des Wiener Allgemeinen Krankenhauses weist von 5211 Obduktionen der Jahre 1971-1973 nur 3 Fälle als gesicherte Mesotheliome aus. (FEIGL, persönl. Mitteilung); insgesamt also ca. 0,5 Promille, eine Zahl, die an der unteren Grenze internationaler Sektionsstatistiken, die 0,5-1,0 Promille angeben, liegt.

In der Tabelle 1 sind für die Jahre 1969-74 die Zahlen aller gemeldeten Krebsfälle sowie gesondert noch diejenigen der Bronchien und Lunge sowie der primär bösartigen Pleuratumoren zusammengestellt. Die Meldungen primär bösartiger Pleuratumoren zeigen in diesem Zeitraum keinen Anstieg.

Die Meldungen der Jahre 1969-71 wurden von uns mit Erhebungen in Spitälern, über Versicherungstäger (vor allem die AUVA), über Hausärzte, Familienmitglieder und in Arbeitsstätten weiter analysiert. Über 70% der Fälle konnten bearbeitet werden; aber 60% der bearbeiteten Fälle erwiesen sich als Fehldiagnose (s. Tabelle 2). Interessant erscheint, daß unter den 31 gesicherten Mesotheliomfällen nur 4 Frauen waren, während bei den Meldungen die Verteilung auf männlich-weiblich praktisch gleich ist.

Tabelle 1. Gemeldete Krebsfälle in Österreich

| Jahr | Gesamt | | | Bronchien und Lunge | | | | Pleura | | | |
|---|---|---|---|---|---|---|---|---|---|---|---|
| | M | W | Σ | M | W | Σ | % | M | W | Σ | % |
| 1969 | 6770 | 8544 | 15314 | 1520 | 277 | 1797 | 11,7 | 26 | 17 | 43 | 0,28 |
| 1970 | 8537 | 11209 | 19746 | 1856 | 332 | 2188 | 11,1 | 16 | 26 | 42 | 0,21 |
| 1971 | 7869 | 10286 | 18155 | 1683 | 335 | 2018 | 11,1 | 21 | 14 | 35 | 0,19 |
| 1972 | 8135 | 10557 | 18692 | 1870 | 339 | 2209 | 11,8 | 23 | 25 | 48 | 0,26 |
| 1973 | 8540 | 10432 | 18972 | 2075 | 385 | 2460 | 13,0 | 21 | 19 | 40 | 0,21 |
| 1974 | 8527 | 10462 | 18989 | 1997 | 390 | 2387 | 12,6 | 13 | 17 | 30 | 0,16 |

Tabelle 2. Analyse gemeldeter primär bösartiger Pleuratumoren

| Jahr | Meldungen | nicht beantwortet | nicht auffindbar | bearbeitet | Nicht-mesoth. | Fragl. Mes. | Mesotheliome | davon asb. exp. | chron. Pleur. irritation |
|---|---|---|---|---|---|---|---|---|---|
| 1969 | 43 | 3 | 5 | 35 | 23 | 2 | 10 | 0 | 0 |
| 1970 | 42 | 5 | 11 | 26 | 13 | 0 | 13 | 1(+1?) | 2 |
| 1971 | 35 | 5 | 4 | 26 | 16 | 2 | 8 | 0 | 1 |
| | | 13 | 20 | | | | | | |
| | 120 | 33 (28%) | | 87 (72%) | 52 (43% bzw. 60%) | 4 (3% bzw. 4%) | 31 (26% bzw. 36%) | 1(+1?) (3%) (6%?) | 3 (10%) |

Unter den gesicherten Mesotheliomfällen konnte nur in einem Fall eine berufliche Asbestposition nachgewiesen werden. Bei einem weiteren Fall, der uns über ein Spital zusätzlich gemeldet wurde, konnte eine mögliche Asbestexposition während des Krieges erhoben werden. Dies würde also nur einer beruflichen Asbestexposition in 3 bzw. bestenfalls 6% entsprechen.

Als Zusatzbefunde konnten in 3 Fällen (10%) langjährige, chronische Pleurairritationen erhoben werden, ohne daß danach systematisch geforscht worden wäre.

Unter den Nicht-Mesotheliomen, die als eine Art von "Kontrollgruppe" aufgefaßt werden können, fanden sich keine gesicherten beruflichen Asbestexpositionen, aber auch keine Hinweise für solche langjährigen, chronischen Pleurairritationen.

Die Jahre 1972-74 konnten bisher noch nicht systematisch von den Krebsmeldungen her untersucht werden, aber eine Analyse der Berufskrankheitsmeldungen ergab drei Mesotheliom-Meldungen als "Berufskrankheit". In einem dieser Fälle wurde Asbestose in Verbindung mit Mesotheliom festgestellt und als Berufskrankheit anerkannt.

Der Versuch einer geographischen Analyse der Verteilung von Mesotheliom-Meldungen bzw. gesicherten Mesotheliomfällen ergab weder eine Häufung in der Umgebung der Asbestzement-Industrie, noch eine solche in der Umgebung des Ortes, in dem bis 1945 eine Asbestgewinnung und auch eine Asbestverarbeitung stattgefunden haben. Dieses letztgenannte Gebiet ist vor allem darum interessant, weil dort sowohl auf Grund einer Analyse von Röntgenbildern einer Heilstätte zusammen mit KÖNIGSHOFER, als auch einer Analyse von Schirmbilduntersuchungen zusammen mit GRASER und GRÜNDORFER ein endemisches Vorkommen von Pleuraveränderungen im Sinne von Pleuraplaques festgestellt werden konnte. Es fanden sich aber weder bei diesen Untersuchungen, noch in der Analyse der gemeldeten primär bösartigen Pleuratumoren Hinweise dafür, daß in diesem Gebiet Mesotheliome auftreten.

Zusammenfassend ist demnach festzustellen, daß Asbest zwar als einer der ätiologischen Faktoren für Mesotheliome anzusehen ist, daß aber im Sinne einer Polyätiologie wahrscheinlich andere Faktoren wie z. B. chronische Pleurairritationen mitbeachtet werden müssen. In Tierversuchen wird sogar auf eine mögliche zusätzliche Virusgenese hingewiesen. In Hinkunft muß vor allem eine Gewichtung aller Einzelfaktoren, die zur Initation, Promotion und Progression des Mesothelioms führen können, besser herausgearbeitet werden, um gezielte prophylaktische Maßnahmen zu ermöglichen.

H.T. Planteydt, Middelburg

# Mesothelioma and Asbestos in the Netherlands

An asbestos is not mined in the Netherlands but is predominantly imported as a half-product, the number of persons with a heavy and prolonged exposure to asbestos is only small in our country. This explains the low rate of asbestosis cases and can also be considered the reason that asbestos did not raise much medical interest until recently when the correlation between asbestos and malignant tumours of the pleura and peritoneum became evident (3). The first Dutch case reports of mesothelioma and exposure to asbestos were published in 1958 and 1961. In 1969 STUMPHIUS (2) published a series of 25 mesothelioma cases found on the island of Walcheren during the period 1962-1968. Most of the patients had been working in a shipyard. In this same period, asbestos bodies were found in nearly 60% of 277 sputa from employees of this shipyard.

These, and similar investigations in other countries, raised many questions:

1. What ist the real frequency of mesothelioma?
2. Is there always an association with asbestos exposure?
3. Is there also an exposure of the population in general?
4. Is this population at risk and, if so, how can that be avoided?
5. How can asbestos, aside from professional exposure,reach the people?
6. Is it present in the air, in drinking water, etc?

In order to study the medical problems concerning asbestos, and what could be done about the risk involved, the Organisation for Health Research TNO installed a study group on asbestos exposure in 1968. Different projects have been started by this group, some of which will be discussed now.

What is the real frequency of mesothelioma? The Netherlands Central Bureau of Statistics proviced us with the figures on mortality from primary tumours of the pleura and peritoneum. The number of primary peritoneal tumours in women was so high that we suspected an important admixture with ovarian and similar tumours. Therefore we studied the primary pleural tumours only. In four years (1969-1972) 332 patients died from primary pleural tumours; this is an average of more than 80 per year. The distribution of these cases in the Netherlands is shown in Fig.1. The areas in which 10 cases or more were found in these 4 years are the areas of Rotterdam, Amsterdam, and Haarlem and on the island of Walcheren. All these areas lie along the mouth of a river and have heavy industry, especially shipyards.

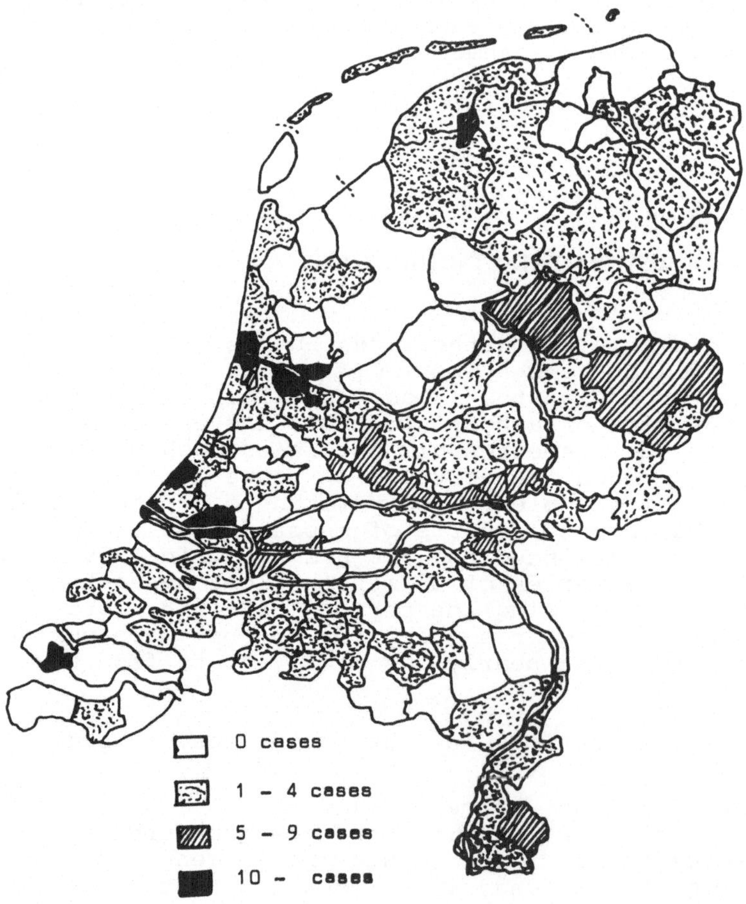


*Fig.1. Pleural tumours an cause of death 1969-1972. Total 332 cases. Figures from the Netherlande Central Bureau of Statistics. Distribution according to economic-geographical regions*

Another approach to the frequency of mesothelioma was the mesothelioma register. From 1969 onwards all pathologists in the Netherlands were asked to co-operate in the registration of all histologically verified cases of mesothelioma of the pleura and peritoneum. In this register, that certainly will not give us a complete picture of the frequency of mesothelioma but should cover the whole country of about 13 million people, we have up till now data of 294 cases of mesothelioma. The distribution according to the towns, where one or more pathological laboratories are found, is shown in Fig.2. The largest concentration of 77 cases is found in Rotterdam, with smaller, but still important concentrations in the area of Amsterdam and Haarlem and on Walcheren Island. Other concentrations are found in university towns like Leiden and Utrecht, but it seems probable that this is due to the concentration of mesothelioma patiente in major university hospitals. Information about the places where those people are living is usually not directly available. Of the 294 patiente, 251 were male and 43 female. Only 11 patients were younger than 40 years, while the majority (237 patients) were between 50 and 80 years old. The diagnosis was made at autopsy in 130 cases and by biopsy in 164 cases. The localization of the tumour was in the pleura in 248 cases, in the pleura and peritoneum in 23 cases, and in the peritoneum in 18 cases. So the great majority were pleural tumours in middle-aged and older men.

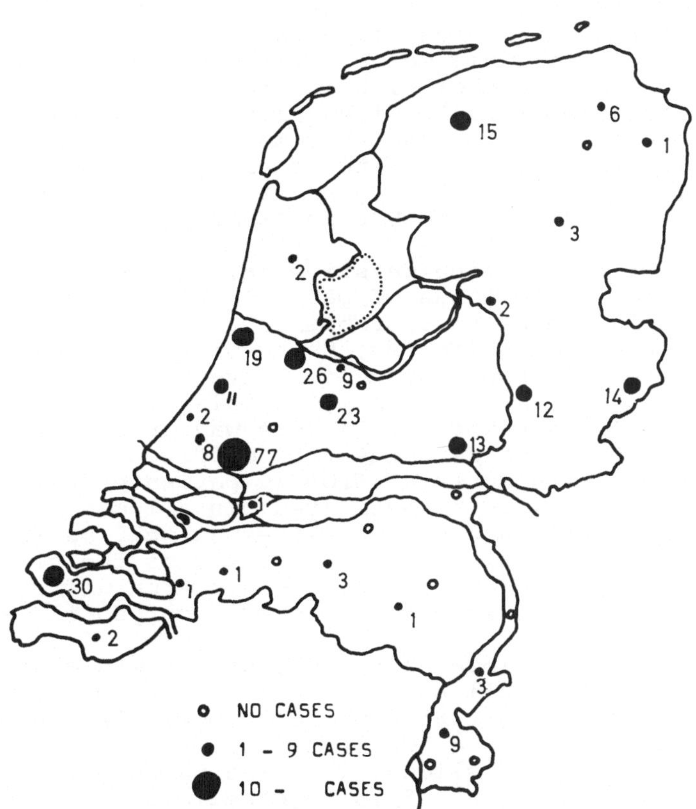


*Fig.2. Number of mesothelioma cases (total 294 cases) reported to the Mesothelioma Register 1969-1975 from the different centres having one or more pathological laboratories*

The results of these two different approaches are roughly comparable and lead us to the conclusion that the frequency of mesothelioma in the Netherlande must be at least 50 but probably more than 100 cases per year.

A frequency in a whole country, however, is a combination of populations with a high frequency and others with a low frequency. The next question therefore should be: what is the frequency in a group with a high risk for mesothelioma?

The shipyard, about which STUMPHIUS (2) reported in 1969 has a total number of about 3300 workers. About 1800 of them are doing clean work (as regards asbestos exposure) while the other 1500 workers are doing "dirty" work. This means that at least 1500 people had a definite or probable exposure until the year 1970, when the use of asbestos was limited to the minimal necessary amount. In the years 1962-1975 a total number or 50 mesothelioma cases were diagnosed among people who worked or had formerly worked in the shipyard. In the last few years the average was about 5 cases per year. In the rest of the province of Zeeland, with a population of over 300 000 people, mesothelioma remains a rare disease.

If we try to make a prognosis for the period until the year 2000 we may expected, on the basis of an incubation period of 25-40 years that an average of 5 cases of mesothelioma per year will be diagnosed. This means a total of 125 cases for the period 1976-2000; together with the 50 cases already diagnosed until now, this makes a total estimate of 175 cases. From a working population of 3300 men this means 5%; correlated with the cohort of 1500 men with definite or probable exposure, however, this would mean about 12%. This estimate is roughly of the same magnitude as that of NEWHOUSE in an asbestos textile factory.

Another fascinating question is, whether asbestos can be demonstrated in the lungs of patients with mesothelioma. To aid in the solution of this problem, Dr. F.D. POOLEY (1). Department of Mineral Exploitation, University College, Cardiff offered to perform electron-microscopic investigations on lung tissue. On our request, many Dutch pathologists sent us lung tissue from mesothelioma patiente. In this way, tissue from the lungs of 28 mesothelioma patients from different parts of the country, together with material from 10 patiente from an agrarian region in Zeeland, were investigated. In all cases, asbestos could be demonstrated in 6 micron slides as well as in KOH preparations from the lung tissue. On the basis of the electron-microscopic morphology, together with the electron diffraction pattern, a distinction could be made between chrysotile and the amphiboles.

In the mesthelioma cases, chrysotile was always found in the slides and in all but one case in the KOH preparations. In most cases (25 out of 28) amphiboles were also more found. It is estimated that the KOH preparations are about 300 times concentrated than the slides. The findings however, were essentially the same in 20 out of 28 mesothelioma cases. In 7 cases, however, amphiboles were present in the KOH preparations, but not in the slides. In 1 case, which showed chrysotile in the slides, no fibres could be detected in the KOH preparations.

In the control group, comparable as to sex and age, chrysotile was found in all cases. but in the slides only one case also showed some amphibole. In the more concentrated KOH preparations, amphyboles were found in another 6 cases.

As there were not blanks in the control group, an additional, "special" control group was investigated in order to make sure that no contamination (by formalin, paraffin wax, etc) could be responsible for these findings. This special control group consisted of pieces of lung tissue from a stillborn baby, a premature neonate, who died 14 h after birth and a young child who died from congenital malformations at the age of 14 months. In these three cases, no fibres could be detected in the extracte of the KOH preparations, but a few fine chrysotile fibres were found in the slides. These fibres seemed to lie upon the slides, and not in the tissue. They were considered therefore to be contaminations that probably introduced when chrysotile-containing paraffinblocks were cut with the same microtome knives as were the blocks from these babies. Some chrysotile from the lung sections of mesothelioma patients must have been still present on the edge of the knife. New sections were cut, taking the necessary precautions, from the same paraffin blocks; in these slides no chrysotile could be found. The conclusions that can be drawn from these findings are:

1. Newborns and children have no asbestos in their lungs.
2. Older people always or nearly always will have some chrysotile and in many cases some amphibole in their lungs; amphiboles, however, never predominate.
3. In mesothelioma cases, asbestos could be demonstrated in all but one instance. In nearly all cases, chrysotile and amphiboles were both present, while in 10 out of 28 cases amphiboles predominated.

The distinction between the different kinds of amphiboles was not performed in these cases, but it seems quite probable that this must habe been crocidolite. Asbestos bodies were searched for in thick slides and found in 25 out of 28 mesothelioma cases. The same investigation in the control group did not yield any asbestos bodies.

A cheaper and less complicated way to get some information about asbestos exposure seemed to be to ask extensively for the professional history. This investigation was performed by VERSTEEG (4) from our group and proved to be not a rather difficult task. Among the results, however, were some unexpected types of asbestos exposure.

From the mesothelioma register 67 mesothelioma cases were taken: 31 from the Rotterdem area and 36 from other parts of the country, far away from shipyards, etc. Also a matched control case was taken for each mesothelioma case. From all these people, their family, or friends a very thorough professional history was made. Asbestos exposure proved to be definite or probable in 84% of the mesothelioma cases from the Rotterdam area and in 61% in the other mesothelioma cases, altogether 72% of 67 cases. In the control cases asbestos exposure was definite or probable in 19, 17, and 18%, respectively. On the other side asbestos exposure was unlikely or absent in the history of 7% of the Rotterdam mesothelioma cases and 33% of the mesothelioma cases from the rest of the country, together making 21% of 67 mesothelioma cases. In the control group these numbers were 68, 81 and 75% respectively.

From this investigation a relationship between asbestos exposure and mesothelioma might be concluded. The results from the Rotterdam area seem to be the most convincing. In many cases it was difficult to get a complete professional history while in other cases unexpected ways of asbestos exposure were found. To illustrate this the follwing includes some examples.

Mr. A. who died from pleura mesothelioma at 65 years, worked for many years in a shop for electric apparatus, and for the last 20 years in an electric power plant; he had no exposure to asbestos. However, he was a fervent hobbyist and handy man, spending night after night working for friends and neighbours, particularly in renovating houses. This entailed sawing asbestos-cement plates and other asbestos-containing materials.

Mrs. B., who died from pleura mesothelioma at 58 years was married to a hairdresser, and was herself employed in the ladies hairdressing salon for about 35 years. Before marriage she was employed for 1 1/2 years (age 18-19 years) as an ironer in a laundry. A visit to the laundry and an interview with a former manager showed that in previus years ironing boards, mangling machines- and presses were covered with asbestos cloth. According to the manager, "the girls were eating asbestos, sir."

Mr. C., died from pleura mesothelioma at 53 years. he had "always" been a waiter and afterwards propietor of a restaurant; no exposure to asbestos. However, in a careful study of the cource of his life a period of about 5 years was discovered when his work as waiter was interrupted; in that period he worked as a stage hand, travelling with a cabaret company; he was responsible for setting up, moving, etc. stage-sceneries; these were covered by asbestos for fire prevention. He apparently was often covered by painted asbestos flakes, dirtying bedclothes in his mothers house and in many hotels.

From the investigations and experiences in the Netherlands the following conclusions cancer dawn:

1. The relationship between asbestos and mesothelioma was confirmed.
2. Crocidolite might play an important role in this aspect.
3. Shipyards and other heavy industries are one of the major sources of mesothelioma cases in our country.
4. The overall mortality from mesothelioma in some cohorts may in the end prove to be over 10%.

## References

1. POOLEY, F.D.: Brit. J. Industr. Med. 29, 146 (1972).
2. STUMPHIUS, J.: Brit. J. Industr. Med. 28, 59 (1971).

3. WAGNER, J.C., SLEGGS, C.A., MARCHAND, P.: Brit. J. Industr. Med. 17, 260 (1960).
4. ZIELHUIS, R.L., VERSTEEG, J.P.J., PLANTEYDT, H.T.: (1975) to be published in Int. Arch. Arbeitsmed.

H. Otto, Dortmund

## Mesotheliom und Asbestexposition

Die epidemiologischen Beziehungen Mesotheliom und Asbestexposition sind in den vorangegangenen Vorträgen eingehend dargestellt worden. Es ist eine Frage, durch welche Brille man diese Dinge sehen will; unter der Perspektive reiner wissenschaftlicher Auswertbarkeit oder behaftet mit dem Problem praktischer Begutachtung. Der vorliegende Beitrag geht vorwiegend auf letzteren Aspekt ein. Die versicherungsrechtliche Situation in der Bundesrepublik ist gekennzeichnet durch den Umstand, daß wir in der nächsten, der 8. BK-Verordnung, eine Ziffer "berufsbedingtes Pleuramesotheliom" haben werden. Es wird sich zweifellos damit eine Diskussion über den Begriff "berufsbedingt" ergeben, denn nicht jedes Pleuramesotheliom ist Folge einer Asbestexposition. Es gibt, daran ist kein Zweifel, auch spontane, nicht asbestbedingte Mesotheliome. Welcher Einzelfall ist aber idiopathisch und welcher berufsbedingt? Zunächst ist soviel sicher: Dem Tumor, seiner Ausbreitung und seiner feingeweblichen Differenzierung kann der Pathologe diese Entscheidung nicht entnehmen. Erst recht die Forderung des Asbestnachweises im Tumor ist illusorisch, denn auch im offenkundig berufsbedingten Mesotheliom finden sich fast nie Asbestnadeln.

Die epidemiologischen Untersuchungsergebnisse haben die Schwierigkeiten der Konkretisierung des Asbestrisikos schon erkennen lassen. Über einer Vielzahl von Berufen und Tätigkeiten liegt, abstrakt von der Berufsbezeichnung her gesehen, das potentielle Risiko "Asbestexposition". Tausende von Arbeitnehmern (z. B. Werftarbeiter oder Angehörige der Kriegsmarine) sind potentiell inkriminiert mit dem Risiko Asbestexposition. Ob dies dann für den Einzelfall zutrifft oder nicht, ist zunächst völlig ungewiß. Für die Auswertungen epidemiologischer Fahndung und statistischer Ermittlung muß sicher jeder Fall als asbestbedingt geführt werden, in dessen Arbeitsvorgeschichte eines der potentiellen Risiken auftaucht. Das ist mit ein Grund für die hohe Streubreite, mit der bei retrograder Auswertung Asbestrisiken in der Vorgeschichte von Mesotheliomen ermittelt werden und auch dafür, daß es Kollektive gibt, bei denen 100% der Mesotheliome asbestbelastet sind. Die Ergiebigkeit der Suche ist sicher bis zu einem gewissen Grade abhängig von der Intensität der Fahndung. Es erhebt sich aber die Frage, ob für gutachterliche Zwecke die Ermittlungen in der Feststellung eines mehr oder minder verbindlichen Pauschalrisikos als erledigt angesehen werden können. Es ist wohl kein Zweifel darüber, daß es Werftarbeiter, Isolierer und Angehörige der Marine gibt, die nie etwas mit Asbest zu tun gehabt haben. Es kommt hinzu, daß es ein großer Unterschied ist, ob die Ermittlungen aus neutraler wissenschaftlicher Perspektive durchgeführt werden oder ob eine Berufsgenossenschaft solche Anfragen für Rentenzwecke starten muß. Wer die Praxis vor dem Sozialgericht kennt, weiß, daß mit Objektivität der Angaben in der Situation nicht gerechnet werden kann, wenn es um relativ hohe Rentensummen geht.

Was kann der Pathologe an Informationen zu der Frage eines berufsbedingten Mesothelioms beitragen? Natürlich ist mit dem Nachweis einer Asbestose in der übrigen Lunge ein entscheidendes Argument für die Objektivierung einer Berufskrankheit geliefert. Die Asbestose beim Mesotheliom ist aber erfahrungsgemäß oft nur minimal und setzt die Untersuchung zahlreicher Lungenpartien mit beträchtlichem Zeitaufwand voraus. Wer diese mühsame Suche nach einer Minimalasbestose kennt, muß auch warnen vor einer unbekümmerten Unterstellung "keine Asbestose" wenn zwar eine Autopsie gemacht wurde, der Obduzent aber keinerlei Hinweise hatte, daß eine Asbestexposition vorlag. Routinemäßig wird die Lunge bei einer klinischen Autopsie nicht auf diese Frage hin untersucht.

Die Asbestose ist - darauf muß hingewiesen werden - eine Erkrankung, die sich makroskopisch und mikroskopisch keineswegs mit imponierenden Befunden aufdrängt. Die meisten Gutachter auf dem Felde Asbestose kommen aus der Mannschaft der Silikosegutachter und spannen ihre Erwartungen bezüglich Asbestose offenkundig zu hoch. Abb.1 ist eine minimale Silikose, - klinisch keine Funktionseinbußen nachgewiesen, keine Rente. Abb.2 ist eine minimale, aber eindeutige Asbestose in der Lupenaufnahme. Man muß schon zweimal hinsehen, um die minimale perivasale und diskrete alveolarseptale Fibrose zu sehen. Die Asbestose war zu Lebzeiten vermutet aber nicht entschädigt worden, weil keine Funktionsausfälle bestanden. Sicher ist aber soviel: eine Tuberkulose würde aus dem 1. Fall eine BK nach Ziffer 35 und ein Bronchialcarcinom aus dem 2. Fall eine BK nach Ziffer 31 machen.

Man hat die zeitraubende Suche nach immer weniger Asbestkörperchen in menschlichen Lungen durch Anreicherungen mit Schnittmontagen und Lungenpreßsaft abzukürzen versucht. Man stieß dabei letzten Endes auf die Erkenntnis, daß fast alle Lungen Erwachsener einzelne Asbestkörperchen enthalten, - jedenfalls aus dem Bereich großstädtischer Prosekturen. Der Nachweis von Asbestkörperchen bzw. nadelförmigen Partikeln ist in der positiven Ausbeute offensichtlich abhängig vom Anreicherungseffekt des Untersuchungsgutes: in Schnittpräparaten selten, im Preßsaft häufiger, am häufigsten (fast 100%), wenn man die Lunge völlig zerstört und nur den in der Lunge abgelagerten Staub untersucht.

Es lag nahe, die Suche nach den Stecknadeln im Heuhaufen dadurch abzukürzen, daß man den Heuhaufen verbrennt. In der Tat kann man die Asbestose auch am Lungenstaub diagnostizieren. Bei schweren Asbestosen besteht der Lungenstaub fast nur aus nadelförmigen Partikeln (Abb.3).

Leider zeigt die Erfahrung, daß der Nachweis von nadelförmigen Partikeln im Lungenstaub für die Diagnostik und für die gutachterliche Praxis keineswegs eine Entweder-Oder-Entscheidung ist. Nadelförmige Partikel finden sich vereinzelt in fast jedem Lungenstaub, auch ohne jede berufliche Exposition (Abb.4).

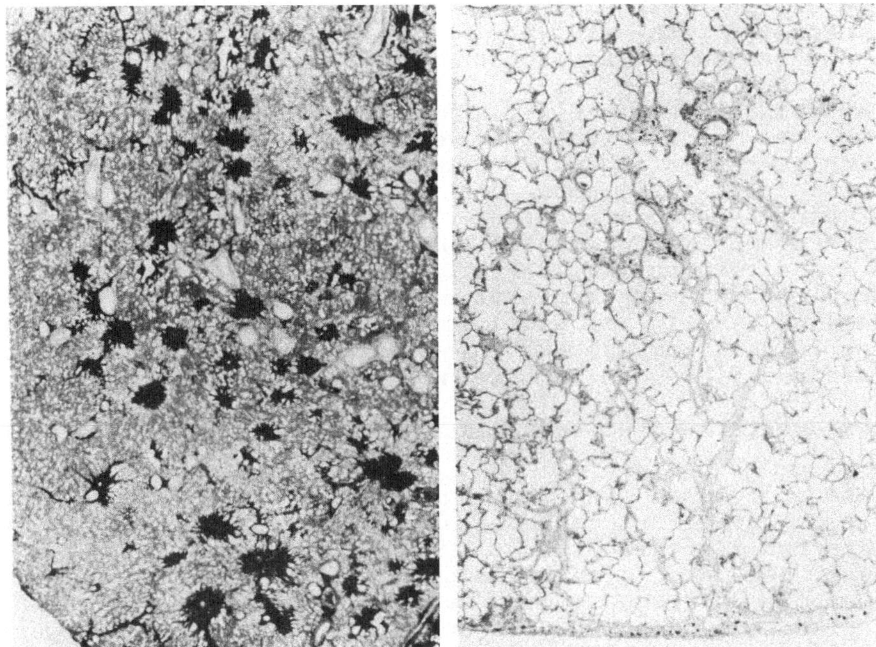

Abb. 1 Abb. 2

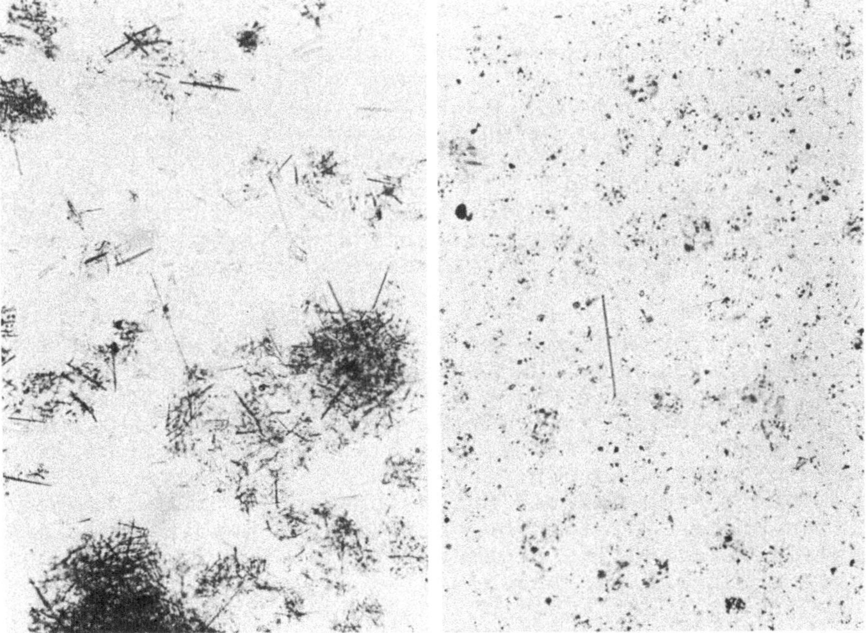

Abb. 3 Abb. 4

Sie sind offenbar ein Ausdruck der ubiquitären Verbreitung von Asbest. Genauso sieht man vereinzelt Diatomeenfragmente, ohne daß diesem Befund ein Risiko innewohnt.

Zwischen dem Befund einzelner spärlicher Asbestnadeln (als Normalstaub) und dem Bild zahlreicher nadelförmiger Partikel bei Asbestose stehen Fälle von Lungenstauben mit erhöhtem Anteil nadelförmiger Partikel, ohne daß klinisch und pathologisch-anatomisch eine Asbestose vorliegt. Dieser Sachverhalt ist offensichtlich ein Beleg für den Umstand, daß eine wie auch immer geartete Eyposition vorlag, deren Dauer und Intensität aber unterhalb der Größenordnung zu lokalisieren ist, die für eine Asbestose erforderlich ist. In der Regel findet man in diesem Fällen bei Fahndung in der Anamnese auch eine Erklärung für den erhöhten Gehalt an nadelförmigen Partikeln.

Es existieren also drei verschiedene Kategorien von Mesotheliomen:

1. solche, bei denen sich im Lungenstaub soviel - besser gesagt sowenig - nadelförmige Partikel finden, wie in normalen Lungenstauben (Abb.4).
2. solche, bei denen sich im Lungenstaub reichlich Asbestnadeln finden. In der Regel findet man bei gezielter Suche hier auch mikroskopisch Asbestkörperchen und oft eine Minimalasbestose (Abb.3).
3. solche, bei denen die Zahl der nadelförmigen Partikel im Lungenstaub <u>wesentlich</u> erhöht ist. Auch wenn eine typische Asbestose nicht vorliegt, wird man dies als einen objektiven Hinweis ansehen müssen für eine berufliche Asbestexposition.

Die Untersuchung des Lungenstaubes als diagnostisch gutachtliches Verfahren für die Objektivierung einer Asbestexposition hat durch die epidemiologischen Beziehungen von Asbest und Pleuramesotheliom erheblich an Bedeutung gewonnen. Im April 1972 hat der Hauptverband der Gewerblichen Berufsgenossenschaften im Pathologischen Institut der Städt. Kliniken Dortmund eine Untersuchungsstelle eingerichtet für Fälle mit Pleuramesotheliom, d. h. für Lungen mit fraglicher Asbestexposition. In dieser Zeit wurden etwa 120 Lungen aufgeschlossen und der abgelagerte Lungenstaub untersucht.

Unter etwa 66 Mesotheliomen der letzten 3 Jahre wurde in 33 Fällen eine solche Untersuchung des Lungenstaubes durchgeführt. In 23 Fällen, d. h. in 2/3 der Fälle von Mesotheliom mit Staubuntersuchung war der Anteil der nadelförmigen Partikel im Lungenstaub wesentlich erhöht. In 9 Fällen lag histologisch eine meist nur geringgradige Asbestose vor. Ca. 1/3 der untersuchten Mesotheliome war damit nach unseren Untersuchungen nicht berufsbedingt. Die meisten dieser 10 nicht berufsbedingten Mesotheliome hatten auch entweder eine völlig leere Berufsanamnese in Richtung Asbest oder nur unverbindliche Hinweise. In manchen Fällen wurden aber auch erst mit der Lungenstaubuntersuchung erste konkrete Hinweise auf eine berufsbedingte Staubbelastung erhalten. Die Objektivierung epidemiologischer Untersuchungen und anamnestischer Erhebungen beim berufsbedingten Mesotheliom erscheint damit durch Lungenstaubuntersuchungen möglich. Wir sind nach den bisherigen Erfahrungen mit HEPPLESTON und ASHCROFT der Auffassung, daß bei Autopsien von Mesotheliomen in jedem Fall Lungenstaubuntersuchungen angestrebt werden sollten.

J. R. Rüttner, Zürich

# Asbestoseprobleme in morphologischer und staubanalytischer Sicht

Für die pathologisch-anatomische Diagnose jeder Pneumokoniose ist die Demonstration einer direkten örtlichen Beziehung zwischen festgestellten strukturellen Gewebsveränderungen und dem ursächlich als schädigendes Agens vermuteten Staub notwendig. Im allgemeinen bereiten voll ausgeprägte Pneumokoniosen mit charakteristischen morphologischen Läsionen und mit sicher nachweisbarer sowie auch qualitativ definierter Staubexposition, wie z. B. bei Mineur- und Bergwerksarbeiter-Silikosen, keine großen diagnostischen Schwierigkeiten; das gilt nicht nur für die klassichen Silikosen, sondern auch für die typischen Asbestosen. Diagnostischen Problemen begegnet man indessen sowohl autoptisch als auch bioptisch bei klinisch und staubanamnestisch unklaren oder fraglichen Fällen. Man ist dann gezwungen, die Mitwirkung von Staub bei der Entstehung der Lungenveränderungen zu beweisen oder auszuschließen. Im Gegensatz zur Silikose mit knötchenförmigem Befall der Lunge gehört die Lungenasbestose zu den diffusen Lungenprozessen. Die Abgrenzung der Asbestose gegen die anderen unter dem Begriff "diffuse interstitielle Lungenfibrose" (DILF) subsumierten Affektionen bedarf besonders sorgfältiger Untersuchungen. "Diffuse Lungenfibrosen" besitzen keine einheitliche Aetiologie und Pathogenese; sie lassen sich folgendermaßen grob einteilen:

1. DILF mit bekannten Ursachen (Viren, Bakterien, Zytostatika, Strahlen, Staub, u. a. Asbest und anderen)
2. DILF assoziiert mit Kollagenose und anderen ähnlichen Affektionen
3. Idiopathische DILF

"Diffuse Lungenfibrose" allein besagt also noch wenig. In Fällen, bei denen keine bekannte Ursache oder Beziehung zu einer Systemaffektion namhaft gemacht werden kann, ist gelegentlich eine staubanalytische Untersuchung in der Lage, eine Klärung zu bringen und inappercepte Staubexpositionen aufzudecken.

Eine Asbestose ist erst mit dem Nachweis von Asbest in den Lungenläsionen gesichert.

"Ferruginous bodies" im Lungengewebe aetiologisch unklarer Fälle können auf eine während des Lebens nicht deutlich in Erscheinung getretene oder nicht beachtete Asbestexposition hinweisen. Ihre Interpretation hat aber kritisch zu erfolgen; "ferruginous bodies" besitzen erst Gewicht, wenn in ihnen Asbestfasern gefunden werden und sie sich damit eindeutig von Pseudoasbestosekörperchen (1) abgrenzen lassen (Abb.1).

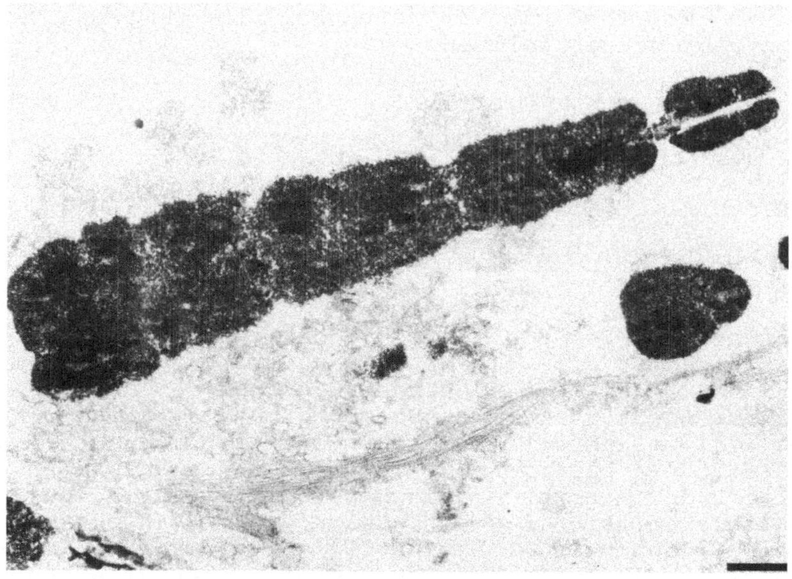

*Abb.1. Asbestosekörperchen (Vergrößerung 12 000 x)*

Bei 150 über 60jährigen, die während des Lebens nie nachweislich mit Asbest in Kontakt gekommen waren und weder klinisch noch autoptisch eine Lungenaffektion aufwiesen, fand WÜST (5) bei 55 (36,7%) "ferruginous bodies", und zwar gleich häufig bei beiden Geschlechtern. Bei Personen aus städtischen Regionen wurden gegenüber denjenigen aus ländlichen Gegenden jedoch fast doppelt so oft "ferruginous bodies" gefunden. Sichere Asbestosekörperchen waren nicht darunter.

Der zuverlässige Asbestnachweis ist vor allem dann wichtig, wenn es darum geht, bei Neoplasien der Lunge - Bronchus-Carzinom/Pleuramesotheliom - die Frage einer kausalen Beziehung mit beruflicher oder nicht beruflicher Asbestexposition zu beurteilen. Ist die Neoplasie nicht mit einer eigentlichen Lungenasbestose kombiniert, kommt dem Ausschluß oder Nachweis von Asbest besonderes Gewicht zu. Einerseits kann nämlich Asbest bei Pleuramesotheliomen in den Lungen abgelagert sein - ohne gleichzeitig bestehende Lungenfibrose; andererseits gibt es Pleuramesotheliome ohne nachweisbaren Asbest. Es ist wissenschaftlich nicht zulässig, aus der bloßen Existenz eines Pleuramesothelioms auf seine Verursachung durch Asbest zu schließen.

Der Asbest-Nachweis stützt sich in Autopsiefällen wie auch bei Biopsien auf ähnliche Methoden. Das Schema gibt darüber Auskunft (Abb.2).

Sowohl für Autopsiematerial als auch für biologisch gewonnenes Lungengewebe ziehen wir für die Isolierung von Asbest den Formamid-Aufschluß (3, 4) dem KOH-Aufschluß vor (2). Mit dem Formamid-Aufschluß gelingt es, nicht nur Chrysotil, sondern auch

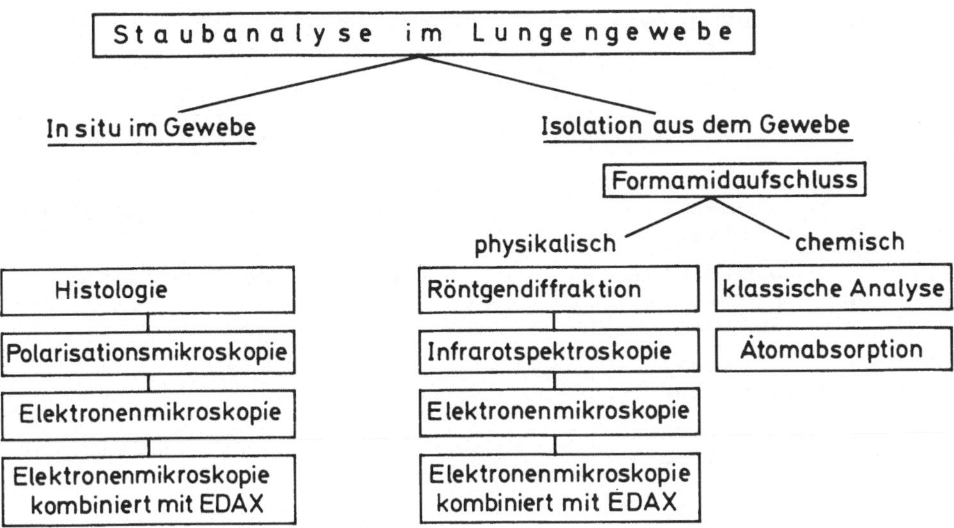


*Abb. 2. Staubanalysenschema*

Amphibole und andere Mineralien zu isolieren. Der KOH-Aufschluß ist weniger ergiebig. In der Regel erlaubt er nur den Chrysotil-Nachweis, während die Amphibole und z. B. Quarz damit nicht angereichert werden, da sie in Kalilauge löslich sind (Tabelle1).

Tabelle 1. Asbestnachweis im Lungengewebe (Isolierung von Asbest)

| Methode | Isoliertes Material | | | |
|---|---|---|---|---|
| | Chrysotil $Mg_3(OH)_2Si_2O_5$ | Amosit/Anthophyllit $(Mg,Fe)_7(OH)_2Si_8O_{22}$ | Tremolit/Aktinolit $(Ca_2Mg_5,Fe)(OH)_2Si_8O_{22}$ | Crocidolit $(Na,K)Fe^{+2}_{2,5}Fe^{+3}_2(OH)_2Si_8O_{22}$ |
| Foramid-aufschluß | + | + | + | + |
| KOH-Aufschluß | + | - | - | - |
| Aktivierte Veraschung (T 200°C) | + | + | + | + |

In der Tabelle 2 sind die von uns angewendeten differenzierten und sich ergänzenden Analyse-Methoden vergleichend dargestellt (Abb.3). Zu bemerken ist, daß nur die Kombination aller Methoden eindeutige Ergebnisse über die Zusammensetzung des Lungenstaubes gibt.

Tabelle 2. Asbestnachweis im Lungengewebe (II Analyse)

| Methode | | Ergebnis | | | |
|---|---|---|---|---|---|
| | | Chrysotil | Amosite/ Anthophyllit | Tremolit/ Aktinolit | Crocidolit |
| Chemisch klassisch | Elementaranalyse | | Ungenügende Informationen | | |
| Atomabsorbation | Limitierte Elementaranalyse | | Ungenügende Informationen | | |
| Röntgendiffraktion | Kristallstruktur | + | | + | |
| Infrarotspektroskopie | Chemische Struktur | + | | + | |
| Elektronenmikroskopie | Morphologie (100Å) | + | Morphologische Differenzier. ± | | |
| Mikrosonde | Limitierte Elementaranalyse | + | Ungenügende Informationen | | |
| Elektronenmikroskopie + EDAX | Kombination morphol. + chem. Einzelkristallanalyse im Gewebe (1 µ) | + | Differenzierung schwierig | | |

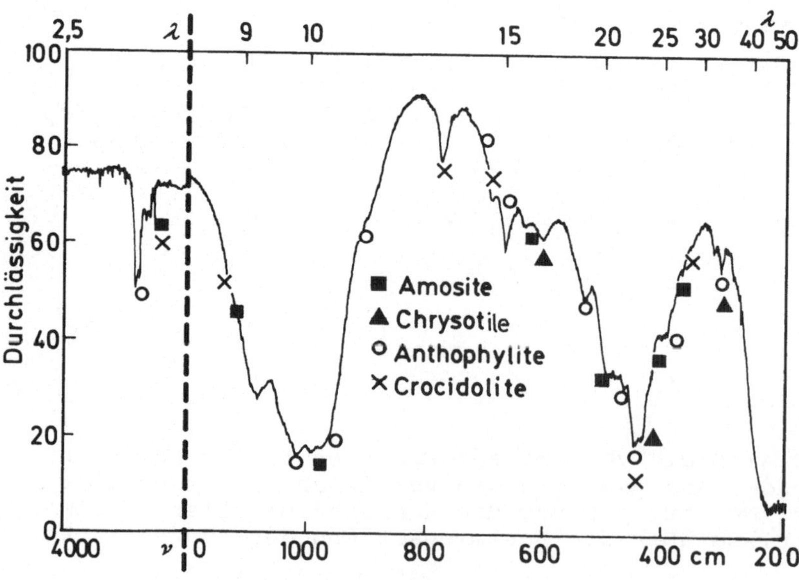


*Abb.3. Infrarotspektrum eines Asbestgemisches*

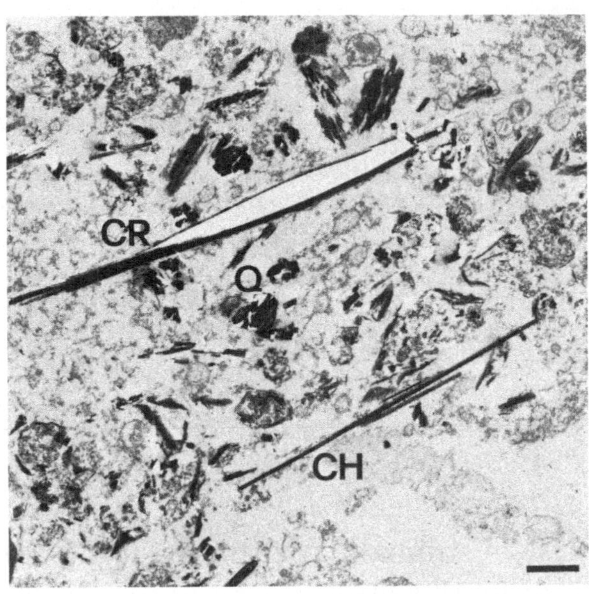


*Abb.4. Chrysotil, Crocidolit und Quarz im Lungengewebe (Vergrößerung 12 000 x)*

Besonders geeignet für die Untersuchung von bioptischem Lungengewebe ist die Kombination der Elektronenmikroskopie am Dünnschnitt mit dem EDAX-Verfahren. Damit können im Gewebe eingebaute Staubbestandteile morphologisch und strukturell charakterisiert werden (Abb.4).

Die in situ-Analyse von Staub im Lungengewebe wirft die Frage auf nach der Aussagekraft von lediglich qualitativen Resultaten. Gestattet die Feststellung von wenigen Asbestfasern kleinster Abmessungen in einem kleinen Gewebsbezirk weitreichende Rückschlüsse zu ziehen auf deren Rolle als schädigendes Agens? Wo sind der Interpretation solcher Beobachtungen Grenzen gesetzt? Wir verfügen noch nicht über genügende Daten zur Beantwortung dieser gerade für die Beurteilung diagnostischer Lungenbiopsien wichtigen Frage. Zudem ist zu vermuten, daß die Anwendung hochauflösender Methoden bisher nicht erfaßbare mineralische Mikrofasern, Fibrillen und Partikel immer häufiger im Gewebe aufdeckt. Die Problematik wird damit nicht einfacher, und die Auseinandersetzung mit der Repräsentativität von Analyse-Resultaten erfordert ungeteilte Aufmerksamkeit.

Grobe Fehlinterpretationen eines mikroanalytischen Staubbefundes lassen sich vermeiden, wenn es gelingt, die Analyse-Resultate mit dem gesamten morphologischen Lungenbefund in Einklang zu bringen; ebenso dürfen radiologische und klinische Befunde, neben staubanamnestischen Daten, bei Begutachtungen von Lungenbiopsien nicht außer Betracht gelassen werden.

Literatur


1. GLAUSER, A., RÜTTNER, J.R.: Über Pseudoasbestosekörperchen. Experimentia 7, 275 (1951).
2. GOLD, C.: A simple method for detecting asbestos in tissue. J. clin. Path. 20, 674 (1967).
3. RÜTTNER, J.R., SPYCHER, M.A., STICHER, H.: The detection of etiologic agents in interstitial pulmonary fibrosis. Human Path. 4, 497 (1973).
4. THOMAS, K., STEGMANN, H.: Darstellung der Fremdstäube aus Lungen und ihre Eigenschaften. Beitr. Silikose-Forsch. 28, 3 (1954).
5. WÜST, W.: Ferruginous bodies - Pseudoasbestosekörperchen. Inaug. Diss. Univ. Zürich p. 36 (1973).


J.M.G. Davis, Edinburgh

## The Use of Animal Experiments in the Study of Asbestos Bioeffects

Asbestosis is one of the group of diseases known as pneumoconioses. This group comprises a number of types of lung fibrosis caused by the inhalation of mineral dust particles. In the case of asbestos, early fibrosis is interstitial in type and involves the deposition of collagen fibres in the alveolar septum. Widespread septal thickening without lung consolidation is the usual condition but in advanced cases the complete consolidation and fibrosis of large areas of the lung have been recorded. Within the lung tissue many of the asbestos fibres become coated with a proteinaceous material to form structures known as asbestos bodies which have a characteristically beaded structure. Unlike most other mineral dusts, exposure to asbestos has been related to the occurrence of neoplasia and asbestos has been implicated in the development of bronchial carcinomas (15), mesotheliomas (55), and gastro-intestinal tumours (28, 32, 39).

Animal experiments have naturally been used extensively in attempts to elucidate the important factors relating to the development of asbestos-associated disease and both the fibrogenic and carcinogenic properties of the dust have been examined. Since the term asbestos is used to cover a number of fibrous minerals with widely different chemical properties, the relationship of animal disease to the different commercially used asbestos types has formed a large part of the work undertaken. Studies relating to the different fibrogenic properties of the main asbestos types have not unfortunately shown complete agreement, although studies undertaken by a number of workers have shown that all the main asbestos types will produce fibrosis following inhalation by experimental animals. However, while HOLT et al. (21) found no differences in the fibrogenic properties of chrysotile, crocidolite, amosite, and antophyllite, WAGNER et al. (56, 57) and MORRIS et al. (31) suggested that chrysotile produced less fibrosis than amosite or crocidolite for the same dose. In a later inhalation study, however, WAGNER et al. (61) reported that amosite dust invariably gave the least fibrosis, with Canadian chrysotile the most. Crocidolite and Rhodesian chrysotile were in an intermediate position. The reasons for these discrepancies may be that the variations in the fibrogenic properties of different asbestos types depend as much on the physical characteristics of the dust cloud as upon the chemistry of the particular asbestos type.

Detailed studies on the mechanisms by which any asbestos dust is able to stimulate the production of fibrous tissue have involved large numbers of animal experiments. A number of early studies suggested that the most important factor in fibrogenesis was the silica content of asbestos which stimulated collagen production by chemical action (1, 25). As early as 1946, however, KING et al. (23) administered chrysotile fibres, cut on a special microtome at lengths of 15 μ and 2.5 μ, to rabbits by intratracheal injection. They reported a greater tissue reaction from those animals that had received the long fibre sample. Later in 1951, VORWALD et al. (53) reported that animals which had inhaled chrysotile fibres in the 20 - 50 μ range had more lung fibrosis than those breathing only dust fibres below 3 μ in length. SCYMCZYKIEWICZ and WIECEK obtained similar results when they administered "fibrous" and "amorphous" asbestos dust to guinea pigs by intratracheal injection. They did not, however, give details of the asbestos type employed. In 1968 KLOSTERKÖTTER (24) extended these studies using both the intratracheal and intraperitoneal injection of chrysotile and crocidolite ground to an average fibre length of less than 5 microns. They found that these samples produced little or no fibrosis in either site. In contrast, longer fibres of the same asbestos types, resulted in considerable fibrosis in both regions. Almost identical results were obtained by HILSCHER et al. (20) using similar techniques.

The importance of long fibres in the production of fibrosis following inhalation was further emphasised by TIMBRELL and SKIDMORE (52) and WEBSTER (62). The former authors exposed rats and guinea pigs to long and short fibres of amosite and obtained a much greater reaction with the long fibre sample. WEBSTER treated monkeys with a finely ground crocidolite dust, with a fibre length below 5 μ, and obtained only a macrophage reaction in the lungs. DAVIS (5-8, 10) conducted a series of experiments using the intrapleural injection of a number of different mineral samples including long and short fibre chrysotile. The short fibre samples were either synthetic chrysotile with a maximum crystal length of 1 μ or chrysotile fragmented by ultrasonic treatment until all fibres were below 1 μ in length. While the long fibre samples produced massive fibrosis, the short fibre specimens produced almost no tissue reaction. Similar results were obtained with other mineral fibres indicating that the physical shape of many mineral particles appears more important than their chemistry in determining their pathological potentialities. From these studies it would appear that the length of the asbestos fibres is the main factor in determining fibrosis. Whether the surface chemistry of asbestos and other mineral fibres can exert an additional fibrogenic effect has not yet been determined.

One further aspect of asbestos fibrogenesis that has been explored in animal experiments concerns the problem of whether areas of asbestos fibrosis remain static in the absence of new dust doses or whether dust contained in the tissues is able to cause progressive lesions which increase in severity after cessation of dusting. GROSS et al. (17) reported that, in rats, lung lesions caused by chrysotile asbestos were non-progressive. Lesions caused by similar asbestos samples in the lungs of hamsters did progress after the cessation of dusting. In 1974, however, WAGNER et al. (61) reported a series of experiments in which asbestos lung lesions produced in rats by all the main asbestos types did progress considerably following the cessation of dusting.

Many animal experiments had indicated that the reaction of asbestos fibres with the individual cells in which they came in contact, might play a very important part in disease development. For this reason a number of electron-microscope studies were undertaken to examine the uptake of asbestos by cells in the lung or pleural cavity (3, 5, 11, 41, 47, 50). These papers agreed that short asbestos fibres were readily taken up by phagocytic cells and engulfed in phagocytic vacuoles or phagosomes. Later these structures contracted and the asbestos was surrounded by a granular material containing ferritin or haemosiderin and lysosomal enzymes. Only on rare occasions were asbestos fibres found free in the cell cytoplasm. The major difference in the result of these studies was that while all agreed that macrophages could phygocytose large amounts of asbestos, DAVIS reported that only occasional asbestos fibres could be found in alveolar epithelial cells, or mesothelial lining cells. SUZUKI on the other hand suggested that these cells were all actively phagocytic. It was shown that long asbestos fibres could not be enclosed by single macrophages. On some occasions these cells enclosed one end of a long fibre, but DAVIS showed that it was more usual for macrophages to coalesce around a large fibre to form a foreign body giant cell.

The presence of asbestos bodies was noted in early experiments on the fibrotic lungs of asbestos workers and it was recognised these structures represented asbestos fibres coated with an iron-containing deposit laid down by the lung tissue. It has been suggested that coated fibres are no longer fibrogenic and that, therefore, the coating process protects tissues from the harmful effects of the dust. This supposition has still to be proved but animal experiments have provided a considerable amount of information about the formation of the asbestos bodies themselves. DAVIS (4) in an electron-microscope study of the lungs of guinea pigs that had inhaled chrysotile asbestos showed that the main coating component was either ferritin or haemosiderin and in a later study (6) it was demonstrated that this material probably impregnates an initial coating of some form of mucopolysaccharide. Electron-microscope photographs indicate that fibres become coated if they are partially enclosed in foreign body giant cells. SUZUKI and CHURG (48, 49) obtained similar results but suggested that some fibres could become coated when completely surrounded by cell cytoplasm. These electron-microscope studies have shown that occasionally the outer layers of some asbestos bodies could consist of deposits of calcium salts in the form of apatite and DAVIS (5, 9) showed that there was an association between the process of body coating and tissue calcification. In these studies the relationship between asbestos bodies and Schaumann bodies was indicated.

Originally it had been presumed that the formation of asbestos bodies only occurred with this type of mineral fibre and the presence of these structures was diagnostic for asbestos exposure. In 1968, however, GROSS et al. (18) administered a number of different mineral fibre samples to guinea pigs by intratracheal injection and showed that similar coated bodies developed from all the samples tested. They suggested that the general term "ferruginous bodies" should be used to describe these structures. In 1970 DAVIS et al. (5-8) used electron microscopy to demonstrate that the formation of a number of types of ferruginous bodies appeared identical. It would appear therefore that the deposition of a layer of mucopolysaccharide, which can become impregnated with ferritin or haemosiderin, around mineral fibres is a non-specific tissue reaction which depends only on the elongated shape of the fibre. Whether or not this coating is able to modify the long-term effect of asbestos fibres still remains uncertain. One anomaly in the formation of ferruginous bodies has, however, been demonstrated by animal experiments. While it is known that most species develop these structures in their lungs following the inhalation of mineral fibres, almost no ferruginous bodies are ever found in rat lungs. Rats, however, do produce these structures following the intrapleural or intraperitoneal injection of asbestos, so that it is only the reaction of rat lung tissue that appears anomalous in this respect.

The association of asbestos exposure with the development of bronchial carcinomas was known for over 20 years before a similar relationship was demonstrated with mesotheliomas. However, the experimental induction of mesotheliomas in laboratory animals proved far simpler than the induction of bronchial tumours and by means of direct intrapleural injection it has been possible to study some of the dust factors involved in carcinogenesis. WAGNER's report in 1962 that it was possible to produce primary mesothelial tumours in the pleural cavity of experimental animals by the injection of finely milled asbestos dust confirmed that cause and effect relationship he had previously reported in human beings, and this was followed up by a larger experiment. These findings published in 1968 and 1969 showed that the variable histological patterns seen in human mesotheliomas were well duplicated in the experimental animals and also indicated that once the dust had gained access to the pleural cavity all asbestos types were very carcinogenic. The tumour incidence, up to 60% in some cases, was much higher than is usually found in animal experiments on carcinogenicity. SMITH et al. (42, 43) in 1964 and 1965 obtained similar results using golden hamsters. They obtained mesotheliomas with both amosite and harsh chrysotile, but no tumours developed following the intrapleural injection of soft chrysotile. Both SMITH and WAGNER extended these studies to produce information on the effects of dust dosage. In 1968 SMITH et al. (44) reported a progressive reduction of tumour indicdence in hamsters with a reduced dosage of harsh chrysotile or amosite, and found that neither dust stimulated the development of mesotheliomas at doses of 1 mg. WAGNER (60) showed a similar reduction in tumour incidence with dose in rats but did obtain occasional tumours with doses as low as 0.5 mg. Finally, STANTON and WRENCH (46) confirmed the dose-response effect with crocidolite dust but they still obtained a number of tumours with doses as low as 1 mg.

Following the discovery of the importance of fibre length in fibrogenesis this factor was also considered in relation to dust carcinogenicity. STANTON and WRENCH found that partial pulverisation of crocidolite to reduce the average fibre length did result in the reduction of carcinogenicity. A few tumours were produced by the pulverised dust samples but it was pointed out that even after considerable pulverisation some long fibres remained. In 1973 MAROUDAS et al. (27) confirmed this association between fibre length and carcinogenicity and suggested that only fibres that were 20 μ or more in length and less than 2.5 μ in diameter, were carcinogenic. They suggested that with mineral fibres carcinogenicity depends on the fibres providing "anchorage" for mesenchymal cells. Earlier in 1972 SMITH et al. had suggested that hamsters injected intraperitoneally with chrysotile ground to a fibre length less than 1 μ did not develop mesotheliomas while those injected with a long fibre sample of the same dust did. In 1973 Von SCHEUER et al. (38) reported experiments in which a number of mineral samples were injected into the peritoneal cavity of rats. These samples included a standard sample of U.I.C.C. chrysotile (A) and another of the same material more finely ground. In these studies the tumour incidence was higher in animals that received standard dust. Some tumours did develop in animals injected with ground chrysotile but no details were given of the fibre length distribution of the finely ground samples.

The diagnosis of cases of mesotheliomas in human beings presents considerable difficulty in many cases since many secondary tumours may invade the pleural or peritoneal cavities and present patterns similar to primary mesotheliomas. Because of this a number of electron-microscope studies on mesothelioma production in experimental animals have been undertaken in an attempt to determine if the fine structural characteristics of these tumours are sufficiently specific to help in diagnosis. In 1973 LEE SHIN and FIRMINGER examined the fine structure of mesotheliomas produced in the peritoneal cavity of rats by the injection of either chrysotile or crocidolite dust. These tumours contained areas of cells of both epithelial or connective tissue type as is characteristic of mesotheliomas. Both cell types had large numbers of elongated cytoplasmic projections or microvilli on their surface membranes, but those on the epithelial cells were numerous, short, and of uniform shape and thickness. Those on the connective tissue type of cells tended to be much longer, less numerous, and of irregular thickness along their length. Both types of cell contained a well-developed Golgi apparatus, but granular endoplasmic reticulin was more abundant in the connective tissue cells than in epithelial forms. Lipid droplets and cytoplasmic microfilaments were found in all cells. DAVIS (12, 14) reported similar findings from rat and mouse peritoneal mesotheliomas and rat pleural mesotheliomas. He illustrated that the cytoplasmic projections of the connective tissue type of cell were in some instances very similar to the phagocytic processes of macrophages, but at other times they were bulbous protrusions of cell membranes very similar to small pseudopodia. These structures were also reported from human mesotheliomas and it was suggested that the variable histology of these tumours is best explained by considering them as part of the group of mesenchymal tumours where the structure of any cell depends very largely on the position in which it grows. The similarity of fine structure between mesotheliomas, haemangeomas, and synoviomas was pointed out.

The production of bronchial carcinomas in experimental animals by asbestos fibres proved more difficult than mesotheliomas. Early studies by NORDMANN and SORGE (33) and LYNCH et al. (26), involving the administration of chrysotile to mice by inhalation, did appear to increase the natural tendency of these animals to develop pulmonary adenomas. The first definite results, however, were obtained by GROSS et al. (16). These workers exposed rats to high concentrations of chrysotile (85 mg $M^3$), in inhalation chambers, but an additional group received intratracheal injections of the same dust. In all 28 animals pulmonary tumours developed, of which 25 had received dust by inhalation. Most of the tumours were adenocarcinomas but some squamous cell carcinomas were found and in addition a solitary mesothelioma was reported, the first to be produced in experimental animals by inhalation. Similar inhalation studies were undertaken by REEVES (35, 36). These involved the treatment of a number of laboratory rodent species with chrysotile crocidolite and amosite. Tumours developed only in rats but all three asbestos types gave positive results and both carcinomas and mesotheliomas were reported. In 1974 WAGNER et al. (61) reported the results of a very large inhalation study in which rats had been exposed to all five of the U.I.C.C. asbestos samples for periods ranging from 1 day to 24 months. They produced lung carcinomas with all dust types and mesotheliomas with all except Rhodesian chrysotile. Of particular interest in these results was the report of two mesotheliomas following a single day's dusting with asbestos.

The most recent animal experiments on asbestos carcinogenesis have been related to the possibility that ingestion of asbestos may result in gastro-intestinal tumours. There is considerable epidemiological evidence that this may occur in humans exposed to very high doses of asbestos, but so far attempts to produce these tumours in animals have proved unsuccessful. For this reason a number of early studies were not published but because of increased interest in this field, this work was correlated and published by GROSS (19). Regardless of tumour production there is still considerable doubt about the ability of asbestos fibres to penetrate from the gut lumen into the epithelial cells of the intestine and experiments on this aspect of the problem have proved contradictory. WESTLAKE (64) observed the apparent penetration of very small chrysotile crystals into the colonic lining of rats but he used an unusual fixation method to prepare the tissues for electron microscopy that made interpretation of the results difficult. PONTEFRACT (34) injected asbestos directly into the stomachs of rats following laparotomy and reported finding fibres in all tissues examined. This technique did not, however, allow for the likelihood of fibres entering the bloodstream during the process of injection. WEBSTER in 1974 also reported the presence of what appeared to be deposits of asbestos in the gut lining cells of baboons following prolonged ingestion of crocidolite. However, only light-microscope examination of tissues was used and no individual fibres of asbestos could be seen by this method. BOLTON and DAVIS (2) reported studies in which rats had been fed with asbestos for up to 1 year. Following a 1 month period during which the gut lumen was allowed to clear itself completely of asbestos, the gut tissues were completely ashed and the residue examined for the presence of asbestos fibres by both transmission electron microscopy and by scanning electron microscopy. No retention of asbestos fibres were found in the gut walls of any animals examined.

Regardless of the negative results from ingestion studies, however, it is believed that asbestos fibres do have the ability to penetrate the body tissues and to be transported over considerable distances from their original site of deposition. Some experimental studies have been undertaken to clarify this situation but results in some cases are difficult to interprete. ROE et al. (37) reported that pleural and peritoneal mesotheliomas frequently developed in mice following subcutaneous injection of asbestos. In a later paper by KANAZAWA et al. (22), however, mesotheliomas were not produced in mice by this technique and although some asbestos transport was reported, selective deposition in mesothelial tissues did not occur.

Radioactive tracer techniques have been used by MORGAN et al., in attempts to evaluate lung clearance and tissue penetration by asbestos. In 1971 they reported that chrysotile administered by intrapleural injection to rats often penetrated the diaphragm and into the liver. In 1975 they reported that following inhalation studies with radioactive chrysotile, considerable amounts of dust accumulated in the subpleural region and resulted in the formation of fibrous nodules in this site. However, similar nodules have not been observed following the inhalation of non-radioactive chrysotile and it may be that the radioactivity itself modified the cellular response in this instance.

In summary, therefore, it may be reported that animal experiments have proved a useful tool in elucidating the pathogenic effects of asbestos dust. Both the fibrogenicity and carcinogenicity of all types of asbestos have been confirmed by these methods and there are strong indications that the fibre length is the most important factor in both these tissue responses. With mesothelioma production at least there appears to be a definite dose response, although a "safe" dose has yet to be established for any species. Animal studies have, however, been handicapped by the difficulty in producing dust samples of well-defined lengths and it is still to be determined whether or not asbestos fibres alone are carcinogenic or whether they must react with other factors present in the tissues to produce this effect. The fact that many animals never develop tumours even after very high doses indicates that the latter situation may apply, in which case future animal experiments must be developed to study these factors.

## References

1. BEGER, P. J.: Über die Asbestosiskörperchen, Virchow's Arch. f. path. Anat., 290, 280-353 (1934).
2. BOLTON, R. E., DAVIS, J. M. G.: The short term effects of chronic asbestos ingestion in rats (In press).
3. DAVIS, J. M. G.: An electron-microscopy study of the effect of asbestos dust on the lung. Brit. J. Exp. Path. 44, 454 (1963).
4. DAVIS, J. M. G.: The ultrastructure of asbestos bodies from guinea pig lungs. Brit. J. Exp. Path. 45, 634-641 (1964).
5. DAVIS, J. M. G.: The long term fibrogenic effects of chrysotile and crocidolite asbestos dust injected into the pleural cavity of experimental animals. Brit. J. Exp. Path. 51, 617 (1970).

6. DAVIS, J. M. G.: Further observations on the ultrastructure and chemistry of formation of asbestos bodies. Exp. Mol. Path. 13, 346-352 (1970).
7. DAVIS, J. M. G.: Asbestos dust as a nucleation centre in the calcification of old fibrous tissue lesions, and the possible association of this process with the formation of asbestos bodies. Exp. Mol. Path. 12, 133-146 (1970).
8. DAVIS, J. M. G., GORSS, P., DE TREVILLE, R. T. P.: "Ferruginous bodies" in guinea pigs. Arch. Path. 89, 364-373 (1970).
9. DAVIS, J. M. G.: The calcification of fibrous pleural lesions produced in guinea pigs by the injection of chrysotile asbestos dust. Brit. J. Exp. Path. 52, 238-245 (1971).
10. DAVIS, J. M. G.: The fibrogenic effects of mineral dusts injected into the pleural cavity of mice. Brit. J. Exp. Path. 53, 190-204 (1972).
11. DAVIS, J. M. G.: An electron microscope study of the response of mesothelial cells to the intrapleural injection of asbestos dust. Brit. J. Exp. Path. 55, 64-70 (1974 a).
12. DAVIS, J. M. G.: Histogenesis and fine structure of peritoneal tumours produced in animals by injections of asbestos. J. Nat. Can. Inst. 52, 1823-1837 (1974 b).
13. DAVIS, J. M. G.: Ultrastructure of human mesotheliomas. J. Nat. Can. Inst. 52, 1715.1725 (1974 c).
14. DAVIS, J. M. G.: Structural variations between pleural and peritoneal mesotheliomas produced in rats by the injection of crocidolite asbestos (In press).
15. DOLL, R.: Mortality from lung cancer among asbestos workers. Brit. J. Indust. Med. 12, 81-86 (1955).
16. GROSS, P., DE TREVILLE, R. T. P.: Experimental Asbestosis. Arch. Env. Health 15, 638-649 (1967).
17. GROSS, P., DE TREVILLE, R. T. P., TOLKER, E. B., KASCHAK, M., BABYAK, M. A.: Experimental Asbestosis. The development of lung cancer in rats with pulmonary deposits of chrysotile asbestos dust. Arch. Env. Health 15, 343-355 (1967).
18. GROSS, P., DE TREVILLE, R. T. P., CRALLY, L. J., DAVIS, J. M. G.: Pulmonary ferruginous bodies: Development in response to filamentous dusts. Arch. Path. 85, 539-546 (1968).
19. GROSS, P., HARLEY, R. A., SWINBURNE, L. M., DAVIS, J. M. G., GREENE, W. B.: Ingested mineral fibres. Do they penetrate and cause cancer? Arch. Env. Health 29, 341-347 (1974).
20. HILSCHER, W., SETHI, S., FRIEDRICHS, K. H.: Zusammenhänge zwischen Asbestose und Faserlänge. Naturwissenschaften 57, 356-357 (1970).
21. HOLT, P. F., MILLS, J., YOUNG, D. K.: Experimental Asbestosis with four types of fibers. Ann. N. Y. Acad. Sci. 132, 87-97 (1965).
22. KANAZAWA, K., BIRBECK, M. S. C., CARTER, R. C., ROE, F. J. C.: Migration of asbestos fibres from subcutaneous injection sites in mice. Brit. J. Cancer 24, 96-106 (1969).
23. KING, E. J., CLEGG, J. W., RAE, V. M.: Effect of asbestos, and of asbestos and aluminium, on the lungs of rabbits. Thorax 1, 188-197 (1946).
24. KLOSTERKÖTTER, W.: Experimentelle Untersuchungen über die Bedeutung der Faserlänge für die Asbest-Fibrose sowie Untersuchungen über die Beeinflussung der Fibrose durch Polyvinylpyridin-n-oxid. In Biologische Wirkungen des Asbestos. Internationale Konferenz, Dresden. Deutsches Zentralinstitut für Arbeitsmedizin, Berlin, pp. 47-52 (1968).

25. KUHN, J.: Über mikroskopische Untersuchungen an Asbeststaub und Asbestlungen. Arch. Gev. Path. 10, 473-485 (1941).
26. LYNCH, K. M., McIVER, F. A., CAIN, J. R.: Pulmonary tumours in mice exposed to asbestos dust. A.M.A. Arch. Ind. Health 15, 207-214 (1957).
27. MAROUDAS, N. G., O'NEILL, C. H., STANTON, M. F.: Fibroblast anchorage in carcinogenesis by fibres. Lancet 14, 807-809 (1973).
28. McDONALD, J. C.: Cancer in chrysotile mines and mills. In Biological Effects of Asbestos. I.A.R.C. publication No. 8, pp. 189-195 (1972).
29. MORGAN, A., HOLMES, A.: Studies on the solubility of constituents of chrysotile asbestos in vivo using radioactive tracer techniques. Environmental Research 4, 558-570 (1971).
30. MORGAN, A., EVANS, J. C., HOLMES, A.: Deposition and clearance of inhaled fibrous minerals in the rat. Studies using radioactive tracer techniques. In Inhaled Particles and Vapours IV. Report of the B.O.H.S. Conference in Edinburgh, 1975. (Conference report in press).
31. MORRIS, T. G., ROBERTS, W. H., SILVERTON, R. E., WAGNER, J. C.: Inhaled Particles and Vapours, Ed. Davies, C. N. Pergammon Press, London, Vol. 2, p. 205-210 (1965).
32. NEWHOUSE, M.: Cancer among workers in the asbestos textile industry. In Biological Effects of Asbestos, I.A.R.C. publication No. 8, pp. 203-209 (1972).
33. NORDMANN, M., SORGE, A.: Lungenkrebs durch Asbeststaub im Tierversuch, 2 Krebsforsch. 51, 168-182 (1941).
34. PONTEFRACT, R. D.: Penetration of asbestos through the digestive wall in rats. Env. Health Perspectives 9, 213-214 (1974).
35. REEVES, A. L., PURO, H. E., SMITH, R. G., VORWALD, A. J.: Experimental asbestos carcinogenesis. Environmental Research 4, 496-511 (1971).
36. REEVES, A. L., PURO, H. E., SMITH, R. G.: Inhalation Carcinogenesis from various forms of asbestos. Environmental Research 8, 178-202 (1974).
37. ROE, F. J. C., CARTER, R. L., WALTERS, M. A., HARINGTON, J. S.: The pathological effects of subcutaneous injections of asbestos fibres in mice: Migration of fibres to submesothelial tissues and induction of mesotheliomata. Int. J. Cancer 2, 628-638 (1967).
38. SCHEUER Von, E., HUTH, F., POTT, F.: Untersuchungen zum morphologischen Erscheinungsbild experimenteller Tumoren bei Ratten nach intraperitonealer Injection von Asbeststäuben. Arch. Geschwulstforsch. 41, 120-136 (1973).
39. SELIKOFF, I. J., HAMMOND, E. C., SEIDMAN, H.: Cancer risk of insulation workers in the United States. In Biological Effects of Asbestos, I.A.R.C. publication No. 8, pp. 209-217 (1972).
40. SHIN, M. L., FIRMINGER, H. I.: Acute and chronic effects of intraperitoneal injection of two types of asbestos in rats. Ann. J. Path. 70, 291-308 (1973).
41. SMITH, B. A., DAVIS, J. M. G.: The association of phagocytosed asbestos dust with lysosome enzymes. J. Path. 105, 153-162 (1971).
42. SMITH, W. E., MILLER, J., CHURG, J., SELIKOFF, I. J.: Pleural reaction in mesothelioma in hamsters injected with asbestos. J. Mt. Sinai Hosp. 32, 1-8 (1964).

43. SMITH, W. E., MILLER, L., ELSASSER, R. E., HUBERT, D. D.: Tests for the carcinogenicity of asbestos. Ann. N. Y. Acad. Sci. 132, 456-488 (1965).
44. SMITH, W. E., HUBERT, D. D., MILLER, L., BADOLLET, M. S., CHURG, J.: Tests for threshold levels of carcinogenicity of asbestos. In Biologische Wirkungen des Asbestos. International Conference, Dresden, 1968. Deutsches Zentralinstitut für Arbeitsmedizin. Berlin, pp. 240-242 (1968).
45. SMITH, W. E., HUBERT, D. D., BADOLLET, M. S.: Biologial differences in response to long and short asbestos fibres. Ann. Ind. Hyg. Assoc. J. 33, A162 (1972).
46. STANTON, M. F., WRENCH, C.: Mechanisms of Mesothelioma Induction with Asbestos and Fibrous Glass. J. Nat. Can. Inst. 48, 797-822 (1972).
47. SUZUKI, Y., CHRUG, J., SMITH, W.: Alveolar epithelial cells in experimental asbestosis. In Biologische Wirkungen des Asbestos Internationale Konferenz, Dresden. Deutsches Zentralinstitut für Arbeitsmedizin, Berlin, pp. 64-67 (1968).
48. SUZUKI, Y., CHRUG, J.: Structure and development of the asbestos body. Ann. J. Path. 55, 79-90 (1969).
49. SUZUKI, Y., CHRUG, J.: Formation of the asbestos body. Environmental Research 3, 107-118 (1969).
50. SUZUKI, Y., KANNERSTEIN, M., CHRUG, J.: Electron microscopy of normal hyperplastic and neoplastic mesothelium. In Biological effects of asbestos. I.A.a.C. Scientific publication No. 8, 74-80 (1972).
51. SZYMCZYKIEWICZ, K., WIECEK, E.: The effect of fibrous and amorphous asbestos on the collagen content in the lungs of guinea pigs. In Proceedings of the 13th International Conference on Occupational Hygiene, New York, pp. 801-805 (1960).
52. TIMBRELL, V., SKIDMORE, J. W.: Significance of fibre length in experimental asbestosis. In Biologische Wirkungen des Asbestos Internaionale Konferenz, Dresden. Deutsches Zentralinstitut für Arbeitsmedizin. pp. 52-56 (1968).
53. VORWALD, A. J.,DURKAN, T. M., PRATT, P. C.: Experimental studies of asbestosis. A.M.A. Arch. Ind. Hyg. Occ. Med. 3, 1-43 (1951),
54. WAGNER, J. C., SLEGGS, C. A., MERCHAND, P.: Diffuse pleural mesotheliomata and asbestos exposure in the North Western Cape Province. Brit. J. Ind. Med. 17, 260-271 (1960).
55. WAGNER, J. C.: Experimental production of mesothelial tumours of the pleura by implantation of dusts in laboratory animals. Nature, Lond. 196, 180-181 (1960).
56. WAGNER, J. C.: Asbestosis in experimental animals. Brit. J. Ind. Med. 20, 1-12 (1963).
57. WAGNER, J. C., SKIDMORE, J. W.: Asbestos dust deposition and retention in rats. Ann. N. Y. Acad. Sci. 132, 77-86 (1965).
58. WAGNER, J. C.: Experimental tumours in rats following intrapleural inoculation of asbestos. In Biologische Wirkungen des Asbestos. International Conference, Dresden, 1968. Deutsches Zentralinstitut für Arbeitsmedizin, Berlin, pp. 47-52 (1968).
59. WAGNER, J. C., BERRY, G., TIMBRELL, V.: Mesothelioma in rats following the intrapleural inoculation of asbestos. In Pneumoconiosis Proceedings of the Johannesburg Conference. Ed. H. Shapiro. Publ. Oxford University Press pp. 216-220 (1970).
60. WAGNER, J. C., BERRY, G., TIMBRELL, V.: Mesotheliomata in rats after inoculation with asbestos and other minerals. Brit. J. Cancer 28, 173-185 (1973).

61. WAGNER, J. C., BERRY, G., SKIDMORE, J. W., TIMBRELL, V.: The effects of the inhalation of asbestos in rats. Brit. J. Cancer 29, 252-269 (1974).
62. WEBSTER, I.: The pathogenesis of asbestosis. In Pneumoconiosis Proceedings of the International Conference, Johannesburg, 1969. Ed. H. SHAPIRO, Publ. Oxforf University Press. pp. 117-119 (1970).
63. WEBSTER, I.: The ingestion of asbestos fibers. Env. Health Perspectives 9, 199-202 (1974).
64. WESTLAKE, G. E., SPJUT, H. I., SMITH, M. N.: Penetration of the colonic mucosa by asbestos particles. Lab. Invest. 14, 2029-2038 (1965).

G. Heidermanns, G. Riediger und A. Schütz, Bonn

# Asbestbestimmung in industriellen Feinstäuben und in Lungenstäuben

Zur Identifizierung und quantitativen Bestimmung von Asbest in Feinstäuben und in Lungenstäuben gibt es eine Reihe von Möglichkeiten. Die verschiedenen Verfahren sind in der Regel auf bestimmte Probenahmetechniken abgestimmt, sie unterscheiden sich durch die Art und den Umfang der erhaltenen Information und sind überwiegend nur unter gewissen Einschränkungen einsetzbar. Tabelle 1 gibt eine Übersicht der Methoden.

Tabelle 1. Übersicht der Verfahren zur Identifizierung und Bestimmung von Asbest

| Verfahren | Information | Einschränkungen |
|---|---|---|
| Röntgendiffraktion<br>Infrarotspektrographie | Asbestmassenanteil<br>keine Morphologie | Massenanteil Amphibolasbest problematisch |
| Lichtmikroskopie (Phasenkontrast) | Morphologie, Faserzahl<br>-''-Brechungsindex für d $>1\,\mu m$ | subj. Fehler möglich |
| Elektronenmikroskopie (REM, TEM) | Morphologie, Faserzahl | aufwendig |
| REM+Röntgenmikroanalyse | Morphologie, Faserzahl. Elementaranalyse quantitativ | sehr aufwendig |
| TEM, RTEM+ Elektronenbeugung | Morphologie, Faserzahl Kristallstrukturbestimmung | sehr aufwendig, nur für dünne Schichten |

Die Röntgendiffraktion und die Infrarotspektrographie erlauben eine Bestimmung des Massenanteils an Asbest, liefern jedoch keine Information über die Morphologie. Zur röntgenographischen Untersuchung werden im Falle von Chrysotil eine bei d=3,63Å liegende Hauptinterferenz, für die Amphibolasbeste Amosit und Krokydolith die entsprechenden Interferenzen bei d=3,08Å und d=3,11Å herangezogen. Da die Amphibolasbeste im weiten Sinne als Mischkristalle aufzufassen sind, hängt hier die Lage und Intensität der Interferenzen von der chemischen Zusammensetzung ab. Die Kalibration, also die Erstellung eines Eichstandards, kann deshalb streng nur für den Amphibolasbest einer bestimmten Lagerstätte bzw. für die jeweils am Arbeitsplatz verwendete Sorte vorgenommen werden. Außerdem können Textureffekte eine Rolle spielen, da im Falle faserförmiger Partikeln eine statistisch gleichverteilte kristallographische Lage der einzelnen Fasern - etwa bei der Abscheidung auf Filtern - nicht zu erwarten ist. Für die Röntgendiffraktion sind etwa 10 mg Feinstaub erforderlich; die Nachweisgrenze liegt in der Größenordnung von 500 µg. Eine niedrigere Nachweisgrenze bis herab in den Bereich von wenigen ug soll nach dem erheblich zeitaufwendigeren Guinier-Verfahren möglich sein (1, 2, 3).

Für die routinemäßige Analyse wesentlich geeigneter ist die Infrarotspektrographie, und zwar insbesondere für den industriell überwiegend benutzten Chrysotilasbest. Herangezogen wird die stark ausgeprägte, charakteristische Absorptions-Doppelbande im Infraroten bei 3660/3700 $cm^{-1}$, und zwar im Bereich der OH-Valenzschwingung. Der von Filtern gewonnene Feinstaub wird mit Kaliumbromid vermischt und für die Aufnahme des IR-Spektrogramms zu einer Tablette gepreßt. Bei einer Mindestfeinstaubmenge von 1 mg sind noch 2% Chrysotil, also 20 ug nachweisbar. Antigorit (Blätterserpentin) oder Kaolinit, die eine zu Chrysotil verwandte Struktur haben, stören die Doppelbande. Es hat sich jedoch in der Praxis gezeigt, daß bei Feinstäuben aus den Industriebereichen Asbesttextilien, Asbestzement, Reibbeläge und asbesthaltige Kunststoffe Störungen dieser Art nicht auftreten oder zu vernachlässigen sind.

Die IR-Spektren der Amphibolasbeste (Krokydolith, Amosit usw.) weisen untereinander eine starke Ähnlichkeit auf und besitzen im Gebiet 800-1200 $cm^{-1}$ eine Gruppe von Banden. Da die Amphibolasbeste als Mischkristalle aufzufassen sind, wird - wie bei der Röntgendiffraktion - die Lage und Intensität der Banden von der jeweiligen chemischen Zusammensetzung des Amphibolasbestes bestimmt, die aber wiederum von der Lagerstätte abhängig ist. So ist in der Regel nur eine qualitative Amphibolasbestbestimmung möglich (4, 5, 6).

Auf der Identifizierung und Zählung von faserförmigen Partikeln basieren die optischen Verfahren. In einfachster Weise kann dies mit dem Lichtmikroskop erfolgen. Die Faserzählung ist ein zeitaufwendiges aber auch ein sehr empfindliches Verfahren; man kann unter günstigen Bedingungen noch 0,01 Fasern /$cm^3$, das entspricht ca. 0,1 µg/$m^3$, nachweisen. Die Reproduzierbarkeit ist allerdings weniger gut; hier muß man sich mit 20-30% Standardabweichung, d.h. etwa 60% Reproduzierbarkeit auf dem 95%-Niveau, begnügen. Die Vergleichbarkeit von Ergebnissen, die nach dem gleichen Verfahren, aber mit verschiedenen Instrumenten von verschiedenen Beobachtern erzielt wurden, ist in der Regel noch schlechter; die Streubreite der Ergebnisse kann dann bis zu einigen 100% ausmachen. Der Grund hierfür ist in der Tatsache zu suchen, daß subjektive Eigenschaften - wie Empfindlichkeit und Auflösungsvermögen der Augen sowie Ermüdung - das Ergebnis in hohem Maße beeinflussen. Hinzu kommt der Kontrast, der zusammen mit dem Auflösevermögen die Sichtbarkeit bestimmt.

Die subjektiven Einflüsse bei der Partikelzählung lassen sich weitgehend eliminieren, wenn eine Zählmaschine, z. B. ein quantitatives Fernsehmikroskop, wie etwa das von uns seit einigen Jahren benutzte Quantimet, eingesetzt wird. Die Schwierigkeit besteht bei asbesthaltigen Feinstäuben darin, daß neben Fasern auch andere Partikeln vorliegen, so daß eine Formerkennung und Formselektion notwendig ist, bevor gezählt werden kann. Eine Möglichkeit bietet hier der sog. "Pattern-Recognition-Zusatz" zum Quantimet, der die Selektion über einen Formfaktor (Quotient aus projizierter Partikelfläche und Quadrat des Umfangs) vornimmt. Vorläufige Untersuchungen ergaben,daß vernünftige Ergebnisse für Formfaktoren kleiner als etwa 0,04 erzielt werden, das entspricht einem Längen- zu Durchmesserverhältnis von 4. Um bei Verwendung des Standardobjektivs (40 x /NA 0,7) für die elektronische Formerkennung ein noch verwertbares Signal zu bekommen,müssen die Fasern wenigstens etwa 0,8 µm Dmr. haben. Übereinander liegende Fasern können nicht getrennt gezählt werden; hochkant stehende Plättchen (wie z. B. Talkum, Glimmer) erscheinen ebenfalls faserförmig. Eine Selektion von Fasern nach ihrer Form ist nicht möglich, d. h. daß z. B. gewundene Fasern (Chrysotil) nicht von geraden, gestreckten Fasern (Amphibol) unterschieden werden können. Ein weiterer Nachteil des Verfahrens liegt auch in der geringen Schärfentiefe des Mikroskopobjektivs, wodurch es trotz automatischer Focussierung zu Fehlzählungen kommt. Hier könnte die Verbindung mit einem Rastermikroskop Abhilfe schaffen.

In diesem Zusammenhang muß darauf hingewiesen werden, daß die Faserzählung nicht asbestspezifisch ist, da jedes Teilchen mit Faserform gezählt wird. Als Analysenverfahren ist sie daher nur dort sinnvoll anwendbar, wo vorausgesetzt werden darf, daß neben Asbest andere faserförmige Partikeln nicht auftreten können. Bessere Möglichkeiten bietet bei Vorliegen verschiedenartiger Fasern die Phasenkontrastmikroskopie, da sie eine Bestimmung des Brechungsindex der Partikeln erlaubt (7, 8). Für eine Asbestidentifikation wählt man Einbettungsflüssigkeiten, deren Brechungsindex mit dem des gesuchten Asbestes übereinstimmt. Bei annähernder Gleichheit im Brechungsindex ($\Delta n < 0{,}01$) erscheinen Fasern im Phasenkontrast optisch angefärbt, so daß z. B. eine Trennung zwischen Chrysotil- und Amphibolasbest, die sich im Brechungsindex erheblich unterscheiden, möglich ist. Optisch anfärbbar sind allerdings nur Fasern, deren Durchmesser größer als 1-2 µm sind. Fasern <1 µm Dmr. sind unter diesen Bedingungen selbst im Phasenkontrast nahezu unsichtbar, da wegen des geringen Unterschiedes im Brechungsindex der Kontrast fast verschwindet. So kann die phasenkontrastmikroskopische Brechzahlbestimmung nur auf einen Teil lichtmikroskopisch sichtbarer Fasern angewendet werden. Nach Untersuchungen von GIBBS und HWANG (9) liegen die bei der industriellen Verarbeitung von Asbest im Feinstaub anfallenden Fasern jedoch zwischen 0,01 und 2,9 µm Dmr.

Zum Nachweis von Asbestfasern <1 µm Dmr. ist noch folgendes lichtoptisches Verfahren möglich: Man bettet die Probe nacheinander in zwei Flüssigkeiten ein, von denen die eine bezüglich des Brechungsexponenten sehr weit von der zu bestimmenden Asbestart entfernt ist, die andere der des gesuchten Asbestes entspricht. Die Differenz der Faserzählungen ist dann gleich der Faserzahl mit dem Brechungsindex dieser Asbestart. Sollen mehrere Asbestarten bestimmt werden, müssen entsprechend viele Einbettungsflüssigkeiten eingesetzt und entsprechend oft die Faserzählungen wiederholt werden. Diese Methode ist wegen der erforderlichen Mehrfachzählungen mühevoll und zeitaufwendig.

Faserzahl und Morphologie lassen sich natürlich weitaus besser mit Hilfe der Elektronenmikroskopie bestimmen. Das Verfahren ist besonders für grundlegende Untersuchungen geeignet. Zur routinemäßigen Auswertung großer Probenzahlen muß es jedoch als zu aufwendig bezeichnet werden. Beim klassischen Transmissionsmikroskop (TEM) liegt das Auflösungsvermögen unter $10^{-3}$ µm, beim Rasterelektronenmikroskop (REM) bei $10^{-2}$ µm. Die Herstellung der Präparate ist beim TEM umständlich, beim REM verhältnismäßig einfach. Das REM liefert außerdem ein plastisches Bild der Oberflächentopographie des Objekts; es deckt auch den lichtoptischen Bereich voll mit ab. Die Schärfentiefe ist je nach Aperturblende 100 bis 1000 mal so groß wie beim Lichtmikroskop. Wegen der unterschiedlichen Kontrast- und Sichtbarkeitsverhältnisse sind lichtmikroskopische Ergebnisse mit elektronenmikroskopischen jedoch nicht direkt vergleichbar.

Beim Auftreten der relativ hochenergetischen Primärstrahlung im Elektronenmikroskop auf die Probe wird - neben dem Bremsuntergrund- die charakteristische Röntgenstrahlung angeregt. Sie kann wellenlängen- oder energiedispersiv analysiert werden. Für Staubproben ist die wellenlängendispersive Analyse ungünstig; die Aufnahme des Spektrums eines Teilchens erfordert ca. 30 min. Besser geeignet ist die energiedispersive Röntgenmikroanalyse, da hier das gesamte Spektrum gleichzeitig entsteht. Es gibt Aufschluß über die elementare Zusammensetzung des einzeln "angeschossenen" Teilchens. So kann z. B. bei Fasern aus Chrysotilasbest das Verhältnis von Si zu Mg im Vergleich zu Standardproben zur Identifizierung herangezogen werden. Im Falle der Amphibolasbeste ist wegen der bereits erwähnten Mischkristallbildung der Nachweis problematischer und bei weitem nicht so eindeutig wie bei Chrysotil. Die Analyse eines Teilchens >0,5 µm Dmr. dauert etwa 20 s, unter 0,05 um ca. 100 s. Nicht zuletzt wegen Korngrößeneffekten ist das Verfahren höchstens semiquantitativ einsetzbar, am besten durch Vergleich mit bekannten Standardproben gleicher Partikelgrößen.

Die Methode der Röntgenmikroanalyse kann keinen Aufschluß geben über die Kristallstruktur. So ist z. B. faseriges Talkum von Asbest nicht zu unterscheiden, hier kann nur die Morphologie weiterhelfen (10). Es ist daher stets von Vorteil, Näheres über die Herkunft der Probe zu wissen, weil dies zusätzliche Hinweise für die Analyse geben kann.

Aussagen über die Kristallstruktur von Partikeln, also auch von Asbestfasern, erhält man jedoch mittels Elektronenbeugung, so z. B. mit Hilfe des Transmissions- oder des Rastertransmissions-Elektronenmikroskops. Voraussetzung ist, daß die Partikeln durchstrahlbar, also nicht wesentlich dicker als 0,1 µm sind. Die Elektronenbeugung in Verbindung mit der Röntgenmikroanalyse dürfte daher zur Zeit die sicherste Methode sein, Einzelfasern zu identifizieren. Sie ist jedoch wegen des sehr hohen Aufwandes für Routineuntersuchungen praktisch ungeeignet.

Dieser kurze Überblick über die möglichen Analyseverfahren für Asbest macht deutlich, daß es keine universelle Methode gibt. Jedes der angeführten Verfahren hat seine Vor- und Nachteile. Die Entscheidung, welches Bestimmungsverfahren im Einzelfall zu wählen ist, hängt neben der speziellen Fragestellung von der Art der Probe (z. B. Menge des zur Verfügung stehenden Materials), den bereits vorhandenen Informationen (z. B. es kommt nur Chrysotilasbest in Frage), dem für eine Analyse noch vertretbaren Aufwand und von der geforderten Nachweisgrenze ab.

Bei Asbeststaubmessungen am Arbeitsplatz kommt es darauf an, den respirablen Staub zu erfassen. Zweckmäßigerweise verwendet man deshalb bereits Probenahmegeräte, die den Feinstaub abtrennen. Die Bilder 2 bis 4 zeigen solche asbesthaltigen Feinstäube, wie sie nach dem Prinzip des Trägheitsvorabschneiders in dem von uns routinemäßig verwendeten Feinstaubprobenahmegerät VC 25 auf dem Membranfilter gesammelt werden.

(Abb.1 u. 2 Phako-Aufnahmen, Maßstab 200 µm = Bildbreite; Abb.1 Chrysotil-Feinstaub, Abb.2 Amphibol-Feinstaub; Abb.3: REM-Aufnahme von Amphibol-Feinstaub). Die Aufnahmen zeigen deutlich, daß bei dieser nach dem aerodynamischen Durchmesser vorgenommenen Trennung auch sehr lange Fasern noch dem Feinstaub zuzurechnen sind.

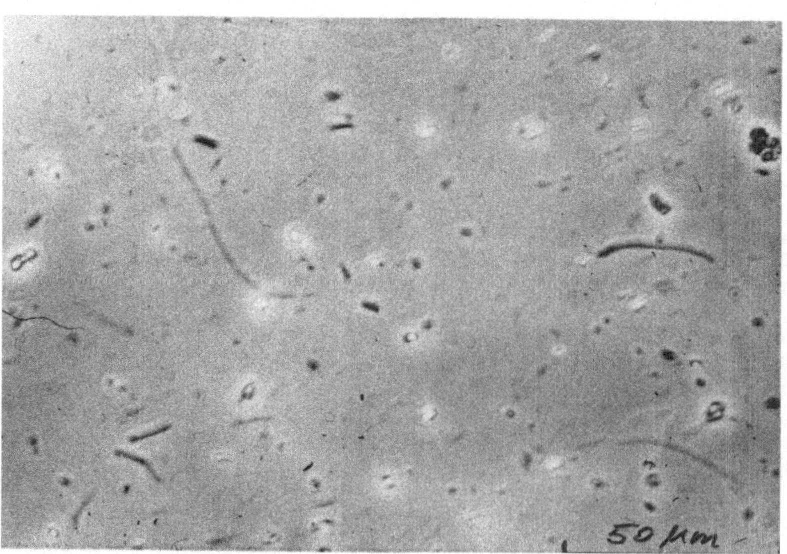


*Abb.1. Phasenkontrastmikroskopische Aufnahme von Chrysotil-Feinstaub auf VC 25-Filter*

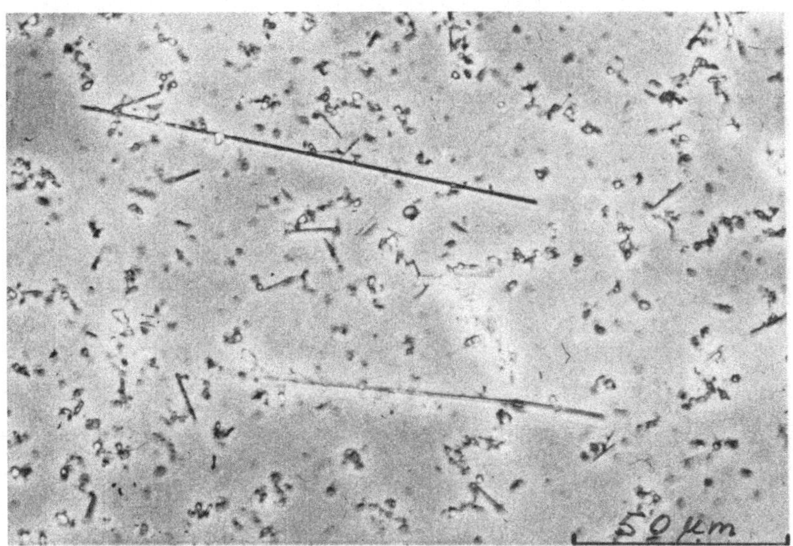


*Abb.2. Phasenkontrastmikroskopische Aufnahme von Amphibol-Feinstaub auf VC 25-Filter*

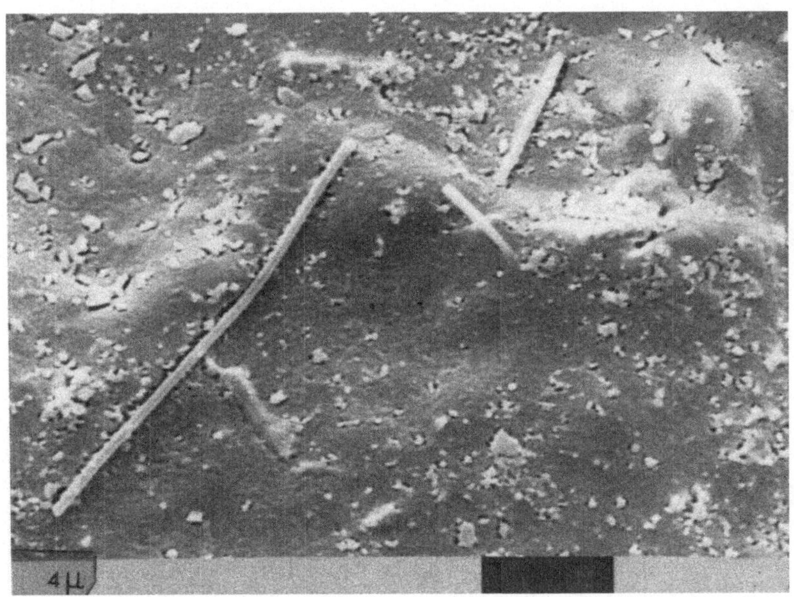


*Abb.3. Rasterelektronenmikroskopische Aufnahme von Amphibol-Feinstaub auf VC 25-Filter*

Die Abb.4 und 5 stellen Aufnahmen des Lungenstaubes einer an Asbestose erkrankten Person dar (Abb.4: Phako-Aufnahme; Abb.5: REM-Aufnahme). Im Vergleich mit den vorher gezeigten Bildern erkennt man, daß die Fasern im gemessenen Feinstaub und im Lungenstaub hinsichtlich Länge und Durchmesser sehr ähnlich sind. Insgesamt wurden von uns in jüngster Zeit etwa 60 Lungenstäube näher

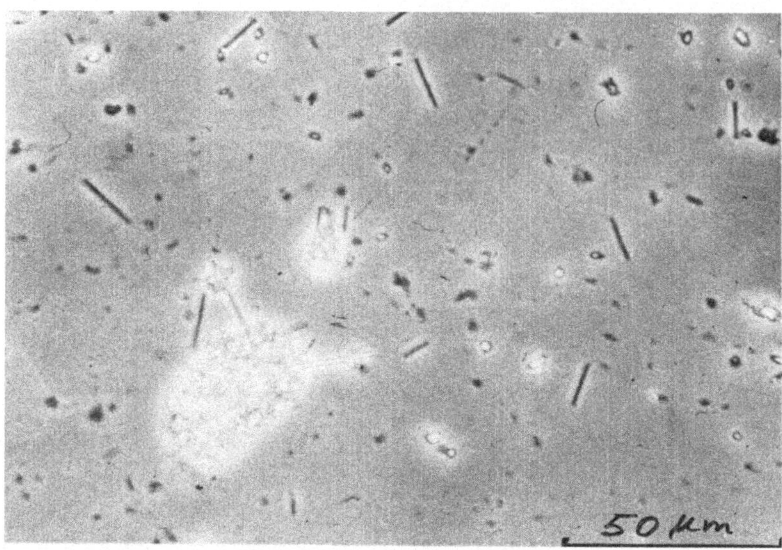


*Abb.4. Phasenkontrastmikroskopische Aufnahme des Staubes einer Asbestoselunge*

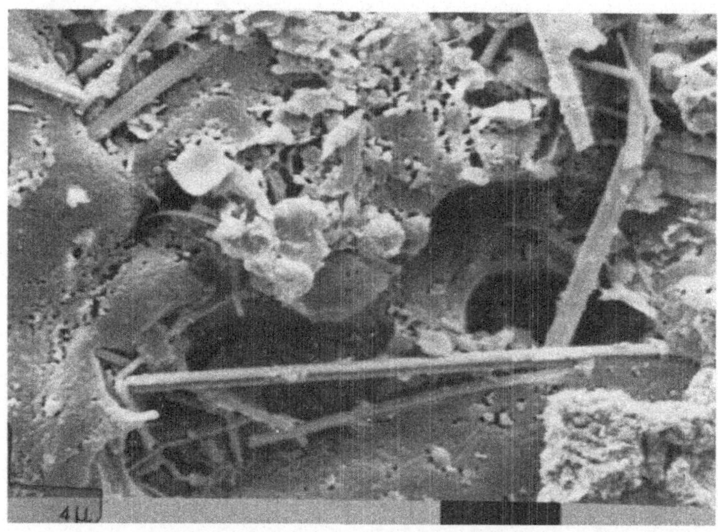

*Abb.5. Rasterelektronenmikroskopische Aufnahme des Staubes einer Asbestoselunge*

untersucht, die uns alle freundlicherweise von H. Prof. OTTO zur Verfügung gestellt wurden.

Im Lungenstaub von Personen ohne berufliche Asbestexposition wurde eine große Zahl von Fasern gefunden, die von uns nach der Membranfiltermethode lichtmikroskopisch festgestellten Werte lagen zwischen 4 x $10^7$ bis knapp 9 x $10^8$ Fasern im gesamten Lungenstaub. Dieses Ergebnis steht auch quantitativ im Einklang mit Werten, wie

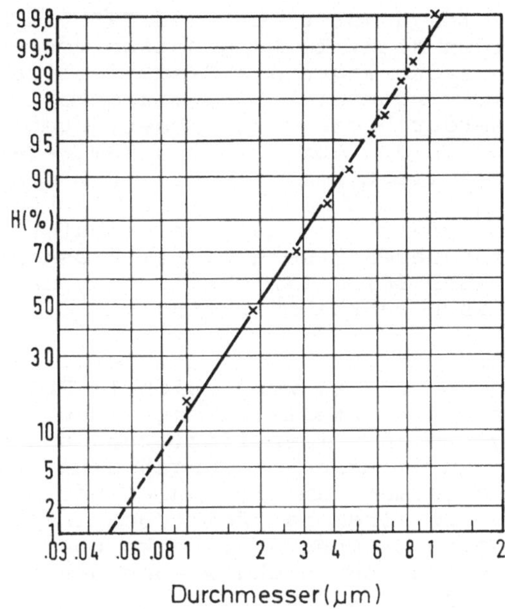


*Abb.6. Verteilung der Faserdurchmesser von Lungenstaub (elektronenmikroskopisch ermittelt)*

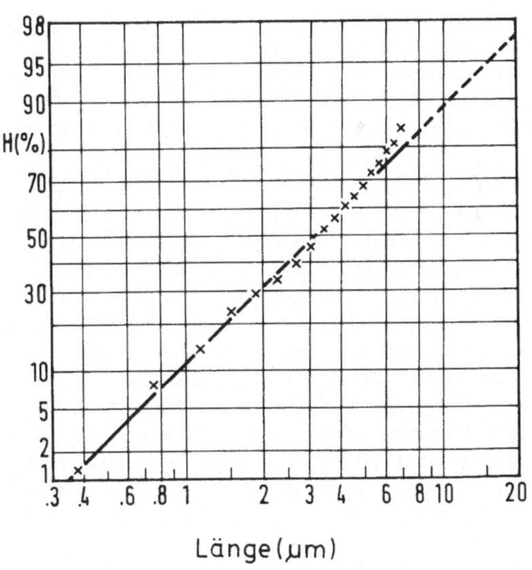


*Abb.7. Verteilung der Faserlängen von Lungenstaub (elektronenmikroskopisch ermittelt)*

sie in jüngster Zeit von FRIEDRICHS u. EINBRODT (11) gefunden worden sind. Im Lungenstaub von Personen mit beruflich bedingter Asbestose lagen die Gesamtfaserzahlen zwischen 1,1 x $10^9$ und 2,7 x $10^{10}$. Die elektronenmikroskopisch ermittelten Verteilungen der Faserdurchmesser und Faserlängen im Staub einer Asbestoselunge sind in den Abb.6 u. 7 wiedergegeben. Der Medianwert der Faserlänge liegt bei 3,2 µm, der Medianwert des Durchmessers bei ca. 0,2 µm. Geht man von einer lichtoptischen Sichtbarkeitsgrenze von rund 0,3 µm aus, so bedeutet dies, daß nur etwa 25% aller vorhandenen Fasern lichtmikroskopisch sichtbar sind. ASHCROFT u. HEPPLESTON (12) berichten, daß 12-30% der Gesamtmenge lichtoptisch wahrnehmbar sind.

Nimmt man einmal an, daß jede lichtmikroskopisch gefundene Faser Asbest ist, so würde sich im Falle der Asbestoselungen ein Asbestmassenanteil im Lungenstaub zwischen 0,4 und etwa 9 Gew.% ergeben. Zur Identifizierung und quantitativen Bestimmung wurde nun an 17 Asbestoselungen eine Kaltveraschung des Lungenstaubes vorgenommen, um eine Anreicherung des Asbestgehalts herbeizuführen: In einer nachfolgenden infrarotspektrographischen und röntgenographischen Analyse konnte jedoch nur in 3 Fällen Amphibolasbest sicher nachgewiesen werden; in weiteren 6 Fällen deutete sich das Vorhandensein von Amphibolasbest an. In keinem einzigen Falle ließ sich Chrysotilasbest feststellen. Auf Amphibolasbest deutete auch die Morphologie der Fasern hin. Die Abb.8a u. b zeigen 2 rasterelektronenmikroskopische Aufnahmen des Lungenstaubes bei verschiedenen Vergrößerungen. Parallel durchgeführte phasenkontrastmikroskopische Untersuchungen ergaben, daß der Brechungsindex der Fasern wesentlich größer als der von Chrysotilasbest war. Er lag in der Größenordnung von 1,7, also in der Nähe von Amphibolasbest. Schließlich gaben auch erste Untersuchungen an Einzelfasern mit Hilfe der Röntgenmikroanalyse keinen sicheren Hinweis auf Chrysotilasbest. (Diese Analysen wurden dankenswerterweise vom Institut für Aerobiologie in Grafschaft durchgeführt).

Dieses Beispiel der Untersuchung an Lungenstäuben haben wir einmal gewählt, weil es besonders deutlich macht, wie in Sonderfällen zur Identifizierung und analytischen Bestimmung mehrere Methoden eingesetzt werden müssen und wie erst die verschiedenen Einzelinformationen zusammen zu einem Ergebnis führen. Zum anderen erschien uns bemerkenswert, daß nach dem bisherigen Stand der Arbeit in keinem der untersuchten Stäube aus Asbestoselungen Chrysotil sicher nachweisbar war, obwohl bekanntlich industriell überwiegend Chrysotilasbest verwendet wird (über 90%) und deshalb eine Exposition gegenüber Chrysotilasbest in der Regel unterstellt werden sollte. Dieses Ergebnis wollten wir gerade in diesem Kreis zur Diskussion stellen.

## Literatur

1. CRABLE, J.V.: Quantitative determination of chrysotile, amosite and crocidolite by x-ray deffraction. Amer. Ind. Hyg. Assoc. J. 293-298, (1966).
2. GOODHEAD, K., MARTINDALE, K.W.: The determination of amosite and chrysotile in airborne dusts by an x-ray diffraction method. Analyst 94, 985-988 (1969).

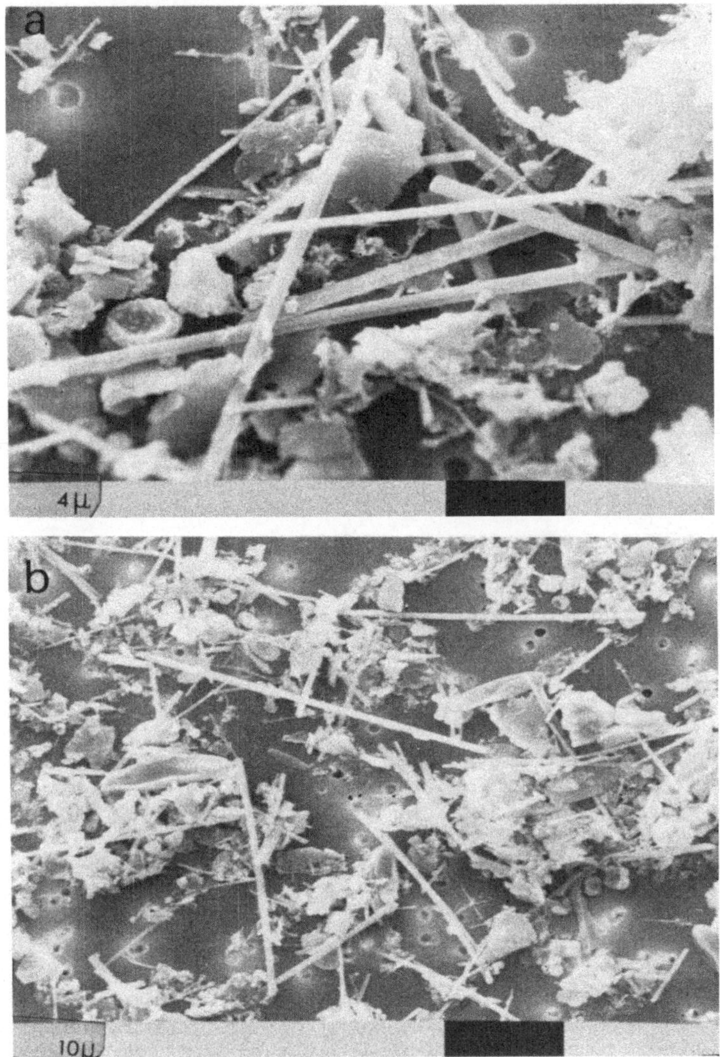


*Abb.8a u. b. Rasterelektronenmikroskopische Aufnahmen von Lungenstaub*


3. Public health risks of exposure to asbestos. Interimreport: European Economic Community - Directorate Social Affairs, October 1975.
4. HEIDERMANNS, G.: Asbestgehaltsbestimmungen durch optische, chemische, röntgenographische und infrarotspektrographische Analysenverfahren. Staub - Reinhalt. Luft 33, 66-70 (1973).
5. FLICK, K.: Beitrag zur Untersuchung von silikogenen und asbesthaltigen Stäuben mit Hilfe der Infrarotspektralphotometrie. Arbeitsschutz Nr. 7, 161-167 (1969).
6. GADSDEN, J.A., PARKER, J., SMITH, W.L.: Determination of chrysotile in airborne asbestos by an infrared spectrometrie technique. Atm. Enviroment 4, 667-670 (1970).

7. SCHMIDT, K.G.: Asbestsorten, ihre Untersuchung mit optischen Mitteln und ihre krankmachende Wirkung. Staub 20, Nr. 6, 173-180 (1960).
8. KEENAN, R.G., LYNCH, J.R.: Techniques for the detection, identification, and analysis of fibres. Amer. Ind. Hyg. Assoc. J. 587-597 (1970).
9. GIBBS, G.W., HWANG, C.Y.: Physical parameters of airborne asbestos fibres in various work environments - Preliminary findings. Amer. Ind. Hyg. Assoc. J. Nr. 6, 459-566 (1975).
10. RUBIN, I.B., MAGGIORE, C.I.: Elemental analysis of asbestos fibres by means of electron probe techniques. Envirom. Health Persp. Nr. 9, 81-94 (1974).
11. FRIEDRICHS, K.H., EINBRODT, H.J.: Die Messung der Faserkonzentration in Lungenstäuben. (Im Druck).
12. ASHCROFT, T., HEPPLESTON, A.G.: The optical and electron microscopic determination of pulmonary asbestos fibre concentration and its relation to the human pathological reaction. J. Clin. Path. 26, 224-234 (1973).

E. G. Beck, Gießen

# Biologische Wirkungen von faserigen Stäuben

Luftverunreinigungen als Feinstaub am Arbeitsplatz und in der Außenluft weisen entweder körnige oder faserige Struktur auf. Der Formunterschied ist in dem Verhältnis von Länge zu Durchmesser begründet, das bei einer Faser größer als 3:1 sein muß. Typische Vertreter der faserförmigen Stäube sind Asbeste, Keramik- und Glasfasern.

Tierexperimentell wurde festgestellt, daß lange Fasern mit sehr geringem Durchmesser, unabhängig davon, ob sie aus Asbest oder Glas bestehen, fibrogen und canzerogen sind. WRIGHT und KUSCHNER (14) demonstrierten auf dem 4. Internationalen Symposium on Inhaled Particles and Vapours in Edinburgh im Oktober dieses Jahres eindrucksvoll, daß Asbest- und Glasfasern länger als 10 µm nach intratrachealer Installation bei Ratten eine Lungenfibrose erzeugen, während Fasern kürzer als 10 µm weder in Lunge noch in Lymphknoten fibrogen waren. Damit wurden die schon vor längerer Zeit von KLOSTERKÖTTER und ROBOCK (4), TIMBRELL und SKIDMORE (11), WEBSTER (13), SMITH u. Mitarb. (9) sowie BECK u. Mitarb. (2) erhobenen Befunde bestätigt, daß Silicatfasern länger als 5-10 µm eine Fibrose verursachen; Fasern kürzer als 5 µm dagegen lediglich eine Makrophagen-Reaktion. Von POTT und FRIEDRICH (5) wurde darüber hinaus festgestellt, daß außer Asbest auch Glasfasern und Nemalith, ein faserförmiges Magnesiumhydroxid, bei Ratten nach intraperitonealer Injektion Tumoren sowie eine Fibrose erzeugen. STANTON und WRENCH (10) wiesen zur gleichen Zeit nach, daß nach intrapleuraler Injektion Glasfasern wie Asbestfasern mit einem mittleren Durchmesser von 0,2 µm zu einer schweren Fibrose und bei einem hohen Prozentsatz der Tiere zu Mesotheliomen führen.

Es liegen also experimentell begründete Hinweise vor, daß die biologischen Wirkungen einer Faser, d. h. ihre fibrogenen und canzerogenen Eigenschaften, in ihrer Form begründet sind und nicht oder weniger in ihrem chemisch-mineralischen Aufbau, wenn nicht ihre Elastizität pathogenetisch bedeutsam ist. Neben Faserlänge und Faserdurchmesser, möglicherweise auch Faserkonsistenz, sind die Faserzahl und ihre Verweildauer im Reaktionsgewebe biologisch relevant.

Mit Zelltoxikologischen Untersuchungen versuchten wir nun der Frage nachzugehen, welche biologische Relevanz die Form der Faser und welche ihr chemisch-mineralischer Aufbau besitzen. Wie im Tierversuch konnten wir auch für in vitro gezüchtete Zellen unterschiedlicher Art und Herkunft die Form der Faser als entscheidenden pathologischen Faktor ermitteln. Die Fasern bewirken in Abhängigkeit von ihrer Länge und ihrem Durchmesser, aber unabhängig davon, ob sie aus Asbest oder Glas bestehen, einen speziellen Inkorporationsmechanismus (1,2,3). Die Phagocytose von Fasern ab einer Länge von etwa 10 µm und bis zu einem Durchmesser von etwa 2 µm ist verzögert bzw. bleibt unvollständig. Chrysotilfasern mit einem Faserspektrum von 8,5-38 µm und Glasfasern mit einem von 6,5-30 µm bewirken im Gegensatz zu 2 µm kurzen Chrysotilfasern sowie gemahlenen Chrysotil- und Glasfasern bei Mäusefibroblasten der Linie L 929 eine erhöhte Membrandurchlässigkeit für Enzyme und saure Farbstoffe (Abb.1). Die Lactatbildung dieser Zellen ist im Vergleich zu derjenigen unter der Einwirkung kurzer oder gemahlener Fasern anhaltend vermehrt.

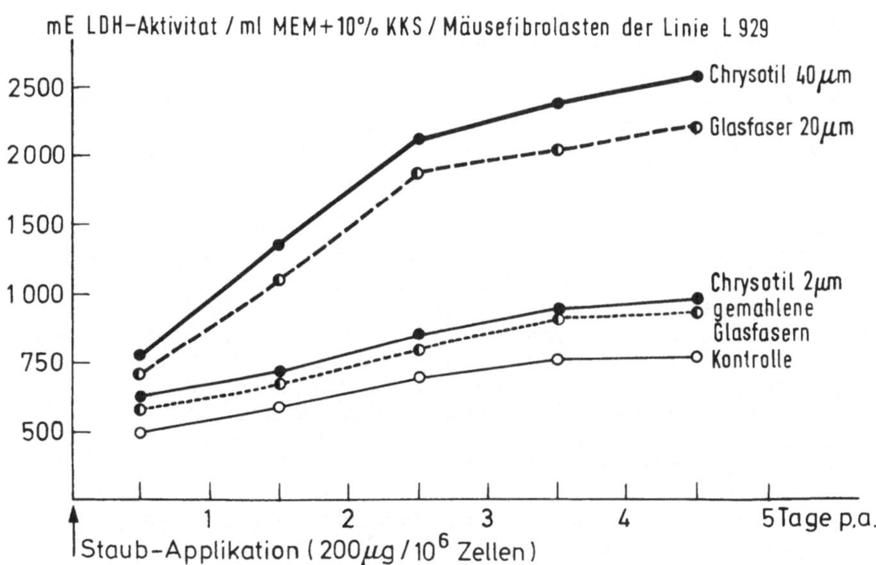


*Abb.1. Bestimmung der Aktivität der Lactatdehydrogenase (LDH) im überstehenden Nährmedium von Mäusefibroblasien der Linie L 929 in Millieinheiten pro Milliliter als Maßstab für die biologische Wirkung von Mineralfasern unterschiedlicher Länge. Chrysotilfasern 8,5-38 µm und 2 µm mit Hilfe eines Mikrotoms aus einem Chrysotil-Handstück geschnitten; Glasfasern 6,5-30 µm und gemahlene Glasfasern (=Glaspulver)*

Auch noch 6 Wochen nach kontinuierlicher Exposition der Mäusefibroblasten mit Asbest- und Glasfasern ist eine vermehrte Enzymfreisetzung bei gleichbleibender glykolytischer Stoffwechselsituation nachzuweisen (Abb.2).

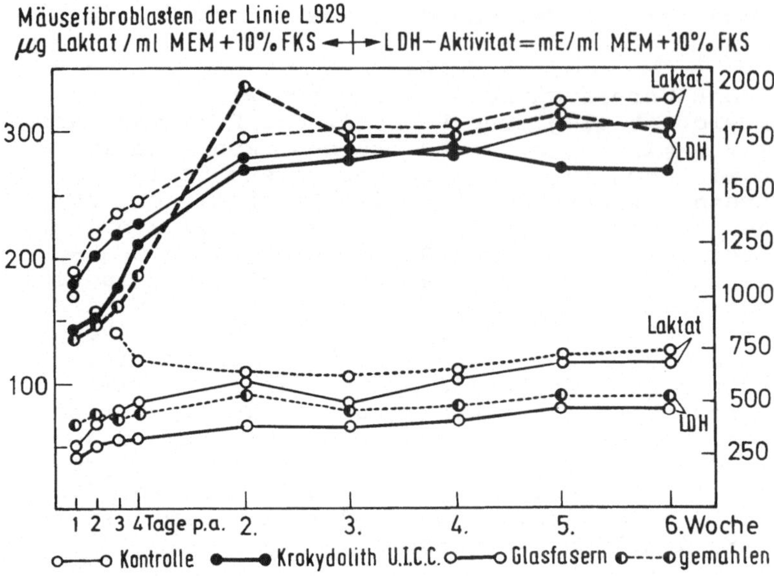


*Abb.2. Vergleich der Wirkung von faserförmigen und körnigen Stäuben auf Mäusefibroblasten der Linie L 929. Parameter: 1. Enzymfreisetzung, gemessen an der LDH-Aktivität im überstehenden Nährmedium in Millieinheiten pro Milliliter; 2. Energie-Metabolismus, gemessen an der gebildeten Lactatmenge im überstehenden Nährmedium in Mikrogramm pro Milliliter. Staubkonzentration: 500 µg UICC Krokydolith, Glasfaser, Glaspulver/$10^6$ Zellen*

Die anhaltend gesteigerte Lactatbildung ist aller Wahrscheinlichkeit nach Ausdruck einer Kompensation des ständigen Enzymverlustes der Zelle (1,2,3). Möglicherweise ist durch den bei der chronischen Auseinandersetzung zwischen Zelle und Faser entstandenen Membranschaden, eine Umschaltung des Stoffwechsels in Richtung Glykolyse erfolgt. Dafür spricht auch die von ROBOCK (6) unter Einwirkung von Asbeststäuben bei Alveolarmakrophagen nachgewiesene Depression der Sauerstoffaufnahme und bei Peritonealmakrophagen die der TTC-Reduktionsaktivität; Ausdruck also einer Störung der Zellatmung.

In Zusammenhang mit der durch lange Mineralfasern verursachten pathologischen Wirkung auf die Zellmembran ist interessant, daß Asbest und Glasfasern die Bildung von mehrkernigen Riesenzellen durch Fusion induzieren (1,8) und, daß Asbest bei der Zellfusionierung integrierte Virusgenome aktivieren und infektiöse Viren freisetzen kann (7). Die chronische Auseinandersetzung zwischen Zelle und langer Faser wird als eine Ursache für die Fibrose und für die Tumorentstehung diskutiert.

Es liegen also auch zelltoxikologisch begründete Hinweise vor, daß die Form der Faser einen entscheidenden pathogenen Faktor darstellt und weniger ihr chemischer Aufbau. Ein wichtiges Indiz dafür ist besonders die Pathogenität langer, sehr dünner Glasfasern. In diesem Zusammenhang bedeutungsvoll sind aber auch die folgenden an in vitro gezüchteten Zellen erhobenen Befunde. Fasern ab einer Länge kürzer 5 µm werden vergleichbar körnigen Staubteilchen oder gemahlenen Fasern rasch und vollständig von den Zellen phagocytiert (3). Kurze Fasern sind perinucleär angeordnet und in Phagolysosomen lokalisiert. Bei Darstellung der sauren Phosphatase stellt sich eine perlschnurartige Anordnung der Lysosomen entlang der Silicatfasern dar. Es zeigt sich keine diffuse Verteilung des Enzyms über das Zellplasma wie nach Quarzexposition. Vollständig inkorporierte Fasern bewirken keine erhöhte Membrandurchlässigkeit; kurze oder gemahlene Fasern wirken nicht akut-cytotoxisch.

Durch eine kombinierte Hitze- und Säurebehandlung werden Chrysotilfasern strukturell so verändert, daß sowohl der Magnesiumgehalt des Minerals als auch die Form der Faser verloren gehen. Zurückbleiben körnige Partikeln mit einer $SiO_2$-Oberfläche. Bei Makrophagen bewirken sie eine quarztypische Zellnekrose, die durch Polyvinylpyridin-N-oxid (PVNO) unterdrückt werden kann (3). Eine Behandlung von Chrysotilfasern mit kalter Salzsäure ändert den chemischen Aufbau der Faser, ihre Form bleibt jedoch erhalten. Die durch das Herauslösen von Magnesium nun freigelegte $SiO_2$-Oberfläche wirkt akut cytotoxisch; nachweisbar durch die deprimierte Lactatbildung. PVNO unterdrückt auch die Toxizität der chemisch veränderten Faser. Die Wirkung der langen Fasern auf die Zellmembran bleibt aber erhalten und entspricht derjenigen von nicht Säure/PVNO-behandelten langen Chrysotilfasern. Auf die membranpathogene Wirkung langer Asbest- oder Glasfasern hat PVNO allerdings keinen Einfluß; dies ist besonders deswegen bemerkenswert, da PVNO auch die experimentell erzeugte Asbestose nicht beeinflußt.

Welche Bedeutung die Ergebnisse aus Tier- und Zellexperimenten für die Praxis besitzen kann heute noch nicht abschließend beurteilt werden. Zusammen mit den Erkenntnissen aus retrospektiven epidemiologischen Untersuchungen und hier besonders den post-mortem-Untersuchungen, bilden die experimentell gewonnenen Befunde die Grundlage der Kenntnisse über die biologische Wirkung von faserförmigen Stäuben. Dies sollte bei allen zukünftigen Forschungsplanungen, auch auf dem Gebiet der Meßtechnik, Berücksichtigung finden. Sollte die endgültige Beweisführung gelingen, daß die onkogene Wirkung einer Faser durch eine minimale Länge und durch einen maximalen Durchmesser begrenzt ist, wäre dies gleichermaßen bedeutsam für Arbeitsmedizin und Umwelthygiene.

"Work carried out under contract no. 071-74-1 ENVD of the E.C. Environmental Research Programm".

Literatur

1. BECK, E.G.: Biologische Wirkung von faserförmigen Stäuben. Arbeitsmed. Sozialmed. Präventivmed. 10, 178-183 (1975).
2. BECK, E.G., BRUCH, J., FRIEDRICHS, K.H., HILSCHER, W., POTT, F.: Fibrous Silicates in Animal Experiments Reactions According to Different Physical Chemical Influences. In: Inhaled Particles III, Vol. 1 Ed. by W. H. Walton. Old Woking, Surrey: Unwin Brothers Ltd. 477-487 (1971).
3. BECK, E.G., HOLT, P.F., MANOJLOVIC, N.: Comparison of the effects on macrophage culture on glass fibre, glass Brit. J. industr. Med., 29, 280-286 (1972).
4. KLOSTERKÖTTER, W., ROBOCK, K.: Experimentelle Untersuchungen zum Wirkungsmechanismus von Asbest unter besonderer Berücksichtigung der Faserlänge. Schriftenreihe Arbeitsmed. Sozialmed. Arbeitshyg. Bd. 36, 111-110, Stuttgart: Genter 1970.
5. POTT, F., FRIEDRICHS, K.H.: Tumoren der Ratte nach i.p.-Injektion faserförmiger Stäube. Naturwiss. 59, 463-469 (1972).
6. ROBOCK, K.: Die Wirkung mechanischer, thermischer und chemischer Behandlungen von Siliciumdioxid- und Asbest-Stäuben auf Zytotoxizität und Elektronenstruktur. Beitr. Silikose-Forsch. (Pneumokon.) 26, 112-262 (1974).
7. SEEMAYER, N., BECK, E.G., MANOJLOVIC, N.: Versuche zur Induktion von infektiösen Papova-Virus SV 40 aus Zellen mit integrierten Virusgenomen bei Zellfusionierung durch faserförmige Stäube (Publication in preparation).
8. SETHI, S., BECK, E.G., MANOJLOVIC, N.: Giant cell formation after intraperitoneal application of crocidolite asbestos fibres in rats. Ann. occup. Hyg. 17, 53-56 (1974).
9. SMITH, W.E. et al.: Biological differences in response to long and short asbestos fibres. Am. Ind. Hyg. Assoc. J. 33, 162 (1972).
10. STANTON, M.F., WRENCH, C.: Mechanismus of mesothelioma induction with asbestos and fibrous class. J. Nat. Cancer Inst. 48, 797-821 (1972).
11. TIMBRELL, V., SKIDMORE, J.W.: Significance of fibre length in experimental asbestosis. In: Biologische Wirkungen des Asbestes. Internationale Konferenz 1968, Dresden. Berlin 1968: Deutsches Zentralinstitut für Arbeitsmdeizin, S.52-56.
12. WAGNER, J.D., BERRY, G., TIMBRELL, V.: Mesotheliomata in rats after inoculation with asbestos and other materials. Brit. J. Cancer 28, 173-185 (1972).
13. WEBSTER, J.: The pathogenisis of asbestosis. In: H.A. SHAPIRO (Ed.): Pneumoconiosis. Proceedings of the International Conference Johannisburg 1969, S. 117-119. Cape Town: Oxford University Press 1970.

K. Robock, Neuss

# Experimentelle Studien an verschiedenen Asbestmodifikationen

## Einleitung

In den letzten Jahren wurden in verschiedenen Forschungsinstituten zahlreiche Untersuchungen über die biologische Wirkung faserförmiger Stäube in der Lunge durchgeführt. Die Ergebnisse weisen darauf hin, daß die cytopathogenen, die fibrogenen und die carzinogenen Reaktionen, vermutlich im Sinne einer mechanischen Irritation, auf bestimmte Eigenschaften der inhalierbaren Fasern zurückzuführen sind und nicht auf ihre chemische Zusammensetzung oder ihre molekulare Struktur (Elektronenstruktur). Unter diesen bestimmten Eigenschaften der Fasern sind danach ihre geometrische Dimension (Durchmesser und Länge), ihre elastischen Eigenschaften und ihre Unlöslichkeit im biologischen Millieu zu verstehen.

In einem sehr umfangreichen Inhalationsexperiment von WAGNER et al. (1), mit den 5 UICC-Standard-Asbeststäuben wurden keine Unterschiede zwischen den Amphibol- und Serpentin-Asbest-Stäuben hinsichtlich ihrer fibrogenen und carzinogenen Wirkung festgestellt. Auch REEVES et al. (2) sowie STANTON und WRENCH (3,4) kamen zum gleichen Ergebnis. Diese Ergebnisse sprechen u. a. gegen die bisher angenommene besondere Gefährdung durch Crocydolith, die danach nicht mehr aufrechtgehalten werden kann. Darüber hinaus können nach den Untersuchungen u. a. von STANTON und WRENCH (3,4), POTT und FRIEDRICHS (5) sowie SMITH (6) Glasfasern, keramische Fasern und Fasern anderer Minerale als Asbest die gleichen pathogenen Reaktionen auslösen. Somit ist nicht das Mineral Asbest als eine gesundheitsgefährliche Substanz anzusehen, sondern ganz allgemein Einzelfasern mit den oben erwähnten Eigenschaften, wenn sie aufgrund ihrer geometrischen Dimension bis in die Lungenalveolen gelangen können.

Für die Inhalierbarkeit und die Depositions-Wahrscheinlichkeit im Alveolar-Bereich ist der aerodynamische Durchmesser der Fasern verantwortlich. Dieser aerodynamische Durchmesser wird bestimmt durch den geometrischen Durchmesser der Faser sowie ihre Dichte, und ist weitgehend unabhängig von ihrer Länge. Dies erklärt einerseits, warum Fasern mit Längen von 100 µm und mehr im Lungengewebe von Menschen und Tieren gefunden wurden, und andererseits, daß nur Fasern mit geometrischen Durchmessern kleiner als etwa 3 µm bis in den Alveolar-Bereich gelangen können. Dickere Fasern oder Faserbündel können entweder erst garnicht durch die Atemluft angesaugt werden oder werden bereits im Mund-Nasen-Raum bzw. Bronchialbereich abgeschieden und dann mehr oder weniger schnell wieder eliminiert. Für Stäube, die bei der Bearbeitung von Asbest-Zement-Produktion z. B. entstehen, ist die Berücksichtigung des aerodynamischen Verhaltens von besonderer Bedeutung. Je nach Bearbeitungsart sowie je nach Asbest-Zement-Produkt liegen hier meist Aggregate vor, die aus Fasern bzw. Faserbündeln umhüllt mit Zement bestehen. Durch Auswahl bestimmter Bearbeitungsverfahren könnte das Entstehen von Einzelfasern, die bis in den Alveolarbereich inhaliert werden können, verhindert und somit eine Gesundheitsgefährdung weitgehend ausgeschlossen werden.

Nach Deposition im Alveolarbereich kommt es schließlich zur Wechselwirkung zwischen den Fasern und Makrophagen. Nach unseren Untersuchungen sowie denen von BECK et al. (7) werden Fasern mit Längen kleiner als 10 µm vollständig von den Makrophagen inkorporiert, da die sphärischen Äquivalentdurchmesser letzterer zwischen etwa 12 µm und 25 µm liegen. (Abb.1). Diese Fasern können dann durch die Makrophagen wieder aus der Lunge eliminiert werden. Hierfür sprechen die Untersuchungsergebnisse, nach denen derartig kurze Fasern weder cytotoxisch noch fibrogen oder carzinogen wirken. Wenn jedoch zugleich Fasern vorhanden sind, die so lang sind, daß sie nicht vollständig von den Makrophagen umschlossen werden können, kommt es zur Schädigung der Makrophagenmembran. Die Folge ist ein Mobilitätsverlust der Makrophagen und damit Verhinderung der Elimination aus dem Alveolarbereich sowie schließlich eine Penetration der Fasern in das Lungengewebe. Diese Betrachtungsweise der Vorgänge im Alveolarbereich liefert somit eine Plausibilitätserklärung für eine schädigende Wirkung durch Fasern länger als etwa 10 µm. Eine solche Faserlänge wurde ja zunächst in Großbritannien als untere Bewertungsgrenze angenommen und schließlich mit einem Sicherheitsfaktor von 100% auf 5 µm herabgesetzt und in die Vorschriften dann aufgenommen.

Unsere eigenen Untersuchungen befassen sich z. Zt. mit der Cytopathogenität faserförmiger Stäube. Dies vor allem aus dem Grund, weil eine zur Schädigung der Makrophagen führende Wechselwirkung mit Fasern der entscheidende Schritt zur Penetration der Fasern in das Lungengewebe darstellt. Inwieweit dann sekundär im Lungengewebe für die Auslösung carzinogener Reaktionen zusätzlich Co-Faktoren oder überhaupt andere Faktoren z. B. bestimmte Substanzen, eine Rolle spielen, muß heute noch offen bleiben.

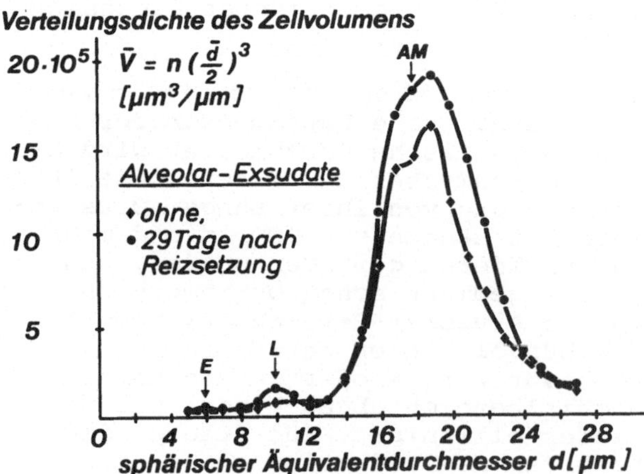


*Abb.1. Coulter-Counter-Analysen der Alveolar-Exsudate ohne und 29 Tage nach der Reizsetzung (E: Erythrocyten, L: Leukocyten, AM: Alveolar-Makrophagen)*

## Zytopathogenität der UICC-Standard-Asbest-Stäube

Nach Inkubation von Alveolar-Makrophagen in vitro mit Fasern erkennt man, daß dort, wo lange Fasern aus Alveolar-Makrophagen herausragen, sich die Zellmembran versucht wie eine Dichtung um die Faser zu legen. In Übereinstimmung mit BECK (7) sind wir der Ansicht, daß jedoch an dieser Austrittsstelle eine erhöhte Permeabilität der Zellmembran die Folge ist und die Zelle chronisch stimuliert wird. Ein kontinuierlicher Verlust an Enzymen (LDH) konnte biomechanisch nachgewiesen werden (7). Eine verstärkte Lactat-Produktion wird als Zeichen für eine energetische Kompensation des Enzymverlustes angesehen (7). Dies muß zwangsläufig zu einer Lyse der Zellen führen.

In Abb.2 ist die Depression der Atmung bzw. des Sauerstoff-Verbrauchs von Alveolar-Makrophagen ohne und nach Inkubation mit den 5 UICC-Standard-Asbest-Stäuben dargestellt. Die Polarographische Methode, die für diese in vitro Versuche verwendet wurde, ist an anderer Stelle ausführlich beschrieben (8). In gleicher Relation konnte eine Depression der TTC-Reduktionsaktivität der Makrophagen nachgewiesen werden (8) (Tabelle 1).

Tabelle 1. TTC-Reduktionsaktivität von Peritoneal-Makrophagen nach einer Inkubationszeit von 120 Minuten der Asbest-Standardstäube und des DQ 12/Standard in serumfreier und serumhaltiger Tyrodelösung

| Bezeichnung | $TTC-RA_{120}$ (%) | |
|---|---|---|
| | Tyrode | Tyrode + 5% Serum |
| Chrysotil A | 35 | 38 |
| Chrysotil B | 15 | (nicht zu messen) |
| Anthophyllit | 51 | 56 |
| Crocydolit | 62 | 58 |
| Amosit | 62 | 66 |
| DQ 12/Standard | 2 | 7 |

Die beiden Chrysotile A und B zeigen einen sehr viel stärkeren cytopathogenen Effekt (B etwas stärker als A) als die drei Amphibol-Asbeste. Letztere unterscheiden sich nicht hinsichtlich ihres cytopathogenen Verhaltens. Das gleiche Verhältnis wurde hinsichtlich der Fibrogenität im Intracheal- und Intraperitonealtest mit der Ratte inzwischen in unserem Institut gefunden. Diese Ergebnisse stehen in Übereinstimmung mit den Ergebnissen des bereits oben erwähnten Inhalationsexperiments von WAGNER et al. (1), wenn man einerseits die stärkere Cytopathogenität der beiden Chrysotile berücksichtigt und andererseits ihre geringere Inhalierbarkeit nach TIMBRELL (1) sowie die bessere Löslichkeit dieser Asbestart in der Lunge. Somit kann die fibrogene Reaktion gleichen Ausmaßes aller 5 Stäube in diesem Inhalationsexperiment erklärt werden. Die stärkere Cytopathogenität der beiden Chrysotile kann außerdem dadurch gedeutet werden, daß in biologischer Nährlösung (pH = 7,2) bereits nach 1 Stunde ein Austritt von 0,24% Magnesium aus dem Chrysotil A bzw. 0,38% Magne-

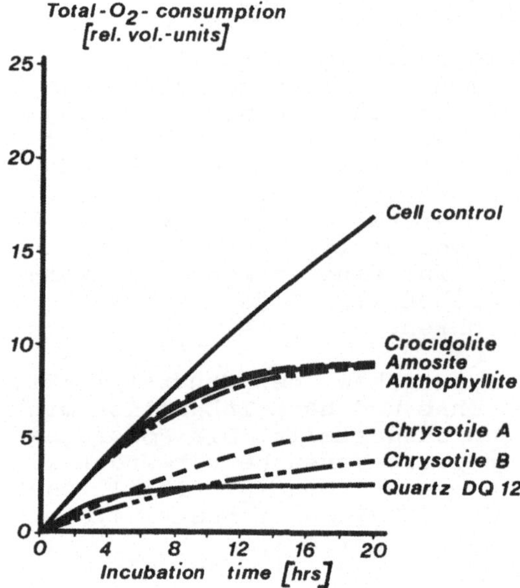


*Abb.2. Sauerstoff-Verbrauch von Alveolar-Makrophagen ohne und nach Zugabe der UICC-Standard-Asbest-Stäube sowie des Quarzes DQ 12 als Funktion der Inkubationszeit*

sium aus dem Chysotil B nachgewiesen werden kann. Dies führt zu einer pH-Wert-Verschiebung in einen Bereich (7,7 bzw. 8,8), der für die Zellen nicht mehr verträglich ist, und bewirkt damit zusätzlich einen toxischen Effekt. Für die 3 Amphibol-Asbeste konnte dies nicht festgestellt werden.

Nach den bisher vorliegenden Befunden deutet sich an, daß die spezifische Pathogenität von faserförmigen Asbeststäuben nicht durch ihre chemische Zusammensetzung oder molekulare Struktur und damit ihre Elektronenstruktur bestimmt wird, sondern daß gewisse Fasereigenschaften hierfür verantwortlich sind. Unter diesen Eigenschaften ist die Fasergeometrie, ein bestimmtes elastisches Verhalten und weitgehende Unlöslichkeit im biologischen Millieu nach dem heutigen Stand der Kenntnisse zu verstehen. Die Fasergeometrie ist dabei sowohl für das aerodynamische Verhalten, also die Deponierbarkeit im Alveolarbereich der Lunge, als auch für die Auseinandersetzung mit den Makrophagen und schließlich für die Wirkung im Lungengewebe von entscheidender Bedeutung. Cytotoxität, Fibrogenität und Carzinogenität beruhen wahrscheinlich auf dem Effekt einer mechanischen Irritation durch die Fasern. Bei der Carzinogenität müssen allerdings Co-Faktoren berücksichtigt werden, über die noch keine definitive Aussage möglich ist.

## Literatur

1. WAGNER, J.C., BERRY, G., SKIDMORE, J.W., TIMBRELL, V.: The Effects or the Inhalation of Asbestos in Rats. Brit. J. Cancer 29, 252-269 (1974).

2. REEVES, A.L., PURO, H.E., SMITH, R.G.: Inhalation Carcinogenesis from Various Forms of Asbestos. Environm. Res. 8, 178-202 (1974).
3. STANTON, M.F., WRENCH, C.: Mechanismus of Mesothelioma Induction with Asbestos and Fibrousglass. J. Nat. Cancer Inst. 48, 797-821 (1972).
4. STANTON, M.F.: Fiber Carcinogenesis: In Asbestos the Only Hazard? J. Nat. Cancer Inst. 50, 633-634 (1974).
5. POTT, F., FRIEDRICHS, K.H.: Tumoren der Ratte nach i.p.-Injektionen faserförmiger Stäube. Naturwiss. 59, Heft 7, 318 (1972).
6. PERLNAR, P.V.: Fibres for Bilogical Experiments Proc. IOEH-Conference Montral 1973.
7. BECK, E.G., BRUCH, J., FRIEDRICHS, K.H., HILSCHER, W., POTT,F.: Fibrous Sillicates in Animal Experimente and Cell-Sulture-Morphological Cell and Tissue Reaction According to Different Physical Chemical Influences. Edited by W.H. Walton, Inhaled Particles III, Vol. I, 477-487 (1971). Unwin Brothers Ltd., The Gresham Press, Old Woking, Surrey, England.
8. ROBOCK, K.: Die Wirkung mechanischer, thermischer und chemischer Behandlungen von Silicoumdioxid- und Asbest-Stäube auf Zytotoxität und Elektronenstruktur. Beitr. Silikose-Forsch. (Pneumokon.) 26, 112-262 (1974).

F. Pott, Düsseldorf

## Die Bedeutung der Größe inhalierbarer Fasern für ihre tumorerzeugende Wirkung

Ergebnisse aus Tierversuchen mit Glasfasern und verschiedenen anderen Stäuben führten zu der Schlußfolgerung, daß die Faserform des Asbests das entscheidende Agens für seine canzerogene Wirkung ist. Aufgrund dieser Hypothese muß als Maß für die biologisch wirksame Dosis die Faserzahl angesehen werden, nicht das Gewicht. Dennoch ist zweifelhaft, daß jede inhalierbare Faser biologisch die gleiche Bedeutung hat.

Um Dosis-Wirkungsbeziehungen aufstellen zu können, müssen wir wissen, innerhalb welcher Abmessungen eine Faser biologisch wirksam sein kann.

Als Beitrag zur Klärung dieser Fragen haben wir die Wirkung von besonders kurzfaserigem Chrysotil an Ratten untersucht. Es handelte sich um UICC-Chrysotil A, der 4 Stunden in einer Planeten-Kugelmühle gemahlen worden war. Die Auszählung der Faserlängen auf elektronenmikroskopischen Abbildungen ergab, daß 99,8% der Fasern kürzer als 5 µm und 99,0% kürzer als 3 µm waren.

100 mg dieses Staubes wurden in NaCl-Lösung suspendiert und 40 Ratten intraperitoneal injiziert. Vergleichsgruppen erhielten Original-Chrysotil A in verschiedener Dosierung.

Auf der nächsten Abbildung sind die Tumorhäufigkeiten angegeben. Histologisch handelt es sich bei diesen Tumoren überwiegend um Mesotheliome.

Die Abbildung zeigt, daß die hohe Dosis von 100 mg der sehr kurzen Chrysotilfasern zu einer Tumorrate von 12% führte. Die Überlebenszeit der Tiere dieser Gruppe war jedoch durch eine Infektion verkürzt, so daß die Canzerogenität des Staubes höher zu bewerten ist, als sie das Ergebnis anzeigt. Trotz der hohen Tumorhäufigkeit trat bei den Tieren keine Asbestose auf. Durch die Zerkleinerung des Asbests wurde also seine fibrogene Wirkung verhindert, seine canzerogene Wirkung jedoch nur erniedrigt.

Die Frage jedoch, ob es eine Grenze zwischen wirksamer und unwirksamer Faserlänge gibt oder ob kurze Fasern gegenüber langen Fasern eine abgeschwächte Wirkung haben, läßt sich noch nicht entscheiden. Es ist denkbar, daß in der angewendeten Staubprobe nur die 0,2% der Fasern Tumoren verursachen, die länger als 5 µm waren. Diese Ansicht kann sich darauf stützen, daß die geringe Dosis von 2 mg Original-Chrysotil, dessen Faserlänge zu 6% über 5 µm lag, ebenfalls noch zu Tumoren führte. Andererseits läßt sich nicht ausschließen, daß Fasern mit einer Länge von 2 bis 3 µm zur canzerogenen Wirkung beitragen. Sollte diese Mindestlänge höher liegen, dann ist daraus zu folgern, daß bereits sehr geringe Fasermengen genügen können, um eine Tumorentwicklung zu induzieren.

Was die Bedeutung des Faserdurchmessers für die biologische Wirkung betrifft, so muß darauf hingewiesen werden, daß auch die Klärung dieser Fragen dadurch erschwert ist, daß es bisher nicht möglich war, Faserproben mit einem gleichmäßigen Durchmesser von weniger als 3 µm herzustellen. Aufgrund unserer Tierexperimente mit Glasfasern schätzen wir, daß eine Faser bis zu einem Durchmesser von etwa 1 µm canzerogen ist.

Die Definition der biologisch wirksamen Faser wird jedoch durch weitere Faktoren erschwert. Die exakt zylindrisch geformte Faser ist ein Idealfall, dem sich allenfalls eine Glasfaser annähern kann. Über die Bedeutung von Unregelmäßigkeiten in der Form und im Durchmesser läßt sich bisher nichts aussagen. Aber auch die Annahme, zylindrische Fasern im biologischen relevanten Größenbereich hätten gleiche Wirksamkeit, dürfte eine zu starke Vereinfachung bedeuten. Andere Möglichkeiten sind denkbar, beispielsweise ein Wirkungsmaximum bei einem bestimmten Durchmesser; dementsprechend würde die Wirkung durch Zunahme oder Abnahme des Durchmessers gegenüber der effektivsten Faser kleiner werden.

Wir hoffen, zukünftig mit Fasern, die einen einheitlichen Durchmesser $<1$ µm aufweisen, experimentieren zu können. Eine Bestimmung der Abmessungen, innerhalb derer eine Faser eine canzerogene Bedeutung besitzt, ist von großer Wichtigkeit für die Festlegung von technischen Richtwerten, die die Faserimmission begrenzen und damit eine Prophylaxe der Mesotheliomentstehung bewirken sollen.

H. Bohlig, Lüdenscheid

# Erfahrungen bei Vorsorgeuntersuchungen

Die Röntgenaufnahmen für die Vorsorgeuntersuchungen asbeststaubgefährdeter Arbeitnehmer in der Bundesrepublik (Eignungs-, Überwachungs- und nachgehende Untersuchungen) werden von Röntgendiagnostikern unterschiedlicher Fachrichtungen angefertigt und befundet. Neben Werksärzten, Internisten, Pulmologen und Radiologen sind Ärzte kommunaler, kirchlicher, staatlicher und öffentlich rechtlicher Einrichtungen an den diagnostischen Maßnahmen beteiligt.

Als Versicherungsträger haben die Berufsgenossenschaften, welche die Ermächtigung zu solchen Präventivuntersuchungen aussprechen, sich in den letzten Jahren zu einer erheblichen Straffung veranlaßt gesehen.

Die ILO U/C 1971 Staublungenklassifikation, nach welcher seit 1972 alle Filme Asbeststaubexponierter gemäß den Beschlüssen des Hauptverbandes der gewerblichen Berufsgenossenschaften zu klassifizieren sind, enthält erstmals auch ein Urteil über die Bildgüte, das in der Praxis nach folgenden Kriterien abgegeben wird:

+ = keine Beanstandung, auswertbar,
$\underline{+}$ = die Bildinformation ist entweder im Bereich der seitlichen Brustwand für den Nachweis pleuraler Säume oder in den Unterfeldern für die Analyse der Lungenstrukturen nicht ausreichend,
$\underline{\underline{+}}$ = beide Informationsmöglichkeiten sind unzureichend,
u = unbrauchbar, der Film muß wiederholt werden.

Die seit 1969 zunächst erst einmal versuchsweise von den Berufsgenossenschaften eingeführte Zweitbeurteilung der Filme beruflich Exponierter läßt mit Hilfe dieser Kriterien eine interessante Entstehung der Bildgüte beobachten, welche die Tabelle 1 zeigt. Danach hat sich die Überwachung der Bildqualität infolge Auswahl und Fortbildung der ermächtigten Ärzte günstig ausgewirkt.

Tabelle 1. Bildgüte und Auswertbarkeit von Röntgenaufnahmen in Weich- und Hartstrahltechnik bei Vorsorgeuntersuchungen Asbestexponierter

| | n | + | $\underline{+}$ | $\underline{\underline{+}}$ | u | $\underline{+}$, $\underline{\underline{+}}$, | u = % |
|---|---|---|---|---|---|---|---|
| 1970/71 | 877 | 461 | 316 | 93 | 7 | 47,5 | |
| 40-80 kV n=1435 | | | | | | | 47,5 |
| 1973/74 | 558 | 292 | 195 | 66 | 3 | 47,5 | |
| 1970/71 | 554 | 406 | 128 | 20 | 0 | 26,7 | |
| 100-145kV n=1660 | | | | | | | 16,6 |
| 1973/74 | 1106 | 984 | 115 | 6 | 1 | 11,0 | |

Auch in Zukunft darf mit weiteren Qualitätsverbesserungen gerechnet werden, weil die Landesverbände der Berufsgenossenschaften in verschiedenen Städten der BRD seit 1972 Einführungs- und Koordinierungsseminare veranstaltet und dabei mehrere Hundert ermächtigter Ärzte in den Gebrauch der Klassifikation und die Handhabung des EDV-gerechten Untersuchungsbogens "Mineralischer Staub" eingeführt haben. Diese Seminare werden auch weiterhin durchgeführt werden.

Im Zusammenhang damit ist festzustellen, daß die ermächtigten Ärzte Fragebogen und ILO U/C 1971 Klassifikation kooperativ und widerspruchslos akzeptiert haben, obwohl bei der Silikoseüberwachung in Deutschland bisher gegenteilige Erfahrungen vorherrschen.

Um Zahlen über die Inter-Beurteilungsabweichung zwischen röntgenologischer Erst- und Zweitbefundung bei der Asbestoseüberwachung vorlegen zu können, ist es jedoch leider noch zu früh, weil z. Zt. die EDV-Anlage in der Zentralstelle für asbeststaubgefährdete Arbeitnehmer in Ausgsburg zunächst mit Daten erst gespeist wird.

Aber die Erfahrung der Zweitbeurteilungszentren seit fast 3 Jahren zeigen, daß es viel weniger Differenzen um die manifeste Asbestose (vorzugsweise Typ "s" und/oder "t" der Kategorie 1/1) als um ihre subklinischen Initialveränderungen gibt.

Die Inter-Beurteilungsabweichung für die Subkategorie O/1 reicht z. B. von O/- bis 1/2, woraus eindeutig hervorgeht, daß die Filmauswerter noch von sehr unterschiedlichen Voraussetzungen für den vielgebrauchten Begriff der "pathologischen Lungenzeichnung" ausgehen.

Hier wird in Zukunft die Koordinierung verstärkt werden müssen. Dementsprechend werden Vorbereitungen getroffen, einen zusätzlichen Satz von Standardfilmen in Hartstrahltechnik für die Bundesrepublik zu schaffen, der die Subkategorien O/1 klarer definiert, die vom Standardfilmsatz des ILO nicht repräsentiert werden.

Wir halten eine solche Maßnahme für eine bundeseinheitliche Filmbefundung für unerläßlich, vor allem auch deshalb, weil Codesymbole mit subjektiv unterschiedlichem Inhalt später keine verläßliche epidemiologischen Daten zu liefern vermögen; wir benötigen solche Informationen jedoch dringend, wenn die enormen Anstrengungen der Berufsgenossenschaften für Prävention und wissenschaftliche Auswertung effektiv sein sollen.

Hier seien kurz noch einige häufige Fehler bei der Filmbefundung nach der ILO U/C 1971 Klassifikation vermerkt, welche sich zweifellos durch kollegiale Kontakte ebenfalls weitgehend beseitigen lassen werden.

1. Vielfach werden sehr verschiedene Typen kleiner Schatten in denselben Lungenfeldern angegeben, ohne daß die dadurch bedingte höhere Streuung in der Rubrik "Gesamtstreuung" zum Ausdruck kommt.

2. Sehr häufig werden die Subkategorien 1/0 oder 1/1 angekreuzt, ohne daß ein Urteil abgegeben wird, wodurch die pathologische Veränderung verursacht sein könnte. Da eine nach der Klassifikation codifizierte Kategorie 1/1 "Staublunge" bedeutet, muß hier der Erstuntersucher auch verbal Farbe bekennen!
3. Die häufig vorgenommene Klassifikation bestimmter Typen der kleinen Schatten (p,q,r,s,t,u) in Kombination mit den Subkategorien 0/- oder 0/0 ist unlogisch und für die EDV-Anlage nicht zu programmieren.
4. Die Inter- wie Intra-Beurteilungsabweichung bei den Angaben über die pleuralen Schatten ist auch bei gleichen Pleurabefunden noch sehr groß, so daß es auch hier noch subjektive Vorbehalte abzubauen gilt.

Weitere Differenzen tauchen vergleichsweise beim abschließenden Eignungsurteil auf. Der von den Berufsgenossenschaften im Grundsatz G1 aufgestellte Katalog "Arbeitsmedizinischer Kriterien" wird von den Ermächtigten Ärzten teilweise zu wenig beachtet oder aber als Grundlage für die Nichteignung zu subjektiv gehandhabt, woraus sich Unzuträglichkeiten ergeben.

Der Katalog (Tabelle 2) soll bei der Einstellung ("Eignungsuntersuchung") streng gehandhabt werden, wobei für die Adipositas z. B. ein Grenzwert von 30% über dem Broca-Index festgelegt worden ist.

Tabelle 2. Vereinfachter Auszug aus dem G1 des Hauptverbandes der gewerblichen Berufsgenossenschaften, Jan. 1971

| 3. 3. | Arbeitsmedizinische Kriterien |
|---|---|
| 3.3.1. | der Nichteignung für asbeststaubgefährdete Arbeitsplätze (Einstellungs-Hindernisse) |
| 3.3.1.1. | Reduzierter EKZ. Adipositas (= 30% über Vorca-Soll) |
| 3.3.1.2. | Mißbildungen, Tumoren, chron. Entzündungen, Pleuraschwarten etc., die die Lungenfunktion beeinträchtigen oder bronchopulmonale Erkrankungen begünstigen. |
| 3.3.1.3. | Thorax- oder WS-Deformitäten. |
| 3.3.1.4. | Status nach Lungenresektion oder ähnl. |
| 3.3.1.5. | Chron. Bronchitis (CURS). Emphysem. |
| 3.3.1.6. | Andere Pneumokoniosen. |
| 3.3.1.7. | Aktive Tbc. |
| 3.3.1.8. | Drohende Kreislauf-Dekompensation. |
| 3.3.1.9. | Fixierter Bluthochdruck. |
| 3.3.1.10. | Andere chron. Krankheiten. |
| 3.3.2. | Erhebliche Störungen der Lungen- und/oder Kreislauffunktion |
| | Außerdem: Jugendliche unter 18 Jahren! |

Bei Exponierten, die bereits längere Zeit an ihrem Arbeitsplatz tätig sind ("Überwachungsuntersuchungen"), ist der Katalog dagegen nur mehr cum grano salis anzuwenden, wobei auch gegebenenfalls die Wünsche des Probanden selbst mit berücksichtigt werden sollten.

Die arbeitsmedizinische Forderung nach Arbeitsplatzwechsel - und das bedeutet praktisch die "Nichteignung" für einen bisher Exponierten! - ist in jedem Falle verbal und ausreichend im Fragebogen zu begründen, denn es handelt sich immer um einen erheblichen Eingriff in die soziale Situation des Betroffenen, der vom Arzt leichter angeordnet als vom Exponierten überstanden wird.

Schließlich ist bei diesem Problem auch mit zu berücksichtigen, daß für jeden Exponierten, der vorzeitig seinen Arbeitsplatz wechselt, ein anderes Individuum eingestellt wird, für welches z. Zt. im Hinblick auf die bisher unbekannten Grenzwerte für die onkogenen Asbestwirkungen künftige Gefährdungsmöglichkeiten nicht auszuschließen sind.

H.-J. Woitowitz, Gießen

## Lungenfunktion bei asbestexponierten Werktätigen. Ergebnisse epidemiologischer Untersuchungen in der BRD

Die Zahl asbeststaubexponierter Werktätiger in der Bundesrepublik wird gegenwärtig mindestens auf 50 000 geschätzt. Grundsätzlich kann man davon ausgehen, daß dieser Personenkreis in den Geltungsbereich der berufsgenossenschaftlichen Unfallverhütungsvorschrift "Schutz gegen gesundheitsgefährlichen mineralischen Staub (VBG 119)" vom 1. 4. 1973 fällt (2). Hierin werden u. a. die Anzeigepflicht bei Arbeiten mit asbesthaltigem Material, die betriebs-, verfahrens- und lüftungstechnischen Maßnahmen sowie die persönlichen Schutzmaßnahmen geregelt. Außerdem wurde dem Unternehmer vorgeschrieben, dafür zu sorgen, daß der Gesundheitszustand aller Versicherten ärztlich überwacht wird, wenn sie Staub von Materialien ausgesetzt sind, die Asbest enthalten (§10, Abs. 1 VBG 119).

Maßnahmen der arbeitsmedizinischen Prävention bei asbeststaubexponierten Werktätigen können sich zur Zeit im wesentlichen nur gegen das fibrogene Risiko einer Asbeststaubgefährdung richten. Im Vordergrund steht die Frühdiagnostik der Asbestose anhand physikalischer, röntgenologischer und lungenfunktionsanalytischer Hinweise.

Turnusmäßige Eignungsuntersuchungen in der Größenordnung von Zehntausenden stellen u. a. aus Gründen der Ökonomie und Effizienz hohe Anforderungen an das Spektrum der einzusetzenden Untersuchungsverfahren. Speziell die vorzuschlagenden Methoden zur Abschätzung der Lungenfunktion sind unter dem Aspekt von Zuverlässigkeitskriterien zu sehen. Hierunter verstehen wir Anforderungen an die Objektivität, Spezifität, Richtigkeit, Genauigkeit, Empfindlichkeit und Reproduzierbarkeit. Andererseits ist aber auch die Frage der Praktikabilität, d. h. des Zeitaufwandes und der Kosten sowie der Beanspruchung des Patienten und des Untersuchers zu berücksichtigen.

Pathophysiologische Auswirkungen der Asbestlungenfibrose bestehen in der Regel als restriktive Ventilationsstörung sowie als Störungen des pulmonalen Gasaustausches. Aus prognostischen Gründen interessiert daneben das Auftreten der obstruktiven Ventilationsstörung mit und ohne Lungenüberblähung, d. h. der sogenannten chronischen Emphysembronchitis.

## Untersuchungsmethodik

Im Rahmen einer arbeitsmedizinischen Querschnittsuntersuchung an 465 werktätigen Männern und Frauen mit unterschiedlicher Asbeststaubexposition wurde die Frage nach der diagnostischen Wertigkeit heute verfügbarer, wichtiger Lungenfunktions-Parameter gestellt. Verwendung fanden spirographische, ganzkörperplethysmographische und blutgasanalytisch-ergometrische Verfahren (5). Die Stichprobe repräsentiert ca. 92% der epidemiologisch geplanten Sollzahl aus der Gesamtbelegschaft eines der größten rohasbestverarbeitenden Betriebe der Bundesrepublik. Zur Ermittlung der individuellen Staubdosis diente die rangmäßige Expositionsschätzung anhand der Arbeitsvorgeschichte und anhand von Staubmeßergebnissen (3). Über das Prüfmerkmal der Asbeststaubexposition hinaus wurde das Kollektiv nach Geschlecht und Alter mit einer Grenzziehung bei 40 Jahren gruppiert.

## Ergebnisse

Unsere Ergebnisse lassen sich wie folgt zusammenfassen:

Im Rahmen einer Beurteilung der ventilatorischen Funktion darf der Zusammenhang zwischen einem allmählichen Abfall der Vitalkapazität, oder besser noch ihrer Istwert/Sollwertrelation, mit zunehmender Asbeststaubexposition epidemiologisch als weitgehend gesichert angesehen werden. Die diagnostische Trennschärfe dieses Parameters übertrifft die anderer Lungenvolumina wie z. B. die der Totalkapazität. Regressionsstatistisch beträgt der Verlust an Vitalkapazität - zumindest für die Männer - 3 bis 5% der Norm in 10 Gefahrenjahren[1] (Abb.1).

Abb.1. Der Vitalkapazität ist als besonders einfach zu gewinnender Meßgröße daher hinreichende präventive Aussagekraft bezüglich einer beginnenden restriktiven Ventilationsstörung beizumessen. Dies kann im Einzelfall bereits ohne Vorhandensein sicherer röntgenologischer Asbestosezeichen zutreffen. Vorausgesetzt werden muß selbstverständlich die Motivation des Probanden zur optimalen Willensanstrengung während des Meßvorganges.

Zur Emphysendiagnostik wird heute nach wie vor mit gewissen Einschränkungen die Messung des Residualvolumens herangezogen. Als Absolutwert und in Prozent der Totalkapazität fanden sich bei diesem Parameter keine gruppenbezogenen herausragenden Resultate,

---

[1] Gefahrenjahre ≙ personengebundene Bewertungszahl der Asbeststaubexposition als Produkt der rangmäßig geschätzten Gefahrenklasse G mit der Expositionsdauer in Jahren t, d, h. Gefahrenjahre = $\Sigma G_1 \times t_1$ (3).

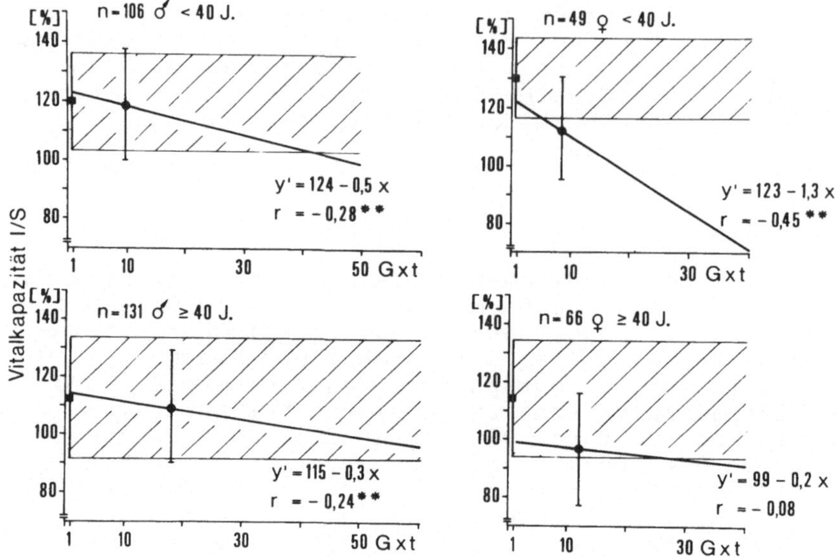


*Abb.1. Gegenüberstellung der Streubereiche $\bar{x} \pm s$ der Vergleichskollektive (■ und schraffiert) mit den Regressionsgeraden, ihren Mittelwert (●) und der dazugehörigen Standardabweichung s für die Vitalkapazität in Prozent der Norm in Abhängigkeit von den Gefahrenjahren G x t. Die Besetzungszahlen n, Regressionsformeln y' und Korrelationskoeffizienten r sind jeweils angegeben. Insgesamt 3 ältere Männer mit Werten für 60 G x t 90 wurden nur rechnerisch berücksichtigt. Bei den Frauen liegt das Maximum an Gefahrenjahren bei G x t <40. Abk.:** ≙ P 0,01 für r ≠ 0*

die einen Zusammenhang mit der abgestuften Asbeststaubexposition nahelegen. Regressionsanalytisch ergibt sich lediglich eine geringe Anstiegstendenz des Residualvolumens in Höhe von 1-2% der Totalkapazität in 10 Gefahrenjahren. Unter diesen Aspekten bestehen wenig Hinweise, daß das Lungenemphysem für asbeststaubgefährdete Bevölkerungsteile im allgemeinen eine spezielle Gesundheitsgefahr darstellt (Abb.2).

Abb.2. Weiterhin steht die Prävalenz obstruktiver Ventilations- und Verteilungsstörungen zur Diskussion. Der spirographisch gemessene Atemstoß in Prozent der Vitalkapazität befindet sich im Mittel bei allen Gruppen nicht nur verhältnismäßig weit oberhalb der krankheitsverdächtigen Grenze von 70%. Auch varianzanalytisch zu sichernde Unterschiede in Abhängigkeit von den geschätzten 3 Risikobereichen der Asbeststaubexposition treten nicht auf (Abb.2). Ferner übersteigt der ganzkörperplethysmographisch als Resistance, $R_t$, bestimmte mittlere Atemwegswiderstand in keinem Teilkollektiv werktätiger Personen die obere Norm von 3,5 cm $H_2O$/(1/sec.). Die Streuung der Vergleichskollektive liegt mit Werten zwischen $R_t$ = 1,9 ± 0,8 bis $R_t$ = 3,1 ± 2,0 cm $H_2O$/(1/sec) relativ hoch. Regressionsstatistisch ist ein Anstieg der Resistance mit den Gefahrenjahren nicht ersichtlich.

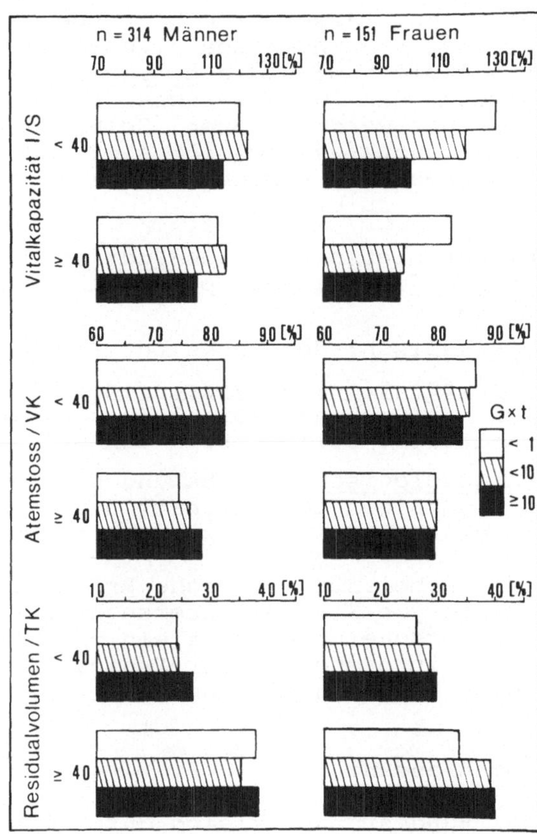


*Abb. 2. Gegenüberstellung der Mittelwerte für die Vitalkapazität in Prozent der Norm, den Atemstoß in Prozent der Vitalkapazität und das Residualvolumen in Prozent der Totalkapazität. Die je 3 Teilkollektive aus jüngeren und älteren Männern und Frauen wurden anhand der Asbeststaubexposition G x t gebildet*

Statistisch berechtigen diese Ergebnisse sowie weitere Erfahrungen an Asbestosekranken (4) nicht zu der Annahme, daß der Asbeststaubexposition generell das Gewicht einer überragend bedeutsamen Teilursache am Zustandekommen obstruktiver Ventilationsstörungen beizumessen ist. Bei den in zahlreichen Einzelfällen nachweisbaren chronisch-obstruktiven Bronchitiden sollte die Kausalität stets individuell unter Würdigung sämtlicher Begleitumstände geprüft werden.

Gasaustauschstörungen gelten für das Krankheitsbild der Lungenfibrose als ein pathophysiologisches Kennzeichen. Die Auswertung unserer umfangreichen blutgasanalytischen Meßwerte konnte Gasaustauschstörungen in Abhängigkeit von der Asbeststaubexposition jedoch nicht bestätigen. Aus epidemiologischer Sicht ergeben sich keine statistisch signifikanten Hinweise auf gerichtete Ausfallserscheinungen etwa in Form einer arteriellen Hypoxämie, Hypo- oder Hyperkapnie bzw. einer verstärkten Azidose vor und während dosierter Muskelbeanspruchung oder in Abhängigkeit von röntgenologischen Asbestosezeichen. Insbesondere ist anhand der aufgezeigten $paO_2$-Profile während Arbeitsbelastung die Annahme nicht zu stützen, daß manifeste Störungen des alveolären Sauerstoff-Transfermechanismus im Sinne der Hypoxämie für höher asbeststaubexponierte Mämmer und Frauen in bevorzugtem Maße eine Gesundheitsgefährdung darstellen (6). Vom pathologisch-anatomischen

Substrat her lassen sich bei asbeststaubexponierten Personen zweifellos Störungen des alveolären Gasaustausches vermuten (1). Offensichtlich sind die pulmonalen Funktionsreserven jedoch so bedeutend, daß Ausfallerscheinungen lange Zeit und weitgehend kompensiert werden können. Selbst die so verfeinerte Methodik der Blutgasanalyse scheint somit das schwierige Problem einer Frühdiagnose der beginnenden Asbestlungenfibrose einer Lösung nicht näher zu bringen.

Insgesamt bieten sich als Indikationen einer beginnenden Asbestlungenfibrose aus epidemiologischer sowie aus kasuistischer Sicht an:

- physikalisch: der auskultatorische Nachweis von Knisterrasseln.
- lungenfunktionsanalytisch: der über die normale Altersregression hinaugehende Abfall der dokumentierten Vitalkapazität als Istwert/Sollwertrelation und
- röntgenologisch: der Befund einer zunehmenden Streuung kleiner unrelgmäßiger Lungenschatten vom Typ s oder t anhand einer p. a.-Aufnahme des Thorax in Hartstrahltechnik.

Für die arbeitsmedizinische Prävention fibrogener Asbestwirkungen mit Hilfe von Siebtestuntersuchungen asbeststaubgefährdeter Werktätiger erscheint hiermit ein praktikables, tolerables und nicht zuletzt hinreichend zuverlässiges Spektrum einzusetzender Untersuchungsverfahren gekennzeichnet.

## Zusammenfassung

In der Bundesrepublik sind durch das Inkrafttreten der Unfallverhütungsvorschrift "Staub" umfangreiche neue Aufgaben der arbeitsmedizinischen Vorsorge für asbeststaubgefährdete Werktätige entstanden. Es handelt sich um die Größenordnung von Zehntausenden Eignungsuntersuchungen. Hieraus ergeben sich hohe Anforderungen an das Spektrum der einzusetzenden Untersuchungsverfahren.

Im Rahmen einer arbeitsmedizinischen Querschnittsuntersuchung an 465 werktätigen Männern und Frauen mit unterschiedlicher Asbeststaubexposition wurde das Spektrum wichtiger Lungenfunktions-Parameter hinsichtlich ihrer diagnostischen Wertigkeit untersucht. Es zeigte sich, daß der Abfall der Istwert/Sollwertrelation der Vitalkapazität mit zunehmender Asbeststaubexposition epidemiologisch vergleichbare Veränderungen z. B. der Totalkapazität, des Residualvolumens, des Atemstoßwertes, der Atemwegswiderstände und blutgasanalytisch-ergometrischer Meßwerte übertrifft.

Für arbeitsmedizinische Eignungsuntersuchungen im Siebtestverfahren bietet sich daher neben der Suche nach Knisterrasseln und nach kleinen unregelmäßigen Schatten im Röntgenbild des Thorax der Nachweis eines über die normale Altersregression hinausgehenden Abfalles der dokumentierten Vitalkapazität als Istwert/Sollwertrelation an.

Literatur

1. BOHLIG, H., OTTO, H.: Asbest und Mesotheliom. Fakten, Fragen, Umweltprobleme. Schriftenreihe Arbeit und Gesundheit, N.F.H. 89, Stuttgart: Thieme 1975.
2. VERSEN, P.: Arbeitsmedizinische Vorsorgeuntersuchungen asbestgefährdeter Arbeitnehmer in der Bundesrepublik Deutschland. Vortrag auf dem 18. Internationalen Kongreß für Arbeitsmedizin, Brighton 14.-19. September 1975.
3. WOITOWITZ, H.J., SCHÄCKE, G., WOITOWITZ, R.: Rangmäßige Schätzung der Staubexposition und arbeitsmedizinische Epidemiologie. Staub - Reinhelt. Luft 30, 419-422 (1970).
4. WOITOWITZ, H.J., SCHÄCKE, G., WOITOWITZ, R.: Zur Häufigkeit obstruktiver Ventilationsstörungen bei Asbestose. Schriftenreihe Arbeitsmed. Sozialmed. Arbeitshyg. 38, 209-215 (1971).
5. WOITOWITZ, H.J.: Arbeitsmedizinisch-epidemiologische Untersuchungen zu den unmittelbaren Gesundheitsgefahren durch Asbest. Schriftenreihe Arbeit und Gesundheit, N.F.H. 86, Stuttgart: Thieme 1972.
6. WOITOWITZ, H.J.: Alveolärer Gasaustausch und Asbestexposition. IVth Intern. Pneumoconiosis Conference, S. 261-267. Bucharest: Apimondlia Publ. House 1971.

J.C. McDonald, Montreal

# Problems in the Determination of Safety Standards for Asbestos-Exposed Workers

Some of the controversy which surrounds the subject of standards for environmental exposure stems from conceptual differences. Standards for asbestos or any other occupational hazard may have one or more of the following purposes:

1. To indicate the level below which it is believed that the risk of disease is zero or tolerably close to it.
2. To serve as a feasible interim target, which is likely to reduce the hazard significantly though not necessarily to an acceptable level.
3. To provide a basis for legal enforcement, backed by sanctions, to protect workers at highest risk.

The first of these purposes is the one to which epidemiologists and other medical research workers tend to address themselves. Admittedly it requires that "disease" and "acceptable risk" be defined in social terms; thereafter the questions are purely scientific, though extraordinarily difficult to answer. The more statistical reasons for this were reviewed by BERRY at the Lyon Conference in 1972 (1). Exposure to asbestos is related to four main disease groups: pulmonary fibrosis, respiratory cancer, malignant mesothelioma, and gastro-intestinal cancer. In none of these is the pathological mechanism or disease-exposure model well understood, yet dose-response curves are needed for each. There are at least four commercially important and quite distinct types of asbestos fibre and exposure may be to any or all of them, with or without the presence of mainly unidentified co-factors and in a considerable variety of industrial situations. For reasons of fibre size and shape alone, the effects of exposure, even to the same variety of asbestos, will probably differ over the wide range of production, manufacturing, and application processes. Add to this, the extreme difficulty of epidemiological study and analysis in diseases which take many years to manifest themselves, the biases involved in ascertainment and diagnosis and the scanty, unreliable, and generally inappropriate data on past exposure. It is small wonder that there exist only a handful of studies which permit any sort of description of dose-response in asbestos disease and, as one responsible for some of them, I have considerable reservation about their predictive value. Despite this, I can see no other rational basis, medically speaking, for any environmental standard.

The second and third purposes for a standard, as listed above, take account of technological and economic feasibility. If health conditions in industry are to improve, achievable targets are needed and minimal standards enforced. Safe working practises are not easily promoted without the willing collaboration of all concerned - workers and management. Progress may be retarded if sanctions are the only form of encouragement. Information on exposure-response relationships are important but questions of cost and benefit must also be considered (2). These are measurable in a wide range of parameters of which money and health are only two. Much depends on who pays the costs and who derives the benefits. Countries have such varied demographic, socio-economic and political characteristics that priorities are bound to differ and this will be reflected in their approach to environmental standards. Available to all is the slowly growing body of scientific information but its use is a matter for local judgement.

These issues are well illustrated in the current efforts of the United States Department of Labour and its responsible Agency (OSHA) to revise American standards for occupational exposure to asbestos. In the document proposing that the current emergency standard of 5 fibres/cc be reduced to 0.5 fibres/cc instead of 2 fibres/cc, as intended, the scientific basis for these decisions was reviewed (3). The originally proposed figure of 2 fibres/cc relied heavily on the recommended standard for chrysotile of the British Occupation Hygiene Society (BOHS). This in turn was largely based on a single radiological study of 290 employees in a British textile factory from which it was calculated that workers exposed to 2 fibres/ml for 50 years would have a 1% risk of developing early signs of asbestosis (4). Even in this study, most of the relevant exposure had been measured in dust-particle counts and had subsequently to be converted to fibre equivalents. The work of Dr. G. W. GIBBS in chrysotile mills (5) suggests that such conversions may have limited validity. OSHA had hoped that the 2 fibres/cc standard would also be sufficient to "control the hazard of asbestos-related cancer", relying for this on a mortality study in the same British plant (6).

OSHA's reasons for asking that the standard be reduced below the 2 fibre limit rest on its interpretation of two kinds of new evidence: 1. More recent data from the British textile plant which indicated that a) X-rays taken in 1970 showed higher rates of abnormality than those used for calculating the risk in 1968 and b) subsequent mortality experience which threw doubt on the hope that the cancer hazard had been controlled. 2. Several further studies cited which suggested to OSHA that the range and risk of asbestos-related cancer was greater than had originally been thought. Except for a study of 439 underground metal miners exposed to an asbestiform mineral, these reports do not appear to have included measurements of exposure.

So far as the first set of evidence is concerned, two points may be noted. The change in prevalence of X-ray findings between 1966 and 1970 involved different films, different readers, and different criteria. The BOHS standard was based on a 1% risk of asbestosis, with "asbestosis" described as the "earlierst demonstrable effects on the lung due to asbestos". The percentage risk is bound to vary with the "effect" chosen, the steps taken to demonstrate it and the means used to separate "effects" due to asbestos from those not due to asbestos. Dr. SELIKOFF and I have experienced these difficulties in our independent radiological studies of the same group of Quebec chrysotile workers. In the additional British mortality study (7), perhaps the most telling finding was that in persons first employed since 1950 and exposed for 15 years or more there were 5 deaths observed from lung cancer compared with 1.86 expected from the British national rates.

My purpose here is not to summarize or evaluate the argued case which OSHA presents for a more stringent standard in the USA but to seek out the evidence for proposing a specific numerial value - 5.2, or 0.5. The agency was clearly aware they had little to go on and discussed at some length why it was obliged to act all the same (3).

Several passages could be quoted, of which the following is reasonably representative:

Nevertheless, standards cannot be postponed because definitive medical or scientific evidence is not currently available. Indeed, while final standards are to be based on the best available evidence, legislative history makes it clear that "it is not intended that the Secretary be paralysed by debate surrounding diverse medical opinion" ...

This, I believe fairly describes the problem which most governments face in their responsibility to protect the worker as best they can, within their technological and economic means. It raises the question, however, as to whether a single numerical minimum standard for all industries is likely to prove the most effective way of using the limited knowledge available. OSHA, incidently, excluded from consideration mining and milling, and the construction industry.

Except in chrysotile mines and mills, and perhaps in the chrysotile asbestos-cement industry, it is doubtful whether there is sufficient data to set a scientifically based standard. Even there it could be defined more surely in dust-particle than fibre counts. For the rest - and they are the industries where the greatest hazards exist - current knowledge points to two main conclusions (8). First, there is a dose-response relationship for asbestosis, lung cancer, and gastro-intestinal cancer but much less clearly for mesothelioma, despite its relatively high incidence in certain occupational groups. Second, the risk of mesothelioma appears considerably greater in those whose exposure has included crocidolite or amosite.

If these conclusions are correct, it is unlikely that any numerical standard which ignores fibre type and the special hazards in certain industries will remove the risk of mesothelioma, though increasingly stringent requirements could well get rid of asbestos. I believe control strategies should have different emphasis:

1. The elimination of crocidolite and amosite from industrial processes, or complete personal protection in any situation where they are used.
2. Concentration on areas of greatest risk and highest levels of exposure - insulation work, dockyards, textile plants - with progressively stringent control.
3. Application of the more abundant exposure-response data on chrysotile production and chrysotile-cement workers to rational standards for these industries. Dust and fibre measurements should probably be used in parallel until transfer to the latter can be made with confidence.

One final point deserves to be made. The level of acceptable risk for a lifetime's work is primarily a decision for those who are asked to undertake it. The informed participation of the workman is thus essential in defining the level of risk and the criteria of illness. Epidemiologists and industrial physicians seek increasingly refined and sensitive methods for classifying changes potentially attributable to exposure, both for the purpose of research and for the earliest possible detection of disease. The increasing sophistication of these procedures brings with it responsibilities of two kinds: first to ensure that workers understand that the ability to detect early and generally less specific signs of disease does not imply that clinical illness is any more prevalent and, second, to remember that early indicators are, at best, a means and not the end in preventive medicine.

## References

1. BERRY, G.: Hygiene standards - theory and application. In Biological effects of asbestos, IARC Scientific Publication No. 8, 145-149, Lyon 1973.
2. AKEHURST, R. L.: The 1969 (UK) Asbestos Regulations - their economic appraisal, op cit pp. 329-333.
3. US Department of Labour, Occupational exposure to asbestos, Federal Register 40, 47652-47665 (1975).
4. British Occupational Hygiene Society, Hygiene standards for chrysotile asbestos dust, Ann. Occup. Hyg. 11, 47-69 (1968).

5. McDONALD, J. C., BECKLAKE, M. R.: Asbestos-related disease in Canada, Paper presented at Berlin Conferences Nov. 1975.
6. KNOX, J. F., HOMES, S., DOLL, R., HILL, I. D.: Mortality from lung cancer and other causes among workers in an asbestos textile factory, Brit. J. Industr. Med. 25, 293-303 ( 1968).
7. HOWARD, S., KINLEM, L. J., LEWINSOHN, H. C., PETO, J., DOLL, R.: A mortality study among workers in an English asbestos factory, XVIII International Congress on Occupational Health, Brighton, England 1975.
8. McDONALD, J. C., McDONALD, A. D.: Epidemiology of mesothelioma from estimates of incidence, XVIII International Congress on Occupational Health, Brighton, England 1975.

H.T. Planteydt, Middelburg

## Disease possibility caused by Asbestos

In the body, asbestos fibres can cause different reactions, ranging from completely innocent reactions to malignant tumours. The fibres that are inhaled in the deeper parte of the lung may become encapsulated, giving rise to the formation of asbestos bodies. These bodies can be found in the lungs of many people. Frequencies of up to 95% in the general population have been reported. Asbestos bodies are not a disease but a reaction of the human body to the fibres, inactivating at least a part of the asbestos fibres. They can be found in the sputum, and in the lungs but also, though in minor numbers in lymph glands and the spleen. Asbestos bodies are only a proof that the person, in which they are found has been exposed to asbestos, either recently or a long time ago. They are not proof of asbestosis or any other asbestos-associated disease.

Pleural plaques were known for a lung time before the association with asbestos became evident. They are now considered to be an innocent reaction of the pleura to asbestos with fibrosis and sometimes calcifications. They can be found at operation or autopay and in a minor frequency by x-rays in living and healthy persons. Like asbestos bodies they can be considered only as an argument that the person concerned was exposed to asbestos.

In asbestosis things are quite different: this is a pneumoconiosis caused by occupational exposure to asbestos. Asbestosis is a disease caused by asbestos, invalidating the patient, and which may be fatal.

Bronchial cancer, in relation to asbestos, can be found in two different situations:

1. As a complication of clinically or radiologically evident asbestosis or

2. In the form of excess mortality due to bronchial cancer in persons, that were exposed to asbestos but did not show clinical or radiological signs of asbestoses. Bronchial cancer in a patient with asbestosis can be considered to be the result of asbestos exposure. If there are no signs of asbtosis there in only statistical evidence that a relation between asbestos exposure and bronchial cancer might exist, but in an individual patient definite proof of this causal relationship cannot be given. Other factors cannot be ruled out and the asbestos exposure might be unrelated to the malignant process.

Mesothelioma of the pleura or peritoneum or (though extremely rare) of the pericardium were until recently considered to be very rare tumours. In more recent years, however, many cases have been reported. McDONALD and McDONALD collected 4431 cases from the literature about which study they reported in Brighton in September 1975. More than 80% of these cases were reported upon in the last 15 years. By many authors mesothelioma is considered to be mainly or even nearly exclusively caused by asbestos. One of the many problems in the study of this relationship is the long time (25-40 and even more years) that elapses between the exposure to asbestos and the manifestation of the disease.

In some studies an excess mortality in persons that were exposed to asbestos could be demonstrated. This excess mortality was mainly due, apart from the diseases already mentioned, to cancer of the digestive tract (stomach and colon, especially) and of the larynx, ovarium, and even breast. It seems to be self-evident that the majority of the mortality from these tumours is unrelated to asbestos and that in an individual case no proof of the causal relationship between asbestos and the malignant tumour can be given.

After this very brief sketch of the different disease that can be caused by asbestos, an attempt will be made to answer the question: who is at risk for which disease, caused by asbestos. Attention should have be focussed on asbestosis and mesothelioma. Asbestos bodies are not a disease, pleural plaques are innocent, and the other malignant tumours mentioned above have, already been discussed in some detail.

Asbestosis is nearly always due to an occupational exposure in persons who are usually aware of the fact that they are working with asbestos. However, they may not be aware of the dangers of this exposure; information about these dangers is very useful in these circumstances, while measures can be taken to limit the exposure to a level below the MAC values. The main groups of workers with an occupational exposure to asbestos are the workers in asbestos mines and mills, in asbestos textile factories, in the asbestos cement industry, and all other factories dealing with asbestos: containing products, while special attention should be given to insulators because these men can be found in many different kinds of industries, working in samll groups. If we compare the groups of workers, who are at risk for asbestosis, with those who are at risk for mesothelioma, we can briefly state that we find both diseases in the group that is at risk for asbestosis but mesothelioma is also to be found in many other groups of workers, among which are some unexpected ones. Mesothelioma can be caused by occupational exposure in all workers handling asbestos-containing prducts, e.g., in shipyards (welders and all other people working in those places where insulators habe worked or where asbestos insulation has been removed), but also in the building industry (using asbestos cement tiles and insulation board), in the waterworks (in those people who handle the asbestos cement pipes) and also in the rubber industry. In the last case exposure to talc was evident and at least some of talc probably was asbestiform talc or even grinded asbestos (chrysotile).

Mesothelioma, in contrast to asbestosis, in however also found to be due to non-occupational exposure. In this context can also be mentioned, either from the literature or from our own experience, exposures due to hobbywork and other leisure time activity, in children playing on scrapheaps of asbestos, and in people handling asbestos-contaminated clothes of asbestos workers. Environmental exposure fo asbestos, e.g., in the neighbourhood of asbestos mines, mills, industries, etc., may in some cases also cause mesothelioma. Calculations or estimates of the risks in all these different groups are difficult to make. Some calculations suggest however that as many as 10-15% of some of these cohorts might die from mesothelioma. Long-tere studies are necessary, however, for exact evaluation of these risks.

M.L. Newhouse, London

# Methods of Control and Evaluation in Great Britain

## Statutory Requirements

The first regulations for control of the use of asbestos in the United Kingdom were made in 1931. During the 1960s new knowledge of the biological effects of asbestos exposure increased. The 1964 New York Asbestos Conference, the proceedings of which were published in 1965 (1) disseminated knowledge and stimulated research. In July 1965 the Senior Medical Inspector of Factories assembled a panel of experts to advise him on problems arising from the use of asbestos, as a result of which new regulations were formulated and were introduced in 1969 and came into operation in May 1970. During the same period the Committee of the British Occupational Hygiene Society on Hygiene Standards was seeking a new and stricter hygiene standard for asbestos, and this was published in April 1968.

The 1969 asbestos regulations differed from the old regulations in several respects, they widened the areas under control and now apply to any factory, dock, wharf, or quay where any process involving asbestos is carried on. Requirements for exhaust ventilation, protective breathing equipment, and clothing, and cleaning by dustless methods are now specified. Any process involving crocidolite, including the removal of lagging must be notified to the factory inspector 28 days before the operation. It is of interest here to note that the factory owner cannot plead ignorance of the type of asbestos in old lagging, since the courts have held that he must examine the material if necessary, by X-ray diffraction.

## Hygiene Standard

It is worth quoting the BOHS Hygiene Committee's summary and recommendations in full (2):

1. As long as there is any airborne chrysotile dust in the work environment there may be some small risk to health. Nevertheless, it should be realised that exposure up to certain limits can be tolerated for a lifetime without incurring undue risk.

2. The committee believes that a proper and reasonable objective would be to reduce the risk of contracting asbestosis to 1 percent for an accumulated exposure of 100 fibre years per $cm^3$. That is, for example, a concentration of 2 fibres per $cm^3$ for 50 years, 4 fibres per $cm^3$ for 25 years or 10 fibres per $cm^3$ for 10 years.

3. It is recommended that exposures which lie in certain ranges of dustiness be designated by categories according to the following scheme:

| Dust Category | Concentration averaged over 3 months (fibres/$cm^3$) |
|---|---|
| Neglible | 0 - 0.4 |
| Low | 0.5 - 1.9 |
| Medium | 2.0 -10.0 |
| High | over 10 |

4. The levels are expressed in terms of the number of fibres per $cm^3$ greater than 5 μ in length as determined with the standard membrane filter method. Any other method can be used provided it is accompanied by appropriate evidence relating its results to those which would have been obtained with the standard membrane filter method.

5. When it is necessary to work intermittently in a "high dust" area an approved mask should be worn, provided that the concentration is no more than 50 fibres per $cm^3$ and the mask has been shown by test to be a good fit prior to entering the area. Should the concentration exceed 50 fibres per $cm^3$ a higher standard of respiratory protection should be provided, such as a pressure-fed breathing apparatus.

This standard is used for amosite and all asbestos amphiboles except for crocidolite, for the latter an approved form of respirator must be worn unless the process can be maintained below 0.2 fibres/cc, a tenth of the chrysotile standard.

This standard is subject to revision in the light of new information. Technical data notes are issued to assist industry in compliance with the Regulations and the Hygiene Standard (4). The Asbestosis Research Council also issues a variety of pamphlets with guidance on a number of procedures varying from methods of measuring airborne asbestos dust to codes of practice for a variety of different procedures.

## Inspection and Evaluation

Provisions for health and safety at work have recently come under review in the United Kingdom, a Royal Commission was appointed and following their recommendations (ROBENS, 1972) a Health and Safety Commission was appointed which through its executive has responsibility for inspection of work places; for medical services to workers, and for environmental control within and outside the workplace. The enabling Act is the Helath and Safety at Work Act (1974).

The medical branch now known as the Employment Medical Advisory Service supplants the old factory medical inspectorate, its duties have been widened to include both the identification of health hazards by clinical and epidemiological studies and the evaluation of control of these hazards. Control of the asbestos hazards has been one of the first aims of the new service.

A survey of asbestos workers was started after the implementations of the new asbestos regulations in 1971. At first involving only major asbestos users, it is now being extended with the aid of the physicians in the E.M.A.S. to all known asbestos workers.

Biennial voluntary clinical examination is offered to all workers. Identification details are taken, and employment history. A respiratory questionnaire of the MRC type is completed. The presence or absence of rales is noted and a full chest X-ray is taken. The X-ray is read immediately for any necessary action and subsequently on the ILO/UC scale. By the end of 1974 nearly 7000 workers had been examined and over a thousand of these on two occasions. The number of persons included in the survey has increased by 5000 during 1975. Within the general scheme there are studies of pulmonary function and immunological changes in selected groups of workers. Parallel with this prospective clinical survey, there is also a mortality study. Identification details of all workers are obtained so that those who do not attend the clinical examination may be included in the mortality study. Mortality and incidence data is fed in from the Office of Populations, Censuses and Surveys, and from Cancer Registries and Pneumoconiosis Boards.

The factory inspectorate knows of 1200 factories and work places in the United Kingdom which are subject to the asbestos regulations. Annual or more frequent visits to measure dust in air are required. Dust sampling is done on a 10-minute basis for a screening test, and the Tyndal beam which demonstrates escape of dust is also used. Four hours sampling may be employed. It was found that among the larger employers over 90% of the results of analysis were below the hygiene standard. Among smaller factories the standard is being achieved in nearly 80%. The inspectorate may advise on methods of improvement, but also pursues a very positive prosecution policy.

The results of air sampling at work places are matched to the clinical records. Data is accummulating rapidly. Very useful information both on morbidity and on mortality should be available within the next few years.

References

1. Annals of New York Academy of Science (1965), 132, 1-726.
2. Hygiene Standards for Chrysotile Dust (1968) Ann. Occ. Hyg. 11, 47-49.
3. Safety and Health at Work (1972) Report of the Robens Committee. Cmd. 5034, H.M.S.O., London.
4. Technical Data Notes No. 13, 22, 45, Health and Safety Commission, Baynards House, London, W. 2.

Control and Safety Guides 1-9
Technical Notes
Codes of Practice

Asbestosis Research Council
Environmental Control Committee,
114 Park Street, London, W1Y 4AB,
England

M. Haider, M. Neuberger und A. Raber, Wien

## Das Asbestose-Problem in Österreich

In Österreich werden nahezu alle Berufskrankheiten an die AUVA (Allgemeine Unfallversicherungsanstalt) gemeldet. Unter Punkt 27 a der Liste der Berufskrankheiten ist dabei eine Asbeststaublungenerkrankung (Asbestose) mit objektiv feststellbarer Leistungsminderung von Atmung oder Kreislauf seit 1939 meldepflichtig und unter Punkt 27 b eine Asbeststaublungenerkrankung (Asbestose) in Verbindung mit Lungenkrebs seit 1943. Durch diese zentrale Erfassung kann ein Überblick über alle bisher gemeldeten und als Berufskrankheiten anerkannten Asbestose-Fälle in Österreich gewonnen werden. Von den bis zum Jahre 1974 erfolgten rund 100 Meldungen wurden 22 als Berufskrankheit anerkannt. Darunter befinden sich 2 Asbestosen in Verbindung mit Lungenkrebs und eine in Verbindung mit Mesotheliom. Der Verlauf der Inzidenz- und Prävalenzzahlen ist in Abb.1 zur Darstellung gebracht. Die Inzidenzen sind sehr gering und erreichen maximal 2-4 Fälle pro Jahr, wobei die zeitweisen leichten Häufungen auf Durchführung von Reihenuntersuchungen in den Betrieben zurückzuführen sind.

Eine Analyse der Berufssparten zeigt, daß die Mehrzahl der Fälle aus der Gummi-Industrie und aus der Asbestzement-Industrie stammen. Unter den Asbestosefällen der Asbestzement-Industrie fand sich keiner, der im Betrieb ausschließlich dem Staub des Fertigungsproduktes Asbestzement ausgesetzt war.

Von der Asbestgewinnung, die in Österreich nur bis 1945 stattfand, sind 2 als Asbestose anerkannte Fälle in diesem Material enthalten, einer davon in Verbindung mit Lungenkrebs. Bei Durchsicht von Röntgenbildern einer Heilanstalt zusammen mit Königshofer ergaben sich jedoch unter den Patienten der heute vorwiegend landwirtschaftlich tätigen, knapp 3 500 Einwohner zählenden Bevölkerung in 24 Fällen Hinweise auf Pleuraplaques, wovon in 3 Fällen auch ein Asbestoseverdacht erhoben wurde. Interviews ergaben in nur 6 Fällen eine berufliche Asbestexposition (5 davon

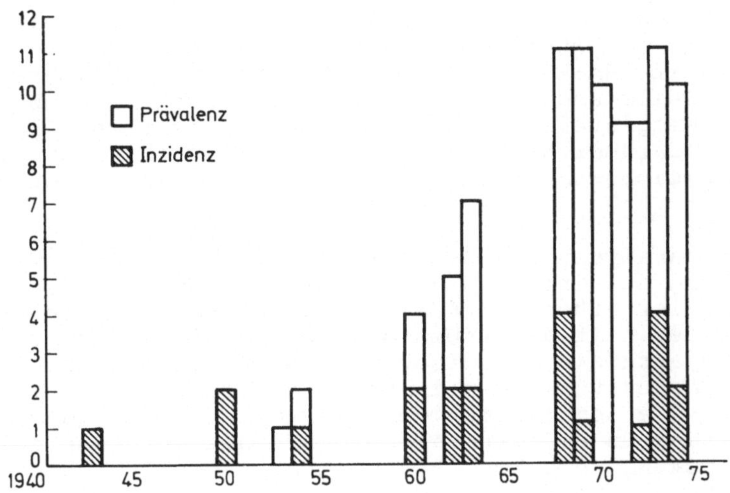


*Abb.1. Inzidenz- und Prävalenzzahlen aller in Österreich bisher bis zum Jahre 1974 anerkannten Asbestosefälle*

Tabelle 1. Erhebungen über endemisches Vorkommen von Pleuralplatten

| Schirmbildreihenuntersuchung (Graser u. Gründorfer) | | | | |
|---|---|---|---|---|
| | | % | davon Asbestose-verdacht | % |
| Eindeutige, ausgedehnte Pleuraplatten | 7 | 2.3 | 2 | 29 |
| Eindeutige, gering ausgedehnte Pleuraplatten | 9 | 3,0 | 2 | 22 |
| | 16 | 5,3 | 4 | 25 |
| Fragliche, pleurale Veränderungen | 14 | 4,7 | 0 | - |
| | 30 | 10.0 | 4 | 13 |
| Keine Hinweise auf Pleuraplatten | 270 | 90,0 | - | - |
| | 300 | 100,0 | - | - |
| Röntgenuntersuchung (Königshofer) | | | | |
| Pleuraplatten | 24 | - | 3 | 13 |
| davon beruflich asbestexponiert (vor 1945) | 6 | 25 | 0 | - |

im Asbestwerk des Ortes vor 1945 (s. Tabelle 1). In einer Schirmbildreihenuntersuchung konnten bei einer weiteren Analyse zusammen mit GRASER und GRÜNDORFER eindeutige Pleuraplatten bei ca. 5% der Fälle und fragliche pleurale Veränderungen bei weiteren ca. 5% festgestellt werden. Bei den eindeutigen Pleuraplaques ergab sich darüber hinaus in 4 Fällen ein Asbestoseverdacht. In zwei Vergleichskollektionen konnten keine Anzeichen ähnlicher pleuraler Veränderungen festgestellt werden.

Bodenanalysen ergaben einen eindeutigen Asbestgehalt in der Umgebung des Ortes. Es ist daher festzustellen, daß ein Großteil der hier erhobenen Fälle entweder noch als frühe Umgebungsfälle aus der Zeit der Asbestgewinnung und Asbestverarbeitung vor 1945 oder auch als endemische Fälle im Sinne eines Zusammenhanges mit dem Asbestvorkommen im Boden anzusehen sind. Vielleicht ergibt sich die Kombination der Pleuraplaques mit dem Verdacht auf Asbestose in einigen Fällen durch die unterschiedliche Umgebungsbelastung, die bis 1945 gegenüber den Jahren seither geherrscht haben dürfte.

I. Webster und B. Goldstein, Johannesburg

## Control of Asbestos-exposed workers in South Africa

Although the overall philosphy of the control of "risk work" may be changed in the near future, such control as there is, is based on the experience which has been obtained in the control of silicosis in the gold mine.

The majority of research workers in the field of pneumoconiosis realise that today the silicosis which a South African gold miner might develop is limited to a few silicotic islets in the lung parenchyma. What may not be realised is that in South Africa, Maximum Allowable Concentrations for quartz have never been set by Government regulation. Certainly, regulations were introduced between 1920 and 1930 to ensure that there was adequate ventilation, watering down, and the use of water-fed axial drills, but nowhere in our regulations is there an indication of a Maximum Allowable Concentration or Threshold Limit Value.

Instead of regulations, guidelines have been given by the Government Mining Engineer indicating that the dust levels should not exceed 400 particles/cc, and later 200 particles/cc. The ventilation engineers employed by the Industry take samples to ensure that the mining operation is being carried out so that the guidelines are met. State inspectors work closely with the ventilation officers of the mine and periodical surveys are carried out by the staff of the Government Mining Engineer.

There is one indirect enforcing legislative body - the Risks Committee of the Department Mines. This Committee periodically reviews the average dust counts of the different mining operations and should there have been an increase in the average dust count the "risk" of that mine is increased resulting in increased levies being applied in order to increase the fund which is required for compensation.

When the asbestos mining operations were controlled in 1956, it is understandable that the system which had been successful in the gold miners was applied to the asbestos mines. The mining conditions pertaining before control should, however, be recalled as we still deal with people who worked before 1956.

Chrysotile of which 69,807 short tons were produced in 1973 is found mainly in the Eastern Transvall although there were a few small deposits worked in Natal. Many of the original mines have closed down and the main producer is now Msauli on the border of Swaziland. Originally the asbestos was obtained by underground mining. Much of the operation today is of the open-pit type.

Cape crocidolite is found in a range of hills some 250 miles long extending from 30 miles south of Prieska to the Botswana border. Again many of the original mines have closed down and the mining is now under the control of larger companies, e.g., Cape Asbestos S.A. (Pty.) Ltd. mine at Koegas in the south and Pomfret in the north. Kuruman Cape Blue and General Mining and Finance Corporation also have mines in the Kuruman area.

In 1956, 47,688 short tons of Cape crocidolite were produced, but this amount has been markedly increased and in 1973 the production was 153,867 short tons.

Transvaal crocidolite is found in the Pietersburg and the Letaba areas, and although there have been proper mining operations carried out much of the asbestos was obtained by hand by small gangs of labourers who brought their cobs to a central milling area and were paid according to the amount of asbestos brought in. In passing it should be noted that it is rare to find an area with pure Transvaal crocidolite asbestos as in the majority of deposits an amosite seam is associated with Blue asbestos.

In 1956, 14,399 short tons of Transvaal Blue asbestos was produced but these mining operations have been reduced so that there is virtually no asbestos of this type mined today.

Amosite is mined at Penge in the Eastern Transvaal some 25 miles from a town known as Lydenburg. This mining operation is relatively large and consists of a group of mines and a number of mills owned by Cape Asbestos S.A. (Pty.) Ltd. In 1973, 106,477 short tons were produced.

It will, therefore, be appreciated that the mining operations are widely scattered and that even in one particular area operations may be miles apart. Some are relatively large, but the size varies from a large mine to a group of Black South Africans going out, finding a seam of asbestos, digging out the cobs, and bringing these cobs in for selling to a mill.

What of the population who work on the mines? It is said, whether true or not, that because the hand cobbers were women, working with asbestos was regarded as women's work and that any Black male who worked on the mines lost face in his community. This is unlike the gold mines where it is considered that a member of a community who has worked a number of contracts on the gold mines has an improved status on returning to the community.

Whatever the reason, the mines in the different asbestos areas could not have been developed and operated by employing local Black labour and most mines brought in recruits from Malawi and the territorities now known as Botswana, Lesotho, and Swaziland. Probably because the more senior staff of the asbestos mines came partly from the gold mines a similar system of contract work exists which suits the Black labourer because he can return to his home in order to look after his land.

When the asbestos mines were controlled by legislation in 1956, a guide had to be given to the management of the asbestos mines. Because of orientation of the Government Mining Engineer's Department to mining in a quartzite ore it was understandable that they would turn to the gold mines for a basis on which to work.

At that time the guide given to the gold mines was 300 particles/cc. The average fibre distribution of an asbestos dust was approximately 15% of total dust count and, therefore, 15% of 300 particles/cc was taken, which is 45 fibres/cc.

When the guide for the gold miners was reduced to 200 particles/cc the guide for asbestos mines would have been 30 fibres/cc but by this time much more was known about the toxic effects of asbestos so that the current guide is that the average fibre count should not exceed 12 fibres/cc when four dust samples are taken on the konimeter in rapid succession (the 4 spot konimeter mean). According to Dr. Du TOIT this in fact ensures that the average count is not more than 5 fibres/cc.

Improvements are continually being made in different parts of the mills and it is hoped that it will be possible to reduce the guideline further.

The main medical control devolves on the possession of a certificate of fitness by the employee in order to work on an asbestos mine. Periodical examinations are carried out at regular intervals to ascertain whether the health of the miner still warrants the certificate of fitness.

In order that the miners do not have to travel long distances for the pre-employment and periodical examination, sub bureaux have been set up at Kuruman (Cape crocidolite area) and Pietersburg (Transvaal crocidolite). Special arrangements have been made with the managements of the amosite mine at Penge and the large Cape crocidolite mine (in the south of the Cape crocidolite hills) at Koegas for the medical officers of the mine to carry out examinations on behalf of the Medical Bureau for Occupational Diseases. Should there be any suspicion of abnormality the X-rays and file are sent to the Central Bureau in Johannesburg where a staff of radiologists and physicians review the information.

At different mines 100 mm X-ray equipment is situated and the Black mine workers are X-rayed periodically. Again should any abnormality be found the file and X-ray are submitted to the Central Bureau.

A system of inspection by a highly qualified radiographer ensures that the high quality of the X-ray films taken is maintained.

In the non-mining industries, such as the asbestos cement industry the onus of the control measures rests with the employer. Where possible the National Research Institute for Occupational Diseases gives assistance, sometimes as a research project but at other times on contract.

At present a Government Commission is investigating occupational health problems in South Africa and the findings and recommendations are being awaited.

G. Heidermanns, G. Riediger und A. Schütz, Bonn

# Asbestbestimmung in industriellen Feinstäuben und in Lungenstäuben

Zur Identifizierung und quantitativen Bestimmung von Asbest in Feinstäuben und in Lungenstäuben gibt es eine Reihe von Möglichkeiten. Die verschiedenen Verfahren sind in der Regel auf bestimmte Probenahmetechniken abgestimmt, sie unterscheiden sich durch die Art und den Umfang der erhaltenen Information und sind überwiegend nur unter gewissen Einschränkungen einsetzbar. Tabelle 1 gibt eine Übersicht der Methoden.

Die Röntgendiffraktion und die Infrarotspektrographie erlauben eine Bestimmung des Massenanteils an Asbest, liefern jedoch keine Information über die Morphologie. Zur röntgenographischen Untersuchung werden im Falle von Chrysotil eine bei d = 3,63 Å liegende Hauptinterferenz, für die Amphibolasbeste Amosit und Crocidolit die entsprechenden Interferenzen bei d = 3,08 Å und d = 3,11 Å herangezogen. Da die Amphibolasbeste im weiten Sinne als Mischkristalle aufzufassen sind, hängt hier die Lage und Intensität der Interferenzen von der chemischen Zusammensetzung ab. Die Kalibration, also die Erstellung eines Eichstandards, kann deshalb streng nur für den Amphibolasbest einer bestimmten Lagerstätte vorgenommen werden. Außerdem können Textureffekte eine Rolle spielen, da im Falle faserförmiger Partikeln eine statisch gleichverteilte kristallographische Lage der einzelnen Fasern nicht zu erwarten ist. Für die Röntgendiffraktion sind etwa 10 mg Feinstaub erforderlich, die Nachweisgrenze liegt in der Größenordnung von 500 µg. Eine niedrigere Nachweisgrenze bis herab in den Bereich von wenigen µg soll nach dem erheblich zeitaufwendigeren Guinier-Verfahren möglich sein (1, 2, 3).

Tabelle 1. Übersicht der Verfahren zur Identifizierung und Bestimmung von Asbest

| Verfahren | Information | Einschränkungen |
|---|---|---|
| Föntgendiffraktion Infrarotspektrographie | Asbestmassenanteil keine Morphologie | Massenanteil Amphibolasbest problematisch |
| Lichtmikroskopie (Phasenkontrast) | Morphologie, Faserzahl -..-Brechungsindex für d = 1 µm | subjektiver Fehler möglich |
| Elektronenmikroskopie (REM, TEM) | Morphologie, Faserzahl | aufwendig |
| REM + Röntgenmikroanalyse | Morphologie, Faserzahl Elementanalyse qualit. | sehr aufwendig |
| TEM, RTEM + Elektronenbeugung | Morphologie, Faserzahl Kristallstrukturbest. | sehr aufwendig, nur für dünne Schichten |

| 1975 B 20 | Analyseverfahren für Asbest | STF Ref. 1.1 |
|---|---|---|

Für die routinemäßige Analyse wesentlich geeigneter ist die Infrarotspektrographie und zwar insbesondere für den industriell überwiegend benutzten Chrysotilasbest. Herangezogen wird die charakteristische Absorptions-Doppelbande im Infrarot bei 3660/3700 $cm^{-1}$, und zwar im Bereich der OH-Valenzschwingungen. Bei einer Mindestfeinstaubmenge von 1 mg sind noch 2% Chrysotil, also 20 µg nachweisbar. Antigorit (Blätterserpentin) oder Kaolinit, die eine zu Chrysotil verwandte Struktur haben, stören die Doppelbande. Es hat sich jedoch in der Praxis gezeigt, daß bei Feinstäuben aus den Industriebereichen Asbesttextilien, Asbestzement, Reibbeläge und asbesthaltige Kunststoffe Störungen dieser Art nicht auftreten oder zu vernachlässigen sind.

Die IR-Spektren der Amphibolasbeste weisen untereinander eine starke Ähnlichkeit auf und besitzen im Gebiet 800-1200 $cm^{-1}$ eine Gruppe von Banden. Da die Amphibolasbeste als Mischkristalle aufzufassen sind, wird auch hier die Lage und Intensität der Banden von der jeweiligen chemischen Zusammensetzung bestimmt, die aber wiederum von der Lagerstätte abhängig ist. So ist in der Regel nur eine qualitative Amphibolasbestbestimmung möglich (4, 5, 6).

Auf der Identifizierung und Zählung von faserförmigen Partikeln basieren die optischen Verfahren. In einfachster Weise kann dies mit dem Lichtmikroskop erfolgen. Die Faserzählung ist ein sehr empfindliches Verfahren; man kann unter günstigen Bedingungen noch 0,01 Fasern /$cm^3$, das entspricht ca. 0,1 µg/$m^3$, nachweisen. Die Reproduzierbarkeit ist allerdings weniger gut; hier muß man sich mit 20-30% Standardabweichung, d. h. etwa 60% Reproduzierbarkeit auf dem 95%-Niveau, begnügen. Die Vergleichbarkeit von Ergebnissen, die nach dem gleichen Verfahren, aber mit verschiedenen Instrumenten von verschiedenen Beobachtern erzielt wurden, ist in der Regel noch schlechter; die Streubreite der Ergebnisse kann dann bis zu einigen 100% ausmachen. Der Grund hierfür ist in der Tatsache zu suchen, daß subjektive Eigenschaften - wie Empfindlichkeit und Auflösungsvermögen der Augen sowie Ermüdung das Ergebnis in hohem Maße beieinflussen. Hinzu kommt der Kontrast, der zusammen mit dem Auflösevermögen die Sichtbarkeit bestimmt.

Die subjektiven Einflüsse bei der Partikelzählung lassen sich weitgehend eliminieren, wenn man eine Zählmaschine, z. B. ein quantiatives Fernsehmikroskop, wie etwa das von uns seit einigen Jahren benutzte Quantimet, einsetzt. Die Schwierigkeit besteht bei asbesthaltigen Feinstäuben darin, daß neben Fasern auch andere Partikeln vorliegen, so daß eine Formerkennung und Formselektion notwendig ist, bevor gezählt werden kann. Eine Möglichkeit bietet hier der sog. "Pattern-Recognition-Zusatz" zum Quantimet, der die Selektion über einen Formfaktor vornimmt. Vorläufige Untersuchungen ergaben, daß vernünftige Ergebnisse für Formfaktoren kleiner als etwa 0,04 erzielt werden, das entspricht einem Längen- zu Durchmesserverhältnis von 4. Um bei Verwendung des Standardobjektivs noch verwertbares Signal zu bekommen, müssen die Fasern wenigstens etwa 0,8 µm Dmr. haben. Eine Selektion von Fasern nach ihrer Form ist nicht möglich, d. h. daß z. B. gewundene Fasern (Chrysotil) nicht von geraden, gestreckten Fasern (Amphibol) unterschieden werden können.

In diesem Zusammenhang muß darauf hingewiesen werden, daß die Faserzählung <u>nicht</u> asbestspezifisch ist, da jedes Teilchen mit Faserform gezählt wird. Bessere Möglichkeiten bietet bei Vorliegen verschiedenartiger Fasern die Phasenkontrastmikroskopie, da sie eine Bestimmung des Brechungsindex von Partikeln erlaubt (<u>7</u>, <u>8</u>). Bei annähernder Gleichheit im Brechungsindex zwischen Asbest und Einbettung erscheinen Fasern im Phasenkontrast optisch angefärbt, so daß z. B. eine Trennung zwischen Chrysotil- und Amphibolasbest, die sich im Brechungsindex erheblich unterscheiden, möglich ist. Dies gilt nur für Fasern, deren Durchmesser größer als 1-2 µm sind. Fasern <1 µm Dmr. sind unter diesen Bedingungen selbst im Phasenkontrast nahezu unsichtbar, da wegen des geringen Unterschiedes im Brechungsindex der Kontrast nahezu verschwindet. So kann die phasenkontrastmikroskopische Brechzahlbestimmung nur auf einen Teil lichtmikrsokopisch sichtbarer Fasern angewendet werden. Nach Untersuchungen von GIBBS und HWANG (<u>9</u>) liegen die bei der industriellen Verarbeitung von Asbest im Feinstaub anfallenden Fasern jedoch zwischen 0,01 und 2,9 µm Dmr.

Zum Nachweis von Asbestfasern <1 µm Dmr. ist noch folgendes möglich: Man bettet die Probe nacheinander in zwei Flüssigkeiten ein, von denen die eine bezüglich des Brechungsexponenten sehr weit von der zu bestimmenden Asbestart entfernt ist, die andere der des gesuchten Asbestes entspricht. Die Differenz der Faserzählungen ist dann gleich der Faserzahl mit dem Brechungsindex dieser Asbestart. Diese Methode ist wegen der erforderlichen Mehrfachzählungen mühevoll und zeitaufwendig.

Faserzahl und Morphologie lassen sich natürlich weitaus besser mit Hilfe der Elektronenmikroskopie bestimmen: Das Verfahren ist besonders für grundlegende Untersuchungen geignet. Zur routinemäßigen Auswertung großer Probenzahlen muß es jedoch als zu aufwendig bezeichnet werden. Beim klassischen Transmissionsmikroskop (TEM) liegt das Auflösungsvermögen bei $10^{-3}$ µm, beim Rasterelektronenmikroskop (REM) bei $10^{-2}$ µm. Die Herstellung der Präparate ist beim TEM umständlich, beim REM verhältnismäßig einfach. Das REM liefert außerdem ein plastisches Bild der Oberflächentopographie des Objektes; es deckt auch den lichtoptischen Bereich voll mit ab. Wegen der unterschiedlichen Kontrast- und Sichtbarkeitsverhältnisse sind lichtmikroskopische Ergebnisse mit elektronenmikroskopischen jedoch nicht direkt vergleichbar.

Beim Auftreffen der relativ hochenergetischen Primärstrahlung im Elektronenmikroskop auf die Probe wird - neben dem Bremsuntergrund - die charakteristische Röntgenstrahlung angeregt. Sie kann wellenlängen- oder energiedispersiv analysiert werden. Für Staubproben ist die wellenlängendispersive Analyse ungünstig; die Aufnahme des Spektrums eines Teilchens erfordert ca. 30 min. Besser geeignet ist die energiedispersive Röntgenmikroanalyse, da hier das gesamte Spektrum gleichzeitig entsteht. Es gibt Aufschluß über die elementare Zusammensetzung des einzeln "angeschossenen" Teilchens. So kann z. B. bei Fasern aus Chrysotilasbest das Verhältnis von Si zu Mg im Vergleich zu Standardproben zur Identifizierung herangezogen werden. Im Falle der Amphibolasbeste ist wegen der bereits erwähnten Mischkristallbildung der Nachweis problematischer und bei weitem nicht so eindeutig wie bei Chrysotil. Die Analyse eines Teilchens >0,5 µm Dmr. dauert etwa 20 s, unter 0,05 µm ca. 100 s.

Die Methode der Röntgenmikroanalyse kann keinen Aufschluß geben über die Kristallstruktur. So ist z. B. faseriges Talkum von Asbest nicht zu unterscheiden, hier kann nur die Morphologie weiterhelfen (10). Aussagen über die Kristallstruktur von Partikeln, also auch von Asbestfasern, erhält man jedoch mittels Elektronenbeugung. Voraussetzung ist, daß die Partikeln durchstrahlbar, also nicht wesentlich dicker als 0,1 µm sind. Die Elektronenbeugung in Verbindung mit der Röntgenmikroanalyse dürfte daher zur Zeit die sicherste Methode sein, Einzelfasern zu identifizieren. Sie ist jedoch wegen des sehr hohen Aufwandes für Routineuntersuchungen praktisch ungeeignet.

Dieser kurze Überblick über die möglichen Analyseverfahren für Asbest macht deutlich, daß es keine universelle Methode gibt. Jedes der angeführten Verfahren hat seine Vor- und Nachteile. Die Entscheidung, welches Bestimmungsverfahren im Einzelfall zu wählen ist, hängt neben der speziellen Fragestellung von der Art der Probe (z. B. Menge des zur Verfügung stehenden Materials), den bereits vorhandenen Informationen (z. B. es kommt nur eine Asbestart in Frage), dem für eine Analyse noch vertretbaren Aufwand und von der geforderten Nachweisgrenze ab.

Bei Asbeststaubmessungen am Arbeitsplatz kommt es darauf an, den respirablen Staub zu erfassen. Zweckmäßigerweise verwendet man deshalb bereits Probenahmegeräte, die den Feinstaub abtrennen. Die Bilder 2 bis 4 zeigen solche asbesthaltigen Feinstäube, wie sie nach dem Prinzip des Trägheitsvorabscheiders in dem von uns routinemäßig verwendeten Feinstaubprobenahmegerät VC 25 auf dem Membranfilter gesammelt werden.

Im Lungenstaub von Personen ohne berufliche Asbestexposition wurde eine große Zahl von Fasern gefunden, die von uns nach der Membranfiltermethode lichtmikroskopisch festgestellten Werte lagen zwischen 4 x $10^7$ bis knapp 9 x $10^8$ Fasern im gesamten Lungenstaub. Dieses Ergebnis steht auch quantitativ im Einklang mit Werten, wie sie in jüngster Zeit von FRIEDRICHS und EINBRODT (11) gefunden worden sind. Im Lungenstaub von Personen mit beruflich bedingter Asbestose lagen die Gesamtfaserzahlen zwischen 1,1 x $10^9$ und 2,7 x $10^{10}$. Die elektronenmikroskopisch ermittelten Verteilungen der Faserdurchmesser und Faserlängen im Staub einer Asbestoselunge sind in den Abb.1 und 2 wiedergegeben. Der Medianwert der Faserlänge liegt bei 3,2 µm, der Medianwert des Durchmessers bei ca. 0,2 µm. Geht man von einer lichtoptischen Sichtbarkeitsgrenze von rund 0,3 µm aus, so bedeutet dies, daß nur etwa 25% aller vorhandenen Fasern lichtmikroskopisch sichtbar sind. ASHCROFT und HEPPLESTON (12) berichten, daß 12-30% der Gesamtmenge lichtoptisch wahrnehmbar sind.

Nimmt man einmal an, daß jede lichtmikroskopisch gefundene Faser Asbest ist, so würde sich im Falle der Asbestoselungen ein Asbestmassenanteil im Lungenstaub zwischen 0,4 und etwa 9 Gew.% ergeben. Zur Identifizierung und quantitativen Bestimmung wurde nun an 17 Asbestoselungen eine Kaltveraschung des Lungenstaubes vorgenommen, um eine Anreicherung des Asbestgehaltes herbeizuführen. In einer nachfolgenden infrarotspektrographischen und röntgenographischen Analyse konnte jedoch nur in 3 Fällen Amphibolasbest sicher nachgewiesen werden; in weiteren 6 Fällen deutete sich das Vorhandensein von Amphibolasbest an. In keinem einzigen Falle ließ sich Chrysotilasbest feststellen. Auf Amphibolasbest deutete auch die Morphologie der Fasern hin. Die Bilder 9 und 10 zeigen 2 rasterelektronenmikroskopische Aufnahmen des Lungenstaubes bei verschiedenen Vergrößerungen. Parallel durchgeführte phasenkontrastmikroskopische Untersuchungen ergaben, daß der Brechungsindex der Fasern wesentlich größer als der von Chrysotilasbest war. Er lag in der Größenordnung von 1,7, also in der Nähe von Amphibolasbest. Schließlich gaben auch erste Untersuchungen an Einzelfasern mit Hilfe der Röntgenanalyse keinen sicheren Hinweis auf Chrysotilasbest. (Diese Analysen wurden dankenswerterweise vom Institut für Aerobiologie in Grafschaft durchgeführt.)

Dieses Beispiel der Untersuchung an Lungenstäuben haben wir einmal gewählt, weil es besonders deutlich macht, wie in Sonderfällen zur Identifizierung und analytischen Bestimmung mehrere Methoden eingesetzt werden müssen und wie erst die verschiedenen Einzelinformationen zusammen zu einem Ergebnis führen. Zum anderen erschien uns bemerkenswert, daß nach dem bisherigen Stand der Arbeit in keinem der untersuchten Stäube aus Asbestoselungen Chrysotil sicher nachweisbar war, obwohl bekanntlich industriell überwiegend Chysotilasbest verwendet wird (über 90%) und deshalb eine Exposition gegenüber Chrysotilasbest in der Regel unterstellt werden sollte. Dieses Ergebnis wollten wir gerade in diesem Kreis zur Diskussion stellen.

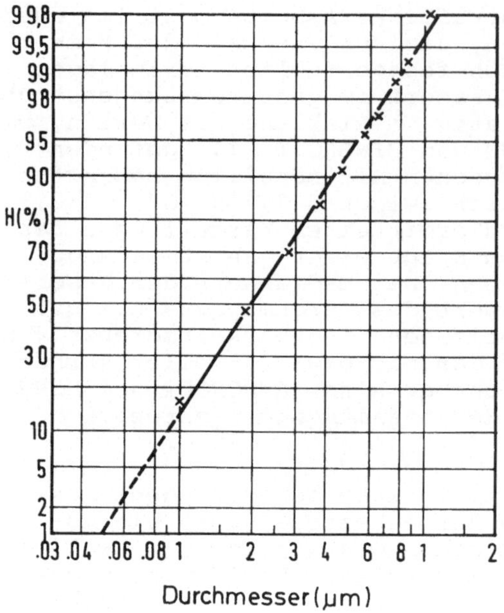


*Abb.1. Verteilung der Faserdurchmesser von Lungenstaub (elektronenmikroskopisch ermittelt)*

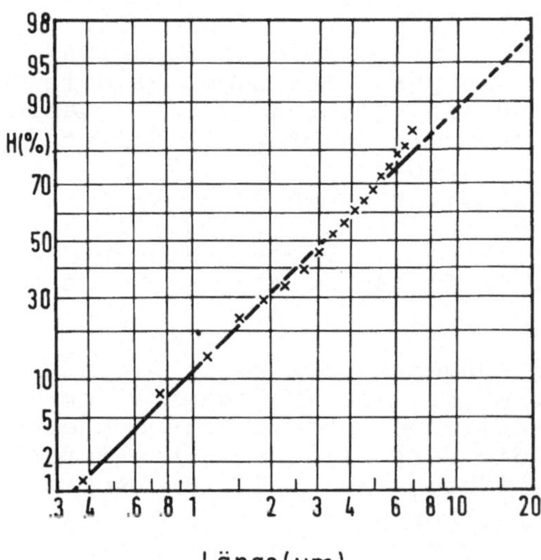


*Abb.2. Verteilung der Faserlängen von Lungenstaub (elektronenmikroskopisch ermittelt)*

Literatur

1. CRABLE, J.V.: Quantitative determination of chrysotile, amosite and crocidolite by x-ray diffraction. Amer. Ind. Hyg. Assoc. J. 293-298 (1966).
2. GODDHEAD, K, MARTINDALE, K.W.: The determination of amosite and chrysotile in airborne dusts by an x-ray diffraction method. Analyst 94, 985-988 (1969).
3. Public health risks of exposure to asbestos. Interimreport: European Economic Community - Directorate Social Affairs, October 1975.
4. HEIDERMANNS, G.: Asbestgehaltsbestimmungen durch optische, chemische, röntgenographische und infrarotspektrographische Analysenverfahren. Staub - Reinhalt. Luft 33, 66-70 (1973).
5. FLICK, K.: Beitrag zur Untersuchung von silikogenen und asbesthaltigen Stäuben mit Hilfe der Infrarotspektralphotometrie. Arbeitsschutz Nr. 7, 161-167 (1969).
6. GADSDEN, J.A., PARKER, J., SMITH, W.L.: Determination of chrysotile in airborne asbestos by an infrared spectrometrie technique. Atm. Environment 4, S. 667-670 (1970).
7. SCHMIDT, K.G.: Asbestsorten, ihre Untersuchung mit optischen Mitteln und ihre krankmachende Wirkung. Staub 20, Nr. 6, 173-180 (1960).
8. KEENAN, R.G., LYNCH, J.R.: Techniques for the detection, identification, and analysis of fibres. Amer. Ind. Hyg. Assoc. J. S. 587-597 (1970).
9. GIBBS, G.W., HWANG, C.Y.: Physical parameters of airborne asbestos fibres in various work environments - Preliminary findings. Amer. Ind. Hyg. Assoc. J. 6, 459-466 (1975).
10. RUBIN, I.B., MAGGIORE, C.I.: Elemental analysis of asbestos fibres by means of electron probe techniques. Environm. Health Persp. 9, 81-94 (1974).
11. FRIEDRICHS, K.H., EINBRODT, H.J.: Die Messung der Faserkonzentration in Lungenstäuben. (Persönliche Information).
12. ASHCROFT, T., HEPPLESTON, A.G.: The optical and electron microscopie determination of pulmonary asbestos fibre concentration and its relation to the human pathological reaction. J. Clin. Path. 26, 224-234 (1973).

H. Bohlig, Lüdenscheid

# Röntgentechnik

Die radiologische Früherfassung von Lungenasbestose ist deshalb so schwierig, weil die Unterfelder Prädilektionsort sind, wo das Herz Bewegungsunschärfe verursacht. Eine befriedigende Darstellung beginnender Veränderungen mittels Schirmbildverfahren aller Formate ist nicht gewährleistet, weshalb Großaufnahmen unumgänglich sind. Diese in Deutschland unwidersprochen gebliebene Erfahrung ist gerade auf dem letzten Internationalen Arbeitsmedizinischen Kongreß in Brighton im September 1975 statistisch in breitem Umfang von ROSSITER und HARRIES (1975) bestätigt worden.

Das Mittel der Wahl für die Routineaufnahme Asbestexponierter ist die Hartstrahltechnik bei 100-140 kV, bewegtem Raster, 150 cm Focus-Hautabstand und Drehanode. Alle anderen Aufnahmetechniken (Weichstrahltechnik, Herzfernaufnahme) erfordern vergleichsweise längere Belichtungszeiten, welche der Strukturanalyse im Bereich der Unterfelder abträglich sind. Die Hartstrahlaufnahme zeigt auch genügend Durchgriff, um in aller Regel die pleurale Grenzlinie der seitlichen Brustwand zu registrieren, die für die Differenzierung pleuraler Asbeststaubinhalationsfolgen entscheidend ist.

Wichtige Voraussetzungen für auswertbare Folgen sind ferner intakte Folien und Kassetten sowie eine nicht zu alte Drehanode mit intaktem d. h. ebenem Brennfleck. Der Universalfolie ist im allgemeinen der Vorzug zu geben, da feinzeichnende Folien die Belichtungszeit wieder verlängern.

Das Arbeiten mit Belichtungsautomatik ist aus 3 Gründen nicht zu empfehlen:

1. setzt die Einstellung große Erfahrung und sorgfältiges Arbeiten voraus, was personell heute nicht überall gewährleistet sein dürfte.
2. funktionieren die meisten Fototimer in der Größenordnung der hundertstel Sekunden und darunter unzuverlässig. Nur solche allerneuester Bauart zeigen hier exakte Ergebnisse!
3. verlängert der Fototimer mit zunehmender Objektdicke die Belichtungszeit, was aus den o. a. Gründen unerwünscht ist. Ideal wäre eine automatische Spannungsmodulation in Abhängigkeit von der Objektivdicke, für eine solche Möglichkeit fehlen aber heute noch die technischen Voraussetzungen.

Schließlich ist noch auf eine alte Röntgentechnik zu verweisen, die in den letzten Jahren wieder aufgekommen ist: Die modernen Röntgenblitzapparaturen (Kondensatorapparate) stellen für Thoraxröntgenaufnahmen sehr gute technische Möglichkeiten bereit, welche sich besonders für Einrichtungen mit ausschließlicher Thorax-Röntgendiagnostik und mobile Röntgeneinrichtungen anbieten. Diese Apparaturen erlauben Belichtungszeiten in der Grössenordnung der tausendstel Sekunden!

Bei apidösen Patienten und Frauen mit voluminösen Brüsten liefert die Übersichtsaufnahme allein mitunter keine ausreichende Informationen. Die <u>Zusatzaufnahme</u> bei frontalem Strahlengang bringt dann bei eben beginnenden Fibrosen meist keine weiteren verwertbaren Erkenntnisse, weil sie die Strukturen beider Lungenseiten integriert. Bessere Darstellungsmöglichkeiten sind durch ausgeblendete Schrägaufnahmen beider Seiten gegeben, sie liefern aber die gewünschten Informationen über die pathologische Lungenstruktur nur dann, wenn der Objektumfang gegenüber der Standardaufnahme kleiner ist. Übersichtsschrägbilder sind deshalb ungeeignet, weil sich dabei der Objektivumfang vergrößert.

Die Tomographie ist bei subklinischen, radiologisch gerade noch nachweisbaren diffusen Lungenfibrosen der Subkategorie 0/1 und 1/0 praktisch nutzlos, da lineare Strukturen nur ungenügend zur Abbildung kommen; von vornherein abzulehnen sind die beliebten Übersichtstomogramme, weil diese den lateralen Unterfeldstrukturen die geringsten Abbildungschancen einräumen.

Bei der statistisch signifikanten Größenzunahme der Allgemeinbevölkerung wird in vielen Fällen das Filmformat 35 x 35 cm zur Erfassung sämtlicher pulmonaler und pleuraler Veränderungen nicht ausreichen, dann wäre dem Format 40 x 40 der Vorzug zu geben.

Abschließend ist zu sagen, daß die radiologische Früherfassung von Asbeststaubinhalationsfolgen besondere Sorgfalt und eine gezielte Adaption der Röntgentechnik verlangt, denn auch im Thoraxbereich gibt es keine radiologische Technik, welche für alle diagnostischen Probleme effektiv sein kann.

# *VI. Sektion Berufskrankheiten (Dermatologie)*
# *Unfälle und Berufskrankheiten im Bereich der Dermatologie*

## A. HAUTARZTVERFAHREN UND HAUTARZTBERICHT

S. Borelli und H. Düngemann, München

### Noxenverteilung auf die einzelnen Berufe bei Verdacht auf Berufsschädigung aufgrund der Dreijahresauswertung des Hautarztverfahrens und Hautarztberichtes, Vorabdokumentation

Im Jahre 1972 wurden von der gesetzlichen Unfallversicherung bei den gewerblichen Berufsgenossenschaften das Hautarztverfahren und der Hautarztbericht eingeführt. Allen Dermatologen wurden damals Formblätter des Hautarztberichtes, sowie ein Sonderdruck von H. NOESKE "Verfahren zur Früherfassung berufsbedingter Hauterkrankungen" aus der Zeitschrift "Die Berufsgenossenschaft" Heft 7, Juli 1972, zugesandt. Die Ausführungen von NOESKE geben klar Auskunft über Sinn und Zweck des Hautarztverfahrens. Sie kennzeichnen deutlich den Unterschied zwischen der bis dahin allein existierenden "grünen Meldung" eines Verdachtes auf Berufskrankheit und dem "Hautarztbericht und -verfahren":

Im Gegensatz zur grünen Berufskrankheitsmeldung ist es das Ziel des Hautarztverfahrens und des Hautarztberichtes auch solche Hauterkrankungen so früh wie möglich zu erfassen, die irgendwie mit dem Beruf zusammenhängen könnten - auch wenn noch in keiner Weise die Voraussetzungen einer entschädigungspflichtigen Berufskrankheit oder der Verdacht auf eine solche vorliegen. Die Träger der gesetzlichen Unfallversicherung sollen damit in die Lage versetzt werden, mit allen geeigneten Mitteln der Gefahr des Entstehens einer Berufskrankheit entgegenwirken zu können im Sinne der Frühdiagnose bzw. sogar der Prophylaxe.

Deutlich sei hier noch einmal das Ziel des Hautarztverfahrens herausgestellt:

Berufsbedingte Hauterkrankungen müssen schneller als bisher üblich und so früh wie eben möglich - auch wenn noch nicht die Voraussetzungen einer entschädigungspflichtigen Berufskrankheit oder der Verdacht auf eine solche vorliegen - erkannt und erfaßt werden, damit die Berufsgenossenschaften mit allen geeigneten Mitteln der Gefahr des Entstehens einer Berufskrankheit entgegenwirken können.

Das Hautarztverfahren stellt gleichzeitig sicher, daß die Erkrankten rechtzeitig in die richtige, d. h. zunächst in fachärztliche Behandlung gelangen, damit sie rasch wiederhergestellt werden oder in für sie weniger agressiven Arbeitsbereichen eingesetzt werden können.

Es gilt als sicher: Wenn jeder Arzt der Leitnummer 49b des Abkommen Ärzte/Berufsgenossenschaften entsprechend handelt, können berufliche Hautschädigungen in absehbarer Zeit frühzeitig erkannt und "echte" Hautberufskrankheiten vermieden werden. Nach der Nr. 49b ist jeder Arzt (also sämtlicher Fachrichtungen und Allgemeinpraxen)verpflichtet, einen Patienten bei dem die Möglichkeit besteht, daß eine Hauterkrankung durch eine berufliche Tätigkeit im Sinne der Berufskrankheitenverordnung entsteht, wiederauflebt oder sich verschlimmert, unverzüglich dem nächstwohnenden oder am leichtesten erreichbaren Hautfacharzt vorzustellen. Er regelt solches mit dem auch für diesen Zweck vorgesehenen Vordruck ÜV und erhält eine Gebühr. Der Hautarzt wiederum ist verpflichtet, unverzüglich den Hautarztbericht in der vorgesehenen Form zu erstatten. Das Hautarztverfahren ist jetzt eingeleitet und die Krankheit, wie auch der Patient, sind unter Kontrolle.

Da in der Dermatologischen Klinik und Poliklinik der Techn. Universität München in Zusammenarbeit mit der Berufsgenossenschaft Nahrungsmittel und Gaststätten, Mannheim, die Dokumentation durchgeführt wird, wurde von uns schon wiederholt über das Hautarztverfahren berichtet.

Nachfolgend geben wir nun einzelne Angaben über den Stand der Hautarztbericht-Dokumentation (HADO). Ferner können bereits jetzt schon ermittelte wichtige Ergebnisse vermittelt werden.

Der Vordruck ÜV (Abb.1) ist von überweisenden Ärzten zur Vorstellung des Patienten beim D-Arzt (Durchgangsarzt), B-Arzt (Beratungsfacharzt), Augenarzt, HNO-Arzt und beim Hautarzt zur Erstellung des Hautarztberichtes zu verwenden.

Auf den Seiten 629 u. 630 sehen wir den Hautarztbericht, welcher von den Dermatologen in 5-facher Ausfertigung erstellt wird. (2-fach zur BG, jeweils 1-fach zur Krankenkasse, zum überweisenden Arzt und für den Eigenbedarf). Dieser Hautarztbericht soll auch vom Dermatologen direkt, also ohne vorhergehende Überweisung durch einen anderen ärztlichen Kollegen bei oben geschildertem Sachverhalt erstellt werden, d. h. wenn er selbst die Möglichkeit einer beruflichen Erkrankung nicht ausschließen kann. Auf den Passus, daß dieser Bericht für notwendige Wiederholungsuntersuchungen ebenfalls vorgesehen ist, sei hier nur kurz hingewiesen. Nähere Ausführungen mag man dem Abkommen Ärzte/BG entnehmen (s. auch die Möglichkeit der Testungen).

Wer sich mit der Datenverarbeitung beschäftigt hat, wird unschwerlich feststellen, daß dieser Bericht mit seinen vielen Fragen und verschiedensten Antwortmöglichkeiten in dieser Weise nicht für die elektronische Datenverarbeitung entworfen ist.

Die Daten des Berichtes werden als EDV-gerecht verschlüsselt und auf einen separaten Dokumentations-Beleg übertragen. Es sei hier bemerkt, daß alle Angaben (ggfls. im Wortlaut) übertragen werden, damit sichergestellt ist, daß die Meinung des Patienten, wie auch die des Hautarztes, weitgehend erhalten bleibt.

Beteiligte Berufsgruppen nach dem Schlüsselverzeichnis der BfA (Nürnberg). In der Hautarztbericht-Vorabdokumentation, über die vor einem Jahr an dieser Stelle berichtet wurde, hatten wir die Gesamtzahl der seiner Zeit schon vorliegenden Berichte zur Auswertung, bei der Mehrfachberichte zusammengefaßt wurden. Wir gehen

**Für den Unfallversicherungsträger**

Stempel des Arztes

# Hautarztbericht

(Auch zu verwenden bei Wiedervorstellungen; Erstbericht wurde erstattet am ..................)

Eingetroffen am .................. um .......... Uhr, entlassen um .......... Uhr

Zuname: .................., Vorname: .................., geb. .................. Staatsangehörigkeit: ..................

wohnhaft in: .................., .................. Straße Nr. .........., beschäftigt als: ..................

Arbeitgeber: ..................

Krankenkasse: .................. Unfallversicherungsträger: ..................

**A.** Angaben des Versicherten über seine berufliche Beschäftigung und Vorerkrankungen
**(nur auszufüllen bei der ersten Erstattung des Hautarztberichtes)**

1. a) Derzeitige Tätigkeit?

   b) Seit wann ausgeübt?

   c) Vorher beschäftigt bei: .................. als: ..................

2. a) Wann ist die Hauterkrankung zum ersten Male aufgetreten?

   b) An welcher Körperregion?

   c) Erfolgte deswegen bereits ärztliche Behandlung?
   (Gegebenenfalls Name und Anschrift des Arztes angeben)

   d) Bestand oder besteht wegen der Erkrankung Arbeitsunfähigkeit? Ggf. von wann bis wann?

   e) Wurde die Erkrankung bereits einem Unfallversicherungsträger gemeldet (ggf. welchem)?

3. Wodurch ist das Hautleiden nach Meinung des Versicherten entstanden?

   a) Arbeitsstoffe:

   b) Andere Ursache:

4. Bisherige Testungen:
   (gegebenenfalls durch wen?)

**B.**

5. Untersuchungsbefund:

**C.**

6. Diagnose:

**D.**

7. Welche Maßnahmen werden vorgeschlagen?
   a) Prophylaktische Maßnahmen (z. B. Anwendung von Schutzsalben, Meidung oder Austausch bestimmter Arbeitsstoffe, Tragen von Schutzhandschuhen):

   b) Therapeutische Maßnahmen:

**E.**

8. Es besteht ein — kein — Anhalt für eine beruflich bedingte Hauterkrankung, weil

9. Zur Klärung der Diagnose ist eine Wiedervorstellung für den .................................... vorgesehen, falls das Hautleiden bis dahin nicht abgeheilt ist. Der Erkrankte wurde unterrichtet.
10. Die Aufgabe der jetzigen Tätigkeit ist zu prüfen, weil

11. Hautärztliche Behandlung ist erforderlich — nicht erforderlich.
12. Da der begründete Verdacht auf das Vorliegen einer Berufskrankheit besteht, ist die in § 5 BKVO vorgeschriebene ärztliche Anzeige beigefügt*).

Nichtzutreffendes bitte streichen!

▶ Durchschrift an Krankenkasse.

▶ Durchschrift an behandelnden Arzt: Falls von mir eine Wiedervorstellung vorgesehen, bitte ich, den Erkrankten hierzu anzuhalten; bei Verschlimmerung sofort.

.............................., den ..............................                .............................................

Unterschrift des Arztes

**F. Liquidation**

Pauschbetrag nach Ltnr. 101 d ..... .........,..... DM

Porto ........................... .........,..... DM

zusammen .........,..... DM

**BG-Kenn-Nummer:** ..............................

Zu zahlen an

Kontoinhaber: ..............................

bei ..............................

(Bank — Sparkasse — Postscheck)

Konto: ..............................

*) § 5 BK-Verordnung:

(1) Hat ein Arzt oder Zahnarzt den begründeten Verdacht, daß bei einem Versicherten eine Berufskrankheit besteht, so hat er dies dem Träger der Unfallversicherung oder der für den medizinischen Arbeitsschutz zuständigen Stelle unverzüglich anzuzeigen. Für die Anzeige ist der grüne Vordruck (zweifach): Ärztliche Anzeige über eine Berufskrankheit, zu verwenden.

Gebühr nach Leitnummer 101 d des Abkommens mit der Kassenärztlichen Bundesvereinigung

**(91)** Die Überweisung nach den Leitnummern 28, 46 und 49b wird mit 4.- DM vergütet; die Bescheinigung über Transportunfähigkeit nach der Leitnummer 45 wird mit 4.20 DM vergütet.

| AOK | LKK | BKK | IKK | VdAK | AEV | Knapp-schaft |
|---|---|---|---|---|---|---|

(Name d. Verletzten) (Vorname) (geb. am)

(Arbeitgeber/Unfallbetrieb)

(Wohnung des Versicherten)

(UV-Träger)

**Überweisungs-Vordruck** zur Vorstellung beim

D-Arzt ☐ Augenarzt ☐

B-Arzt ☐ HNO-Arzt ☐

Hautarzt ☐

nach einem Arbeitsunfall/Schulunfall im Rahmen des Abkommens Ärzte / Berufsgenossenschaften

Unf.-Tag: ..........

Der/Die Verletzte ist wegen der Unfallfolgen nicht in der Lage, Sie aufzusuchen ☐

Gegen Tetanus wurde von mir verabreicht:

.......... Einheiten menschl. Tet.-Serum, .......... ccm Tetanus-Toxoidimpfstoff, am ..........

Datum: ..........

(Anw. Stempel d. UV-Trägers) (Stempel d. D-Arztes) (Kassenarztstempel) (Unterschrift) des zuweisenden Arztes

Vordr. ÜV U.-Nr. ..........

**Teil I** Papierfarbe blau

**Teil II** Papierfarbe weiß, selbstdurchschreibendes Papier (ist identisch mit Teil I)

*Abb.1. Vordruck ÜV DIN A6*

von einer zur Zeit vorliegenden und auswertbaren Zahl von 3.355 Patienten aus (1974:2855).

Wie auf Abb.2a ersichtlich, ergeben sich in der Berufsverteilung keine wesentlichen Verschiebungen der Prozentsätze gegenüber der Vorabauswertung 1974. Die Fertigungsberufe und die Gruppe der Dienstleistungsberufe (hierin sind Friseure und Reinigungskräfte z. B. anzufinden) stellen weiterhin das größte Kontingent.

Beteiligte Berufsgruppen (II): Sonstige Berufe machen nur 3,3% bei dieser Auswertung aus, wie es aus Abb.2b ersichtlich ist.

Wir haben uns die Mühe gemacht, die Gruppe der Fertigungsberufe unter dem neuen Gesichtspunkt der Patienten-Auswertung in Prozentsätzen der damaligen Vorabdokumentation gegenüberzustellen (Abb.3). Da das Ergebnis auch hier keine wesentlichen Unterschiede bringt, können wir in bezug auf die Altersversorgung und den Lokalisationsformen vorerst auf die damals gezeigten Tabellen und Abb. verweisen.

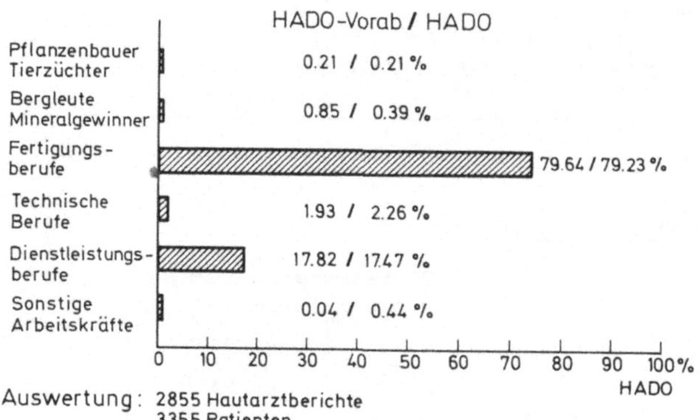


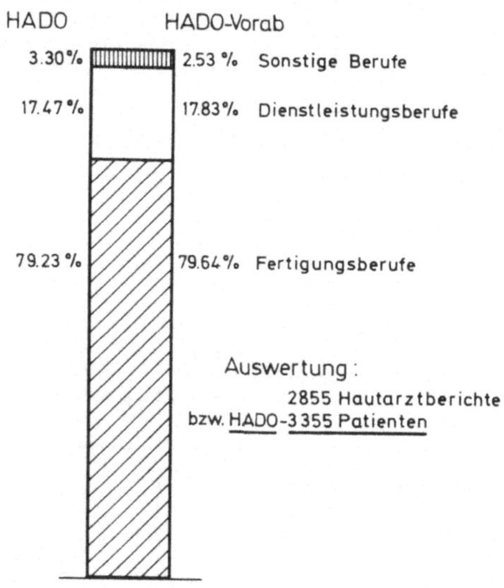


*Abb.2a u. b. Beteiligte Berufsgruppen nach dem Schlüsselverzeichnis der Bundesanstalt für Arbeit Nürnberg*

Nunmehr kommen wir zu einer wichtigen Gegenüberstellung (Abb.4). Da wir in der Auswertung Mehrfachberichte unter einer Patientenidentifikation zusammenfassen konnten, war es uns möglich, die Häufigkeit der Diagnose in den Berufsgruppen zu ermitteln. Einige wenige Diagnosen haben wir prozentual der Berufsgruppenverteilung gegenübergestellt. Es konnten damit die jeweiligen gesamten Fälle einer Diagnose oder Diagnosegruppe prozentual auf die Berufsgruppen aufgeschlüsselt werden. Als Diagnosen bzw. Diagnosegruppen haben wir hier folgende herausgenommen:

Psoriasis
Neurodermitis const. atop.
Verletzungen
Pilzerkrankungen
atop. Schleimhauterkrankungen
Oelakne
bakterielle Infekte
Superinfekte

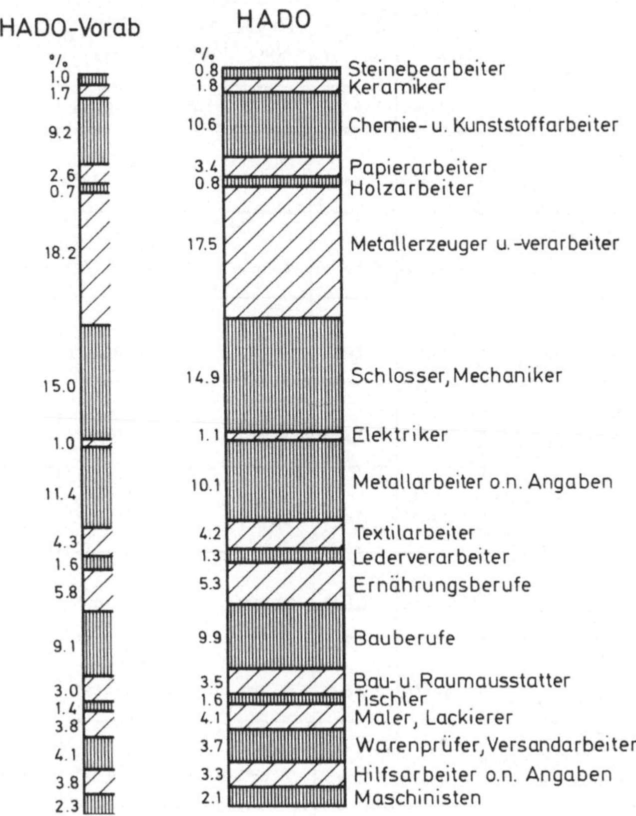


*Abb. 3. Fertigungsberufe*

Obwohl es sich um unterschiedliche Patientenzahlen in den Diagnosegruppen handelt, wird die verschieden starke Beteiligung der Krankheiten in den eizelnen Berufszweigen gravierend deutlich.

Wir wollen hier noch keine Ergebnisse in den Diagnosen besonders herausheben. Daß diese Möglichkeit aber folgert, ist evident.

Um eine bessere Übersicht zu haben, sind 3 Berufsgruppen in einer Grafik der Durchschnittsbeteiligung bei der Beachtung der Diagnose gegenübergestellt worden.

Häufigkeit ausgewählter Diagnosen in einzelnen Berufsgruppen: Die gestrichelten Linien kennzeichnen den Durchschnitt der Berufsbeteiligung (Abb.5).

Diskussion: Die einzelnen Berufe und Diagnosen verteilen sich jedenfalls unterschiedlich aufeinander. Wenn alle Berufe und alle Diagnosen im Verhältnis zueinander statistisch ausgewertet

| DIAGNOSEN | Pflanzenbauer, Tierzüchter | Bergleute, Mineralgewinner | Fertigungsberufe | Techn. Berufe | Dienstleistungsberufe | Sonstige Arbeitskräfte |
|---|---|---|---|---|---|---|
| | 0.21 % | 0.39 % | 79.23% | 2.26% | 17.47 % | 0.44 % |
| Psoriasis 39 Pat. = 100 % | 0,00% | 0,00 % | 84,62 % | 5,13 % | 7,69% | 2,56% |
| Neurodermitis const. atop. 60 Pat. = 100 % | 0,00% | 1,67 % | 80,00% | 1,67% | 13,33% | 3,33 % |
| Verletzungen 58 Pat. = 100 % | 0,00% | 0,00% | 84,48% | 3,45% | 12,07% | 0,00% |
| Pilzerkrankungen 174 Pat. = 100 % | 1,72% | 2,30% | 79,89% | 2,87% | 10,92% | 2,30 % |
| atop. Schleimhauterkrankung. 31 Pat. = 100 % | 0,00% | 0,00% | 67,74 % | 16,13 % | 16,13 % | 0,00% |
| Oelakne 63 Pat. = 100 % | 0,00% | 0,00% | 96,83 % | 0,00% | 3,17% | 0,00% |
| bakterielle Infekte 77 Pat. = 100 % | 0,00% | 0,00% | 85,71% | 2,60% | 9,09% | 2,60% |
| Superinfekte bei Hautkrank. 49 Pat. = 100% | 2,04% | 0,00% | 77,55% | 0,00% | 18,37% | 2,04% |

*Abb.4. Häufigkeit ausgewählter Diagnosen in den Berufsgruppen (Vergleich in % zum Durchschnitt)*

sind, ergibt das auf jeden Fall Relationen, über die man nachdenken und aus denen man für Prävention oder Rehabilitation Folgerungen ziehen kann! Dabei werden sich auch zur berufsbedingten Krankheits-Realisation bei Genodermatologen wichtige Aussagen machen lassen.

Erhebung über positive Testergebnisse in einzelnen Berufen (Tabelle 1). Für diesen Zwischenbericht wurden die Zahlen und Ergebnisse der Testungen in verschiedenen Berufszweigen errechnet und festgestellt. Insgesamt wurden hierfür 951 Patienten in 5 Berufszweigen herangezogen. Davon wurden 483 Patienten bereits getestet (50,8%!) und 398 Patienten zeigten ein poitives Testergebnis. Die Vielzahl der Testungen ermöglicht uns, daß wir spezifisch die Beteiligung von Antigen-Gruppen in einzelnen Berufen errechnen können. Die Antigen-Gruppen sind wie ersichtlich zusammengefaßt worden.

Diskussion: Sie können teils sehr unterschiedliche, teils sehr gleichartige Kumulationen oder aber das Fehlen von Reaktionen entnehmen. Ohne Zweifel lassen sich hier doch sehr wichtige Hinweise für Maßnahmen an Arbeitsplätzen einerseits, Präventivmaßnahmen andererseits erahnen.

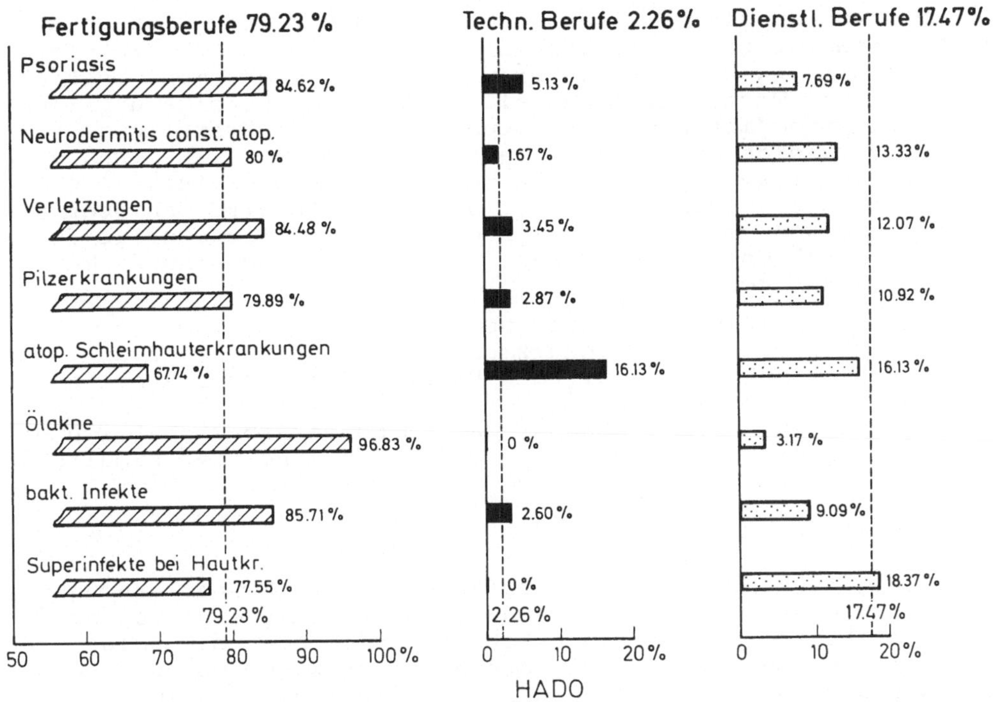


*Abb. 5. Häufigkeit ausgewählter Diagnosen in einzelnen Berufsgruppen (Vergleich in % im Durchschnitt)*

Tabelle 1. Erhebung über poitive Testergebnisse in einzelnen Berufen

| | Textil. Leder | Ernähr.- berufe | Friseure | Tischler Maler | Chemie Kunststoff |
|---|---|---|---|---|---|
| Patienten | 149 | 142 | 227 | 151 | 282 |
| Patienten, getestet | 81 | 78 | 126 | 75 | 123 |
| Pat.m.pos. Testergebnis | 70 | 55 | 107 | 59 | 107 |
| Zahl der pos. Testergebn. | 152 = 100% | 100 = 100% | 251 = 100% | 110 = 100% | 198 = 100% |
| Metall-Ionen | 27,63% | 18,00% | 13,55% | 23,64% | 28,28% |
| Reingummi u. Gummisubst. | 9,21% | 3,00% | 3,59% | §,09% | 15,66% |
| Anilin-Abköm. (Paragruppe) | 15,79% | 5,00% | 9,16% | 16,36% | 16,16% |
| Kunststoffe | 0,00% | 0,00% | 0,40% | 3,64% | 4,55% |
| Formalin | 3,29% | 2.00% | 1,59% | 2,73% | 3,03% |
| Sonst. Arb. stoffe | 23,68% | 47,00% | 62,15% | 20,00% | 19,70% |
| Sonst. pos. Ergebnisse | 20,40% | 25,00% | 9,56% | 24,54% | 12,62% |
| | 100% | 100% | 100% | 100% | 100% |

Sicher wird man ein gewisses Augenmerk auch richten müssen auf die Möglichkeit der nicht berufs- oder arbeitsplatzbedingten Sensibilisierung und der Reaktion z. B. des Vorkommens bestimmter positiver Testreaktionen bei der Allgemeinbevölkerung (ohne Berufsbelastung/mit Berufsbelastung usw.). Die Erstellung derartiger Vergleiche steht uns statistisch offen, z. B. anhand unserer allgemeinen Ergebnisse in der Allergiepoliklinik, oder auch durch Felduntersuchungen. Wieder andererseits wird man aber Hinweise für Noxen im Berufsbereich gewinnen und Fingerzeige für deren Ausschaltung sehen können. Um Beispiele zu nennen: Man wird versuchen können

1. im Arbeitsmillieu die Noxen zu eliminieren oder
2. den Betroffenen unter Schutzmaßnahmen (Schutzsalben usw) oder
3. den Betroffenen präventiv den Berufsbereich oder Arbeitsplatz wechseln zu lassen und
4. dabei darauf achten können, daß im neuen Arbeitsbereich nicht gerade wieder dieselben Noxen vorhanden sind oder kumulieren.

Zusammenfassung

Es handelt sich beim Hautarztverfahren um ein Früherkennungsverfahren, welches vor verhältnismäßig kurzer Zeit erst von den Unfallversicherungträgern eingerichtet wurde. Die notwendige Früherkennung von beruflichen Hauterkrankungen wurde von uns schon seit geraumer Zeit mit Nachdruck gefordert; die Einrichtung eines solchen Früherkennungsdienstes war schon länger fällig. Es ist hier nicht notwendig, auf die Anlaufschwierigkeiten des neuen Verfahrens hinzuweisen, da wir dieses wiederholt in früheren Vorträgen bemerkt und auch kritisiert hatten. Im übrigen bedarf ein jedes neue Verfahren einer langen Anlaufzeit, bevor es geistiges Allgemeingut geworden ist.

Die Hinweise auf andere Früherkennungsverfahren, wie Tbc, oder Krebs mögen uns etwas trösten, denn auch dort mußten die Ansichten über die Anlaufzeit später revidiert werden. Im Hautarztverfahren jedoch können wir bereits nach kurzer Zeit auf wichtige Aspekte hinweisen, neue Erkenntnisse gewinnen, Forschungsschwerpunkte verlagern oder aktivieren und den Erfolg für die Patienten direkt ablesen. Es ist uns möglich, dort sofort zu helfen, wo Hilfe notwendig ist: beim Patienten. Er kann und muß frühzeitig auf die Gefahr der beruflichen Hautschädigung in seinem evtl. schädigenden Berufsmillieu, auf die prophylaktischen Maßnahmen bei einer Hautgefährdung und auf die Konsequenz der notwendigen Behandlung hingewiesen werden.

So kann es zum verminderten Anstieg dieser Erkrankungszahlen oder gar zur Stagnation und Reduzierung derselben kommen. Was Hautarztbericht und Hautarztverfahren anbelangt, so ist aus unserer Sicht allein schon aus Kenntnis unserer hier ganz aphoristisch angedeuteten ersten Auswertungsbefunde abzulesen, daß Bericht und Verfahren von höchster praktischer Bedeutung in der verschiedensten Hinsicht und höchster prospektiver Potenz und Bedeutung sind. Wir glauben sagen zu können, daß hier in unserem medizinischen und dermatologisch-arbeitsmedizinischen Bereich, also in unserem eigenen engsten Arbeitsgebiet ein wirklich vielversprechender Schritt nach vorn getan worden ist, in dem wir die Träger der gesetzlichen Unfallversicherung nachdrücklich unterstützen sollten. Es sollte also alles unternommen werden, in der Ärzteschaft das Hautarztverfahren zu propagieren und seine Durchführung zu aktivieren. Das betrifft einmal die gesamte nichtdermatologische Ärzteschaft hinischtlich der Überweisung von entsprechenden Patienten zum Hautarzt für Einleitung des Hautarztverfahrens, zum anderen die Dermatologen selbst in der Erstattung der Hautarztberichte, der Durchführung von Allergietestungen in diesem Rahmen, und der Terminierung einer Wiedervorstellung von Patienten beim Dermatologen, im Rahmen der Erstattung der Hautarztberichte zur Fortsetzung des Hautarztverfahrens.

## B. BERUFS- UND UNFALLBEDINGTE UNVERTRÄGLICHKEIT UND ALLERGIEN

J. Rakoski, München

### Jodallergien unter besonderer Berücksichtigung von Desinfektionsmitteln und Kontrastmitteln

Jodhaltige Medikamente werden mit sehr unterschiedlichen Indikationen angewandt. Die Tabelle 1 zeigt eine Zusammenstellung.

Tabelle 1. Jodhaltige Medikamente

1. Externa
   Desinfizientia: z. B. Tot. Jodi
   Antimikrobiellwirkende Substanzen: z. B. 7 Jod-5 Chlor-8 Oxychinolin
   Lokale Antiphlogistika
2. Oral verabreichbare Medikamente
   Expektorantia: z. B. Kaliumjodat
   Antidiarrhoika: z. B. 7 Jod-5 Chlor-8 Oxychinolin
   Antiatheriosklerotika: z. B. Jodglutamat
   Schilddrüsenwirksame Substanzen
3. Parenteral verabreichbare Medikamente
   Venenverödungsmittel: z. B. Varigloban[R]
   Muskelrelaxantien: z. B. Flyxedil[R]
   Röntgenkontrastmittel: z. B. Jotalamat

Bei allen diesen Medikamenten sind Nebenwirkungen beschrieben worden, die im Sinne einer Allergie gedeutet wurden. Ich möchte nun am Beispiel einiger Stoffe, bei denen besonders viele Untersuchungen durchgeführt worden sind, die auch für die klinische Praxis wichtig sind, der Frage nachgehen, ob es sich hier tatsächlich um Jodallergien handelt. Es sind folgende Präparate: Jodtinktur, Kaliumjodat, Jodamethan (Jodoform) und 7-Jod-5-Chlor-

8-Oxychinolin (Vioform). Bei lokaler Anwendung dieser Medikamente auf Häuten und Schleimhäuten sind Kontaktekzeme mehrfach beschrieben worden. Bei enteraler Gabe wurde über Arzneimittelexantheme und bei Kaliumjodat noch zusätzlich über Schnupfen, Conjunktivitis, Bronchitis berichtet. Bei Enterovioform beobachtete EKKELUND und MÜLLER (1) neben einem Arzneimittelexanthem auch noch das Aufflammen eines bereits abgeheilten Vioform-Kontaktekzems.

Zur Klärung der Frage nach allergischer Überempfindlichkeit wird bei jodhaltigen Medikamenten normalerweise ein epicutaner Allergietest durchgeführt. KUTOS fand (1961-1967) unter 755 mit Jodkali in Vaseline getestete Patienten bei 13,7% ein positives Testergebnis. Bei einer Untersuchung der Internationalen Contaktdermatitis Research Group an 5 europäischen Kliniken wurde eine Sensiblisierung gegen Vioform bei 1,7% der Patienten gefunden. Bei allen diesen Verbindungen wurde nachgewiesen, daß sie, wenn auch z. T. nur in geringen Mengen von Haut und Schleimhaut resorbiert werden und, daß Jod aus den Verbindungen abgespalten wird. Handelt es sich nun bei den beschriebenen allergischen Phänomenen tatsächlich um Allergien gegen Jod?

BLOCH wies bereits 1911 bei Jodoform nach, daß es sich bei einem großen Teil der diesem Stoff zugeschriebenen Allergien nicht um eine Allergie gegen die Jodverbindung handelt, sondern um eine Allergie gegen die $CH_3$-Halogenverbindung. Ähnliches wurde bei Vioform (Jod-Chlor-Oxychinolin) nachgewiesen. Es besteht hierbei keine Allergie gegen Jod, sondern eine Allergie gegen Oxychinolinverbindungen. Es fällt sogar auf, daß die Sensibilitätsfähigkeit bei den Jodverbidnungen erheblich geringer ist als bei den Chlor- und Bromverbindungen.

Bei der histologischen Untersuchung von Jodexanthemen fanden SULZBERGER, MARCH und BRUNAUER in den Infiltraten hauptsächlich polymorphkernige Leukocyten, was eher für ein toxisches als für ein allergisches Geschehen spricht. Bei der histologischen Untersuchung von Testreaktionen auf Kaliumjodat fand PLEWIG follikulär gebundene Pusteln, die sich bei hohen Kaliumjodat Konzentrationen bei fast allen Patienten erzeugen ließen. Auch diese Beobachtung spricht mehr gegen als für eine allergische Ätiologie. Man kann also nun folgenden Schluß ziehen: Bei den Überempfindlichkeiten gegen die oben genannten jodhaltigen Verbindungen handelt es sich in vielen Fällen nicht um eine Allergie gegen Jod, sondern um eine Allergie gegen das Molekül, in das das Jod eingebaut ist oder im anderen Fall, es handelt sich um keine Allergie, sondern um eine toxische Reaktion auf Jod, bei der allerdings die Empfindlichkeit individuell sehr unterschiedlich sein kann. Für diese Überempfindlichkeit wurde der Begriff Jod-Pathergie geprägt.

Bei den schilddrüsenwirksamen Medikamenten spielt die allergische Jodüberempfindlichkeit wohl praktisch keine Rolle, abgesehen von dem bereits oben erwähnten Kaliumjodat der Plummerschen Lösung; die Komplikationen liegen hier im Bereich der Endokrinologie. Bei dem Muskelrelexans Flaxedil$^{R}$ wurden Urticarien beschrieben, die aber auch bei anderen, jodfreien Muskelrelexantien auftreten und die auf eine direkte, nichtallergische Histaminliberation zurückzuführen sind.

Die klinisch wohl wichtigste Gruppe von Jodverbindungen sind die jodhaltigen Kontrastmittel, einige typische Vertreter der trijodierten Kontrastmittel sind in Abb.1 dargestellt.

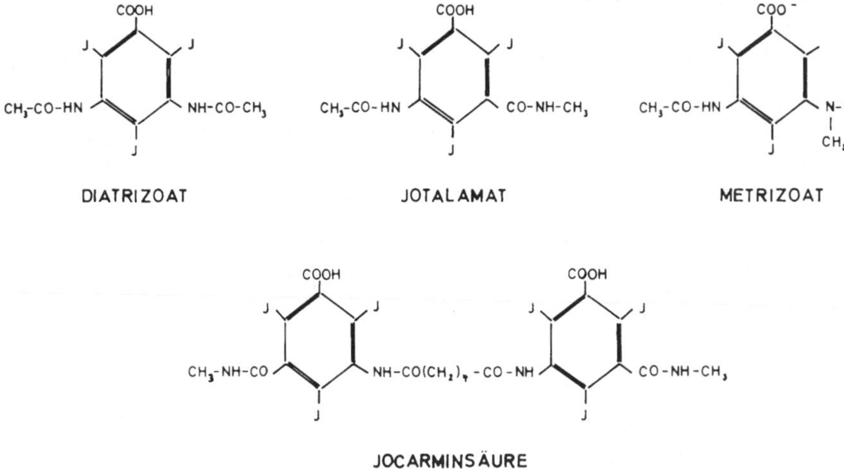

DIATRIZOAT JOTALAMAT METRIZOAT

JOCARMINSÄURE

*Abb.1. Jodhaltige Kontrastmittel*

Als Nebenerscheinungen bei der Anwendung dieser Kontrastmittel werden Symptome wie Hautrötung, Urticaria, Niesen, Tränenfluß, Erbrechen, Glottisödem, kardialer Schock, Atemstillstand, Lungen- und Hirnödem beschrieben. Alle diese Symptome treten in den meisten Fällen in den ersten 5 Minuten nach Injektion des Kontrastmittels auf. Alle diese Symptome werden in der Literatur unterschiedlich angegeben. Nimmt man einmal den Schock mit tödlichem Ausgang bei intravenöser Urographie, so tritt dieses Ereignis nach PERDERGRASS (1959) bei 100 000 Untersuchungen einmal auf, bei SHERADI (5) 1 mal bei 10 000 i. v. Pyelogrammen auf. Diese Zahlenangaben seien nur ein Beispiel für die Größenordnung der Komplikationsrate genannt. Der Vergleich von Zahlen der Komplikationsraten bei verschiedenen Untersuchungen ist immer schwierig, da die Gewinnungsmethode der Fakten sehr unterschiedlich ist.

Haben nun diese Schockereignisse bzw. Schockfragmente eine allergische Ursache und beruhen diese Reaktionen auf einer Jodallergie?

FISCHER nimmt an, daß bei den Patienten, bei denen Kontrastmittelzwischenfälle auftreten, höchstens 8-10% eine Jodallergie haben. Er betont aber, daß das Jod in den Kontrastmitteln organisch gebunden und sozusagen maskiert ist. McCHESNEY wies nun nach, daß Jod aus den Kontrastmitteln durch Dejodasen in der Leber abgespalten werden kann. Trotzdem ist man allgemein der Auffassung, daß dem Jod bei der Genese der Kontrastmittelzwischenfälle keine Bedeutung zukommt. Allergien gegen das gesamte Kontrastmittel-Molekül wurden bisher nur bei Perabrodil bei einer Patientin durch SCHLOSSHAUER und MÖCKEL nachgewiesen.

Allergien werden bei Kontrastmittelzwischenfällen nicht mehr angenommen (BARKE). Eine Vortestung des Patienten mit den Kontrastmittel wird allgemein als nutzlos abgelehnt. Aufgrund dieser Erkenntnisse wurden beim 1. Europäischen Kongreß für Radiologie 1967 in Barcelona beschlossen, daß es kein Kunstfehler ist, eine Röntgenkontrastmitteluntersuchung ohne vorherige Vortestung bei einem Patienten durchzuführen. Die deutsche Röntgengesellschaft schloß sich dieser Entscheidung an, die inzwischen auch bei Kontrastmittelzwischenfällen mit Todesfolge von der deutschen Rechtssprechung anerkannt worden ist.

Als Ursache für die Kontrastmittelzwischenfälle werden heute eine direkte Histaminliberation aus den Mastzellen angenommen (3). LASSER (4) wies im Tierexperiment mit Diatrizoat und Acetrizoat Histaminliberation direkt nach. ROCKOFF fand bei Menschen, daß nach Diatrizoat-Injektionen der Histaminspiegel im Blut ansteigt. Daß allerdings die Histaminliberation der einzige Mechanismus der Schockauslösung ist, dagegen spricht die klinische Erfahrung, daß die Gabe von Antihistaminika vor Kontrastmittelgabe praktisch nutzlos ist.

Eine exakte Voraussage, bei welchen Patienten eine Kontrastmittelkomplikation zu erwarten ist, ist nicht möglich. Man bemüht sich daher Risikogruppen herauszufinden. Dazu gehören Patienten mit schweren Nieren- und Leberschäden, mit Plasmocytom, Thyreotoxikosen, Hypertension und kardiale Dekompensation. SHEHADI (5) stellte bei der Auswertung einer Fragebogenaktion über Kontrastmittelzwischenfälle (beobachtet wurden über 100 000 Untersuchungen) fest, daß bei Allergikern die Komplikationsrate doppelt bis dreimal so hoch wie bei den Nicht-Allergikern ist. Am häufigsten wurden Komplikationen bei Fisch- und Schalentierallergikern festgestellt, es folgen in der Risikogruppe Milch-, Ei-, Schokoladeallergiker, Asthmatiker, Heuschnupfenpatienten und Penicillinallergiker.

## Literatur


1. EKELUND, A.G., MÜLLER, H.: Oral Provocation in Exzematous Contact Allergy To Neomycin And Hydroxy-Quinolines. Acta derm.-venereol. 49, 422-426 (1949).
2. BANDMANN, J., CALNAN, C. et al: Dermatitis From Applied Medicaments. Arch. Derm. Vol. 106, 335-337 (1972).
3. WIENERS, H.: Zur Pathogenese kardiovasculärer Reaktionen beim Kontrastmittelzwischenfall. Der Radiologe 6, 177-184 (1965).
4. LASSER, C., WALTERS, A.J., LANG, J.H.: An Experimental Basis for Histamine Release in Constrast Material Reactions. Diagn. Radiology 49-59 (1974).
5. SHEHADI, W.H.: Adverse Reactions to Intravascularly Administered Contrast Media : A Comprehensive Study Based on a Prospektive Survey. The American Journal of Röntgenology, Radium Therapie and Nuclear Medicine Vol. 124, 145-152 (1975).

J. v. Mayenburg, München

# Wundinfektion und bakterielle Allergie am Beispiel der Staphylokokken

Wenn nach Unfallverletzungen Wunden schwer heilen und dabei Eitererreger eine besondere Rolle spielen, so denkt man an gesteigerte Virulenz der Erreger, an eine Abwehrschwäche des Patienten, vielleicht entfernt an einen infektiös-allergischen Prozeß. Wegen der Kürze der Zeit greife ich den Hauptkeim der Wundinfektion, den Staph.aureus heraus, um an diesem Erreger die Probleme der bakteriellen Allergie zu diskutieren.

Der erste Teil des Vortrages soll Ihnen einen Eindruck von Krankheitserscheinungen geben, die als infektallergische Reaktion auf Staphylokokken angesehen werden. Der zweite Teil befaßt sich mit der Immunologie von Bakterien und speziell von Staphylokokken.

Was versteht nun der Kliniker unter bakterieller Allergie? Ich zeige Beispiele aus der Dermatologie, deren allergologische Phänomene Gültigkeit für den Gesamtorganismus haben. Nach ausreichendem Kontakt des Immunsystems mit den Antigenen von Staphylokokken-Substanzen entwickelt der Organismus Antikörper, die dann spezifisch mit Antigenmaterial des Erregers reagieren und sekundäre Entzündungsprozesse hervorrufen. Dabei können die Staphylokokken am Ort des Krankheitsherdes in hoher Konzentration ansässig sein, wie beim mikrobiellen Ekzem oder der stasis-bedingten Dermoepidermitis der Unterschenkel. Diese Herde heilen unter Lokalbehandlung mit desinfizierenden Externa. Oder aber die Bakterien sitzen fernab in einem Herd und ihre Antigene streuen über die Blutbahn zur Haut, wie beim nummulären Ekzem, das auf Lokalbehandlung nicht anspricht, wohl aber nach der oft therapeutisch schwierigen Ausschaltung des Herdes abheilt. Streureaktionen können auch unter dem Bild disseminierter papulo-vesiculöser Efflorescenzen auftreten. Dies mitunter am Beginn einer antibiotischen Therapie durch plötzliche Überschwemmung des Organismus mit bakteriellen Zerfallsprodukten. Das Bild einer Intracutan-Testung mit verschiedenen bakteriellen Antigenen zeigt das nächste Dia. Nun ein klinischer Fall, der einen Zusammenhang zwischen Unfallverletzung, Wundinfektion und daraus später folgendem bakteriell-allergischem Hautkrankheitsbild nahelegt:

Tabelle 1: Verkehrsunfall mit Trümmerfraktur des Schienbeinkopfes. Nach operativer Versteifung des Kniegelenkes tiefe Thrombose mit postthrombotischen Syndrom. In dessen Gefolge Ulcus cruris, leichte Stasiszeichen und mikrobielle Ekzemreaktion im Bereich des Ulcus. Die Epicutan-Testung mit breitem Kontakt-Antigenspektrum verlief negativ.

Die bisher geschilderten bakteriell-allergisch zu deutenden Krankheiten und Erscheinungen, im wesentlichen vom Spät-Reaktionstyp sind das Resultat klinischer Empirie. Mehrdeutige Krankheitsbilder wie die Urticaria als Beispiel einer Sofortreaktion oder Purpuraformen als Beispiel von Typ-3-Reaktionen seien aus Zeitgründen nur am Rand vermerkt. Die infekt-allergische Ätiopathogenese dieser Erkrankungen ist aber experimentell noch nicht sicher bewiesen.

Tabelle 1. Klinisches Beispiel für Unfallverletzung mit mikrobiell-allergischer Unfallfolge: mirkobielles Ekzem

| | |
|---|---|
| 1961 | Verkehrsunfall, Trümmerfraktur des Schienbeinkopfes. Nagelung, Klammerung. |
| 1961 | Operative Versteifung |
| 1971 | Tiefe Thrombose |
| | Posttraumatisches Syndrom |
| | Ulcus cruris, abgeheilt |
| 1973 | Ulcus-Rezidiv |
| 1974 | dazu: Entzündung, Juckreiz |
| 1975 | Mikrobielle Ekzemreaktion im Sinne einer Dermoepidermitis |
| S. R. | 1927 |

Ansätze in dieser Richtung sind die Expositionsversuche mit Bakterienextrakten durch die Gruppe RÖCKL et al. (4) und in den 60er Jahren PETER sowie STORCK zuletzt in diesem Jahr. STEIGLEDER (5) klammert Anfang dieses Jahres in einer Ekzemübersicht das nummuläre und mikrobielle Ekzem bewußt aus.

Worin liegt die Problematik? Hier eine knapp gefaßte Übersicht im Dia. Die genannten Krankheitsbilder sind klinisch wohl definiert. Eine andere Erklärung als die infektallergische steht nicht zur Verfügung. - Bakterien besitzen ein komplexes von Wachstumsbedingungen abhängiges Antigenmosaik. Allergische Reaktionen werden überlagert durch unspezifische Entzündungsreaktionen als Folge vitaler Funktionen der Mikroorganismen. - Es muß mit einer Infektionsimmunität auf Staphylokokken gerechnet werden. Wie verhält sich dazu eine Allergie? - Epi- und Intracutan-Testungen mit Mikroben verlaufen überwiegend positiv mit Sofort- und Spätreaktionen sowohl bei Kranken als auch bei Gesunden, jedoch mit Intensitäts-Unterschieden. Dieser Befund wird oftmals als wertlos abgetan, steht er doch im Widerspruch zur üblichen Praxis, positive Testreaktionen mit Allergie gleichzusetzen. Aber gerade dieser ungewöhnliche Befund scheint bemerkenswert und besonderer Überlegungen wert.

Wenden wir uns daher jetzt von den allergischen Krankheitsbildern ab und den ihnen zugrunde liegenden immunologischen Prozessen zu. Im heutigen Sprachgebrauch ist Allergologie die Lehre von den Krankheiten und pathologisch sichtbaren Veränderungen, der die Immunologie die experimentell-naturwissenschaftliche Grundlage liefert. Vom immunologischen Standpunkt aus stellt sich nun von selbst die Frage nach bisher nachgewiesenen Staphylokokkenantigenen und Antikörpern im Humanserum und Humangewebe. Der Staphylococcus ist ein biologisch äußerst aktiver und vielseitiger Organismus. Er produziert eine Vielzahl von Fermenten und Toxinen, die besondere Krankheitserscheinungen hervorrufen und zur AK-Bildung befähigt sind (Tabelle 2). Es lassen sich also aus der Gruppe der Exotoxine schon eine Vielzahl von Ag und Antikörpern zusammentragen. Hervorzuheben ist besonders das Alpha-Antitoxin. Es ist gegen die letale, die dermonekrotische und andere Wirkungen des Alpha-Toxins gerichtet. Den Erreger selbst und seine Vermehrung kann es aber nicht treffen. Besonderes Interesse verdienen die Zellwandantigene (Tabelle 3). Von Antikörpern gegen diese Sub-

Tabelle 2. Staphylokokken-Antigene und Antikörper von Staphylokokkenprodukten

| Antigene | Antikörper |
|---|---|
| Fermente | Anticoagulase (Alpha- u. Beta-Globulin) |
| Coagulase coaguliert Plasma | |
| Lipase Eigelb-, Triglyceridspaltung | |
| Fibrinolysin Staphylikinase | Antistaphylokinase |
| Hyaluronidase | Anti-Hyaluronidase |
| Gelatinase | |
| Mannitose | |
| Urease | |
| Reductase | |
| Phosphatase | |
| Toxine | |
| Alpha-Toxin Haemolysierend (Tier) Dermonekrotisch Letal Leukocidal Plättchenlösend u. a. | Alpha-Antitoxin ("Staphylolysin") nachweisbar |
| Beta Toxin Hämolysierend (Tier) | Beta-Antitoxin |
| Delta-Toxin Hämolysierend (Mensch) | Delta-Antitoxin nachweisbar |
| Leukozidin greift Leukos an | Anti-Leukoxidin |
| Entertoxin Intestinal-Toxin | Anti-Enterotoxin |

Tabelle 3. Staphylokokken-Antigene und Antikörper von Zellwandmaterial

| Antigen | Antikörper |
|---|---|
| Außen-Zellwand AG (Schleimschicht) teilweise identisch: Smith-Surface-Ag (SSA) Staph. polysacc. Ag (SPA) A-1, S-2a, A-2b | signifikant erhöhte Abwehr nach Immunisierung |
| Protein A "normal" vorkommend, an der Zelloberfläche u. im Nährmedium | IgG-Fab-Fragment (Mensch) daneben IgG-Fac-Fragment = Agglutinin (Tier) |
| Zellwand-Teichons.-Polys. Ag Ribitol-Teichonsäure (S. aur.) Glycerol-Teichonsäure (S. epid.) | frei AK gegen Teichonsäure Anstieg nach Infekt<br>Celluläre Antikörper |

stanzen ist eine Zerstörung der Staphylokokken selbst zu erwarten und damit ein antiinfektionöser Schutz. Auf der Liste wird Ihnen auffallen, daß für das Protein-A sowie für Teichonsäure humorale zur IgG-Fraktion gehörende Antikörper nachgewiesen wurden. Für die Zellwandantigene können Antikörper aufgrund der immunisierenden Wirkungen dieser Substanzen angenommen werden. Für die mehrfach nachgewiesenen zellulären Antikörper fehlt die exakte Bestimmung der entsprechenden Antigene. Zur Diskussion steht nach wie vor die Frage, ob Staphylokokken die Bildung von Autoantigenen provozieren, ferner ob gewisse staphylogene Substanzen Hapten-Charakter tragen.

Zum Verständnis der bakteriellen Allergie scheint die Kenntnis der zur Immunität, also zur Infektabwehr führenden Immunprozesse unerläßlich. Aus den Mechanismen der Immunität bei anderen mikrobiellen Erregern sind Rückschlüsse auf die Immunantwort gegenüber den Staphylokokken zu erwarten. Aufschlußreich ist die Entwicklungsgeschichte des Immunsystems, die deutlichen Parallelen zum individuellen Ablauf der Abwehrreaktion aufweist. Die Phylogenese der Tiere zeigt eine stufenweise Entwicklung der immunologischen Abwehrsysteme. Ebenso vollzieht sich nach Infektion mit Mikroben schrittweise eine Auseinandersetzung mit den nacheinander geschalteten Verteidigungslinien der Immunabwehr. Tabelle 4 zeigt das Stufenschema der Abwehrreaktion nach O. GÜNTHER, 1971. Analog dem phagocytierenden Einzeller stellen die Makrophagen die erste Stufe der noch ganz unspezifischen Abwehr dar. Es folgen die Spätrekation, getragen von spezifisch sensibilisierten T-Lymphocyten, komplettiert später durch IgM. Danach bei den höheren Wirbeltieren die humoralen Antikörper IgG, IgA und IdE das hier im Bild noch fehlt. Diese Stufenleiter der Immunreaktionen wird nun beim Säugetier je nach der antigenen Stärke der Erreger bis zu verschiedener Höhe beansprucht. Schwache Antigene mobilisieren nur die Makrophagen, stärkere darüber hinaus die Lymphocyten. Sehr kräftige Antigene beanspruchen alle Stufen, halten sich aber nicht lange mit der cellulären Abwehr auf, sondern führen ihre Auseinandersetzung vorzugsweise mit dem differenzierten humoralen System. Wesentlich ist die individuelle Reaktionsfähigkeit des Wirtsorganismus.

Tabelle 4. Stufenschema der Abwehrreaktionen nach G. GÜNTHER in "Beiträge zur Immunologie und zur Serum- und Impfstoffprägung 1970 - 1971"

| | | |
|---|---|---|
| A. Vorstufe | unspezifische Makrophagenresistenz | |
| B. | spezifische Immunreaktionen | |
| Stufe $I_1$ | Spätreaktion | (cell-mediated) |
| $_2$ | IgM | Cyclostomata, Pisces |
| Stufe II | IgG | Amphibia, Reptilia, Aves |
| Stufe III | IgA | Mammalia |

Hier Beispiele für Unterschiede der antigenen Kraft von Krankheitserregern (Abb.1). Bei der Lepra und Tuberkulose reicht die Abwehr nicht über die Spätreaktion hinaus. Der Erfolg der Pocken-

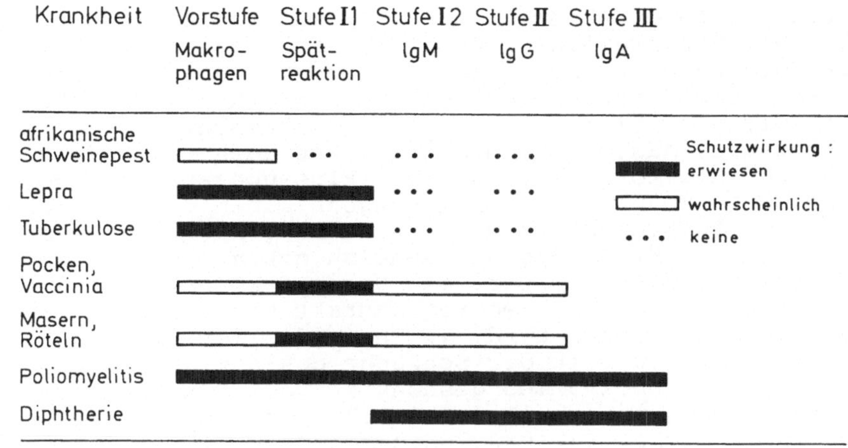


*Abb.1. Immunitätsstufen bei Infektionskrankheiten nach O. GÜNTHER in "Beiträge zur Immunologie und zur Serum- und Impfstoffprüfung 1970 - 1971"*

schutzimpfung beruht vor allem auf der Produktion von cellulären Antikörpern. Gut immunisierte Personen in Indien zeigten nach EHRENGUT eine positive Spätreaktion und erkrankten nicht, während bei mittel bis schwer Pockenkranken die Spätreaktionen negativ ausfielen. Dieser Hinweis ist wichtig für die Beurteilung der bakteriellen Testreaktionen.

Wie stark ist nun die antigene Kraft der Staphylokokken, wie wären sie in diesem Schema einzuzeichnen? Für die Existenz von cellulären Antikörpern gegen Staph. aureus gibt es in der Literatur inzwischen eine Reihe von Hinweisen: So gelang die Übertragung der cellulären Immunität durch Thymuszellen auf nicht vorimmunisierte Tiere. Weiterhin wurde an der Stelle einer verzögerten Reaktion auf Bakterienextrakt eine erhöhte Fähigkeit lebende Staphylokokken abzutöten festgestellt. Noch ein Beispiel: Nach Behandlung mit Antilymphocytenserum ergaben sich signifikant kleinere Hautreaktionen.

Neben diesen lymphocytären Antikörpern wurden, wie schon erwähnt, auch humorale Antikörper der Fraktion IgG gegen Protein-A und Teichonsäure gefunden. Für diese staphylogenen Substanzen müßte der Balken also über die gesamte Skala reichen. Soweit zur Immunität.

Wie steht es nun aber mit der Allergie, d. h. mit hyperergischen Reaktionen auf Staphylokokken? Eine Allergie, die sich in klinischen Entzündungs-Erscheinungen manifestiert, ist das Resultat der Reaktionskette von spezifischer Antigenantikörperreaktion und Freisetzung von Mediatorsubstanzen aus Mastzellen bzw. sensibilisierten Lymphocyten. Die Allergie stellt sich so als quantitatives Problem dar. Die Größe der Antikörpermenge, seien es Immunglobuline oder sensibilisierte Lymphocyten, die in die spezifische

Reaktion eingehen, bestimmen das Ausmaß der Immunreaktion, die einmal als unauffällige Immunität, in anderem Falle als allergischer Entzündungsprozeß ihren Ausdruck findet. Wie ließe sich nun eine solche Überproduktion von Antikörpern auf Mikroben erklären? Nehmen wir als Beispiel ein Staphylokokkenantigen, z. B. eine Teichonsäure, das obwohl humorale, als auch nach dem Stufenschema cellulärer Anitkörper stimuliert. Eine überstarke hyperergische Spätreaktion könnte mit einem Hängenbleiben und Überproduktion auf der cellulären Stufe erklärt werden. Nach dem Gesagten wäre die immunogene Kraft des Antigens zu schwach zur Stimulation höher gestufter Antikörper. Die Ursache könnte bei langdauerndem Infekt in einem schlechten Kontakt zum Immunsystem etwa in einem abgeschlossenen Herd, in individueller Schwäche des humoralen Systems sowie in der Schwäche des Antigens eines bestimmten Staphylokokkenstammes gesucht werden. Eine ähnliche Gleichgewichtsstörung innerhalb der Antikörpertypen werden beim Heuschnupfen zwischen IgE und IgG durch Desensibilisierung zugunsten von IgG verschoben. Hier ließen sich Gedanken über Möglichkeiten einer Vakzine-Therapie mit gereinigten Staphylokokken-Substanzen mit dem Ziel einer Stimulierung des humoralen Systems anschließen. Diese mehr theoretischen Überlegungen über Immunitätsentwicklung und Allergie müßten in geeigneten Experimenten eine Fortsetzung finden.

Noch ein Wort zum Bakterientest: Eine positive Spätreaktion sollte als ein wünschenswertes Zeichen eines funktionierenden zellulären Systems aufgefaßt werden. Ein Ausbleiben der Spätreaktion ist bei einem Immundefekt im cellulären System zu erwarten. Eine allgemein und für die Testperson überstarke Testreaktion sollte bei klinischer Symptomatik als Ausdruck einer Allergie angesehen werden.

Literatur

1. EHRENGUT, W.:"Allergie- und Immunitätslage nach Vaccinia- und Variolainfektion". Arch. Kinderkh. Beiheft 59 (1968).
2. GÜNTHER, O.: "Die Entwicklung der Immunität gegen Infektionskrankheiten in Beiträge zur Immunologie und zur Serum- und Impfstoffprüfung" S. 1,14 (1972).
3. PETER, G., SCHRÖPL, F., HOLLING, M., HORSTMANN, A.: Ekzematogene Glycosaminopeptide von Staphylococcus aureus. Arch. klin. exp. Derm. 233, 139-145 (1968).
4. RÖCKL, H. SCHRÖPL, F. MÜLLER, E.: Mikrobielle Genese von Ekzemen. Arch. klin. exp. Derm. 219, 830 (1964).
5. STEIGLEDER, G.K.: "Differentialdiagnose des allergisch bedingten Kontaktekzems". Hautarzt 26, 62.64 (1975).
6. STORCK, H.: "Einige Aspekte bakterieller Allergie". Hautarzt 26, 507-513 (1975).

F. Reichardt, München

# Formalinallergien unter Berücksichtigung chirurgischer und allgemeiner Berufsexposition

Über Schädigungen des menschlichen Organismus durch Formaldehyd ist in den letzten Jahrzehnten gehäuft publiziert worden. Es wurde über toxische Dermatitiden, unspezifische Reizungen an den Schleimhäuten von Auge, Nase und Bronchien, Atemwegsallergien sowie am häufigsten über allergische Kontaktekzeme berichtet. Das gestiegene Interesse an toxischen oder allergischen Wirkungen des Formaldehydes ist nicht verwunderlich, haben doch Kontaktmöglichkeiten mit ihm im beruflichen und außerberuflichen Bereich außerordentlich zugenommen.

Zwei Eigenschaften des Formaldehydes bestimmen ganz überwiegend seine Anwendungsmöglichkeiten:

In wässeriger Lösung ist Formol ein Protoplasmagift. Seine ätzende und eiweißfällende Wirkung wird für Desinfektion, Konservierung und Gerbung ausgenutzt. Zweitens zeichnet sich das Formolmolekül durch ausgesprochene Reaktionsfreudigkeit gegenüber manchen niedermolekularen organischen Verbindungen aus. Dies ist für die Kunststoffindustrie von wesentlichem Interesse.

Der Einsatz von Formalin zur Desinfektion gehört keineswegs der Vergangenheit an. So finden sich unter den 96 zur Wäsche- und Flächendesinfektion in der IV. Liste (einschl. des 1. Nachtrages) der nach den Richtlinien für die Prüfung chemischer Desinfektionsmittel geprüften und von der Deutschen Gesellschaft für Hygiene und Mikrobiologie als wirksam befundenen Desinfektionsmitteln allein 18, die unter anderem als wirksame Substanz Formalin enthalten. Die genaue Anzahl liegt sicher höher, da viele Herstellerfirmen die Inhaltsstoffe nicht exakt deklarieren und sich mit Angaben zum Wirkstofftyp wie "aktive Aldehydgruppen" begnügen.

Auch an unserem Klinikum findet Formalin als Desinfektionsmittel nach wie vor verbreitet Verwendung: Bei der Desinfektion von Narkoseapparaten und Absauggeräten im Aseptor, von Hämodialyseeinheiten, von hitzeempfindlichen Teilen der Endoskopiebestecke wie Kabel und Optiken ist Formalin der alleinige Wirkstoff. Für Raum-, Flächen- und Wäschedesinfektion kommt ein Wirkstoffgemisch mit maßgeblichem Formalinanteil zur Anwendung.

Weitere Kontaktmöglichkeiten bestehen im medizinischen Bereich über zahlreiche Formalin enthaltende Externa zur Mycosesanierung, Mycoseprophylaxe, zur Transpirationshemmung und zur Rachendesinfektion. Im sauren Milieu Formalin abspaltendes Hexamethylentetramin (Urotropin) findet als Hohlraumdesinfiziens der ableitenden Harnwege, zur Transpirationshemmung sowie neuerdings bei der Behandlung bestimmter Virusdermatosen Anwendung. Die Formalinexposition der Anatomen und Pathologen soll nur am Rande erwähnt werden.

Entscheidende Ausweitung seiner Anwendungsbereiche fand Formaldehyd mit dem Aufschwung der Kunststoffindustrie. Als Ausgangsstoffe für die hier interessierenden Kondensationsplaste dienen Formaldehyd und jeweils eine weitere Substanz - am häufigsten Phenol, Melamin, Harnstoff, Kresol und Hexamethylentetramin. Kunststoffe dieser Art werden in erster Linie zur Herstellung von Preßmassen, Klebstoffen, Textilveredelungsmitteln sowie in der Gießereitechnik benutzt. Allergische Hautschäden bei der Verarbeitung dieser Substanzen oder bei der Benutzung der Fertigungsprodukte beruhen in der Regel auf einer Allergie gegen Formaldehyd, selten gegen die anderen Monomere. Beschrieben wurden auch Allergien auf im Fertigungsprozeß anfallende Halbkondensate, wenn die Polimerisation unvollständig ablief.

Über mehrere Fälle von Kontaktekzem durch moderne Kunstharzgipsbinden auf Formaldehyd-Melamin-Basis bei nachgewiesener Formalinempfindlichkeit wurde jüngst im amerikanischen Schrifttum berichtet (5).

Bei der Literaturdurchsicht fällt auf, daß die Rolle, die das Formalin als Allergen bei der Entstehung von Kontaktekzemen spielt, von den einzelnen Autoren sehr unterschiedlich bewertet wird. So schwanken die Angaben über die Häufigkeit von Formalinallergien zwischen 1% und 24% aller wegen V. a. Kontaktallergie getesteten Patienten (3). Diese erheblichen Diskrepanzen können nur z. T. damit erklärt werden, daß Formalin bei Testungen in unterschiedlichen Konzentrationen, nämlich hauptsächlich zwischen 1% und 5% verwendet wird (2, 3, 4, 6). Darüber hinaus wird die Interpretation der Testergebnisse nicht einheitlich geübt. Die Kriterien für die Anerkennung eines "positiven" Läppchentestes reichen von blassen Erytem zu aggregiert stehenden Papulovesikeln (3).

Aber selbst bei einheitlich geübter Testtechnik bestehen weitere Täuschungsmöglichkeiten für den Testarzt. Am gesunden Integument kann Formalin in 10%iger Konzentration toxische Reaktionen auslösen. Auf vorgeschädigter Haut genügen sicher geringere Konzentrationen, die sich damit den üblicherweise zur Testung verwendeten Konzentrationen nähern. Störende Überschneidungen der Konzentrationsgebiete toxischer und allergischer Wirkungen bei Formalin erscheinen gut möglich. Besonders heikel wird die Beurteilung der Testreaktion am gereizten Intagument, das bedeutet am häufigsten dem des Ekzematikers. Hier löst Formalin bereits in üblichen Testkonzentrationen häufig falsch-positive Reaktionen aus, die als Empfindlichkeitsresektion zu deuten sind. Diese ähneln einer schwach positiven allergischen Reaktion. Ihr Verlauf zeigt jedoch eher Decrescendocharakter. Sie sind betont konzentrationsabhängig und häufig nicht reproduzierbar (2). Besonders hoch ist die Quote dieser unspezifischen isomorphen Reizeffekte, wenn zu früh, d. h. noch vor oder gerade nach Abheilung der Dermatose getestet wurde.

Weiteren Schwierigkeiten sieht sich der Testarzt gegenüber, wenn es gilt, bei Patienten mit eindeutig allergischen Testreaktionen die Kontakte aufzuzeigen, die zu Sensiblisierung und Ekzemunterhalt führten. Sichere Zusammenhänge werden beim Formalinallergiker in der Regel nur relativ selten gefunden (2, 4, 6).

Diese unbefriedigenden Aufklärungsquoten sollte jeder Exzemdiagnostik betreibende Arzt als Herausforderung betrachten, die Suche nach bisher unerkannt gebliebenen Kontaktmöglichkeiten zu intensivieren. Sie veranlaßten uns, die am eigenen Patientengut erhobenen Befunde einer kritischen Analyse zu unterziehen.

Von 35 Patienten, bei denen 1973 und 1974 an unserer Klinik positive Reaktionen auf 1%iges Formalin in gelber Vaseline beobachtet worden waren, konnten 16 nachuntersucht und nachgetestet werden. Es handelt sich um 12 Frauen, 3 Männer und 1 zehnjähriges Kind. In 13 Fällen war die erste Epicutantestung noch vor oder knapp nach Abheilung der Hauterkrankung erfolgt. Nur dreimal war ein pathologischer Hautbefund schon länger nicht mehr zu erheben. Eine Zusammenstellung der Diagnosen, welche die erste Testung veranlaßt hatte, der bei der Nachuntersuchung erhobenen Hautbefunde, der Berufsgruppen, denen die Patienten zuzuordnen waren, der ersten sowie der neuen Testergebnisse zeigen die drei folgenden Diapositive. Es wurde ferner vermerkt, wenn Zusammenhänge zwischen Formalinexposition, Sensiblisierung und Hautbefund als "möglich" oder "sicher" zu eruieren waren.

Die Nachtestung erfolgte mit 2, 5 und 10%iger wässeriger Formalinlösung,

Bei Patient 1-3 waren auf keine der drei Testkonzentrationen eine Reaktion zu verzeichnen. Eine Formalinallergie ist somit sicher ausgeschlossen. Da eindeutige Sensibilisierungsmöglichkeiten im beruflichen und außerberuflichen Bereich nicht zu eruieren waren, ist ein Erlöschen einer Allergie nicht anzunehmen. Bei Patient 4 wurde nur auf 10%ige Lösung eine Reaktion beobachtet. Es handelte sich um eine Krankenschwester, bei der mehrere dyshidrosiforme Handekzeme nach Umgang mit Formalin-haltigen Desinfektionsmitteln entstanden waren. Eine Allergie kann somit trotz des schwachen Testausfalles nicht ausgeschlossen werden. Auch bei Patient 7, ebenfalls Krankenschwester, die nur schwach auf die 5%ige Lösung reagierte, hatten sicher formalinhaltige Desinfektionsmittel Ekzeme ausgelöst. Die Patienten 5 und 6 boten bei der Nachtestung floride Dermatosen. Der schwache Testausfall muß mit Vorsicht als möglicherweise falsch positiv interpretiert werden.

Bei der nach wie vor an Handekzemen leidenden Patientin war eine längere Formalinexposition zu klären. Die aktuellen Allergene konnten jedoch unter ihren Berufsnoxen als Friseure gefunden werden. Die Patienten 1o-16 wiesen eindeutige 2-3 fach positive Reaktionen auf 2%ige Formalinlösung auf. Hier kann am Vorliegen einer Allergie kein Zweifel bestehen. Jedoch auch in dieser Gruppe waren gesicherte Zusammenhänge von Exposition und Ekzem nur bei Patient 13 und Patient 16 aufzuzeigen.

Es muß somit festgestellt werden, daß in mehr als 50% unseres nachuntersuchten Patientengutes mit positiver Formalinreaktion bei Nachtestungen trotz Verwendung höherer Testkonzentrationen der erste Testausfall nicht zu reproduzieren war. Es müssen somit überwiegend falsch positive Reaktionen vorgelegen haben. Über andere einflußnehmende Faktoren - wie im Falle der auf Formalin allergischen Krankenschwestern - kann z. Zt. nichts Gesichertes ausgesagt werden.

Aufdeckung sicherer Zusammenhänge zwischen Sensibilisierung und beruflicher Exposition gestaltet sich auch bei unserem auf For-

Tabelle 1. Nachuntersuchungen an Testpersonen mit positiver Formalinreaktion

| Nr. | Geschl. | 1. Testg. F 1% | | | Beruf | 72 Std.Reakt. Formalin | | | Diagnose b. 1. Testg. | Hautbefund b. Nachtestg. | Anamnest. Bezug? |
|---|---|---|---|---|---|---|---|---|---|---|---|
| | | 24 | 48 | 72 | | 2 | 5 | 10% | | | |
| 1 | w | ± | + | Ø | Sekr. | Ø | Ø | Ø | tyl.-rhag. Handekzem | O. B. | ? |
| 2 | w | Ø | + | ++ | Text. verarb. | Ø | Ø | Ø | Arzneimit-telex. | o. B. | möglich (T.-veredl.?) |
| 3 | w | ++ | ++ | ++ | Landw. schaft | Ø | Ø | Ø | V.a.endogen. Kontaktekzem | o. B. | ? |
| 4 | w | Ø | + | ++ | Krank. schw. | Ø | Ø | ++ | dyshidr. Handekzem | dyshidr. Handekzem | sicher (DIM) |
| 5 | Kd. | Ø | + | + | Schül. | Ø | ± | ++ | Bronchitis all. | Ekzema flex. | ? |
| 6 | w | Ø | + | + | Haush. hilfe | Ø | ± | ++ | Scabies ekzemat. | mak.-pap. Syphilid | möglich (DIM) |

DIM: Desinfektionsmittel

Tabelle 2. Nachuntersuchungen an Testpersonen mit positiver Formalinreaktion

| Nr. | Geschl. | 1. Testg. F 1% 24 | 48 | 72 | Beruf | 72 Std.Reakt. Formalin 2 | 5 | 10% | Diagnose b.1.Testg. | Hautbefund b.Nachtestg. | Anamnest. Bezug? |
|---|---|---|---|---|---|---|---|---|---|---|---|
| 7 | w | + | ++ | ++ | Kranken-schwest. | Ø | + | ++ | dyshidros. Handekzem | o. B. | sicher (DIM) |
| 8 | m | + | ++ | ++ | Metall-verarb. | Ø | ++ | +++ | dyshidros. Handekzem | tox.-deg. Handekzem | möglich (KONS.in Öl?) |
| 9 | w | ++ | ++ | ++ | Friseus. | Ø | ++ | +++ | dyshidros. Handekzem | dyshidros. Handekzem | möglich (DIM) |
| 10 | m | ++ | +++ | +++ | Metall-verarb. | ++ | +++ | +++ | anaphyl. Schock | o. B. | möglich (Kons. in Öl?) |
| 11 | w | + | ++ | +++ | Sekre-tärin | ++ | ++ | +++ | tyl.-rhag. Handekzem | tyl.-rhag. Handekzem | ? |

Tabelle 3. Nachuntersuchungen an Testpersonen mit positiver Formalinreaktion

| Nr. | Geschl. | 24 | 48 | 72 | Beruf | 2 | 5 | 10% | Diagnose | Hautbefund | Anamnest. Bezug? |
|---|---|---|---|---|---|---|---|---|---|---|---|
| 12 | w | Ø | + | ++ | Textil-verarb. | ++ | ++ | ++++ | atop. Asthma | o. B. | möglich (T.-veredl.?) |
| 13 | w | + | ++ | ++ | Metall-verarb. | ++ | ++ | +++ | general. Ekzem | Fersen-ekzem | F-gegerbtes Leder?-Leime |
| 14 | w | Ø | ++ | ++ | Textil-verarb. | +++ | +++ | ++++ | tyl.-rhag. Handekzem | o. B. | möglich (T.-veredl.?) |
| 15 | m | Ø | Ø | ++ | Masseur | ++ | +++ | +++ | tyl.-rhag. Handekzem | tyl.-rhag. Handekzem | sicher (DIM) |

DIM: Desinfektionsmittel
Kons.: Konservierungmittel

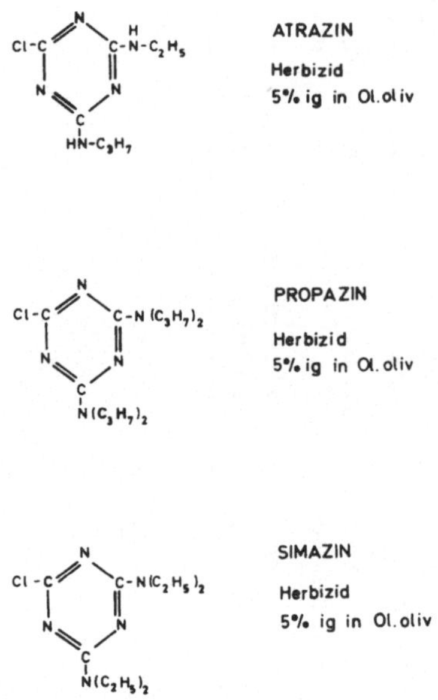

ATRAZIN
Herbizid
5%ig in Ol.oliv

PROPAZIN
Herbizid
5%ig in Ol.oliv

SIMAZIN
Herbizid
5%ig in Ol.oliv

a)

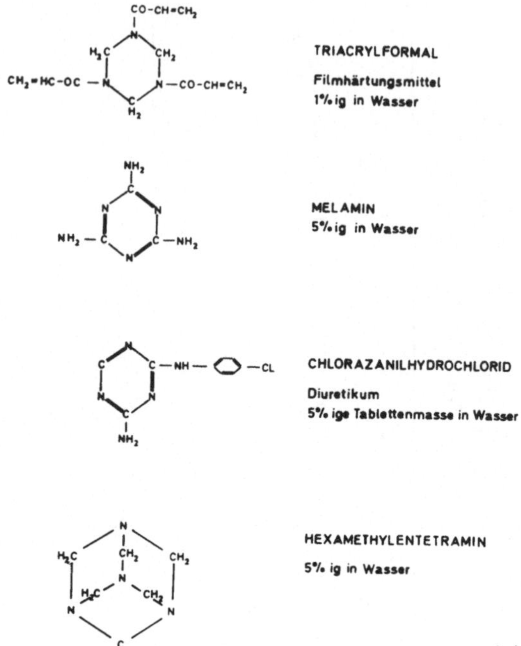

TRIACRYLFORMAL
Filmhärtungsmittel
1%ig in Wasser

MELAMIN
5%ig in Wasser

CHLORAZANILHYDROCHLORID
Diuretikum
5%ige Tablettenmasse in Wasser

HEXAMETHYLENTETRAMIN
5%ig in Wasser

b)

*Abb. 1a u. b. Getestet an Personen mit positiver Formalinreaktion*

malin allergischen Patientengut als schwierig. Vermutungen, daß der allergieauslösende Kontakt häufiger im außerberuflichen Sektor stattfindet, erscheinen naheliegend (4).

Neben Formalin kam Hexamethylentetramin (HMT) zur Testung. Mit einer 5%igen wässerigen Lösung wurden bei 5 der 7 formalinsensibilisierten Patienten deutliche positive Reaktionen gesehen. Bereits früher mitgeteilte gleiche Beobachtungen können wir somit bestätigen (4). Die allergischen Reaktionen sind sicher dem im sauren Hautmilieu aus HMT freiwerdenden Formalin zuzuschreiben und brauchen nicht als Gruppenreaktion gedeutet zu werden.

Als möglich vermutet wurden vielmehr solche Kreuzsensibilisierungen zwischen Formalin und Triazinverlusten (1). Es wurde zur Diskussion gestellt, ob nicht das reaktionsfreudige Hapten Formaldehyd beim Hautkontakt mit bestimmten Aminen Verbindungen vom Typ der Schiff'schen Basen eingeht, wie sie andererseits auch bei der Dissoziation von Triazinkörpern anfallen können.

Diesen Erwägungen wurde nachgegangen, indem beim gleichen Patientengut mehrere Triazinkörper zur Testung kamen, welche als Konservierungsmittel, Diuretica, Filmhärtungsmittel und Herbizide Verwendung finden. Die genauen Strukturformeln der zwei getesteten Konservierungsmittel sind nicht im einzelnen bekannt. Nach Angaben der Hersteller handelt es sich um eine dem HMT ähnliche Substanz sowie um ein Triazinderivat.

In 2 Fällen wurde auf das dem HMT ähnliche Konservierungsmittel in 1%iger wässeriger Lösung eine schwach positive Reaktion gesehen. In diesen Fällen war auch die Testung auf HMT selbst positiv ausgefallen. Auf keinen der anderen getesteten Triazinkörper wurde eine Reaktion beobachtet. Endgültige Schlußfolgerungen dürfen sicher noch nicht gezogen werden: Diese Testungen bedürfen einer weiteren Ergänzung und Überprüfung, Testkonzentrationen und Testvehikel sollten variiert werden.

Abschließend soll festgestellt werden:

An der Existenz echter Formalinallergien besteht kein Zweifel. Sicher wird diese Diagnose aufgrund der Testungen z. Zt. noch häufiger als berechtigt gestellt. Die Gründe hierfür sind bei Testarzt, Patient und Testsubstanz zu suchen. Eine Testkonzentration von nur 1% kann aber andererseits in manchen Fällen von Formalinallergien zu gering sein. Systematische Nachuntersuchungen von fraglichen Fällen erscheint dringlich.

Literatur

1. DÜNGEMANN, H., BORELLI, S., REBER, E.: Med. Klin. 59, 170-175 (1964).
2. EBERHARTINGER, CHR., EBNER, H.: Berufsdermatosen 12, 301-315 (1964).
3. EPSTEIN, E., MAIBACH, H.: Arch. Derm. 94, 186-190 (1966).
4. FLECK, M.: Allergie u. Asthma 4, 143-146 (1958).
5. LOGAN, W., PERRY, H.: Arch. Derm. 106, 717-721 (1972).
6. STURDE, H.-C., REICHENBERGER, M.: Berufsdermatosen 13, 335-350 (1965).

G. Oehlschlaegel, München

# Dermatologische Erkrankungen infolge von Unfällen (mit Bilddemonstration)

Unfälle können an der Haut mannigfaltig gewebliche Reaktionen verursachen. Somit werden die verschiedensten Gebiete des dermatologischen Fachbereiches berührt.

Ich habe mich für eine Gliederung entschlossen, die die fachbezogene Einteilung außer acht läßt und sich auf charakteristische oder uncharakteristische unmittelbare Folgen, auf mittelbare Folgen, auf Interpretationsversuche oder auf ein in den Vordergrund gerücktes Wunschdenken bezieht.

Veränderungen an der Haut müssen nicht zwangsläufig in den engeren Raum der Dermatologie gehören. Um aber eine grobe Gesamtübersicht zu geben, ist es nicht vermeidbar, daß gelegentlich das eigene Fachgebiet überschritten werden muß. Detaillierte Äußerungen erübrigen sich dann.

1. "Spezifische" unmittelbare Folgen

Grobmechanische Traumen, auch Schürfwunden, Platzwunden und Schnittverletzungen sind Sache des Chirurgen oder chirurgisch orientierten Praktikers. Trotzdem bedürfen sie hier der Erwähnung; denn jede Verletzung, sei sie durch Druck oder Zug verursacht, trifft fast immer zuerst die Haut, und jede Wunde geht mit einer Durchtrennung des Oberflächenepithels und des bindegewebigen Anteils der Haut einher. Hieraus resultieren Erosionen, Ulcerationen, darüber hinaus Gewebszertrümmerungen mit Blutungen in Form von Hämatomen, Ekchymosen, Sugillationen oder Petechien. Lokale Thrombosen, Nekrosen und evtl. Sekundärinfektionen mit Lymphangitiden können die Folge sein.

Wohl auch vorwiegend in die Hand des Chirurgen gehören Fremdkörpereinsprengungen. Dabei kann es sich um eine Verletzung durch Holzteilchen, auch durch Partikel von Steinen, Kohle oder von Metallen handeln.

Schmutztätowierungen oder ein Zustand nach Pulvereinsprengungen sind u. U. Anlaß zur Konsultation beim Dermatologen. Eine Hautschleifung sollte nur der speziell Erfahrene ausführen; die Behandlung mit Laser-Strahlen könnte evtl. in Zukunft etwas bringen.

Sog. Siliciumgranulome treten als Gewebsreaktion nach Eindringen von Erdpartikeln auf. Auch die Berylliumgranulome, die nach Unfällen in der kunstlichtröhrenherstellenden Industrie entstehen können, müssen hier erwähnt werden. Diese Granulome sind insofern bemerkenswert, weil ihre patho-histologische Struktur praktisch nicht vom feingeweblichen Bild eines Boeckschen Sarkoids unterschieden werden kann. Dies alles sind Beispiele einer Fremdkörperwirkung, die uns im Rahmen eines Unfallereignisses begegnet. Naturgemäß dringen Fremdkörper von außen in die Haut ein; doch ist der umgekehrte Weg von innen nach außen ebenso möglich, so z. B. bei der Sequestierung eines Knochenpartikels nach Fraktur.

Solitäre, bis erbsgroße, schmerzlose und mit der Haut verschiebliche kugelige Cysten von vermehrter Konsistenz über denen eine Narbe nachweisbar ist, und die vorwiegend an den Händen auftreten, sind meist traumatisch bedingte Epithelcysten. Diese entstehen auf dem Boden abgesprengten Epithelgewebes und zeigen im Gegensatz zu denjenigen Epithelcysten, die naevogenen Ursprungs sind, einen epidermalen Aufbau.

Von Hautschädigungen, die aus dem Rahmen des Alltäglichen herausfallen, möchte ich aufführen das Othämatom als Sonderform eines traumatischen Hämatoms und auch das sog. "Ringerohr", das als Folge stumpfer Traumen bei Ringkämpfern, Boxern und Artisten auftreten kann.

Am Fettgewebe können stumpfe Traumen zur Zertrümmerung von Fettzellen führen, deren Inhalt in der Folge in und um cystoide Nekrobiose- und Nekrosezonen von speicherungsfähigen Mesenchymzellen, die dann als Lipophagen bezeichnet werden, aufgenommen wird. Das klinische Bild der traumatischen Lipogranulome kann sich sowohl in knotigen, gelegentlich schmerzhaften Vorwölbungen, wie auch in plattenartigen Infiltraten, die muldenartig eingezogen unter dem Hautniveau liegen können, manifestieren. Die Unterschiedlichkeit des klinischen Bildes hängt jeweils von Intensität, Tiefenwirkung und Stärke des Traumas ab, aber auch von der Verlaufsphase der reparativ-resorptiven Entzündung.

Nur sehr bedingt in den Arbeitsbereich des Dermatologen gehören m. E. Verbrennungen. Eine sehr kritische und schnelle Beurteilung der lokalen Gewebsschäden und der bestehenden oder zu erwartenden Allgemeinreaktionen ist hier notwendig. Es müssen Stärke und Dauer der Hitzeeinwirkung, insbesondere aber das Verbrennungsausmaß berücksichtigt werden. Kompromisslos ist zu entscheiden, wo die eigenen Grenzen der Kenntnis im speziellen Bereich liegen. Zu berücksichtigen ist somit auch die Frage, ob und wo möglicherweise bessere ärztliche oder pflegerische und labortechnische Möglichkeiten gegeben sind. Sofern es sich nicht um kleinere Verbrennungsschäden handelt, bedeutet das, daß Abteilungen mit Intensiv-Versorgung vorzuziehen sind.

Mit Kälteschäden unter dem Bild der 1.-3.-gradigen Erfrierung muß man evtl. als mittelbare Folge nach Unfällen bei verunglückten Bergsteigern, Skifahrern oder dergleichen Exponierten rechnen, und zwar dann, wenn eine schnelle Bergung nicht möglich war.

Schäden durch Elektrizität zeigen sich an der Haut durch Strommarken, deren Ausprägung von der Stromintensität abhängt. Die unterschiedlich tingierten, meist schwärzlichen, streifigen, punktförmigen oder nach Blitzschlag verästelten Nekrosen führen oft erst nach erheblich langer Zeit zur Abheilung.

Der Akzent der Therapie wird durch die direkten Folgen des Stromflusses, wie Kammerflimmern, Atemstillstand, Seh- und Hörstörungen, Anurie, Hämaglobulinurie und Schädigungen des Rückenmarkes und peripherer Nerven bestimmt; liegt als nicht im Bereich des Fachgebietes Dermatologie.

In den engeren Bereich der Dermatologie gehören Hautschädigungen durch chemische Stoffe. Sofern es sich nicht um Substanzen handelt, die Ätzwirkungen auslösen, können bei ausreichender Konzentration, ausreichend langer Exposition und bei entsprechenden Individualfaktoren chemische Noxen zu einer Entzündung an der Haut unter dem Bild einer toxischen Kontaktdermatitis führen, deren Lokalisation naturgemäß der Einwirkung der betreffenden Substanz streng entspricht. Das klinische Bild ähnelt im wesentlichen einem akuten allergischen Kontaktekzem, unterscheidet sich aber von diesem durch die strenge Begrenzung, das Fehlen einer Streuung und durch Feinheiten im histologischen Verhalten.

Bedeutsamer sind Verätzungen. Sofern nicht Artefakte im Spiele sind, handelt es sich bei den Verätzungen stets um Unfälle. Säuren führen durch Eiweißfällung zu Coagulationsnekrosen. Diese sind wegen der Neutralisation im Gewebe scharf begrenzt; ihre Farbe ist abhängig von der Art der einwirkenden Säure. Alkalien hingegen verursachen Colliquationsnekrosen, für deren Ausprägung enzymatische Vorgänge, die zur Auflösung des Zelleiweißes führen, verantwortlich sind. Die Schädigung ist hierdurch nicht lediglich auf den Bezirk der Einwirkung beschränkt. Die Abheilung, die nach

Demarkation der Nekrose nur per secundam erfolgen kann, erfordert Wochen bis Monate. Man darf hierbei nicht vergessen, daß durch Resorption innere Organschäden auftreten können.

Ausgedehnte Nekrosen nach Alkaliverätzung traten bei einem 19 jährigen Werkzeugmacher auf, der einem Freund bei Bauarbeiten half und sich in den noch feuchten Estrich kniete. Bereits nach wenigen Stunden verspürte der Schmerzen in den später nekrotisierenden Bereichen. Unter längerer Lokaltherapie mit enzymatischer Abdauung erfolgte eine allmähliche Reepithelisierung des narbig abheilenden Bezirkes.

Von der Wirkung verätzender Substanzen wurde bedauerlich im 1. Weltkrieg mit dem als Lost bekannten Kampfstoff Gebrauch gemacht. Wie Ihnen wohl erinnerlich sein wird, war kürzlich ein besonderes Vorkommnis Anlaß, in medizinischen Zeitschriften in Form von Merkblättern und Kurzinformationen auf dessen Wirkung und auf Maßnahmen der Behandlung einzugehen.

Gewebsnekrosen durch Verletzungen mit Tintenstift, die chirurgische Maßnahmen erfordern, dürften wohl jetzt zur extremen Seltenheit zählen, wenn nicht der Vergangenheit angehören. Das Besondere dieser Verletzung bestand in der Progredienz der Nekrose, die durch einen Farbstoff der Diphenylmethangruppe, meist Methylviolett, verursacht wurde. Sinngemäße Laborunfälle sind immerhin denkbar.

Auch eine ganze Reihe von Infektionskrankheiten können nach Unfall mit unmittelbar folgenden oder gleichzeitigem Erregereintritt resultieren. Unter den exponierten Berufen und den betreffenden Beschäftigungen, die solche Ereignisse ermöglichen, sind besonders Laborbeschäftigte zu erwähnen.

Hierzu folgendes Beispiel (Abb.1): 58 jährige MTA, die an einem Veterinär-Medizinischen Institut im Impfstoff-Labor arbeitet. Die Patientin hatte abgeschwächte Milzbrandsporen aus Ampullen umzufüllen, die sie mit einer Schere öffnete. Am Abend des gleichen Tages Bildung einer Blase, die sich öffnete und zunächst reizlos aussah. Im Laufe der nächsten Tage hämorrhagische Umwandlung der Blase, die bei der Aufnahme kirschkerngroß war. Unter Penicillin-Therapie erfolgte Abheilung.

Auch Pyodermien sind nach Unfallverletzung denkbar. Auffallenderweise kommt es bei Sektionshilfen selten zu Infektionen, offenbar durch die arbeitsabhängige besondere mikrobische Ökologie der Hautoberfläche.

## 2. Unmittelbare Folgen, nicht "unfallspezifisch"

In diese Kategorie gehören noch zwei weitere Infektionskrankheiten, und zwar der Herpes simplex und der Herpes zoster. Unter den vielen Bedingungen, die beim Herpes simplex das Rezidiv ermöglichen, ist das Trauma zu nennen. Gleiches gilt vom Herpes zoster, der als paraneoplastisches Syndrom gewertet werden kann, ebenso aber bei anders verursachter Reduzierung des Allgemeinzustandes und

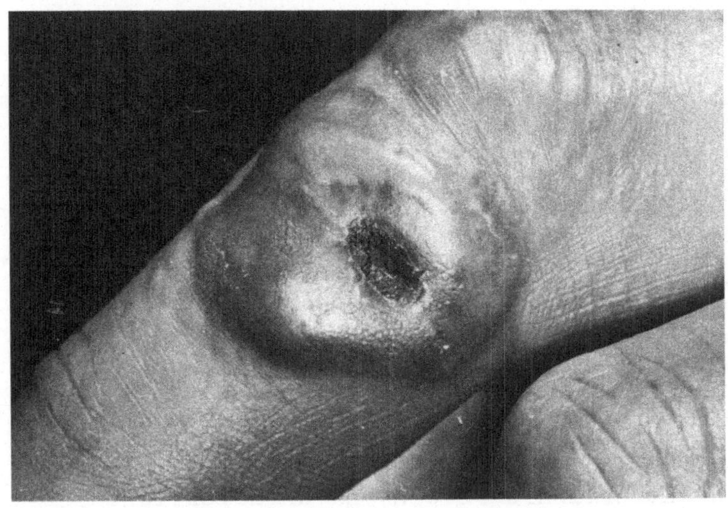

*Abb.1. Milzbrand bei 58 jähriger MTA*

auch nach Traumen auftreten kann. Wir sprechen dann von einem Herpes simplex traumaticus oder einem Zoster traumaticus.

Meist mit einem Trauma in Zusammenhang gebracht werden die Schleimretentionscysten, prall-elastische, kugelförmige Bildungen, die eine echte Cystenwand vermissen lassen und eine mucöse Imbibition des Bindegewebes aufweisen. Diese sind vorwiegend an der Schleimhautseite der Unterlippe, seltener an der Wangenschleimhaut oder der Zunge lokalisiert. - Die Therapie besteht in der Exzision.

Als Beispiel einer völlig banalen Veränderung ein überschießendes Granulationsgewebe an der Zunge, von einem serofibinös-leukocytären Exsudat bedeckt; entstanden nach Bißverletzung, die sich ein Bundeswehrsoldat beim Sprung von einem Panzerwagen zugezogen hat.

Zu erwähnen ist auch die Chondrodermatitis nodularis chronica helicis. Unter anderem, im einzelnen schwer bestimmbaren Ursachen wie Störungen in der Blutversorgung, Kälteeinwirkung oder dispositionellen Faktoren wird auch hier an eine traumatogene Entstehung gedacht. Die außerordentlich druckschmerzhaften Knötchen treten meist einseitig, bevorzugt am oberen Helixrand, meist bei Männern des mittleren oder höheren Lebensalters auf. Im Corium und Perichondrium läuft hierbei eine chronisch-granulierende Entzündung in und um Nekrobiosezonen ab. Die epidermalen Veränderungen sind sekundärer Natur.

Möglicherweise in Zusammenhang mit einem Unfall zu bringen sind Hautveränderungen bei einem 50 jährigen Mann, der in einem Arbeitsraum einer Chemie-Firma, die Raketen-Treibsätze herstellt, durch eine Explosion geschädigt wurde. Hierdurch ausgedehntere Verbrennungen einschließlich einer Augenverletzung. Bei den

Substanzen, die bei dem Unfall eine Rolle gespielt haben, handelte es sich um Kaliumnitrat, Natriumacid und Siliciumdioxid, dabei sei Stickstoffwasserstoffsäure entstanden.

Nach einigen Monaten Hautveränderungen in multinodulärer Anordnung, die sich zum typischen Bild einer Sclerodermia circumscripta entwickelten. Diese Krankheit ist ursächlich nicht abgeklärt. Möglicherweise führen auch verschiedene Agentien zu dem für diese Krankheit typischen pathogenetischen Ablauf mit dem Resultat einer circumscripten Sclerodermie. Gutachterlich mußte bei Unkenntnis der Ätiologie die Möglichkeit eines solchen Zusammenhanges bejaht werden.

Am Rande eine eher als Kuriosität aufzufassende Veränderung. Unter einem Gipsverband, der wegen einer Radiusfraktur bei einer jungen Krankenschwester angelegt werden mußte, kam es zu einer ungewöhnlichen Hypertrichose; eine Beobachtung, die möglicherweise speziell Interessierte ansprechen könnte.

Als unmittelbare Folgen von Unfallereignissen müssen noch die Narbenkeloide aufgeführt werden, die im Bereich von Operationswunden nach Verbrühungen, Verbrennungen und Verätzungen, Wochen später oder nach Monaten beobachtet werden können. Das klinische Bild und auch die Problematik der Behandlung ist allgemein bekannt. Die Unterscheidung von hypertrophischem Narbengewebe kann Schwierigkeiten machen: Das Keloid geht über den ursprünglichen Narbenbereich hinaus.

In der Pathogenese dürften Östrogene eine Bedeutung haben, auch diapositive Faktoren spielen möglicherweise eine Rolle. Darauf weist eine familiäre Häufung, auch die Bevorzugung der schwarzen Rasse hin.

## 3. Mittelbare Folgen

Hier sind aufzuführen allergische, cutan-vaskuläre und epidermale Intoleranzreaktionen; Erscheinungen, die grundsätzlich im Rahmen jeder ärztlichen Behandlung auftreten können und somit auch im Rahmen von Unfallfolgen. Hierzu gehören auch Schäden im Zusammenhang mit prothetischen Maßnahmen. Eine größere Bedeutung kommt der chronisch-venösen Insuffizienz nach Unfall zu. Weiter gehören hierzu Tumoren als Unfallfolgen, der allseits bekannte Decubitus und, vielleicht weniger geläufig, als Folge von Traumen auftretende Fertilitätsstörungen. Es müssen noch erwähnt werden neurogene Hautatrophien, sicherlich ein sehr seltenes Ereignis, wie auch Störungen der Hauttrophik. Hiermit im Zusammenhang stehend, beispielsweise die Entstehung eines Lupus vulgaris in einem Narbenbezirk oder durch Störungen des Oberflächenmilieus das Angaben bakterieller und mykotischer Infektionen. Besonderheiten sind z. B. die Entwicklung eines chronischen Erythematodes nach Röntgenbestrahlung. Auf dem Sektor der Begutachtungen konnten wir dies als stufenweise Folge nach Unfall sehen: 1. Trauma, 2. Carcinom, 3. Röntgen-Bestrahlung des Carcinoms und 4. Erythematodes chronicus.

Zu dieser Übersicht der mittelbaren Folgen noch einige Erläuterungen.

Von den Noxen, die im Rahmen einer Unfallbehandlung epidermale Intoleranzreaktionen, sprich allergische Kontaktekzeme, auslösen, kommen in erster Linie Konservierungsmittel dermatologischer Externis, Salbengrundlagen aber auch Anästhetika, Antibiotika oder Desinfizientien in Frage. Wenn im Rahmen der Unfallbehandlung ein solches Ereignis eintritt, dann wird vielleicht schon eine Allergisierung oder eine Vorsensibilisierung vorausgegangen sein. Andererseits wird evtl. von einer späteren gutachterlichen Stellungnahme zu ergründen sein, ob nicht im Rahmen der Behandlung eine Vorsensibilisierung für eine später auftretende Allergie erfolgt ist.

Cutan-vasculäre Intoleranzreaktionen, die uns unter dem Bild der Arzneimittelexantheme begegnen, sind morphologisch außerordentlich unterschiedlich und lassen grundsätzlich vom Aspekt her einen Rückschluß auf die auslösende Noxe nicht zu. In der tabellarischen Übersicht (Tabelle 1) sind die häufigsten Wirkstoffgruppen angegeben, die Arzneimittelexantheme auslösen können. Eine Vollständigkeit ist damit in keiner Weise angestrebt.

Tabelle 1. Häufige Ursachen cutan-vasculärer Intoleranzreaktionen im Unfallzusammenhang

| | |
|---|---|
| Analgetica | Tranquillantien |
| Antipyretica | Hydantoine |
| Antiphlogistica | Belladonna Präp. |
| Chemotherapeutica | Seren |
| Antibiotica | Laxantien (phenolphtaleinhaltig) |
| Hypnotica | Anaesthetika |
| Neuroplegica | Diuretica |

Bei den im Rahmen prothetischer Maßnahmen entstehenden Schäden kann es sich handeln um Prothesenrandknoten, Prothesenrandabszesse oder Stumpffurunkulosen, Stumpfmykosen, auch um ein Stumpfekzem; ebenso ist ein isomorpher Reizeffekt bei spezifischen Dermatosen wie Psoriasis und Lichen ruber im Stumpfbereich denkbar.

Nun zur chronisch-venösen Insuffizienz als einer möglichen Unfallfolge mit ihren mannigfaltigen Erscheinungen. In der sehr komplexen Pathogenese nehmen die Thrombophlebitis und Phlebothrombose als Zustände, die auch miteinander gekoppelt sein können, eine Schlüsselstellung ein. Im Falle einer vorbestehenden primären Varikosis wird das Trauma gutachterlich nur im Sinne der Verschlimmerung bewertet werden können. Die morphologischen Folgeerscheinungen sind Ihnen bekannt als Ulcus cruris varicosum bzw. posttraumaticum, als Dermoepidermitis, von einigen Autoren auch als "Stauungskatarrh" der Haut interpretiert, oder als Purpura jaune d'ocre. Weiterhin ist aufzuführen die Dermatosklerose. Auch die sog. Capillaritis alba bzw. Atrophie bianche ist hier zu nennen. Es handelt sich hierbei um nichts anderes als um eine umschriebene Capillarneubildung im Sinne eines Anpassungsvorganges.

Auf die Möglichkeit der mikrobiellen Ekzematisierung auf dem Boden der sog. Dermoepidermitis sei hier nur kurz hingewiesen. Eingehenderes hierzu hörten Sie in einem vorangehenden Vortrag. Von Bedeutung kann auch eine Allergisierung sein, die sich durch die Behandlung eines traumatisch bedingten Ulcusleidens entwickeln kann. Speziell beim Ulucusleiden beobachtet man gelegentlich Allergien gegen Perubalsam, Neomycin, Konservierungsmittel und Salbengrundlagen.

Die Problematik des Zusammenhangs vom Unfall und Entstehung von Tumoren wird Ihnen gesondert dargestellt werden.

Zu den möglichen Störungen des Oberflächenmilieus nach Unfall noch eine kurze Bilddemonstration, mit der Entwicklung einer sehr massiven Mykose auf einer Narbenhaut. Nichtdermatologen gegenüber muß ich erwähnen, daß das sauere Oberflächenmilieu der Haut eine bedeutende Schutzfunktion gegen bakterielle und mykotische Aggression darstellt; die Folge des Untergangs von Hautanhangsgebilden, speziell von ekkrinen Schweißdrüsen, führt zum Verlust des Säuremantels der Haut.

## 4. Wunschdenken bezüglich Unfallzusammenhanges

Der medizinische Laie wird, einem ungetrübten urtriebhaften Bedürfnis folgend, Erscheinungen, die sich an seinem eigenen Körper abspielen, mit Ereignissen in Zusammenhang bringen, die den Betroffenen einbezogen haben. Das gilt besonders für den Unfall.

Bis zum Versuch der Zusammenhangsherstellung mit der Zielsetzung einer Berentung ist es nur ein kleiner Schritt.

Hierzu folgendes Beispiel: Ein 53 jähriger Mann erlitt im Krieg eine Verschüttung, letzten Endes auch eine besondere Art eines Unfalles. Eine Lipomatose, die sich nach vielen Jahren entwickelte, wurde von dem Betroffenen mit dem Kriegsereignis in Zusammenhang gebracht und zum Gegenstand einer Begutachtung.

Unter Bewertung der sog. Endstrombahn, einer Funktionseinheit, die für GOTTRON der integrierende Bestandteil einer speziellen pathogenetischen Deutung zahlreicher Dermatosen wurde, konnte für den vorliegenden Fall ein Zusammenhang nicht ausgeschlossen werden. Die Wahrscheinlichkeit des Zusammenhangs konnte jedoch nicht bejaht werden.

## 5. Zu Artefakten

Zum Schluß möchte ich noch auf die Möglichkeit hinweisen, daß Artefakte auch im Rahmen eines primären Unfallschadens beobachtet werden können. Wir hatten Gelegenheit, einen 50 jährigen Bauschlosser, bei dem eine Laugenverätzung vorlag, zu beobachten. Nach einem langsamen, aber sicheren Heilungsverlauf kam es zu einer erneuten Nekrose. Eine Prüfung mit einem pH-Testpapier deckte die wahren Gründe der Exazerbation auf. Unter Ecclusionsverbänden und eindringlicher Verwarnung erfolgte Abheilung.

Als letztes Beispiel: 40 jähriger Schlosser, der uns von einer Berufsgenossenschaftlichen Unfallklinik zugeführt wurde, Laut D-Arztbericht war 9 Monate vorher der Betreffende damit beschäftigt, große Rohre mit dem Elektroschweißgerät zu verbinden. Dabei wurden Schutzhandschuhe getragen. Während der Arbeit keine Beschwerden. Am Abend leicht brennendes Gefühl wie nach einem Sonnenbrand. Am nächsten Tag stärkere Schmerzen und Niederlegung der Arbeit. 7 Tage danach Vorstellung in einem Kreiskrankenhaus. Dort folgender Befund: Multiple 5 markstückgroße, grauweißliche Hautveränderungen, dazwischen gerötete Bezirke. Darüberhinaus streifenförmige, weißlich veränderte Hautstellen am Handrücken.

Im April 1975 wurde der Genannte der Berufsgenossenschaftlichen Klinik zugeführt und stationär aufgenommen. Eine wesentliche Besserung konnte nicht erzielt werden. Hervorzuheben war, daß nach einem Wochenendurlaub eine Verschlechterung eingetreten war. Es wurde eine Probeexzision vorgenommen, es wurden Gipsschienen angelegt, es wurden Stellatum-Blockaden durchgeführt. Zwischenzeitlich Entstehung neuer Ulcera.

Die Inspektion ergab eindeutige Artefakte. Eine Therapiemöglichkeit bestand nur in der strengen Occlusionstherapie und der Empfehlung, laufend pH-Messungen durchzuführen.

Meine Damen und Herren, ich möchte damit meine Demonstration abschließen. Sie werden festgestellt haben, daß Unfallereignisse zu mannigfaltigen Folgen an der Haut führen können. Fragen des Zusammenhanges werden damit oft interdisziplinär abgeklärt werden müssen.

Der nicht speziell ausgerichtete Dermatologe wird zwar kein Kenner traumatologisch bedeutsamer Möglichkeiten und der Technologie sein, aber die Möglichkeiten, die zu charakteristischen Hautveränderungen führen können, überblicken.

G. Ehlers, Berlin

## Unfallbedingte Geschwulstentstehung?

Die experimentelle Geschwulstforschung hat gezeigt, daß physikalische und chemische Noxen - gelegentlich auch Traumen - zur Tumorbildung Veranlassung geben können. Sowohl die canzerogene Substanz selbst, als auch im Körper gebildete oder umgewandelte Stoffe führen dabei zur Krebsentstehung. Entsprechende, länger zurückliegende klinische Beobachtungen wurden durch DRUCKREY, DOMAGR, K.H. BAUER und SCHMÄHL tierexperimentell gesichert.

Im Rahmen der dermatologischen Unfallbegutachtung kommt dem möglichen Zusammenhang zwischen Trauma und Geschwulstentstehung eine nicht unerhebliche Bedeutung zu. Von besonderem Interesse ist dabei die Frage, ob dem Trauma hinsichtlich der Geschwulst-

Entwicklung eine unmittelbare oder mittelbare Beziehung zugesprochen werden muß.

Es kann als selten, jedoch gesichert angesehen werden, daß bereits nach der Einwirkung eines einmaligen Traumas maligne ektodermale oder mesenchymale Tumoren zur Entwicklung kommen können. Beobachtungen über das Auftreten von Malignomen nach Schlagverletzungen, Stoßverletzungen, Fraktur- und Schußbrüchen wurden durch SCHULTE, WELZ, PENTIMALLI und DONTENWILL bekannt. Es ist jedoch zu unterstellen, daß in der Mehrzahl der Krankheitsfälle neben dem Trauma zusätzliche Faktoren bei der Wundsetzung - Implantation von Fremdkörpern mit mechanischer Reizung, Freisetzung chemischer Substanzen, Hinzutreten infektöser Prozesse, herabgesetzte Durchblutung des Bindegewebes durch Gefäßeinengung oder - obliteration - zur Geschwulstmanifestation führen.

Neben der Schwere des Traumas, der wiederholten Traumatisierung oder Mikrotraumatisierung ist der Tumor-Lokalisation besondere Bedeutung beizumessen. Die Entwicklung von Geschwülsten weit entfernt von der Gewalteinwirkung schließt einen kausalen Zusammenhang aus. Als Ausnahme dürfen lediglich Malignome an inneren Organen unterhalb des äußeren Trauma-Bereiches angesehen werden.

Als weiterem Kriterium außer der Übereinstimmung von Traumatisierungs-Areal und Tumor-Lokalisation mit dem möglichen Nachweis von Brückensymptomen muß der Latenzzeit bis zur Geschwulstmanifestation Beachtung entgegengebracht werden. Bei Geschwülsten, die vor Ablauf von zwei Monaten nach der Traumatisierung zur Entwicklung kommen, ist das Trauma lediglich als Realisationsfaktor bei örtlich manifester Geschwulstdisposition im Sinne der Geschwulstanlage anzusehen. Nach STUTZ sollte dem Trauma ohne nachweisbare Brückensymptome im Sinne der Wundkomplikation mit Entzündungs- und Regenerationsprozessen bis zu einem Zeitraum von 3 Jahren ausschließlich die Rolle eines Realisationsfaktors beigemessen werden.

Werden die in der Literatur bekannten Beobachtungen über den Zusammenhang zwischen komplikationslosem Trauma und Geschwulstentstehung kritisch betrachtet, muß festgestellt werden, daß die einmalige Traumatisierung demnach nicht als Determinierungsfaktor angesehen werden darf. Das Trauma trifft offenbar auf bereits vorhandene Geschwulstkeime im Bereich der Epidermis, des Binde- oder Fettgewebes und führt lediglich zur Beschleunigung der Tumorentwicklung.

Anders dagegen sind Beobachtungen nach einmaliger Traumatisierung mit Fremdkörperimplantation, Brückensymptomen in Form der Entzündung, Regeneration und wiederholten Ulzeration sowie das Hinzukommen weiterer chemischer und thermischer Faktoren zu werten. Der Verwendung bestimmter Externa bei der Wundbehandlung muß unter Umständen ein weiter ko- oder syncanzerogener Effekt zugesprochen werden. In diesem Zusammenhang darf an die mögliche canzerogene Wirkung von Scharlachrot-Salbe, Psoriasin-Salbe (S-Lost) sowie Arningscher Lösung erinnert werden. Nur am Rande sei darauf hingewiesen, daß auch systemisch wirksame Arzneimittel, beispielsweise Arsentrioxid, für die Entwicklung von Malignomen am Ort des Traumas nicht ohne Wirkung sein können. Die canzerogene Wirkung von Arsentrioxid konnte aufgrund tierexperimenteller Untersuchungen gemeinsam mit W. KNOTH nachgewiesen werden.

Bei der Beantwortung der Frage nach einer Entwicklung histomorphologisch differenter Tumoren im Traumatisierungsbereich bildet die gemeinsame Geschwulstmatrix einen Ansatzpunkt. Die unterschiedliche Tumorzell-Differenzierung könnte aus der gleichen Geschwulstmatrix heraus möglicherweise vom Ort des Angriffs der canzerogenen Noxe entschieden werden. Neuere Untersuchungen haben gezeigt, daß neben bestimmten Zellen des Stratum basale auch Zellen des Status spinosum Ausgangspunkt sowohl für Basalzellepithelioma als auch für Plattenepithelcarzinome sein können. Die metatypischen Basalzellepitheliome müssen als Übergangsformen oder Zwischenstadien zur Entwicklung von Plattenepithelcarzinomen angesehen werden.

Die Kenntnis des Auftretens maligner Tumoren im Bereich posttraumatisch-chronischer Entzündungen ist gerade im Hinblick auf durchzuführende Begutachtungen von großer Wichtigkeit. Da in vielen Fällen der Determinierungsfaktor, in dem die Summe der canzerogenen Substanzen verstanden wird, welche zu einer Änderung des Zellcharakters aufgrund von Veränderungen im Bereich der Desoxyribonukleinsäure (DNS) verstanden wird, unbekannt ist, kommt dem Realisationsfaktor eine besondere Rolle zu. Der Realisationsfaktor stellt den zweiten Vorgang der Carzinogese in Form von Zellproliferationen dar, welche nach mechanischen, chemischen, thermischen oder entzündlichen Reizen auftreten können. Nach DONTENWILL lösen Ko- oder Syncarzinogene den Canzerisierungsprozeß aus oder beschleunigen denselben. Beispielsweise führt die Pinselung der Haut mit dem Carzinogen Teer nach später erfolgter Traumatisierung am Applikationsort zum Carcinom. Teer stellt den Determinierungsfaktor, das Trauma den kocarzinomatösen Faktor für die Geschwulstmanifestation dar. Die angeführten Vorstellungen basieren auf experimentellen Untersuchungen von BÜNGELER, FISCHER-WASELS, DEELMANN, LIPSCHÜTZ sowie LINELL.

Für eine Anerkennung des Zusammenhanges zwischen Trauma, Entzündung, Proliferation sowie Regeneration im Sinne des syncarzinogenen Faktors und Geschwulstentstehung sind nach DONTENWILL folgende Voraussetzungen zwingend erforderlich:

1. Feststellung eines vorangegangenen Traumas oder einer Gewebsschädigung
2. Gleiche Lokalisation von Trauma oder Gewebsschädigung und Tumorentwicklung
3. Nachweis von Regenerationserscheinungen und Brückensymptomen über einen längeren Zeitraum
4. Genügend lange Latenzzeit zwischen Einwirkung des Traumas oder Entstehung einer chronischen Entzündung und Geschwulstentwicklung.

Die von DONTENWILL aufgestellten Forderungen sind von großer Bedeutung, da nur unter Berücksichtigung aller Faktoren ein Zusammenhang zwischen Trauma und Geschwulstentstehung wahrscheinlich gemacht werden kann.

Wir beobachteten an der Dermatologischen Klinik und Poliklinik der Technischen Universität München - teilweise gemeinsam mit der Abteilung für Plastische- und Wiederherstellungs-Chirurgie[1] - während eines Zeitraumes von 6 Jahren 9 Patienten, bei denen ein Zusammenhang zwischen Trauma und Malignom-Entwicklung wahrscheinlich gemacht oder gesichert werden konnte. Als Trauma wurden stumpfe Gewalteinwirkungen (6 Patienten), Skalpierung (1 Patient) sowie Verbrennungen (2 Patienten) angegeben. Das Alter der Erkrankten (8 Männer - 1 Frau) lag zwischen 35 und 76 Jahren mit einem Erkrankungsgipfel zwischen dem 6. und 7. Lebensjahrzehnt. Die Geschwülste waren im Bereich des Schädels (1 Fall), der Lippe (1 Fall), der Hand (2 Fälle) sowie des Unterschenkel-Knie-Bereichs (5 Fälle) lokalisiert. Das Intervall zwischen Unfall und Geschwulstentstehung errechnete sich zwischen 2 1/2 und 60 Jahre. In acht von neun Krankenbeobachtungen lag die Latenzzeit zwischen 30 und 60 Jahren.

Aufgrund der durchgeführten histologischen Untersuchungen stellten sich Plattenepithelcarcinome unterschiedlichen Differenzierungsgrades in 5 Fällen dar. Bei einer weiteren Kranken fand sich im Schädelbereich neben einem Plattenepithelcarcinom ein Basalzellepitheliom. Fibrosarkome wurden in zwei Fällen, ein Reticulosarkom in einem Fall diagnostiziert. Nahezu regelmäßig ließen sich unter vorübergehender narbiger Abheilung des traumatisch bedingten Gewebedefektes nach Einwirkung stumpfer oder scharfer Gewalteinwirkungen sowie Verbrennungen II. - III. Grades intermittierend oder ständig Brückensymptome nachweisen.

Bei allen Patienten konnte aufgrund lymphangiographischer Untersuchungen trotz klinischen Verdachtes eine Metastasierung in die regionären Lymphknoten ausgeschlossen werden.

Die therapeutischen Maßnahmen bestanden in der Durchführung einer Röntgenweichstrahl-Behandlung oder der Amputation der betroffenen Extremität mit Ausräumung der regionären Lymphknoten. Die Überlebenszeit der Patienten liegt zwischen 1,5 und 7 Jahren. Todesfälle waren bisher nicht zu verzeichnen. Die experimentelle Geschwulstforschung sowie eigene klinische und histologische Untersuchungen weisen nach, daß einmalig oder wiederholt auftretende schwere Traumatisierungen des Gewebes gelegentlich zu malignen Tumoren der Epidermis oder des Bindegewebes führen können. Bei unbekanntem Determinierungsfaktor mit nachfolgender DNS-Schädigung führen Traumen - insbesondere mit dem Nachweis von Brückensymptomen - zur Umwandlung DNS-geschädigter Zellen in Tumorzellen. Trauma oder Entzündung müssen demnach als Realisationsfaktor angesehen werden. Ein mittelbarer Zusammenhang zwischen Trauma, Entzündung und Geschwulstentstehung muß dann unterstellt werden, wenn die von DONTENWILL aufgestellten Forderungen erfüllt sind.

---

[1]Abteilung für Plastische- und Wiederherstellungschirurgie am Klinikum rechts der Isar der Technischen Universität München (Leiterin: Prof. Dr. U. Schmidt-Tintemann)

Literatur

1. DOMAGE, G.: Die experimentelle Geschwulstforschung. In "Handbuch der Allgemeinen Pathologie" von F. BÜCHNER, E. LETTERER und F. BOULET. S. 264, 296. Berlin-Göttingen-Heidelberg: Springer 1956.
2. EHLERS, G.: Gutachterliche Stellungnahme zur Frage der Geschwulstentstehung auf dem Boden einer chronischen Entzündung. Berufsdermatosen 11, 332-341 (1963).
3. Klinische und histologische Untersuchungen zur Frage der arzneimittelbedingten Arsentumoren. Zschr. Haut-Geschl.Krkh. 43, 763-774 (1968).
4. FISCHER, W.: Die Ätiologie der Geschwülste. In "Handbuch der Allgemeinen Pathologie" von F. BÜCHNER, E. LETTERER und F. Boulet. S. 386-389. Berlin-Göttingen-Heidelberg: Springer 1956.
5. KNOTH, W.: Arsenbehandlung. Arch. klin. exp. Derm. 227, 228-232 (1966).

H.-J. Vogt, München

# Männliche Anorgasmie als Unfallfolge

In der unfallmedizinischen Literatur wird relativ selten über psychische Probleme berichtet. Dies ist begründet in der allgemein anerkannten These, daß es sich bei psychisch abnormen Unfallreaktionen nicht um unfallbedingte Schädigungen, sondern lediglich um abnorme Erlebnisreaktionen handelt. Die Ursache hierfür wird nicht in dem angeschuldigten Unfall, sondern in einer seelischen Fehlhaltung auf Grund einer abnormen Wesensart (Psychopathie) gesehen. Dieser sicherlich berechtigten Einstellung hinsichtlich depressiver, hypochondrischer, toxikomaner oder Rentenwunschreaktionen stehen unmittelbare und mittelbare Unfallschädigungen im Genitalbereich gegenüber, welche gegebenenfalls zu einer gravierenden Störung der Gesamtpersönlichkeit führen können. In einem höchstrichterlichen Urteil (Bundessozialgericht AZ 11/iRV232/57) wird z. B. der Verlust der Zeugungsfähigkeit als so schwerwiegend bewertet, daß eine angemessene "Erwerbsminderung" als gerechtfertigt angesehen wird. Entsprechendes gilt unseres Erachtens auch für die Störungen der Beischlaffähigkeit (VOGT), da derartige Störungen zu schweren seelischen Fehlverhaltungen führen können. Diese können ihrerseits unabhängig von der Ausheilung der ursprünglichen Traumen bestehen bleiben. Bei einer entsprechenden Schadensbeurteilung sollten zum einen derartige Störungen nicht als psychopatische oder neurotische Reaktionsweisen fehlgedeutet werden, zum anderen sollte der Grad der Versehrtheit nicht nur die Einschränkung der Arbeitsfähigkeit, sondern auch die Schwere des verbleibenden Schadens zum Ausdruck bringen (2). Andererseits sind Störungen der Potentia coeundi als Unfallfolgezustand ohne wesentliche Verstümmelungen therapeutisch relativ günstig zu beurteilen, wenn sie baldmöglich nach dem schädigenden Ereignis zur Behandlung kommen.

Gliedert man die Beischlafstörungen differentialdiagnostisch auf in:

Störungen der Libido,
Störungen der Erektion,
Störungen der Ejakulation und
Störungen des Orgasmus,

so wird über letztere relativ selten geklagt. In den meisten dieser Fälle dürfte es sich wohl um eine abnorme Unfallreaktion handeln, da sich Störungen im Orgasmusablauf auf das emotionale Erleben vor, während und nach dem Geschlechtsverkehr beziehen (1). Abzutrennen hiervon ist die sekundäre Anorganie. Definitionsgemäß ist es hierbei dem Mann auf keine Weise möglich, willentlich einen Orgasmus zu produzieren bei zuvor ungestörtem Orgasmusablauf. Erektionsfähigkeit und nächtliche Pollutionen sind erhalten.

Wegen der Seltenheit der unfallbedingten sekundären Anorgasmie soll hier ein entsprechendes Beispiel ausgeführt werden:

M., F.K., 220448 (1974): Bei einem Unfall im Februar 1968 ist M. das Hinterrad eines Traktors quer über das Becken gefahren. Diagnose: ausgedehnte Distorsionen und Hämatome im Beckenbereich; keine Frakturen.

Nach Entlassung aus stationärer Behandlung wurden Miktionsbeschwerden, Obstipation und starke Schmerzen in der LWS geklagt. Neurologische Untersuchung: Kremasterreflex bds. nicht auslösbar; Analreflex bds. schwach vorhanden. Diagnose: Zustand nach Contusio spinalis im Sacralbereich.

Vor dem Unfall wurden keine relevanten Erkrankungen durchgemacht. Im Sexualleben schildert M. sich als sehr aktiv mit wechselnden Partnerinnen; feste Partnerin seit 1966. Nach dem Unfall waren morgendliche Erektionen selten und unvollständig, nachts gelegentlich Pollutionen. Ein Geschlechtsverkehr sei wegen der starken Schmerzen im Rücken nicht möglich gewesen. Deshalb sei ihm seine Freundin nach 3 Monaten weggelaufen. Dies wird als Ursache für eine verstärkte Selbstbeobachtung sowie Selbstzweifel wegen der verminderten Erektionsfähigkeit angesehen. Einen Geschlechtsverkehr habe er aus Angst vor Versagen nicht versucht bis Mitte 1969. Dann sei es dabei 3 bis 4 Minuten nach Immissio penis zum Erektionsverlust gekommen. Bis 1972 immer seltener GV-Versuche mit jeweils dem gleichen Ergebnis. Einen Orgasmus habe er niemals erreicht, auch nicht bei Masturbationspraktiken, welche seit Anfang 1969 zur Selbstüberprüfung durchgeführt wurden. M. schildert sich selbst als nervös, verspannt, ängstlich, arbeitsunlustig; seine Arbeit befriedige ihn nicht mehr, strenge ihn vermehrt an. Freundschaften werden abgebrochen, Gespräche mit Kollegen vermieden aus Furcht vor Entdeckung seines ihn psychisch quälenden Leidens. Zahlreiche Ärzte konnten weder mit Medikamenten noch mit Psychotherapie eine Änderung seiner Orgasmusfähigkeit herbeiführen, obwohl seit Anfang 1969 keine weiteren Beschwerden nach dem Unfall mehr bestanden.

Im Februar 1974 waren weder klinisch noch laboratoriumstechnisch wesentliche pathologische Befunde zu erheben. (Im später angefertigten Spermiocytogramm war die Spermienzahl mit 35,8 Mill/ml eben unterhalb der unteren Normgrenze; die Fruktose betrug 4,85 mg/ml). Daraufhin wurde dem Patienten ein elektrisches Vibrationsgerät (Maspo super, Hersteller: Maspo-GmbH, Neu-Isenburg) ausgehändigt. Anwendung und Wirkungsweise wurden genau erklärt. Hier kommt es wesentlich auf eine entsprechende psychische Führung an. Auch müssen die genitalen Reaktionen entsprechend erklärt werden.

Voraussetzung für die Anwendung dieses Gerätes ist das Erreichen einer Erektion. Sodann wird die Gummiglocke auf die Glans penis aufgesetzt und die Vibrationsstärke durch Fingerdruck auf den Regulierknopf variiert. Nach 5 Übungen bis zu jeweils 5 Minuten konnte der Patient keinen Orgasmus erreichen, doch bemerkte er eine aufsteigende Tendenz in Form häufigerer vollständiger morgendlicher Erektionen und vermehrter nächtlicher Pollutionen. Jetzt erhielt er die Anweisung, jeweils bis zu 30 Minuten zu üben: nach 2 Wochen hatte es noch nicht geklappt, da er sich nicht getraut hatte, den Apparat so lange zu benutzen. Erneute telefonische Anweisungen. Beim nächsten Versuch konnte ein Orgasmus erreicht werden. Seitdem fühlte M. sich insgesamt besser und zuversichtlicher. Bei seinen täglichen Übungen wurde die Zeit bis zum Erreichen des Orgasmus immer kürzer, so daß nach einigen weiteren Versuchen das Vibrationsgerät weggelassen werden konnte. Insgesamt 5 Wochen nach Therapiebeginn konnte per masturbationem innerhalb von 5 Minuten ein Orgasmus erreicht werden. Der Patient fühlte sich locker, gelöst und positiv gestimmt.

## Diskussion

Die Folgen von Beckenbrüchen ohne Nebenverletzungen werden in der Regel rasch überwunden. Berichte im chirurgischen Schrifttum über Sexualstörungen oder eine Beeinträchtigung der Genitalfunktionen nach Beckenverletzungen beziehen sich auf primär komplizierte Beckenverletzungen oder auf Komplikationen nach notwendigen ärztlichen Eingriffen. Eine sekundäre Anorgasmie als Unfallfolge konnten wir in dem uns zugänglichen Material nicht auffinden. In unserem Fall ist die sekundäre Anorgasmie als Unfallfolge aufzufassen. Trotz medikamentöser, neurologischer und psychotherapeutischer Behandlung hatte sich im Verlaufe von 6 Jahren keine Besserung eingestellt. Erst der gezielte Einsatz eines Elektrovibrationsgerätes, welches sich uns bei der Behandlung der primären Anorgasmie und in einigen nicht unfallbedingten Fällen einer sekundären Anorgasmie bewährt hat (4), führte unter entsprechender psychischer Konditionierung nach Überwindung anfänglicher Hemmungen zum gewünschten Ziel. Es war erstaunlich, in welch kurzer Zeit der Patient seine depressive Lebenseinstellung verlor, ohne daß eine begleitende Psychotherapie durchgeführt worden wäre. Dies gibt der einleitend gemachten Feststellung Gewicht, daß männliche Störungen im Sexualleben die Gesamtpersönlichkeit erheblich beeinträchtigen bis hin zur äußeren Lebensführung und dem Kontakt zur Umwelt. Andererseits wird ein therapeutischer Weg aufgezeigt, auf welchem entsprechende Schäden relativ schnell behoben werden können, vor allem dann, wenn die Patienten möglichst bald nach Eintritt des schädigenden Ereignisses behandelt werden können.

Zusammenfassung

Bei einem Patienten mit sekundärer Anorgasmie nach Unfall mit Distorsionen im Beckenbereich konnte trotz 6 jährigen Bestandes dieser psychosomatischen Fehlhaltung nach Einsatz eines Elektrovibrationsgerätes bei entsprechender Konditionierung eine vollständige Ausheilung erzielt werden.

Literatur

1. BORELLI, S.: Potenz und Potenzstörungen des Mannes. Berlin: Gebr. Hartmann 1971.
2. STADLBAUER, F.: Zur Begutachtung der Verletzungen und Erkrankungen des männlichen Genitale. Ärztl. Praxis 8, (9), 2 u. 8 (10), 1-2 (1956).
3. VOGT, H.-J.: Andrologische Begutachtung nach Unfallverletzungen. Hefte z. Unfallheilk. Beih. z. Monatszeitschr. Unfallheilk. 121, 522-527 (1975).
4. VOGT, H.-J.: Behandlung der Anorgasmie des Mannes. Hautarzt 26, 593-597 (1975).

R. Asanger, München

## Die Begutachtung, insbesondere zur Minderung der Erwerbsfähigkeit, bei berufsbedingten Schäden der Haut – aus juristischer Sicht

Daß über die Begutachtung aus juristischer Sicht vorgetragen wird, gehört zu den Seltenheiten in der Themenfolge solcher und ähnlicher Tagungen. Daß die Fragen zur Begutachtung zudem noch einen Teilbereich des Rechtes der Berufskrankheiten gelten, macht die Aufgabe noch seltener. Schon deshalb bin ich dankbar, daß ich über Probleme der Begutachtung bei berufsbedingten Schäden der Haut mit Ihnen Überlegungen anstellen darf.

Bei all den Krisen, in denen wir leben oder von denen wir spreceh, ist da und dort auch von der "Krise der Begutachtung" die Rede. Dieser Pessimismus - entstanden im Blick auf die Begutachtung im Strafprozeß, besonders die gerichtliche Psychatrie - berührt erfreulicherweise die ärztliche Begutachtung von Leistungsansprüchen gegen die gesctzliche Unfallversicherung bisher nicht.

Diese beruhigende Feststellung schließt aber nicht nur nicht aus, sondern fordert geradezu, daß die Kenntnis von der Gutachtenerstattung nach Inhalt und Form immer wieder erneuert und vertieft sowie - vor allem den jungen - Ärzten nahegebracht wird. Zwar ist die Erstattung eines guten Gutachtens gewiß eine Kunst, aber eine Kunst, die auf ganze Strecken hin erlernbar ist. Hinzukommen muß allerdings an dieser Nahtstelle zwischen Unfallheilkunde und Unfallrecht die Neigung zur Begutachtung und das Verständnis für ihren Zweck.

Ebenso wichtig ist, daß die Verwaltung und die Gerichte während des Feststellungsverfahrens und des sich anschließenden sozialgerichtlichen Verfahrens stets der allein ihnen - und nicht dem Gutachter - obliegenden Aufgabe, die dem geltend gemachten Leistungsanspruch innewohnenden Rechtsfragen selbst zu beantworten, eingedenk sind. Gegen diese Selbstverständlichkeit wird leider nicht selten verstoßen. Dafür ist die Frage an den Gutachter, ob eine entschädigungspflichtige Hautkrankheit vorliegt, ein häufig vorkommendes Zeichen.

Die Begutachtung eines Körperschadens ist ebenso sehr ein Teil ärztlicher Tätigkeit wie ein Teil der Verwirklichung unserer Rechtsordnung. In dem Bemühen um die medizinisch richtige Beurteilung eines solchen Schadens und um seine gerechte Bewertung gehört auch die Begutachtung zur Rehabilitation. In einem Gutachten sind eine zutreffende Beurteilung und erst recht deren schlüssige Begründung ein wesentlicher Baustein zum sozialen Frieden. Der Gutachter kann, wenn er seine Aufgabe versteht und dadurch den Versicherten und den Versicherungsträger überzeugt, einen Rechtsstreit vermeiden oder wenigstens zu einem guten Ende führen. Damit trägt eben auch er - worauf m. E. bisher zu wenig hingewiesen worden ist - wirksam zur Rehabilitation des Versicherten bei.

Grundvoraussetzung für die richtige Beurteilung einer Hauterkrankung ist die möglichst vollständige Aufhellung der Vorgeschichte, insbesondere der vorangegangenen Beschäftigung nach Arbeitsbedingungen und Arbeitsplätzen und der Qualität ihrer Gefährdungen. Nun gehört es im Leistungsfeststellungsverfahren gewiß zu den Aufgaben des Unfallversicherungsträgers, dieses Tatsachenmaterial zusammenzutragen. Der Gutachter hat indes Recht und Pflicht, im Bedarfsfall auf Vervollständigung auch dieses Teiles der Anamnese zu drängen. Er darf sie nicht selbst betreiben, weil er sich sonst dem Vorwurf der Befangenheit aussetzen könnte.

Die Begutachtung in der gesetzlichen Unfallversicherung verlangt bei Arbeitsunfällen und Berufskrankheiten - letztere stehen unter der Fiktion des Gesetzes "als Arbeitsunfall gilt" (§ 551 RVO) - eine fundierte Kenntnis von deren Verursachung und Beurteilung sowie, ohne daß dieses Postulat ein Widerspruch zu der eben besprochenen Rollenverteilung zwischen Verwaltung/Gericht und Gutachter ist, von den Grundlagen des materiellen und formellen Rechts der gesetzlichen Unfallversicherung. Damit der Dermatologe, der Berufsdermatosen begutachtet, seiner Aufgabe gerecht wird, muß er auch die Rechtssprechung der Gerichte der Sozialgerichtsbarkeit, besonders des Bundessozialgerichtes, verfolgen und in den Grenzen seiner Zuständigkeit beachten.

Die rechtliche Grundfrage des Gutachtens gilt - im Anschluß an die medizinische, auch differentialdiagnostische Frage nach der Art des Leidens - derjenigen nach dem ursächlichen Zusammenhang mit der versicherten Tätigkeit.

Auch im Berufskrankheitenrecht gilt die Kausalitätslehre von der wesentlich mitwirkenden Ursache. Danach ist Ursache im Rechtssinne jede Bedingung, die wegen ihrer besonderen Beziehung zur Hauterkrankung nach der natürlichen Betrachtung zu deren Eintritt wesentlich mitgewirkt hat. Bei mehreren Bedingungen ist jede gleichwertige von ihnen auch Ursache im Rechtssinne. Eine gegenüber anderen herausragende Bedingung ist alleinige Ursache, wenn sie wenigstens eine wesentliche Teilursache für die Hauterkrankung ist. Hat sie diesen Rechtswert nicht, ist sie also nur eine sog. Gelegenheitsursache, muß der Ursachenzusammenhang verneint werden.

Die Verursachung tritt in zwei Formen in Erscheinung, als Entstehung und als Verschlimmerung in dem Fall, daß die Hauterkrankung durch die schädigende berufliche Arbeit "wesentlich ungünstig beeinflußt" würde (vgl. dazu z. B. BSG 31. 1. 1956, BSG 2/178), d. h. wahrscheinlich nicht zu ungefähr gleicher Zeit oder in ungefähr gleichem Maße aufgetreten wäre.

Auch im Bereich der Haut-Begutachtung gilt deshalb, daß eine anlagebedingte Erkrankung aus ursprünglich ruhender Anlage dann als beruflich entstanden (nicht bloß verschlimmert) angesehen werden muß, wenn die berufliche Schädigung für das "Ingangkommen" der Erkrankung eine der Veranlagung zumindest gleichwertige Ursache ist (LSG Bad. Württ. 27. 10. 1969, Breith. 1971/18).

Ferner ist eine Hauterkrankung dann eine Berufskrankheit nach Nr. 46, wenn die berufliche Beschäftigung zwar nur zu einer leichten Erkrankung führt, diese sich aber durch außerberufliche Ursachen zu einer schweren Erkrankung entwickelt. Die Hauterkrankung, die bereits vor der beruflichen Beschäftigung Veränderungen hervorgerufen hatte, kann eine berufliche Hauterkrankung werden, wenn sie durch die berufliche Beschäftigung wesentlich verschlimmert, d. h. erst durch sie schwer oder wiederholt rückfällig, wird.

Zu den notwendigen Kenntnissen des Gutachters gehört weiter der Inhalt der Tatbestandsmerkmale "schwer" und "wiederholt" rückfällig.

Die Analyse der Anspruchsvoraussetzung "schwer" macht bis in die Gegenwart Schwierigkeiten. Maßgeblich für die Beurteilung "schwer" ist aus klinischem Bild, Ausdehnung, Verlauf und Dauer der Erkrankung nach richtiger Auffassung des BSG nur die Beurteilung, die sich bei nachträglicher Betrachtung als objektiv zutreffend erweist (BSG 13. 12. 1962, Breith. 1963/777). In Verfolgung dieses Gedankenganges ist es dazu gekommen, daß das BSG eine medizinisch nicht "schwer" verlaufende Hauterkrankung doch als "schwer" im Sinne der BK-VO ansieht, wenn sie "längere Zeit" ununterbrochen bestanden hat, d. h. wenn sie, - wie das BSG nunmehr entschieden hat - im Regelfall mindestens sechs Monate behandlungsbedürftig war (BSG 27. 6. 1974, BSG 38/17 = BG 1974/439 = SGb 1974/412).

Für die Anspruchsvoraussetzung "wiederholt rückfällig" genügt es, daß bereits nach dem ersten Rückfall ein Wechsel der beruflichen Beschäftigung vorgenommen wird, sofern dieser sich durch einen danach eintretenden "wiederholten" Rückfall als zwingend erwiesen hat (BSG 19. 6. 1973, 8 RU 162/74).

Weiter muß auch der Gutachter die Auslegung kennen, die das BSG dem Begriffsmerkmal "berufliche Beschäftigung" im Laufe der Zeit gegeben hat. Diese Forderung trifft zu, obwohl die eigentliche Beurteilung auch dieses Tatbestandselementes Sache des Unfallversicherungsträgers ist.

Als berufliche Beschäftigung sieht die Rechtssprechung jede Tätigkeit an, die unter Verwertung erworbener Kenntnisse und Erfahrungen auf Dauer berechnet ist und der Schaffung und Erhaltung einer Lebensgrundlage dient. Eine Tätigkeit wird dann zur "beruflichen Beschäftigung" im Sinne dieses Hautkrankheiten-Rechtes, wenn sie besondere Kenntnisse, Fähigkeiten und Fertigkeiten verlangt, zu deren Erlernung eine Anlernzeit -"höchstens vier Wochen" genügen dazu nicht - erforderlich ist (BSG 22. 8. 1974, BG 1975/33).

"Dabei braucht es sich nicht um eine gelernte Arbeit oder um einen anerkannten Anlernberuf zu handeln. Auch der Ungelernte, der Hilfsarbeiter, kann durch eine über eine einfache Anweisung hinausgehende Einführung in ein bestimmtes Arbeitsgebiet, vor allem durch eine langandauernde fachbezogene Arbeit Kenntnisse, Fähigkeiten oder Fertigkeiten erwerben, die den Wert seiner Arbeitskraft auf dem allgemeinen Arbeitsmarkt erhöhen" (BSG 29. 1. 1974, 8/7 RU 45/72). Mit der Aufgabe der gefährdenden beruflichen Arbeit ist der Zwang zur Aufgabe verwirklicht; die spätere Aufnahme einer neuen beruflichen Beschäftigung ist also für den Entschädigungsanspruch unerheblich (BSG 19. 6. 1975, 8 RU 162/74). Die Forderung nach der Aufgabe der beruflichen Beschäftigung entspricht dem Grundprinzip der sozialen Unfallversicherung, daß heilbare Beschwerden zu heilen und nicht infolge Unterlassung von Behandlung auf Dauer zu berenten sind. Deshalb ist außer der Aufgabe der beruflichen Beschäftigung auch die vollständige Trennung von der Schädigungs-(Allergie)quelle erforderlich (LSG Bad. Württ. 13. 3. 1975, Breith. 1975/760).

Über den Begriff der Minderung der Erwerbsfähigkeit (MdE) habe ich im Vorjahr in Graz auf der Tagung der Deutschen Dermatologischen Gesellschaft im Zusammenhang mit der Bewertung von Allergien vorgetragen. Da dieses Referat vollständig veröffentlicht worden ist (Berufs-Dermatosen, 23, 69-78 (1975), darf ich darauf zur Vermeidung von Wiederholungen verweisen. Für heute ist es erforderlich und genügend, den wesentlichen Inhalt des Begriffes MdE in folgende Thesen zusammenzufassen:

1. Keine Entschädigungen für konkrete Erwerbseinbuße. Vielmehr
2. Ersatz für die abstrakte Beeinträchtigung der Erwerbsfähigkeit (BSG 25. 8. 1965, 23/253).
3. Erwerbsfähigkeit in diesem Sinne ist die Funktionsfähigkeit des Versicherten, seine Arbeitskraft unter Ausnutzung <u>aller</u> Arbeitsgelegenheiten nach seinen Kenntnissen sowie seinen körperlichen und geistigen Kräften und nach seiner Ausbildung wirtschaftlich zu verwerten und mit gesunden Arbeitskräften in Wettbewerb zu treten.
4. Bezug dieser Erwerbsfähigkeit ist nicht die bei Eintritt des Versicherungsfalles ausgeübte berufliche Beschäftigung, sondern das ganze Gebiet des wirtschaftlichen Lebens. Daher ist es rechtlich nicht zulässig, von dem "für die frühere Berufstätigkeit zuständig gewesenen" oder dem "jetzt zuständig gewordenen" allgemeinen Arbeitsmarkt zu sprechen. Ebensowenig

gibt es einen "allgemeinen Arbeitsmarkt eines Maschinenbau-Ingenieurs". Solche Wendungen sind ein nicht wegzuleugnender Beweis dafür, daß den Autoren dieser Grundbegriff des Unfallrechts unerlaubt fremd ist.

5. Einschätzung der MdE unter Berücksichtigung der besonderen Verhältnisse des Einzelfalles.
6. Berücksichtigung von Nachteilen, die der Versicherte dadurch erleidet, daß er bestimmte von ihm erworbene besondere berufliche Kenntnisse und Erfahrungen infolge der Hauterkrankung nicht mehr oder nur noch in vermindertem Umfang nutzen kann.
7. Ausgangspunkt ist nicht die Erwerbsfähigkeit eines gesunden Versicherten, sondern die Erwerbsfähigkeit des individuellen Versicherten im Zeitpunkt des Versicherungsfalles.
8. Einschätzung der MdE nach einem Durchschnittssatz.

Nach alledem kommt es darauf an, welche und wie viele Möglichkeiten der Betätigung auf dem allgemeinen Arbeitsmarkt durch die Hauterkrankung verschlossen sind. Wer trotz einer Hauterkrankung einen gleichwertigen Arbeitsplatz ausfüllt und damit etwa die gleichen Verdientsmöglichkeiten hat wie vorher, erleidet keinen Schaden in seiner "beruflichen Beschäftigung" (BSG 22. 8. 1974, SGb 1974/5000 = UfS 1974/313).

Bei der Bemessung der MdE dürfen nicht nur die Fähigkeiten berücksichtigt werden, die der Versicherte im Erkrankungsbetrieb einsetzen mußte. Vielmehr müssen alle Fertigkeiten einbezogen werden, die seine berufliche Einsatzmöglichkeit im ganzen Wirtschaftsleben ausmachen. Dagegen dürfen berufliche Hoffnungen und Erwartungen, mögen sie auch begründet sein, nicht einbezogen werden (BSG 27. 5. 1970, BSG 31/185 = Breith. 1970/920).

Der Hautkranke, der - monovalent auf einen beruflichen Schadstoff - seinen Beruf gewechselt, sonst aber keine Funktionseinschränkung hat, verliert eine Möglichkeit, auf dem allgemeinen Arbeitsmarkt tätig zu sein. Deswegen besteht noch keine MdE von 20 v. H. Bei dem Hautkranken, dem - auch ohne Funktionseinschränkung - wegen einer polyvalenten Allergie nur noch wenige Möglichkeiten auf dem allgemeinen Arbeitsmarkt offenstehen, ist eine entschädigungspflichtige MdE gegeben.

Daraus ergibt sich auch die Erkenntnis des BSG, daß "auch schwere Hauterkrankungen nicht in jedem Falle die Erwerbsfähigkeit des Versicherten beeinträchtigen. Oftmals ist ein solches Leiden, so lästig es für den Betroffenen sein mag, ohne wesentlichen Einfluß auf die Fähigkeit des Versicherten, seine Arbeit zu verrichten, während es in anderen Fällen bei gleicher oder selbst geringerer Schwere dem Versicherten eine Ausübung seines Berufes unmöglich machen kann" &29. 1. 1974, 8/7 RU 45/72).

Das Problem der Entschädigung einer beruflich bedingten Hauterkrankung hat durch das Gesetz über die Angleichung zur Rehabilitation vom 7. 8. 1974 eine Neubetrachtung erfahren. Sein Grundsatz "Rehabilitation vor Rente" hat die früheren Problemfälle zu Übergangsfällen gemacht. Nach diesem neuen Recht erhält der Hautkranke, der seinen Beruf aufgegeben hat, bis zu seiner Eingliederung in seinen neuen Beruf Übergangsgeld und nicht - wie früher - Rente. Damit entfällt die Notwendigkeit, zu diesem Zeitpunkt den Grad der MdE festzustellen.

Zur Zeit meines Grazer Vortrages war ein die Frage nach der MdE entscheidend berührendes Urteil des Bundessozialgerichtes (19. 12. 1974, BSG 39/49 = BG 1975/282 = Breith. 1975/748) noch nicht ergangen; es konnte beim Druck nur in einer Anmerkung noch berücksichtigt werden. Dieses Urteil bejaht bei gleichgebliebenem Befund eine wesentliche Änderung der für die vorangegangene Feststellung der MdE maßgebend gewesenen Verhältnisse, wenn einem Hauterkrankten nach dem Berufswechsel neue Berufs- und Erwerbsmöglichkeiten erschlossen worden sind, die mit der früheren Berufsaufgabe verbundene Nachteile ausgleichen. Diese These hat das BSG dahin eingeschränkt, daß sie zumindest für den Fall gelte, daß die Beseitigung dieser Nachteile durch Berufsbildungsmaßnahmen des Versicherungsträgers ermöglicht sei und daß seit dem Eintritt der Berufserkrankung und der Umschulung genügend lange Zeit vergangen sei, um die Frage der rückfallfreien Tätigkeit im Umschulungsberuf zuverlässig beurteilen zu können. Eine derartige Umschulung erhöht die Einsatzmöglichkeiten auf dem allgemeinen Arbeitsmarkt. Das bedeutet zugleich - trotz der unverändert bestehenden Berufskrankheit - eine Verringerung der MdE.

Minderung der Erwerbsfähigkeit ist also der in der sozialen Unfallversicherung allein gültige Begriff. Andere Vokabeln - z. B. Arbeitsunfähigkeit, Erwerbsminderung, dermatologische Invalidität - sind schlicht unzulässig. Ebenso falsch ist die Behauptung "In seinem bisherigen Beruf ist der Patient 100% erwerbsunfähig" oder die Überschrift in der Zeitschrift der Arbeitsgemeinschaft der Deutschen Hauptfürsorgestellen (Heft 6/1975): "Trotz 100% MdE: voll erwerbsfähig".

Die Frage nach dem Grade der Erwerbsfähigkeit ist nach jahrzehntealter Rechtsübung keine rein medizinische Frage. Daher ist ihre Beantwortung nicht ausschließlich Sache des ärztlichen Gutachters, sondern in der Hauptsache Sache der Leistungsträger und der Gerichte der Sozialgerichtsbarkeit. Diese müssen nämlich außer den medizinischen Gesichtspunkten auch weitere Bewertungsaspekte berücksichtigen. Daraus ergibt sich, daß der Unfallversicherungsträger und die Gerichte der Sozialgerichtsbarkeit an das ärztliche Gutachten nicht gebunden, sondern befugt und verpflichtet sind, das Beweisergebnis im Rahmen ihres auf sachliche Gründe gestützten Ermessens frei zu würdigen (BSG 25, 8. 1955, Breith. 1955/1212).

Hier ist weiter wichtig, daß es für die Einschätzung der MdE keine Normen gibt. Nach feststehender Rechtssprechung haben auch die MdE-Sätze für chirurgische Unfallfolgen, wie sie seit Jahrzehnten in Tabellen zusammengestellt und allgemein angewandt werden, keine verbindliche Wirkung. Sie sind aus der Erfahrung gewonnene Werte, die lediglich einen Anhalt für die Beurteilung ähnlich zu bewertender Erscheinungen, nicht also ein starr anzuwendendes Maß, geben.

Diese MdE kann nicht gemessen oder gewogen werden. Sie darf nicht errechnet, schon gar nicht mit Hilfe einer Formel berechnet werden: sie muß geschätzt werden, daß diese Schätzungen so schwierig sind, daß ihr Ergebnis bei gleichem Befund gelegentlich voneinander abweichen kann.

H. Düngemann, München

## Die Begutachtung, insbesondere zur Minderung der Erwerbsfähigkeit bei berufsbedingten Schäden der Haut – aus dermatologischer Sicht

Das Thema unseres heutigen Gespräches entspringt einer seit vielen Jahren immer wieder vorgetragenen Forderung von Seiten der Praktiker: "Geht uns endlich eine Tabelle in die Hand, aus der wir bei nachgewiesenen Berufsallergien für die einzelnen Antigene die Prozentzahlen der Erwerbsminderung ablesen können!" - wobei jeweils auf die "Gliedertabelle" zur Unfallbegutachtung verwiesen wurde. Unter Außer-Acht-Lassung der von Herrn ASANGER vorgetragenen juristischen Bedenken, wollten wir versuchen, schrittweise die Grundlagen für eine solche Tabelle zu erarbeiten.

Wir begannen, in umfangreicher Weise Zahlenmaterial zu sammeln und speziell Gutachten danach durchzusehen, welche Erwerbsminderungen unter bestimmten Standardbedingungen durch Kliniken, Landesgewerbsärzte, niedergelassene Dermatologen und andere Fachärzte für verschiedene Anitgene in unterschiedlichen Berufen vorgeschlagen und welche Prozentzahlen dann von den Berufsgenossenschaften anerkannt wurden. Ich darf zusammenfassend das Ergebnis vorwegnehmen: Die derzeitig noch zu stark differenzierenden Formen der Begutachtungsverfahren erlauben es vorerst keinesfalls, schon jetzt Vorschläge für solche "Normzahlen" der Erwerbsminderung bei einzelnen Antigenen anzugeben.

Die "Schematisierung der Prozentzahlen" kann vielmehr erst als zweiter Schritt nach einer ausreichenden Normierung der Begutachtungsverfahren (ggf. durch ein Fragebogen-Prinzip?) erfolgen. Welche medizinischen Gesichtspunkte führten nun im Einzelnen zu dieser Erkenntnis?

In Tabelle 1 habe ich die Kriterien zusammengefaßt, nach denen wir individuell jeden Erkrankungs- bzw. Begutachtungsfall zu beurteilen pflegen. In Punkt 1 ist dort das Hauptproblem einer jeden Begutachtungsuntersuchung angesprochen, der exakte Antikörper-Nachweis, der in der Dermatologie hauptsächlich durch die Epicutan-Testung erfolgt. Wird diese an vorgeschädigter (wenn auch makroskopisch intakt erscheinender) Haut vorgenommen, so kann die Interpretation bekanntlich sehr schwierig sein. Mit Abb.1*, die ich im Vorjahr an dieser Stelle bereits ausführlicher diskutiert habe, sei noch einmal in Erinnerung gerufen, daß wir an manchen Arbeitsstellen bei bis zu 50% der Beschäftigten mit kräftigen Alkalischäden zu rechnen haben.

---

*Abb.1. wurde beim Druck nicht berücksichtigt.

Tabelle 1. Die Hauptkriterien der Beurteilung von Berufsallergien

1. Antikörper-Nachweis

   mit sauber definierten Antigenen

2. Sensibilisierungsgrad

   i. W. charakterisiert durch :
   - Stärke der Ag-Ak-Reaktion pro Antigen
   - Breite des Antigen-Spektrums

3. Aktualitätsnachweis zur Berufsallergie

   mit Beschreibung der Kontakt-Intensitäten
   am Arbeitsplatz und im Berufsleben allgemein

4. Vor-, Begleit- und Folgekrankheiten

   deren Abgrenzung und Wertung
   gegenüber dem Verlauf der Berufsallergie selbst

5. Ausmaß der anzunehmenden
   Außerberuflichen Kontaktmöglichkeiten (m. Gefährdungsgrad)

   gegenüber den Berufsantigen
   (einschl. d. wichtigsten "indirekten")
   unter ausdrücklicher Berücksichtigung der
   allgemeinen und individuellen Umweltbedingungen!

Die von BURCKHARDT entwickelten Alkaliteste können zwar wertvolle Hinweise geben, werden aber noch nicht überall im Rahmen des Begutachtungsverfahrens berücksichtigt.

Es ist daher ein altes Bemühen, die Allergen-Testkonzentrationen so zu standardisieren, daß sie unabhängig von evtl. Alkalischäden an der Haut nur bei klinisch manifesten Sensibilisierungen ansprechen. In Abb.2 ist das Vorgehen einer solchen biologischen Eichung der Berufsantigene dargestellt. Die Probanden reagieren echt in Abhängigkeit von der Exposition. Dabei können allerdings auch äußere Begleitumstände der Testuntersuchung wie Jahreszeit, gleichzeitige Expositionen am Arbeitsplatz etc. noch Variationen der Testkonzentrationen erforderlich machen. In Abb.3 haben wir beispielsweise durch Zusatz von Rubriment zu den Antigen den Einfluß der Hautdurchblutung auf das Testergebnis demonstrieren können.

Diese und weitere sowohl beim Patienten als auch in den Umwelteinflüssen zu suchenden Störfaktoren machen es vorerst noch unmöglich, Antigen so "total" zu eichen, daß nur bei Allergikern - und dort mit absoluter Sicherheit - positive Testungen auftreten. Welcher Stellenwert somit der klinischen Erfahrung sogar der Testinterpretation bei gut standardisierten Antigenen noch zuzusprechen ist, haben wir bei der Computerprogrammierung feststellen müssen. Erst durch die Aufstellung von 10 Beurteilungsgruppen wurde es möglich, in der EDV-Auswertung eine zufriedenstellende Unterscheidung zwischen allergischen, toxischen, "verdächtigen" und negativen Reaktionen zu bekommen. Nachdem unsere Klinik ein knap-

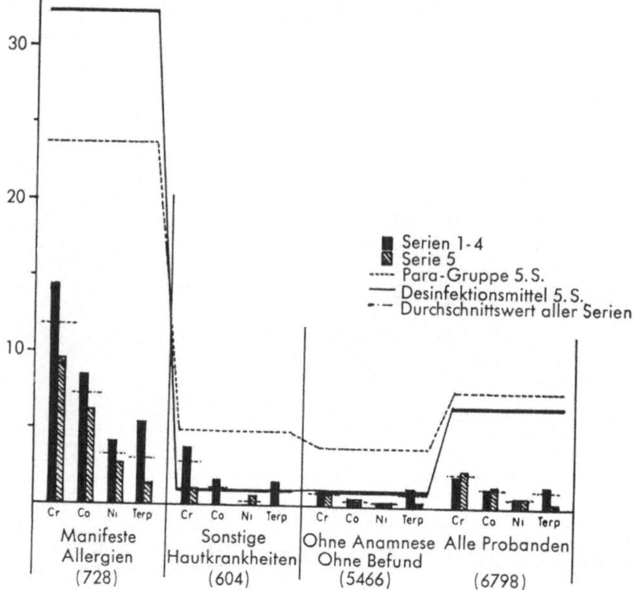


*Abb.2. Positive Epicutan-Testergebnisse auf Berufsallergene bei Betriebs-Reihenuntersuchungen (7000 Metallarbeiter). In den Untersuchungs-Serien I-IV wurden 4642, in der V. Serie 2156 auswertbare Fälle erfaßt. Vor der Testung wurden die Probanden nach ihrem Hautbefund in eine der drei aufgeführten klinischen Gruppen eingeteilt. Abkürzungen: Cr = Chrom, Co = Kobalt, Ni = Nickel, Terp = Terpentin. Die Zahlenangaben entsprechen den Prozenten der jeweils positiven Teste der Gruppe*

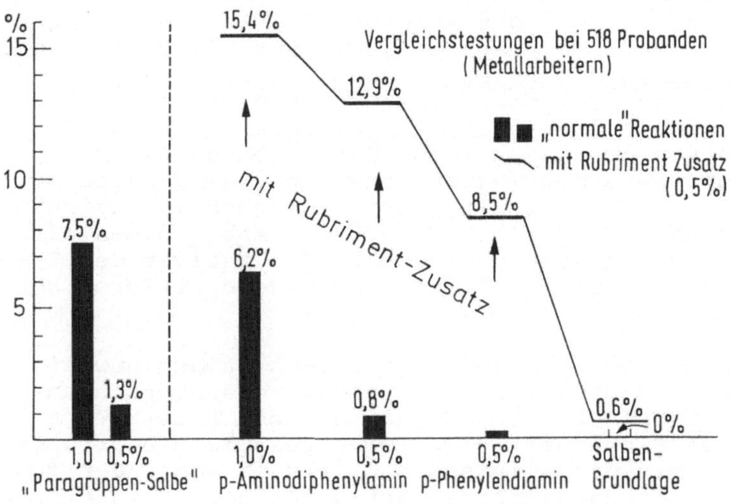


*Abb.3*

pes Jahr angelaufen war, hatten wir erstmals 414 mit einem Standard-Testbesteck epicutan geprüfte Ekzempatienten statistisch ausgewertet und dabei einen überraschend hohen Prozentsatz von falsch positiven Reaktionen errechnet (Abb.4). Bekanntlich wurden inzwischen eine Anzahl dieser Substanzen und Konzentrationen verändert. Aus Abb.5 mit der Darstellung von 1 000 Testergebnissen des letzten Jahres läßt sich schon auf den ersten Blick ablesen, daß auch jetzt noch viele der Reaktionen erst ab 2. und 3. Tag als wahrscheinlich allergisch bzw. toxisch zu erkennen sind und noch immer unklare Fälle einer späteren Nachtestung (Antigen-Treppe!) zugeführt werden müssen.

So waren wir bei der Aktendurchsicht nicht erstaunt, daß die Ergebnisse der Epicutantestungen um so kritischer gewertet wurden, je größer die Testerfahrung und der Patientendurchgang beim Gutachter anzusetzen waren.

Andererseits stellten wir bei einigen Gutachtern doch noch fest, daß einmalige schwach-positive Testreaktionen (gleich in welchem Zeitabstand nach Auflegen des Testpflasters) als eindeutige Hinweise für das Vorliegen einer Berufsallergie gewertet wurden. Das geschah auch bei Berufsnoxen, bei denen eine starke Alkalität angenommen werden mußte, ohne daß im Gutachten Hinweise auf den Ausfall der Alkaliteste zu finden waren.

Solche Fehlinterpretationen sind bei den Testergebnissen sicherlich vermeidbar, wenn man nicht nur zwischen allergischen, toxischen und "unspezifischen" Reaktionen streng zu unterscheiden, sondern auch den individuellen Sensiblisierungsgrad des Patienten exakt zu bestimmen versucht. Das gilt sowohl für Epicutan-, als auch für Intracutan-Testungen.

Beim Antikörper-Nachweis durch Intracutantestung ist es erfreulicherweise schon weitgehend zur Norm geworden, die klinische Aktualität der positiven Cutanreaktionen durch Provokation zu belegen. Wir hatten jedoch den Eindruck, daß dabei wohl auf IgE-Allergien des allerengsten Berufsspektrums geachtet wurde, seltenere Berufsantigene aus der gleichen Gruppe (Typ I = Sofortallergie) und Begleitallergien anderer Ak-Klassen (z. B. vom Typ III) unberücksichtigt blieben. Dem steht die Erfahrung gegenüber, daß im Ablauf einer Berufsallergie die monovalenten Sensibilisierungen zumeist sehr schnell in "kombinierte" übergehen, d. h. daß weitere Antigene vom gleichen Arbeitsplatz mit in die Allergie "hineingleiten" (Abb.6). Wir kennen diese Beobachtungen gleicherweise bei den Kontaktsensiblisierungen nach Art des Kontaktekzemes, wie bei den Atemwegsallergien vom Sofortreaktionstyp. Mit Abb.7*darf ich ihnen am Beispiel des Zementekzemes zeigen, daß wir nur bei den Reihenuntersuchungen am Arbeitsplatz (d. h. bei voll arbeitsfähigen Probanden) noch vorwiegend monovalente Sensibilisierungen auf Chrom-Ionen fanden, während unter den Ambulanz-Patienten eindeutig die Mehrfach-Sensibilisierungen nach der Art der "Kombinierten Allergie" dominierten. Diese gehen aber wiederum recht bald - nicht selten durch Sensibilisierungen auf Therapeutica - in eine polyvalente Allergie über! So gehört es unumgänglich zur Beurteilung des Sensibilisierungsgrades eines Patienten, daß man sowohl das gesamte Spektrum als auch die Intensität der Einzelsensibilisie-

*Abb.7 wurde beim Druck nicht berücksichtigt.

| Toxisch | | Negativ | Fraglich Positiv | Positiv |
|---|---|---|---|---|
| 1,7 | 01. Neomycinsulfat | 93,7 | -- | 4,6 |
| 13,8 | 02. Kaliumbichromat | 67,6 | 8,9 | 9,7 |
| 1,7 | 03. Marfanil | 91,5 | 2,2 | 4,6 |
| 2,2 | 04. Wollwachsalkoholderiv. | 93,0 | 2,4 | 2,4 |
| 7,0 | 05. Formaldehyd | 85,0 | 2,9 | 5,1 |
| 2,4 | 06. P.-Phenylendiamin | 85,5 | 4,8 | 7,3 |
| - | 07. Hydrarg.Bichlor. | 94,0 | 2,9 | 3,1 |
| 1,7 | 08. Kolophonium | 92,0 | 3,4 | 2,9 |
| 17,6 | 09. Kobaltchlorid | 57,0 | 14,3 | 11,1 |
| 3,1 | 10. P.-Hydroxibenzoesäure. | 94,2 | -- | 2,7 |
| 26,1 | 11. Holzteere | 43,0 | 17,6 | 13,3 |
| 1,9 | 12. Nickelsulfat | 92,3 | 1,9 | 3,9 |

a)

| | | | | |
|---|---|---|---|---|
| 1,2 | 13. Pellidol | 96,1 | -- | 2,7 |
| -- | 14. Mercaptobenzothiazol | 96,9 | 1,0 | 2,1 |
| 2,2 | 15. Benzocain | 92,3 | 2,4 | 3,1 |
| 6,0 | 16. P.-Aminodyphenylamin | 74,9 | 7,5 | 11,6 |
| 1,2 | 17. Tetramethylthiumramdis. | 96,4 | -- | 2,4 |
| 2,2 | 18. Terpentinöl | 94,2 | 1,7 | 1,9 |
| -- | 19. Phenylmercuriborat | 96,9 | -- | 3,1 |
| 3,1 | 20. Perubalsam | 90,8 | 2,4 | 3,7 |
| -- | 21. U. Reine urticariogene ätherische Öle | | | |
| 1,9 | 22. G. Reine (Gewürze) | 93,5 | -- | 4,6 |
| -- | 23. Ätherische Öle | 95,2 | -- | 4,8 |
| 6,3 | 24. Medikamente (Sammelgr) | 79,7 | 6,3 | 7,7 |

b)

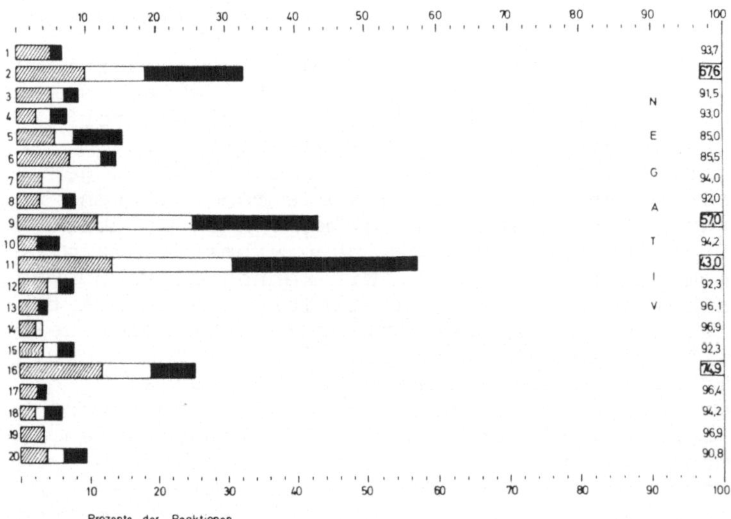


c)

*Abb.4a-c. Epicutantests (Jahresdurchgang bei 414 Ekzempatienten)*

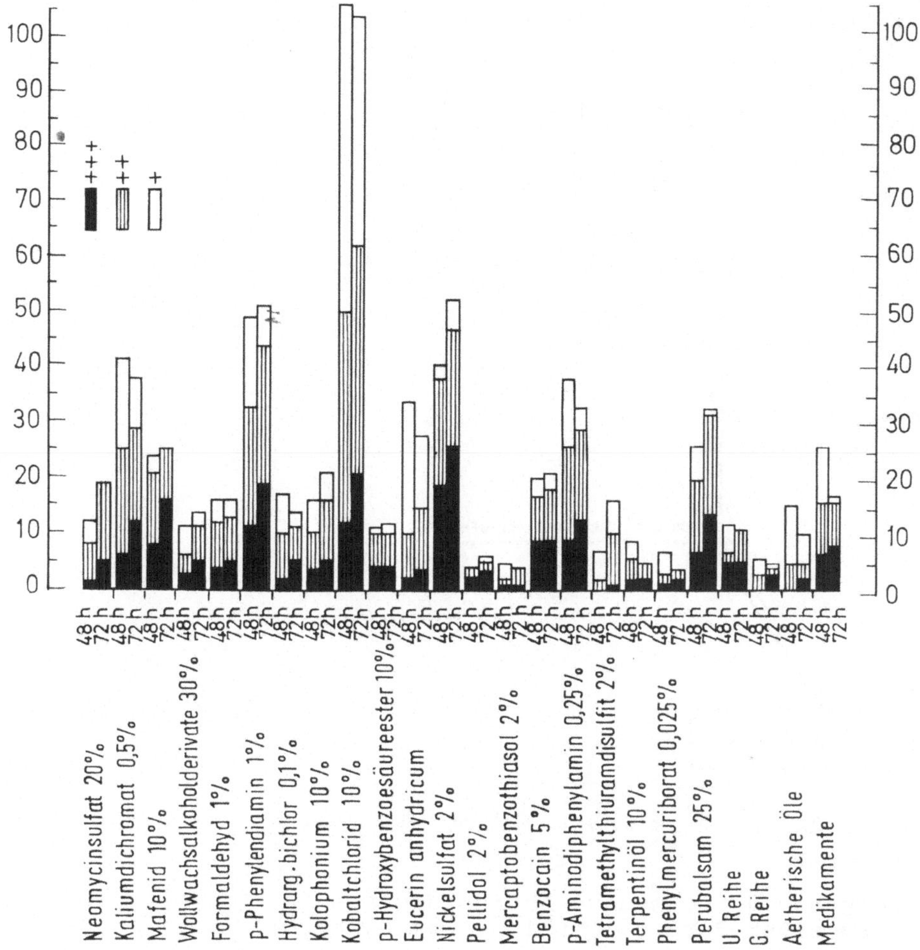

Neomycinsulfat 20%
Kaliumdichromat 0,5%
Mafenid 10%
Wollwachsalkoholderivate 30%
Formaldehyd 1%
p-Phenylendiamin 1%
Hydrarg. bichlor 0,1%
Kolophonium 10%
Kobaltchlorid 10%
p-Hydroxybenzoesäureester 10%
Eucerin anhydricum
Nickelsulfat 2%
Pellidol 2%
Mercaptobenzothiasol 2%
Benzocain 5%
p-Aminodiphenylamin 0,25%
Tetramethylthiuramdisulfit 2%
Terpentinöl 10%
Phenylmercuriborat 0,025%
Perubalsam 25%
U. Reihe
G. Reihe
Aetherische Öle
Medikamente

*Abb.5*

rungen gewissenhaft berücksichtigt und mit den entsprechenden Kontaktmöglichkeiten am Arbeitsplatz und im Beruf in Bezug bringt (frühere Berufe?). Entsprechende Anitgenspektrum- und Arbeitsplatzbeschreibungen (mit der Diskussion der Kontakte) fanden wir bei der Durchsicht der Gutachten nur selten - wir werden das in einer späteren Veröffentlichung an Hand von Zahlenwerten in Einzelheiten diskutieren!

Jeder untersuchende Arzt und jeder Gutachter sollte sich bewußt sein, daß weder zum voraussichtlichen Erfolg eines Arbeitsplatz- und Berufswechsels noch zu dem einer Hyposensibilisierungsbehandlung mit Berufsantigen (vom IgE-Typ) mehr als nur spekulative Aussagen gemacht werden können, falls nicht die Teilfaktoren des individuellen Sensibilisierungsbildes und die beruflichen und privaten Kontaktmöglichkeiten mit den Einzelantigenen gründlich berücksichtigt werden (Dienstwohnung mit Antigenkontakten?). Hinsichtlich des in Abb.6 grob skizzierten Krankheitsablaufes einer Berufsallergie muß für jeden Patienten eine individuelle Eingruppierung des vorliegenden Erkrankungsstadiums

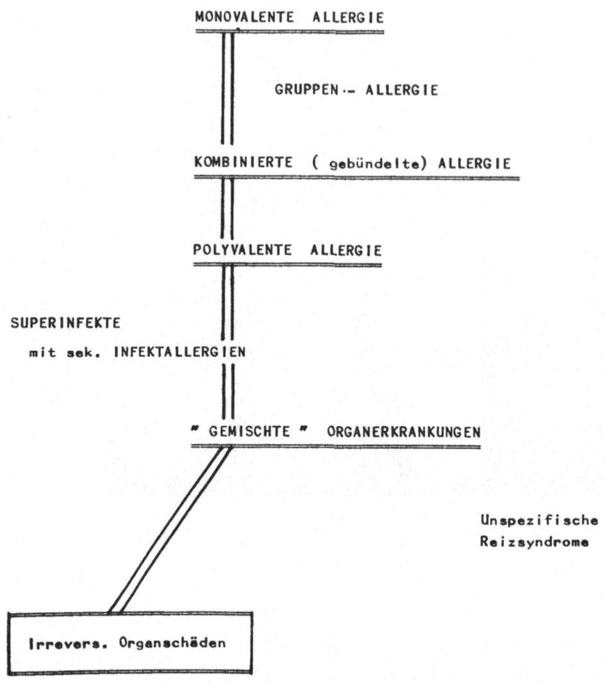


*Abb.6. Zur Entwicklung und Auswirkung des Antigen-Spektrums*

erfolgen und die genaue Abgrenzung von Begleit- und Folgeerkrankungen einer Berufsallergie vorgenommen werden. So wird, je weiter die Erkrankung bereits fortgeschritten ist, die Organbehandlung (und hier dann die Therapie von Superinfekten) immer stärker in den Vordergrund treten. Sind bereits irreversible Organschädigungen als Folge einer primären Berufsallergie eingetreten, so kann eine erst in diesem Stadium durchgeführte Anitgen-Eliminierung am nunmehr "gesetzmäßigen" Ablauf der Organerkrankung nur noch "wenig zum Guten ändern".

Es wäre illusorisch, bei solchen Erkrankungen die Beurteilung der Minderung der Erwerbsfähigkeit allein von der Art der Antigen abhängig zu machen, die ursprünglich die Erkrankung zum Anlaufen brachten, jetzt aber im Krankheitsablauf nur noch eine Nebenrolle spielen. Die Frühdiagnose der Berufsallergene ist also eine wichtige Voraussetzung dafür, daß wir eindeutige Berufssensibilisierungen auch mit möglich geringen Prozentzahlen der Erwerbsminderung versehen können.

Besondere Schwierigkeiten bereitet zumeist die Fragestellung, welche außerberuflichen Kontaktmöglichkeiten bei bestimmten Berufsantigenen anzunehmen sind.

Es verlangen dabei besonders die Kreuzreaktionen zwischen Berufsantigenen und Medikamenten eine intensive Beachtung: In Abb.8* sehen wir einen Patienten mit einer Gummi-Allergie, das eigentliche Antigen zeigte sich im TMTD, wobei in der Testung eine außerordentlich starke Kreuzreaktion auf TÄTD auftrat, d. h. auf das Medikament Antabus.

Die Möglichkeiten einer solchen ggf. lebensgefährdenden Kreuzreaktion sind umso ernster zu bewerten, wie diese Medikamentengruppe in ihrer Anwendungsbreite zunimmt. Denken sie dabei vor allem an die sog. Paragruppen-Allergie (Abb.9*). Wir haben sie im letzten Jahr ausführlicher diskutiert.

In Abb.10* sehen Sie positive Reaktionen auf Anilinfarbstoffe mit einer sehr starken Kreuzreaktion auf Nipagin, d. h. einen Nahrungsmittel-Konservierungsstoff der p-Aminobenzoesäure-Reihe. In Abb.11* haben wir die Medikamentenanwendungen dargestellt, bei denen wir unter einer solchen Gruppenallergie bereits schwere Schockzustände beobachten konnten. In Abb.12* wird noch einmal demonstriert, daß diese Kreuzreaktionen nicht bei allen betroffenen Patienten gleich intensiv ablaufen. Je höher der Sensibilisierungsgrad, um so höher die Gefahr von starken Kreuzreaktionen und auch die eines Organwechsels! So müßte eine exakte gutachterliche Stellungnahme immer auf die Frage eingehen, ob Ekzem-Patienten mit sehr starken Kontaktsensiblisierungen auch außerhalb des Berufs noch mit entsprechenden Aerosolen, Stäuben oder Gasen in Berührung kommen können, die dieses Antigen enthalten. So wenig dieser Organwandel heute auch beachtet wird, bei der Paragruppen-Allergie ist die (Ausnahme-) Manifestation als Berufsasthma zufällig eher erkannt und beschrieben worden, als die (Normal-) Manifestation als Kontaktekzem (Abb.13). Hier ist wiederum noch einmal die Notwendigkeit einer genauen Kenntnis des gesamten Antigenspektrums pro Beruf und Arbeitsplatz besonders hervorzuheben. Ich darf daran erinnern (Abb.14*), daß in den Metallberufen Chromsensibilisierungen in der Häufigkeit und Intensität zwar eindeutig im Vordergrund stehen, die sekundär hinzukommenden Kobalt-Allergien (kobalthaltige Medikamente) einer Beurteilung der Kontaktmöglichkeiten außerhalb des Berufsmilieus aber einen völlig anderen Akzent geben können. Die in der Literatur bereits zu findenden Tabellen über Kontaktmöglichkeiten mit einigen der wichtigsten Berufsantigene (Abb.15*) sind selbstverständlich nur von grobem hinweisendem Wert.

Der von Prof. BORELLI u. M. in vielen Jahren erarbeitete Noxenkatalog wird nach seiner Herausgabe auch nur Hinweise auf Kontaktmöglichkeiten geben können. Exakte Aussagen über die zu erwartenden Kontaktintensitäten werden erst nach gründlicher Noxenüberprüfung z. B. in Form von Arbeitsplatzmessungen möglich sein, wie sie für die Aufnahme der Noxen in die MAK-Wert-Tabellen geplant sind.

Abschließend noch einige kritische Sätze zu den Ergebnissen unserer bereits erwähnten Überprüfung von Begutachtungsakten. Wir haben u. a. die Unterlagen zu

505 BK-Meldungen
wegen Ziffer 41 (= Berufs-Asthma)

---

*Die Abb. 8-12 und die Abb.14 u. 15 wurden beim Druck nicht berücksichtigt

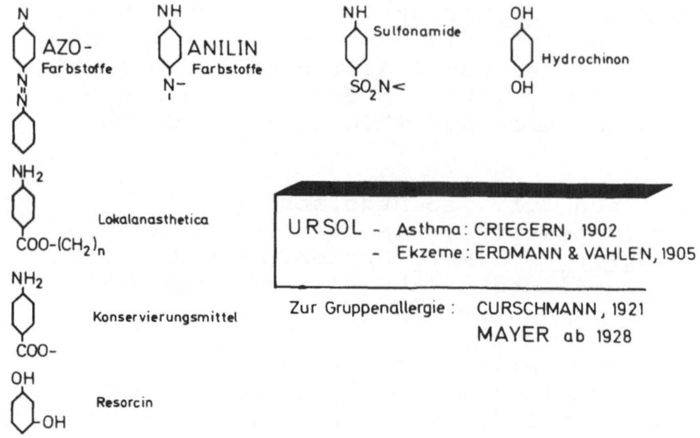

N AZO-Farbstoffe N=N
NH ANILIN Farbstoffe N-
NH Sulfonamide $SO_2N<$
OH Hydrochinon OH
$NH_2$ Lokalanasthetica $COO-(CH_2)_n$
$NH_2$ Konservierungsmittel COO-
OH Resorcin -OH

URSOL - Asthma: CRIEGERN, 1902
- Ekzeme: ERDMANN & VAHLEN, 1905

Zur Gruppenallergie: CURSCHMANN, 1921
MAYER ab 1928

*Abb. 13*

533 BK-Meldungen
wegen Ziffer 46 (= Berufsekzem)

gegenübergestellt. In beiden Kollektionen waren die Fragesstellungen, die wir nach Tabelle 1 diskutiert haben, zumeist nur recht begrenzt, d. h. in Blickrichtung auf unkomplizierte monovalente Berufsallergien bearbeitet und beantwortet worden. So konnte man auch relativ selten zu einer wirklich befriedigenden Antwort nach der anzunehmenden Erwerbsminderung auf dem allgemeinen Arbeitsmarkt kommen. So waren von 370 abgeschlossenen Asthma-Begutachtungen zwar 331 Fälle (89%) intracutan getestet worden, davon auch 316 Fälle (86%) im Provokationstest mit Mehlen auf die Aktualität überprüft, doch wurde dabei nur in 3 Fällen auch eine Epicutantestung vorgenommen und nach der Möglichkeit von Kontakttaktallergien gefahndet. Andererseits wurde nur erst bei wenigen der Ekzempatienten (36 Fälle) an Allergien vom Soforttyp gedacht und Intracutantestungen vorgenommen, obwohl vom Mehl-Asthma entsprechende Frühmanifestationsformen an Haut und Schleimhäuten als allgemein bekannt vorauszusetzen sind. In den Auswertungen der Hautarztberichte finden wir zu unserer Freude nicht selten solche Hinwiese auf Frühmanifestationen, und wir werden darüber auch noch ausführlicher zu berichten haben, weil wir auch auf diesem Wege wertvolle Hinweise für eine laufende Aktualisierung der in den Berufsgruppen zu prüfenden Antigengruppen erwarten. Vieleicht können wir dann in einigen Jahren auch an die Erarbeitung der EM-Tabellen für Antigene denken!

G. Ziegler, Luzern

# Die Begutachtung, insbesondere zur Minderung der Erwerbsfähigkeit, bei berufsbedingten Schäden der Haut – aus der Sicht der Schweizer Gesetzgebung

1. Entschädigung von Berufsdermatosen in der Schweiz. Nach schweizerischer Gesetzgebung (KUVG, Art. 68) werden Hautkrankheiten von Beginn an als Berufskrankheiten gesetzlich übernommen, wenn eine der folgenden Voraussetzungen erfüllt ist:

   a) Das Hautleiden wird mindestens vorwiegend durch berufliche Kontakte der Stoffe (sog. Giftliste) gemäß der geltenden Verordnung über Berufskrankheiten (VO 75, Art. 1) verursacht.
   b) Das Hautleiden ist in der Liste der Krankheiten in der genannten Verordnung (VO 73, Art. 3) enthalten und geht mindestens vorwiegend auf eine berufliche Tätigkeit zurück.

   Diese Voraussetzungen müssen mit dem Beweisgrad der Wahrscheinlichkeit (Wahrscheinlichkeitsgrad über 50%) nachgewiesen sein.

2. Verhütung von Berufsdermatosen in der Schweiz. Aufgrund der Verordnung über die Verhütung von Berufskrankheiten (VVBK 1960) kann ein Versicherter für eine Arbeit mit ernstlicher Gefährdung untauglich erklärt werden (Nichteignungsverfügung). Unter gewissen Voraussetzungen hat er Anspruch auf eine Übergangsentschädigung.

3. Praxis der Ekzemberentung in der Schweiz. Die Rechtssprechung ist bei Ekzemfällen mit der Rentengewährung zurückhaltend. Sie vertritt den Standpunkt, daß einzelne Ekzemschübe durch Therapiemaßnahmen abheilen können und dann lediglich eine erhöhte Ekzembereitschaft (Sensiblisierung) hinterlassen. Diese bloße Ekzembereitschaft wird aber nicht als versicherte Berufskrankheit qualifiziert, als solche gilt nur der einzelne Ekzemschub. Die Rechtssprechung wertet also die bloße Ekzembereitschaft nie als Berufskrankheit, weil sie darunter keinen Zustand mit Krankheitswert versteht, der eine erste Bedingung für eine Rentengewährung darstellt. Ein Berufswechsel wegen einer Sensibilisierung ist also nicht versichert. Eine Ekzemrente kann nur dann ausgerichtet werden, wenn durch ärztliche Behandlung eine namhafte Besserung des Hautzustandes nicht mehr zu erwarten ist, so daß eine bleibende MdE zu erwarten ist.

4. Die Gewährung von Übergangsentschädigungen nach Erlaß von Nichteignungsverfügungen entspräche dem Entgelt für eine temporäre MdE infolge Arbeitsplatz- oder Berufswechsel. Diese Praxis hat sich bei uns bewährt und mag ein Grund sein, daß wenig Ekzemrenten ausgesprochen werden müssen.

# *VII. Schlußansprachen der Präsidenten*

## Medizinal-Rat Dr. W. Krösl

Präsident der Österreichischen Gesellschaft für Unfallchirurgie

Die 11. Jahrestagung der Österreichischen Gesellschaft für Unfallchirurgie ist zu Ende. Und damit der zweite, gemeinsam mit der Deutschen Gesellschaft für Unfallheilkunde und der Schweizerischen Gesellschaft für Unfallmedizin und Berufskrankheiten durchgeführte Kongreß. Er hat uns sehr vieles gebracht. Auf wissenschaftlichem Gebiet wie auch auf dem Gebiet der Anknüpfung und Festigung persönlicher Kontakte, die für unsere Arbeit von nicht zu unterschätzender Bedeutung sind. Alles in allem drei erfüllte Tage, an die wir oft und gerne zurückdenken werden.

Was die Zukunft betrifft, so will ich schon jetzt daran erinnern, daß unsere Herbsttagungen 1976 und 1977 wieder in Salzburg stattfinden werden. Wir rechnen sehr mit der Teilnahme unserer deutschen und schweizer Freunde wie in den vergangenen Jahren, aber auch aller anderen Freunde und Kollegen aus dem übrigen Ausland. 1978 soll es also dann wieder einen gemeinsamen Kongreß geben, der turnusmäßig unserer Gesellschaft zufallen wird und auf den wir uns daher schon ganz besonders freuen. Wir werden uns sehr anstrengen, dem bisherigen Niveau von Bern und Berlin gerecht zu werden.

Mein letztes Wort ist ein Wort des Dankes namens der Österreichischen Gesellschaft für Unfallchirurgie, aller österreichischen Kollegen und in meinem eigenen Namen für alle die Freundlichkeit und das Entgegenkommen, das wir hier in Berlin erfahren haben und das uns jenseits aller wissenschaftlichen Kollegialität den Aufenthalt hier zu einem sehr schönen Erlebnis gemacht hat. Recht, recht herzlichen Dank.

Und nun gestatten Sie mir bitte noch einen Auftrag auszuführen, der zu den angenehmsten Aufgaben eines Präsidenten gehört. Die Mitgliederversammlung der Österreichischen Gesellschaft für Unfallchirurgie hat am 20. 11. 75 einstimmig beschlossen, Herrn Professor Dr. W. FAUBEL, Hamburg, und Herrn Professor Dr. P. RICKLIN, Männedorf, zu Ehrenmitgliedern zu ernennen und mich beauftragt, Ihnen, Herr FAUBEL, und Ihnen, Herr RICKLIN, die Ehrenurkunden zu überreichen. Sie reihen sich damit würdig an die bisherigen Ehrenmitglieder, W. EHALT, L. EIGENTHALER, F. JIMENO-VIDAL, G. MAURER und M. MÜLLER.

Sehr geehrter Herr FAUBEL! Es freut mich persönlich ganz besonders, Ihnen diese Ehrenurkunde überreichen zu dürfen. Sie sind nicht nur wissenschaftlich sondern auch persönlich unserer Gesellschaft seit Beginn eng verbunden und haben engen und freundschaftlichen Kontakt mit einer ganzen Reihe ihrer Mitglieder. Zusätzlich noch eine kleine, aber nicht unbedeutsame Bemerkung: Einer meiner Primarii kommt aus Ihrer Schule und er hat bewiesen, daß es eine gute Schule ist. Meinen herzlichsten Glückwunsch.

Sehr geehrter Herr RICKLIN! Für Sie gilt das eben Gesagte in gleichem Maße. Ihre Verbindung mit unserer Gesellschaft war uns immer überaus wertvoll. Eine Verbindung, die von einem Einvernehmen getragen wurde, das sich bei der gemeinsamen Vorbereitung dieses Kongresses so richtig bewährt hat. Unsere Gesellschaft möchte mit der Ernennung ihres Präsidenten zum Ehrenmitglied auch alle schweizer Kollegen ehren, die mit uns wissenschaftlich und persönlich freundschaftlich verbunden sind. Ich gratuliere Ihnen recht herzlich.

Und nun, meine sehr geehrten Damen und Herren, bleibt mir zum Abschied nur ein Wunsch: Auf Wiedersehen in Wien!

## Professor Dr. P. Ricklin

Präsident der Schweizerischen Gesellschaft für Unfallmedizin und Berufskrankheiten

Nachdem wir nun am Schluß unserer Tagung angelangt sind, bleibt mir die angenehme Pflicht, der Deutschen Gesellschaft für Unfallheilkunde, ihrem Präsidenten, Herrn FAUBEL, und allen seinen Mitarbeitern herzlichst zu danken für die vorzügliche Organisation und reibungslose Durchführung unseres gemeinsamen Kongresses. Danken möchte ich aber auch der Stadt Berlin für die gastfreunliche Aufnahme in ihrer schönen Stadt. Ich bin sicher, daß alle hier Anwesenden in wissenschaftlicher und kultureller Hinsicht von diesen Berliner Tagen sehr viel Wertvolles mit nach Hause nehmen werden.

Es ist mir eine große Ehre, Sie davon in Kenntnis zu setzen, daß die Mitgliederversammlung der Schweizerischen Gesellschaft für Unfallmedizin und Berufskrankheiten beschlossen hat, als Ausdruck der Anerkennung und freundschaftlichen Verbundenheit den Präsidenten der Deutschen Gesellschaft für Unfallheilkunde, Herrn Prof. Dr. W. FAUBEL, wie auch den Präsidenten der Österreichischen Gesellschaft, Herrn Med. Rat Dr. W. KRÖSL, zum Ehrenmitglied zu ernennen.

Darf ich Ihnen, Herr FAUBEL, und Ihnen, Herr KRÖSL, hiermit die Ehrenurkunde überreichen.

## Professor Dr. W. Faubel

Präsident der Deutschen Gesellschaft für Unfallheilkunde

Für die hohe Ehre, die mir durch Ihre Gesellschaften - der Österreichischen Gesellschaft für Unfallchirurgie und der Schweizerischen Gesellschaft für Unfallmedizin und Berufskrankheiten - zuteil geworden ist, indem sie mich zu ihrem Ehrenmitglied ernannt haben, bedanke ich mich aus übervollem Herzen. Ich weiß diese Ernennungen wohl zu würdigen und werde den ferneren Weg der Gesellschaften stets aufmerksam und mit großem Interesse verfolgen und möglichst auch an ihren Tagungen teilnehmen.

Das Präsidium der Deutschen Gesellschaft für Unfallheilkunde hat seinerseits beschlossen, Sie, Herr Medizinalrat Dr. KRÖSL, und Sie, Herr Professor Dr. RICKLIN, als Präsidenten Ihrer Gesellschaften, für die verdienstvolle Mitarbeit am Zustandekommen unserer 2. Gemeinschaftstagung und für Ihre hervorragenden Verdienste um die Entwicklung der gesamten Unfallheilkunde zu Ehrenmitgliedern zu ernennen. Ich darf Sie bitten, die Urkunden von mir entgegenzunehmen, und beglückwünsche Sie herzlich. Unsere Gesellschaft würde es sich zur Ehre anrechnen, wenn Sie ihr auch weiterhin Ihr Interesse erhalten und, wenn möglich, an ihren Tagungen teilnehmen würden.

Meine Damen und Herren!

Unser diesjähriger Kongreß soll nicht zu Ende gehen, ohne daß ich allen Teilnehmern - es waren 1255 eingeschriebene - für ihre Aufmerksamkeit und Ihr Interesse bis zur heutigen Schlußsitzung herzlich danke. Die Schwäche der Tagung lag darin, daß es, besonders heute Vormittag, nicht möglich war, Diskussionen der zahlreichen interessanten Vorträge einzuschalten. Das Angebot an Vorträgen war aber so groß, daß es nicht zu verantworten gewesen wäre, mehr Vorträge, als schon geschehen, abzulehnen, wofür ich die Betroffenen aus allen drei Gesellschaften jetzt noch einmal um Vergebung bitte.

Meine Damen und Herren, als besonders angenehme Pflicht empfinde ich, all denen zu danken, die am Zustandekommen und an der Durchführung dieser Gemeinschaftstagung selbstlos und aufopfernd mitgewirkt haben, vor allem unserem Berliner Kongreßbüro mit unserem Schatzmeister, Herrn Kollegen DORKA, seinen Helfern und Helferinnen, an ihrer Spitze Frau VOPEL, und nicht zuletzt meiner Sekretärin, Frau OHNHAUS, die in zahlreichen Überstunden und aufreibender Wochenendarbeit den gesamten Kongreßschriftverkehr allein bewältigt hat. Ihnen allen herzlichen Dank!

## H. Contzen, Frankfurt/Main

Zum Abschluß unseres gemeinsamen Kongresses möchte ich mich zum Sprecher des Auditoriums machen und Ihnen, meine sehr verehrten Herren Präsidenten, besonders Ihnen, lieber Herr FAUBEL, für die Mühe und Sorgfalt bei der Vorbereitung und Durchführung dieser wissenschaftlichen Tagung herzlich danken!

Der rege Besuch und das große Interesse der Teilnehmer bei allen Veranstaltungen sind als Ausdruck dafür zu werten, daß sowohl die Auswahl der Themen als auch deren Darstellung allgemeine Zustimmung gefunden hat.

Ich gratuliere Ihnen zu diesem erfolgreichen Kongreß!

J. Probst, Murnau

# Bericht über die Mitgliederversammlung

der Deutschen Gesellschaft für Unfallheilkunde e. V.
am 20. 11. 1975 in der Kongreßhalle zu Berlin

Der Präsident der Deutschen Gesellschaft für Unfallheilkunde, Professor Dr. W. FAUBEL, Hamburg, eröffnete um 14,30 Uhr die Mitgliederversammlung 1975. Er stellte fest, daß zu dieser Mitgliederversammlung satzungsgemäß termingerecht am 25. 8. 1975 eingeladen worden ist. An der Mitgliederversammlung haben 96 Mitglieder teilgenommen. In seinem Jahresbericht teilte der Präsident mit, daß in diesem Jahr 2 Vorstandssitzungen stattgefunden haben.

Da die Eröffnungssitzung gemeinsam mit der Österreichischen Gesellschaft für Unfallchirurgie und der Schweizerischen Gesellschaft für Unfallmedizin und Berufskrankheiten stattfand, wurde die Nennung und Ehrung der verstorbenen Mitglieder der Deutschen Gesellschaft für Unfallheilkunde in der Mitgliederversammlung vorgenommen.

Es verstarben

Dr. med. RUDOLF BERTRAM
Dr. med. ALBERT BRANDES
Dr. med. HEINZ CASTERRA
Dr. med. CLEMENS DIERKES, Präsident unserer Gesellschaft 1962
Dr. med. KARL FLICK
Dr. med. WALTER GLEICH
Prof. Dr. med. KARL-EWALD HERLYN
Prof. Dr. med. habil. KURT HERZOG
Prof. Dr. med. HEINZ JUNGE
Dr. med. ERNST OTTO KÖHNE
Dr. med. ERICH KRÜGER
Prof. Dr. med. MAX LANGE
Dr. med. WOLFGANG LEITNER
Dr. med. ARTHUR MEYER
Dr. med. HEINZ MEYERINGH
Dr. Med. WALTER PAPE
Dr. med. HANS ALBERT REINECKE
Prof. Dr. med. KARL-ADOLF ROSENKRANZ
Dr. med. GERD SIMON
Dr. med. GEORG SCHÖNEBERG
Dr. med. ROLF STEINEBACH
Dr. med. BRUNO VADERS

Die Anwesenden hatten sich zu Ehren der verstorbenen Mitglieder von ihren Plätzen erhoben.

Im Geschäftsbericht des 1. Schriftführers wies Priv.-Doz. Dr. PROBST, Murnau, darauf hin, daß es notwendig sei, insbesondere jüngere Kollegen als Mitglieder der Gesellschaft zuzuführen, damit nicht die Abgänge die Neueintritte überragten. Die Gesellschaft habe auch gegenüber Behörden und Verbänden, somit gegenüber der Öffentlichkeit Aufgaben zu erfüllen; dem müsse gegenüberstehen, daß alle in der Unfallheilkunde tätigen Ärzte Mitglieder unserer Gesellschaft sind.

Gegenüber der Bundeszentrale für gesundheitliche Aufklärung wurde eine Anfrage bezüglich der Weiterbildung im Bereich der Unfallheilkunde beantwortet. Gemeinsam mit der Deutschen Gesellschaft für Chirurgie und dem Berufsverband der Deutschen Chirurgen bildete unsere Gesellschaft einen Ausschuß zur Beratung hinsichtlich des Facharzt-Teilgebietes Unfallchirurgie. Als Ergebnis wurde festgestellt, daß das Teilgebiet Unfallchirurgie entsprechend dem Inhalt der Weiterbildungsordnung und zugleich als weiterbildungsbeauftragtes Teilgebiet unangetastet bleibt. Weiterhin wurde die Unteilbarkeit der Unfallchirurgie festgestellt, d. h. daß ihre fachliche Zuständigkeit durch die große Zahl der Verletzungen des Stütz- und Bewegungssystems und deren Folgezuständen geprägt, aber nicht begrenzt wird. Damit wurde auch die Chirurgie im Ganzen als Einheit bestätigt.

Der 1. Schriftführer erinnerte schließlich daran, daß der HANS-LINIGER-Preis der Deutschen Gesellschaft für Unfallheilkunde erneut ausgeschrieben worden ist. Einsendetermin ist der 31. März 1976.

Der Kassenführer, Dr. DORKA, Berlin, trug den Kassenbericht 1974 vor. Danach betrug das Vermögen der Gesellschaft am 31. 12. 1974 DM 55 379,59. Die Kassenprüfung ist am 19. 11. 1975 satzungsgemäß vorgenommen worden. Die von der Mitgliederversammlung eingesetzten Kassenprüfer, Prof. Dr. DÜRR, Koblenz, und Priv.-Doz. Dr. HIERHOLZER, Duisburg, haben die von Dipl.-Kfm. FAERBER, Berlin, geführten Bücher der Gesellschaft geprüft und keine Beanstandungen festgestellt. Priv.- Doz. Dr. HIERHOLZER schlug der Mitgliederversammlung die Entlastung des Vorstandes und des Kassenführers vor, die ohne Gegenstimme erteilt wurde.

Bericht des Kassenführers über die Mitgliederbewegung nach dem Stande vom 31. 10. 1975:

| | |
|---|---|
| Mitgliederstand am 31. 10. 1974 | 1 095 Mitglieder |
| Neuaufnahmen 1. 1. 1975 | 35 Mitglieder |
| verstorben | 20 Mitglieder |
| ausgeschieden | 13 Mitglieder |
| Mitgliederstand am 31. 10. 1975 | 1 097 Mitglieder |

Von diesen 1 097 Mitgliedern sind 245 beitragsfrei, 14 Ehren-, 14 korrespondierende Mitglieder, für 11 Mitglieder ist Beitragsfreiheit vorgeschlagen.

Anschließend legte der Kassenführer den Haushaltsplan 1976 vor. Danach ist die Deckung der zu erwartenden Ausgaben durch die angesetzten Einnahmen anzunehmen. Aufgrund der ausgeglichenen Haushaltslage ist es der Deutschen Gesellschaft für Unfallheilkunde möglich, die erschienenen Mitglieder der Gesellschaften Österreichs und der Schweiz als ihre Gäste zu betrachten.

Zur Wahl des 2. stellvertretenden Präsidenten ließ der Präsident die Saaltüren schließen und die anwesenden Mitglieder mit Wahlzetteln ausstatten. Der Präsident erläuterte, daß vom Präsidium Professor Dr. DOTZAUER, Köln, der Mitgliederversammlung zur Wahl als zweiter stellvertretender Präsident und somit als designierter Präsident für das Jahr 1977 vorgeschlagen werde. Der Wahlleiter, Priv.-Doz. Dr. WALCHER, Berlin, stellte nach vollzogenem Wahlgang fest, daß bei Anwesenheit von 96 Mitgliedern 93 gültige Stimmzettel abgegeben worden sind. 80 Stimmen wurden für Prof. Dr. DOTZAUER mit "ja" abgegeben, 11 Stimmen wurden mit "nein" gezählt, 2 mal wurde Enthaltung geübt.

Prof. Dr. DOTZAUER, Köln, ist somit zum 2. stellvertretenden Präsidenten gewählt worden. Er hat die Annahme der Wahl erklärt und zugleich den Mitgliedern für das erwiesene Vertrauen gedankt.

Die anschließende geheime, mit einheitlichem Stimmzettel vorgenommene Wahl der Mitglieder des nicht ständigen Beirats ergab für die vom Präsidium satzungsgemäß Vorgeschlagenen nach Auszählung durch den Wahlleiter, Priv.-Doz. Dr. WALCHER, Berlin, folgende Stimmen: Prof. Dr. RETTIG, Gießen, 83, Prof. Dr. SCHWEIKERT, Mainz, 81, Priv.-Doz. Dr. SPIER, Ulm, 82, Dr. WATERMANN, Bonn, 71 Stimmen. Die Gewählten erklärten bzw. ließen erklären, daß sie die Wahl annehmen.

Prof. Dr. DÜRR, Koblenz, und Priv.-Doz. Dr. HIERHOLZER, Duisburg, wurden der Mitgliederversammlung erneut als Kassenprüfer für das Jahr 1975 vorgeschlagen und darauf in offener Wahl durch Zuruf einstimmig bei 2 Enthaltungen (DÜRR und HIERHOLZER) bestätigt.

Anträge aus der Mitgliederversammlung lagen weder schriftlich vor, noch wurden solche mündlich eingebracht. Der Präsident schloß darauf um 15.07 Uhr die Mitgliederversammlung.

# VIII. Sachverzeichnis

**Hefte zur Unfallheilkunde**

Beihefte zur Zeitschrift „Unfallheilkunde/Traumatology"
Herausgeber: J. Rehn, L. Schweiberer

116. Heft: H. Bohmert

**Hautersatz bei Verbrennungen mit Spalthautnetztransplantaten und Xenotransplantaten**

66 Abbildungen (davon 29 farbig). VIII, 94 Seiten. 1974
DM 54,–; US $22.20 ISBN 3-540-06679-9

118. Heft: E. Kutscha-Lissberg, R. Rauhs

**Frische Ellenbogenverletzungen im Wachstumsalter**

12 Abbildungen. VI, 60 Seiten. 1974
DM 38,–; US $15.60 ISBN 3-540-06949-6

122. Heft: B. Friedrich

**Biomechanische Stabilität und posttraumatische Osteitis**

Experimentelle Untersuchungen zur Ätiologie und ihre Konsequenzen für die Klinik
51 Abbildungen, 17 Tabellen. VII, 113 Seiten. 1975
DM 48,–; US $19.70 ISBN 3-540-07468-6

123. Heft: T. P. Rüedi

**Titan und Stahl in der Knochenchirurgie**

22 Abbildungen, 7 Tabellen. VIII, 66 Seiten. 1975
DM 44,–; US $18.10 ISBN 3-540-07469-4

---

**Mobile Intensive Care Units**

Advanced Emergency Care Delivery Systems
Proceedings of the International Symposium "Mobile Intensive Care Units and Advanced Emergency Care Units", Mainz, September 24–27, 1973
Editors: R. Frey, E. Nagel, P. Safar
Assistant Editor: P. Rheindorf
57 figures. Approx. 240 pages (70 pages in German). 1976
(Anaesthesiology and Resuscitation, Vol. 95)
DM 48,–; US $19.70 ISBN 3-540-07561-5

S. Klein-Vogelbach

**Funktionelle Bewegungslehre**

147 Abbildungen, 1 Ausklapptafel. XV, 172 Seiten. 1976
(Rehabilitation und Prävention, 1. Band)
DM 32,–; US $13.20 ISBN 3-540-07652-2

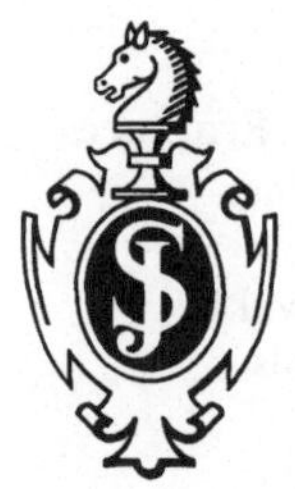

**Springer-Verlag**
**Berlin Heidelberg New York**

Preisänderungen vorbehalten